中国医学再出发

—— 复兴时代与中医药学

何裕民 著

上海科学技术出版社

图书在版编目（ＣＩＰ）数据

中国医学再出发 ：复兴时代与中医药学 / 何裕民著
. -- 上海 ：上海科学技术出版社，2023.1
ISBN 978-7-5478-5902-5

Ⅰ．①中… Ⅱ．①何… Ⅲ．①中国医药学－文化－研究 Ⅳ．①R2-05

中国版本图书馆CIP数据核字(2022)第184451号

本书出版获以下项目支持：

国家"十一五"科技支撑计划重大项目分项目"亚健康状态的测量及诊断标准研究"
（课题编号：2006BAI13B01）；
2012年度国家社会科学基金重点项目"中医文化核心价值体系及其现代转型研究"
（课题编号：12AZD094）。

中国医学再出发
——复兴时代与中医药学

何裕民 著

上海世纪出版（集团）有限公司
上海 科 学 技 术 出 版 社 出版、发行
（上海市闵行区号景路159弄A座9F-10F）
邮政编码201101 www.sstp.cn
上海中华商务联合印刷有限公司印刷
开本 787×1092 1/16 印张 39.25
字数 750千字
2023年1月第1版 2023年1月第1次印刷
ISBN 978-7-5478-5902-5 / R·2625
定价：98.00元

本书如有缺页、错装或坏损等严重质量问题，请向印刷厂联系调换

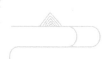

内容提要

　　泱泱中华，上下五千年，在漫长的岁月中，中医文化作为我们祖先不断积累的健康财富，为华夏儿女繁衍生息、延绵不绝输入永不枯竭的力量，带来永不消逝的希望，进而为华夏子孙创造辉煌绚丽的中华文明、书写波澜壮阔的美丽画卷创造了条件。

　　在人类文明发展史上，中医药学有完整的理论基础与临床体系，历经风雨不倒，不断发展完善，为中华民族繁衍壮大做出巨大贡献。即使在西医占主导地位的当下，中医药依然以其显著的疗效和独特的魅力，在医学领域占有一席之地。中医学何以生生不息、延绵至今，本书给出了答案。

　　本书分为四篇，分别为"碰撞与激变""根系与枝蔓""老树与新枝""当下与未来"。作者试图从中医文化的缘起与形成出发，提出面对蛰伏百年的危机医学应走向何处，强调根植于中华文化沃土上的医学才具有永久的生命力，探讨在21世纪乃至更广阔的未来，中医学在人类健康事业中的作用、发展，提出中西医学相互交融、参照互补、形成合力，为中国医学赢得更光辉的未来，是为"中国医学再出发"。

前言

　　这是一本讨论中国医学未来的著作。笔者试图将自己半个世纪来的学术经历和临床所感所思做一个总结，并以此为基础，探讨在21世纪以及更广阔的未来，中国医学在人类健康事业中的特点及地位。故此书命名《中国医学再出发》，希冀在充分总结前人经验的基础上，中国医学的同仁能携手并进，为中国医学赢得一个光辉的未来。这既是我们应对中国医学乃至中国传统文化所肩负的责任，也是对人类健康事业所贡献的绵薄之力。

一

　　每一位从事学术研究的人，都会有自己的学术经历，甚或可以称之为独特的学术机缘。笔者如何走上这条道路？半个世纪过后再回首，有偶然因素，似也暗含着某种必然。

　　20世纪60年代末，笔者是上山下乡知识青年中的一员，当时下乡在浙南公社。那时的梦想是能成为一个有文化的人，尽管中考考进了上海市重点中学——五年一贯制的华东师大一附中（华东师范大学第一附属中学），但可惜只认认真真念了一年书（1965年9月—1966年6月）。1969年2月在轰轰烈烈的大潮中下了乡，7年间的劳动锻炼使笔者深知稼穑之苦及中国农村的实情。空闲时只啃两类书：一类是旧书店淘来的《几何学辞典》《代数学辞典》等；一类是哲学书，当时对恩格斯的《反杜林论》《自然辩证法》等爱不释手。一是因为无书可看，二是因为那个年龄的青年求知若渴。1972年笔者被招入浙南公社办的企业，从事有色金属加工，但其实是不离农业的，农忙要下地抢收抢种，于是萌生了走工程师之路的梦。但阴差阳错，1975年被送进上海中医学院（现上海中医药大学）就读。笔者身体强壮，很少生病，素不好医，从未听说过"中医"还有"学院"，但在那个年代能上大学就是"跳龙门"的机会，于是心怀忐忑来到中医学院。

　　中医理论对笔者来说等同于"天书"。基础课讲"阴阳""藏象"，笔者不仅听不进去，而且感觉与脑海中的原有知识反差太大，特别是讲到"经络"，更感疑惑，曾不止一次地"逼问"老师究竟"经络"是什么。

1977年底国家恢复了高考，笔者提出要退学重考未果。1978年初恢复研究生考试，笔者本科尚未毕业，就报考了上海第二医学院（现上海交通大学医学院）的肾病专业，居然考中了。当时笔者在郊区毕业实习，班主任专程到郊区找笔者，告诉这个喜讯。由于名额调剂的关系，被转回到了中医学院，学院考虑让笔者转读"通里攻下"（中医外科）硕士。笔者一听说回中医学院，不假思索就谢绝了。1978年笔者大学毕业，学校分配要笔者"支援重点"（留校任教），笔者并不乐意。第二年继续考研，报考上海第一医学院（现复旦大学上海医学院）的临床医学专业，但上这个专业需要有2年临床医师的经验，因此错失机会。直到1980年，笔者对中西医学的态度发生了质的变化，主动报考了中医学院的研究生，从而走上了以中医为主的医学研究与应用之路。

从不信中医、不理解中医，到主动投身中国医学的研究与应用，中间经历了什么呢？当时社会正在热烈地讨论"实践是检验真理的唯一标准"。一连串事实，让笔者这个自以为理性又有一定哲学根基的人开始对中国医学改变了看法。

第一件事是在上海龙华医院（现上海中医药大学附属龙华医院）见习时，笔者独立诊治了一位心源性水肿的老人。此人原本是上海市49路公交车司机，因心力衰竭日久，病情逐渐加重，用洋地黄类制剂已久，耐药了；又因水肿加用了利尿剂，也未见效；当时他行动已很困难，来医院时是坐着轮椅的。笔者想起了张仲景传世的"真武汤"，对全方稍作调整，嘱患者原来所用西药继续服用，同时加用中药。居然效果奇佳，1周后患者水肿就退了，可自行走路了。这位老人后来十分相信笔者这个小医生，很长一段时间到笔者处求治。

第二件事是在儿科见习时，笔者去了上海市儿童医院，由于门诊用房有限，该院创始人、中国儿科奠基者之一、时年已过八旬的苏祖斐教授与我们挤在一间房间内。她看的是小儿过敏性紫癜，用的是中西医结合方法。出于好奇和尊重，笔者有空就坐在她旁边，看用的都是凉血止血药，就大胆问苏老：老师上课讲这种病症，大多病于脾虚，脾不统血，当用补脾益气摄血法。想不到作为大师级的苏老竟十分谦虚，说她那套是"西学中"的，中医就按你说的方法试试看。每周某个下午，3个多月，我们"祖孙俩"系统治疗、观察了近40例患儿，效果非常好，近半数患儿2周后血小板数量上升，80%患儿1个月后血小板数量正常。苏老很高兴，因为比她原来的方法效果要好。笔者也很高兴，高兴的是与大专家在一起解决了临床问题，而且看上去中医理论好像还是很管用的。

一系列事实使笔者彻底改变了对中国医学的看法，于是改考中医研究生，投身到中国医学的研究与应用中。而且令自己意外的是以优异成绩顺利考取在职研究生。

二

由于素来对哲学感兴趣,1979年创刊的《医学与哲学》笔者每期必看,并很快在上面不断发表论文。大概在1985年前后成为该刊编委,约10年后成为副主编。因为笔者相信,中医理论里的阴阳、藏象、经络、气血津液等内容,对每一个普通人来说都有"玄"而又"软"的感觉,需借助哲学思维加以解读。现代人的学校教育都是西方标准的,按照近代以来发展出的科学理念,中国医学的这套理论带有非逻辑色彩。是故,五四运动以来,知识分子对中国医学传统理论总体上持否认立场及蔑视态度,这种影响深远。直至今日,尤其是年轻人,对于中国医学的基本态度往乐观处说是半信半疑,将信将疑:信的是中国医学的经验、临床效果,疑的是从古至今流传下来的那些玄妙之说。这些都需借哲学之光透视、审辨以悟其理,辅以新语境下的阐述以提升其趣。

这也是笔者决定投身中国医学理论研究与实践后,最想要做的事。经过数十年孜孜不倦的多层面、多维度探索,笔者对许多神秘"表象"的浮现原因或机制有一个自认为可信的解读或认识。1989年,笔者曾组织同年龄段的10余位有研究生背景的同仁一起,花了2年时间,做了一件至今都引以为自豪之事——即系统比较了中、西医学,从发展源头、文化背景、人文地理到方法学、概念体系等予以全方位的比较研究,遂有了一本影响较广的《差异·困惑与选择——中西医学比较研究》。20世纪90年代中期,笔者又坐了近3年的"冷板凳",使原先有较浓"呐喊"味的比较研究,多了些哲学沉思与历史追寻,认真追溯寻绎了中医药学产生的巫文化源头及其演变过程,从而有了《走出巫术丛林的中医》(1994)。

笔者一直崇尚科学理性,也有一定的哲学与人文根基,因此从不主张把中、西医学对立起来。在中医学院给本科生上课时,总会开场白就强调:我们首先是科学工作者,其次是医学科学工作者,再次才是以中医药方法为主的医学科学工作者。情绪化地执着中、西医之一端而偏颇地指摘另一端,在笔者看来是违背科学研究精神的。

要讲清楚中国医学的理论与实践,首先需要对医学有系统认识。医学不只是一门单纯的技术,无论中医学还是西医学,都是文化系统中的一个子系统,涉及诸多层次,对这些层次需要尽可能完整地加以把握。这至少涉及三大层面:思想观念、生活方式及疾病防治。

1. 思想观念层面　一个"系统"的最高层次往往是思想观念,与一般哲学论述相比,中国医学中的这些内容更贴近百姓,更易于被人接受且实践,故具备独特的魅力,这也是传统哲学在医学领域的折射或"落地"。笔者主持了国家社会科学基金重点项目"中医文化核心价值体系及其现代转型研究",对此感受颇深——中国医学,从对自然及天人关系之认识,到生态、生命、生活、康寿、疾病防治等的阐述,都极为丰富,这里枚举一二。

例如怎样认识生命,中、西医学截然不同。西方科学(含医学)传统信奉"结构决定论",关注生物构造及其变化,汲汲于就生物论生物,凭试管和解剖产生知识,然后辐射临床;局部准确精致,整体则可能失之偏颇。本质上,生命及其康健变化更多的是生命体与周遭生态圈"互动"之结果,还需在大生态视野下关注生命的适应、演化、生存、协调、常态、非常态等。中国医学虽缺乏深究结构之兴趣,但热衷于"天人合一""人与天地相应"思想指导下的观察、追踪、分析、探索,且每每在整体论主导下身心合一地看问题,所以产生了诸多独特而深有见地的认识。中国医学是独特的生命科学和生命哲学,从生命观、生存观、生死观、形神观、康寿观、养生观等,到生命本身所充斥的诸多不解之谜(如经络现象),在几乎所有层面都形成了内在自洽且较完整的、独立于西方主流认识(包括西方医学理论)的思想观念及哲学体系。

2. 生活方式层面 本质上,医学是一种生活方式。中国医学强调,合理的生活方式有助于保健防病而养生,反之亦然。正因为这样,中国医学经典《黄帝内经》中,开卷重头之作是《上古天真论篇》《四气调神大论篇》《生气通天论篇》等涉及如何生活和养生保健的篇章。古代名医留下的医著中也几无例外地都重点讨论了饮食起居、劳逸房事、心理调摄等生活和养生内容。宗旨只有一个:借助合理的生活方式,守住健康,防病养生。《素问·上古天真论篇》推崇并为历代认可的中国式合理生活方式及养生要点是:"虚邪贼风,避之有时;恬淡虚无,真气从之;精神内守,病安从来。"数千年来,它也的确是中国民众占据主流的生活及养生方式。

3. 疾病防治层面 疾病防治自然是中国医学的重点,也是其赖以立足的根基。这构成了中国医学"接着讲"的基础面。多年前,受凤凰卫视《世纪大讲堂》邀请,笔者就"什么是好医学"做主题演讲。核心观点是近现代把医学概念异化了,认为医学就是治病,治病就是高科技,只有征服性、对抗性措施。治疗中常顾此失彼,缺乏整体观。医学的主旨是呵护健康,防范疾病,减轻病痛。医生应充分利用各种方法,控制其病程,减轻其不适,并尽量帮助和慰藉患者,令其愉悦。如此,既可兑现医学的社会职能,又可大大降低医疗成本。而治病除了对抗性措施外,还应重视诸如调整适应等体现在中国医学中的另类模式。

这一层面的重点是发展中国医学的治疗优势与特色,努力开发、整理、提升符合中国医学的治疗思想与具有优势的各种手段,力争各种疗法少创或无创,着力使其体系化、系统化,表达普适化,具体操作尽可能带有现代气息,积极揉入现代科技成分,尤须注重发展癌症、心脑血管疾病、代谢性疾病、老年病等的有效疗法。

三

中国医学理论的重点，是将人体视为一个整体，将一切疾病的发生都视为是整个机体系统的问题。中国人对于医学、对于生命的认知也是建立在这样的基础之上的。这样的观念很传统，也很现代；很素朴，也很时尚。是无数先哲们智慧的结晶，对于今天人类所面临的新问题、新挑战仍然可发挥重要的作用。在21世纪的今天，中国的医者需要将这些理论"接着讲"下去，中国的医学也需要"再出发"。

如前所述，在思想观念、生活方式和疾病防治三个层次上，中国医学都有可"接着讲"的丰富内容。但是"接着讲""再出发"的阻力也是显而易见的。

笔者曾主持过两次香山科学会议，在2009年第36届香山科学会议上，笔者就指出当今中国医学发展存在三大问题：一是缺乏学界（或说尚未形成）"共识"；二是缺乏高层建构，对自己的"家当"没能很好地梳理排查；三是缺乏文化自信，只会"照着讲"，不会更不善于"接着讲"。

在思想观念方面，中国先哲对于生命的态度，是中国医学赖以发展的最根本的基础。中国古贤主张快乐地接受自然给予的生命中的一切，身心合一地善待生命，如庄周主张"乐生"，尊重生命，老子强调"贵生""重生"，先秦贤哲提出"爱生""全生""厚生"等。其中，庄周最早提到了"卫生"，他在阐述"达生"（让心身通达舒畅，生命能顺其自然秉性而伸展延续）等背景下，倡导"卫生"（护卫生命）。这一概念至今仍被看重。后人在庄周"乐生"等丰富思想土壤上，延续其"养生"一说，确立并发展了中国医学养生体系。李约瑟曾认为，养生学是中国文化对世界的一大独特创造，笔者十分认可此说。当今社会物质丰裕，但心理问题及疾病却不断攀升，面对心身疾病倍增之社会现状，弘扬"乐生""达生"等思想，将会是大有裨益的。

当今世界面临诸多巨大危机：从资源、气候，到生态、粮食，还包括医疗健康及生存危机。这些危机背后其实有着必然的关联性。美国学者布朗（Lester Brown）认为，其深层次根源是西方主导性的观念、生活方式及医疗模式等整个生存体系。他有一句名言："我们不知道还剩下多少时间，大自然在给地球拍表，但我们看不见这个秒表的表现。"布朗把灾难的主因归之于当今西方推崇的征服加贪得无厌的生存模式，并称其为A模式。他认为还有一种讲究与生态和谐的生存模式，称其为B模式，强调"B模式是拯救文明的蓝图"。其实，布朗所谓的"B模式"，其旨趣与《素问·上古天真论篇》推崇的并为历代所信守的观念如出一辙，只是表达形式稍异。

中国医学"接着讲"，可细分为两方面：一是致力于生活方式与健康关系的深入研究与发展。参照古人智慧，结合现代人生活特点，总结出适合现代国人的合理、健康的方式，并努力就相关问题进行前瞻性研究（如体质、亚健康的研究与干预等），重点落脚在借助生活方式之优化,有效防范心脑血管病、癌症、代谢性疾病、老年疾病等常见病,即体现"病前防范"的中医学"治未病"之理论与实践。二是积极加以传播、引导、倡导和营造。欲养生保健,少疾而康寿,不是依赖补品奇药、山珍绝味,或医疗奇招、民间秘诀,而应该寓保健防病于日常生活起居之中:遵循规律、撙节有度、控制欲望、协调心身、知足而乐、规避病因、回归朴实等。

现在,中国医学发展正处于千载难逢的好时机,问题在于中国医学界能不能抓住这个历史机遇,"接着"努力把中国医学讲好、讲透,讲到全世界。过去几十年,我们对中国医学研究不能说不重视,但都只是按照原文解释,或曰继承、阐发,又或者强行套用西方医学的思路,讲出一套不伦不类的说法。中国医学要发展,这两种讲法都是行不通的:一是"今非昔比"。中医古籍只是对古代当时情形的阐发,时过境迁,有些情况已面目全非了,很多健康问题的本质特点古今不尽一致。例如虚弱、疲劳,古今都十分常见,尽管症状表现有所类似,但性质大不相同。古之虚弱、疲劳多数因于营养不良,体力消耗过度,今则多数缘于脑力紧张,营养过剩,体力活动太少,本质不同,应对措施也截然不同。不同性质的健康及疾病问题,显然需要不同的"讲法"。再者,今天的诊疗手段也与往日大不相同,在一个有CT和X线的年代,是不是还必须或仅仅用三个手指头看病?二是"他非你比"。中、西医学语境截然不同,如果不考虑语境的诸多差异,只是套用西方医学手段对中国医学的一些内容做出解释性的论证,没有多少人会在意或欣然接受。中国医学现代研究40多年,结果依然尴尬就是明证。但"接着讲"又是如此之重要,因为任何学科知识体系只有在"流动",包括与"他者"的沟通、交换中才能得到"增值",也才能生存下去,得到发展。否则封闭中的知识体系必然自我走向消亡。

四

中国哲学和中国医学具有同根性,历史上素有"医易(哲)同源"之说。两者虽研究宗旨、方法及目的大不相同,但核心都涉及"人",涉及人与自然的关系。传统哲学认识构成了中国医学认识之根基(西方医学与西方哲学也不例外),而中国医学至今仍属自然哲学范畴。

产业革命以来,随着西方工业文明的发展和学术进步,西方中心论不断膨胀。五四运动前后的许多中国学者都认定中国的传统文化是一份"失败的遗产"。这其中中国医学也深受影响,不少"五四"时期的知识分子都是反对中医的,他们甚至一度主张将方块字、中草药等一起扫进历史垃圾堆,来个全盘西化。这些观点流传下来,对后世影响很大。但细究起来,像胡适先生、鲁迅先生那一代人,对于中国的传统文化(包括中国的医学)是非常了解的,所以他们对中国传统文化的态度十分复杂,并不是一味地反对。

1919年，28岁的胡适在北京大学讲堂上报告了他对传统中国医学的研究成果，不久推出了成名作《中国哲学史大纲》。该书第六章《迷信与科学》中，将中国医学纳入世界科学体系中考察，写道："研究西洋科学史的知道，科学的出身是很微贱的。古代的天文学是祭司僧侣的遗赐，近代的天文学是从星命学出来的。化学是从炼丹术与炼金术出来的。物理学与医学也是如此。我们从这个观点来看汉代的种种道士的迷信，也可以寻出一些很有价值的科学上的贡献。"他认为中国医学逐渐从古代种种迷信自然神力的思维进程脱离出来，开始成为科学、系统的专门学术。他分析说："那时代的医学何以能成为系统的学问呢？依我看来，这全靠那时代的思想里有几个重要的观念，可以用来把医药学上许多事实贯串起来，故能成为系统。这些观念中，最要紧的是：① 阴阳的观念。② 五行生克的观念。③ 五脏分配五味，分应四时、五方、五色、五行的观念。④ 气的观念。"这是他熟读《黄帝内经》等经典后得出的结论。他又说："中国医学与药学的基本理论，只是把五脏分配五行，把五味也分配五行，又把五行相生相克的道理用于针灸药石的疗法，又把阴阳的观念用来总括一切气血、脏腑、药性、针灸……这些阴阳五行的观念已渐渐地成了医学上一些不可少的符号。有了这些符号，这种学问便更容易领会记忆。所以直到如今，这些观念仍旧盘踞在医学界里。"

这种论述是相当客观与平和的，与后来他对中国医学的激烈态度并不相同。晚年的胡适曾恳切地说：中国文化中积极而有作为的思想，都是孔子、孟子影响的结果，这与他早年对中国传统文化的态度已大相径庭。

鲁迅先生对于中国医学亦有精彩或刻薄的批评，甚至断言中医不过是"有意无意的骗子"。鲁迅去日本留学，学的是西医，对于中医一直持有成见，但其实他也研究中医。在《鲁迅日记》中有许多这样的记载：1914年9月12日"买《备急灸方附针灸择日》共二册"，1915年2月21日"至书肆买《毛诗稽古编》一部八册，景宋王叔和《脉经》一部四本"，1923年2月2日"午后往留黎厂买景元本《本草衍义》一部二册，二元八角"，1923年2月26日"下午其中堂书店寄到《巢氏诸病源候论》一部十册"，1923年4月27日"上午往高师校讲。往直隶书局买《铜人腧穴针灸图经》一部二本，一元四角"，1927年8月2日"买《六醴斋医书》一部二十二本"，此套医学丛书包括《褚氏遗书》《肘后备急方》《元和纪用经》《苏沈良方》《十药神书》《加减灵秘十八方》《韩氏医通》《痘疹传心录》《折肱漫录》和《慎柔五书》等。鲁迅先生在《经验》中谈到《本草纲目》时的肺腑之言："古人所传授下来的经验，有些实在是极可宝贵的，因为它曾经费去许多牺牲，而留给后人很大的益处。""里面却含有丰富的宝藏。"这是鲁迅1933年所写的，可以说代表他晚年成熟的认识。

胡适、鲁迅等先贤对于中国医学的复杂态度其实也是容易理解的。医学毕竟是一门综合性的学科，中国医学中的许多药方是千百年延续下来的经验，用西方医学理论解释不通，但临床上确实有效，尤其是对于慢性病和机制复杂的疾病，就更有优势。根据笔者多年来的临床经验，关于中国医学的这些基本看法，其实也是多数中国人在内心深处都认同的。

五

当今的西方主流医学的发展也遇到难题，有些甚至是结构性、本质性的。所以20世纪后叶，美国医学界贤哲率先倡导摒弃现行的医学模式，将仅注重生物异常的纯生物模式更替为社会—心理—生物并重的综合新模式，否则不足以解决今日临床大多数健康和疾病难题。20世纪90年代美国医学界睿智之士又发起了全球性的医学目标之讨论，几年后得出结论：当下的医学目标定位于高不可攀"cure"（治愈、根治），严重偏离了现实；故告诫全球医学界及政府医疗主管部门，应更准确地把医学目的定位为"care"（呵护、照顾）。世界卫生组织（WHO）的报告阐明，世界上只有8%的疾病可以通过医学手段治愈，超过九成的疾病其实人类还没有针对性的办法，它们或自愈，或一直存在，直到生命消亡。严格意义上讲，医疗永远是一门缺憾性技术，对一些重大问题总会苍白无力。在可预见的未来，医疗也不可能完美，一直会存在治不了的病。笔者临床专攻肿瘤，面对很多疑难病症，再好的西医肿瘤科医师也会听听笔者等临床中医师的建议。可见，中国医学这个"他者"对西方医学来说，也有较大的参照价值。

中西医学是在不同视野下对同类的生命、健康和疾病问题进行认识、理解及应对的。如果说，在走向世界历史背景下，面对世界太多的新挑战，中西哲学有可能逐渐在一种较为普遍共识（类同的价值观）前提下，提供关于世界的新说明，更有效地应对新难题，那么医学领域就更容易如此。中西医学之间某种形式的交融或参照互补不仅可能，而且意义突出。

往更深刻的根源处分析，中国哲学和西方哲学的视域是不一样的。中国哲学更多观照自身，西方哲学更多考虑身外。在它们所辐射及影响的医学领域也一样，有着截然不同的关注焦点及对应原则。西方医学更多地注重病因，重视对抗性手段或替代性治疗——如抗炎、抗癌、抗过敏、抗休克、抗高血压、抗高血糖、抗高血脂、脏器移植等，或"对抗"，或"代替"。中国医学则更多关注总体适应情况，强调自身正气及内在脏腑功能之间的协调、身心和谐。就应对而言，中国医学几无征服性措施，相反，喜好协调调整，改善内在功能，扶正驱邪，往往不是以克病为目的，而是"以平为期"，努力追求生命新的平衡，一个"调"字，一个"和"字。就本质而言，临床只是一门技术，需要的是解难题的有效的方法手段，且多多益善。如消化功能障碍时，刺激足三里或能纠正；哮喘发作气急时，按按鱼际、列缺或可缓解。何必排斥呢？又如，癌症作为今日医学一大难题，生癌后通过西方医学的高科技处理方式，充其量能解决1/3左右的癌症问题，且代价巨大；而中西医学的有效结合，却可大大提高疗效，甚至帮助控制一些难治性的癌症问题。面对医学难题相互参照借鉴，有助于更好解决很多临床病症的防治问题。因此，在医学领域我们应抛弃自卑自弃，超越意识形态成见，在中国医学"接着讲"和中西医相互对话中寻回自信。

六

毋庸讳言，近百年来西方医学取得了突破性进展。这表现在多方面：历史上很多危害严重之疾，如多种烈性感染性疾病被有效控制了，全球不少地区营养不良也得到了改善，很多常见病被遏制了。近半个世纪以来，医学的进步导致了多数地区人均寿命明显延长，很多旧的疾病和健康问题得到了改善。然而，医学永远是门缺憾性的科学技术，原因是多方面的：进化医学认定疾病也有着进化及演变等特征，新的健康问题不断涌现。因此，有人形容医疗与疾病始终处于"红桃皇后定律"样的不断追赶状态中——医疗进步，疾病及健康问题也在嬗变之中。随着生活水准改善，人们对健康的苛求也在提升之中，遂永远处在与病症抗争过程中。这些，彰显出医学的意义十分特殊。

远的暂且不说，就拿2020年来令整个世界翻江倒海的新型冠状病毒肺炎疫情来说，2年多时间导致全球6亿人感染，近700万人死亡。至笔者截稿之时，第一超级大国美国感染人数超过9 500万，死亡人数超过105万，并仍在递增之中，一时间还难以看到有效遏制之兆。放眼望去，其消极影响更为广泛。世界经济论坛（World Economic Forum）发布的《2021年全球风险报告》指出，新型冠状病毒肺炎疫情加剧了全球贫富差距和社会撕裂，致使全球经济陷入崩溃，加剧社会的不平等，引发全球性失业大潮，令全球数亿人陷入极端贫困。严重时，全球80%的学生无法现场上课。其危害及致死情况直逼百多年前的"西班牙大流感"。小到看不见的病毒，居然把桀骜不驯的人类打回了原形，使人们学会了战战兢兢，小心行事；部分智者还懂得人类之渺小，学会了尊重自然、尊重环境、尊重传统（包括医学）、尊重包括病毒在内的整个生态系统，学会了自谦地克制自身的举止行为。人们深切体验这次重大灾难教训之际，也不期而获地受到教益：任何时候，发展医学都是极其关键，甚至是救世性的。

作为佐证，国内一批杰出医学及多学科专家2021年3月份展开了深入讨论，达成共识：百年大疫提示，人类社会面对的重大风险，内涵发生了根本性变化——已从过去的各种自然灾害、战争等，转为疾病。当今必须从人类发展的战略高度来认识医学、医疗和医生的地位，国家应该将保护人民健康和保证人民福祉作为基本国策。换句话说，以另一种方式强调医学具有突出的"救世"意义。

人们意识到仅仅依赖医疗高科技，并不足以解决不断遇到的健康难题。举例而言，应对这次新型冠状病毒肺炎疫情，东亚文化圈明显地优于欧美发达国家。就医疗科技而言,后者可以碾压东亚诸国。因此说,医疗效果、健康维护,还有赖于综合因素。包括在中国,充分证据表明中医药在抗击此次疫情中发挥了重要作用。作为一个引申例证,让屠呦呦获得了诺贝尔奖的青蒿素,受启于中医药,已救治了全球数以百万计的难治性疟疾患者,疟疾属于急性传染病。可见治疗急性感染性疾病虽非中医药强项,但向传统学习,或让传统延续下去,仍意义突出。

又比如,中国医学擅于纠治各种慢性病及难治性疾病。本书对此做了分析,且部分以我们自己的临床案例为例。如笔者长于纠治难治性癌症(如胰腺癌等),诊治的4 000余例胰腺癌病例,效果甚佳,博士们有不少研究论文为证。中国医学的"救世"不只是体现在疫情抗击中,更存在于常见的难治性疾病的纠治之中,这也是中国医学得以在社会上虽艰辛却顽强生存下来的根基所在。医学的目的是治病救人,解除疾苦,延续生命。就属性言,医疗科技是有缺憾的,很大程度是依赖经验的,哪怕百年千年以后,科技再发展,这一特点依然不会改变,临床仍对相当部分的健康问题黔驴技穷。据此,令传统的中国医学"接着讲""再出发""求发展",有所弘扬、升华及延续,关键时候能够发挥替代性、补充性、救治性作用,且能救人于水火及困顿之中,就是最现实的考量。

在本书中我们论证了中国医学不仅仅是一类医疗保健技术,而且本质上是一类扎根于中国深厚传统文化的认识问题(世界)、解答难题的智慧及方法体系。传统文化是自洽的、连贯的。在本书中,我们分析了中国传统的经济学说、传统的哲学思想、传统的治理精神、传统的军事智慧等在今天都发挥着崭新的价值。外科院士汤钊猷教授开了一辈子刀,行医60年,晚年写下了《中国式抗癌——孙子兵法中的智慧》,谆谆教嘱临床治疗癌症要借助传统智慧。我们也倡导"智慧治癌",写下了同名著作。因此,现代医学更需兼收并蓄。从这个角度出发,中国医学再出发,就不只是中医药学部分专业人士之事,而是全民之举了。

七

中国医学显然应该有更好的未来,目前还存在着许多与时代不合拍之处,比如中国医学界对当代诸多重大医学问题缺乏敏感性,对前沿的医疗难题关注不够,对自身传统精髓的理解及梳理深广度欠佳。中国医学界也应该重视媒介的传播,中国医学的传统思维还是笃信"酒香不怕巷子深",但这种看起来"自恃清高"的姿态导致的结果是许多经验都失传了。我们必须正视今天的世界,只有这样才能为中国医学赢得一个更好的未来。

今天我们在这里谈中国医学再出发,一定要把中国医学的基础搞清楚。在这本书里,笔者会谈到中国医学的基本事实:中国医学的学科范式是由三部分组成,一是理论范式,是由《黄帝内经》确立的;二是临床操作范式,是由张仲景的《伤寒杂病论》确立的;三是药学范式,是由《神农本草经》确立的。有四套愈疾体系,方药的、针灸的、导引功法的、行为纠治的。此后,历朝历代都有名医对这个系统中的数据、方法、手段及经验等给予更新,而学科的基本范式,2 000多年来一直没有发生剧变,或者说没有发生颠覆性的变化。这也使得中国医学成为世界上唯一一个没有经过断裂、一直传承的医学系统。

西方医学的范式是以1858年德国人魏尔啸发表《细胞病理学》为标志的,在此之前并没有形成普遍认同的共同理论或者行之有效的手段。魏尔啸是第一个利用显微镜来研究病理学的科学家,魏尔啸之前的欧洲传统医学理论实际上也就被推翻了。而中国医学至今仍然发挥着重要的作用,或者说越来越重要的作用。然而,中国医学并非完美无缺,它的许多理论解释带上了深刻的历史烙印,显得过于粗疏、陈旧。因此,是到了中国医学的学科变革势在必行之际了。但这种大变革又是一个水到渠成的过程,不是一蹴而就的。笔者以为,现中国医学还在不断积蓄力量,已接近于临界点。

同样,西方医学范式在经过150年的发展后,也显示需要改变之处,以细胞(形态)作为一切疾病诊疗的基础,是不是需要优化? 多年前医学界就进行过讨论,是不是应将心理、社会、伦理等模式也融入医学模式之中? 但传统力量的惰性很强,这些想法要付诸实践并不容易。

中国医学应与西方医学互相借鉴、相互取长补短,最终形成新的医学模式。至少,在中国,这将会是必然的趋势,也是中国医学再出发的最终方向与目标。对此,我们坚信不疑。

本书是笔者对上述问题思考的成果。因视野及学识有限,定会有疏漏甚至谬误,敬待着中国医学界的同仁以及各行各业的有识之士斧正指导。

何裕民

2022 年 8 月 6 日

目录

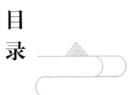

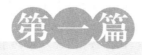

第一篇

碰撞与激变

我们今天正处在一个人类文化、哲学、科学、社会、经济、政治的全面新觉醒时代，这些多方面的觉醒彼此密切相连、相互影响，逐步形成一个整体的觉醒，挑战人类文明，考验人类智慧，也给人类心灵一个创新文明的机会，意义丰富而深刻。

——（美籍华裔）成中英（《新觉醒时代》）

第 一 章

蛰伏了百余年的深层危机

谁渴望预见未来，就必须征询过去，因为人类的事务从来都与过往的时代类似。它源自这一事实：无论过去，还是未来，人类都被同样的热情激励。结果就是，每个时代都存在同样的问题！

——（意）尼科洛·马基雅维利（N. Machiavelli）

一、新冠肺炎疫情激化了的百年争执

2020年1月，一场突如其来的新型冠状病毒肺炎（corona virus disease 2019, COVID-19, 简称"新冠肺炎"）疫情袭来，很快蔓延全球，改变了原有秩序及人们的既有的生活方式，甚至动摇了人类心中的某些根深蒂固的观念。

1. 严重疫情下的丑态尽显　伴随着疫情肆虐，截至2022年5月31日，全球5亿多人染疾，超过628万人死亡。疫情悖论中，中华文化圈的国家与欧美大多数国家的表现截然不同。

就在此时，一场剧烈的舆论风暴席卷天下。其中既有主张人类携手、协同抗疫、共克时艰的，也有造谣、抹黑、甩锅于中国的。在中国，延续了百余年的东西方文化之争，再次活跃起来。这些争论一部分属于理性的，可以理解且十分受欢迎，因为通过争辩，有助于明白事理，逐步形成社会共识。但也有不少杂音借机沉渣泛起，喧嚣不已——其中，恶意诋毁政府应对缺乏人性、乏力乏策的，有之；背后指点抗疫政策不力、封闭没有人权、侵犯公民自由的，有之；谩骂中国传统及中国医药学的，有之……一时间，舆论场上乌云密布，争论不断。

2. 事实胜于雄辩　中国医学在抗击疫情过程中起到了关键性作用，这在民间和国家层面都得到了一定的认可，国家给予了充分肯定，中西医代表人物荣膺国家最高荣誉奖，以示表彰。尤其是第二波疫情在河北蔓延时，中国医学在抗击疫情中起到了重要作用。2021年1月河北省委、省政府迅速行动，全省中国医药学系统周密部署，令中国医药学在此波疫情防控救治中全力发挥特色与优势。

有资料表明，仅2020年上半年，通过各种途径，中国医药学人才、疗法及药物等已在近40个国家的抗击疫情中起到了作用，广受好评。其中，也包括一些国际名人，如据俄罗斯卫星通讯社消息，乌克兰前总理季莫申科（Y. Tymoshenko）2020年8月曾感染新型冠状病毒（2019-nCoV，简称"新冠病毒"）且病情十分严重，8月24日晚开始接受呼吸机治疗。她的秘书在脸书上确认称："是的，很不幸，这是真的。检测结果表明，季莫申科感染了新冠病毒。她的病情被评估为严重，她的体温上升到39℃。她在挣扎……"[1]后其医疗团队求助于中国使馆，与中国中医专家取得联系，服用了中国专家提供的中药后，体温开始下降，病情出现好转。服用数日后，9月11日季莫申科核酸检测呈阴性，并于9月下旬开始恢复正常生活和工作。因此，2020年10月14日，季莫申科在接受媒体集体采访时表示，各国应重视研究中医药这一宝贵财富，并将其应用于全人类的健康事业。她本人将积极推动中医药国际化[2]。又如，2021年3月30日，津巴布韦总统姆南加古瓦（E. D. Mnangagwa）在公开场合高度赞赏中医药在抗击新冠肺炎疫情方面的重要作用，指出新冠肺炎疫情肆虐，夺去了无数人的生命，遏制疫情是当前全球最紧迫的任务。中国方面制定的抗击新冠肺炎疫情指南中，将中医药和常规药物相结合，在控制和治疗新冠肺炎中发挥了很好的作用。这一点使津巴布韦大大受益，这将促进医疗卫生领域从规模数量型向内涵质量型过渡。同时，为了加强传统医学的合作与发展，津巴布韦与中国签署了一项协议，在津巴布韦最大的公立医院开设了传统中医门诊[3]。

3. 重新温读一下传统智慧，或许有益 2020年2月至3月，笔者因疫情宅居家中，天天看着各地确诊感染人数快速攀升，心急如焚。几乎每日傍晚前后，均能接到老友北京协和医学院教授袁钟的来电，商讨疫情近况及发展趋势，比较中西医学之对策，分析北京、上海的应对差异等，很快中国疫情控制良好。反观西方国家，面对疫情却陷入一片混乱之中，让人沉思。毕竟，天下同此寒热。仿佛我们活在了中世纪，往日引以为自豪的医学遇到了最大难题。反观韩国、日本、越南、新加坡等，早先也曾疫病来势格外凶猛，但借助东方智慧，与中国大陆一样，很好地管控并抵御了疫病肆虐及泛滥，逆流挽舟。

也正因为陷入这种情结，袁钟几次提议笔者写点东西，及时普及一下中国医学，让世人更好地理解中医。因为当时正处于疫情的自我封闭及焦虑之中，也因为笔者一直深信，困惑时回顾一下历史，重温一下传统智慧，或许可以找到些许启发，笔者居然不假思索地答应了。经过2个多月时间，写了《你真的了解中医吗》[4]一书。写该书的过程中，笔者特别关注舆情，发现新冠肺炎疫情再次激化了中国社会本已存在的百年争执：涉及传统与现代、东方与西方、中国医学与西方医学的跨越了百余年之争执……而

[1] 乌克兰前女总理季莫申科感染新冠，"发烧39℃，她在挣扎"[N].每日经济新闻，2020-8-23.

[2] 李东旭.乌克兰前总统季莫申科：将积极推动中医药国际化[N].新华社，2020-10-14.

[3] 田晓航.中医药在抗疫国际合作中走向更广阔世界[N].新华社，2021-4-30.

[4] 何裕民.你真的了解中医吗[M].北京：中国协和医科大学出版社，2020.

且,颇为激烈。

作为中国人,作为对中西医学都有所了解的医学界人士,我们对围绕传统文化及中国医学喋喋不休的百年争执,还想多说几句。想对百年争执做些理性反思和跨时空的审视,可能的话,刨刨其历史及思想根源。因为面对当下复兴大时代,首先需要的是认识上形成一致,或者至少形成某种共识,否则迷乱中人们将错失良机。这首先使笔者回忆起2007年的一场没有硝烟却异常激烈之辩论。

二、15年前"激辩"后深埋内心的情结

1. 一个深埋着的情结 其实,这一情结在笔者心中已深埋日久。回忆起来,一直想做某件费时费力且不讨好之事,潜意识里总会有个情结驱使着。促使笔者多年来孜孜不倦思考此类问题的直接诱因,源自15年前一场激辩后的沉思。

时间:2007年3月17日,那天正好是第89届国医节。与笔者当下写这段文字,正好相隔了15年。

地点:北京东单三条,北京协和医学院小礼堂。此礼堂大有来历——近百年前,国父孙中山家祭就选址于此,接待印度文豪泰戈尔也在此。

主题:争辩中国医学之现实意义及其存废问题。

发起人:袁钟及中国医学哲学协会。

参辩者:笔者与其他三位教授为一方,主张发掘、弘扬和发展中国医学(发展方),方舟子等四位对中国医学反对人士为另一方(否定方)。

听众:30多家媒体记者、编辑及其他旁听者,超过百人参与全过程。

主持:杜治政、袁钟、赵明杰三位教授,他们都是理论医学界权威,有中西医学及哲学等不同学术背景。

气氛:唇枪舌剑,火药味十足,拍桌子大骂也有,被挡在门外叫嚷呼号也有,差点"约架"。杜治政、袁钟与赵明杰不断灭火、劝架。

场上,否定之激烈,大大超过何祚麻等诸如"90%的传统都是糟粕"的批判之说,大有气吞山河、睥睨天下,不扫荡中国医药学,加以剿灭,誓死不休之势。发展方虽侃侃而谈,逐一据理反驳,却略显守势与下风。场下,偌大的听众席上,百来名"局外人"却一边倒地支持弘扬发展方。此方精彩语一出,一片掌声;对方稍有语塞,嘘声四起。

结果:鉴于双方争执不下,某些人越来越有"原教旨"主义趋向,笔者最后发出两点意见,或曰"休战倡议":其一,邀请对方主将方舟子在方便的任何时候来上海,我们约上20来个康复得不错的胰腺癌患者,由他单独与之晤面,请做个社会学的现场"田野调查"。笔者会建议这些患者带全原始资料,看看目前状态如何、中西医药疗效怎

样。费用由我方承担，笔者等全程回避。只有一个要求：如实描述所见所闻。因为真实性是社会学"田野调查"研究之最基本精神。

其二，鉴于双方价值观及认识角度不一，包括对"什么是科学""什么是医学"等都存在巨大鸿沟，笔者郑重提议：停止无谓争论及攻讦，给中国医药学10～15年平静的发展时间，相信中国医学能够做出令世人服膺的成绩，甚至"放个卫星"（这是原话）。十几年过去了，的确有令人欣慰之处，至少中国拿第一个诺贝尔生理学或医学奖的成就，"是中国传统医药献给世界的一份礼物"。尽管屠呦呦的工作是20世纪70年代做的，被认可有点姗姗来迟，但毕竟是令国人振奋的我国第一位诺贝尔生理学或医学奖获得者。

其实，第一和第二个"战书"之间是有关联的。当时下"战书"的笔者，底气不是来自先见性地预测到青蒿素可以获得诺贝尔奖，而是身在学界中，对中国医药学太了解了——包括自己从事了几十年肿瘤专业，自信在肿瘤学等诸多领域，中国医药学是有可能拿出世界级成就的。至少持之以恒的积累，我们可以用厚实的临床证据来阐明中国医学在防治诸如肿瘤等难治性疾病中的特殊价值。

2. 被媒体放大了的后续效应　辩论现场尽管火爆万分，火爆到袁钟生怕双方打起来，拼命劝阻。但争论会毕竟范围太小，影响有限，因为身临其境者只是少数。然而因为此事关乎国计民生，关乎百姓生存，台下的媒体人坐不住了，此后连续几天的媒体放大效应，让事件火了起来。从会后的媒体报道便可以管窥见豹，辩论会后几十天内，媒体几乎都有报道，且都有鲜明的倾向性，于笔者等力主的努力发展中国医药学给予了强力的舆情支持，对反对中国医学的观点和论据则颇为不屑。

例如，《北京晨报》《北京晚报》等大媒体事后分别以笔者口吻，以"西医让人明明白白死，中医让人糊里糊涂活"为题，做了后续的深层次整个版面的追踪报道，以至于影响甚远！这句话，后来居然一度成了笔者的代表性"名言"。但笔者还是要郑重声明：此话非我原创。但此话的隽永和哲理，值得玩味。很显然，其后各地几乎都增加了对中国医药学的支持和投入。

3. 刀光剑影般激辩后的沉思　当晚，离开火药味十足的会场，笔者在北京王府井大街上默默地走着，不停地想：何以部分国民会对自己的传统文化和医学如此有偏见、歧视，甚至是痛恨呢？而被挡在门外竭力声援中国医学的，也许层次参差不齐，但不请自来，且都"同仇敌忾"，齐刷刷地站在捍卫中国医学这一边。隐隐感觉，台下及门外听众对中国医学的爱，也许很大程度带有民族情感之本能。那些天，中西医学之争是新闻热点，许多非医界患者、朋友与笔者说起来，不少都坚定不移地站在中国医学这一边。回想起当年自己初学中国医学之时，就中西医学问题之纠缠，也同样经历了多年痛苦的思索与深究，是理性与临床事实启迪了笔者，才有了笔者今天关于中西医学的真切认知。看来，不亲口尝尝梨子，怎知道梨子是甜是涩？

对医学(包括医患双方)今天普遍存在"集体无意识"[1]。联想到近几十年来社会上有各种思潮,虽然思想活跃是好事,表现出社会的开放与进步,但也需要有基本的底线。这些相互抵牾的不同思潮表现为,人们既不能平心静气地坐下来认真对话,相互好好沟通了解,更罔论学习探讨、交流长进;也不能自我提升修养与见识,稍微熟悉一下对方的思想与依据的事实,却像生来就是不共戴天之仇敌,只会张嘴破口对骂,甚至常常发展到"约架"地步。学界的混乱,直接导致了社会民众无所适从。这些多多少少也对医患关系紧张、医学界与整个社会不协调,起到了推波助澜的负面影响。鉴此种种,促使笔者放下手头诸多重要之事,潜心思考与医学(特别是中国医学)相关的诸多困惑疑难之事,并形成一本著作。笔者深知,此项写作并非易事,涉及过于广泛的疑难领域,吃力而不讨好。但文化与医学的前行,总需要铺路石,需要有人做铺垫,甘当"傻子"[2]。因此,准备了若干年后,笔者下定决心启动了这次艰辛的长途跋涉。好在这次孤独的旅途还多了一个正式的理由——承担了国家社会科学基金项目"中医传统文化核心价值体系及其现代转型研究",两者是密切关联的,正好一举两得。

三、令人揪心的发问

2013年早春的一天,笔者出差北京,与一位从患者变成朋友的领导晤面。闲聊中他得知我主持国家社会科学基金项目工作,便问我:"你觉得中国医学究竟还有没有继续存在下去的价值?"(笔者理解他指的不是一般意义的延续,而是能否获得"新生",并贡献给社会及世界以新的更多价值。因为作为癌症患者的他,本身是受益于中国医学的,对中国医学绝对有着深厚感情)。他又问:"很受百姓拥戴且有影响力的中医师,全国究竟有多少呢?"语重心长中,透出一些担忧。此后,他的问题一直萦绕在笔者心

---

[1] 集体无意识是瑞士心理学家荣格(1875—1961)提出并被广为接受的概念,指某些人群中对某些问题不假思索沿袭而成的集体意识,它常是历史或社会认识在该人群中的自然积淀。表现为在某时对某事人们不辨对错,盲目遵从信奉。当今医学领域,医患双方在许多问题的认识上"集体无意识"严重,对此笔者曾撰文进行分析(何裕民.医患双方"集体无意识"现象的剖析及破解对策:从追求"最优解",到争取"满意解"[J].医学与哲学,2016,1: 1-5.)

[2] 笔者30年前在主编《差异·困惑与选择——中西医比较研究》(沈阳出版社,1990)一书时,曾有过承诺:希望这辈子能够完成中西医学理论分析的三大步(部):第一,剖析中西医学表层及深层次差异,分析造成这些异同根源何在及其现实意义所在,找寻有无"涵化"双方的可能及其具体的切入点。其后出版的《走出巫术丛林的中医》(文汇出版社,1994)可以说是第二部。此书可以说是结尾的第三部。

头,挥之不去。第二个问题很难回答,因为"受拥戴有影响力的中医师"这个标准很有主观性,可真正在民众心目中有影响的,就像新中国成立初期北京的四大名医那样的中医生少之又少,却也是事实。但第一个问题是学界义不容辞需要回答的,且必须是科学而严谨地回答。这,又促使笔者把它与上述问题联系在一起了。

四、"中国医学究竟还有没有存在的价值?"

这的确是个严肃而不得不认真回答的问题。因为不同的答案,将会决定截然不同的应对措施及政策:如果中国医学没有多大现实意义和发展价值,包括前瞻性的发展意义,我们只需把它当成文物(文化遗产)和历史传统,进行整理、发掘、分析、欣赏就可以了;或许还有一些有药用价值的药物,加以二次开发即可。倘若从中还能发现一些宝物或治疗经验,那就是莫大的成功了。如果它确有现实意义,或者还有不小的实用价值,那么亟需把它当成一项事业,或曰一大系统工程,努力加以推进,促进其发展;而不仅仅是整理发掘、弘扬光大。因为放眼世界,今天的医学的确问题不少,有的还十分棘手,与社会和民众的需求差距巨大,需要大的变革!

医学关涉人的生老病死,涉及方方面面。经过疫情洗礼,我们更把它定义为民众和民族的"立命"之本,带有"救世"意义。但这是个世界性难题——美国几届政府都汲汲纠缠于如何医改,起起伏伏,反反复复;英国伦敦奥运会开幕式特地安排了"医疗秀";欧洲一些国家之所以陷入困境如希腊,就被认为是医疗保健及养老等不堪重负是重要触发因素。这些都折射出当今医疗现状并不令人满意,需要变革。

对"中国医学究竟还有没有存在的价值"的回答,不能仅基于感情,局限于民族文化立场和专业自豪感出发。因为这些会严重蒙蔽人的眼睛、淤塞人的思维,每每令人做出似是而非或偏执的判断。但也不能仅仅站在新旧对比角度,认定现代的一定优于传统的,传统的、过去的一无是处。其实,古为今用的实例比比皆是。应站在理性立场,既从历史过程回顾,又从现实意义出发——不回顾历史,不足以知其未来走势;仅局限于古已有之,古代中国医学如何辉煌,只是自我搪塞、自欺欺人。古代的成就只说明古代,不代表当下。这一反思及分析必须结合对现代医学的合理评估及预测。过去没有可比拟的现代医学,没有可比较的参照分析,必定是鼠目寸光、自卖自夸的。此外,还须从医药学的发展态势及社会的总体需求出发,做出趋势性预测及展望。包括结合医药学及其相关的文化土壤之盛衰及互动关系,综合考察。

总之,本书将基于事实,试图做出较为系统且富有前瞻性的理性回答。这个回答的论证过程过于冗长,主要部分只能置于后面各卷的正文之中。

五、"中国文化让我伤心的地方"[1]

我们先需环顾四周，考察一下医学的文化氛围。因为中国医学不是孤单单的存在，而是作为整个中国传统文化一部分而存在。它与中国本土传统文化有着千丝万缕的联系，是母体与子体关系，皮之不存，毛将焉附？

1. 许倬云，有宏大全球视野的文化耆宿之感伤 许倬云，毕业于我国台湾大学史学系，常年生活在美国著名学府，活跃于多个学术领域，是因写下《西周史》《中国古代文化的特质》《挑战与更新》《中国文化与世界文化》《万古江河》《历史学研究》《求古篇》《中国文化的精神》《说中国》《中国文化的发展过程》等巨著而享誉世界的中国历史及文化界耆宿。他的思想、境界及认识，具有很强的穿透性。称其为传统文化（含东西方文化）、历史及思想领域之代表人物，相信海内外学界、非学界都不会有太大之异议。故笔者乐意以他的见解为参照。

近来，一辈子从事传统文化与历史研究，且穿透于东西方文化比较领域并多有建树的他，颇为感慨地如是说："中国文化到了今天已经是只剩皮毛，不见血肉，当然也没有灵魂。""'五四'以来，中国文化基本上存在于书皮上，也（只）存在于穷乡僻壤的旮旯儿里。""说中国的文化庸俗，不算冤枉。"且他认为问题早见端倪，甚至"乾隆时代就是如此，当时的中国文化是没有内涵的，只是装扮的，没有自己的特色。""我们本身也是百孔千疮，用尽了自己的资源，活力也光了。从精英流离到下里巴人，从内涵深厚变成表面肤浅，从有内容变成只有一个点缀。"比如，尽管"今天口口声声说'国学热'，在世界各地办孔子学院，其实没有真正的内容"[1]。

许倬云认为，此领域应该有一大批精英甘于寂寞，醉心于斯，不断打磨。但冷峻的现实是，人们兴趣显然不在此——"我们大多数学术界人士往往不去管它。学术界绝大多数人忙着写小论文，忙着搞升职，忙着搞项目；民间文化界忙着去点缀打扮，都是交白卷。"当今人们往往只是"抓书上常提的中国四大贡献"自我陶醉，"这些贡献是历史上的贡献，不是今天的贡献"[1]……没有在今天进一步加以提炼升华。作为母体的中国文化如此，中国医学界情况何尝不是同样。环视整个中国医学界，醉心于学术，甘愿坐冷板凳，认真刻苦精心钻研者，又有多少！？

2. 需要在文化及精神领域下大力气 尽管改革开放至今，物质上大有改善，温饱已不成问题，但"中国没有在这一部分精神的境界、文化的境界上下力气……所以，不能单纯地说中国已经站起来了""今天讲儒学的人，只抓其皮毛，不抓其精神。许多

---

[1] 许倬云.中国文化让我伤心的地方［EB/OL］.搜狐,2015-9-7. https://www.sohu.com/a/30773084_199739.

学究以繁琐来文饰浅薄,以表面的口号文饰没有内涵"[1]。尽管这是许倬云针砭儒学界而言的,但何尝不也是中国医学界之写照。"今天学术界非常显著地崇洋媚外,也非常显著地抱残守缺,这两者是相配而行的。""抱残守缺又不能见全貌,所以崇洋媚外,取外面东西来填补,没有自发的精神;有聪明才智但是不敢放,不敢用自己的聪明才智来解决自己的精神困扰和饥渴。这是值得担忧的事情。"[1]这些不也是针对中国医学界而言的吗? 正因为如此,今天的中国医学的学术领域,正在走向萧条是不争之事实。如此才会有一浪高过一浪的否定中国医学及整个传统文化之思潮泛滥,也才会出现上述两个令人尴尬的诘问:"中国医药学究竟还有没有存在的价值?""民众爱戴的好中医师究竟还有多少?"这,在鞭打着中国医药学界,也在拷问着整个中国社会。

3. 原动力丧失、价值体系崩溃是问题的关键所在 许倬云不只是伤感,更可贵的是分析了问题肯綮所在。他指出这些问题是因为文化精英阶层的"原动力已经衰退,才到了这地步",这是危机之一;传统的"价值系统在崩溃",此为危机之二。他感伤地说"中国花了100年左右的时间,逐渐一步步往下走,真是吊诡的现象",直呼"这是叫我伤心的地方"!

然而,对中国传统文化的精华,包括中国医学,他又是充满期待与信心的,并支招指出:"中国在这个时候,应当从传统里挖出一些东西填补这个缺陷。""中国的经济已经有动力。今天我们不算小康,但至少吃饱了饭,对抗饥饿已经不成问题。"故急迫的"是要放手让大家自由思想……"[1]

老人最后告诫说:"一定要在这个时候放松人的思想,一定要放松资源,鼓动民间的财富,也释放若干的资源,鼓励在学术界、文化界做寻找价值、重建价值的工作。""而我的目标是希望重建的新的价值是以人为本,因为人是真实的。"[1]他反反复复强调说"我们可以重建新的价值观念……"

作为泽被全球的学界一代宗师、历史及传统文化领域之耆宿,耄耋之年的许倬云之针砭、棒喝,显然意义极其深远——远远超出了史学界、哲学界,同样鞭策着中国医学界的学子们。诸多因素交融,促使我们必须深潜下去,围绕中国传统文化与中国医学,做一番深入细致的分析研究。

六、危机是全方位的,且有"黑洞"吸附效应

其实,就国人来说,危机是全方位的,不仅仅偏于传统中国医学之一隅。笔者并非

---

[1] 许倬云.中国文化让我伤心的地方[EB/OL].搜狐,2015-9-7. https://www.sohu.com/a/30773084_199739.

文化领域的民粹主义者,更不是文化保守主义者;而是主张保存世界优秀传统,多元并存,百花齐放,百家争艳;欣赏"各美其美,美人之美,美美与共";认为如果好莱坞文化独行天下,整个医学只有征服一途,饮食仅剩西餐与面包,鲜花只留艳丽的玫瑰,绝非天下幸事,那将是场灾难。满园奇葩,争相斗艳才是春。然而事实上,21世纪前的数百年间,欧风美雨正乘其综合实力强劲之势,一度席卷天下,大有吞并万物之势。对此,各位看官自有体会,无须分说。

1. 一些鲜明的反差之警示 一些鲜明的事情警示了笔者,如1999年国庆前后,笔者受国务院新闻办公室委托,在法国巴黎联合国教科文组织总部组织"中国文化周"巡展活动,向世界展示及传播中国特色之文化。具体内容涉及中国传统语言(教育部负责多语种教育)、中文信息化处理(王选带队)、中式建筑(吴良镛带队)、中国医学(笔者带队)、中国饮食文化(四川成都有关部门负责组展)、中国现代变化(上海市有关部门负责布展)及戏曲、服饰等。在文化周活动的两周时间内,热闹非凡,天天门庭若市,最后一天直到晚上6点门口还人头攒动,无法闭馆。当时的法国总统希拉克是中国文化热衷者,他亲自多次关注此事。法国许多政要人员亲临展厅,兴趣盎然。

但其间也令笔者感到不时有一股冷气,例如:参观者以外国人为多,海外学子(在法中国留学生)虽被组织前来参观,却似乎了无兴趣,明显地敷衍了事。相反,国外观众却兴致勃勃,问这问那,久久不愿离去。笔者知道这是因为好奇所致,他们对中国的许多传统的东西从未见过,充满好奇与不解,故争相参观,积极参与,问个不停,导致闭馆时间每每延后。

参观者中一位近80岁的法国老妇人的行为更让笔者深思,也让人肃然起敬、由衷敬佩——老人几乎每天下午三四点都来坐坐,我们忙着,她就静静地待着,一有空就与笔者闲聊。我们最后一天闭馆时,她还匆匆忙忙给笔者送了法文的资料。她自报家门,是从事军事医学研究的(也许同是从事医学工作之故,一下子就熟稔了),20世纪70年代末去过北京,对北京的印象很好,特别是对中国(北京)的饮食,她印象极好,夸个不停。她说:"我真想不明白,中国这么好的本土饮食,(人们)怎么会一下子迷上麦当劳这类垃圾食品的?"也许是因为从事医学工作,她特别强调"垃圾食品"之危害。我们在法国办展期间(1999年9月至10月),正值法、美两国在为牛肉进口问题剧烈地争执着,法国农民开着拖拉机冲进巴黎城里,把多家麦当劳给砸了,举世都在议论此事。这位可敬的法国知识分子一次又一次地提及中国人怎么把自己的传统给"丢了"(当时媒体介绍,中国肯德基店门口盛况空前)。笔者汗颜,无言以对(因为几年前笔者也常常带着女儿去挤兑肯德基门店,但笔者确实并没有感觉到那种"鸡"有什么特别好吃的)。她的深情言语,既令笔者觉察到法国人对自己文化及传统之迷恋和热爱,也对中国文化似乎已进入"冰川期"而深感不安。

2. 我们"被周杰伦打败了"　在国内,强烈的危机意识随处可见。

2014年初秋的一天,笔者应邀赴丽江参加一场小型研讨会。晚间,主人盛情邀请去听一场纳西古乐,这是盛名在外的听觉盛宴,笔者欣喜而行。然而,一进大厅,有点惆怅——偌大的演奏厅可坐400余人,装修得古色古香,一看曾经火红过,但当时只有笔者等20来人,除去我们一行10来人,另外也就七八个听众。一问服务员,近几年来都是这样的,10多年前曾风风火火,一票难求,但风光早已不再,似乎越来越冷清、萧条。音乐感觉不错,可让人心绪宁静,回味无穷,但"受众"实在太稀疏了,听者没有演奏者多。笔者感伤惆怅之余,听到纳西古乐发掘者,多才多艺、能说会道的宣科老师的谢幕词——他绘声绘色、滔滔不绝地说了纳西古乐的历史及发掘过程,解读了其意蕴及特色,也谈到了该古乐曾经的辉煌……原来20世纪80年代中后期,丽江因纳西古乐的远播而为世人所知晓,也才有了丽江早期的红红火火,鼎盛时期古乐一天需要轮番演出几场,依然挤爆而一票难求。但自世纪之交后,流行音乐蔓延至此,风向骤然大变,宛如秋风扫落叶一般,大势瞬间退去,现在整个音乐厅门可罗雀,宣科老师总结说,他"被周杰伦'打败'了"。

唏嘘之间,听毕纳西古乐,笔者来到旁边紧邻的歌厅一条街,顿时感到换了天地。喧嚣异常,人声鼎沸,临小河两边林林总总排列着上百家歌厅,家家人多为患,热闹非凡,各种音乐加上声光电闪,噪声异常,似乎整个大地都颤巍巍地在晃动着……年轻人趋之若鹜,尽情地唱啊跳啊、扭啊吼啊。相信这些人中间有不少是懂音乐的爱好者,一定都知晓一步之遥的纳西古乐。论社会声誉,这些嘈杂的歌舞,自是无法与古乐相提并论;论演出场地,这些歌厅大都局促可怜,与古乐厅相比没有一家可望其项背;论歌乐文化底蕴,与古乐更不在同一层次。且古乐的演奏者个个敬业可尊,现实的结果却是如此之残酷。

3. 遭受冷遇的不仅仅是古乐　其实,这类现象十分普遍。我们可以联想到一些奇特的新闻事件。

例如,享誉天下的北京人民艺术剧院是具有独特表演风格的中外闻名的专业话剧院,是中国人民文化艺术的最高殿堂。该院的第三任院长张和平是笔者老友,多次与笔者说及,一定要到北京人民艺术剧院看演出,这是一种高级享受。笔者也曾身临其境,的确如此。几乎所有老北京人都有这种感受。然而,不久前,演出经典话剧《雷雨》时,原本这是幕极受成年人追捧的话剧,却在为北京大学生做专场演出时遭到哄笑。后来上海演出,大学生专场依然可见嬉笑不止,令人惊愕!

前面提及的院士吴良镛,是国家科学技术奖最高奖得主,已是九旬耄耋老人,在科技界德高望重。1999年我们同去法国巴黎,在法国教科文组织总部讲课时爆场,赢得世界听众之强烈反响。然而在2016年,在人民大会堂这样神圣的场所给北京高校

6 000多名研究生新生讲课时,研究生本该是求知欲特别旺盛的群体,面对见一面都很难得的老专家,应该是认真洗耳恭听才是,但偌大的会场,这些莘莘学子却成排成片地倒下,似睡非睡于浑噩之中,似乎是听一场无关紧要的催眠曲。

还有在中国,不仅仅是京剧,几乎是所有传统剧种都需要积极抢救。这些都绝非偶然现象,背后提示着深层次的共性:折射出传统文化(不仅中国医学及传统曲目,也包括传统价值观、审美观等)都正遭遇着类似古乐的命运,处于生存危机之中。因为新生代审美观、价值观已大为不同了。

文化是我们的"根",根老了,枝叶还能撑多久? 危机已近,没意识到巨大危险的存在,才是最大的危机! 耳边再次响起许倬云的谆谆告诫:文化精英阶层的"原动力已经衰退",这才是最令人感到担忧、后怕的。可以说,是上述这些深埋在内心的情结,敦促笔者下决心再坐几年冷板凳,发发感想,做些呐喊,看看应对深层危机,作为中国学子还能够做些什么?

七、窘迫与危机,同样存在于现代社会及现代医学之中

放眼世界,窘迫与危机不仅仅存在于中国的与传统相关的领域,由于突飞猛进的科学技术及全球化趋势,也累及了整个世界,它表现在方方面面。我们暂且从大家最能够接受,也较少带有意识形态色彩(因此也较少引起争执的)的现代医学及医疗说起。

1. 事实背后的现代医学之痛点 其实,不仅仅传统中国医学,整个医学(包括现代医学)都面临着严重的尴尬和窘迫,都有着巨大危机。

联想到7年前,比尔·盖茨在TED(technology entertainment design,技术、娱乐、设计)一段著名的公开演讲中,预测世界范围会有一次大疫病流行。疫情暴发后,比尔·盖茨在接受中国中央电视台主持人白岩松《新闻1+1》节目采访时(2020年4月9日),被问到为什么能提前做出预测,比尔·盖茨答道:"2015年那次(TED)演讲是为了激励全球在下一次流行病到来之前做好准备。我说如果我们没有准备好,全球可能会有3 000万人死亡……遗憾的是,这次新冠肺炎疫情造成的经济损失要比这个数字大得多。""我希望在下次大流行病来临之前,相关工作和创新能顺利开展,让我们做好充分准备,到时候我们不会再次陷入同样的困境。"

2. 呼唤:疫情"源头控制"需生态学防范措施 疫情蔓延2年后,由哈佛大学领衔、世界级流行病学家参与的全球性研究,在2022年1月的美国《科学进展》杂志上发表研究报告认为,更好地监测病原体、减少森林砍伐、阻止对野生动物乱行杀戮,是预防未来流行病泛滥的三项关键措施。这些带有生态学意蕴的防范措施,他们称其为"大流行的初级预防"行动,其全球实施的年度成本仅200亿美元,为新

发传染病造成经济损失的1%～10%,此属于"源头控制",却可以有效"用于预防传染病给人类健康带来的灾难,并为环境和经济发展等带来益处",同时还可大幅度降低因疫情所引发的巨额经济损失。其实,这是进入"人世纪"的拯救人类自身的睿智之声。

我们平心静气地反省一下,其实类似呼吁早已存在于中国先哲的思想之中。反观历史,几千年来各种疫情离人类从不遥远。现代人类挥霍性、征服性地自以为是的作为,扰动着病毒,令其死灰复燃,不断肆虐。短短40年间,全球性疫病就已肆虐了六七次。21世纪以来至今就发生了4次大规模的疫情[1]。此时,再重温《素问·四气调神大论篇》的告诫:"夫病已成而后药之,乱已成而后治之,譬犹渴而穿井,斗而铸锥,不亦晚乎?"岂可不从速做出危机应对,扎好篱笆?

就具体的防范措施,《素问·上古天真论篇》所谓的"其知道者,法于阴阳,和于术数,食饮有节,起居有常,不妄作劳"等,尽管没有涉及病原体的监测等,却涉及了生态学意蕴的防范:不仅要求做好外在防范(减少森林砍伐、不对野生动物乱行杀戮),更着眼于内在提升。这些是颇合理的属"源头控制"性质的疫情"初级预防"行为。《素问·刺法论篇》还指出疫情的特点:"五疫之至,皆相染易,无问大小,病状相似。""如何可得不相移易者……避其毒气。"此时,关键是避其毒气,做好自我防范,内外兼顾,这显然更合理些。

3. 现代医疗,尤其需要宽泛的多元化对策 其实除了疫情,我们从保持健康和慢性病防范等更宽泛的领域做些考察,结论是同样的——除科学技术外,也需要更宽泛的多元化对策,尤其需要传统的经验和智慧。可以说,现代医学尽管成就斐然,但充满危机与尴尬,且这种危机与尴尬往往是结构性的,源自主导思想之偏差,同样需接受变革大时代之洗礼。

在变革时代,世界各国均面临着巨大的危机与挑战,但各国危机与挑战性质不同,其猛烈程度也不均;同样传统中国医学与现代医学所面对的危机和挑战也完全不同"质"。前者更多面临的是如何令传统精华在现代阐释中复活,生存得更好,发挥更大作用,即借现代语境及方法对传统"赋能",古为今用,犹如屠呦呦发现的青蒿素一样。现代医学之窘迫和危机也来自多方面,包括源自主导思想之结构性偏差。我们曾探讨过,在资本裹挟下,高科技与人文"脱嵌",导致科技与人文分离,是其表现之一[2]。

---

[1] 4次疫情分别是:重症急性呼吸综合征(SARS,2002—2003)、甲型流感病毒(H1N1,2009—2010)、中东呼吸综合征(MERS,2012—2015)、新型冠状病毒肺炎(COVID-19,2019)。

[2] 何裕民.跳出科学人文之争,追求医学"合力"[J].中国医学人文,2019,10:5-9.

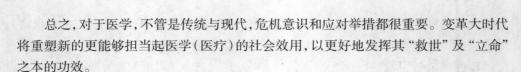

　　总之，对于医学，不管是传统与现代，危机意识和应对举措都很重要。变革大时代将重塑新的更能够担当起医学（医疗）的社会效用，以更好地发挥其"救世"及"立命"之本的功效。

第 二 章

当下，正是千载难逢的变革大时代

汤一介将21世纪称为"新轴心时代"……在可预见的一段时期内，各民族随着其经济发展的同时必定要求发展自己的文化，从而形成了人类社会文化多元（或多轴心）共存和发展的新局面和新格局，而经济的全球化、科技的一体化、网络信息的便捷化和智能化的一日千里的发展实际上已把世界连成一片，将更有利于世界文化的多元发展。

——杨祖陶（《读汤一介〈瞩望新轴心时代〉》）

近十来年，一个词反复跳入眼前，成为人们非常熟识之词，那就是"百年未有之大变局"。这个大变局千百年难逢。

一、世界大势："30年河东，30年河西"

很难考证近期究竟是谁再次使用了"大变局"这个词。由于芸芸众生皆经历着刻下的大变迁，身如其境地体验着正在发生的剧烈变革——可以说立破并举，涤旧出新，周遭一切都在嬗变中。故此词很快就被频繁使用，用来说明时代之剧变。我们也愿意借这个词，来讨论当下这个时代的特点，及其裹挟着的与医学休戚相关的种种深刻之更替。

1. 彼此更替，400～500年间世界之"轮回"　有学者认为所谓的"百年未遇""百年未有"只是概述，并不是确凿的时间概念（只指百余年），而是指比较长的一段时间（几百年的）。对此，笔者深表赞同。有从事国际地缘政治研究的学者（如金灿荣）认为，也许讲500年"未遇"或"未有"更贴切。

按照上述划分，500年前的西方，正好萌发了轰轰烈烈的文艺复兴运动，这是人类距今离得最近的一次大变革时代，造就了福泽当今的崭新时代。自那时候，一切都被迅捷改写了，一大堆新事物被创造出来。人们现在所享用的，很多都是上一次大变革之成果。其典型标志有：① 触发了近现代科学的兴起，并蓬勃发展，一日千里，彻底改变了人们的认知，创造了诸多科学新知。② 基于科技新知，欧洲及美国等先后实现了工业化，后又有东亚日本等国的跟进，工业文明击溃了原本影响世界几千年的农耕文明。③ 英法的大革命运动，分别建立了现代政治制度、经济制度及公民社会。借此优势,在其后的数百年中,西方世界一直主导着人类,控制着世界话语权,横冲直撞,指点江山,掠夺财富,延续至今。

中国有俗语说"30年河东,30年河西"。时过境迁,500年后的当今,又一波大变革时代开启了,即将或已经开始改变着世界。

2. 历史学家如是说　20世纪,英国著名历史学家约瑟夫·汤因比(A. J. Toynbee,1889—1975),被誉为"近世以来最伟大的历史学家"。他的成名作《历史研究》,抛弃了以往的以国别史类的总结,开创了以"文明"为对象的史学研究。他认为人类文明犹如一个个有机体,都经历着起源、成长、衰落、解体等阶段。他研究后认为,人类历史上曾存在过21～26个文明体。过去500年间西方所主导的文明,是这些文明体中离当今最近的一波。

文艺复兴催生的最近一波文明由西方主导,表现为西方一枝独秀,且以科学技术和经济的高速发展为特征,击败了所有[包括原先长期占据领先地位的东亚(中国)]的农耕文明、游牧文明等。到汤因比时代,这一波文明已经历了500年左右。20世纪后半叶,汤因比认为人类虽物质条件较前大为丰富,但精神上、政治上并未取得同步之进展,整个世界及人类并不和谐及协调,不时地爆发着战争等大规模人为的伤残事件,存在诸多严重问题。他认为当时人类已走到悬崖边上,亟需迅速觉醒,调整方向,才不至于坠落万丈深渊。他预言,人类的下一阶段文明将实现政治和精神上的统一。而且,作为有国际视野的历史学家,他十分看好中国在历史上曾经发挥过的和未来可能会发挥的重要作用。故20世纪70年代,他对中国历史及文化大加赞赏,充满期待,坚信中国能够对未来世界的政治和精神统一做出主要贡献。尽管那个时候的中国,仍旧积贫积弱。

他曾概括认为,19世纪是英国人的世纪,20世纪是美国人的世纪,21世纪将是中国人的世纪。当然,他说的中国人的世纪,具体是指中国(尤其儒家思想和大乘佛教合一)的文化思想传统,认为这些将引领人类走出迷误、争执、内斗和苦难等泥潭,从而导向人类进入和平、安定的康庄大道。

其实,认为这一波文明行将更替的学者大有人在。早在20世纪20年代,德国学者奥·斯宾格勒(O. A. G. Spengler)撰有《西方的没落》,厚厚2卷本。书中斯宾格勒借生物学观念进行历史研究,把世界历史分成8种:埃及文化、印度文化、巴比伦文化、中国文化、古典文化(希腊罗马文化)、伊斯兰文化、墨西哥文化和西方文化,并考察其各个时期的不同表现,揭示其共性的产生、发展、衰亡及毁灭过程之规律。他认为,文化的这种有机性和宿命性是生来俱有的,任何一种文化都逃脱不了必然灭亡的命运。早在100多年前(1918),斯宾格勒就强调,当今的西方文化,正面临着没落及衰败,走向被"更替"过程。斯宾格勒的书虽曾一度引起激烈争论,但也在全球范围内普遍受欢迎。

近期，又一位英国当下走红的历史学家尼尔·弗格森（N. Ferguson）探讨了这个话题，写下了《西方的衰落》一书。是他提出"中美国（共同体 Chinamerica）"这个新概念，此概念被《纽约时报》评选为2009年度流行语。他也因研究历史有建树而被《时代》周刊评为"影响世界的百人"（2004）。他认为，现在中、美两国已走入"共生时代"。西方衰落迹象无处不在：经济增长放缓、债台高筑、人口老龄化、反社会行为泛滥……其中，弗格森认为制度衰落是西方衰落的关键。他提出，若要遏制西方曾称雄世界之文明的日益衰败之势头，只能寄希望于强大的善治（领导力），并大刀阔斧地进行改革。作为正当壮年的学者，他多次到中国，来过上海、北京等很多城市及农村，还专程去了延安。他回忆说，正是行走在尘土飞扬的中国大街及乡村土路上，"我突然意识到，西方主宰世界的500年已接近尾声"[1]。

3. 400～500年为一个升降周期　说到这里，有学者曾深入分析汤因比所谓的帝国（文明）盛衰之历程，计算出大概400余年为一个更新之周期，好像有一定道理。战国时代中土曾盛行过"五德终始"说[2]，用于指导当时各地拼命争权之诸侯，以窥探东周并夺取政权，梦想成为帝王，号令天下。此说虽属无稽之谈，但历史上曾影响不小，明代时还有人信奉此说。此说认为：天道自有规律，约2500年一轮回；期间按木、火、土、金、水之五行（五种德性）之秩序轮回，周而复始，且可先昭示天下；得道者奉而遵循，可得天下[2]。古之好事者常以此学说来为历史变迁、文明替换、王朝兴衰、统治者治理之道等做出解释。五德终始说也大致认为存在着500年为一小周期的王朝更替规律，与上述说法存在着某种暗合之处。

二、东升西降：多个节点造就的大变革时代

1. 世界时势中的一等大事件　尼尔·弗格森回忆说，他在2008—2010年的奥运会前后注意到世界大势已悄然发生激烈变迁，表现为"东升西降"。他曾说，当下世界第一等事件是亚洲的崛起、中国的复兴，并强调过些年后，当人们往回看这段历史时，定会发现所谓的冷战结束、美欧变化、宗教冲突等，相较而言都只是"次等"事件。为此，坚信西方有巨大优势的弗格森主张，西方应接受这一趋势，并让亚洲融入西方文明，促进东西方主动融合，将会更好地主导未来[1]。其实，持类似观点者大有人在。甚至可以说，这是当今中生代西方精英阶层的某种共识。如曾出任美国财长、后任哈佛大学校长的经济学家劳伦斯·萨默斯就持类似观点。

---

[1]（英）尼尔·弗格森.文明[M].曾贤明，唐颖华译.北京：中信出版集团，2012：12-34.
[2] 何裕民，张晔.走出巫术丛林的中医[M].上海：文汇出版社，1994：141-146.

笔者的成长时期几乎就是基辛格（H. A. Kissinger）在国际地缘政治舞台上长袖善舞、呼风唤雨之最显赫时期。他因20世纪70年代初促成了中美建交，而令国人对其关注有加。近百岁高寿的基辛格（生于1923年5月）被公认为是世界政坛中绝无仅有的非华裔而"真正懂中国"的智者。他是典型的理性实用主义者，坚定站在美国立场和利益一边。近期，他以一种悲观主义语调渲染了西方世界的衰落和"中国重回巅峰"。在国际地缘政治中，此论之影响不小。似可以说，"东升西降"确实正成为国际地缘政治及文明变迁中的一大趋势或走向。不少学者公认，这一波的"东升西降"，核心是中国的再次复归巅峰状态，也可以说是一种对传统中国在更高层次上的"复兴"与"回归"。

2. 沉沦之极的"V"字形反弹　《周易·丰》曰："日中则昃，月盈则食，天地盈虚，与时消息。"从自然现象中，中国传统文化早就形成了阴阳胜复理论——阴阳既互根互用，又对立制约、相互转换，且阴阳交替为胜，衰极可复。

500多年前，文艺复兴催化了"西升东降"。迨至18—20世纪，是西方节节大胜之时，一路高歌猛进。直至20世纪八九十年代，西方"胜之极致"，故有弗朗西斯·福山（F. Fukuyama）的"历史终结"之说（1991）。"东降"突出表现在鸦片战争后的中国昏睡中被"几拳"猛然击中，幡然初醒，随即陷入深深迷茫、混乱及无休止的争战之中。可以说，19世纪50年代至20世纪40年代，是东方中国的沉沦之极。就在鸦片战争后不久，马克思便预测了这一波升降趋势将轮回，预测说西方中心行将结束。1850年，他与恩格斯写的《国际述评》中指出，世界没有永恒不变的中心，并预测说："再过几年，在我们面前将会出现一条固定航线，从英国通往查理斯（美国马萨诸塞州的一条河流名，周边有许多著名大学），从查理斯和旧金山通往悉尼、广州和新加坡……这样，太平洋就会像大西洋在现代，地中海在古代和中世纪一样，起着伟大的世界交通航线的作用；大西洋的作用将会降低……将成为内海。"这是伟人们根据世界大趋势做出的预测，其依据是中国人早已认识到的某种"胜复更替"之势。

在沉沦的百余年中，中国的仁人志士们一直在努力探索，救亡复兴，找出强盛之路，也不时地发出数千年未逢、数百年未遇之感慨。1874年，李鸿章就说，当时的中国正处于"数千年未有之大变局"。当然李鸿章所说的"数千年未有之大变局"，感慨的是"V"字形的前半部分下降阶段。斗转星移，时势变迁，"V"字形之势触底反弹了，逐步演进到"V"字形的上升阶段。进入新世纪的20年代，东升西降趋势更趋明显。

3. 转折点始于何时　此波之升降，始于何时，转折点何在？人们的认识并不一致。一个有影响的新近观点是美国学者托马斯·弗里德曼（T. Friedman）提出的，多年前他写了畅销书《世界是平的》（*The World is Flat*）而名扬世界。写此书时（世纪之交）他已意识到世界正在经历着巨大变革，但他先前并不太愿意承认这一点。只是特朗普政府的极端行为，处理美国的疫情一团糟，矛盾及贫富差距迅速裂变且表面化了，他才把疫情认作是"转折"的始作俑者。但不少学者并不赞同此见，认为疫情之前"东升西降"趋势早已存在，疫情只不过是激化了美欧社会的诸多矛盾而已。相对于东方的疫情防控良好，西方防控普遍严重失措，使"东升西降"之势更趋明显，更突兀地彰显出来而已。

多数学者则认为可以把20世纪70年代末中国的改革开放，视作此波升降的重要节点。此说不无道理，但似乎过于笼统和简单。也有学者（如从事国际地缘政治学研究的金灿荣）认为，1949年中华人民共和国成立是"东升西降"的一大转折点。为此，他总结了整个"东升西降"的三个"战略节点"和两个"战术节点"，似乎更为深刻恰当些，故引证于下。

（1）战略节点

1949年新中国成立　在其前30年，中国人坎坎坷坷，完成了初步的工业化，建立了相对齐全的工业门类，且现代教育、医疗、社会等初具雏形。

1971年"尼克松风波"　第二次世界大战结束时，美国原有个布雷顿森林体系，以黄金抵押而印制美元，后来尼克松政府耍赖了，取消黄金抵押兑换，没有黄金抵押之制约，美国政府就可以滥发货币。从此之后，美国就不知不觉地走上虚拟经济横冲直撞之途。

1979年改革开放　邓小平引领的改革开放，对此波"东升西降"的意义怎么高度评估都不为过。是改革开放，促使中国迅速完成工业化，建立起世界上独一无二的完整工业体系，且多方位对接，参与全球大循环，科技、教育、人文等都迅捷缩短与世界的差距，以14亿人口的巨大体量，推动着中国全面复兴。

（2）战术节点　金灿荣认为，促使此波"东升西降"大势的还有两个战术节点。

2008年金融危机　2008年美国出现影响全球的金融危机。这是"尼克松风波"的必然后果，是资本金融化、工业生产外移、产业空心化的恶果。它加剧了贫富差距，激化了社会矛盾，催生了民粹主义思潮之泛滥。

2020年新冠肺炎疫情　这是世界各国都面临的大考。但是或由于文明本身的周期性，或由于贫富差距明显、社会矛盾激化、民粹主义泛滥、治理能力低下，以美国为核心的西方国家在疫情早期的快速反应、积极预防方面表现不佳。而以中国文化辐射的东亚，却表现相对较好，促使原已萌发状态的升降趋势，明显加速了。

4. 先期萌芽　如果眼光放得更远一点，此波之升降还和与我国一衣带水的日本的早期探寻不无关联。日本成功的明治维新，走在了亚洲（包括中国、韩国）工业化之前列，19世纪末、20世纪初日本"脱亚入欧"，率先完成了工业化，冥冥中给东亚各国起到了示范作用。日本对传统文化保护之努力，包括对于传统中国医学（汉医）的再次开发等，也都有着示范性的意义。第二次世界大战后，先是日本，后是"亚洲四小龙"的异军突起，再后是中国全面振兴，新一波"东升西降"人类文明之接力赛开启了。我们正有幸成为人类发展史上难得的亲身经历这激情四射、令人振奋之大变革年代的体验者、参与者。

三、多股滚滚潮流汇聚而成的变革新时代

很少有人能够说清楚当下这股"东升西降"之趋势，是由哪些因素综合催化而成的。它既源自文明（文化）的内在演变之势，也有一些可见事实可以寻觅。人们只能挂一漏万地就此做些分析探讨，以期自身的应对行为能更契合其规律。

1. 中国工业化努力，拉平了东西方差距，酝酿着文明"新生代"　新中国成立后的这70多年中国最值得称颂的，就是持之以恒的工业化，不仅促进了中国自身发展，也对世界做出了贡献。文艺复兴后英国掀起工业革命以来，人类二三百年来工业所创造的财富，远远超出近万年来农耕文明所积累的财富总和。工业化促使人类开始有可能主导自身的发展。正是由于西方率先实现工业化，19—20世纪的他们，夹带着工业化优势——表现为美国学者贾雷德·戴蒙德（J. Diamond）所说的"钢铁"（steel，生产率）及"枪炮"（guns，武力、工业制造）等横扫中国，把大清帝国打得落花流水，无力招架。以农耕文明为主的中国，面对工业文明一败涂地，迷茫沦丧，不知所措，蒙受了百年耻辱，陷入了深渊。西方国家为维护私利，独霸市场，耀武扬威，为所欲为，倾销工业产品，迫害我国民族工业，垄断高端科技，大肆掠夺着中国财富……这些，是中国近几百年沉沦之关键。

1949年新中国成立后，尽管走了不少弯路，但持之以恒的工业化努力，追赶西方之雄心从未停止。改革开放后，更是加快了工业化的追赶脚步，举全国之力，也利用了当时有利的国际氛围，迅速拉近了与国际先进水平之距离。进入21世纪后，坚持锲而不舍之付出，成绩满满，钢铁、水泥、化工、机电等产量雄居世界之首，工业生产总值超越美、德、日三个工业强国之总和。经联合国论证，中国是世界唯一一个工业门类齐全的国家（联合国产业分类中所列举的全部工业门类，包括41个大类，191个中类，525个小类，100%在中国都有）。美国则居其次，有94%，其他各国的百分比落在其后。

目前，中国工业化进程正迈向高精尖、智能化方向发展。互联网＋、中国制造2025等正成为国家战略，并与国际工业4.0对接（1.0蒸汽机时代，2.0电气化时代，3.0信息化时代，4.0信息化促进产业变革时代）。更重要的是，中国以一国之力实现了14亿人口的工业化，而欧、美、日本加在一起，工业化总人口不到10亿。故此举代表着人类工业化的普遍性，也让工业化真正具有了全球意义。伴随着中国工业化崛起，世界"变平"了，缩小了东西方工业文明差距，颠覆原本西方主导的文明格局。这自然也让欧、美、日等国家倍感强大压力。

作为佐证，美国拜登政府发布《国家安全战略临时指南》(2021年3月3日)，明确地将中国定义为"唯一有综合实力持续挑战国际秩序的竞争对手"。这些既折射出"东升西降"之大势，也酝酿着文明的"新生代"。文明"新生代"的大背景是人类似乎正进入一个新的地质时代——"人类世"。这是一批科学家投票选出的新名词，被《自然》杂志(*Nature*)报道(2019年5月)。后文将进一步有所阐发。

2. 中国科技正奋起直追，努力赶超 工业化发展的速度，取决于科学技术之进步。毋庸讳言，中国自古有依赖实用精神的传统科学技术，而与西方建立在数理逻辑根基上的现代科技，自有基因上的某些差异。因此，20世纪初工业化伊始，国内睿智者呼吁"赛先生"(science)救中国，科学扫盲。

百年(其实只有80余年，真正发生巨大变化只是近50～60年)来中国发生了翻天覆地之跃迁。我们试以官方提供的硬指标来说话：2016年中国科技人才队伍已跃居世界第一。以发表高质量论文数比较，2019年全球共有394种科技期刊入选世界各学科代表性科技期刊，发表高质量论文190 661篇。统计结果显示，中国发表高质量国际论文59 867篇，占世界份额的31.4%，排在世界第2位；排在首位的美国发表论文62 717篇，占32.9%。

过去40多年来美国一直占据世界专利申请量之首位。但2019年起，中国第一次超越美国，成为国际专利申请最大来源国，2020年中国继续领跑全球。世界知识产权组织2021年3月2日发布的报告称：2020年全球专利申请量较上一年增长4%，达27.59万件；中国同比增长16.1%，以68 720件稳居世界第一；美国以59 230件屈居第二；日本、韩国和德国则分居第三、四、五位。就高等院校而言，申请量最大的前10所高校中，有5所来自中国；就企业而言，中国的华为技术有限公司连续第四年成为最大申请来源。

然而，对发达国家，特别是欧、美而言，中国只是一个后来的追赶者，中国与发达国家在科技方面还是存在着差距的。如据瑞士洛桑经济管理学院《国际竞争力年度报告》、世界经济论坛《全球竞争力年度报告》和联合国发展计划署《人类发展报告》的综合研究，我国的科学技术水平在世界主要国家中居中游水平，处于发展中国家之前列，但与发达国家相比较，差距仍颇大。中华人民共和国科学技术部2017年调研报告显示，在信息、生命科学与生物技术和新材料领域218个项目中，我国领先只有1项，27项与世界领先国家处同等水平，计算机、软件和信息安全等180项技术落后发达国家5年左右，集成电路、CPU和新材料等技术落后发达国家6～10年。据第三次全国工业普查数据显示，在我国大中型企业的1 180种主要专业设备中，达到先进水平的仅占26.1%。但也有一些优势，如互联网、人工智能、量子科技、5G技术、纳米等新兴领域中，中国平行或领先西方。

3. 中国的三大潜在优势 须客观地指出，我们有三大潜在优势：① 中国传统文化长期锻造出的思维优势,不容小觑。这表现在气论、阴阳、五行、天人合一及传统的道家思维、意象思维、辩证思维等方面。② 中国历史上积淀了大量的原创性的思想火花及认识片段,若能善于充分利用,可有助发现之功。屠呦呦诺贝尔奖之成就,就受启于斯。这样的例子还可以举出不少。③ 中国科技队伍庞大,且中国传统思维与发达国家主流思维之间有一定的补益之功,就像是不同基因组的互补,常有突出优势一样,如能取长补短,吸收他者合理地加以综合创造,很可能奉献出世界级成就。

4. 现代教育普及,且高等教育平民化 教育是振兴之本、发展之基石。新中国成立70多年来中国教育成就辉煌,奠定了中华民族和传统文化伟大复兴之根基。以教育部公布的2018年数字为例,学前教育实现跨越式发展,从1950年毛入园率的0.4%,提高到2017年的81.7%,超过世界中高收入国家平均水平。义务教育普及程度达到世界高收入国家水平,从1949年学龄儿童入学率20%、初中入学率3%,发展到2018年学龄儿童入学率99.95%、初中入学率100.9%。仅用短短的20年时间,走过了西方国家百余年义务教育普及之路。高中阶段普及程度超过世界中上收入国家的平均水平,由1949年高中阶段在校高中生44万人,毛入学率1.1%,发展到2018年在校生3 934.7万,高中阶段入学率达88.8%,已超过世界中上收入国家平均水平。与此同时,中国建成了相对完整的现代职业教育和继续教育体系。2018年全国共有1.16万所职业学校,在校生达2 689万人。改革开放以来累计已有2.4亿人次参加了高等教育自学考试。

此外,世界最大规模的高等教育体系已经建成。20世纪50年代初高等教育入学率只有0.26%,高校总数206所,本专科招生规模3.1万人;到2018年本专科招生规模达791万人,高校总数增加到2 940所,毛入学率达48.1%。中国已建成世界最大规模的高等教育体系,高等教育有平民化倾向。正是由于教育的根本性改观,促使中国人知识水平大幅度提升,高层次人才大批涌现,催化了各行各业的快速发展。综合作用之下,酝酿了新一波的"东升西降"。

其中有一个趋势值得一提,近代中国"学好数理化,走遍天下都不怕"思想根深蒂固。这促使中国理工、医科等的教育更受欢迎。有研究表明,中国学子44%学习自然科学、工程学、医学等,遂造就大量工程师、医师及科技工作者。而美国只有16%的学生愿意学习自然科学与技术,其中还包含大量亚裔的学生,美国白种人中喜好自然科学的越来越少。因此,中国拥有全球最多的理工医科毕业人才。据美国国家科学基金会2016年发布的《美国科学与工程指标》,中国理工科人才供应排名世界第一,占世界总数的23.4%,欧盟占12%,美国只占9%[1]。近年来,境外媒体给中国带上了一顶"基建狂魔"的帽子。"基建狂魔"是需要大量第一线高质量工程师支撑的,这也从

---

[1] 佚名.23.4%,中国理工科人才供应排名世界第一[J].领导决策信息,2016,10:28.

侧面说明了客观之大趋势。正是各个层次现代教育之普及，特别是高等教育发展，培养了大批急需人才，为这一波"东升西降"及中国的全面复兴，奠定了坚实的人才队伍基础。

5. 其他相关因素　客观地说，促成这一波"东升西降"大势因素不少，以下浅谈几点。

（1）政府的"善治"　近年来，政府的治理问题日趋提上议事日程。因苏联解体、柏林墙倒塌而倡导"历史终结说"并走红世界的著名国际政治学学者弗·福山（F. Fukuyama）面对世界巨大变迁、明显的"东升西降"之势，不得不修改20多年前令他爆红的"历史终结"论，2018年前后起转而大谈政府"善治"问题。他认为当今西方之乏善可陈（尤其是美国衰败颓废之势），很大程度归因于美国政府的治理不当，政府缺乏"善治"能力，特别是这次新冠肺炎疫情蔓延后，更是鲜明体现出高低之别。当今世界，政府"善治"能力的确十分关键。

前述的中国数十年来在教育、工业化、科技发展等诸多方面的日新月异，政府"善治"因素举足轻重。放眼望去，中国在综合治理方面稳步推进，多领域进步之快速，令世人咂舌。简单数来，如治沙、治水、治路、治林、治污、治霾、治贪、治贫等诸多方面均硕果累累，"当惊世界殊"。

笔者为什么在此谈及此问题，因为传统文化及中国医学之振兴发展，政府的"善治"十分关键。如纯粹经济利益导向，资本＋高科技＋互联网，定会裹挟一切，皆以利益为指归，不太赚钱的传统文化及中国医学，其发展将继续处于劣势。毕竟"简""便""廉"既是它的优势，也是市场眼里的劣势。前述的治沙、治水、治路、治林、治污、治霾、治贫等，都是短期内难以盈利但长期综合意义突出的。若纯粹仅按市场经济规律办事，必然劳而无果。上述各项治理的耀眼成就促使舆论界总结出结论：中国政府真的想干一件事，几乎没有干不成的！因为政府事先广泛听取意见建议，精密谋划，考虑民众及生命利益最大化，事事以长期综合为指归；实施中又强有力地协调统合，动员各方面力量；事后层层跟进，着眼于未来，促使"一连串的不可能"变成了可能。

1949年以来，中国政府一直重视传统文化及中国医学的保护和发展。特别是近年来，明显强化了对中国医学的扶持，连连出台重要政策及措施。仅就近年而言，2009年5月国务院颁发了《国务院关于扶持和促进中医药事业发展的若干意见》。2016年2月国务院印发《中医药发展战略规划纲要（2016—2030年）》。2021年2月，中共中央、国务院又以"重大国策"方式发布：2025年前全面复兴传统文化，并对中华优秀传统文化的传承发展工作，做出制度性安排，把这些作为重要任务，贯穿在国民教育之始终，而"支持中医药"是其中第一条。文化与医药学是需要有思想根基的，作为思想根基之铺垫，2016年4月中华人民共和国科学技术部等多部门印发了《中国公民科学素质基准》，其中明确把"阴阳五行、天人合一、格物致知等中国传统哲学思想观念，是中国古代朴素的唯物论和整体系统的方法论，并具有现实意义"等清晰地列入其中。这既体现出传统精华复归的连续性、系统性、关联性，又彰显了决策者的高瞻远瞩。

就在笔者写这段文字的几天前，在北京刚刚隆重召开了"脱贫攻坚"表彰大会，中国"治贫"取得了阶段性胜利，这是人类开天辟地第一回。以"重大国策"方式发布的2025年前全面复兴传统文化，其意义一点也不次于让亿万人口脱贫。如果说让亿万中国人脱贫是解决其物质生活匮乏，以"重大国策"推进2025年前全面复兴传统文化则是在精神上为国民"寻根"及"脱贫"。这将进一步促进中华传统精神文化的全面复兴，并有助于"东升西降"之势的持续，令世界多元文化更有机融合，更绚丽多彩！

（2）以人为核心的城镇化进程 城镇化，也称为城市化（urbanization），它本身是随着国家或地区社会生产力的变迁、科学技术的进步、土地的得失以及产业结构的调整等，导致的人员聚集结构由以村落为主的传统松散乡村型，向以工业和服务业等非农产业为主的城镇型的逐渐转变过程。原本城镇化是自发而无序的过程，在其他国度常常伴随着贫富极化加剧、卫生及治安条件恶化等。但在中国政府的"善治"下，强调"以人为核心"的城镇化，正成为"东升西降"的一个强有力的推进力量。

城镇化的过程带来多种意义和性质上的变迁——人口学角度可以说是农村人口转化为城镇人口之过程；地理学角度则是农村自然村落型转变为城镇集聚生活型之过程；经济学角度则是从原本老死不相往来的散户个体型自营经济，逐步向集聚程度更高的关联型经济形态之转变；生态学角度则是从自发原生态的向人工精心设置的远离原生态的转变；社会学家则从人际关系、社会关系、组织变迁等角度来理解城镇化过程。总之，城镇化过程中必然涉及生活方式、交往方式、思想文化和社会形态等诸多方面的剧烈变迁之过程。可以说，城镇化就是人类整个生存系统的剧烈嬗变过程。

伴随着新中国成立，中国起步阶段的城镇化过程十分缓慢。1949—1950年的城镇化率在10.64%～11.18%之间，属于世界范围内较低的水平。到1980年仍然仅19.29%，明显低于当时的全球平均水平。进入21世纪特别近10年来，中国政府强力推进"以人为核心"的城镇化，2019年末全国城镇化率分别达到了60.60%（常住人口）和44.38%（户籍人口），得以快速提升。这个过程是与整个国际地缘政治的"东升西降"相呼应和相匹配的。

一般而言，"城镇化"既是伴随着经济发展的进步过程，也是提出挑战及应对挑战的互动性过程。发达国家城镇化率大都在80%以上，甚至有的达90%以上。城镇化率越高，意味着越多的人居住在城镇，他们的沟通交往都与农村大不相同，生活方式与需求也不一样。根据北京大学光华管理学院课题组的研究，目前中国城镇化率在60%上下，到2035年会达到75%，甚至80%左右。那时候可以说，中国完成了城镇化。随着城镇化率的提升，未来将可能增加近4亿中国人寻求在城市住下来。

有种观点认为，中国医药学是诞生于农耕社会的带有传统性质的医药学，此话不假。对此问题，经济学家们给出了很好的分析及回答。2007年中西医之争的风口浪尖上，北京大学知名经济学家周其仁撰文认为"中医的落伍并不是因为中医没有理论"，而是由城镇化的差距引起的。当"工业革命在西方扩展，而中国依然保持以农为本的结构、人口和资源积聚的模式，从此有了（中西医学）明显的分叉"。"当90%的人口散漫地居住在乡间之时，社会既不需要，也无从支持分工深化（包括知识分工的深化）。在此基点上，知识累积的模式也分了叉，结果就是科学革命与昔日辉煌的中华帝国渐行渐远……"周其仁针砭说："绝不是中国人不聪明，绝不是有数千年历史的中医没有经验基础，也绝不是中医缺少天才的理论和假说。个人之见，决定性的差别是中国没有提供不断验证、推翻、更新医学假说的社会条件。试想，到20世纪80年代还是'10亿人口、8亿农民'，哪里容得下程度很高的积聚和分工？经济条件的限制，决定了追求'准确的真实性'实在是非常奢侈的需求。"[1]因此，城镇化的过程既明显影响着过去中国（乃至世界）的文化与医学之生存及适应，也为当今它们的嬗变及进一步走向，提出了新的挑战及任务。文化及医药学需在因应社会的变迁，特别是城镇化等的完善过程中，得以进步及发展。[2]

（3）中国人更善于拥抱"全球化" 作为现代中国人，借助教育之普及，几乎都知道明代的闭关自守、清代的拒绝开放，以及新中国成立初期被欧美打压、封锁等所导致的闭塞，是造成中国近些年来落后挨打的重要原因。所以，现代中国人对改革开放，对全球化都持有积极态度。甚至有文章明确说："中国很少有人反对全球化。"这是实情。正是因为自觉且快乐地拥抱全球化，积极主动参与全球化进程，才使得中国能够在多方面迅速地拉近了与世界之间的差距，且有不少领域快速地赶上了世界先进水平。

从历史上看，古时（甚至先秦前）的中国就带有全球化色彩。当时，以"商"立国，以互通有无的贸易为纽带，以"天下"为指归，共主（如周王）称"天子"，以致战国时期

---

[1] 周其仁.中医与西医的分叉[N].经济观察报,2007-7-16.

[2] 新冠肺炎疫情以来，世情、国情等都出现了许多重大变化。有人认为，是"防控过程中发现中医药对新冠肺炎特别有效，于是（政府）提出要大力发展中医药"。我们不申辩此说是否有理，至少这一波新冠肺炎疫情，中国医药是在可控条件下的对照研究，从而得出了其阻断疫情有价值。2021年3月2日经国家药品监督管理局审批，应急批准清肺排毒颗粒、化湿败毒颗粒、宣肺败毒颗粒上市，用于防治新冠肺炎，此三方均来源于古代经典名方。这也从一个侧面说明周其仁的上述解释，有其充分的说服力。

诸侯"合纵连横"以及稍后"逐鹿中原"等,都折射出鲜明的全球化之雏形。说中国本即具有全球化"基因",并不为过。因此,中国人更善于拥抱"全球化"。

就现代而言,表现在多方面,改革开放以后,中国出去了多少怀抱接触世界、了解世界之梦想的莘莘学子,包括医学界。成千上万的学子漂洋过海,到西方国家去学习先进的文化知识。还有大量的学者把世界各色各样的文化、思想、观念、技术等纷纷引进中国。特别是20世纪八九十年代后,国门大开,各种思潮、学派、著作等都涌入中国,一下子丰富了我们的眼界和认识,拉近了我们与世界的距离。尽管这里面鱼龙混杂,夹杂着污泥浊水,但在鉴别与鉴赏中,中国人成熟起来了。就像中国医学界,我们也不再满足于关起门来自说自话,而是积极参与国际氛围的各种讨论及争鸣,发声发文,参与并且拥抱了全球化。

没有比较就没有结论。就在中国积极拥抱现代全球化之际,恰恰是曾得益于现代全球化的西方社会,出现了排斥全球化的明显趋势。众所周知,15世纪地理大发现开始,启动了近代的全球化进程。但自20世纪90年代以来,西方的反现代全球化之声浪,一浪高过一浪。先是主要限于部分学术界、舆论场和民间层面,后来上升到政治和政策层面,充分说明全球化在西方社会遇到了"坎","不得人心"。而且反对全球化的最响亮声音,居然是来自以往全球化最积极的倡导者和受益者——英国和美国,英国的"脱欧"和美国前总统特朗普高呼"美国第一"都是明证。可以说,世界范围内的全球化趋势目前正面临着走回头路之可能。国家主席习近平在2017年达沃斯"世界经济论坛"上指出:拒绝全球化,"搞保护主义,如同把自己关进黑屋子,看似躲过了风吹雨打,但也隔绝了阳光和空气"。毋庸讳言,与西方国家形成鲜明对照的,是中国这个现代全球化的后来者和规则接受者,正在成为现代全球化最积极的倡导者和实际上的领导者。其实,态度是境遇的折射。这既体现出了西方社会整体上的某种尴尬,也从另外角度反映了某种性质的"东升西降"。

(4)中国人更少受先入为主观念之羁绊 首先,虽然传统上中国人的形式逻辑先天有所不足,数理概念为基础的科学意识也比较淡薄;但中国文化的一大特点却是没有宗教的文化,较少有思想禁锢之倾向。其次,它很少有先入为主的观念之羁绊。相对说来,中国人对很多新观念愿意且乐于接受。不像多数国家的民众,多多少少或有意识形态之枷锁,或有宗教观念之羁绊,或有某些先入为主认识之约束。在这一点上,中国人显得比较超脱、自在,讲究实用。

早在百多年前,严复从欧洲学习回来翻译《天演论》时,就认定中国文化有几大怪,其中一个特点就是几千年来的中国是"没有宗教的文化"。尽管中国有本土自生的道教和印度传入的佛教,但中国人的宗教和西方"一神教"(monotheism)所强调的宗教完全不是一回事。中国没有根深蒂固的为宗教而战(献身)之意识。中国人即使信教,也完全是实用主义的,"见佛就拜",只求佛能开恩,圆自己之诉求,而不是源自真正的信仰。可以说，中国人的观念信仰是相对宽松的。尽管接受了很多思想意识之熏陶，多数人并不会特别严格地遵循各种观念之约束，或成为某种特定行为之羁绊。

美国是高度发达国家，但却有些颇为有趣的现象——美国人不仅宗教意识较强，党派意识也颇为坚挺，民主、共和两党泾渭分明，界线清晰。就像这波疫情，戴口罩是防范的重要手段，这是最简单的科学常识，但在美国却变成严肃的政治问题。即使到拜登政府上台，联邦政府正式颁布严肃的"戴口罩令"，却还是有十几个州坚决不执行。2021年3月4日，得克萨斯州政府又正式发布政令，取消"戴口罩令"。对疫苗问题也是一样，有近一半人不愿意接种疫苗（美国疫苗是免费的）。愿不愿意打疫苗，已不是新问题了，前几年就有过这方面的争执，已不是科学不科学的认识问题了，而是价值取向及观念态度问题了。

再如，很大一部分美国人至今坚决反对进化论。有资料表明，美国人相信进（演）化论和反对进（演）化论的，各占40%，相互之间常有冲突。20世纪20年代，美国还有法案禁止学校教授进（演）化论。到现在为止，美国很多非公立学校还不容许讲授进（演）化论。反对一派坚决认定进（演）化论是"邪说"，世间一切差异并不是演化而成的，而是神创的（故称为"神创论"）。近期，美国还有514名科学家联合署名反对进（演）化论，被认为是美国百余年来相关争议的现代延续。当然，这些不能简单地以迷信及科学与否加以划分，自有其深刻思想文化之根源。

可以说，思想文化观念之羁绊对很多国家的国民来说，都是根深蒂固、牢不可破的，但在中国这方面却相对比较少见或淡薄。也正因为这样，改革开放以后的很多新思想迅速引进，中国也就变成了思想的"大熔炉"，各种思想都可以大显身手，各种学说、观点都可能会有一定的追随者、奉行者。百多年前的思想界也一样。西方各种思想在当时的中国都可找到延续者、信奉者。这既是好事，也是坏事。好则表现在思想观念领域新东西接受度高，丰富多彩，活跃且多变，甚至十分混杂；不好则体现为独创者不多，较多的是随风倒、墙头草，深入研究而有创见者更是凤毛麟角。换句话说，在其他领域就表现为中国的模仿者众多，但创新者则相对不多。

促成大变革时代的因素很多，上述只能挂一漏万地提出我们所认为重要的部分因素，以利于深化讨论，加深认识，更好地因应这一时代之变革。

四、可以确定的是：当今为"新的文艺复兴时代"

2016年初，两位在英国牛津大学马丁学院工作的教授，南非的伊恩·戈尔丁（I. Goldin）博士与加拿大的克里斯·柯塔纳（C. Kutarna）博士合写了一本书《发现的时代：21世纪风险指南》。此书一经出版，便好评如潮，产生了世界性影响。书中通过分析对照,明确提出"当今时代正是'新的文艺复兴时代'"。两位作者还清晰地定义了他们所指"文艺复兴"的含义——"便是在某个风险最高的时刻,竞争未来"[1]。两位作者把这个时刻的开端定义为1990年,这很可能是因为柏林墙的"倒塌",预示着一个崭新的地缘政治格局之肇始缘故吧!也有国外学者把这一波的转折点定在了1991年,因为自那年以后,世界变成了真正的"一霸"独强,国际格局彻底变了,有学者庆贺"历史终结"了,世界历史定格在1991年的自由主义国家的彻底胜利。其代表人物是美籍日裔国际政治学者弗朗西斯·福山(1992)。当然,面对当今现实,福山已经大幅度修改了促使他成名的上述观点。这不能不说也是一种嘲讽及旁证。

1. 回眸文艺复兴时代 对于上述定义,多数学者都持肯定态度。如前已提及的历史学家尼尔·弗格森(N. Ferguson)评论该书时说"新技术和全球一体化不仅为人们带来了新的繁荣,也带来了新的风险:传染病、宗教狂热、战争,等等。它已经成为我们在现代新文艺复兴时期应对各种已有挑战的堡垒。"[1]请注意,弗格森写这段话的时候是2015年,当时宗教狂热及战争虽连绵不断,新冠病毒肺炎疫情还没有影踪。历史学家的睿智,常令人赞赏。

又如,诺贝尔经济学奖得主迈克尔·斯宾塞(M. Spence)指出:"文艺复兴为人类所有的奋斗领域都带来了渐次丰富的思想,随之而来的是一个变革的世纪。但同时,相互依存、风险、不稳定、困惑和恐惧也接踵而至。当今的时代必给人以类似的感觉……"[1]纽约大学校长安德鲁·汉密尔顿(A. Hamilton)则认为该书:"旨在将文艺复兴那风险和创新并存的璀璨时期和现在我们所有人都在经历的戏剧性变革时期建立联系。两者引人注目的相似之处在于,飞速发展的技术,已经发生和正在发生的文化变革,以及社会在吸收这些成果时所面临的挑战。"[1]

学者们得出几近一致的观点:当今是一个充满变革、创新、挑战、机会的特殊时代,而且这是人类历史上十分罕见的大变革时代。说它是"新的文艺复兴时代",十分贴切。

作为学者,伊恩·戈尔丁与克里斯·柯塔纳深入研究历史,发现今昔相比,有许多相似之处:首先也是疫病泛滥。14世纪早先蔓延欧洲的是鼠疫,史称"黑死病",被后世形容为"像蝗虫一样席卷欧洲大陆"。当时欧洲总人口不过8 000万,死于"黑死病"的就近2 500万。其甚至影响了英、法两国的"百年战争",两国的生死之仗都不得不消停了,因为没有士兵可上前线了。

---

[1] (南非)伊恩·戈尔丁,(加)克里斯·柯塔纳.发现的时代:21世纪风险指南[M].李果译.北京:中信出版集团,2017.

除鼠疫外，天花、伤寒、麻疹、流感、霍乱、疟疾、结核、腮腺炎、黄热病等都接踵而来，给当时的欧亚大陆居民造成了极度恐慌。人们无力抵抗，都生活在惶恐、担惊受怕及不安之中。特别是哥伦布发现新大陆3年后，又从新大陆带来了梅毒（现认为梅毒很可能是征服南美洲的士兵从新大陆传入的，因为它出现在征服南美3年后）……这些使得欧洲民众沦陷在高度恐惧情境中。

上述两位作者特别看重1450—1550年这一世纪欧洲的变迁及当时之社会背景。除疫情外，因种种因素还导致了当时欧洲人员之间交往增多、社会复杂性增加，他们称其为"复杂性恶魔"，指出当时欧洲人"因复杂而无法逃避，因复杂而丧失安全"。疫病的传播一定程度就与复杂性相关。当然，这种复杂性也带来了货物、人口等的流动性大增，催生了新创意涌现……总之，500多年前的欧洲，可概括为几大特点：同样的科技文化进步、疫情肆虐、社会复杂性剧增、天灾人祸不断等。既有人类生存条件恶化、窘迫的一面，又存在物极必反，催生人类变革的内外巨大动力。这些促使认知萌发巨大变迁，宗教蕴生变革，基本认识被刷新，艺术、文学及科技等趋于登峰造极；且在各行各业涌现出批量的杰出精英（有的甚至可谓是空前绝后，至今仍无可比拟），爆发出不计其数的发现与发明；近代科学脱胎于自然哲学，并雨后春笋般地蓬勃发展。

在这个过程中，古登堡的印刷术是触发剂，促进了新知的迅速播散，欧洲大陆在思想观念上互为链接；煤及蒸汽等的开发利用则是催生婆，助产了近代工业革命。此后，整个欧洲便以摧枯拉朽之势，涤秽布新，快速跃迁到了一个文明的崭新阶段；尽管其间充满着血腥味及残酷的杀戮，却迅捷碾压了原本老牛拉破车似地爬行在欧洲前面的亚洲农耕诸国（如印度、中国、日本等）。人们可能听说过，18世纪以前，西方一大批学者或开明人士对东方（特别是中国）的社会文化充满憧憬，多有溢美之词；但18世纪末溢美之词少了，多了指摘、批评及蔑视等。其实，这背后就是东西方的这种"消长"在起作用。

进入19世纪，欧美之风渐盛，国力日趋强劲，形成了数百年间"西升东降"的鲜明大势，遂有印度、中国、东南亚诸国纷纷沦为殖民地、半殖民地之窘迫。鸦片战争（1840）后的百年，就是中国大陆沦陷最深之际。这已成为难以忘却的历史，深深地烙在了中国人的心灵深处。

2. 此一时，彼一时，时势风水轮流转　　时过境迁，东亚（尤其是中国）人通过极其痛苦的挣扎与探索，逐步在低陷的泥淖中走了出来，几经起伏，中国人终于在1949年后站了起来。又跌跌撞撞用了30多年时间，付出了一两代人的艰险，创立了初步的工业化及基本的教育、医疗、科技等体系。1979年后，适逢国际大势时来运转，在睿智领导者的指引下，中国人果断地抓住了这波大势，改革开放，拼命工作，对接世界趋势，并又付出了几代人的艰险努力，迎来了新的一波大变革时代，促成了新一波明显的"东升"

趋势。仅以国内生产总值（GDP）来看，就鲜明地体现出这一快速飙升之势，数据显示，1949年中国GDP为123亿美元，5.4亿人口人均收入仅16美元；而同年美国的GDP为2 672亿美元，人均收入1 882美元；中国的GDP低于美国的1/20，人口却是美国的3.6倍（当年美国人口1.5亿），人均收入连美国的1%都不到。此差异岂止是"鸿沟"性的，简直是天壤之别。

奋斗了数十年后的1979年，中国GDP达1 782亿美元，人口是世界第一（约占世界1/5），但GDP总值却排不进世界前10位（仅占1%左右），甚至连荷兰都不及（荷兰1 700万人口，GDP为1 797亿美元）。而那年美国的GDP是2.63万亿美元，日本的GDP是1.06万亿美元，都高出中国整整一个数量级。换算一下，当年中国的GDP仅为日本的16.8%，美国的6.7%，但中国人口是美国、日本的多少倍？ 如果再考虑一下国与国之间各自的人口基数，那落差更令人咂舌，同样是天壤之别。

而后风起云涌，短短40多年间，在被国外媒体称为这个世界上"最勤劳"的中国几代人的努力之下，以"敢教天地换新颜"之精神，中国人急起直追，几乎两三年上一个新台阶，先后超越十几个国家，一路向前赶跑。到2010年，中国一举超过日本，GDP排名世界第二。2020年末，中国的GDP约占美国的70%。到2021年末，中国GDP达到114.4万亿元人民币，按平均汇率折合17.7万亿美元；而美国是23.04万亿美元，中国相当于美国的76.8%，又前进了一步。人们惊奇地看到，近百年来第一次有一个国家的GDP如此逼近超级大国——美国，中国正实实在在地改写着国际地缘政治及经济版图。这就是"东升西降"最重要的推力所在。

伊恩·戈尔丁与克里斯·柯塔纳注意到，除经济板块的明显升降变迁外，与500年前那场文艺复兴大变革前夕一样，近期的世界剧烈动荡不宁，既有天灾，也多人祸——"9.11"事件、毁灭性海啸飓风、全球金融危机、核泄漏、恐怖袭击、北非和南美的难民潮等，不一而足。作者写此书时是2015年，还有很多重要大事并没有发生。如法国黄马甲运动、英国"脱欧"、美国国会暴乱、俄乌战争，特别是令数亿人感染，数百万人丧命的新冠病毒肆虐，等等，这些都是近百年来罕见的。两位作者还特别"盘点1980年以来世界十大自然灾害，其中8个发生在2002年以后"[1]。"正如500年前一样，这些震荡对穷人的冲击最大。穷人和穷国最容易受到传统灾难以及战争的影响——世界十大战争区域和世界2 000万总难民人口的86%分布在发展中国家。"[1]

两位作者是有眼光的，在书中他们已预测到了英国的脱欧趋势及特朗普等民粹

---

[1]（南非）伊恩·戈尔丁，（加）克里斯·柯塔纳.发现的时代：21世纪风险指南[M].李果译.北京：中信出版集团，2017：105.

主义者上台的可能性，但他们却没有意识到重大疫情正悄悄临近人类，袭击芸芸大众且如此之剧烈，可以说惨不忍睹。2年余的全人类与疫情之抗争，付出了6亿多人感染、600多万人丧命、工作停摆等代价，到目前为止在全球范围还不能说抗疫已取得了成就，但有了"眉目"，曙光已现。乐观估计，到2022年底，人类可以喘息一下，初战告捷；不乐观的估计，此次疫情之余波有可能要延续8～10年，到2030年才完全终结。即使现在看来，它已导致全球化衰退、国际合作减少、贫富差距拉大、民粹主义盛行、逆全球化成为趋势，全球经济增长拖慢至少5～6年。据联合国开发计划署署长估算，全球粮食缺口剧增，至少10亿余人口将食不果腹，10亿余人口（主要是年轻人）严重失业，濒临贫穷者更是无法计数，加剧贫穷世界的混乱无序，且主要集中在非洲及南美洲等本身就相对贫穷的地区……连欧洲诸国都因俄乌战争，缺气（能源）缺粮而被严重波及。

然而，由于中国政府之"善治"，有效地控制疫情，经济很快趋于稳健，中国是最早走出疫情困境，迅捷调整，生产及时恢复正常，并在2020年末取得了全球唯一经济正增长，启动了下一步双循环机制的国度。人们预计，这一波疫情反倒可以使中国GDP超越美国提前几年（乐观者认为可提前5年）实现。

五、此波汹涌而至的变革，立体且全方位

此波大变革从长远趋势来看，可能存在着以400～500年为期限的较长历史时期的"胜复"之必然性。就短暂趋势看，第二次世界大战以后世界总体趋于平和，东方民族文化所固有的努力奋斗的优良特征便逐步彰显出来。

1. 超级速度追赶，工业化稳固推进　此波变革，先是由第二次世界大战后日本经济及科技的快速崛起领衔，而后是"亚洲四小龙"的群雄飞舞，再后是中国的异军突起。20世纪六七十年代，造就了整个"东升西降"之大势。其中，最重大的当属中国的全面崛起。中国的全面崛起关键还是工业化的稳固推进。

遥想当年，中国连铁钉、火柴都需要进口，称之"洋钉""洋火"。时至今日，中国制造业已雄踞世界首位。当然，中国现在只是制造业大国，暂时还称不上制造业强国。在官方发布的《2020中国制造强国发展指数报告》中，世界9个主要国家，美国以168.71分列第一，优势突出；德国、日本以125.65、117.16分紧随其后；中国以110.84分列第四，拼命追赶；韩国（73.95）、法国（70.07）、英国（63.03）、印度（43.50）、巴西（28.69）等则顺延其后。尽管中国与美、德、日等还是存在着不小的差距，但历史地看，短短70年能够取得如此成就，可喜可贺。这些奠定了"东升"趋势背后雄厚的工业化及国民经济之实力根基。

2. 创新势头的东移　这波大变革的不期而遇，不仅是东方一国一地之变，更是整

个东亚（甚至全球）之趋势。只不过其强弱有些差异,科技进步则是其中最直接的动力所在。东亚的科技快速腾飞为"创新势头在地理上正向东方转移"写下有力的注脚,预示着"亚洲创新的新崛起"。说这话的是时任世界知识产权组织(WIPO)总干事澳大利亚人弗朗西斯·高锐(Francis Gurry)。他2019年3月公布2018年美国和中国在国际专利(PCT)申请数量上的差距正在缩小时,预测"中国将会在未来2年超过美国"。当时,没有多少人把此话当真,很多人只是笑笑,看作是客套、良好的祝愿而已。但2020年、2021年美国两次失守全球第一,且与中国差距正在拉大。

考虑到中国是1993年提出第一份PCT专利申请的,从第一份到全球第一,中国用了26年。如此重大之变迁让高锐感慨不已:"中国迅速成为领先的申请国,凸显出创新重心向东方转移。"因为拥有PCT被认定为一国经济及工业技术实力的重要标志。这一趋势是东亚性的,近年亚洲引领技术革新的格局明显。2020年公布的PCT提示,2019年超过一半(52.4%)的PCT申请来自亚洲,位列前十的公司中有7家来自亚洲,中国华为世界第一。

再以世界知识产权组织发布的《全球创新指数》(GII)为例,它是系统衡量全球各国创新能力的评价体系。2020年的GII显示,一大批亚洲经济体——特别是中国、印度、菲律宾和越南——在创新排名中取得显著进步。日本、新加坡、韩国等都排在前列。其中,中国在多项指标中名列前茅,故结论是"中国已确立了创新领先者的地位"。很明显,近10年来全球科技创新版图出现重大调整,亚洲国家崛起势头清晰。以中国为领头羊的亚洲国家与美国的差距渐渐缩小,世界科技创新中心由欧美移向东亚地区趋势分明。

3. 全面崛起,"当惊世界殊"　毛泽东早年有诗曰"可上九天揽月,可下五洋捉鳖",表达了中国人的凌云之志。如今,"嫦娥号"月球探测器能够潇洒地携从月球采集的岩土样品返回地球。"天问一号"环绕、登陆、巡视火星,一次完成三大任务,"当惊世界殊"。"墨子号"作为全球首颗量子科学实验卫星,正践行当年"通天下一气耳"的庄周预言,并让"一气牵系",远距离"纠缠"成为现实。"北斗"全球卫星导航系统正式开通,中国人有了自主的北极星照耀指引,"千里共婵娟",无须惧怕他人的掐断恫吓。在深邃海底,"奋斗者号"深潜万米,与鱼虾戏水,何止是"下五洋捉鳖"? 陆上走的是"和谐号""复兴号",时速高达600公里的高速磁浮样车正在欢快的试跑中。

笔者清楚记得,20世纪最后一年前往日本,在大阪与东京之间乘坐新干线时,除了羡慕,还是羡慕,感叹什么时候中国也能有自己的新干线。仅仅20年后,2019年中国高铁总里程突破3.5万公里,一年新增高铁里程达5 000公里,中国高铁总里程占全球之比已超过2/3。眼下出差北上京城,南下福州,笔者更喜欢坐的是高铁,而不再是飞机。因为沿途秀美江山,绝对是养眼又养心的。相信用不了多少年,坐高铁去台北将是热门，笔者有所期待。此外，比最快的超算机还快100万亿倍的"九章"量子计算原型机问世，自主三代核电"华龙一号"全球并网成功，超高压输变电、大型电站设备等不胜枚举的中国制造，都是值得引以为自豪之事。

写这段话之际，正值2021年两会召开之时，阅读着两会新闻，瞥见标题是"'东升西降'成为两会热议话题"。"中国去年取得了非凡成就，2020年可以说是中国的分水岭年。""这尤其体现在东方之治与西方之乱，东方的崛起与西方的衰落，中国的崛起与美国的衰落形成的鲜明对比上面。"这些论断和分析让人印象深刻，作为本段的结束语。

4. 生活将彻底改变　这一波科技革命，从人们日常生活中都能够体验得到，如高铁、外卖、配送、网购、机器人、数字货币、共享单车、无人驾驶等，正在彻底改变人们的生活和工作方式，让芸芸众生不时感受到革命性冲击。更多的还是那些正在涌现的不计其数的高科技。以至于人们总结说：今天，只有想不到的，没有做不到。就核心而言，这一波科技革命涉及基础性的变革，5G、物联网、大数据、人工智能（AI）、AR[1]、量子科技、3D打印、云计算、脑科学、区块链、比特币、元宇宙、数字货币等，很多概念甚至在10年、20年前人们闻所未闻。

这是一个变革的时代，也是一个把人们无情地抛入各自都陌生的崭新时代。我们一直在说，高科技带来的不都是美酒佳肴，便捷省事，也夹带着挑战和世界格局的大调整。试以人工智能（AI）为例，AI主要是基于"ABC"模式的提升。"A"是AI，"B"是大数据，"C"是计算能力，三者互动，形成"研究—工程—产品—用户"的闭环，推动整个人工智能快速发展；并已用于或将更多地用于生活、学习、社交活动的方方面面；密切交互改变人类生活，智能学习颠覆整个社会。可以预料，未来10～20年人类将进入智能普及时代，AI机器将像水、食物、空气一样，成为每天生活之标配及必须，任何人都难以摆脱。而其中一大现实冲击就是大量职业消失，不复存在；一大批朝九晚五工作者会突然发现，自己的饭碗丢了，工作不知何在？　2017年11月，全球顶级管理咨询机构麦肯锡（McKinsey & Company）有个预测，到2030年AI将成为生活中的标配，全球将有8亿人口因AI而失业，其中1/3失业者可能会在中国。

5. 未来，"99%的人类将变成无用之人？"　毕业于牛津的以色列学者尤瓦尔·赫拉利（Y. N. Harari）2012年写下了《人类简史》，此书一经出版迅速走红，影响颇大。他在书末提示："随着人工智能（AI）加速进化，未来99%的人类将变成无用之人。""随着AI、机器人逐步取代人类，许多人都将失去经济价值。""出租车司机会被无人驾驶取

---

[1] AR技术（augmented reality），指在虚拟现实基础上发展起来的、混合现实的、有助于增强现实感的新技术。

代,手术台上医生会被机器人医生取代",财务将被相应软件取代。"未来人类(智人)有可能分裂为两个物种:一部分人可以通过尖端科学技术来改造自己或子女胚胎……从基因上成为更高级的智人物种,而难以负担这种改造的则会降格为低级智人。""更可怕的是,一旦低级智人丧失了军事、经济价值,精英阶层与政府可能会丧失投资教育、健康、福利的动力,最终导致他们被整个系统抛弃。""未来几十亿的人将何去何从?""这将是无与伦比的噩耗。"尽管这只是预测,却激起了世界舆论的关注。人们尽管就此提出不同看法,但大变革时代将引发整个社会的巨大且彻底的变革,是毋庸置疑。正是"人世纪",逼着人们常常面对窘迫之境。尤瓦尔强调:"我们唯一能够确定的是,20年、30年以后,劳动力市场和今天的市场完全不同。"且"这个进程很快,我们现在就开始做起,就应该寻求未来怎么办"。对于这些,人们并无异议。因此,面对巨大的社会变迁,须率先防范,未雨绸缪,找寻应对之策。

六、面临"剧变",亟需因应之策

　　3 000多年前的《诗经》中,中国古贤已提出了"未雨绸缪"的重要性。面对百年未遇的变革大时代,这一点尤其显得必须。要未雨绸缪且合理地加以应对,需确定一些基本原则、立场及态度。《诗经》又曰:"周虽旧邦,其命维新。"中国虽然是上下五千年的文明古国,但其勃勃之生机却维系于顺应潮流大势,敢于浪头直立,"会当击水三千里",在汹涌的大潮中,不断自我调整及优化,与时俱进,潮头永立。这一切首先依赖于对"剧变"背景及相关因素、特点等的理性分析。

　　1. 世界版图重构中,将诞生大赢家或大输家　21世纪的世界,风险丛生,盘根错节,不确定因素众多,世界版图的剧烈重构过程中,将诞生新的大赢家和大输家。尤瓦尔·赫拉利的上述预言"随着人工智能(AI)加速进化,未来99%的人类将变成无用之人""随着AI、机器人逐步取代人类,许多人都将失去经济价值",是对这一趋势最醒目也是最直接的预警,没有人敢不重视这一预警。尤瓦尔之所以声名显赫,被誉为是"青年鬼才""青年怪才"正是因为这些超前预警,清晰地昭示了某些未来趋势。《发现的时代:21世纪风险指南》作者也认证说,"全美将近半数的工作岗位在未来20年里都面临着自动化的风险",能不引起重视乎?

　　就个人层面,除大量工作被替代,许多职业将消失,全球几十亿人口会失业,社会明显两极分化外,将会"富者恒富,贫者恒贫"。就疫情2年后而言,现在不正是"富者恒富,贫者恒贫"。再者,还有可能导致很多人生存危机,遂铤而走险,极端地对待社会及世界。此外,国家及地域政治层面也将产生巨大分野,甚至可能会导致一些老牌强国的衰败。近些年来,美英政界、军界及一批国际地缘操弄者之所以如此急吼吼地使出浑身解数、疯狂打压中国,全然不顾脸面,就是因为闻到了丝丝气息。

人们意识到，在21世纪所见之发展，虽仅有20余年，却比我们祖先们在过去20个世纪所见到的可能还要多。目不暇接的各种飞快之进展，正在重塑世界版图。人们清晰意识到今天是"赢者通吃"的时代。试想一下，掌控了5G、AI、AR等技术优势者，怎么可能会给非洲等一般国家的民众留下进一步发展的空间领域及时间窗呢？除非世界各国友好协商，制定"人类命运共同体"之"大同"规则。美国拼命打压中国华为的行为，而且是赤裸裸地连遮羞布都不用了，明眼人看得清清楚楚——就是在竞争世界技术版图重构之中的"我赢你输"。因为美国认识的世界就是"美国第一""赢者通吃"，而中国文化倡导的则是"美美与共""天下大同"。

大事不说，仅当下的疫苗分配而言，世界卫生组织表示，截至2021年3月全球已接种了3.35亿剂次新冠疫苗，但"其中76%位于10个国家"，10个都是发达国家。某些国家甚至储备了几倍于人口的疫苗。但据2021年2月20日消息，联合国秘书长古特雷斯呼吁：发达国家应该向较贫穷国家分享新冠疫苗，因为直到近日（2021年2月2日），世界"上百个国家连一剂疫苗都没有收到"。

这就是非常现实的"赢家通吃"。因为世界已不同于以往，以往的农业、畜牧业、工业生产时期，凭体力、技术、资源、时间等人们还可付出代价以求得生存。"此处不留爷，自有留爷处"的旧时代，人们可通过其他各种方式，甚至像鲁滨孙一样，野外漂流，谋得生机；而新的大变革时代，简单的体力劳动将被AI彻底取代，许多行业将不复存在，需要的是少量有特定技能者，而且只是少数。故按照今天的生存法则，大量输家将会输得很惨，甚至比当年刚走出荒莽时代、信奉"丛林原则"的社会更惨烈。

2. 是剧烈"冲突"，还是"和合""大同" 确实，世界版图在重构中会有输赢，但输赢并未确定。这有赖于价值观之优化，更希冀人类的共同努力。

20世纪八九十年代，国际社会"山雨欲来风满楼"，世界正酝酿着巨变——东欧剧变、两德统一、苏联解体、两极格局似有轰然坍塌可能，历史正进入冷战后时代，美国已然成为唯一的超级大国。当时的美国著名学者塞缪尔·亨廷顿（S. Huntington）写了《文明的冲突》一书，认为今后国际地缘政治冲突的核心在于不同文明及宗教之间的冲突，遂提出了轰动世界也广遭诟病的"文明冲突论"（clash of civilizations）。其理论核心是"世上不同人们之间最重要的区别不在意识形态、政治或经济，而是文化，是不同文化、宗教引起各种冲突"。在此背景下，他的学生福山进一步提出了"历史终结论"，认为人类历史发展只有一条路，"西方的市场经济和民主政治"，后者是"人类意识形态发展的终点"。他们师徒俩以此均在国际地缘政治界暴得"大名"，但这些学说当时就争议不断。

时过境迁，"东升西降"之时代大潮已到，特别是这一波疫情之全球性考验，已将"历史终结论"送进历史的垃圾箱。福山已多次婉转地表示修正（甚至是部分放弃）自己的说法,而"文明冲突论"还是能够一定程度部分地解释现实的。

应该说,这还是与传统和文化相关。根源很大程度在于"一神论"宗教教义之羁绊。前已述及,西方宗教都是"一神教"(monotheism),都只相信"一位神的存在"或"相信此神的唯一性",并以此排斥其他。回顾历史,早先宗教诞生之初,一神教与多神教、泛神教常同在,且能和平并存。但当时能够取得极大发展的往往是走极端路线,排斥其他而成功传播的。因此,一神教较之其他泛神教,似乎更有发展潜质及优势。而有发展潜质及优势,能发展起来的,也往往更极端、更排他一些。故上述宗教能够在漫长的发展过程中,在西方逐步排挤其他而占据主导,成为延续至今的世界主导性宗教。在我们看来,这也许可称为宗教发轫早期的"丛林法则"。

本质上说,《耶路撒冷三千年》就是一部宗教编年史,或说是圣城耶路撒冷编年史,"圣"指宗教之神圣。成功描述历史的《耶路撒冷三千年》之所以血腥,欧洲大陆之所以在20世纪前还大小战争不断,生灵涂炭,板块(国土)支离破碎;中亚版图之所以至今杀戮不断,难民无数,最早的文明发源地(新月沃地区是人类耕种文明发源地,即今天的叙利亚、伊拉克、黎巴嫩、以色列等地)竟沦陷到如此地步,成为最不堪人居住及生存之国,其原因都可以部分地找到答案——除现实利益冲突外,无休止的宗教争战是罪魁祸首之一。其背后都有"一神论"阴影之禁锢及作祟。

中国(包括东方的印度)则不然,佛教、印度教及中国土生土长的道教等并不恪守"一神"至尊,或至少偏于包容、容许其他神(主)同时存在。因此,20世纪末英国著名历史学家汤因比才会醉心于早期包容性的中国社会。也就是在这个意义上,中国被认为是最没有宗教底色的国度。中国历史上没有强烈严酷的唯我独尊、唯我独对、唯我独霸之思想根源。有的则是天下观、大同观、和合观等。尽管儒、释、道三家常有争议,却几乎没有发生过因宗教信念冲突而引发的大型杀戮及战争。对这些特征,可认为中国人包容性强,不轻易"排他"。

文明和文化都是中国的固有传统概念。文明首见于《易经》,《易经·乾卦》:"见龙在田,天下文明。"《易经·贲卦》对文明又做了阐述:"刚柔交错,天文也。文明以止,人文也。观乎天文,以察时变。观乎人文,以化成天下。"短短几言,文明、天文、人文、文化及其相互关系都有呈现。魏才子王弼虽24岁即谢世,却注《易经》,且被公认为是注释得最确切的。他释此"文明以止"时,曰"止物不以威武,而以文明,人之文也"。即文明就是借优雅柔软的手段(文),而不是威严武力,达到(止物)目的;此"化",亦"文化"原本含义;人之文,即人之文明。王弼又注曰:"观天之文,则时变可知也;观人之文,则化成可为也。"意思是人类文明(人文),是从观察天文(自然规律)中得出的。后人认为,王弼的这个注解,十分精辟。

此外,《尚书·禹贡》也提及文明:"濬哲文明,温恭允塞。"即以优雅之度,深远之智,兼温恭之德以处事,能充实上下,游刃有余。这些,毫无唯我独尊、唯我独对、唯我独霸，排他性的"一神论"之痕迹，体现出浓厚的上古中国智慧，这智慧一直延续至今。中国文化中极端的排他动机和偏激思想，先天欠缺。延及孔夫子时期（春秋末年），"和而不同"的"和合观"应运而生，逐渐成为主流性认识，并一直影响中国2 500年。"各美其美，美人之美，美美与共，天下大同"也就成为当今中国人的指导原则。

基于此，我们似可理解何以除春秋战国后期、东汉末年、南北朝、五代十国等少数特殊时期，以及北方常因游牧民族南下而频发反扩张战争，南方偶有农民起义外，相比较而言，几千年文明史上，中国大型战争及杀戮少之又少。已有学者做过比较研究，得出了明确结论[1-3]。也正因为这样，近年来国际地缘政治舞台上的残酷"博弈"——世界目前的头号大国赤裸裸地拉帮结派、连哄带骗地裹挟着一些"小兄弟"，不择手段打压、封杀中国，甚至扣押妇女作人质，连遮羞布都不用了，让习惯于温良恭俭让的中国人实在不理解，何以头号大国竟如此穷凶极恶、不择手段地打压中国。因为中国人思想深处很难理解对方极端排他性的生存哲学——"丛林原则"。

《易经》上述论述中已体现出中国人的文明，是从观察天文（自然规律）中得出的。尽管自然界的确存在着残酷的你死我活之"丛林法则"，但同时也存在着和谐共生、相互促进、协调影响、万物并存之规律。《礼记·中庸》强调："万物并育而不相害，道并行而不相悖。"也因为有如此深厚之文化底蕴，中国医学诞生之初，就渗透着生态思想原则。

笔者不否定自然界存在着种种冲突，矛盾和冲突可能是自然、社会发展的动力机制之一。但我们认为，矛盾冲突同时还存在着共生及协同，还需要"和合"。人文本于天文（自然规律），和谐共生就是本然世界原本确有事实。也因为如此，笔者领衔的医学学派，尽管涉及临床诸多领域，却冠名为"和合学派"[4]。

基于此，笔者坚信医学应走向生态，且信奉生态医学的原则——如"没有人类，其他生命体照样生存；但没有植物或微生物，人类只能活几个月"。此语也可改写为——"赢者通吃""富者恒富，贫者恒贫"，其结果是财富高度集中于1%的群体，整个世界贫富严重不均，除了战争、饥荒、瘟疫、恐怖事件频发外，这1%的群体也将不得片刻安宁。

［1］ 从1520年到16世纪末，欧洲大陆处于完全和平状态的时间总计不超过10年。这之后的半个世纪内，这一数字仅为2年。

［2］ （南非）伊恩·戈尔丁，（加）克里斯·柯塔纳.发现的时代：21世纪风险指南［M］.李果译.北京：中信出版集团，2017：238.

［3］ M. Diarmaid. Reformation: Europe's House Diuided 1490–1700［M］. London: Penguin UK, 2004.

［4］ 在有关方面建议下，2014年笔者倡议成立了中国医学"和合学派"，十几个博士加数十位志同道合者共同组成松散的研究团队，协同攻关，共襄盛举。

充满睿智的印度《五卷书》(*Panchatantra*)曾告诉后人：贫富严重不均之处"一定会发生三件事情：灾荒、死亡，还有危机"。欧洲现天天为难民及其带来的后果担忧，美国要筑高墙以努力防范南美洲难民涌入，就是其预演。

笔者倡导积极有为，避免成为竞争中的"输家"，是希望"大赢家"能够握有更大的话语权，以重塑一个"美人之美，各美其美，美美与共，天下大同"的理想世界。也许这只是"乌托邦"，但有此理想，总比等到恐怖活动猖獗，到处枪声不断，人人自危，生灵涂炭，处处设防要好得多。

3. 世界"盘根错节"之纠缠　20世纪后半叶，量子力学在物理领域独领风骚，它迭代了相对论等而成为当今物理科学之前沿。量子力学强调量子纠缠现象——"纠缠"成为一个物理现实。尽管"纠缠"现象还不能像经典物理学及相对论等许多理论观点那么清晰明确、肉眼确凿可"见"，或借清晰数字表达，但科技之发展已不断佐证了它的存在、意义及价值。其实，整个现实社会也像物理世界一样，体现出量子"纠缠"特征及状态。

伊恩·戈尔丁与克里斯·柯塔纳合写的《发现的时代：21世纪风险指南》，明确地把现有世界描述为已超越了简单"相互关联"之世界[1]，更贴切地表达为相互"纠缠"(entangled)的世界。他们说："20世纪90年代，世界已'彼此关联'。"当时，"这个词（指相互关联）最好地捕捉了我们彼此日益增加的关联性和呈献在我们面前的新可能。现在，这种描述已捉襟见肘。它无法传递20多年来，人们从政治、经济和社会等方面对全新世界环境的适应这层意义"。仅20来年的快速变化，原来"关联"的词意已不够确切。"现在，我们的联系已盘根错节(entangled)。""entangled"是个借用词，本意就是"纠缠"，也许是向量子纠缠借用的。他们进一步解释说，整个世界纠缠成一体，互渗与互动。"我们已经从20世纪80年代的地图角落中聚拢起来，那时的地图置西方于左、东方在右，其余地方则位于边缘。而现在，各个国家、各种组织和人群之间的关系已被重构。我们已将边缘地区——中国的广州、巴西的桑托斯、南非的德班等——改造为全球货物、资本、人群和观念相互汇聚和交换的枢纽城市。我们已经'去中心化'(de-centred)，以至于北京、布鲁塞尔或者网络空间里做出的决定都能和我们自己首都的决策一样改变着我们的生活。"[1]这个"entangled"，既指时空上一般理解的错综的"盘根错节"之链接与互动，也包括量子纠缠最强调的"测不准状态""薛定谔的猫"等核心状态。

两位作者继续说："一个'盘根错节'的世界听起来比一个'相互关联'的世界更

[1]（南非）伊恩·戈尔丁，（加）克里斯·柯塔纳.发现的时代：21世纪风险指南[M].李果译.北京：中信出版集团，2017：66.

加杂乱无章。诸多旧的难题尚未解决，一些新的又冒出来，将我们彼此缠绕其中。"[1]翻译成中国术语，即整个天下"一气牵系"，互渗互动，错综纠缠；不是一个可简单区分彼此好坏及你左我右的单纯世界，此乃天之大势。"天道有常，不为尧存，不为桀亡。"（《荀子·天论》）人们只能主动接受它，顺应它，否则将惨遭淘汰。

4. 倡导相互交融，收获观念碰撞益处　诺贝尔经济学奖得主迈克尔·斯宾塞（A. Michael Spence）在点评《发现的时代：21世纪风险指南》一书时，十分赞赏作者把现时代比作文艺复兴时代，并指出："文艺复兴为人类所有的奋斗领域都带来了渐次丰富的思想，随之而来的是一个变革的世纪。但同时，相互依存、风险、不稳定、困惑和恐惧也接踵而至。当今的时代也给人以类似的感觉。"

因此，人们相互交融，"谦卑以及对基本价值的接受——以及最重要的创造能力和同情心理"等[1]，可"从个人和社会角度帮助我们"。其实，该书作者倡导的就是这一宗旨。在纷繁复杂、信息暴增的变革时代，欲不落后于大趋势，就须重视各种思想观念的碰撞与交融，"快速流动的观念、头脑和激励"有助于保持思维活力。"思想流动得越快，就越可能更快地出现新的丰富的观念组合。""看似不相关领域的相互碰撞，往往也会出现大的进展。""突破我们当前思维局限的最佳方式之一便是和那些思考方式不同的人交流。"[1]

《发现的时代：21世纪风险指南》作者之一戈尔丁任牛津大学马丁学院院长时将生命科学和医学设为该院重要分支。他们以生命进化为例进行阐述，认为生命亦是通过同一层次及不同层次间的密切交融、接触以发挥生命效能的。

"该（生命）系统中每一层级之间可以相互沟通，每一层级也都能产生可以塑造其他任何层级的一系列全新事件。大约2 000年起，系统生物学便开始用这种新认识去颠覆还原论者有关DNA的决定论想法了。"[1]的确，以纠缠、整合、信息、干涉等为核心理论要素的系统生物学虽还不够成熟，却也改观了人们对拼图般原有认识之图像了，且似乎离生命真相更进了一步。生命如此，现实社会未尝不是如此？故参照生命，可以悟出上述要点。

就像物质世界通过贸易可以收获经济关联的好处一样，借助不同思想观念之交流，也能收获观念碰撞及增值之益处。今天，发达的互联网则为这种交流接触提供了直接的催化剂。思想流动速度越快、种类越繁杂、参与者越多、丰富程度越甚，其效益也就越高。正因为这点，我们强调中国医学"再出发"过程中，应促使几大板块不同专业研究者之间的相互交融、整合、促进，以收获碰撞后的放大效应及增

[1]（南非）伊恩·戈尔丁，（加）克里斯·柯塔纳.发现的时代：21世纪风险指南[M].李果译.北京：中信出版集团，2017：66，242，263.

值益处[1]。

须知,突破我们当前思维局限的最佳方式之一,是和那些思考方式不同的人交流。思想流动越丰富,复杂程度越高,参与者越杂,差异性越大,旧思维之突破或萌发新思想越有可能。

如果说世界的"盘根错节"说的是外界的客观现实,强调相互交融,以收获观念碰撞之益处,讲的就是主观的努力。欲做到相互良性的交融,至少要做好3点:① 学会平视。习近平总书记在2021年两会上提出要平视世界。的确,不同学科、文化、国家、民族之间应该学会平视,学会相互尊重。只有平视,才能取长补短,互通有无,借鉴提升,蕴生出新的突破。② 强调社会达成更具包容性的共识,包括不同学科、不同地域、不同时代、不同种族之间,而不是唯我独尊,以自我来判断、决定是非对错等。③ 重视社会适度分裂与混乱状态下的思想产物。贾雷德·戴蒙德在《枪炮、病菌与钢铁:人类社会的命运》中总结说,社会的适度分裂与混乱,更容易产生革命性见解和突破。其实,文艺复兴时代就是一个典型。东汉末年诞生的空前绝后的《伤寒杂病论》也是生动的案例。中国20世纪上半叶的民不聊生、生灵涂炭催生了一大批学术思想精英之活跃。这些尤其应该引起重视,包容性地加以吸纳或消化吸收。

5. "根深"才能"叶茂","渴望预见未来,须先征询过去"　显然,今天是旷古未遇之大变革时代。世界在剧烈变迁之中,一切瞬息万变,谁都无法预料明天会怎么样,我们中的大多数并不知道将去往何方。因此,对学者来说,"我们的急需之物,是洞见",但"洞见"又如何而来? 至少向历史学习,可以催生洞见。

我们在前面已经谈论过向历史学习——"历史是最好的老师"。文艺复兴早期著名的思想家、哲学家、历史学家、军事学家、现代政治学奠基人尼科洛·马基雅维利(N. Machiavelli)被认为对后世影响深远,他曾这样写道:"谁渴望预见未来,就必须征询过去,因为人类的事务从来都与过往的时代类似。它源自这一事实:无论过去,还是未来,人类都被同样的热情激励。结果就是,每个时代都存在同样的问题。"他所在的时代,也是变革前期,他是最早告别神学及旧伦理束缚的开创者,他的思想被后世遵奉为马基雅维利主义(machiavellianism),系讲究权术与谋略的同名词。不管是不是贬义词,至少他的思想及智慧值得重视。在变革前期,"渴望预见未来,就必须征询过去"的教诲,需要铭记。

美国著名学者、哲学教授、普利策奖得主威尔·杜兰特(W. Durant)及其夫人编写的《历史的教训》[2]一书被认为是美国的传世经典。此书国际评价颇高,因为它浓缩了

---

[1] 参见第十九章中"塑造互动式加速的发展新模式"相关内容。
[2] (美)威尔·杜兰特,阿里尔·杜兰特.历史的教训[M].倪玉平,张闳译.成都:四川人民出版社,2015.

对历史经验教训的独特见解，如在1968年就发问说："东方的高出生率与最先进的西方技术相结合，会不会导致西方的没落呢？"

更重要的是，他极其强调注重传统旧内容与吸纳新思想并重，且注重传统常显得意义更重大。"因为根须深厚，比枝叶繁茂更加重要。"枝叶繁茂，新枝蓬勃发达，有赖于根须深厚，土壤肥沃。作者主张有时"那些抗拒改变的保守派，与提出改变的激进派具有同等价值——甚至可能更有价值"。杜兰特进一步解释说："新的观念应该被听取，因为少数新观念可能有用。但新观念必须经过异议、反对以及轻蔑的研磨，这也是对的。这是新观念被允许进入人类赛场之前必须存在的预赛。老年人抵制年轻人，与年轻人刺激老年人，都是对的。经过这样的对抗，就像两性冲突和阶级斗争一样，才能产生充满张力的创造性力量，才能带来富有活力的发展，才能产生整体隐而不彰的基本统一与运动……"作为一位深有造诣的历史学家，他花50年时间写下了世界巨著《世界文明史》，然后又以十分通俗的语言，借《历史的教训》告诫人们在新旧冲突、传统与现代激烈竞争之际，学会虚心向历史及传统学习是十分必需的，甚至是更为前提性、基础性的。"那些抗拒改变的保守派……甚至可能更有价值。""因为根须深厚，比枝叶繁茂更加重要。"这些对于变革时代的当今中国——新观念、新思想、新技术层出不穷，本土又历史悠久，积淀厚重，时有冲突与抵牾之现实——尤其具有醒悟及提示意义。

善于向历史学习，第一个好处就是有利于获得长期的大图景、大视野。有时，这有助于滋生"洞见"。其次，"以史为镜，可以知兴替"（《旧唐书·魏徵传》），帮助规避很多陷阱或困难，更容易获得成功。因为未来虽并非是过往的简单重现，但能够洞悉历史，则可为当前时代带来重要经验教训及行动指导。再者，善于向历史请教学习，常常还可以从历史积累的经验及认识中，获得灵感或重要启示，甚至原创性的思路或关键性指导等。屠呦呦的青蒿素发现就是个例证，法国天文学家马克·博奈-比多（J-M. Bonnet-Bidaud）借中国古代天文学记载，在天体物理学领域做出了不少贡献，也是例证[1]。我们借助中国医学"王道"思想以解决难治性癌症的治疗问题也收获颇多，我们还期待着这方面的收益可以层出不穷。国家层面界定认为中国医药学具有五种资源特征——卫生、经济、科技、文化、生态，其中科技资源特别强调"原创性"，并非虚语，上述例证只是部分体现罢了。研究表明，历史经验常有着很好的科学"助发现"之功及可信的实用价值。受启于大宋经验，我们主张"塑造互动式加速的发展新模式"，开发、提升且精炼历史"存量"，借今天之科技手段，让历史上的"和剂局方"类中成药能够更好地为呵护芸芸大众的健康服务。

[1]　参见第八章中"从《天问》，到丰富的星象记录，到天文学贡献"相关内容。

6. 戴蒙德的"危机转折点"及"剧变"应对模式　　"他人睿见,可以指点迷津。"大变革时代,也是剧变前奏;危机四伏之际,更与契机并存。如何顺利应对危机,实现华丽转身,去更好地拥抱未来?这是时代的大课题,每一位理性者均应做出思考。对此,听听睿智者的见解,不无帮助。

前文提及的笔者推崇的美国学者贾雷德·戴蒙德,他是全球知名学者、博物学家、加利福尼亚州大学洛杉矶分校生理学教授、美国科学院院士,1998年曾以《枪炮、病菌与钢铁:人类社会的命运》荣获普利策奖[1],是当代罕见的研究人类社会与文明的思想家。因其出众的历史叙事力,学界甚至有人认为他有资格荣获诺贝尔文学奖。2019年他以82岁高龄又写下了《剧变:人类社会与国家危机的转折点》[2]一书,再次引起学界强烈反响,所述观点与案例有着极高的引用率。全书以个人经历及7个国家危机时刻的成败经验之剖析,积数十年危机应对的理性研究成果,提出了因应危机及剧变之策,以期人们在危机之中有合理的应对步骤,化险为夷,顺应剧变而良性地对接且拥抱未来。

危机经常发生,危机后面紧跟的可能就是剧变。毋庸讳言,中国医学目前正面临着危机,而危机有性质、类型、急慢性及烈度大小等的千差万别。但按照美国人的思维特点,不管是个人的、社团(学科)的、国家的,乃至整个世界性的危机,都存在共性的应对原则及策略。今天的大变革,就是累及整个人类世界的大危机及剧变。因此,跨界著名学者的教诲,或许会有启迪。尤瓦尔·赫拉利在写《人类简史》时,多有借鉴《枪炮、病菌和钢铁:人类社会的命运》之处,他客观地说,《剧变:人类社会与国家危机的转折点》是一场关于社会危机应对的启发之作,"希望能给人类应对全球危机提供有力参考"[2]。

放眼漫漫历史,自人类数万年前走出非洲后所经历的可称之为"大变革"时代的并不多见。早期之变革大都是缓慢的渐变,持续数百甚至近千年之久。置身其中的人们只是日复一日地重复着原本的生活,很少能够体验到激动人心之骤变。例如,始自万年前的农业革命(在西亚的新月沃、中国北方黄河及南方长江流域等多个地区),表现为培育稻麦及驯化家畜,促使这些地区出现定居等形式的变革,但其前后延续了数千年。被史学界看好的"轴心时代",也延续了600～800年之久。文艺复兴最激动人心的变革,则持续了百余年(15世纪中叶到16世纪末)。这波"新文艺复兴时代"其显著嬗变仅20余年,但一切都发生了,并将继续发生着。"路在何方"理性的人谁都无法

[1]（美）贾雷德·戴蒙德.枪炮、病菌与钢铁:人类社会的命运[M].谢延光译.上海:上海译文出版社,2014:1.
[2]（美）贾雷德·戴蒙德.剧变:人类社会与国家危机的转折点[M].曾楚媛译.北京:中信出版集团,2020:1.

准确回答。

很显然，面对人类历史上极少有人能够亲身经历之大变革时代，一切都在更新嬗变之中。这既是当事人"三生有幸"，也是在场者需要被迫做出有效应对，否则会招致出局，或成为大输家。对如何度过当前之社会危机，并较顺利地走出危机，成就伟大？如何释放各自的最大潜力，避免跌入陷阱？也应形成相应的策略及步骤。这方面，戴蒙德《剧变：人类社会与国家危机的转折点》中的见解，很值得重视。

7. "永远不要浪费一场好危机" 戴蒙德在《剧变：人类社会与国家危机的转折点》一书中通过大量铺垫性分析，提出了他认为的应对危机的12个处理对策，个人、社会及国家大同小异。在此我们先集中介绍影响事业、社会及国家危机处理的12因素，略作改写：① 对陷入危机取得全民共识。② 愿意承担相应责任。③ 划清界限，明确需要解决的问题。④ 获得其他支持及帮助。⑤ 借鉴他处的成功应对危机之经验。⑥ 国家共同体之认同。⑦ 诚实而相应的自我评估。⑧ 以往应对事业、社会、国家危机的经验。⑨ 以往应对事业、社会、国家失败的耐心。⑩ 特定情况下事业、社会、国家的灵活性。⑪ 事业、社会、国家等的核心价值观。⑫ 不受地缘政治及局部因素之约束。很显然，上述12个因素其实可分成两大方面：对内（自身）和对外（相关因素）；又各涉及两类活动：认知和评估以及自觉行动。

此说颇有价值，但似嫌啰唆。用通俗的话，并结合健康、医学及文化领域的变迁来改写，似可简约地如此阐述：① 心平气和地进行历史回顾分析，总结成败经验教训，利于应对危机。② 需对危机（包括健康、医学、中国医学之危机）进行评估，并尽可能取得基本共识。③ 直面危机，分别明确各自困境所在，找出可能的破解或改善之法。④ 梳理相应的核心价值观，进行必要的延伸及发展，并掌控其可能趋势。⑤ 结合前瞻性研究及社会所需，力所能及地加以把控，以利做出应对。⑥ 努力斩获其他学科及领域之进展及支持，包括科技、方法、成果、政策、经济等。⑦ 借鉴其他学科及领域成功应对危机之经验，以为医学及健康事业所用。⑧ 借前述"合力"，在更高层次上消解分歧，努力塑造更好的未来的中国医学。⑨ 就关键要素等做出锲而不舍之奋进，令医学与社会需求契合度更高。⑩ 学会不断学习、适应及调整，借包容态度过危机，迎接"剧变"。

对照所论述之主题，我们把它总结为一点，中国医学需要"再出发"。我们以前也曾经表述为中国医学"接着讲"[1]。这也是本书的核心主题！

戴蒙德强调说"危机与剧变总是结伴而行""种种不同的危机有一个共同之处：不管引发危机的原因是什么，我们当前应对生活的方法已经不管用了，必须找到新的方

---

[1] 李梅.中医药如何"接着讲"——何裕民教授访谈录[J].探索与争鸣，2017：56-61.

法"。他进一步解释说:"一个国家的学习能力来自挫折、来自伤痛、来自绝望,但根本而言,它来自放下自大之后的谦卑。"对应于中国医学,何尝不是如此? 放下自大之后的谦卑,从挫折中吸取经验及教训,找到新的对策与方法,而不是故步自封,是至关重要的。

丘吉尔曾有一句名言——"永远不要浪费一场好危机"。的确,面对这个千载难逢之变革大时代,我们没有理由放弃,但也不是盲目守旧及跟从,而是应理性且有章法地加以应对。我们在这里的探讨,只提及其最基本的部分,深层次的更有赖于实践中不断修正及完善。

第 三 章

直面剧变，先让历史来回答

上古时代，无论如何总是历史的时代，它对于一切将来的时代，都将有极大的兴趣，因为它建立了全部以后更高发展的基础。

——（德）弗里德里希·恩格斯

百余年来，中国舆论场上充斥着种种思潮，尤其是涉及现代与传统、中国与西方、中国医药学与现代医药学等，且每每相互抵牾，互不相容。对此应该强调理性及平和心态。首要环节，虚心地"向历史学习"。

一、虚心向历史学习

1."历史就是我们的一切" 15年前，中西医学之争风起云涌，一浪高过一浪。2007年3月北京协和医学院辩论后（第一章所述），双方很快移师上海继续进行。在上海电视台《陈蓉博客》对话节目中，我们展开了一场近距离的辩论。辩手有三人，笔者（强调中国医学"再出发"的代表）、方舟子（否定中国医学的代表）、万峰（著名电视人、被听众戏称为"愤怒主持"，代表民意），借助电视进行直播，事后此档节目几乎传遍全国。

在争论中国医学是不是还有现实意义时，笔者提出应先回顾一下历史，重新温读一下人类疾病防范及保健历程中的得失成败。没有料到辩论对手不屑一顾断然地说：过去能够说明什么？现代科学已把过去碾压成粉末了，老盯着过去，是无知、没有底气及保守的体现，应高瞻远瞩地眺望明天，这才是科学态度……笔者一时语塞，没有想到现代人类居然可以狂妄到割裂历史地看待明天。在我们看来，明天只是昨天的延续，昨天碰到的问题，明天依然会顽强存在，只不过是换了某种形式而已。恩格斯有句脍炙人口的名言——"历史就是我们的一切"。

2.审视历史，拨去尘埃，常可寻觅出解决问题的线索 习近平总书记曾不止一次地强调："历史是人类最好的老师。"2014年10月13日，中共中央政治局就国家治理问题等进行第18次集体学习，会上习总书记就提出：历史是最好的老师。需牢记历史经验、历史教训、历史警示，以为推进国家治理体系和治理能力的现代化提供有益借鉴。因为通过审视历史，拨去尘埃，不少看似疑难问题之答案才会浮现而出。稍通学理者都知道,历史可以给人以智慧及方向。了解历史,不仅有助于看清现在情况如何,而且端起历史望远镜回顾过去,可帮助人们总结历史规律、展望未来、把握今后发展大势。我们需要借助历史的镜子,需要先把视野转向世界。

3. 历史如是述说:很多文明或民族因疫病而衰败　寻觅历史,我们可先获得总体大结论——历史上很多文明(或民族)因疫病而衰败。

众所周知,人类社会早期群星璀璨,各地曾有过诸多古老文明兴起,但很多最后衰败了。如著名的迈锡尼文明是爱琴文明的重要组成,它是古希腊青铜时代的最后阶段,已出现文字(迈锡尼文字已被破译),《荷马史诗》及古希腊文学、神话等都以此来表达。根据对泥板文书的解读,得知当时的城邦统治者包括国王、将军、各级官吏、祭司及土地所有者,已出现民众大会和贵族议事会,且有基层的社会组织(长老组成的公社),俨然是一个比较成熟的文明。其物质文明也达到极高水准——公元前1500年左右,该地出现了数量众多的大型宫殿及城堡,现存最大一座墓圆顶高13.2米,墓门高10米,上面以一块120吨重的巨石为盖,可见施工技术之成熟[1]。但进入公元前12世纪,它突然地衰败崩溃了,除了留下令人惊讶不已的遗址和璀璨的文字记载,一切都消失得无影无踪。根据知名的世界史专家、美国孟菲斯大学历史系教授孙隆基的研究,迈锡尼文明的崩溃,最大可能性是暴发了瘟疫[2]。其实,历史上类似的情况非常常见,很多民族或文明的衰败消亡或主要因于疫病大流行。

二、枪炮、病菌与钢铁:改变人类命运的进程

1. 疫病(病菌)是决定社会进程的关键性独立要素　20世纪末,戴蒙德试图对"最近13 000年来所有人的简短历史"做出分析回答,遂有《枪炮、病菌与钢铁:人类社会的命运》(1997)一书。此书一经出版,即好评如潮,1998年获得普利策奖,此后又荣膺英国科普图书奖等,成为影响世界之名著。

书中他以翔实的历史资料,明确否定了"人种决定论",并不认为是欧罗巴人的聪慧勤奋,造就了今天欧美文明的昌盛,而是强调生存环境等对人类历史进程有着重大影响,并强有力地论证了是"战争(guns)""生产力(steel)"和"病菌(germs)"三大因素,改变了人类历史的进程及社会之命运。其中,把"疫病(病菌)"作为影响人类社会发展及进程的关键性独立要素,更是振聋发聩,发前人之未发。

他系统回顾并分析历史事实后总结说:"具有相当免疫力的入侵民族把疾病传染

[1] 刘家和,王敦书.世界史·古代史编[M].北京:高等教育出版社,2011:98,151.

[2] 孙隆基.新世界史[M].北京:中信出版集团,2015:204.

给没有免疫力的民族。天花、麻疹、流行性感冒、斑疹伤寒、腺鼠疫以及其他一些在欧洲流行的传染病，毁灭了其他大陆的许多民族，从而在欧洲人的征服中起了一种决定性的作用。"注意，这强调的是病菌"起决定性作用"。

2. 征服新大陆，致病菌是最得力"帮凶"　　由于欧洲早期内部战乱不断，欧洲与北非、西亚、中亚、南亚，包括远东（中国、蒙古）等人员相互交往不少，再加上动物的驯化及与动物间的频繁接触，欧洲征服者们不仅自身携带着可能源自动物的各种可怕的致病菌，而且他们本身对这些致病菌有着一定的免疫力。但新大陆的美洲人却从未接触过这些动物及其身上携带的病菌，当时美洲社会并没有发展出相应的医疗技术及保健预防措施（即医学），因此只能任凭这些侵入者身上携带而来的致病菌在美洲人群中肆虐，并蹂躏当地土著人，无意中成为侵略者最残酷也是最得力的"帮凶"。

戴蒙德具体枚举说："例如，一次天花流行在1520年西班牙人第一次进攻失败后蹂躏了阿兹特克人，并杀死了刚刚继承蒙特朱马为阿兹特克皇帝的奎特拉瓦克。在整个美洲，随欧洲人传进来的疾病从一个部落传播到另一个部落，远远走在欧洲人之前，据估计把哥伦布来到前的美洲土著人杀死了95%。"这个观点随着新冠病毒的全球肆虐泛滥而开始容易为人们所接受。

他继续提示说，当时"北美人口最多并高度组织起来的土著人社会是密西西比河流域的酋长管辖的部落。它们在1492至17世纪初这一段时间里也以同样的方式消失了，时间甚至比欧洲人在密西西比河地区建立第一个殖民地时还要早。1713年的一次天花流行是欧洲移民毁灭南非土著桑族人的最严重的一步"。

"在英国人于1788年移民澳洲的悉尼以后不久，一场大批毁灭澳大利亚土著的流行病开始了。来自太平洋岛屿的有详尽文献证明的例子是1806年在斐济迅速蔓延的流行病，这种病是几个欧洲船员在'阿尔戈'号船只失事后挣扎着爬上岸时带来的。类似的流行病也在汤加、夏威夷和其他太平洋岛屿的历史上留下了痕迹……"同样，作为回应，"疟疾、黄热病以及热带非洲、印度、东南亚和新几内亚的一些其他疾病，是欧洲人在这些热带地区进行殖民的最大障碍"[1]。

特别是历史上著名的印加帝国，该帝国是11—16世纪美洲既古老又强盛的大帝国，缔造了美洲三大文明之首的印加文明，其版图在今日南美洲（秘鲁、厄瓜多尔、哥伦比亚、玻利维亚、智利、阿根廷）一带。该地区盛产黄金白银，让贪婪的欧洲殖民者们趋之若鹜。随着欧洲人的入侵，美洲原本没有的天花迅速肆虐泛滥。1526年欧洲人身上

---

[1]（美）贾雷德·戴蒙德.枪炮、病菌与钢铁：人类社会的命运[M].谢延光译.上海：上海译文出版社，2014：51,212,343.

带来的天花，杀死了印加帝国皇帝瓦伊纳·卡帕克，随即又夺去皇位继承人尼南·库尤奇和许多大臣、百姓的生命。1531年西班牙国王批准弗朗西斯科·皮萨罗带了169名殖民者从西班牙起航，以卑劣无耻的欺骗手段控制了国王，并阴差阳错地"借助"了疫病，打败了拥有600万人口的帝国。历史学家分析其制胜的最根本原因：一是不守信用（史书记载欧洲人言而无信地扣押国王），二是无心插柳地促使了瘟疫的快速蔓延流行。据统计，80%～90%的当地人是因为疫病而丧失战斗力及生命的。可惜，今天还有人颂扬皮萨罗为伟大的"征服者"。

3. 病菌和医疗水平，可改变民族命运　鉴于这些残酷史实，戴蒙德研究后得出严肃结论：病菌和医疗水平，可以改变人类文明甚至整个民族的命运。书名《枪炮、病菌与钢铁：人类社会的命运》，就清晰地体现了这一历史告诫。此书迅速获得的世界性声誉，从侧面说明这一改变传统认识的新结论，已开始被学术界普遍接受。21世纪有影响的历史著作，几乎不约而同地都接受了戴蒙德的上述结论。联系到当下的新冠肺炎疫情之蔓延，上述传染病之危害，并非子虚乌有。

三、欧洲疫病史，同样惨不忍睹

回到欧洲看看，结论也是差不多残酷、惨不忍睹的。

1. "是鼠疫加糟糕的卫生条件，滞缓了欧洲的历史进程"　关于欧洲的记载，要丰富得多。根据多部欧洲史及世界史书记载，我们大致可理出一些粗线条：熟悉欧洲早期历史的人们一直有个迷惑，无法解释纪元前欧洲的人口之稀少，特别是5 000～6 000年前新石器时代后期欧洲人口的急剧减少。最近，瑞典科学家借助现代科技手段，终于发现是早年的鼠疫泛滥，导致了当时欧洲人口的衰减，"是鼠疫加糟糕的卫生条件，滞缓了欧洲的历史进程"[1,2]。

前已提及著名的迈锡尼文明公元前1200年（距今3 200年）左右因疫病而灭绝。此后，公元前430—前427年的希波克拉底时期，邻近的雅典城蔓延的一场疫病差一点摧毁该城市。古希腊史学家修昔底德记录了此次发病的概况。其典型症状是突发高烧、咽喉充血、声音嘶哑、咽喉剧痛、剧烈咳嗽，伴胸痛等。不久后，喉部可散发出烂肉样的恶臭味，患者随即死亡。1年多的时间里，所有雅典人都生活在此噩梦之中，整

[1] Rascovan N, Sjögren KG, Kristiansen K, etc. Emergence and Spread of Basal Lineages of Yersinia Pestis during the Neolithic Decline [J]. Cell, 2019: 176, 295−305.

[2] Charle Q. Choi. Ancient, Unknown Strain of Plague Found in 5,000-Year-Old Tomb in Sweden [EB/OL]. 2018−12−6. https://www. cbsnews. com/news/ancient-unknown-strain-of-plague-found-in-5000-year-old-tomb-in-sweden/.

个雅典人口死亡近半数。后来有人偶尔发现可以用火烧来防疫，才帮助雅典渡过了难关。从记载来看，这像是一次主要侵及上呼吸道的疫病大流行，也不排除腺鼠疫之可能。

历史上首次被清晰记载的鼠疫大流行发生在541—542年。鼠疫沿着埃及的培鲁沁侵袭了罗马帝国，迅速蔓延，继续沿贸易通道扩散到首都君士坦丁堡与整个拜占庭帝国。此疫病流行导致了罗马帝国至少1/3人口死亡。而后鼠疫沿着海陆贸易网继续扩散到西欧与不列颠等地。先是543年发展到法国西南部、亚耳等地，使这些地方相继暴发鼠疫病情；接着547年发展至爱尔兰与不列颠西部等地，仅仅几十年间，就造成了欧洲2 500多万人的死亡，使政治与经济严重倒退。有历史学家指出，此次鼠疫流行，延绵不绝一个多世纪，总死亡人数近2亿人，而当时世界总人口不到3亿[1]。它的肆虐，造成了欧洲一些旧王国的消亡，改写了欧洲的整个历史进程。

2. 中世纪的"黑死病"杀死当时1/3的欧洲人　历史上死人最多、最严重的疫病被称为"黑死病"。有研究说它就是典型的腺鼠疫（但新近又有不同之见解），发端于1330年前后，确切的发源地尚有争议，一种主导性的观点认为可能与蒙古军队西征有关。随着蒙古军队的进攻，迅速扩展及中亚、近东和欧洲等地。1346年出现在黑海地区，并很快波及地中海和北印度洋沿岸，传至波罗的海等地区，约1348年开始在西班牙肆虐，1349年已传到英国和爱尔兰，1351年累及瑞典。很快，整个西亚、欧洲、北非等地都为其所累，只有边远和人口稀疏之地区才为害不大。据测算，当时在印度、中东、欧洲、北非，1/3 ～ 1/2的人因此疫情而死亡。在全世界造成7 500万～ 8 000万人丧生。其中，3 000万死亡者为欧洲人，欧洲人口骤减1/3（当时欧洲总人口不足1亿），当时整个世界总人口也只有不足6亿。这也导致了此后300年欧洲人口的复苏困难，农业生产力严重不足。根据历史学家许倬云的分析，也正因为这次人口的骤然剧减，逼着欧洲人进行了农业技术等变革。也有专家认为，这场黑死病严重打击了中世纪欧洲的传统社会结构，削弱教会势力，间接催化了文艺复兴与宗教改革运动之星火燎原，进而触发了近代资本主义的兴起。

3. 近代欧洲，疫情同样不堪回首　历史记载表明，1580年、1675年、1733年曾因流感等疫情之大暴发，导致大规模欧洲人死亡，被记入历史。文献还记载了近千年来欧洲另外的31次流感大流行。如1742—1743年由于疫情蔓延而伤及90%的东欧人，1889—1894年席卷西欧的"俄罗斯流感"发病范围广泛，死亡率很高，造成了严重的健康及死亡后果。尤其是17世纪的一次鼠疫大流行，尽管起源之地众说不一，

---

[1]　据估算，公元元年世界总人口1.9亿～ 2亿，公元200年约2.23亿，公元12世纪约3.6亿，公元15世纪4.25亿。据此，公元5—6世纪到不了3亿。

但也值得关注。此波疫情此起彼伏,持续了多年,最后遍及欧亚大陆和非洲北海岸,受损尤以欧洲为甚。到1665年8月初侵入伦敦时,每周光伦敦城里死亡人数就高达2 000多人,1个月后竟高达8 000多人。直到1个月后(9月2日—9月6日)的一场大火(史称"伦敦大火")烧光了全城。当时伦敦城里人因为逃避鼠疫,已人去城空,有钱人、英国王室及主教们早已逃之夭夭,大火连续在空城内烧了4天4夜,烧透了大半个伦敦城,烧毁平房约13 000间,损毁了包括著名的圣保罗大教堂在内的87个教堂。不幸中的大幸,老鼠们也在熊熊大火中被烧死,或到处逃窜中致死而就此销声匿迹。鼠疫亦因此而因祸得福,随之平息。至今伦敦城里还建有大火纪念塔,伦敦人至今说起此场大火还心有余悸。这一波鼠疫也严重侵及了中国,明代万历崇祯年间的大疫可能就是这次全球大流行的一部分。它导致了朝代之更替,明灭而清朝诞生。

4. "西班牙流感"杀死人数超过第一次世界大战 被认为是人类历史上死亡人数最多的,当属20世纪初的大流感。1918—1919年间,第一次世界大战后期,被后世确定为始自美国,蔓延于欧洲,后席卷全球的致命性流感,造成全球2 000万~5 000万人死亡(当时世界总人口约16亿),大大超过第一次世界大战死亡总人数。因此,这次流行性感冒被认为是人类历史上最致命的,也可能是整个20世纪人类的噩梦,全世界估计超过10亿人感染,病死率2.5%~5%,且几乎一半的死者是健康的年轻人。当时正是第一次世界大战胶着期间,因疫情导致大量士兵死亡。疫情之泛滥,客观上又迫使交战双方无奈地停战了。由于当时西班牙没有参战,更愿意公开感染情况,整个西班牙约有800万人感染,故又被误以为西班牙是疫情源头,遂称"西班牙流感",因女士感染不少,也雅称"西班牙女士"。其实研究提示,它很可能是始自美国的,美国也因此次流感而丧命50万人。此外,20世纪初的一场鼠疫大流行始于19世纪末(1894),它是突然暴发的,比较公认的起源地是我国广州与香港,至20世纪30年代达最高峰,总共波及亚洲、欧洲、美洲和非洲的60多个国家,死亡人数高达1 200万之众。可见,欧亚历史上在这方面并没有多少优势,只是稍微比美洲强一些。

四、中国人口变迁及疫病史启示录

没有比较就没有深刻认识。借助上述结论,同时参佐历史人口资料,我们来看看中国的情况。

1. 中国历史人口的变迁史 尽管历史上的人口演变非常复杂,影响因素众多,还涉及国家地理板块变迁等,且很多数据的可靠性可能成问题。但相对说来,它是唯一能够说明历史事实的证据,多少能够折射出一些历史真实性。我们试着依据相对可靠的"信史",将一揽中国历史上人口变迁概况(表3-1、图3-1)。

表3-1　中国历史人口变迁表

朝　代	公元（年份）	人口（万）	出　处	备　注
夏	前2070	1 355	《帝王世纪》	
周成王	前1063—前1057	1 371.49	《通典》卷7、《文献通考》卷10、《州府元龟》卷486《帝王世纪》	
周庄王	前684	1 184.70	《通典》卷7、《文献通考》卷10、《州府元龟》卷487	
战国末年	前220	3 000	《中国古代人口规模发展变化及其规律》	
汉平帝元始二年	2	5 959	《汉书》	
汉章帝章和二年	88	4 335	伏无忌所记	
汉和帝元兴元年	105	5 325.60	伏无忌所记	
汉桓帝永寿二年	156	5 647.69	《晋书·地理志》	
魏元帝景元四年（三国末年）	263	767	郭志勇《中国人口史之数量分析》	局部人口
晋武帝太康元年	280	1 616	《晋书·地理志》	
魏孝明帝正光年间	525	3 200	《通典·食货记》	
隋炀帝大业五年	609	4 601	《隋书》卷29	
唐玄宗天宝十四年	755	5 291	《通典·食货记》	
宋徽宗大观四年	1110	4 673	《宋史·地理志》	为男性人口数，宋代不统计女性人口数
金章宗泰和七年	1207	4 581	《玉海》卷20	
元世祖至元二十八年	1291	5 984	《元史·世祖本纪》	
明太祖洪武十四年	1381	5 987	《明太祖实录》	
成化十六年	1480	6 245	《明实录宪宗实录》	
明神宗万历六年	1578	6 069	《明史·食货志》	
明光宗泰昌元年	1620	5 165	《清实录》	
清高宗乾隆四十一年	1776	31 146	《中国人口史》卷5	
清宣宗道光二十四年	1844	41 944	《清实录》	
清德宗光绪二十七年	1901	42 644	《清实录》	

注：1）由于国土板块的变迁及统计口径的不同，得出的数据不尽相同。2）宋代后只统计男性人口数。

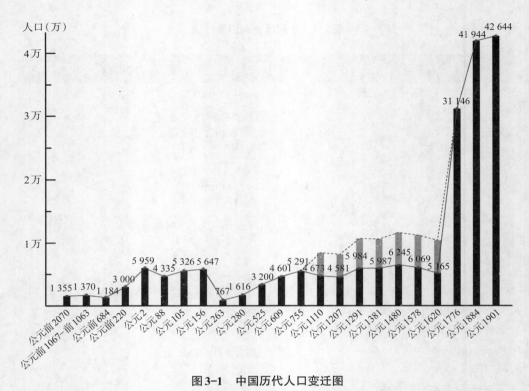

图3-1　中国历代人口变迁图

注：宋（公元1110）以后只统计男性，故宋以后应乘上约1倍，以虚线表示。

　　笔者经过向多方专家求证，上述图表总体被认为是准确的。清代末年中国人口约4.26亿，这也是孙中山革命时不下20次地疾呼4万万（即4亿）同胞的依据所在。从上述数据不难看出，自战国末年中国总人口达到3 000万以后，中国总人口数有过两次大的回落：一次是东汉末年，一次是明代末年，明代末年回落情况远没有东汉末年厉害。对此我们后面试做分析。但首先需要了解一下同步发生在中国的疫情情况。

　　2.　泱泱大国，五千余年间疫情连绵不断　中国作为一个腹地辽阔的泱泱大国，五千余年来，历史上出现过无以计数次疫情，涉及种类繁多，天花、鼠疫、白喉、猩红热、斑疹伤寒、伤寒、麻风、疟疾、血吸虫病等，不一而足。有人曾做过系统统计，从公元前7世纪到公元20世纪初，中国有明确记载的较大规模瘟疫达到700次以上。据《中国疫病史鉴》逐一考证，自西汉以降2 000余年间，中国先后发生过321次流行疫病[1]。其中，有3次是伤损波及很大的：东汉末年、明清之交及19世纪末，中国大地都有较大规

[1]　中国中医研究院.中国疫病史鉴[M].北京：中医古籍出版社，2003.

模的瘟疫流行[1]。但自东汉以后, 却再未造成像罗马鼠疫、欧洲黑死病、印加帝国全军覆没那般死亡逾人口总数三四成, 乃至更多的大悲剧[1]。

汉末疫病流行于公元2—3世纪初, 仅东汉末的30余年间(184—220), 明确记载的全国性疫病就有12次, 疫病肆虐, 再加战乱和饥荒, 中原地区 "白骨露于野, 千里无鸡鸣, 生民百遗一" (曹操《蒿里行》), 人口骤减。据官方统计, 公元157年全国人口是5 650万, 到了公元280年仅剩1 600余万, 锐减了3/4。可以说, 东汉末年到魏晋时期人口呈现断崖式的下跌, 总人口跌去了70% ~ 80%。后世分析原因, 似已明确——战乱加疫病。连年的战乱, 加上西北撤回的士兵夹带着从西域士兵身上感染的疫病——一种中原人原先未曾接触过的疫疠之气(可能也是鼠疫之类)。短短若干年间, 疫病席卷全国, 致死无数。曹植在《说疫气》中曾载: "建安二十二年(公元217), 疠气流行, 家家有僵尸之痛, 室室有号泣之哀。或阖门而殪, 或覆族而丧。" 张仲景在《伤寒杂病论·序》中也说: "余宗族素多, 向余二百。建安纪年以来, 犹未十稔, 其死亡者, 三分有二, 伤寒十居其七。" 著名的 "建安七子", 除孔融、阮瑀早死外, 其余五人都死于公元217年的大瘟疫。故曹丕痛悼曰: "徐、陈、应、刘, 一时俱逝, 痛可言邪?" 这是中国历史上唯一一次有明确记载的总人口呈现出断崖式暴跌。这一时期, 中国人口数量急剧下降, 汉桓帝永寿二年(公元156), 全国户数统计是1 607万多户, 人口是5 006万; 到三国末年(公元280), 魏、蜀、吴合计户数只余149万多户。

明末清初也曾有过大规模疫病流行, 特别在华北这一带, 疫情更为严重。据统计明末清初总人口中有7% ~ 8%死于鼠疫。鼠疫在军中蔓延, 士兵大量死于鼠疫, 导致北京宛如空城, 无兵防守。但中国的死亡率与欧洲相比似乎是小巫见大巫, 差异太大了, 相关缘由可参见本书后面章节之论述[2]。

研究表明, 幅员辽阔的中国, 本身就是世界上最重要的鼠疫自然疫源地, 东、南、西、北、中各地都有疫源地[3], 但以北方更为多见。直至今日, 目前明确的尚有十大鼠疫自然疫源区域, 每个又可划分若干个疫源点。不时就会有零星散发。但像前述的那样引起超大规模死亡的, 还真的不多。

3. 史实:《伤寒杂病论》确立的诊疗模式, 似定海神针 纵观数千年中华人口变迁史, 有一个事实不容否定: 中国早期人口起伏不定, 东汉时期有过断崖式的暴跌; 但东汉以后, 虽病菌并未开恩, 但中国总人口基本稳定(反观欧亚, 疫病照样肆虐流行, 周而复始, 毫无收敛之势), 即使明末有回落, 但也未出现断崖式暴跌现象, 这说明

[1] 何裕民.你真的了解中医吗[M].北京: 中国协和医科大学出版社,2020: 33-36.
[2] 参见下文 "从鼠疫个案说起: 值得珍视的记载" 部分,表明鼠疫可以部分获得控制,相对比较病死率下降。
[3] 方喜业.中国鼠疫自然疫源地[M].北京: 人民卫生出版社,1990.

了什么？

对此，不得不聚焦于《伤寒杂病论》及其奠定的中国临床医学模式。是《伤寒杂病论》的异军突起，令中国人面对疫情及疾病时不再那么无助及尴尬。学界早已明确，中国医学理论体系奠基于秦汉之交的《黄帝内经》，中国药学范式草创于两汉间的《神农本草经》，而《伤寒杂病论》则确立了中国医学的临床应对体系及诊疗模式。也就是说，是《伤寒杂病论》奠定了中国医学的治疗规范。至少利用它有助于缓解临床症状，减少病症伤害及威胁，降低疾病的致命性。

众所周知，《伤寒杂病论》问世于东汉末年（约成书于205），它的诞生很大程度归因于当时疫情之泛滥，这在张仲景（约150—215）写的序言中已清楚地体现出来。可以说，此书就是当疫情肆虐时中国医学家职业性、本能性的应对行为之总结。不期而然，它竟成为一本旷世之巨作。当然，作者张仲景原已具备了相当的中国医学基本临诊素养，又有了临床诊疗的丰富经验体会。限于当时条件，《伤寒杂病论》一书短期内传播不见得很广，但从其后的文献中可以看出，东西晋时期《伤寒杂病论》在中国各地已颇有影响。张仲景是河南南阳人，此书曾经西晋高平（一说是今山西高平，一说是今山东济宁）王叔和（201—280）整理及编次而广为后人知晓。如此至少说明，此书随后很快便流传到中原多地，造福于天下芸芸大众。

尽管《伤寒杂病论》并不能看作是防疫的专著，但它应该被定义为一本防治感染性疾病之典范，或者说对抗伤风感冒、感染性发热类病症诊治的范本。对于这些病症，该书提供的方法很管用。对于鼠疫等的防治，毕竟要差一些，但对于改善感染疫情后的危急状态、舒缓应激反应等，还是大有益处的。

4. 从鼠疫个案说起：值得珍视的记载　众所周知，鼠疫曾让整个世界付出巨大代价，被认为是不可治愈的。但有时，历史记载中珍藏着某些重要信息。《中国文化研究》杂志主编、汉学研究所所长阎纯德曾为学者刘明武的《太阳与中医》[1]作序，序言中述及：陶铸夫人曾志的回忆录中提及东北民间治愈鼠疫单方。据曾志说，该单方治愈了一批人。刘明武在广东省图书馆、博物馆两馆领导王贵忱的回忆录中，看到他的亲身经历：20岁时感染鼠疫，就是用这张单方死里逃生的。年届95岁的王贵忱自我研究，居然成就为知名的古文献版本学家、古钱币学家、金石学家、书法家等，是位通才式学者，所说的应该不是戏言。

据历史记载，"万历九年九月大雪，山中积二尺，及春始消。人肿颈，一二日即死。起自西城，秋至本城，巷染户绝"（《宣府镇志》）。此时，名医龚廷贤正好在开封一带行医，当疫病流行（1586—1588）时街头巷尾都是患者，表现为头疼身热，憎寒高烧，头面、

---

[1] 刘明武.太阳与中医[M].长沙：湖南科学技术出版社，2019：10.

颈项赤肿，咽喉肿痛，并很快进入神昏状态，二三天内有可能死亡，民间俗称"大头瘟"。一般医师守旧诊治，无效。龚廷贤发现其与一般伤寒不一样，遂独具匠心，研发"二圣救苦丸（牙皂、大黄）"，用药奇特，疗效甚佳，救活垂危患者众多，名噪中原，被尚书荐为太医院吏目，皇帝特赐双龙"医林状元"匾额一块。不能救人于垂死之间，是难以享此盛誉并荐为太医院吏目，可见龚廷贤非徒有虚名之名医也。

所谓"大头瘟"，是中医病症名，表现为高热、突发脸面肿胀等。有两类情况：一是急性腮腺炎，二是鼠疫表现。从上述记载来看，属鼠疫无疑[1]，理由：呈瘟疫般强烈传染性，迅疾高热，致死率高，脸面肿胀实际上是严重的急性淋巴炎症。如此时不立即控制，很快因淋巴结迅速化脓、破溃，继发败血症（菌血症）而于2～5天内因心力衰竭或继发肺炎死亡。历史学家们已给出明确的研究结论，明末北方地区确有严重的鼠疫泛滥流行[2]。2013年上映的电影《大明劫》还原了那段历史真相——明代中后期，北方鼠疫流行。是鼠疫给了明以致命一击，致使帝国坍塌。同时，《大明劫》也展现了一位医学界历史人物吴又可，他创制的"达原饮"以治瘟疫（大头瘟），帮助许多患者挺过7～8天，喘过气，活下来了！电影《大明劫》里有类似情节反映，说明电影编剧是下了历史考证功夫的。"达原饮"与龚廷贤研制的"二圣救苦丸"相似，思路奇特，以非常规治法获效。直到清末，"达原饮"都被认为是治瘟疫的代表性良方。

客观地说，吴又可（1582—1652）晚于龚廷贤（1522—1619）。吴又可是江苏吴县人，长期在江南行医。龚廷贤以治杂病而闻名于世，吴又可则以阐发瘟疫理论为天下所知。其实，"二圣救苦丸"并不逊色于"达原饮"。清代中期（乾隆年间）官方修订的《医宗金鉴》就看重此方，强调用于急救，因此病"若不急逐病出，则多速死"。瘟疫（鼠疫等）若能撑过危险期，可能等自身抵抗力来复，可逃过一劫。在我们看来，个人回忆、历史记载、社会现象分析及机制阐发等，均表明在那个时代，人类虽无法直接抗衡鼠疫等，但却可消解其强烈免疫风暴、防范进入更糟糕的严重感染及败血症（菌血症）阶段而起死回生，逃过一劫，从而明显降低病死率。

2020年，因研究新冠肺炎疫情需要，笔者和助手们仔细梳理了明末到民国早期有关瘟疫的有影响力的医著，200多年间居然有40多部[3]。诸如龚廷贤、吴又可一样，历史上善于探索的医师不少，留下了一些重要的历史遗产。相信其中大量有价值的历史记

---

[1] 一般说来，鼠疫有腺鼠疫、肺鼠疫两种，前者病死率30%～70%，后者病死率高达90%，中国以前者居多。一旦进入败血型，病死率几达100%。在我们看来，腺鼠疫、肺鼠疫与败血症型可能是三个病理阶段；有效控制在腺鼠疫阶段，安全度过免疫风暴，并防范其肺部严重感染，阻止进入败血（菌血）症阶段，常可挽回性命。故早期有效干预，有所控制，还是很有意义的。

[2] 曹树基.鼠疫流行与华北社会的变迁（1580—1644年）[J].历史研究,1997:17-32.

[3] 何裕民.你真的了解中医吗[M].北京:中国协和医科大学出版社,2020:53-61.

载，诸如"千金藤"类引爆世界的内容也不会少[1]。惜这方面深入梳理研究不够，值得借助当今科学手段，梳理、发现及提升，令其再次显现现实意义。

5. 医史定论：人类消灭天花，源自中国传统做法 更值得一提的是消灭天花与中国医学的某种渊源关系。

耶鲁大学科学和环境学的知名专家卡尔·齐默（C. Zimmer）在《病毒星球》一书中得出结论（此书是美国国立卫生研究院资助的项目，有较高的可信度）：过去的3 000多年间，天花可能比地球上其他任何一种疫病杀死的人都要多得多。人们早就知道天花，因为其病症特殊，症状鲜明，与众不同。大约1/3的天花患者最终会丧命。在3 500年前的三具古埃及木乃伊身上，就发现留有患过天花的印记。古代中国、印度和古希腊等的先民都领教过这种病魔之凶残。仅14—18世纪期间，欧洲每百年就有大约5亿人死于天花，受害而夭折者不乏诸如俄罗斯沙皇彼得二世、英国女王玛丽二世及奥地利的约瑟夫一世这样的显赫君王。

卡尔·齐默接受医史学界研究的一致意见，认为世界上第一种有效地预防天花传播之方法可能出现在公元9世纪末的中国。古代中国医师从天花患者的伤痕上蹭一下，然后摩擦到健康人皮肤上的切口里。有时，他们也会把伤痕做成可以吸入的粉末，类似于现代的接种，称之为"人痘"接种，通常会在受者手臂上形成小脓疱，脓疱脱落后，受者就对天花"免疫"了。虽然，对受者有一定危险性，比如会发热，并引发脓疱等，约2%的人会死亡（就像打疫苗针也有意外一样），但这毕竟比感染天花后脸上肯定留下永远的瘢痕且有30%的病死率要强得多了。

据史学界考证（这也是定论，并被卡尔·齐默所引用），人痘接种预防天花之法沿着丝绸之路向西传播，17世纪初传入君士坦丁堡，再从君士坦丁堡传到欧洲和俄罗斯，欧洲医生也效仿人痘接种之术。18世纪末，英国医生爱德华·詹纳（E. Jenner）在此基础上终于发明了一种更安全的天花疫苗。在一本1798年出版的册子里，詹纳发表了这种新的更为安全的天花接种法。此后3年内，英国有逾10万人进行了牛痘接种，种牛痘的技术迅速在世界各地播散开来，并诱发了一场医学革命，诞生了崭新而意义非凡的"免疫学"。因此，医学界早有定见，称中国医学为免疫学之"开山鼻祖"，并不为过。

随着疫苗（牛痘接种）的普及，天花逐步被攻克了。1959年，天花病毒已从欧洲、苏联和北美洲全面消退。1961年6月，中国全境彻底消灭天花。直到1977年，世界上

---

[1] 千金藤是味历史记载悠久的且已广泛运用的中药，已有成品在临床上使用。最近，中国科学家们进一步发现并认定微量的千金藤素对控制新冠肺炎有明显作用，并申请了专利，遂引起了世界性轰动。其实，此类情况不少见，只是人们愿不愿意进一步深化提升，精耕最后一亩地，拿出可靠证据，精益求精，形成产品，获得社会认可罢了。

最后一例天花病例终于被控制了，人类战胜了天花。这是人类唯一战胜了的疫情。对此，医史学界并没有遗忘中国人在其中所做出的原创性贡献。

6. 永无休止的流感抗争，中国医学可助一臂之力　前述的美国专家卡尔·齐默在讨论病毒的《病毒星球》书中，开篇写道："病毒影响了人类福祉的发展，它们每时每刻都影响着大约10亿人的生存。在过去一个世纪中，生物技术迅猛发展，病毒也毋庸置疑发挥了重要的作用。"[1]此话不假。即使在歌舞升平的日常生活中，疫病、感染等类似的威胁几乎时时存在。尽管SARS病毒、新冠病毒等的肆虐不见得很常见，但流行性感冒等对人类的伤害，却时时刻刻伴随着人们。

例如，世界卫生组织公布的系统追踪研究结果表明，每年流感季节流感在全球平均要导致300万～500万重症病例，造成29万～65万人死亡[2]。这在孕妇、婴幼儿、老年人及有慢性基础病患者等高危人群中，流感的恶果尤其严重，病死率大增。而且，这是每年周而复始地进行着的，几无例外。仅就2019年秋至2020年冬的美国而言，2020年2月美国疾病控制与预防中心（CDC）发布的资料：2019年9月底至当年年底，美国至少3 200万～4 500万人感染流感，其中31万～56万人住院并接受治疗，死亡人数达18 000～46 000人。全美50个州中，48个州出现流感疫情。此次暴发的主要是乙型Victoria系流感病毒之侵袭。甚至有一种观点认为，正因为美国与欧洲等国的流感很普遍，病死率每年都不低，因此对这次新冠病毒疫情，他们开始并不是很当回事情，最终却导致了美国人两年后死亡100多万人。因为平素流感的普遍存在，且其伤害性不大，见怪不怪，这可能也是美欧国家与中国抗疫一开始就有很大差异的背后重要因素。

对中国人来说，死于流感，相对少见得多了。周边谁死于流感可能是大新闻。就资深中国医师看来，防控流感并借助中国医药促使其尽快康复，应该说只是小菜一碟，已被反复证明是具有独到优势和显著疗效的。此法此方从《伤寒杂病论》开始，已雏形具备，历久不衰。以至于近2 000年后的日本，市面上到处都是出自张仲景的《伤寒杂病论》的成药供应，可媲美于美国商场里的维生素。可以说，美国以"人工合成"的维生素应对诸如流感之类，日本则以汉代张仲景的"伤寒方"来解决日常的伤风感冒及流感等，形成一种对照，有趣的比照！再举一典型事例：日本的人均抗生素消费量在全球很低，本自中国的汉方中药销售量奇高，日本的人均寿命全球第一，这里面的旨趣值得玩味[3]。

［1］（美）卡尔·齐默.病毒星球［M］.刘旸译.桂林：广西师范大学出版社,2019.

［2］付丽丽.世界卫生组织：每年流感流行可致全球29万～65万人死亡［N］.科技日报,2019-2-18.

［3］何裕民.你真的了解中医吗［M］.北京：中国协和医科大学出版社,2020:333.

因此，至少在与永无休止的流感等感染性疾病的抗争中，中国医学可助一臂之力。希望有朝一日像日本那样，提升后的中国医药产品能成为民众之首选，时时呵护大众健康，而不再惧怕威胁着人们的疾病之伤害[1]。

7. 问题只在于有没有再发现的机会、头脑及敏锐度 我们并不否认，中国医学是传统的、带有浓重的农耕色彩的。然而，医学又是一种生活方式及生活智慧，它是人类应对生活事件中积累起来的经验、对策及智慧之综合体[2,3]。这个综合体是极有意义的。须知，今天临床4万多种病症，人类真正有把握应对的，不过几十种，而且即使这些所谓有把握应对的几十种，充其量也都只是差强人意的，疗效常常有着明显的或然性。因此，素有"学医三年，便谓天下无病可治；行医三年，便谓天下无方可用"的悖论。基于此，看医生（不管中、西医学）都希望找老医生，原因是他们临床见多了，经验丰富，对策多多。也因为这样，有一个怪现象，临床经验越丰富的资深医师越赞同中西医学并重，因为知己不足。

例如，樊代明是从事消化内科的院士，曾任中国工程院副院长，在2017年接受《经济参考报》记者采访时他"力挺"中国医学，讲了四点理由：① 在人类历史上，中国医药学从未像今天这样受到强调和尊重。② 在世界医学领域中，中国医药学已发展成唯一可与西医药学比肩的第二大医学体系。③ 中国医药解决了很多西方医学解决不了的问题，显示其不可替代性。④ 中国医药学必然成为未来医学发展和整合医学时代的主要贡献者[4]。

他进一步认为："在人类文明发展史上，各种医学不断产生又不断消亡，唯有中医药学有完整的理论基础与临床体系，历经风雨不倒，不断发展完善，为中华民族繁衍壮大做出巨大贡献。即使在西医占主导地位的当下，中医药依然以其显著疗效和独特魅力，在越来越多国家掀起了经久不息的'中医热'。""甚至在有的领域，中医药学远远走在了西医学的前面。比如，对于顽固性腹泻，西医一直没有什么有效手段，直到近几年用在国外兴起的肠菌移植治疗法，才明显提升了疗效。而在几千年前的

---

[1] 据相关资料记载，日本申请了《伤寒杂病论》《金匮要略》中的210个古方专利，80%的日本医师会给患者用汉方药，市售汉方药占了医药健康产品的74%（妇科药更占96.7%）。汉方药可在健康保险中报销，约150个汉方药被列入日本公共医疗保险用药范围。日本超市药店中卖得最火的莫过于汉方药。人均年抗生素消费量，日本只是中国的1/11.1，期望人均寿命日本人却比中国人平均长10年左右。分析认为因素众多，其中少用抗生素，多用汉方药，充分利用中国医学的传统优势，是重要因素之一。对此，本书最后给出了对策（第十九章），可以参照。

[2] 我们在很多著作中，都讨论了这一问题。如：何裕民.中医学导论[M].北京：人民卫生出版社，2012：7-12.

[3] 见本书第十四章、第十八章、第十九章相关内容。

[4] 王小波，王海鹰."西医院士"樊代明：我为何力挺中医[N].经济参考报，2017-12-13.

中医学典籍如《肘后备急方》《黄帝内经》，甚至更早时期，即有记载'口服胎粪'等类似疗法。"[1]

其实，类似方法只是肠菌疗法的雏形，就像种痘一样。在没有更好的手段时，面对生死无奈，土方法同样是有价值的。笔者临床就经常用各种土方法治病，包括用外敷等来解决最困难的癌痛（胰腺癌疼痛等）。这方面的历史积淀十分丰富，问题只是在于我们能不能发现，并像屠呦呦一样，加以去粗取精，提炼升华，古为今用。在病多、治法少、针对性药物几无的情况下，传统记载的经验，无疑意义突出。问题只是在于，我们能否针对性地发掘、鉴别、提纯、升华。

顺便说一下，疟疾也曾是危害巨大的传染病，中国曾经每年有3 000万人感染，数十万人死亡。笔者插队落户时也曾经感染过疟疾，处于昏迷状态，是"6·26"医疗队下乡[2]，用针刺十宣穴[3]"唤醒"了笔者。这也是笔者第一次接受针刺治疗。

2021年7月，世界卫生组织正式宣布中国成为全世界第40个完全消灭疟疾的国家。这还引起了印度媒体的一阵子骚动与反思。《印度快报》2021年7月11日发文感慨，为何中国能够消除（疟疾），以及印度（抗疟）的未来之路。2007年印度还有数万人死于疟疾，即使近2年，印度每年的疟疾患者还有数百例[4]。

8."适度分裂"可能利于创新　有一个问题值得深思：东汉末年张仲景（约150—215）编写《伤寒杂病论》、西晋葛洪（283—343）写下《肘后备急方》，当时都是战乱不断、民不聊生之际，并非歌舞升平，何以却在医学史及人类防范疾病探索中留下浓墨重彩的内容？对此，前面提及的演化生物学家戴蒙德纵观人类进化史后提出了"适度分裂原则"[5]，他认为大一统及十分稳定安宁的社会状态不一定有利于社会进步及学术创新，往往是"适度分裂"，社会存在某种程度的紧张危机状态，更容易促进创新及社会发展，尤其是涉及医疗及疾病防范方面的经验总结及探索。细细想想，此说看似谬误，却不无深刻之理。征战不断的古希腊，硝烟弥漫的战国时代，都促成了古希腊及古代中国的学术极度繁荣。苦难深重、面临亡国之虞的百年前的中国，也成就了一大批

---

[1] 王小波,王海鹰."西医院士"樊代明:我为何力挺中医[N].经济参考报,2017-12-13.

[2] 1965年6月26日,毛泽东作出"把医疗卫生工作的重点放到农村去"的指示。此后,城市医院医师响应号召,组建医疗队分赴农村,为基层人民服务。那个时代,6月底前后,医疗队下乡是惯例。

[3] 十宣穴就是位于十指尖的穴位,针刺非常疼痛,常用于昏迷患者的急救和唤醒。"十指连心",该穴位可以诱发剧烈疼痛,遂刺激患者苏醒。

[4] 近年来,印度的疟疾病例始终保持在亚洲前列。根据世界卫生组织2021年7月的统计,印度成为在世界范围内疟疾"高负担高影响"国家中唯一一个亚洲国家,其余都是来自非洲的国家。

[5] 适度分裂原则,又叫最优分裂原则,参见:(美)贾雷德·戴蒙德.枪炮、病菌与钢铁:人类社会的命运[M].谢延光译.上海:上海译文出版社,2014:483.

光照后人的杰出学者和难得一见的思想界盛况。

笔者原本一直对东汉以降的张仲景、葛洪等何以独创性地写下《伤寒杂病论》《肘后备急方》等深感不解,"适度分裂原则"则可较好地说明其深层次因素。当时,急迫的社会需求、大量的急难病症、丰富的亲诊经验,再加上战乱中相对宽松的学术氛围等,促成了张仲景、葛洪等的伟大创举。张仲景《伤寒杂病论》的问世,既代表着中国临床医学的崛起及成熟,又为后世提供了诊疗(包括疫病在内的)疾病的规范及具体理法方药。葛洪则勤勉探索,史料记载其查阅的文献即达60多种,跨越1 700余年,留下了数量可观的著作,包括影响后世颇巨的《抱朴子》《玉函方》等。惜《玉函方》已遗失,《肘后备急方》只是其简约版的急诊实用手册。这些事实表明,东汉以降,中国古医贤对各种疾病(含疫病)及一些急诊等,已不再是束手无策,而是有了规范、指南性的应对之策。尽管有些疫病及急性病借中国传统医药来应对很难达到效如桴鼓,但总比坐以待毙要好得多。

任何问题都是相比较而存在、相比较而彰显意义的。相对于世界(除中国以外)各地,公元10世纪以后还频繁地因疫病大流行而绝宗灭族,或动辄几千万生灵(欧洲、非洲)涂炭、夭折,中国不能不说是幸运的。尽管中国也瘟疫频发、病症不断,并且有多处已明确是鼠疫的原发地或主要疫源地[1],但以《伤寒杂病论》《肘后备急方》等的问世为标志,临床医学发展却促成了后世中国总人口的基本稳定,且大幅度地领先于世界其他地区。

贾雷德·戴蒙德审视世界进步史万余年后,总结性地说:"如果所有其他条件相等,更多的土地和更多的人口意味着更多的相互竞争的社会和更多的发明创造,因而也就意味着更快的发展速度。"[2]从这一点来看,中国医学对于中华民族繁衍及发展之意义,就更为突显了。可以这样说,正因为有中国医药的保驾护航,中华民族才得以在16—17世纪以前一直昂首屹立在世界东方,引领着世界进步风潮。

后世在《伤寒杂病论》等的基础上不断探索与总结,疫病防治及急诊诊疗水平逐渐增强。如即便到了1880年,法国侯爵德雷伊组织了最雄心勃勃的殖民新几内亚计划,结果1 000个殖民者不到3年因疟疾而死了930人,彻底失败了。刊于1624年的《景岳全书》治南方的山岚瘴气(即恶性疟疾)却颇有章法及疗效,分热、冷瘴两大类:热瘴用清瘴汤,药有青蒿、柴胡、茯苓、知母、半夏、黄芩、常山、黄连等,亦可用紫雪丹;冷瘴用金不换散,药有苍术、陈皮、厚朴、藿香、甘草等,现代药理研究表明其主要药物

[1] 方喜业.中国鼠疫自然疫源地[M].北京:人民卫生出版社,1990.

[2] (美)贾雷德·戴蒙德.枪炮、病菌与钢铁:人类社会的命运[M].谢延光译.上海:上海译文出版社,2014:343,431.

都有一定抗疟作用。

根据对葛洪《肘后备急方》记载的抗恶性疟疾用青蒿之经验，不仅在其后的1 700多年救治了数以百万计的疟疾患者，而且促使诞生了中国第一个诺贝尔生理学或医学奖。可见即使在现代，中国医药学的经验依旧弥足珍贵，可古为今用。

毋庸讳言，近代中国医学界又陷入了分裂状态。由于中国和世界交往增多，西方医学强势进入，新的进展不断更迭，故对传统中国医学的认识，产生了截然不同的看法。我们正是因为意识到这四分五裂之状态，才补上这一节内容的。希望作为医学共同体的我们能从历史中吸取精华及教益，取得某种最低共识，而后协力共进，通过努力，在各方面取得成就，从而走出困境。

五、历史人口学权威如是总结

复旦大学的葛剑雄是中国历史人口学领域的权威，他曾对中国历史人口变迁及其影响因素等做过大量分析。借用他的研究结论，也许更有说服力。

1. 中国人口变迁的几大特点　他在系统分析中国历史上的人口变迁趋势后，总结指出这一变化趋势存在几大特点：① 明清以前人口增长总体缓慢。② 不太稳定，时有起落——往往是由自然因素和战争等天灾人祸导致或加剧的严重饥荒之结局。③ 人口发展有阶段性特点，其主因之一是受制于农业生产力——明清后发现新大陆，中国也得以引进红薯、土豆、玉米等粮食新品种，大大缓解了口粮不足，故出现了人口增长的新高潮。④ 阶级之间的不平衡，富人因为生存条件良好，往往人口繁殖率更高。⑤ 地区与民族间的不平衡。对此1935年胡焕庸提出的"胡焕庸线"已颇能说明现象，原因则主要在于生存环境及农业生产条件[1]。

2. 历史上影响人口的主要因素　葛剑雄进一步分析了历史人口的影响因素，主要归因于以下五点：① 自然地理环境。② 农业生产能力。③ 战争与内乱。④ 政治制度。⑤ 传统思想与习惯影响。其中，战争（包括直接死于战争及间接消损的）常常是重要因素之一。历史上很多人死于战争后继发的疫病之流行。

3. 结论：历史证明，天佑中华有中医　尽管历史上中国这块大地上疫病不断，死于疾疫人口并非少数。但葛剑雄等并没有把疫病作为致死并影响人口总数的主要原因之一。猜测其缘由，因为相较于欧洲、南美等地，疫病这一因素在中国实在是不如其他各国那么突出。尤其是东汉以后，中国人口总体比较平稳，尽管疫病不断，但大都没有造成极度凶险及过于残酷的结局。明代末期的人口小幅度回落（10%以下），则是政

---

[1]　葛剑雄.中国人口发展史［M］.成都：四川人民出版社,2020.

治腐败诱发战乱,促成饥荒,诱发了鼠疫大流行。前者(政治腐败)是因,后者(鼠疫)是果。

曹树基分析明末清初鼠疫之所以流行后认为,从天人合一角度看,人、自然、鼠(疫)之间也有着动态平衡,中国人很早揭示了这一点。反观明末清初的鼠疫肆虐,原因就是政治昏暗、天之大旱、人之妄为(过度移民、垦边、开荒,破坏原有生态条件下鼠的生存环境)等综合因素促使所致。中国医药学虽难以对鼠疫形成直接的抑杀作用,但相关的指导思想却有助于防范其之肆虐流行[1]。这也许对中国国民尽可能远离疫病之害也起着某种重要的保障之功。

结论是相比较而产生的。上述诸多事实及分析,综合后可以得出一个明确的重要结论:至少在历史上,中国医药学对于确保东亚大地子民延绵不绝、枝叶繁茂不可或缺;对于维系、保障、增进中华民族的生生不息、繁衍昌盛厥功至伟! 故2007年中西医学争鸣甚嚣尘上之际,我们注意到媒体在标题上用得最多的就是——天佑中华有中医!

---

[1] 曹树基.李玉尚.历史时期中国的鼠疫自然疫源地——兼论传统时代的"天人合一"观[A].李根蟠.中国经济史上的天人关系学术讨论会论文集[C].北京:中国农业出版社,1999.

第 四 章

中国医学的救世意义仍然显著

> 我们可爱的青年啊,立正,开步走!大海对岸那边有好几万万人,愁着物质文明破产,哀哀欲绝的喊救命,等着你来超拔他哩。我们在天的祖宗三大圣(指孔子、老子、墨子)和许多前辈,眼巴巴盼望你完成他的事业,正在拿他的精神来加佑你哩。
>
> ——梁启超(《欧游心影录》)

历史似乎过于遥远且因为许多信息无法排除干扰或偏差而说服力不够强,而新近的鲜活案例则可起到很好的补充说明之功。

一、21世纪两场大考给出的答案

21世纪初的20年间,突如其来的两场大考,中国人交出了不尽相同的两份答卷,尽管结果评分不见得一样"高",却都彰显了中国医学的特殊价值。人们在回味中受益无穷。

1. 2020年的新冠肺炎疫情,风景这边独好 2020年的新冠肺炎疫情对世界来说都是一场大考,那时我国武汉正值春节期间,一时间让人有点措手不及,陷入被动状态。好在有高层的正确决策,有中华文化的深厚底蕴,有全国人民齐心协力的配合,中国很快就触底反弹,走出困境,并走向更美好的明天。

我们先让一年后的结果说话:中国最早遭遇疫情,但也是最早走出困境,且感染率、病死率都明显低于全球水平。截至2021年3月18日,据Worldometers实时统计数据,14亿中国人新冠病毒确诊病例为9.0万(90 072例),患病率为0.006 4%,全球平均值是1.4%,美国、英国分别是6.07%和6.08%,中国仅为美、英的1‰,全球水平的4.5‰。中国死亡4 636例,为3.3%;英国、美国死亡分别超过10万和53万例,是全球平均水平的6倍多,高于中国水平的几千倍。从疫情控制效果看,这些是最过硬的数据。从复工复产效果来看,中国是最早走出来的,且是2020年世界范围内唯一经济正增长的主要经济体。这些人们已耳熟能详,无需赘述了。因此,2020年的新冠肺炎疫情大考,中国这边"风景独好"。

2. 点缀此风景,中国医学功不可没 就新冠病毒(2019-nCoV)的中国医疗防控效果,2020年3至4月份以后是人们关注的热点。笔者在2020年5月出版的《你真的了解中医吗》[1]书中，花了较大篇幅，及时追踪了面对疫情中国医学所面临的"大考"，具体地以《甘肃，综合实力不占优势，何以新冠肺炎防控遥遥领先？》《被看好的抗病毒药：临床研究结论居然"无效"》等为题，做过专门的深入分析，指出中国医学防范疫病，并不都在于直接"对抗"，而对于对抗"炎症风暴"之机制，我们也提出了"最新解"——贵在提高机体自身对"疾病耐受性"[2]。

2020年新冠肺炎疫情防控，事实已给出了历史性的回答——非常漂亮。中国第一时间控制住疫情，中国医学功不可没。对此已有定论，无须复述。我们只想回顾一下疫情早期，在人们慌忙应战，特别是武汉等地疫情暴发之初，人心慌乱，并无特效药、无疫苗及相关直接应对经验的情况下，中国医学工作者借以往积累的治疗传染性疾病的经验及原则，深入发掘中国医学传统名方，结合临床实践，形成了中国医学和中西医结合治疗此病的诊疗方案，成为中国抗击武汉等地疫情之重要特色和优势。据官方数据显示，截至2020年3月底，全国新冠病毒肺炎确诊病例中，第一时间74 187人使用了中国医药学的占比91.5%。其中，湖北省确诊患者，中国医药学使用率高达90.6%。临床疗效分析提示，中国医药学总有效率达到90%以上。有专家（如东南大学附属中大医院副院长邱海波）认为，从目前临床观察看，对重型和危重型患者的治疗中，中国医药学发挥着重要作用，包括可降低轻症和普通型患者向重型之转化，可降低重型向危重型之转化，并有效地参与重型和危重型患者的救治及促进康复等[3]。

2020年4月24日上海举办了"中医药在新冠肺炎防治中的作用与传承创新发展研讨会"，首次披露西医组病死率是中医组的10倍多这一惊人差距。有院士对比了一组数据，武汉市中西医结合医院住院1 476例，有重症、危重症患者662例，其中用中药汤剂组484例，非中药汤剂组178例。中药汤剂组死亡15例，未用中药汤剂组死亡56例。比较后发现，中药汤剂组死亡风险下降87.7%，与未用中药汤剂组相比，具有统计学差异。进一步核算病死率，中医汤剂组病死率3.1%（15/484），非中药汤剂组病死率31%（56/178），相差达10倍。

深入研究提示，新冠病毒肺炎其机制是过激的免疫反应制造出大量自由基，引发

［1］何裕民.你真的了解中医吗［M］.北京：中国协和医科大学出版社,2020.

［2］孙增坤,何裕民.超越干涉主义,医疗也需要考虑"疾病耐受性"——兼论中医药介入新冠肺炎救治的新思考［J］.医学与哲学,2020,41（8）：12-16.

［3］在前面讨论鼠疫（大头瘟）时,我们指出,龚廷贤与吴又可等明代名医"在那个时代,虽无法直接抗衡鼠疫等,但却可消解其强烈免疫风暴、防范进入更糟糕的严重感染及败血症等,从而起死回生,逃过一劫,从而明显降低死亡率"。在此我们依然恪守这一分析解释（见第三章中"中国人口变迁及疫病史启示录"相关内容）。

多器官损伤,从而让蛋白质变性、DNA受损,并出现发热现象等,以至于肺、脾、心、肝、肾都有不同程度伤害。临床上,免疫反应越强烈,损害便越严重。借助中国医药学的辨证论治,可抑制这种过激的免疫反应,及早清除自由基等,往往可明显消解"免疫风暴",阻止新冠肺炎患者由轻症向重症和危重症之发展,因此,可显著降低炎症反应对患者自身组织的伤害。事后人们也的确肯定了中国医药学运用辨证论治,可以达到如此理想之效果。

也正因为前期抗疫中辨证运用中国医学之得心应手,因此2021年初河北、黑龙江等第二波疫情暴发时,人们纷纷毫不犹豫地运用中国医药学加以应对,这成了人们本能性反应。民间也每每乐于接受中国医药学以控制疫情。

笔者2021年春节与来自英国的医生交谈,他有中国文化背景,长期在英国生活、工作,从事医疗多年。他非常不解——何以中国疫情绝大多数都是轻症的,英国送进医院的,几无例外都是重症的、需上呼吸机的,美国情况也差不多,所以,英、美的病死率很高。这背后,中国国民第一时间广泛使用中国医学药物及方法,也许是最重要的支撑性因素。前已述及,中医药可以有效地防范"免疫风暴"之发生,阻止轻症患者向重症或危重症患者之发展。

德国前外长菲舍尔(J. Fischer)是国际政坛很有影响的元老。2020年12月9日,他在西班牙《国家报》发文称:2020年应被称为"新冠年",这一年对于中、美来说同样重要,中国在抗疫方面大获全胜,国际形象得到了大幅改善,英、美等国则十分失败。菲舍尔把2020年疫情控制的成败,看成是整个世界发展趋势的转折点。出现这种变化趋势表明:"最大的原因是世界正在以由美国主导的20世纪,向以中国为主导的21世纪过渡。"差不多同时,美国《华盛顿邮报》也发表文章称:"不得不承认,中国的影响力正在不断增强,2020年确实是中国崛起的一年。"

3. 2003年,SARS事件的不同结局 重症急性呼吸综合征(severe acute respiratory syndrome, SARS)指的是由变异了的流感病毒——冠状病毒所引起的以重症、急性呼吸系统病变为主的综合征。此病毒非常独特,传染性、致病性和致命性都比较强。

21世纪初的SARS于2002年在中国广东顺德首发,2003年初呈暴发状态,并很快扩散至全国、东南亚乃至全球。这是新冠病毒肺炎(COVID-19)发作以前中国近年来所面临的最严峻的疫病灾情及最大的公共卫生事件。在突如其来的疫病面前,中国医学虽不能独当一面,甚至当时不被视为应对之主流,但能不能主动且合理地运用,其结局却也泾渭分明,值得深入检讨与反思。

SARS刚刚出现时,由于认识没有跟上,初期未被列入传染病范畴,广东医院都按正常程序接收患者。除了隔离等必要措施外,中医院治疗主要采用中医疗法(也不排除输液等支持疗法),西医院用的是现代疗法——抗生素、激素、补液等,结果证明中医药疗效略胜一筹。如广州中医药大学第一附属医院前后共收治了61例SARS患者。

患者完全是自主选择的情况下,进院治疗的(也就是说具有可比的随机盲法)61位患者零死亡、医护人员零感染、患者零转院,创造了"三个零"的奇迹[1]。

独木不成林,广州医科大学附属第一医院用中西医结合方法治疗SARS,中国医学根据分期进行分证论治,且均加用中成药对症加减。结果治愈70例,死亡1例,平均退热时间6天。无1例工作人员感染,疗效也十分理想。反观同时期的香港,在应对SARS 2个多月后,因为单纯用西医学方法,没有控制住疫情。鉴于广州中医学界参与抗击SARS效果显著,主动请求广东派中医师援助。2003年5月3日广东省中医院两位参与SARS治疗的中医师林琳及杨志敏应香港医管局之邀,协助香港医院用中国医药学方法治疗SARS,香港被动局面才有所改观[2]。

事后世界卫生组织专家詹姆斯在考察了广州中国医药学抗击SARS的疗效后评价说:"中国医药抗'非典'经验,对在世界范围上升为常规治疗有非常大的帮助。"

这次SARS最先暴发地是广东,且广东第一时间的疫源隔离措施等远没有北京等地来得主动,但广东的疫情很快得以控制,病死率相对较低。事后学界总结经验教训,认为其中有两个因素不容忽视:① 广东的中医界第一时间介入抗击,辅助西医共同阻击SARS。② 广东民间有喜好中国医药学的深厚文化氛围。例如,平素就喜欢用中医药煲汤、常喝凉茶等。

4. 一个忽略中国医药学的案例 北京2003年3月6日发现第一例患者,当地暴发初期中医治疗并未介入,官方数字披露被感染人数突破2 400人,其中包括医护人员394人,死亡147人。很快政府借全国之力,日夜兼程地赶造了一座专门收治SARS患者的小汤山医院,并吸取教训,邀请中国医药学界积极参与后期治疗,效果显著。据官方报道,小汤山医院共收治680名SARS患者,672例痊愈出院,8例死亡,治愈率超过98.8%,1 383名医护人员无一感染。主管医疗的副院长介绍说,治愈率高的原因主要

[1] 钟嘉熙,朱敏.中医药治疗传染性非典型肺炎61例临床疗效分析[J].广州中医药大学学报,2004:1-5.参见内容摘要:"本院收治的61例全部治愈出院,平均退热时间为(4.03±3.94)天,肺部阴影开始吸收时间平均为(4.34±2.76)天,病灶明显吸收或完全吸收时间为(6.93±4.02)天,平均住院天数为(9.05±4.91)天;与同期深圳东湖医院采用纯西医治疗的50例比较,平均住院时间、胸片病灶开始吸收时间及明显吸收时间均较短,治愈率较高。"60例患者经治疗均未传入营血分(指病情没有加重),无1例出现呼吸窘迫综合征,无1例使用免疫球蛋白和抗病毒西药,仅1例使用了面罩持续正压吸氧,仅5例(占8.20%)短期应用过地塞米松,无1例出现股骨头坏死。

[2] 据中国新闻网,《港报称香港"非典"疫潮消退后存在十大悬念》"内地以中西医结合治疗'非典'患者,取得极为理想的效果。不过,香港的公共医疗体系一直抗拒中医参与正式的治疗;直到疫潮在港肆虐近2个月后,医管局始决定邀请广东中医专家林琳和杨志敏来港参与'非典'治疗。""从临床效果看,两位中医师已为10间公立医院的90名'非典'患者提供诊治,大部分病情均有好转;部分在深切治疗部(内地一般称为ICU,重症监护室)留医的患者,在服食中药后亦能转往普通病房。"

是来自全国的专家组指导、重视心理治疗和中西医结合疗法[1]。医疗本质上是一类救助技术，具有"救世"意义，无论传统的中国医学，还是现代医学，能解决问题是其最主要的选用标准。按邓小平的见解：只要有利于发展生产力，增强国力，提高生活水平，无须纠结姓资姓社。这是老祖宗馈赠的"传家宝"。在我们看来，有利于控制疾病、改善民众健康状态的，就没有必要加以排斥。

二、简单的对抗性疗法，其结果常惨烈而窘迫

仅使用简单对抗性疗法后续会产生不良反应。英、美等发达国家新冠肺炎疫情病死率高、后遗症剧烈，原因就在于此。2003年SARS一暴发，即不断有专家（包括笔者在内）公开大声呼吁：慎用大剂量激素及抗生素。然而，也许是慌不择路，也许是短期思维，初期应对SARS时激素与抗生素竟成了法宝。连很大一部分有患者接触史的医护人员都被鼓励用了。很快恶果涌现，医护人员中感染SARS者高达394人，占16.4%。其中，很大一部分因滥用激素及抗生素而后果严重。2006年粗略统计有300多人因为SARS治疗运用大剂量激素而导致股骨头坏死、肺纤维化。当然，还有其他一些严重的后遗症，如抑郁、自杀等。股骨头坏死几乎是简单对抗性疗法治疗SARS患者中普遍存在的后遗症。

进一步分析发现，300多人只是登记在册的，有专家认为还有那些未统计在册的潜藏的受害者，数量可能更大，更令人担忧。其中，不乏一些参与救治的医护人员。两种后遗症都是不治之症，远比癌症棘手，且严重影响生存。笔者朋友中就有因为参与救治SARS，而被要求用了激素，以致股骨头坏死，终生只能轮椅相伴，动不动就气急、虚汗频频（肺纤维化所导致的呼吸功能衰竭）。这些患者中，最快出现相应症状的是在救治出院后第3天。他们中不乏曾经的抗击SARS明星，作为"被成功治愈的"的典范，媒体争相采访的"宠儿"……半年后却因为腿疼、呼吸不畅，确诊为激素过量使用而导致的SARS两大后遗症。对这些"康复"了的患者进行调查，在回收的110份有效问卷中，88.2%的SARS治愈者出现了股骨头坏死，80%的患者因股骨头坏死而离岗，74%患有不同程度的抑郁，有60%多的家庭因此出现了婚变等重大变故。更残酷的是，这个令人揪心的群体最初一直未能进入公众的视野，直到2010年国际残疾日后，中央电视台《新闻1+1》节目做了专题采访报道，这一恶果才引起了人们的广泛关注。媒体总结成一句话："他们的确活得十分艰辛！"特别是北京几家参与救治医院的医护人员，因此彻底改变了人生轨迹。

---

[1]　孙彦新.小汤山医院非典治愈率98.8%，医护人员无一感染[EB/OL].新华网北京,2003-6-20.

须知,临床上,60%以上的股骨头坏死是大剂量使用激素之必然恶果,同时大剂量激素也会导致肺纤维化。对此,除技术性失误需检讨外,我们是不是更应反省深层次的"征服""改造""重建"之指导思路?很多问题的应对上,人们是不是应该有所忌惮?需要敬畏,至少需适可而止,反思一下是否还有其他思路及方法。比如说,虚心向传统经验学习,稍微保守一点,考虑一下可能的后续副反应等。如果能够征询一下过去,也许,很多后果就可以预料到。好在这次新冠肺炎疫情泛滥,没重蹈覆辙乱用激素,相对来说,使用激素谨慎多了,应该说是从SARS事件中吸取的教训。

"往者不可谏,来者犹可追。"这些"康复"者的悲惨境遇,但愿能够启示人们像鲁迅那样,针对自己年轻时气盛而鲁莽,曾偏激地抨击中国医药学,晚年转在杂文《经验》中针对中国医药学不无检讨地说:"古人所传授下来的经验,有些实在是极可宝贵的,因为它曾经费去许多牺牲,而留给后人很大的益处。"一如《本草纲目》,"里面却含有丰富的宝藏"[1]。总之,虚心向历史学习,吸纳"他者"之精华,才能更好地应对许多难题。

三、作为旁证:中国医药援非抗击埃博拉同样有效

2014年,非洲暴发了史上最严重的埃博拉病毒(Ebola virus)疫情,中国第一时间伸出援助之手,利用抗击SARS中所获得的宝贵经验和教训,很好地帮助了非洲(特别是塞拉利昂)兄弟抗击了埃博拉出血热之肆虐,并取得了控制良好的效果。这次中国的做法广获好评,包括国际媒体、当事国政府和民众,以及专业机构(世界卫生组织等)都不吝溢美之词。可喜的是,这次不仅政府有正确的作为,中国医药学也没有缺席。

埃博拉,又译作伊波拉,是一种罕见却剧烈传播的病毒,它其实是一组病毒属下的数种病毒之通称,故对其缺乏良策,感染后病死率甚高,通常在50% ～ 90%[2]。其致死原因主要是出血发热、中风、心肌梗死、失血性休克和多器官衰竭等。其恶性程度很高,比SARS、艾滋病等还要难以控制。西医学除了加强疫病源头防控外,并无良方妙法。

2014年11月26日新华网以《中医药给非洲埃博拉患者新希望》为题,报道了中国人民解放军第三〇二医院援塞拉利昂医疗队运用中国医药学等抗击埃博拉的进展。该医疗队队长说:"非洲人民没有接触过中药,加上中药汤剂的味道特别,我们开

[1] 洛文(鲁迅).经验[J].申报月刊,1933,2(7).
[2] 一般致病菌按照其致病烈度有分级标准,称为"生物安全等级",共分为4级:流感通常为2级,艾滋病为3级,SARS、新冠病毒等也都是3级,埃博拉则是最高的4级。级数越高毒性越强,危害越甚,防控越困难、越严格。

始认为他们可能不会接受中药。经过几次给药后，有些患者主动问医生要中药喝。他们说：'中国人非常好，中药吃后感觉身体有劲，胃口也好多了。'"他们结合塞拉利昂的气候和人种特点，针对埃博拉病的主要症状，采取清热凉血、益气解毒的中国医学治法，辨证论治，合理组方。据队长介绍：每当医生去病房查房，一到发放中药时间，患者就主动排队领取中药并按时服用。"有一天，塞方医院院长卡努告诉我们的医生：'能不能多给我一些中药，我的一个朋友感染埃博拉需要治疗。我在中国留过学，我相信中药！'"[1]事实表明，医疗队尝试使用中国医药治疗效果的确良好，受到当地患者欢迎。该医疗队专家总结说："虽然我们对中药抗击埃博拉作用不能下结论，但塞拉利昂患者很乐意接受中医药治疗，中医药为塞拉利昂人们抗击埃博拉带来了新的希望和信心。"[1]这，说得非常客观！能够帮助改善症状，且民众欣然接受，至少表明中国医药学是有辅助治疗意义的，有助于促进埃博拉患者的康复。

四、起效：机制可能并不在于直接"对抗"

我们认为，中国医学是否有直接拮抗埃博拉、SARS、艾滋病、新冠肺炎等（包括前述的瘟疫、鼠疫）的药理作用，不可以武断地下结论——或许，有一定的直接拮抗类的药理作用，却作用很弱。因为中国传统思路不是以"对抗""征服""干涉"为唯一宗旨或指归的，中国智慧更强调调整、优化及适应等。长期的临床实践，使得中国人总结出了"正气存内，邪不可干""留得一分正气，便有一线生机"等理论原则，并创造性地总结出辨证施治等有效原则。

辨证施治，说到底就是根据个体的体质特点（含环境因素）及病邪性质等，合理施治，不断优化、调整，以达到保护正气、消解症状、改善病理状态等目的。"中药吃后感觉身体有劲，胃口也好多了"，就是这些方面有所改善的表现。我们说，解决问题有直接抑制和曲线救国之不同方案。在缺乏直截了当的针对性抑制措施情况下，曲线方案未尝不是一种好的选择，未必不能起效。

以这次新冠病毒肺炎治疗为例，我们明确提出医疗需"超越'干涉主义'，时时刻刻需关注个体自我的'耐受性'"，引起了颇大反响[2]。根据中国传统思维及应对智慧，很多错综性难题的解答，曲线方案也许比直截了当地抑制更为低成本、少损伤，且更为有效和持久。家喻户晓的中国智慧"36计"中，"围魏救赵"就体现了这一特点。

［1］ 胡彬.中医药给非洲埃博拉患者新希望［N］.中国中医药报，2014-11-26.

［2］ 孙增坤，何裕民.超越干涉主义，医疗也需要考虑"疾病耐受性"——兼论中医药介入新冠肺炎救治的新思考［J］.医学与哲学，2020,41（8）：12-16.

我们在防治癌症40余年，诊治5万余例病例基础上，发现在难治性癌症的纠治中，借助此思路，获益不浅。这里体现出更需要历史经验和哲学智慧。为此我们团队最近整理出版了《智慧治癌》[1]一书，做出了分析。书中不仅详细介绍了如何充分运用智慧防治癌症，而且强调今天癌症治疗方法、手段、药物不少，其实少的不是方法与药物，而是智慧与策略。从这个意义上说，癌症明确性质后，智慧有时候比具体的方法药物更重要。

更深一步说，绝大多数外源性疾病（中国医学又叫"外感"或"戾气"）的痊愈，靠的是自我内在的抗病力（抵抗力），自身抗病力属泛称的"正气"范畴。因此，即便是在西医学中已有较为针对性疗法的疾病治疗中（如某些细菌感染导致的严重炎症），合理配合中国医药仍有突出意义。笔者经常被请去会诊一些难治性的感染，用尽了各种抗生素，仍旧难以控制发热等症状，辨证论治运用中国医药后，常曲径通幽，峰回路转，柳暗花明。

总之，验之当今，作为有效的诊疗体系，中国医药学仍旧意义突显，救世价值依然彰显。问题只是在于人们对它是不是真正认识了，很好地变通（结合现时代特点）地加以掌握，并紧贴时代地借助现代技术与时俱进了！

五、艾滋病伤害史可能将改写

此次疫情发生前，20世纪后半叶至今的整整40年间，对人类造成最大健康威胁的传染病是艾滋病。截至2018年底，艾滋病已造成全世界7 490多万人感染，其中3 200万人死亡。很长时间、很多情况下，人们谈艾滋病而色变。

艾滋病（AIDS），是感染了艾滋病病毒（HIV）后所引起的一类后果严重的传染病，病死率高达40%～50%。HIV主要是通过性接触、血液、母婴途径播散的。理论上说，HIV病毒的传播途径相对局限（不像呼吸道传播的病毒，防不胜防），故严加防范管控，应该比新冠肺炎等来得容易抑制些，杜绝也容易些。艾滋病主要是累及人体免疫系统中的CD4T淋巴细胞，它常大量破坏CD4 T细胞，引发免疫功能丧失，导致人体极易感染各种疾病，包括并发恶性肿瘤等，并最终或因感染、或因衰竭而亡，故又称"获得性免疫缺陷综合征"。

1. 时隔40年，美国的应对只是旧"模板拷贝" 此波新冠病毒的全球蔓延，又勾起了人们对仍在肆虐但风头略有衰减的艾滋病的对照研究和反思。2020年2月正值中国武汉陷于新冠病毒肆虐之困境时，西方不少人士认为中国正面临着"切尔诺贝利"

[1] 何裕民.智慧治癌[M].长沙：湖南科学技术出版社，2022.

式的灭顶之灾。他们隔岸观火,纷纷指责中国政府这个做得不好、那个做得不对。这些行为引起了世界有识之士的愤慨。例如,南非学者迈克尔·鲍尔2020年2月20日在英国《金融时报》上发表文章,题为《政府还能做得更好吗》,他对西方某些媒体对中国的抗疫举措之胡乱指责感到义愤填膺,并以美国政府过去的做法为例,做出有针对性的比较。他提请人们不要忘记艾滋病的教训,正是40多年前美国里根政府的乱作为、不作为,导致了艾滋病的全球泛滥,令3 200万人死亡,7 490多万生灵蒙灾。40年后美国特朗普政府故伎重演。2020年3月初,美国新冠肺炎疫情还没有暴发,但苗头已经存在,美国政府却幸灾乐祸且无有益之作为,以至于疫情泛滥。到2022年2月,美国感染已超过7 000多万人,死亡接近100万之众……真可谓是同一个"模板"的40年后之"拷贝"。

1981年美国科学家詹姆斯·柯伦首次在旧金山发现艾滋病病毒,1981年6月发表文章,提醒美国注意致命性的艾滋病,并告诫国际社会需关注其致命性的传播。1983年法国病毒学家首次分离出艾滋病病毒(HIV)。但当时的美国里根政府对此毫不在乎,公开戏称此为"同性恋瘟疫"。当时美国事实上已经有800多人死于艾滋病了。一直到4年后的1985年9月17日,艾滋病已在美国造成12 000人死亡,里根总统才开始重视,第一次使用"艾滋病"这个词。而此时,艾滋病已全球泛滥,感染者及死亡人数甚众。迈克尔·鲍尔发问道:"你能想象中国领导人在新冠肺炎暴发4年后才开始使用'冠状病毒'这个词吗?""中国领导人不到1个月就使用这个词",并启动积极应对措施了,包括武汉"封城"等历史上前所未有的极端且卓有成效之措施。正是这些"向历史学习"而来的举措,让中国取得巨大成功,包括控制疫情、恢复经济、稳定民生、增强自信等。迈克尔·鲍尔感叹道,如果40年前的美国,"里根政府能够从一开始就注重艾滋病的防控,人类所蒙受的灾难就会大大减轻"。现在,艾滋病已经导致3 200万人死亡了。这又回到了本书开篇的主题:有效医疗,常具有"救世"之意义。

2. 阻击艾滋病,中国医药学或许也有一定功效　谈到艾滋病,想讲述几个小故事,并补充一点认识。复旦大学张维为不久前与大家分享了一段回忆[1]:1987年4月,中国领导人邓小平会见来访问的坦桑尼亚总统尼雷尔,张维为任翻译。话题转到艾滋病,邓小平非常肯定地说"艾滋病,美国最多"。接着说:"我们现在在尝试用中草药来治疗艾滋病。"尼雷尔说,对我们坦桑尼亚来讲,现在最大的疾病还不是艾滋病,而是疟疾。根据张维为的分析,当时尼雷尔的判断也许是对的。但从发展趋势看,他低估了

---

[1] 2020年2月24日,在东方卫视《这就是中国》第46期节目中,复旦大学中国研究院院长张维为和上海交通大学公共卫生学院蔡雨阳,共同讨论了中外模式在应对突发疫情中的一些做法,以及各个国家在公共卫生体系建设方面的情况。

艾滋病泛滥的可能性。稍后艾滋病在博茨瓦纳、南非、坦桑尼亚、莫桑比克、斯威士兰等非洲国家很快成为头号杀手。一些非洲国家1/3的成年人是艾滋病的受害者。据张维为回忆，邓小平当时还对尼雷尔说："中国土地革命时，我们打仗缺医少药，治病很多都是靠中草药。"

在此再次提及张维为回忆起做邓小平翻译的部分片段，只是想说明：① 中国从最高领导人到普通民众都认为传染病是人类公敌，须精诚合作，共同应对。②"面对各种肆虐的病毒，要探索中医药治疗和中西医结合治疗，中医、西医各有所长，可以优势互补。这次抗疫过程中，中医药发挥了很好的疗效，十分鼓舞人心。希望我们整个社会都更加重视中医，更加重视中西医结合，这条路一定走得通，而且应该是中华文明对人类文明的宝贵贡献。"

笔者做一补充说明，邓小平会见尼雷尔时可能已知道：那时以屠呦呦为代表的中国科学家受启于古代中医文献而开发的青蒿素，已确定具有非常满意的抗疟功效，并已提取出结晶，1973年被列入新药开发计划，1984年又人工合成了青蒿素，为批量工业化生产奠定基础，稍后被国际证明其抗疟功效达90%以上。抗疟药研究是毛泽东时期定下来的重大项目，邓小平不可能不知道，故他与尼雷尔谈中西医结合方法进行疟疾和艾滋病治疗，两方面合作是有底气的。

笔者清晰地记得，20世纪80年代中期，上海中医学院（现上海中医药大学）正在与美国哈佛大学医学院洽谈合作攻克艾滋病事宜，当时是中西医学兼通的校长王玉润牵线，是他亲自领衔指导合作研究。笔者的研究生同学参与了此项工作。时过境迁，王玉润已作古多年，笔者的同仁中之后去美国的，就有在美国专门从事艾滋病诊疗的，多年后在美国做出了不错之成就，造成颇大的社会影响力。

六、晚到的嘉奖：意义在青蒿素之外

几十年来，每年深秋的诺贝尔奖成了中国人挥之不去的期盼，却一次次失望——泱泱崛起之大国，经济指标飙升、科技成就突出、高铁驰骋九州、体坛捷报频传，各方面都令人振奋，唯独重大科技成果奖项方面似乎缺口气，怎么都与东升西降之趋势不相吻合，亟需获得世界性的承认、嘉奖与激励。

1. 改写诺贝尔生理学或医学奖"零突破"的中国医药学成果 终于，时至2015年秋，"青蒿素"成就了中国科学界的百年梦想，屠呦呦为本土中国人书写了诺贝尔生理学或医学奖零的突破的历史性传奇，而且是在最不被某些人看好的传统中国医药学领域。因此，得奖消息传来，还是有那么一些无聊者在争执着：青蒿素与中国医药学究竟有没有关系，青蒿素得奖能不能说明中国医药学的现代价值？

回顾一下事实就能说明一切：屠呦呦借中国医药的历史经验，且直接受启于晋代葛洪的《肘后备急方》之记载——"青蒿一握,以水二升渍,绞取汁,尽服之"——这被某些媒体称为"诺奖级别"的灵感,另辟蹊径,以低沸点溶剂进行实验,经历190次失败后,终于在传统用药经验和思路基础上,萃取出抗疟效果100%的青蒿提取物。很快,此药在世界各地抗疟临床中彰显奇效。国际权威的医学刊物《柳叶刀》统计显示,它对恶性疟疾治愈率高达97%! 2004年,世界卫生组织将它明确列为治疟首选药,且主张放弃疗效不明确的其他一些抗疟疾药物。据统计,此药已在全球30多个国家挽救了700多万重症疟疾患者的生命,绝对是功德无量。因此,评委会把诺贝尔生理学或医学奖这一世界最高级别的荣誉授予从事传统中国医药学研究而成就显著的学者,确实实至名归。我们说,夹杂着无知或偏执,或意识形态偏见的争议,可休矣!

2. 善待传统,有可能获得丰厚"回报" 2019年1月,英国BBC新闻网发起"20世纪最伟大人物"评选活动,选出对人类生活影响最大的20位杰出人物。中国的屠呦呦凭借抗疟药青蒿素和双氢青蒿素等成果,与居里夫人(M. Curie)、爱因斯坦(A. Einstein)及数学家艾伦·图灵(A. Turing)一起,共同进入科学家名单。屠呦呦是入选者中唯一在世的科学家,也是所有入选者中唯一一位亚洲人。

该评选如是介绍屠呦呦:"一位药物化学家,她的研究帮助挽回了数以百万计的生命。""受古籍启发,中国化学家屠呦呦发现一种全新的抗疟药,为拯救全世界人的生命做出了贡献。""屠呦呦的灵感来自中国古代的一篇文章。古书籍记载,公元400年青蒿曾被用于治疗间歇性发热(疟疾的一个标志)。在这种草药中,屠呦呦发现了一种能够有效治疗疟疾感染的化合物,也就是现在所说的青蒿素。她自愿成为第一试药人。全世界约一半人口处于罹患疟疾的风险之中,屠呦呦和青蒿素的巨大影响绝不能被低估。正如诺贝尔奖中所总结的,她的工作'让数百万人的生存和健康状况得以改善'。"[1]

其实,此举的意义大大超出了诺贝尔奖本身,就像2015年屠呦呦在获奖演讲时所

---

[1] 屠呦呦入围BBC"20世纪最伟大科学家"[N].中国日报,2019-1-27.原文如下:Pharmaceutical chemist whose research helped saved millions of lives.Inspired by ancient books, Chinese chemist Tu Youyou discovered a new treatment for malaria, which has helped save lives globally. As part of the programme charged with finding a treatment for malaria, Tu was inspired by an ancient Chinese text which said sweet wormwood was used to tackle intermittent fevers (a hallmark of malaria) around 400 AD. In the herb Tu discovered a compound, now known as artemisinin, which proved an effective treatment for the infection. Tu herself volunteered to be the first human recipient. With half the world's population at risk from malaria, Tu and artemisinin's vast impact cannot be underestimated. As her Nobel Prize summary states her work has "led to the survival and improved health of millions of people".

强调的那样：① 呼吁全世界来关注中国医药学，因为："青蒿素的发现是中国传统医学给世界的礼物。"② "中医药从神农尝百草开始，在几千年的发展中积累了大量临床经验，对于自然资源的药用价值已经有所整理归纳。通过继承发扬、发掘提高，一定会有所发现、有所创新，从而造福人类。"③ 得奖的事实也提示，传统经验及他者（主流之外的）精华中，潜藏不少破解当今科学及社会难题或迷思之钥匙，善待传统精华并加以提升，人类将获得丰厚回报。

换句话说，这很好地印证了前述威尔·杜兰特的告诫："根须深厚比枝叶繁茂更加重要。"也是我们强调谦虚"向历史学习"的旨趣所在。

七、贡献出世界级成果：看似偶然，其实必然

在此，我们需要正确认识的是：在不是传统最强项的热性病控制中，中国医药学却获得了顶级的科技成果诺贝尔奖。这是偶然的吗？显然不是！那么其示范性意义何在？需要我们做出分析回答。

1. 半个世纪前，中、美抗疟药竞争启示录 也许回望历史可以找到一些答案，帮助我们解决一些困惑。当时的背景是越南战争打得十分胶着和惨烈。战争往往伴随着疫病——因为战争胶着状态下双方作息不正常，士兵体力受损、精神紧张，更易被疫病盯上——据越南卫生局统计，越南人民军1961—1968年伤病员比例，除1968年第一季度战争减员多于疫病患者外，其他时间都是疟疾患者远远超过战场伤病员；参与抗美援越的中国高炮部队也深受其害，减员率高达40%。

据美军有关资料，在越战中，1964年美军因疟疾造成的非战斗减员比战斗减员高出4～5倍，这是个天文数字。1965年驻越美军的疟疾发病率高达50%，故美国也在拼命寻找有效的抗疟疾药物，这是一场真正的争夺战。可以想象，竞争会有多么激烈。美国虽拥有高科技，却无从下手，且欲速则不达。

这情景很像是戴蒙德在《枪炮、病菌与钢铁：人类社会的命运》里所描述的：为什么殖民者在新几内亚的殖民努力都失败了？一个主要障碍就是赤道地区热带的疟疾和其他疫病。正是这些疫病，在19世纪80年代前挫败了所有欧洲人想在新几内亚低洼地区定居之企图[1]。即使在今天，能够得到现代医药支持的情况下，许多欧美人还是因疟疾、肝炎和其他热带病症而带病无奈被迫离开。

当时的越南共产党主席胡志明心急如焚，亲自给毛泽东主席写信，要求中方支援

---

[1]（美）贾雷德·戴蒙德.枪炮、病菌与钢铁：人类社会的命运[M].谢延光译.上海：上海译文出版社，2014：343.

抗疟疾药物和方法。在家门口抗击美国兵，中国的确也需要解决燃眉之急。鉴于此，1967年5月23日北京召开了抗药性恶性疟疾全国协作会议，这就是"523任务"的起因。目标十分明确，就是开发防治疟疾的新药，要对抗奎宁的耐药性疟疾有效，且是高效、速效的，预防用药也必须是长效的。

当时的中央政府为什么有决心接受挑战，因为地大区域广的中国，岭南等地的人们已与疟疾斗争了数千年，一定积累了相当丰富的经验。诸葛亮"七擒孟获"所记载的"山岚瘴气"，就包括疟疾在内。其后的中国医学中抗"山岚瘴气"验方很多，其中很可能就包含抗耐药性疟疾的方法。把任务落实在当年的中医研究院，也正是看中了这一点。当时，毕业于医药学专业而供职于中医研究院年轻的屠呦呦坚定地认为："中西医知识的积累让我意识到，必须从古代文献中寻找解决方案。"她"开始系统整理古方。从中医药医学本草、地方药志，到中医研究院建院以来的人民来信，采访老大夫等，不放过任何一个机会。花了半年时间，最后做了2 000多张卡片，梳理出640多种抗疟方药，作为基本功，考虑从中找到新药"[1]。正是这种方向正确的执着，不仅让古老的中国草终于释放出令世界惊叹的力量，而且她本人也摘取了世界科学技术舞台上最耀眼的"皇冠"。

2. 医药一半是水，一半是火　很显然，这与医药学本身的特点、性质及发展过程密切相关。在我们看来，历史上的医药学及医疗事业既是"救世"的，本身又是性质复杂的，可以简单隐喻说：它一半是"水"，另一半则是"火"。"水"，比之为日积月累的生活经验等的积淀；"火"，喻之借数理逻辑等的理性锤炼与升华。

俄国著名生理学家巴甫洛夫有一句名言："一有人类，便有医学。"他这里讲的医学，主要是指以经验积累为主的临床医学。在漫长积累过程中，曾夹带着本能特征、巫术成分等，尔后又有经验和技巧等诸多因素参与其间。这喻之"水"之部分，意即"水滴石穿""细水长流"，可视同于医疗技术、经验技艺等，也就是哲学家库恩所说的常规科技的发展模式。

百余年来，随着数理探究深化，科学日趋成熟并取得节节胜利，"火"的锤炼日趋重要，并逐渐成为主导，故人们渐渐地以科学来要求它、约束它、规范它。但这些努力尽管动机良好，却实际效果仍旧不理想。因为水火既济且交融。医药临床，哪怕是百年以后再发达的未来医学，仍将既脱离不了科学，也告别不了技术，更少不了生活经验之支撑，依旧部分是"水"，部分是"火"。没有科学打造的医疗，是不可想象的；没有技术及生活经验支撑的医药，同样是不可想象的。这是医学独特的性质所决定的，是医

---

[1] 赵广立. 屠呦呦口述：参与"523"项目始末（一）[EB/OL]. 科学网，2015-10-16. https://news.sciencenet.cn/sbhtmlnews/2015/10/305257.shtm.

学不同于所有学科的特征所在。

最后，须说明的是，"水"与"火"都只是隐喻。水原本即存在，水以润物，细水长流，水滴石穿，更强调要有活水源头，都需时间的打磨与积淀。上述例子中屠呦呦之所以占得先机，既有个人努力，也因为有水到渠成之深厚积淀。今天稍有成就的中国医师们都敢接受新冠病毒肺炎的临床挑战，敢于诊疗新冠重症患者，也就在于水滴石穿之诊疗的功力及厚重的中国医药学之支撑。火，也是原本即存在的，就像人的智慧一样。但"火"的利用是人类文明进展的一大"节点"。严格意义上说，自觉地借助还原论剖析其细节，并进行数理逻辑等做出科学探究，只是近300～400年之事。医学领域的异军突起，仅仅不过近百年之久。古希腊的科学传统，只能算是一种萌芽、尝试而已。

又回到"根须深厚比枝叶繁茂更加重要"这个重复多次的话题了。"根须深厚"全仰仗水之润物细无声，细水之长流。这就解释了不管中国医学，还是西方医学，人们都自觉、主动地希望寻找年资高的医生诊疗的深层次根源，因为"根须深厚"。

在此，还是要客观地强调：对外感病（各种传染性疾病、热性病）等的防范与治疗，并不是中国医药学的真正强项所在，原因是多方面的。容后面的讨论中细细分析。

第 五 章

对中西方医学交汇碰撞之反思

> 未来世界文化正在形成中,中国文化摆进去可以使它变好,合乎我们的希望;中国文化不摆进去,中国文化不会在世界文化中出现,因为没人将中国文化纳入世界文化,后者将难以摆脱其历史偶然性,只剩下西欧传统。我们第一要做的是向世人说中国文化是有用的,至于如何糅合在一起,也是可以做到的。

> ——许倬云(《中国文化与世界文化》)

从起源上说,中国本土医药学初起便立足于东亚这块大地,集"满天星斗"的各地保健治病知识经验,通过黑洞吸纳效应,借"旋涡"之力,将各种相关知识、经验、技巧等"融入"其体系中。因此"天生"(至少鸦片战争前)是个开放体系。早期,中外医药学知识、经验等一直在交汇互补中互相渗透。此处的"外",包括域外的天竺、身毒(印度)、波斯、安息(伊朗)、大食(沙特)等。至于东北方朝韩、日本和南海等地,本身是中国文化辐射处,无所谓"外"。

这里所指的西方,指狭义的西方,特指近现代欧美。西方医药学也仅指欧洲(包括北美)的近现代医药学。因为近现代欧洲的资本主义革命明显影响,并很大程度改变着中国近现代社会及文化科学进程,引发碰撞、混乱及争执等。

中西医药学交汇已有几百年历史。对这段历史如何理解,左右着对现代中西医药学关系的抉择。20世纪初以来,在中国大地,中西医药学从原本能和谐地相互借鉴,转为时而剧烈碰撞、抵牾、冲突,甚至水火不容。回眸并理性反思这段历史,大有补益。

一、中西医药学交汇简史

一般认为,近代的中西医学汇通,始于明代万历年间的伴随着传教士的渗透而带来的西方医药学知识的传入,但实际情况并非如此。

1. 始于早期的"一带一路"传播 早在汉代,域外医学知识已零零散散地随着商贸活动而传入中国[1]。最初显然得益于始自汉代发达的商贸活动,可以说是"一带一

[1] 韩儒林.中国通史参考资料·元代分册[M].北京:中华书局,1981:258.

路",启动了早期中外医药学相互渗透及传播。这个过程是双向的,中国医药学常用的一些药物,如乳香、没药、胡荽、阿魏、胡豆、胡瓜、胡麻、胡桃、胡椒、胡黄连等,都是这一交流留下的印记。隋唐时期交往更为密切。这时期大多数医学著作中,从孙思邈的《千金要方》,到王焘的《外台秘要》,都留下了域外的医药学知识、理论、技巧、方药等的丰富记载[1]。

兹后,宋元的中外医学交流也很密切。马可·波罗(M. Polo, 1254—1324)就曾对中西医药交流起过促进作用。他于1271年随其父、叔来华,《马可波罗游记》关于中医药材外运出口的盛况有所记及,并介绍了姜、茶、胡椒、大黄、麝香、肉桂等中国医药材贸易情况。他十分称赞中国的一些卫生习俗,13世纪的其他一些史料也涉及中国医药学的西传过程[2]。

到了元代,双向交流未见中断。元代朝廷中一些医药官就是外籍人士,如有一位称为马薛里吉思(M. Sargis)的拜占庭人,曾用药配置成糖浆,治愈过忽必烈的病,颇受重视(《至顺镇江志》,1333)。另一位任职元廷的著名东罗马医师为爱薛(Ngai-Sie, 1227—1308),是基督徒,懂多种语言,对天文、历法、医药尤通,并曾执掌药物院,他于医药学的传播贡献颇大。

13—14世纪,天主教开始派传教士来中国,其中也涉及医药学交流。如法国传教士卢白鲁克曾出使东方,其著《经行书》中称"东方之人……精于各种工艺,医士深知本草性质。余亲见治病以按脉诊断,妙不可言。从不检验患者之尿,亦绝不知有其事"[3]。又如,据《多桑蒙古史》记载,1304年伊利汗国(东波斯)合赞汗(即首领)得眼疾,延中国医师治疗,中国医师以放血疗法治愈。因此,合赞汗招聘中国学者以协助该国发展科学文化,请去了李大迟、倪克孙等人,"他们两人都深通医学、天文和历史,而且从中国随身带来各种这类书籍"。可见,16世纪前中外文化及医药学交流就已经比较频繁。早期的中外(东西方)医药学交流是双向的、互惠的、平和的、相互借鉴的。

2. 中西医药学交流:早中期,在友好中互补 按照马伯英等的研究,中西医药学交流碰撞的早中期,更多的是相识与接受,时而兼夹着辩论与争鸣,主线贯穿着会聚与沟通。

明万历年间,意大利传教士利玛窦(Matteo Ricci, 1552—1610)写的《西国记法》被认为是传入我国的第一本西方之书,开启了中西文化及医药学汇通之大门。国内以

[1] 赵洪均.近代中西医论争史[M].合肥:安徽科学技术出版社,1989.

[2] 马伯英.中外医学文化交流史——中外医学跨文化传通[M].上海:文汇出版社,1993:267-271,272.

[3] 李经纬,鄢良.西学东渐与中国近代医学思潮[M].武汉:湖北科学技术出版社,1990:24.

徐光启为代表的知识人,主动接受西方思想文化,且积极加以传播。

稍后,随着西方书籍的增多,中国医药学界有识之士开始研究并提出见解。明代学者方以智(1611—1671)可说是讲究双方汇通的最早倡导者,他撰写的《医学会通》中体现了这一思想。差不多同一时候,上海名医王宏翰在《医学原始》中试图用西方胎生学解释"命门"说,成为明末清初的汇通派代表人物。此后的许多中医药学著作中,都涉及西方医药学内容,如汪昂的《本草备要》、赵学敏的《本草纲目拾遗》、王学权的《重庆堂随笔》等,这些可看作是中西医汇通的早期探索。那时候,西方医药学似乎实际解决问题能力落后于中国医药学,没能真正解决一些临床难题,故医药学汇通并无实质性进展,只能说处于启蒙时期。

直到19世纪牛痘接种术的再次传入,才将中西医药学交流推向新阶段。此术是在我国人痘术的基础上改进形成的,明代前中国就已发明并运用了种痘法,一定程度防范了天花流行。此法经由邻近的俄国、中东等,逐渐传及欧洲。18世纪中叶前后,此术遍传欧亚各国。据研究,1796年英国医生詹纳在中国的人痘术雏形上,改进发展出了牛痘接种术,成为全球防范天花的主要方法。随后,此法于1805年前后传入中国,有力地推进了西方医药学在中国的传播。

3. 开放体系:知识渗透、传播、交融,并无阻隔 在传播文化的传教士中,利玛窦是最著名的一位。他是意大利人,1583年受教会派遣,与罗明坚同来中国,他们为天主教在中国的发展奠定了基础。按照马伯英的描述,利玛窦等不远万里"提了一个篮子来到中国,篮子里所装的礼品中,碰巧有西洋的医药"。利玛窦在中国28年,遍交中国朋友,包括与徐光启等有深交,其中不乏医师。《利玛窦中国札记》中多次提到他的很多朋友是中国医师,如明代名医王肯堂《郁冈斋笔麈》中记载了与利玛窦的交往史。也有部分患者曾接受过利玛窦的呵护。但据马伯英考证,利玛窦充其量只是运用"心灵拯救"(心理疗法),并未涉及医药运用。徐光启与利玛窦交往密切,曾反复患病,但都是接受中国医学治疗,未有利玛窦治疗之蛛丝马迹。因为当时西方医学临床不见得比中国医学强。利玛窦在中国最大贡献之一是推荐"灵性说",强调"记含之室在脑"的观点[1]。

将西方当时人体解剖知识介绍给中国的,归功于邓玉函(P. J. Terrenz, 1576—1630),明末来华传教士中,他是最博学的。在瑞士时他就是位受人欢迎的著名医生,和物理学家伽利略、天文学家布鲁诺等都是好友。由于医术精湛,他当时在欧洲王宫贵族中享有盛誉。他西医药物学知识渊博,对中国医药学也有了解:"每尝中国草根,测知叶形花色,茎实香味,将遍尝而露取之……"[1](《帝京景物略》)。他主持翻译

---

[1] 马伯英.中外医学文化交流史——中外医学跨文化传通[M].上海:文汇出版社,1993:277,278.

《泰西人身说概》，校阅《人身图说》，这些书对解剖学的描述比中国医学认识要详明得多，许多中国学者都是通过这些书接触西方医学的。

4. 金鸡纳事件：催化了西方医药的渗透 一个偶然事件大大促进了西方传教士的医疗活动。1692年康熙皇帝患恶性热病（疟疾），太医们对此束手无策。正好法国传教士洪若翰（P. Fontaney，1643—1710）收到一包从印度寄来的金鸡纳霜，借此治愈了康熙之疾。康熙大喜，遂将金鸡纳作为"圣药"，恩赐给下属，推进了金鸡纳在中国的流传[1]。不久，金鸡纳在中国广泛应用，赵学敏的《本草纲目拾遗》、俞樾的《茶香室丛钞》都收录此药。康熙晚年虽宣布禁止传教，但并没有拒绝传教士传授西方医药学，恐与此有关。需要补充的是，金鸡纳霜原本是秘鲁印第安人的土著药物，其性质与中草药类似，是起源于土著人的经验用药，并非科学研究结果。也是传教士在1632年左右从南美洲引进西班牙的。传教士将其呈奉给康熙，可以说是借花献佛。

5. 鸦片战争前：充分的开放性、包容性、自我淘汰性 研究提示，这时期虽略通医药的传教士从事着医疗活动，但真正临床运用西医药的很有限，传教士往往同时关注并探讨着中国医药学，使当时西方医药传播处于停滞状态[1]。此时，传教士总体上只是给中国带来西方医学的大体轮廓，且相关知识是比较陈旧的，除部分解剖学知识外，并没有多少实质性新内容。

传统上，中国医学本身是一个开放体系，它通过"旋涡"，将许多相关知识、经验、技巧等"卷入"其体系中，借助实际运用中的自然淘汰，将核心且有价值的内容紧密地包裹在中央，而一些次要或错误荒谬的则被抛出界外，自我淘汰。直到鸦片战争前，中国医学界还保留着开放、包容、自我淘汰等特点。

诚如近代史专家马勇所说："两个（中、西方）伟大文明在接触之后并没有多少尴尬或不适应，没有任何障碍。就是像几百年前中国人面对佛教文化，像更早时候黄河流域中国人面对'蛮夷'文化、岭南文化等一样，没有障碍。"[2]因为"儒家的教导是'一事不知以为耻'，是知之为知之，不知为不知。不知，或不会，对中国文明来说，都不是问题。不知，不会，没有，都不要紧，学习就是了，引进就是了，补充进来就行了。这就是中西文明接触之初的真实情形。"[1]

需要注意的是，当时的西方医药学并不足以威胁中国医药学的生存，也没有造成中西医师之间明显的利益冲突及市场竞争，故双方可和谐相处，相安无事。

[1] 马伯英.中外医学文化交流史——中外医学跨文化传通[M].上海：文汇出版社,1993：309,310.

[2] 马勇.重寻近代中国[M].北京：线装书局,2014：2.

二、中国医药学西传，一度成果斐然

其实，就在早期的"一带一路"平台上，与西方医药学东渐同步，也演绎着中国医药学的西传之路。而且，同样是颇为壮观和影响久远的。

1. 17世纪前的中国医学之西传　自唐代贞观九年（635）至17世纪以前，中国与西方在医学领域内进行过不间断的交往。西方对中国医药学的引入，多半是从诊治方法及药物等临床技能上着眼的。对各自理论的主动吸收尚未形成气候，只是在断续的交往中以"互通信息"的形式进行着[1]。

2. 最值得一提的是人痘接种术　此发明与许多重要医疗发明一样，起自民间无名氏。据文献记载，认为或起源于宋真宗时四川峨眉"神医"，通过接种人痘以预防天花，并为当时重臣王旦之女种痘而传及天下。也有学者认为，早在唐代就已出现人痘接种，董玉山《牛痘新书》中记载："经唐开元间，江南赵氏，始传鼻苗种痘之法。"作为佐证可引《千金要方》为据，足见唐代已有此术。

对于此术西传过程，学者们已做了深入研究，如免疫学家谢蜀生与医史学家张大庆两位教授著有《中国人痘接种术向西方的传播及影响》[2]一文，分析颇细致。李约瑟和马伯英等就其细节进行了梳理[3]，大致是借助"一带一路"，先影响周边，后惠及丝绸之路沿线的阿拉伯地区，再传及土耳其、俄罗斯。后由英国驻土耳其公使夫人蒙塔古在君士坦丁堡学会种人痘技术，将此法带回英国的。

李约瑟等曾指出："将疫苗在体温（37℃）或稍低的温度下保存1个多月，这当然会使80%的活病毒颗粒发生热失活效应，但由于这些死亡蛋白质的存在，当接种到人体时，就像产生抗体一样，强烈地刺激着产生干扰素。"也正因为这样，中国被认为是免疫学和免疫治疗的发源地[4]。

此外，李约瑟与马伯英等认为，中国人痘术的完善程度及科学性比初传到西方时更佳。也许正由于西方学到的不是最妥善之法，因此有了以牛痘代替人痘的改良发明。马伯英以《本草纲目》卷40引述的《医家梗览》记载，认为中国明代甚至也可能有过牛痘法发明，其曰："用白水牛虱一枚，和粉做饼，与儿空腹服之，取下恶粪，终身可免痘疹之患。"推测"白水牛虱"可能是牛天花痂盖，并惋惜中国可能错过了进一步优化

［1］何裕民.差异·困惑与选择——中西医学比较研究［M］.沈阳：沈阳出版社，1990：95.

［2］谢蜀生，张大庆.中国人痘接种术向西方的传播及影响［J］.中华医史杂志，2000，30（3）：133-137.

［3］马伯英.中外医学文化交流史——中外医学跨文化传通［M］.上海：文汇出版社，1993：611-616.

［4］李约瑟，马伯英，林群.中国与免疫学的起源［J］.中医药学报，1983，（5）：4-5.

牛痘术的机缘。此似可存为一说。[1]

这段历史有耐人寻味之处，牛痘术的确是中国早先较粗糙的人痘术"出口"且提升品质后重新回归故里的，这是事实，犹如其他不少发明一样。即便是"白水牛虱"是牛天花痂盖，隐含着发展成牛痘术之可能性，但事实上能否如此，却不尽然。中国农耕文化容易满足于能用就可以了，缺乏"深耕最后一亩地"之精神，是一大亟需克服的致命伤。这留下了太多的历史遗憾。

3. 17世纪后，蔚为壮观的中国医学西传之势　据马伯英研究，利玛窦可能是第一个比较准确地向西方介绍中国医药学的人。《利玛窦中国札记》记载："中国的医疗技术的方法与我们所习惯的大为不同……治病也相当成功。一般说来，他们用的药物非常简单，例如草药或根茎等诸如此类的东西。事实上，中国的全部医术就都包含在我们自己使用草药所遵循的规则里面。"[1]

17世纪前后，西方陆续出现了一批研究中国医药学的著作。他们充分运用"选择"这一主体能动性和创造性，以中国医药学实用技术充实了西方医药学体系，但对中国医学理论重视不够。波兰传教士卜弥格（M. Boym, 1612—1659）1643年在华期间，选译了部分中国医理、本草、药学著作，于1656年在维也纳出版《中国植物志》，这是最早传到欧洲的本草学专著。1671年法国哈尔文（R. Harvieu）著《中医秘典》，1682年荷兰克莱尔（A. Cleyer）著《中国医法举例》等，都引录了卜弥格书中的内容。后者还介绍中国医学中的舌苔与289种中草药，附经络与脏腑插图68幅等。

较全面介绍中国医药学的是《医学钥匙》，内含王叔和的《脉经》、舌诊、气色诊病等医理和中药等。这类书可能受卜弥格影响颇大。卜弥格书中内容被重编后于1686年、1699年、1758年、1813年等多次以不同版本出版。1707年脉搏计数器发明者弗洛伊尔（S. Floyer）著《医生诊脉表》，亦转译了卜弥格的译著，并指出中国医学中的脉学对他的发明有启发。足见卜弥格对中国医学西传厥功至伟，也可窥见当时的中国医药学在西方是有吸引力的，其传播和影响力颇大。[1]

针灸学之所以传及欧洲，有点类似于前述的金鸡纳事件，始于偶然。荷兰人布绍夫（H. Busschof）在东印度公司任职，患痛风14年，试用艾灸术后治愈，遂专门写书介绍此术。后被译成英文，称《痛风论文集》，于1676年在伦敦出版。同年，德国也出版了吉尔弗西斯（R. Geilfusius）的《灸术》。1683年又有哥荷马（J. Gehema）用德文编写《用中国灸术治疗痛风》一书，都认为灸法乃是治疗痛风最迅速、最安全的疗法。据马伯英分析，欧洲人多患痛风，故灸术治疗痛风成为中国针灸术西传之契机。法国戴谟让的《中国针灸医学研究》中指出："天主教士在17世纪曾将很好的中国针灸医学做了

[1]　马伯英. 中外医学文化交流史——中外医学跨文化传通［M］. 上海: 文汇出版社, 1993: 603–617.

介绍,并绘有各穴道图表。"1683年荷兰东印度公司医生瑞尼(W. Rhyne)出版了《论针刺术》,列举针灸治疗有效的疾病还包括头痛、眩晕、白内障、痉挛、癫痫、卡他症状、风湿、抑郁、肠寄生虫病、腹泻、痢疾、霍乱等,认为针灸对肠道疾患、虚弱、睾丸肿胀、关节炎及淋症等的效果尤佳[1]。此外,还有不少针灸类书籍陆续发行。此后,针灸术开始流行于意大利、西班牙、瑞典、比利时、法国等。总之,始自17世纪中期后,欧洲对中国针灸术已有了较多了解,并在临床治疗中得到证实,形成了一定的影响。

据马伯英研究生导师马堪温统计,17世纪西方共出版有关中医药书籍约10种(脉学3种、针灸5种、药物1种、通论1种),1700—1840年间共约60种(针灸47种、脉学5种、临床2种、药学1种、医史2种,共有8个国家出版);1840—1949年间出版书籍约120种(针灸9种、药学34种、临床7种、脉学2种、卫生9种等),其他如传记、法医、炼丹、中医典籍译文等32种,包括美国也有出版多种中医药书籍。可见出版的书籍之繁荣,且其中并不包括相关的论文,也可见后期西方对中医药学的兴趣有增无减。[1]

19世纪后,西方医界也开始对中国医学史发生兴趣。1813年雷慕沙(A. Remusat)著有《评"中国医学历史研究"》,1820年皮尔逊(Pearson)写下《中国医学史》。所有这些,虽然多从实用出发,但也为20世纪后深入研究中国医学开了先河,积累了资料。

4. 针灸疗法兴起:延续至今　据马伯英考证,法国的杜贾尔丁(F. Dujardin)在《外科学史》(1774)中正式介绍了针刺术。当时法国的一些大医院,如圣路易医院等,都将针刺术作为治疗方法之一。法国驻华领事达布理(P. Dabry)著《中国医学大全》(1863),全书有580页,含中国医药学、针灸、兽医等内容。说明当时的法国针灸术是十分流行的。连毕加索(P. Picasso)也曾在法国接受针刺治疗顽固性神经痛而获效[1]。

然由于翻译等问题,一度法国医学界对中国医学和针灸的一些理解是不太正确的。直到20世纪初(1929)德·摩朗(D. Mora)才因其从中国学回正宗针灸术而改善了法国的针灸局面。摩朗的著作有《中国针刺术与近代反射疗法》(1929)、《中国的针术和灸术》(1930)、《真正的中国针刺术》(1934)、《中国针灸学》(1955)等。他原本也是法国驻华使馆官员,在华20年(1907—1927),精通中文,当时北京流行霍乱,他亲眼见用西方医学方法治疗,百余人仅愈十来人,用中国针灸法治疗则有60%的治愈效果,由此爱上中国针灸,并努力学习此知识和技术。又曾用针灸在圣安东医院治愈1例偏瘫患者,故他辞去外交部亚洲司司长之职,专注于针灸及中国医学。因此,他被欧洲视为针灸学近代传播之鼻祖。[1]

英国人洛克哈特于世纪之交(1892)撰文介绍在华所见:"中国人操作针术很灵

[1]　马伯英.中外医学文化交流史——中外医学跨文化传通[M].上海:文汇出版社,1993:603-617.

巧，可治疗风湿病、体内深部的扭伤性疼痛、关节肿胀等病。"[1]据马氏研究，美国初次接触到中国医药学是在19世纪初，当时约有600名美国人到巴黎学医，见到欧洲医生正在临床应用针灸治病，遂引发兴趣。1820年后美国医学杂志开始刊载欧洲针刺经验及学术报告。1825年化学家、医生富兰克林（B. Franklin）翻译出版《针刺术研究报告》一书，中国医药学开始传入美国。[1]此外，加拿大著名医学家奥斯勒（W. Osler）在《内科学教程》中推荐用针刺治疗坐骨神经痛和腰痛，认为此法治疗急性腰痛最有效。布瑞德绍夫（H. Bradshav）以其在华居住多年的经验，分析认为针灸治病重在调整"内脏紊乱"。[1]这些都体现出西方对中国医学及针灸等已有比较深入的研究与掌握了。这些也许可视为20世纪70年代再次走红的"针灸热""中医学热"之序曲。

5.《本草纲目》对达尔文的影响 近代史专家对《本草纲目》（1590）影响达尔文及其他西方学者之历程，也研究得较透彻。据说，李约瑟就是因为推崇李时珍，才把自己的中文名字取"李"姓。马伯英则认定"博物学知识，特别是《本草纲目》的影响，直接支持了达尔文'进化论'的诞生"[1]。传教士将中国见闻寄回欧洲后，有不少关于中国医药学和博物学的内容，其中有本巨册，译作《关于中国人的历史、科学、艺术、风俗、习惯等回忆录》（又译《中国事物辑录》），共15卷（今藏上海图书馆徐家汇藏书楼）。据吴德铎考证，达尔文在《动物和植物在家养下的变异》（1868）指出"上一世纪耶稣会出版的那部主要辑自中国古代百科全书的伟大著作"，即指《本草纲目》。此外，他在《动物起源》（1859）、《人类的由来及性选择》（1871）等中都反复提到——如《物种起源》第25页"一部古代的中国百科全书中，已有关于选择原理的明确记述"，都是指《本草纲目》。故《本草纲目》获得了"中国古代的百科全书"的美誉。《本草纲目》还影响了18世纪的林奈（C. Linné），后者创立自然分类法，写了《自然系统》（1735）、《植物属志》（1737）、《植物种志》（1753）等重要著作[2]。此外，英国的韩伯里、史密斯、福特、柯鲁等，法国的德梅里、克伯勒等，俄罗斯的塔林诺夫、贝勒、柯尔尼耶夫斯基等都受到此书之影响。难怪乎，李约瑟把李时珍与伽利略、维萨里等人等同齐观。

6. 因需求，一度中国医药受到青睐 由于《本草纲目》等书在欧洲造成的广为传播之影响，也因为中国医药的确能解决不少健康及疾病问题，更由于当时西方医疗黔驴技穷，并无招数，故欧洲不少国家通过传教士来华勘查、采摘、搜集中国医药，特别是植物类药。如英国政府1793年派遣以 George Macartney 为首的使团来华采集植物标本，达几百种之多。法国传教士及瑞典、俄罗斯等来访者，都对中国医药给予注意并加

---

［1］马伯英.中外医学文化交流史——中外医学跨文化传通［M］.上海：文汇出版社，1993：608-617.
［2］吴德铎.科技史文集·达尔文与中国［M］.上海：上海三联书店，1991：89-112.

强搜集。其中，沙皇俄国对中国医药表示出特别兴趣。他们的驻华使馆中有医生随行，主要研究中国医药材。1845年，东正教教士、医生基洛夫曾将45种中国医药材捎回给彼得堡药师们进行相应的研究。

18世纪，荷兰人 G. E. Rumpt 将一部金陵版《本草纲目》带到德国，成为柏林国立图书馆稀世珍藏，引发了德人研究中国医药的兴趣。其他如，法国传教士苏伯里恩、达布里合著了《中国药物》(1847)，朱利恩出版了《公元3世纪中国所采用的麻醉药物》[1] (1849)，专门介绍中国医药。根据马伯英的研究，一直到20世纪，中国医药都是西方颇感兴趣的内容，既出版(翻译)了大量相关著作，又有进一步研究。1899年德国默克药厂将中国当归制成流浸膏，商品名"优美露"(Eumenol)，后又改为片剂，畅销世界各地，以治疗妇科疾病，赢利颇丰[2]。表明在化学合成药物尚不成熟的时代，中国医药的确是人们热捧的一大领域。我们知道在现代，从天然植物中提取药物以用于临床治疗及保健，德国在欧美国家遥遥领先，是否与上述历史有着某种关联性，值得学者们深入探究。

美国传教士兼医生胡美(E. Hume)1905年来华，创办了湘雅医学院。他虽是西方医学背景，因有过亲身观察和体会——如他诊断某女子必定将流产，但她却借助中国医药保住了胎儿，6个月后产下健康婴儿——这些事经历多了，令他深为叹服，认为中国医药效果卓著，定有许多宝贵东西，故于1940年出版了《中医之道》，1946年又编写《东医和西医》，介绍并赞扬中国医药的临床疗效。

讽刺的是，20多年后的30年代，正是中国学界就"废除中医药"及"科玄大战"闹得不可开交之地步。可以说，如此反差，适成一种对照，值得人们深思。

三、先技术后思想：中国医学理论及元气论等的西传史

与中国接受西学情况有所类似。早期，西方医界对中国医学理论并无兴趣，主要集中在可操作的实际技术层面。理论间有涉及，仅仅一般介绍而已。然而，16—17世纪，中、欧两端开始了"伟大的相遇"[美国著名汉学家孟德卫(D. Mungello)语]。与此同步，和中国医学相关的思想文化也传入西方，呈现"东学西渐"之势，几股力量合流，规模不小，开启了17—18世纪欧洲的"中国热"。

1. 卜弥格西传的中国"阴阳说"　这里仍得提及卜弥格，他受著名德国学者基歇尔(A. Kicher，1602—1680)影响，后者的一本《中国图说》让欧洲不少学子对中国大有

---

[1]　指东汉末年华佗的"麻沸散"等。

[2]　马堪温.医史与文献资料研究——欧美研究中医药史及近年情况简介[M].北京：北京中医研究院医史文献研究室，1978.

好感。卜弥格就是其中的一位，并拜基歇尔为师。他虽然选择了神学，却对中国医学兴趣浓厚，且热爱深究中国文化。17世纪40年代，卜弥格被派到中国来传教，从此开始研习中国文化和医学，并努力向西方传播。《医学钥匙》《中医处方大全》等的原稿就是这阶段完成的。

他还向西方介绍《黄帝内经》，指出作为中国医药学典籍，《黄帝内经》是以阴阳、五行、藏象、气血等为理论基础的，遂他西传了较为完整准确的中国医学理论。如他解释阴阳时说："现在我们就来深入到问题的核心：这里有两个概念，我们的医生通常把它们称为天生的温和湿……中国人称之为阳和阴。照他们的看法，这是所有物质形成的基础，它们存在并以某种方式活动在物质的内部。中国人还说：气是阳的载体，血是阴的载体……具有轻的自然属性的自然和原始的温，即阳都浮在上面，它是开放的，它不断地扩展，会变得稀疏。相反的是，湿的因素即阴的内部较重，很少活动，处于凝固和封闭的状态。"[1,2] 从今天看来，他的这一转译与发挥还是基本得体和准确的。卜弥格介绍中国医药学及中医理论时，也西传了"元气论"，还详细阐述了中医脉学，将脉搏跳动、呼吸次数与人血气波动联系起来。"像中国人说的那样，血和气的循环也包括每一个重要和比较不重要的器官的循环。它们的循环是通过属于它们的经来进行的，和气的不停息的流动一起，造成了一个生命的圆圈。"[2]

2. "气论"及"开启元气"之西传　除上述之外，中国文化及中国医学思想中气论（元气论）也是传教士关注的重点。但这些内容的西传方式不同于针灸、药物等实用技术，主要是通过传教士的传教及与欧洲本土知识精英的思想沟通互动进行的。

对气论在西方的传播过程，蒋谦在国家社会科学基金课题中进行了较为深入的分析研究[2]。我们借花献佛，借鉴其成果结合中国医学西传特点做些简要阐述。据他研究，耶稣会士韩国英（Pierre-Martial Cibot）对道教和气功有所深究，并致力于传播。此外，随着炼丹术在中世纪阿拉伯世界的传播，中国人关于"炼气（炁）化神"的思想也流传到了西方。

"开启元气"概念的西译西传是意大利传教士罗明坚（M. Ruggiefi）。他在编写《天主圣教实录》（1584）中说"如此乾坤之内。星高乎日，日高乎月，月高乎气，气源于水，水行于地，地随四时而生花果草木，水养鱼虾，气育禽兽，月随潮水，日施光明"，已较为广泛地借用了"气"的概念[2]。

据《基督教远征中国史》记载，利玛窦到中国后，发现中国人似乎不大怀疑灵魂不朽，并相信人死后灵魂会上天。他分析认为这是因为中国信奉"整个宇宙是由一种共

［1］马伯英.中外医学文化交流史——中外医学跨文化传通［M］.上海：文汇出版社，1993：605.
［2］蒋谦."元气"思想在近代的西传及其影响［J］.江汉论坛，2016，（11）：34-45.

同的物质(气)所构成的,宇宙的创造者好像是有一个连续体的……每桩个体事物都是这个连续体的一部分"。故在《天主实义》中,利玛窦设置了中西方知识人之对话场景,涉及中国的"理""太极""气"等;指出朱熹"似乎刚一发现形而上学,就马上把他的形而上学改造为一种形而下学。最善意的评论家曾想说成中国黑格尔主义的东西,无非是一种气说……一种决定论的、演化论的宇宙观"[1]。

3. 西方的"理""气"之辨 继承利玛窦衣钵的龙华民(N. Longobardi)写了《论孔子和他的学说》(1624)。在他看来,"理"是一种原始物最初的"浑沌",又是整个自然界的起因和基础;"理"产生了"气",然后将"气"用作工具;"太极"则是一类次要的"浑沌",始终与"理"相联系。这实际上是他自说自话的中国人之"气"。[1]

被誉为"西来孔子"的艾儒略对"气"有专门的论述。《三山论学记》(1627)记载:"太极之说,总不外理、气二字。"而气分阴、阳,故:"谓二气之运旋者,非乎,抑理也。曰,二气不出变化之材料,成物之形质;理则物之准则,依于物,而不能物物。"体现了他对"气"的理解与认知。在《万物真原·论元气不能自分天地》(1628)中他说:"或曰:气不能自分天地万物,固己;然气中有理,理能分气,造天地万物之功,理之功也。"[1]

意大利传教士卫匡国(M. Martini, 1614—1661)对中国历史颇有研究。他在《真主灵性理证》中论述了张载"气"的思想,说:"宇宙之有气也,犹宫室之有垣墙也。宫墙之内,何美不备,任观其中一物,已足俾我知为真主之制作也。不惟作之,而且养之存之,使循其规度而不凌不乱。即如气也者,时至则蒸而为雨,此雨有二大用。"借此,他强调"气"之上还有一个"主"。就这样,他把中国的"气"与西方的"主"糅合起来,并借此向双方知识界传播[1]。当然,他的解释主观成分太多,在东西方学术界都不太受待见,批评者不少。

4. 莱布尼茨的"理""气"之见 传教士对"气论"等的西传,影响了西方学者和知识界。如德国学者莱布尼茨(G. W. Leibniz)得到了龙华民的《论中国宗教中的某些问题》等中国著作,阅读批注基础上还写了《论中国的自然神学》一文,大谈他对中国的"理""太极""气"等的理解,且与龙华民商榷:既然气出于理,气是理之工具,是理所造之物,若理产生了气,又怎说其无所作为呢?而气既是理之工具,不正是说其主要动力在理之内吗?否则自相矛盾。"可见这气或元气真是物质,所以与推动物质的第一本原符合,如同匠人用工具造物一般。""那位作者(指朱熹)很明智地说鬼神并不只是气,而是气之力。若是孔子曾对一位弟子说过鬼神只是气的话,他指的是有活力的气,而且是为了适应未能接受精神实体的那位弟子的智力而说这话的。""所以我相信我们

---

[1] 蒋谦."元气"思想在近代的西传及其影响[J].江汉论坛,2016,(11):34-45.

不用违背中国人古代的学说，即可说理凭着本身的完美而从多种可能性中选择最妥善的一种，因而产生气或物质，但（气）因备有其本能，而使其他的（万物）自然而然地产生了。就同笛卡尔自称，因了几项不多的自初即来的信念而带来了现在世界的秩序。"这样，他对朱熹关于"理"是"气之理"之说，有了合理解释。可见，莱布尼茨对"气"的理解更接近中国人之本意。鉴于莱布尼茨之影响，其对气论在西方传播意义重大[1]。

5. 西方学者融合东西方学说之努力　继承了笛卡尔思想衣钵的马勒伯朗士对"理""气"之研究颇具代表性，他写有《一个基督教哲学家和一个中国哲学家的对话——论上帝的存在和本性》（1708）一书，认为中国的"理"和他自己的"神"是类似的，应剥去"理"的无神论外壳，使它和"神"的观念相一致。他认为"气"有两种存在形式：一个是理（至上之理性、法则、智慧、正义），另一是气（物质）。理和气都是永存体，理不能独自存在，不能独立于气，只是气的一种存在形式。他强调"气"的第一种形式，主张把"气"置入"理"中，并将"理"上帝化，从而使"理"与上帝神灵统一起来。这种做法固然很实用，但并不完全符合中国人的思想，故在中国和欧洲都受到批评。诚如著名汉学家安田朴（R. Etiembie）所说的，马勒伯朗士把物质（中国的"气"）与某种意义上精神的"理"区别开来，但这个"理"是笨拙的伪造（即西方的"上帝"）。但不管怎样，马勒伯朗士对"气"进行自我解读与诠释，在欧洲哲学界和神学界产生了很大影响。[1]

19世纪后，随着"传教士汉学"的发展，中国气论在西方思想及学术领域更活跃。1861年，鲍狄埃（C. Pauthier）在一份书简的开卷中就特别提及"气"，认为气是一种"没有形状的物质，但可以变得具有形状""如同一个容器，容器中又存在一种叫作'理'的物质。它距任何形象都如此之远，以至于似乎从来不可能具有任何形象"。这是他试图解释朱熹理气之说。此外，还有一些作者试图证明朱熹已知道上帝。他们都试图融合东西方之说。

四、鸦片战争后的中西医药学相遇：波诡云谲

有国外历史学家这么说："鸦片是被放到驼背上带到了中国，可它最终折断了这个民族的脊梁。"的确，鸦片战争堪称是东西方交汇史上最重大的冲撞之一。为了赤裸裸的经济利益，如日中天的大英帝国对傲慢、封闭、保守、沉沦，但也傲人的古老、高贵的文明帝国发动了罪恶的战争。结果彻底改变了中国的一切，包括文化、经济、社会、民生、民意及民族性格等，也就此改写了其后的中外交往状况。在这一背景下，我们来反

[1]　蒋谦."元气"思想在近代的西传及其影响[J].江汉论坛，2016，（11）：34-45.

思鸦片战争后波诡云谲的中西医药学的相遇及剧烈碰撞，以及中西医学彼此间的起伏消长。

1. 以中国医药学开路，推行西方医学　鸦片战争前，19世纪20年代西方医学悄然却几无被抵制地直入中国，且开始于沿海地区。

19世纪初，身兼医生与传教士的马礼逊（R. Morrsion，1782—1834）抵达澳门，他主编了一本英文刊物《印支搜闻》（*Indo-Chinese Gleaner*），向欧洲学者介绍东方国家人们的生活习惯、气候、饮食和医学等。此杂志使得欧洲人得以了解中国的风土人情[1]。杂志也迫使马礼逊需进一步深入了解中国社会，包括探寻中国百姓的生活习俗、疾病、医疗方法以及中国医药使用情况等，从而加深了他对中国医药学的认识及真正兴趣。这又感召了当时在东印度公司从事外科工作的医生李文斯敦（J. Livingstone），激起李氏对中国医学的浓厚兴趣及研究爱好。两人合伙于1820年在澳门设立了一家诊疗所（dispensary），内配备许多中草药，并展示了800多卷的中国医学书籍，诊所聘请了一些有声望的老中医师和老药工。按照李文斯敦的想法，如此办医疗机构是想借中草药和中医疗法为西方医生所用，以中西医药互补方式减轻患者痛苦。故诊疗所的日常诊治工作主要是由中国医学人士具体负责，他们则每天到诊所察看，帮助中医的工作。据记载，诊所开业后不久便获得"非常好的成果，很多患者的痛苦得到减轻"[2]。这可以说是歪打正着，借中国医药学以推行和宣传西方医药学，西方医药学在中国遂正式得以传播。故马伯英总结说，西方医药学是"从西洋基督教——传教士办的中医诊所起步，以澳门为始端，然后广州，最后推至全国各地的"[1]。

2. 从常见病切入，影响大众，传教布道　在中国，最早的其他西医医院几乎都是从治疗眼病开始的。何以都选择眼科？主要是当时此疾系常见病，十分普遍，而且对劳动大众危害较大，又是传统中国医学之弱项，有一定消毒意识的西方医学方法对此疾疗效较为明显。可以说是贴近民众需求，且扬长补短。身兼传教职责的西方医师们每每认为通过有效治愈眼疾，让人们感受到从西方来的不仅是商人及战争贩子，也有好人，以利于展开工作，影响大众，传教布道。

2011年美国国家卫生研究院（NIH）曾发表论文，分析这现象背后的机制及其后续效应，认为当时之所以眼疾流行，与晚清的生活方式，特别是剃头师傅有关[3]。研究提示，晚清的剃发行业不仅理发，而且挖耳、刮眉、按摩、拔牙，甚至提供"刮沙眼"等服务，眼、耳、鼻、口都兼顾。其实，这现象在20世纪四五十年前的中国（20世纪70

［1］马伯英.中外医学文化交流史——中外医学跨文化传通［M］.上海：文汇出版社,1993：272.

［2］C Wong, LT Wu. History of Chinese Medicine［M］. Oriental Book Store, 1932: 170, 325.

［3］方益昉.关注常见病、贴近老百姓：从仁济医院开创者雒魏林谈早期西医诊治策略［N］.文汇报,2017-4-13.

年代的农村)依旧很常见。"一把污染的剃刀,刺破过无数菌落,暂时缓解眼部症状,却加剧了眼疾的交叉感染。"结果导致结膜炎频发、角膜感染,甚至引起失明[1],故流传着"害人剃头匠,治病洋医生"之说。可见"19世纪大清帝国的眼疾发病和病患处理,为西医东渐之初从眼科着手,引进西医提供了逻辑依据""通过快捷有效的治疗,让信众一目了然体验了西医手术,眼见为实感受了症状缓解和抗感染疗效",从而"被中医文化主导了2 000年的国度,民众逐步认可接受西方医术,继而信仰西方宗教"[1]。

3. 欲传播基督教,最好先借助医药 英国传教士郭雷枢在1836年发表了著名的《关于任用医生作为对华传教士商榷书》,对教会提出向中国派遣传教士的同时,还应当派医生来,明确主张这些传教士到达中国第一件事是学习语言。同时,"代替他们进行正规系统的教学及传道的是,应当让他们治疗患者,满足患者的需要"。在行医过程中要渗透宗教、哲学、化学等知识,并叮嘱"请医务界的善士们前来做好事,以博取中国人民的信任,由此而为逐渐接受那美好无疵的基督教铺平道路"[2]。因为欧洲来华者意识到除了商贸,他们几乎与当地人很少接触,而传教士兼医师可弥补这一缺陷。很快,1838年广州成立中华医药传道会,清一色由英、美传教士中的医生组成,他们在成立宣言中明说:"欲介绍基督教于中国,最好的办法是通过医药;欲在中国扩充商品的销路,最好的办法是通过教士;医药是基督教的先锋,而基督教又是推销商品的先锋。"因此,基督教巧妙地借助医药来"赢得中国人的信任和尊重,它有助于把我们同中国的贸易及其一切往来置于更理想的地位"[3]。

很显然,是利益驱动加上宗教信仰,促使了西方医学在中国快速扩张。截至19世纪末,西方教会在中国开办的医院近30所。20世纪后教会医院扩展更快,据《基督教差会世界统计》(1938)资料,截至1937年英、美系统的基督教会所办的医院就有300所,病床21 000张,外加小型诊所600余处。再加上其他国家教会及英、美天主教会所办医院,规模可谓相当可观。这迅速拉升了西方医药学的综合力量,使得中西医药学的天平明显地倾斜于西方医药学。当然,他们还带来相当先进的医学院校教育模式,大举办学以培养本土的西方医学人才,扩大西方医学影响力。统计表明,1920年光英、美在华的教会医学校就达20多所,德国、日本等也都在中国设立医学校,如德国办的同济医学堂(1908),日本办的南满医学堂(1911)等。清末民初中国的西医学人才大都是教会医学校培养的。

---

[1] 方益昉.关注常见病、贴近老百姓:从仁济医院开创者雒魏林谈早期西医诊治策略[N].文汇报,2017-4-13.
[2] 马伯英.中外医学文化交流史——中外医学跨文化传通[M].上海:文汇出版社,1993:326,329.
[3] 李经纬,鄢良.西学东渐与中国近代医学思潮[M].武汉:湖北科学技术出版社,1990:49.

客观地说,行医过程的经历和遭遇使一些传教士、医师的价值观发生变化。诚如马伯英所总结的,他们发现当时中国最需要的是他们的医疗技术和药物,而不是《圣经》。因此,有些传教士医师遂倾其毕生心血于中国医疗,既救助中国百姓,又促进了西方医学在中国的发展,这些善士还是应加以铭记的。

4. 此消彼长中,平和的交汇演变成生死之战　鸦片战争惨败后掀起了洋务运动(1860前后),中国上下都意识到需主动且大规模地引进西学,但当时引进的目的很近视,且功利性很强,就是直接引进能够快速帮助富国强兵、救亡图存的实用技术,如西方军事、工业、实业等,以及为之服务的工艺学、格致学(自然科学)等。应该说洋务运动最初是有成效的,但19世纪末以前,官方对西方医学的引进并不重视,清代官办的西方医学事业屈指可数。梁启超等从保民强民角度,曾强调复兴民族事业中的医药学的重要性,提倡引进西方医学,不过其之呼请社会影响一般。1898年光绪皇帝谕称:"医学一门,关系至重,极应另立医学堂考求中西医理,归大学堂管理,以期医学精进。"不久,1903年才在京师大学堂增设医学馆(1906年改称京师医学专门学堂)。此外,尚有1902年天津设立的陆军医学堂和1908年武昌设立的北医学堂。

清末派出的留学生中,学习医科者人数最少。庚子年以后,派出留学生增多,特别是留日学生激增,学习医科的人数才逐渐增加。这些医科留学生回国后成为中国近代西方医学之骨干。西方医学势力在1920年后有了突飞猛进之跃迁。

中国官方兴办西方医学事业主要是在民国后,通过兴办医学院校和医院、派遣留学生、译书和办报等而兴。据民国政府教育部1936年统计,当时全国公私立大学医学院、独立医学院及医药专科学校共计有33所,教员总计975人,在校学生3 162人,毕业生总计5 358人。自1920—1946年间,官方派出医科留学生共884名。这些专业人才,构成了中国近代西方医学队伍的基本力量。

与此同时,中国医学却一路坎坷走来,虽最后未遭政令取缔,却也备受攻击、打压和限制。这有着深刻的时代背景(下文分析)。中西医药学双方的此消彼长,导致进入20世纪后医药学领域原本平和的双方学理、技术及技艺之交汇互补,嬗变波诡云谲,甚至剧烈碰撞、你死我活,跌宕起伏。其之余波,涟漪至今。也许,中西医学之争的余震,还会延续若干年。

应该看到,社会需求比10所大学更能推进科学的进步(恩格斯语)。西方医学在中国近代的快速扩张,有着社会需求这一强大动力机制,但不等于说当时社会对中国医学没有兴趣和需求。当时社会氛围中,连中文方块字的地位都岌岌可危[1],难以自

---

[1]　当时社会有强烈的废除汉字之风,认为是旧文化阻碍了中国生存,要拯救中国就须扫除旧文化的一切(包括传统医药学),而首要的是先废掉汉字。

保,还有人顾及得了中国传统医药学吗?

五、"中体西用"潮流中的"中西医学汇通"

与上述思潮相对应且更早出现并一直持续着的是"中西医学汇通"学派。

1. 近代中西思想汇通,始自中西医药学 由于医学关涉人的生老病死,因此,不同文化交汇时,医药学往往突显在前。不同的思想之汇通,也容易产生在医药学领域。按熊月之分析[1],中国大众接受西方知识及医药学经历了"疑忌—接触—试用—对比—信服"5个环节。这显然是虽衰败却根基深远的大国民众面对外来文化时自然产生的条件反射。这些心态并不是前后出现的,往往是交集纠缠在一起的。

前已述及,明代医家兼学者方以智是提倡东西方思想汇通的最早倡导者,他在《医学会通》中阐述了这类思想。松江华亭名医王宏翰(1648—1700)用西方胎生学解释"命门"说,他在《医学原始》中既讨论中国医学,又大量采撷了西方传教士之说。其中,吸取艾儒略《性学觕述》的内容最多,他本人则入天主教,其两子也都成为虔诚的天主教徒。艾儒略(G. Aleni, 1582—1649)是来自意大利的传教士,博学而精通儒道,被认为是"西来的'孔子'"[2]。《性学觕述》是他的代表作之一,涉及很广,包括神学等。王宏翰受其影响颇大,被认为是"中西学汇通之先驱""中西医学汇通第一人"。在这个意义上,说近代中西汇通始自中西医药学,并不为过。

需指出的是,体用观既是中国传统学术思想组成部分(《易经》中已有体用观),也是中国医学理论中的重要概念。明代张介宾在《景岳全书》中就讨论过不同脏腑的体用特点。叶桂(1666—1745)在《临证指南医案》中"肝体阴而用阳"之论,更是众所皆知。可以说中西体用说发端于传统思想及中国医学理论。

2. 晚清:风云激荡中的"中体西用"主流观 鸦片战争后,西方思想文化在中国长驱直入,触发了中国社会的巨大裂变。

因两次鸦片战争的致命打击,中国被迫踏上世界一体化之路。但由于传统文明的底蕴太深厚,无法像其他"后发国家"(如印度、日本等)迅即彻底拥抱西方。林则徐、魏源等睿智人士意识到,当时中国不仅军事上不如西方,政治、政府、民众,连整个知识人都不如西方。林则徐遂倡导"睁眼看世界",魏源提倡"师夷之长技以制夷",并写下《海国图志》。日本学者研究后认定林、魏的这些思想主张深刻启发了当时的日本人,

---

[1] 熊月之.西学东渐与晚清社会[M].上海:上海人民出版社,1994:715.

[2] 董少新.从艾儒略《性学觕述》看明末清初西医入华与影响模式[J].自然科学史研究,2007,26(1):69-81.

这是促使明治维新成功的重要原因之一，这似乎已是日本国研究之定论[1]。

但这不是当时中国社会主流的看法，大多数知识人并不是这样（或者如此清晰地）看待问题的。如冯桂芬等虽承认中国失败，但认为这并不说明什么问题。他（1809—1874）强调"以中国之伦常名教为原本，辅以西洋诸国富强之术"，开了政治上"中体西用"之先端。尤其是晚清重臣李鸿章、张之洞等，虽认识到中西方差异颇大，但认为中国仅仅是器物不及于西方人。如洋务派代表人物张之洞（1837—1909），努力建构了"中学为体，西学为用"理论体系，而且加以实施，颇有成就。当时清官方评论是："持论平正，通达于学术人心，大有裨益。"[2]外国学者也称赞此理论为"中国唯一之希望"（China's only hope）[3]。的确，在洋务新政的30多年里，中国的发展总体是健康的，到19世纪90年代，经济已恢复到历史最好水平，近代工业基础从无到有、从小到大，基本建立起来了。那时，中国已恢复为亚洲最强，世界前几位的了。但1894年的甲午海战之惨败，一夜间几乎一切归零。再一次的羞辱性失败，让中国上下顿显一片乱象。近代著名学者兼思想家王云五曾指出："乙未（1895）以还，中国革新运动若洪水之奔冲腾涌，溃决于都市而漂荡于农村，既成巨浸稽天之势，遂自国家而家庭，自日常生活而学术思想、而习惯信仰、而典章文物，腐败者剥落，障壅者崩溃。"[4]又曰："中国革新运动，发轫于乙未（1895），盛于庚子（1900）以后，而收功于辛亥（1911）……然语其原因，须远溯于鸦片一役（1840）。"[4]

是甲午海战之惨败，宣告了洋务运动"此路不通"。中国该走向何方？人们陷入一片混乱与迷茫。此时，效仿日本"脱亚入欧"、全盘西化，甚嚣尘上，成为主流声音，此说原本并不被中国人所看好。诚如北京大学知名学者、哲学家周辅成百年后（1992）所言："日本人在19世纪的启蒙运动和明治维新时，如果能明白这点，他们决不会提出'东洋道德，西洋技术'的口号和'仁义之道、忠孝之教由吾开，器技之工、技术之精取于彼'的理论，这是将科学技术与文化道德分裂开，成为对立关系。"[5]

因此，尽管甲午战败后洋务新政寿终正寝，维新运动此起彼伏，梁启超更把失败之因归之于"中体西用"。他1899年在《自由书》中认为"中体西用"的思想严重束缚了中国人，是甲午战败的根本原因，指出这思想"不三十年将化为灰烬，为尘埃。其灰其尘，偶因风扬起，闻者犹将掩鼻而过之"[6]。但一时间难以找寻出路的窘境之下，"中学

［1］大谷敏夫.日本林则徐研究的现状与课题［J］.东南学术，1991：6.

［2］光绪二十四年六月初七日"上谕"，张文襄公全集（卷49），奏议49.

［3］（美）费正清.剑桥中国晚清史［M］.北京：中国社会科学出版社，1985：354.

［4］王云五.商务印书馆三十五周年纪念刊［M］.上海：商务印书馆，1932.

［5］吕乃基，樊浩.科学文化与中国现代化［M］.合肥：安徽教育出版社，1993：3-4.

［6］马勇.重寻近代中国［M］.北京：线装书局，2014：62-63.

为体,西学为用"之理论架构还是有它历史意义及补救价值的。很长时间内,仿效日本,全盘西化,有意无意地成为当时人们的思想指南,尽管反对声音依旧不断。这些也明显波及医药学界,在一片混乱及迷茫之中,医药学界主张效仿日本,亦步亦趋,废除中医药之势力日渐占据主流。中西医学汇通思潮依旧时兴,就不难理解了。

3. 中西医学汇通:悲壮的尝试 我们曾分析认为:"'中体西用'的产生,有其历史的合理性和必然性,但却不是个科学的命题。"[1]第一,"中体西用"命题包含着双重矛盾,理论上这种体用关系不能成立,它违反了体用统一规律。在中国"历史上它之所以被应用了几千年而没有陷入理论上的困顿,那是因为整个传统文化的通约性为其提供了可应用的条件"[1]。但是,当用于处理异质性的西方文化时,便遇到了不可克服的困难。一厢情愿地把"中学"认定为体,把"西学"确定为用,必然得出一系列荒唐的结论。对此,早有学者做出剖析,如严复说:"体用者,即一物而言之也,有牛之体则有负重之用,有马之体则有致远之用,未闻以牛之体以马为用者也……故中学有中学之体用,西学有西学之体用,分之则并立,合之则两亡。"[2]第二,"中体西用"包含着事实认识与价值认识的背离。"中体西用"仅是一个价值判断,体用本身隐含意义有优劣、主次之分,并未涉及对中西医学事实本体之认识[1]。因此,该理论本身的矛盾和不科学性昭示"中体西用,此路不通"。既无助于解决文化交汇难题和近代中国一系列困境,亦无益于中西医学交融与中国医学之发展,相反易导向歧途[1]。然而,这类比附和浅薄印证,在百年后仍层出不穷(虽表现形式不一,但深层实质如出一辙)。近年来人们所熟知的中医特色论、优势论、独立发展论等观点中,均可依稀辨出"中体西用"思潮之印记。因此,在笔者主编的《差异·困惑与选择——中西医学比较研究》中,以"悲壮的尝试"为题,总结了"中西医汇通"运动。然尽管悲壮,但还是给历史留下了很多值得珍视的精神财富,值得一议。

1890年,李鸿章在《万国药方》序言中提出:"倘学者合中西之说而会其通,以造于至精极微之境,与医学岂曰小补!"这是官方最早正式发表的中西医药学汇通之意见。这些一度成为当时国内的主导性思想,也是一段时间内中西医药学交汇中的指导原则。

基于此,维新运动代表人物郑观应在《盛世危言·医道》(1893)中明确分析了中西医学各自的短长,认为"窃谓中西医各有短长:中医失诸虚,西医泥诸实;中医逞其效,西医贵其功"。另一位维新代表人士陈次亮在《庸书内外篇》(1897)也对中西医学

[1] 何裕民.差异·困惑与选择——中西医学比较研究[M].沈阳:沈阳出版社,1990:443-451.

[2] 严复.与外交报主人论教育书[A].王栻.严复集[C].上海:中华书局,参见:曾乐山:中西文化和哲学争论史[M].上海:华东师范大学出版社,1987:68.

持类似的总体评价，但陈氏着重指出西方医学之短（如以死尸论活人），却也不否定其之长，以针对当时很多人对西方医学的过度褒扬和对中国医学的过分贬抑之势。鉴于此，他们都倡导中西医学"参""合"，即中西医药学并存合用，取长补短，共同臻于至善。这其实是"中体西用"主张在医药学领域的直接体现——最终结论都是中西医学相互要参合用之、学之。故郑观应强调在临床上要"内证主以中法，外证参以西法"，并提出医生要学习中外医学知识，通过考试，取得行医资格，方可行医。陈次亮在《庸书内外篇》则倾向于用中国医学理论来评判中国医学学术，不可完全套用西方医学。这些代表了当时文化思想界主流性的中西医学比较观。这些观点也与他们（及当时社会、文化、医学）对东西方文化思想的观点是自洽而接近的。

在这种大背景下，中国医学界出现了一股"中西医学汇通"思潮，并很快得到中国医学界较广泛的认同与呼应，成为当时中国医学学术发展的主导思想，涌现了近百位有影响的中国医学界人士。中西医汇通倡导者大多是比较开明而愿意接受新事物的人士，他们受大势影响，对西方医学既"疑中有信"，又问题多多，故更多的是在接触与比照中加以消化吸取，并寻求变通。其中，罗定昌、唐容川和朱沛文常被视为是"中西医汇通"的代表人物。他们所代表的中西医学汇通，"参合中西医学"是当时中国思想文化发展趋向在医药学领域之涟漪，与思想文化界的"中体西用"是一致的。

4. 不同的"汇通"主张　在中西医汇通大潮中，诞生了不少学术观点，相互争锋，颇为激烈。因此，也诞生了一大批中国医学大家。

（1）医学改良派　1904年，上海中国医师周雪樵发起创办《医学报》，《发刊辞》中周氏提出了办报宗旨"为群学之胚胎，改良之起点"，写下了《论中国医学急宜改良》之文，针砭了当时中国医学界的时弊和陈腐守旧，提出："故生今之世，欲求医学之改良，必拔其本，塞其源，取古人之谬说一扫而空之，取西说之精理改弦而张之，探原之论，莫要于此。"1907年上海另一位名中医蔡小香创立中国医学会，宗旨则是"改良医学，博采东西国医理，发明新理新法，取集思广益之效"[1]。

晚清的医学改良思潮，是与社会、政治、经济、文化等必须综合改良、彻底变革，交融在一起的，故医学改良一度成为中国医学界最盛行的思潮之一。

（2）中体西用派　"中体西用"论是清末中国医学界非常有势力的一种思潮。它带有鲜明的文化或医学主体意识，在此基础上才讨论引进西方医学。此论有很多类似表达，如"以中学为本，以西学为辅""以中学为经，以西学为纬""以中学为基础，以西学为藩篱""以中学为体，以西学为用"等。其实，中西医学汇通者，大多可以归入其

---

[1]《医学报》第72期，1907年．参见：郑洪，陆金国．合群进化：中医社团意识的觉醒——百年中医沉浮录[N]．中国中医药报，2010-5-12．

下。罗定昌、唐容川、朱沛文、周雪樵等都属于此类，只不过在具体认识的层次、深度、体用如何区分等细节上，有着差异。

1909年诸城名医王懋吉在《己酉春季课艺》中说："中西医学互有短长，中医长于理想，西医长于实验。当今谈医者类能言之。愚以为治内症当以中医为主，治外症当以西医为长……若专以内科言，中医长于治伤寒，西医长于治杂症……缠绵久疾，中医所长；危急暴病，西医所长。"倡导了以中国医学为主体，取西方医学之长，补中国医学之短的观点。此见解代表了当时多数中国医师的认识，因此，时任中国医学会会长的蔡小香评论其文说："学贯中西，持平立论，宏文卓识，足为诸卷之冠。"[1]

其实，这种选择很多情况下是无奈之举。诚如同时期精于针灸的医师林大燮《素灵讲义·序》中说："值此医学交通时代，若不取中外医书，折衷一是，存其古义，补以新义，是其蔽聪杜明。而长此黑暗，无异闭户塞牖而甘于独居。"[1]时势就搁在那里，面对汹涌而来的西方医学知识，明白人不睁眼看看是不行的；你不守住中国医学主体也不行，因为一定会迷失自我，威胁到学科和自我生存。

（3）以西补中派 代表人物是恽铁樵、杨则民等。恽铁樵曾从事文学工作，后以医学为业，精于内、儿科，尤擅长儿科，享誉沪上，又曾创办铁樵中医函授学校，致力于理论、临床研究和人才培养，著有《群经见智录》等24部著作。关于以西补中等论述，主要在《群经见智录》（1922）中。他知识渊博，临床经验丰富，且愿主动留意世界科学进步。临床体验促使他认定中国医学有实效，是有用之学；西方医学自有长处，尤其在生理研究等方面。由于中西方文化背景不同，基础各异，故形成了不同的医学体系。他强调"西方科学不是唯一之途径，东方医学自有立脚点"，但中国医学亟需自我提升，发展进步，故倡导"发皇古义，融会新知"；主张吸取西方医学之长，融会贯通催生新的医学；"中医有演进之价值，必须吸取西医之长，与之合化产生新中医，是今后中医必循之轨道"，并说"居今日而言医学改革，苟非与西洋医学相周旋更无第二途径"；告诫说"万不可舍本逐末，以科学化为时髦，而专求形似，忘其本来"。由于鲁迅处女作是他慧眼相中而刊发的，再加上这些真知灼见，故他在当时学界影响很大。他逐一反驳余云岫的《灵素商兑》，却未见活跃的余氏之应战，只能说是后者怯战了。

浙江名医杨则民在哲学上支持恽铁樵，杨则民是位革命志士，精于中国医学，他在《内经哲学之检讨》（1933）一文中明确提出"中医是辩证法，而外医则为近世之机械论的方法，若以辩证法为大纲，取近世生理病理之知识，分隶于大纲下以论证之用，此正常之法也"。他是第一个接受辩证法来研究、理解、阐述中国医学的学者，他的很多见地对后世影响深远。

[1] 李经纬，鄢良.西学东渐与中国近代医学思潮[M].武汉：湖北科学技术出版社，1990：103.

（4）实验中医派 此派的特点是强调应在实验及临床实践基础上开辟中西医学新途径。代表人物是被称作"实验派大师"的张锡纯，《医学衷中参西录》是其代表作。书中记载了许多中西方医药组合而成的独特处方，如石膏加阿司匹林以治热病，玄参、沙参配合阿司匹林以医治肺结核。他尝试从临床和药理多方面来探索中西医药结合的新途径。同时，在临床诊疗中，他探索以中医辨证与西医辨病结合的新方式治病。如他曾在《医学衷中参西录》中分析中西医药之不同作用原理，曰："西药用药在局部，是重在病之标也；中医用药求原因，是重在病之本也。究之标本，原宜兼顾。若遇难治之证，以西药治其标，以中药培其本，则奏效必捷，而临证也确有把握。"[1]他进一步说："由是知中药和西药相助为理，诚能相得益彰。能汇通中西药品，即渐能汇通中西病理，当今医界之要务，洵当以此为首图。"[1]可以说，他是20世纪六七十年代轰轰烈烈中西医结合运动之开山鼻祖。他的很多经验体会，于其后的中西医学结合运动，或中西医学双方取长补短，不无指导意义。

与张锡纯类似的探索者大有人在。据傅维康研究，吴瑞甫就是其中代表。吴瑞甫对中西医学都有比较深的理解，他认为："西医之较精于中国者，曰手术、曰切开术、曰卫生、曰消毒法、曰检查霉菌、曰注射。此皆我国医者所宜学习之一事也。"他专文介绍了西医体温计与发热热型的关系及临床诊断意义，并以新陈代谢和感染发炎及神经中枢控制原理等来说明体温变化特点，成为衷中参西而发展医学的杰出人物。[2]

（5）捍卫国粹论 按照李经纬、鄢良等的研究，当时中国医学界有一股势力很强的思潮，重在强调保存中国固有医学体系——他们每视中国医学为国粹。这种思潮其实是文化思想领域国粹保存论观点在医学界的体现。

细析之，许多中国医学界人士，或多或少存在这种思想，区别仅仅在于程度与方法上。他们不言自明的主张是通过或"改良"，或"中体西用"，或"以西补中"等，立足中国医学自身，并求得发展。因此，他们往往会情不自禁地抑西扬中，潜意识里对西方医学持防范态度。表面上，他们常不排斥西方医学，有的主张吸取西方医学之长，但只是借西方医学以证明、补充中国医学。故鲜明地抵制、反对以西方医学替代中国医学的反客为主之趋势，常是这派的核心主张。

总而言之，始自19世纪末的罗、唐、朱诸君倡导中西医学汇通，止于20世纪30年代末（因为抗战，相关争议平息），关乎中西医学的见解层出不穷。上述各种见解核心都是"中西医学汇通"，只是倾向性有所不同而已。故可以说"中西医学汇通"是近代中西医学和东西方文化交汇史中声势浩大的洪流，诞生了百余位医术精湛、思想深刻、著

［1］ 张锡纯.医学衷中参西录［M］.石家庄：河北科学技术出版社，1985：11-17.
［2］ 傅维康.近代汇通中西医之佼佼者吴瑞甫［J］.中医杂志，1991，（1）：35.

述颇丰的医学大家,留下了一笔宝贵的精神财富。

5. "汇通"中的另类声音 随着西方医学日趋进入内地且影响日增,也因为一大批留外学者的回归,其中"全盘欧化"声音越来越炽烈。其极端的就是废除中医说,但一般学者的态度比较委婉和间接,存在下列主张。

(1)全盘欧化派 "全盘欧化派"指那些激烈主张以西方医学彻底取代中国医学者;或以西方医学为主体,将中国医学纳入其体系者(即"西体中用")。持此主张的大多是学习西方医学者,且往往是海归,又以留日本归来为主。如安徽桐城学者吴挚甫,与日本学界交往甚密,他认为:"医学西人精绝。读过西书,乃知吾国医家殆自古妄说……中医之不如西医……故河间、丹溪、东垣、景岳诸书,盖可付之一炬。执事尚谓其各有独到,窃以为过矣。"[1](《答何豹臣书》)。又如,朱笏云在《中国急宜改良医学说》中说:"今之最可痛、最可恶,不能生人而适能杀人者,非吾中国之医乎?"[1]留学日本的毕寅谷写有《敬告青年之有志学医者》:"吾侪所习之医学,实非精神的,而物质的也。必实施生理解剖,而人体之生理的构造乃得明,必实行病理解剖,而人体之病理的变化乃可悉,而证明此构造与变化,其乎可触而目可睹者无论已,即手不能触,目不能睹者,亦无不可藉显微镜,理化学以阐其隐微……安有如中医之凭空想,逞臆想,永古千秋,奉数人颠倒错乱荒谬诞幻之谈以为圭臬而不思所变计哉。是由西医与中医之根本上言之,固已优绌判然。"[2]这些偏颇之见,其实是当时社会思潮中科学派在医学领域的典型体现。也正因为这种思想土壤,与差不多同时候出现的"科玄大战"相互呼应,蕴生了"废除中医"之类政治事件。

(2)创立新医派——"折衷中西医,我国医学将雄飞于世界" 不是所有西医师都这么偏激,也有不少西医师(包括著名西医师)持公允之见,公开反对如此偏激。如著名西医人士俞凤宾,早年(1907)毕业于上海圣约翰医学校,后留学美国获医学博士学位,是中华医学会第三任会长,并主持《中华医学杂志》工作多年。他发表的《保存古医学之商榷》中就明确反对废止中国医学,认为日本明治维新废除中医学政策不可取,指出:"欲废旧医者,泰半为浅尝之西医士。此辈徒学西医之皮毛,学识经验两不足取,而骤然曰中医陈腐当废除之,而将其有用价值处一概抹杀焉。"他明确主张应该"去旧医之短,采西医之长,折衷至当,则我国医学行将雄飞于世界矣"。[3]

又如,兼有中西医学基础的吴翘云认为:"善学医者,无论中西,惟求实效""有时去

[1] 马伯英.中外医学文化交流史——中外医学跨文化传通[M].上海:文汇出版社,1993:538.

[2] 李经纬,鄢良.西学东渐与中国近代医学思潮[M].武汉:湖北科学技术出版社,1990:106.

[3] 谢蜀生.中华医学会早期著名活动家——俞凤宾博士[J].中华医学信息导报,2010,25(14):6.

中之短用西之长,有时以中之长益西之短,如是岂不极医事之能而尽造化之量乎!"[1],同样兼通中西医学的吴鹤龄在《论中西医学之互有关系》中指出:"吾愿吾国医界有识之士,发愤振作,既研求实学,势必融会中西,上稽古代,旁及欧西,取其说而相互考证,理法并重,其精粹者存之,其粗泛者去之,熔炼中西医学于一炉,而不存中西医学门户之见,安见吾中国之医学不能驾东西各国而上之哉。"[2]显然,这些既是资深西方医学人士的远见卓识,也是若干年后毛泽东主席倡导的"中西医结合",以创造中国"新医学"的"先声"。

(3)西体中用派 当时,虽通西方医学者中能持上述睿见者实属凤毛麟角,但多数西方医学人士还是认识到,中国医学既有一定疗效,且有相当的社群接受基础,骤然以西方医学取代中国医学是万万行不通的,连民众都难以接受认可。因此,不少人主张有步骤地逐渐西方医学化。何炳元在《中国急宜开医智》中指出:"欲振兴医学必先开医智,窃以为中医今日开智,莫如仿欧美治科学之法,先编定教科书,将中学之讹者,正以西说,中学之缺者,补以西法,交换知识,善善从长。庶中国之医家,其脑筋亦易容纳,即中国之病家,其心思尤易开通。若锐志维新,尽弃其学而学……恐与中国风土习惯,碍难密合。"[3]这显然是权宜之计,关键还是应该逐步地以西方医学为主。对此,西医师张织孙也主张中西医学汇通,但明确的是"以西学为经,以中学为纬"。他在《医学改良说》中提出改良医学三大纲领中讨论了具体的实施方法。这一观点在20世纪20年代以后的西方医师中已经逐渐占据主导地位。

6. 与时势呼应的"废除中医"闹剧 "全盘欧化"的极端发展就是废除中国医学运动。当时,社会上效仿日本,否定中国之思潮泛滥,加上留日归国者日渐增多,势力日涨。尤其是被认定成功转型之日本,明治维新后废除汉医,医学迅速崛起,起着示范效应。再因为"五四"新文化运动(1919)打出了彻底摧毁旧思想等的激进主义旗号,知识界批评传统文化(包括中国医药学)之愚昧落后也渐趋高涨,"科玄大战"(1923)又以保守派失利而偃旗息鼓。这些综合因素,促使进入20世纪20年代末,西方医学界不少人公开与中国医学界决裂,医药学界形成了泾渭分明的废除中医与保存中医的两大对峙阵营。一时,一场大战在所难免。

留学日本归国的余云岫借势发难,1916年他撰写《灵素商兑》,率先猛烈抨击中国医学理论;又发表《科学的国产药物研究之第一步》(1920),引起杜亚泉、恽铁樵针

[1]《医学报·己酉春季课艺》,参见:李经纬,鄢良.西学东渐与中国近代医学思潮[M].武汉:湖北科学技术出版社,1990.

[2]《中西医学报》第4年第9期,参见:李经纬,鄢良.西学东渐与中国近代医学思潮[M].武汉:湖北科学技术出版社,1990.

[3] 何炳元.论中国急宜开医智[J].医学丛编·初集·论说,1909.

锋相对的回应,引发了中国医学理论之争。1925年中国医学界谋求将中国医学纳入学校体制,却受到西医学界抵制而流产,导致了中西医学界关系的急剧恶化,两大阵营呈水火之势。西医学界称中医为旧医,称自己是新医学,将中西医之争比作为"新旧之争",科学先进与落后之争;而中国医学界称自己为国医,称西医为西医,将此视为"中西之争"。双方讥讽与谩骂日趋激烈。1925年后,中西医界的学术之争逐渐由学理探讨演变泛化为意识形态之争。1929年2月,国民政府卫生部召开第一届中央卫生委员会上,围绕着"废止中医"问题,余云岫、褚民谊等人提出"废除中医"之议案,在没有中国医学专业人士参与下,获得了通过。后中国医学界共同发起请愿活动,打出"提倡中医以防文化侵略,提倡中药以防经济侵略"口号,获得全国舆论及业界广泛支持,并最终迫使政府取缔议案。虽中国医学界初战告捷,但其之消极影响一直延续至21世纪初。

余云岫倡议的"废止旧医以扫除医事卫生之障碍案",理由有四:① 今旧医所用阴阳、五行、六气、脏腑、经脉,皆凭空结撰,全非确实,宜废止。② 其临床穿凿附会,自欺欺人,同属无稽,此宜废止。③ 诊断无法,预防无以胜任,强种优生之道,更无闻焉,此宜废止。④ 人类文化演进,以新替旧是规律,旧医阻遏科学化,此宜废止。余氏列举四大理由,强调"旧医一日不除,民众思想一日不变,新医事业一日不上,卫生行政事业一日不能进展。为民族进化计,为民生改善计,不可不采取断然措施"。他进一步以新与旧、进化与落后、科学与空想来看待中西医学,并认为中国医学全无存在必要,中西医学之间也没有沟通可能和意义。他不仅反对中国医学,也反对中西医学汇通,曰:"医无所谓中西,但有新旧而已。新旧两医学,其本末颠倒如此。于此而欲讲沟通之道,是犹强黄白进化之种,而曰黜尔聪明,塞尔浚智……所谓倒行逆施者也。"(《旧医学校系统案驳议》)其言论之偏激,其类比之不当,可见一斑。

需指出的是,余云岫曾是国学大师章太炎学生,大名鼎鼎的章太炎也是中国医学大家。余氏学西方医学前曾聆听过大师的中医学课程,略通中国医药。他虽否定中国医学理论却不得不肯定中国医药的疗效,但他把中国医学治病效果归于经验用药,所以倡导了"废医存药"说,这也是多数欧化论者对待中国医药学的主流性主张。"废医存药"之余绪一直沿及21世纪[1]。

就余云岫等的废医及废医存药之举,有两点需补充说明:虽余氏抨击中国医学理论不遗余力,反击了不少争辩性文章,但却避重就轻,从未回击过针对其文反驳的中国医学及中西医学汇通大师恽铁樵等人的针锋相对之论。恽氏当时是社会名流,曾在《群经见智录》中对余氏的《灵素商兑》逐条做了分析批驳,社会影响很大。却不知

---

[1] 方舟子在21世纪倡导的"废医验药",就是承启此说。

何故，"余云岫对恽铁樵的《群经见智录》始终未再有一言反驳，亦其避强击弱之策略乎？"这是马伯英的合乎常理的质询。

更戏剧性的是，1936年余氏在《中华医学杂志》25卷1期发表了《三子养亲汤小治验》的论文，公开宣传中国医药学疗效。1943年又在《医文》上发表《说文解字病疏》，致力于考释阐发中国医学学术。晚年，更是全身心地投入考释中国医学，出版了《古代疾病名候疏义》，以至于成为经典著作。而且据笔者与其晚辈交往，老人后半辈子一直在用中医药看病，孜孜不倦，疗效显著，和早年锋芒毕露的反中医之毅然决然，判若两人。也许，是时势易人吧。其实，当时的许多激进人士，若干年后激进态度都大有改变，非惟余云岫氏一人。此现象值得深思。

六、大潮退后的理性追溯

历史事件只有放回历史背景中才能真正理解，对20世纪初中国医药学界的一系列行为举措，只有参照当时的社会文化及学术大氛围，包括观照其之前因后果，上下左右之互动渗透，才能深刻洞察其之意义及做出历史评价。

1. 典型的实用主义，促使汉方医学"沉浮"　前已述及，甲午海战后，效仿日本成为一股洪流，"废除中医"案则是其直接后果。对此，回味一下百余年东瀛日本汉方医学之废兴沉浮，颇能给人以启示。

自公元754年鉴真和尚渡海传播中国医学文化后，日本医家继承古代中国医学，结合自己特点，创立了汉方医学。至江户时代（17—18世纪），日本汉方医学出现了百家争鸣的活泼局面。明治维新以前，可以说是汉方医学一统天下。

西方医学（早期主要是荷兰人传入，故称"兰医"）大约是在18世纪下半叶传入日本的。经近百年发展，明治维新前后，兰医有了较大发展。日本的兰医派与中国相同，他们大多是由"汉医中的先觉分子蜕化产生的"，兰医和汉方医之间有过矛盾、争论，但并不严重。19世纪中叶后，随着英国医学大举东渐及德国医学在日本的大量介绍，西方医学日盛。明治九年（1876），日本政府为了强军强国，认为西方医学的军阵医学（即创伤急救医学）明显优于汉医学，故制订新的医事卫生制度，明确地扶西医抑汉医，以贯彻欧化（近代化）政策。明治二十八年（1895），汉方医学力量已大为削弱，日本政府见时机成熟，遂以汉方医学不如西方医学，不利于富国强兵为理由，以立法形式明文废除汉方医学。此后，日本的汉方医学濒临绝境，偃旗息鼓了半个多世纪。

时过境迁，20世纪50年代后期，情况自有转机，日本许多著名西医学家以新的眼光看待和评价中国医学。到20世纪60年代中期："日本的西洋医学者关心中国医学的人迅速增多起来，其中大部分人想从中国医药学领域中'再发现'有效的治疗方法。"不少西医学专家改学或转而专攻中国医学，试图发掘其科学内涵，这些都是源自西医医师的自发努力。到20世纪80年代初，日本有40%西医师将中国医药应用于临床，从事汉方医学工作为主的有15 000多人，进行中国医学研究的正式现职医师在千人以上，针灸医师4 000多人，拥有设备先进、阵营雄厚的大型中国医药学研究机构7所，中国医学研究团基本遍布全国，多达90余个，中国医学或针灸大学、学院等48所，专门的中国医学或针灸医疗机构100多个。20世纪80年代，日本政府正式将汉方制剂列入药价标准以为健康保险用品，使汉方医药进入公费医疗领域，"身份"合法化。日本科技厅制订中国医药综合研究的长期计划，提供巨额研究经费，从此中国医药学研究由民间自发性质转为国家资助。甚至日本成立了由执政的自民党议员组成的"振兴汉方议员联盟"，由当时在位首相亲任名誉会长。这些意味着百年后汉方医学自觉地"复兴"了。促进这一复兴的主力军，恰恰是一大批造诣颇深的西方医学大师，与百多年前一批汉方医师促进了兰医之盛、汉医之毁，适成鲜明反差。在汉方医药的沉浮中，政府及社会主流的态度亦前后判若两人。[1]

汉方医学沉浮事件，颇有玩味之处。日本著名医师有地滋曾做过分析，认为有四大原因促使其复兴："一是二次大战后，由于抗生素等的运用，感染性疾病逐步减少，代之而起的是免疫、遗传、代谢性疾病逐步增加，现代医学对此并无合适治法，而中国医药对此常能奏效；二是近年来因合成药物的副作用而产生的药害问题时有发生，令公众望而生畏，中国医药历经长久岁月临床实验，不必担心药害及副作用；三是由于化学合成药多是对症治病的，非治愈性的，因而重新出现了从天然药物中寻找新药的倾向；四是将西方医药与中国医药合用，可预防或减轻其副作用。"[2]这些，显然符合实用至上的日本民族精神。

2. 汉方医学"沉浮"启示录　在我们看来，汉方医学之沉浮及今日之现状，至少启示人们：① 作为一个医药学体系，它今天的存在及发展，取决于其有无确切疗效及实用价值，而不是人为的保护或遏制；或者说，取决于学科自身活力，主要是生存及生产能力[3]。② 鉴于此，在实际工作中应更多考虑医药学的实用性、科学性和开放性[4]。③ 应更多地寻求中（汉）西方医学的不同点或互补之处，也就是异质性。只有具有异质性，才具有内在生机与活力。国内的中国医药学研究，人们更热衷于中西医学的同质验证性——你有我也有，或我"古已有之"。显然这是缺乏自信，且不着要领之举。④ 需持之以恒之努力，以取得实际成效，而无需在意虚玄的"花瓶"样摆设或点缀。这些对中国医学界来说，都是意义深远的。[1]

［1］何裕民.差异·困惑与选择——中西医学比较研究［M］.沈阳：沈阳出版社,1990：443-451.

［2］上海中医学院.国外中医研究概况和2000年前景预测.内部资料.上海中医学院,1989：25.

［3］何裕民.迎接中医药新时代,大力发掘和弘扬中医药真正优势［J］.医学与哲学,2019：3-8.

［4］何裕民.中医学的自信从何而来？［J］.医学与哲学,2018：3-9.

客观地说,中国医学界废除中医之案,纯属贫穷无奈及昏昧胡乱中的东施效颦之举。对日本国民来说,汉方医学也好,兰医(西方医学)也好,都是外来医学,没有民族情感负担,故能惟以实际意义为价值取向,沉浮都有其坚实的实用主义价值基础。国内不少人士,或人云亦云,为了反对而反对;或套用简单公式"中医=旧医=不科学""西医=新医=科学"而毅然决然地排斥与否定中医;或因为是祖上留下的,承载着太多的非学术及技术负荷,遂为了捍卫而捍卫……这些似乎都缺了点历史理性及实用(技术)精神,应该引以为戒。

3. 科玄大战:需吸取的历史教诲 20世纪20年代,五四运动发生后不久,中国思想界发生了一场影响深远的大论战,史称"科玄大战""人生观大战"。虽尚无证据说它直接导致了"废除中医"一案,却也对否定中国医药学及传统科学文化起到了推波助澜、节节推高之功。此类争论影响之久远深刻,至今仍时有余波荡漾,值得为此一议。

1923年2月,留日归来的学者张君劢在清华大学作了题为"人生观"的演讲,对"科学万能"思想倾向提出批评。他指出科学与人生观是不同的,"科学之中,有一定之原理原则,而此原理原则,皆有证据";而"同为人生,因彼此观察点不同,而意见各异,故天下古今之最不统一者,莫若人生观"。他对科学与人生观做出了五点区别:"人生观之特点所在,曰主观的,曰直觉的,曰综合的,曰自由意志的,曰单一性的。"

谁知,此论一出,激起其之老友、地质学家丁文江勃然大怒,曰"诚如君言,科学而不能支配人生,则科学复有何用?"于是,丁氏于1923年4月发表了长文《玄学与科学——评张君劢的"人生观"》,把张氏之说斥为"玄学",称其"玄学鬼附身",并从多方面驳斥张氏之"人生观"哲学。丁文江尤其不同意张氏采纳的"西方为物质文明,中国为精神文明"之流行说法,指出:"至于东西洋的文化,也决不是所谓物质文明、精神文明这样笼统的名词所能概括的。"最后,丁氏引用胡适之语作为结论:"我们观察我们这个时代的要求,不能不承认人类今日最大的责任与需要是把科学方法应用到人生问题上去。"此后,张君劢则撰文予以逐一反击。一场大论战就由此而拉开序幕[1]。

就在丁、张激战之际,张氏老友、学术界大老梁启超参战了,他站在张氏一边,写了《关于玄学科学论战之"战时国际公法"——暂时局外中立人梁启超宣言》一文(1923年5月)。其中,强调两大要点:① 人生观问题是宇宙间最大问题。② "这种论战是我国未曾有过的论战""替我们学界开一新纪元"。

1周后,大名鼎鼎的胡适则站在丁氏一边应战了,写下了《孙行者与张君劢》(1923

---

[1] 郭贵春.科学大战与后现代主义科学观[M].北京:科学出版社,2006:60~68.

月6日）。把张氏比作孙悟空，把"赛先生（科学）和罗辑先生（逻辑）"比做如来佛，认为玄学纵有天大的本领，也跳不出科学的掌心。此后，更多学者参与了争论及辩驳。一时间，科学、玄学两派重要人物纷纷登场，双方你来我往，论战不休，愈演愈烈。至1923年11月，陈独秀为论战文集《科学与人生观》作序，邓中夏发表《中国现在的思想界》，标志着第三方登场了。陈独秀等代表唯物史观派[1]，从此发展成科学、玄学、唯物史观之三派的思想论争。

陈独秀表示，他同时要对玄学、科学两派作战，他批评了玄学、科学派的各种主张，指出："我们相信只有客观的物质原因可以变动社会，可以解释历史，可以支配人生观，这便是'唯物的历史观'。"由此，"唯物史观派"旗帜鲜明地通过论战，在中国学术界闪亮登场，并迅速走红。

这场论战从表面上看，科学派占据主导，唯物史观派获益最丰。它既对形形色色的唯心论、二元论和不可知论等进行了批判，又借机推广了马克思主义。论战后，马克思主义在青年中迅速传播。但实际上陈独秀、瞿秋白（后来也参战）等也都明显地带有科学主义倾向。他们对科学主义思潮之支持、唯物史观科学化之理解等，虽其后一度成为正统思想，但鲜明地存在着时代烙印和偏颇倾向。

需指出的是，当时国际学术之背景——20世纪二三十年代正好是唯科学主义的维也纳学派最鼎盛之际，该学派被认为是20世纪影响最广泛、最持久的思潮，代表着自然科学对哲学的挑战。它的唯科学主义观点至今在许多国度（包括中国）成为思想及学术界尾大不掉的"幽灵"。其强调科学进步的意义及价值，无疑是正确的，但也明显存在着偏颇和缺陷：① 只重视"科学的逻辑"，严重忽视了科学赖以产生及发展的人文基础。② 只强调科学实证精神，漠视人的创造、创新及人文精神。③ 将科学与人文截然区分，根本不顾科学与人文（文化）难以割舍的关联性，科学与人文内在的不可分割性。④ 只强调逻辑理性、实验理性，忽略历史理性、关系理性等。

客观地说，这场论战进行得并不彻底。虽表面上玄学派"失败"了，但按吴国盛的话来说，这一失败其实在"社会心理上早就被预定，但从今日眼光看，其在学理上则未必失败"[2]。而相关的学理问题并未充分展开，双方匆匆忙忙只是在大众媒体上发表激烈之词，并无从容不迫的理性分析研究。可以说正是因为这一历史缺憾，造成了一类新的意识形态之偏颇，诸如"工程师治国、科学家决策、量化管理、政绩数据化，是当代中国科学主义新的表现形式"，甚至"对目前道德滑坡、拜金主义、唯利是图有助长作用"[2]。

［1］ 郭贵春.科学大战与后现代主义科学观［M］.北京：科学出版社，2006：60-68.

［2］ 吴国盛.当代中国的科学主义与科学传播［EB/OL］.2018-10-11. https://www.sohu.com/a/258849085_472886.

用学者周辅成的话来说:"科学与文化,好似是同一树上的花与叶……其之间的关系,不应该有大争论了。""但是,19世纪后半期西方德国出现所谓价值学思潮,如西南学派,以及精神历史学派如狄尔泰、李凯尔特、倭伊铿等,则将文化科学与自然科学对立起来。""我们国内'五四'运动后的科学与人生观的论战,就是德国关于文化与文明、文化科学与物质科学的争论的延续。""科学与文化,物质与精神,既然'本是同根生',从历史上说,'先有文化,后有科学',或'先有科学,后有文化',这也都是用不着争论的。""从哲学意义上讲,整个运动着的宇宙,整个活动的人生,内与外,物质与精神,总是常常结合在一起进行,这一点都必须重视。""西方人称这种关系为辩证关系,中国人称这种关系为阴阳关系。"[1]很明显,周辅成的评论,并非调和之论,而是深邃之见。只不过人们一时为各自偏见所蔽,难以接受罢了。

诚如李安泽所言,"科玄大战"表面上是科学、玄学、唯物史观三派之争,"但实际上奠定了西化派、马列派与现代新儒家在中国现代文化思潮中三足鼎立的格局。""中国现代思潮中所有基本问题几乎都可以溯源于此。"[2]客观地说,在当时中国社会,封建意识盛行、科学意识十分贫乏之际,科学派对玄学派的批判,并力主"科学人生观",具有重要的思想启蒙之功,无疑有助于科学技术在中国发展,这也是科学派在论战中广获支持之原因。但矫枉过正,以科学替代人文,从而否定人文,则走向了极端。当代著名学者、美国威斯康星大学林毓生(1934—2022)就曾批判胡适,说他过分渲染"科学主义",把科学当作宗教来崇拜,导致了流行的科学主义未能提供对科学的本质及其方法更切实的领悟与理解所需的资源。至于当时学者的唯物史观,则有简单的机械论之嫌,也只有暂时舒缓及宣传作用,遗留问题依然不少。

这场遭遇战是东西方两大文明相遇碰撞后不可避免的意识冲突。洪晓楠认为,"科玄大战"之爆发并非偶然的文化现象,可以说:"'西学东渐'造成的东西方文化在近代中国的遭遇和汇合是'科玄论战'发生的远因,后'五四'时期对'五四'新文化运动成果的巩固以及对'五四'新文化运动的反思是其近因。"[3]

近半个世纪以来,在日益发展的中国,科技进步已无需多言,但人伦失序、文化沙漠等表现在医学领域,典型的就是医学人文失序,以至于要大声"呼唤人性的医学"[4]。不能不说与此类思潮独步于世界(特别是现代中国)没有瓜葛。韩启德曾尖锐地针砭说:"我们现在的医疗出了问题,不是因为它的衰落,而是因为它的昌盛;不是因为它没有作为,而是因为它不知何时为止。"并认为:"在宗教强盛、科学幼弱的时代,人们把魔

[1] 吕乃基,樊浩.科学文化与中国现代化[M].合肥:安徽教育出版社,1992:2-3.

[2] 郭贵春.科学大战与后现代主义科学观[M].北京:科学出版社,2006:60-68.

[3] 何中华."科玄论战"之当代反思[N].中国社会科学报,2015-3-4.

[4] 何裕民.呼唤人性的医学——对医学人性化和人文化回归的企盼[J].医学与哲学,2002:4-8.

法信为医学；在科学强盛、宗教衰弱的今天，人们把医学误当做魔法。"[1]这些的确是唯科学过于强势，人文羸弱之恶果，也是上述争论之余绪。

21世纪废除中国医药残渣再度泛起，盲目排斥中国医药学，也是科玄大战余波之极端表现。鉴于此，年轻时临床行医，曾做过西医师与中医师，在病理领域有建树的韩启德自我分析说："就我的了解，中医是好的，但不一定是科学的。科学并不在于正确，不科学不说明它不正确。""中医能看好病，无可非议；中医要大力推广，要继承发扬，毫无问题。"[2]其实，这些偏激之见，就是西化（科学）派之遗毒隐伏后的复发。

客观地说，西化派与儒学派均非正确，马列派则过于简单。就前者言，站在西方文化立场审视中国现代化建设，采取全盘西化，并不足取，因为文化都是人们世代积累、传递下来的生活方式，更何况中国医药学本身已体现出其治疗价值。因此，须在承启中国医学过程中，批判性地加以发展，而不是简单地一锅端。否则，必然带来认识上的混乱和操作上的无序。持"中体西用"者想在固守传统文化基本精神前提下，吸收外来的科学技术方法，虽突显了文化承继性和连续性，却不懂得体用的一致性，并忽略文化发展的间断性或创造性。因此，何中华强调的"恰当的态度应该是寻求科学与人文之间的互补和均衡"，这理论上无疑是合理而正确的[3]。笔者大声疾呼，医学领域亟需在科学与人文之间保持必要的合力[4]，但实际操作上却并非如此简单，上述余绪影响深矣！

总之，进入现代以来，面对大变革时代，中国需睁眼看世界，在传统与现代、中学与西学、人文与科学、历史理性与逻辑理性之间有机融合，保持必要的"张力"与"合力"。无论是在医药学领域，还是其他学科范围都一样。一方面，中国学术之进步，离不开紧扣世界发展大势，应善加吸纳与转化；另一方面，即便是舶来的（如西方医学），也离不开深厚的传统文化根基和土壤灌注，需在两者间保持兼收并蓄。这就是百年前科玄大战留给我们最重要的精神遗产。

4. "十教授宣言"与20世纪30年代文化大论战 科玄大战中，由于玄学派与科学派力量相差悬殊，特别是后者把当时中国社会诸多失意均归咎于传统文化，因此争辩中玄学派处于下风。科玄论战中声名大噪的胡适，1929年发表了《文化的冲突》一文，认为国人对西方文化大致有三种态度："第一种态度是抗拒，第二种态度是全盘接受，第三种态度是有选择性的采纳。"他武断宣称：中国已没人再坚持"抗拒"态度，"日本毫不犹豫地接受了西方文明，结果使日本的再生取得成功。"因此"让我们希望中国也

[1] 韩启德.中医不科学不代表不正确[J].科技传播,2014:18-19.

[2] 韩启德.对疾病危险因素控制和癌症筛检的考量[J].医学与哲学,2014:1-9.

[3] 何中华."科玄论战"之当代反思[N].中国社会科学报,2015-3-4.

[4] 何裕民.跳出科学人文之争,追求医学"合力"[J].中国医学人文,2019:5-8.

可能像日本那样实现文化复兴。让我们现在着手去做日本在五六十年前着手做的事情吧"。这埋下了其后中国文化大论战的伏笔。

陈序经也是全盘西化派的代表，他1933年12月在中山大学发表了《中国文化之出路》的演讲，认为中国文化路向有"复古""折衷"（提倡调和、中西合璧）"全盘西洋"三派。他本人则强烈主张"中国文化彻底西化"，认为近代中国从"中体西用"一路走到"西体中用"，统统不通，只能全盘彻底的西化；否则，中国文化不仅无法生存下去，且逆世界潮流而动，必将消亡，他特别强调的是中国文化"彻底西化"。陈氏此论一出，成为导火索，引起思想文化界的巨大反响和强烈反弹。1935年1月，由陶希圣、王新命等10名教授联名发表的《中国本位的文化建设宣言》，强调亟需加强"中国本位文化建设"，对西方文化要"吸收其所当吸收，而不应以全盘承认的态度，连渣滓都吸收过来"，明确地反对"全盘西化""彻底西化"，遂引发了关于中国文化命运的大讨论。

10位教授的核心观点是：每个国家、民族都有权利和义务保存和发展传统文化，都有权自主选择性接受或拒绝，有权对人类共同面临的文化问题发表自己的意见；强调要捍卫世界文明多样性，理解和尊重异质文明，保护各国、各民族的文化传统，实现公平的多种文化形态的表达与传播……他们提倡"不守旧，不盲从。根据中国本位，采取批评态度，应用科学方法来检讨过去，把握现在，创造未来"。应该说，即使在今天，这些见解都是不迂腐、不偏激的，是颇有见地与价值的，但却遭到了西化论者们的强烈批评与反驳。陈氏1935年3月发表《关于全盘西化答吴景超先生》，胡适发表《试评所谓"中国本位的文化建设"》，对"十教授宣言"猛烈加以抨击。有些西化派文章中甚至兼夹着对保守派（十教授等被称为保守派）人士的人格侮辱与谩骂。先后有数十位有相当声望的学者参与了大论战，你来我回，好不热闹，论战高潮期持续了多年，尾声一直延至20世纪40年代末。可以说，这是东西方文化大举交汇中最集中，也是最后一次的超大规模思想论战，在近现代中国思想史中留下了浓厚的一笔。

诚然10位教授的宣言有不少先天缺陷，因为它仅有短短的2 800余字，不可能面面俱到。再加上当时国破人慌乱，无法（也没有可能）提出多少明确、细致、详尽的文化发展纲领及具体实施措施，但其基本精神强调的是现代化不应该就是西化，现代化不等于物质化，中国的现代化建设应挺立起民族自我的精神层面，坚持文化建设的主体性；现代化国家建设中，应坚持中国特色，注重保持民族的文化特性。这些主张，即使在今天看来，显然都是颇有价值且超前的。尤其考虑到当时的文化总体氛围，如"打倒孔家店"（吴虞语，其为日本归国学者，曾任报社主编和北京大学教授，激进的反对旧礼教和儒学者，胡适称他为"中国思想界的清道夫""四川只手打倒孔家店的老英雄"）嚣张至极，"不读中国书"（鲁迅语）影响甚广，"拼命往西走"（胡适语）、"彻底的西化"（陈序经语）响彻于耳，整个社会文化处于凶猛极端的反传统和全盘西化论之氛围中，"十教授宣言"所表现出来的捍卫中国本土文化之立场、姿态、情怀，以及它所指明的发展道路、方向等，的确是难能可贵。由于侵华战争时局日紧，内部的文化争论逐渐平息下来。但其之余波一直存在，类似的情况一而再，再而三地重演着，可见其影响之深远。

5. 旧戏重演：1985年前后的"文化热" 远的不说，改革开放不久，1985—1986年间，国内文化界也有过一场"文化反思热""文化寻根热"。笔者当时参加了多场学术会议，留意相关的媒体报道，深感纳闷的是同一场学术会议上，为何国内学者一致批孔、批传统，认为传统文化一无是处，是中国现代改革开放的挡路石和最大障碍。且言语之偏激，似乎是谁说得最极端，谁就是最正确、最革命的。然而，海外学者（包括中国裔、外国友人等）却竞相肯定中国儒道之学，对传统文化明显地褒多于贬，认为传统文化对后工业化社会有相当的裨益作用。何也？笔者沉思多年后终有所悟：原来，改革开放之初，一切推进不顺，事事有阻碍，现实（中外）的落差又非常巨大，"贫穷导致偏激"，此乃偏激之见也。这也是历史条件使然。相对而言，海外专家有了正反之比较，有了切身体会，故持论公允得多了。这也促使笔者对几十年前的科玄大战、文化大战及全盘西化等有了深切的体验与领悟。当然，20世纪80年代之争论，只是二三十年代相关争论之余波的顽强的回光返照，然其性质、意义、强烈程度及持续时日等，则完全与二三十年代不可同日而语。

七、新世纪、老话题：需要新的视野

自从国门大开，西方思想文化、科学技术及医药学知识蜂拥而入后，对待中国传统（含中国医学），始终存在着两个极端态度：有人奉若珍宝，有人弃如敝屣。当然，越接近现代，越拥抱世界，持后者态度者越来越少。正因为存在这种思想土壤，进入新的21世纪，一场围绕中国医学的存废之争又悄然兴起，且一度引起轩然大波。

1. 新世纪的中西医学之争：一次闹剧 2006年，中南科技大学科学技术与社会发展研究所教授张功耀自从在《医学与哲学》杂志发表《告别中医中药》一文后，不久又在网上贴出《征集促使中医中药退出国家医疗体制签名公告》，说是有上万人参与签名（最终得知是恶意炒作），闹得沸沸扬扬，从而引发了是否要取消中国医学的新世纪大讨论。此举惊动了卫生部，卫生部新闻发言人毛群安表示，坚决反对"取消中医"的言论和做法，并认为这是对历史的无知，也是对现实生活中中国医学所发挥的重要作用的无知和抹杀。但是，还是有人从各方面论证中国医学的"不科学"和"不安全"。方舟子认为"中医理论与现代科学格格不入"，是"伪科学"，还质疑中国医学疗效，且捡起80年前已被批得体无完肤的"废医存药"说，改成"废医验药"。以揭露伪科学著称的何祚庥也公开表示"支持批评中医"，并且坦言"如果打分的话，西医可得90分，中医只有10分"。这场风波并没有因为卫生部出面表态而迅速结束，仍时续时断，但结局日趋明朗化——因为主流性民意是非常鲜明的，也有不少人只是把它视为一场沉渣泛起的新闹剧。

这场争论不仅涉及中国医学是否科学,也涉及千家万户亿万百姓的健康,以及求医看病等大问题。笔者与这些人都有过交锋,形式包括现场辩论、媒体报道、图书出版(出版了不少相关的书籍,光中国协和医科大学出版社就集中出版了笔者的《发现中医》《爱上中医》、方舟子的《批评中医》、傅景华的《捍卫中医》系列针锋相对之作)、发表文章、电视节目等。

2. 闹剧中的部分隐情 说起这场争论,笔者也可以算作是始作俑者之一。2016年初,身兼《医学与哲学》杂志副主编的笔者收到了张功耀署名的《告别中医中药》[1]一文,作为资深审稿人,说实在的,对该文很不以为然,因为学理上很粗糙,论证极其一般,缺乏深度,且有情绪化表现。《医学与哲学》是国内此领域唯一的核心期刊,在医学界和理论界享有盛誉,发什么文章是十分慎重严肃的。当时,按常规也就退稿了(事后知晓,张氏投稿给多家杂志,都遭退稿),但与主持杂志工作的主编赵明杰商量后,仍决定全文发表,且不做增删。原因有多个:① 当时我们注意到很多网站有类似的反对声,且主要集中在年轻学子中。② 他有表达权,争论不是坏事,也许还有助于拨乱反正。③ 初衷是希望在已沉寂多年的中国医学界内激发起忧患意识,并激活讨论,触发对中国医学现状之反思。为慎重起见,我们还配发了另外几篇意见相左的文章明确刊物立场,笔者写了《跳出中西医之争看医学》等[2]。作为杂志副主编,笔者学理上不认同,但欢迎发表不同意见,且鼓励百家争鸣,百花齐放,宽松环境中引发争鸣不是坏事。至于后来他们借网络签名等非学术方法,把学术问题网络化、社会化、政治化,操纵"签名"风波等,已突破了学术论争的底线,炒作成为社会事件,则另当别论。

3. 与百年前之争,不可同日而语 事件的当事人把自己的行动和"五四"前后思想界对中国医学的批判相提并论。其实这次争论,无论是在深度上、学理上,还是时代意义上,都与"五四"时期不可同日而语。"五四"是一个思想启蒙、国民需要从蒙昧中惊醒的时期。中国人刚刚睁开眼睛,既贫穷,又缺乏科学精神。那时候的一些先知先觉者怀着满腔的救国热情,希望向西方寻求科学,以救国图强。所以,尽管当时很多主张,包括"砸烂孔家店""全盘(彻底)西化""废除旧学(传统医学)"等非常偏激,但在历史意义上,更多是一场思想启蒙运动——对懵懵懂懂、没有觉醒之中国人,猛击了一巴掌,让他醒过来,睁开眼睛看世界。

今天的情形截然不同了。坎坎坷坷的中国人探索了近百年,终于在数十年间大步走向了世界,认识上不敢说已与世界前沿完全同步,至少也差不离了。尽管启蒙对国

[1] 张功耀.告别中医中药[J].医学与哲学,2006:1-4.
[2] 何裕民.跳出中西医之争看医学[J].医学与哲学,2006:5-9.

民在某些方面还是很有意义的,但更需要文化自信与自觉。特别是伴随着中国的整体国力之提升,整体话语权之提高,我们的文化走向了世界。从某种意义上说,中国医学也开始走向世界(尽管艰辛而坎坷)。在这种背景下重新来讨论中国医学科学不科学问题,或是偏见,或是无知,或是炒作,与时代精神格格不入,绝不是什么思想解放、启蒙心智。我们今天最缺的是自觉、自信且宽容的精神,以平和心态、平视眼光审视并对待传统与现代、本土与舶来、东方与西方,特别是因模型不同而对同一问题的不同领悟等的精神。

4. 告别者"画像" 2006年11月,"告别中医"风波闹得很大之际,《解放日报》记者杨波采访了笔者[1]。采访中笔者提出,现对中国医学持反对或"告别"态度的大致有三类人:第一类人是受唯科学论影响,仍局限于科学主义逻辑,以西方科学,且是经典物理学标准衡量一切者。在他们看来,但凡从结构上找不出严密依据的,又无法用实证逻辑关系说理的,就不是科学,必须被淘汰。这是学术观点之争,应该告诉他们,随着相对论及量子力学等的兴起,经典物理学本身有局限,它只是在常规领域有可解释性,宇宙观及超微领域则已被修正。因此,这是他们的认识基线正面临着变革,需要调整。第二类人因为对中国传统文化了解不深,有迷恋西方的倾向,往往是涉世不深的年轻学子,因了解不多,故持反对态度。有些年轻的医生反感中国医学,很大程度就源自对西方的盲从。但资历越深的临床医生,反对声音越微弱,因为他们很清楚西医学自身之局限性。第三类人则有借此哗众取宠的"作秀"嫌疑。对于这类杂音,不必太在意,越是冷落他们,他们炒作的小伎俩就越不能得逞。

5. "局外"学者的审视 俗语道,局内人迷,局外人清。我们来看看这类问题局外人的见解。

(1) 经济学家:中医与西医分叉 辩论酣战未休之际,一位资深却完全是局外的学者发表了独特见解——知名海归经济学家、北京大学教授周其仁对胶着中的中西医之争写下了《中医与西医的分叉》[2]一文,换了个角度看问题,一针见血,发人深思。他分析认为是"西医东渐,引发了西医与中医之间的矛盾、冲突和紧张,也增加了不同文明传统的医学、医疗技术和组织制度之间的交互影响。这是中国现代化过程里的重要一幕,至今对医疗服务的资源动员,仍然有极大的影响"。

他先进行了事实阐述,认为无论是"贬"还是"废",其实废医者的根据只有一条,就是"中医学不科学"。他们有一个公式"西医学=科学与先进,中医学=愚昧和落伍"。这差不多也是现代不少中国知识人的共识。为此,周其仁诘问道:"西医学从来

[1] 杨波.对话:中西医之争,需要反思的和值得回味的[N].解放日报,2006-11-4.
[2] 周其仁.中医与西医的分叉[N].经济观察报,2007-7-16.

就是科学的吗？"他引用权威的《剑桥医学史》（2000）[1]记载："远的不谈，就是到了18世纪中叶的英国，'人们普遍认为在发烧初期进行发汗是必需的。一般做法是在患者身上堆积衣服，提供具有发热性能的物质，诸如酒精、香料等，这些东西往往使血液沸腾、痉挛加重、病情恶化'——这比'不科学的'中医，究竟高在什么地方？当时，整个欧洲普遍相信放血、催吐、通便等'清除体内有毒液体的方法'，因为在19世纪病因学说被揭示之前，'疾病被归结为流体和体液的不平衡'。美国的情况似乎更糟，《剑桥医学史》记载，在新英格兰的医生，'方法是一致的，放血、呕吐、发疱，用泻药、止痛药等；如果病情依旧，就重复用过的措施，直到患者死亡'。堪萨斯边界的一位医生这样回忆他的行当，'我几乎想不起在早年有哪怕是一种能被医生真正治愈的疾病'。"他进一步指出："西药也好不到哪里去。1869年伦敦一家医院的急诊室，'以每35秒钟一个患者的速度……（患者）被打发走时带上了剂量可疑的药物''它们基本上由通便剂组成'。1900年前后，美国的老式医生出诊时，'他们的诊疗箱里几乎没有药物'。这些老医生不但没有听说过年轻的竞争者所用的新型治疗方法，而且由衷地相信，'年轻医生最终会发现他们包里真正需要的就是让患者吐和泻的药物'。"[1]请记住。这可是1900年前后，距今不过百年。

可能周其仁嫌后人写史难免疏漏失真，又引用同时代的英国大文豪、1925年诺贝尔文学奖获得者萧伯纳写于1911年的《医生的困境》。该文辛辣地描绘了20世纪初的英国西方医学之医师，"在勉勉强强通过了（医学专业）考试，购得一个铜招牌后，医生很快发现自己开的处方无非是：为不喝酒的人开白开水，为酒鬼开白兰地和香槟；在家中开牛排和黑啤酒，在路途上开不产生尿酸的素食食物；给老家伙的处方是紧闭的窗户、大大的火炉、厚重的外套，给年轻的时尚追求者则是呼吸新鲜空气，尽量裸露而不失庄重……"[2,3]作为现实主义作家，萧伯纳也许用词有夸张之处，但离事实应该不会很遥远，否则读者是不可能接受的。请注意，萧伯纳笔下刻画的，是20世纪初英国的医学。当时英国乃是西方头号强国，科技及医疗都是世界顶级的。

透过这些例证不难看出当时西方医学，就总体（外科、消炎除外）效用而言，有的真不如当时的中国医学，甚至许多方面还不及汉唐医学的《伤寒杂病论》《千金要方》《外台秘要》等。作为有历史眼光及社会发展视野的经济学家，周其仁引经据典地批驳说："传统西医毫无'科学'而言。先进而敏感的中国知识分子对传统中医所作的批判，对18世纪以前的西医，差不多全部适用。在很多方面，传统西医之'不科学'，远甚于传统中医。""最重要的是，事情根本与'中''西'无关。凡同样的结构，都有差不

［1］（美）罗伊·波特.剑桥医学史［M］.张大庆译.长春：吉林人民出版社,2000：176,216,222,223.

［2］徐菁菁.医与患关系断代史：权利、壁垒与困境［J］.三联生活周刊,2016,13：3-26.

［3］周其仁.中医与西医的分叉［N］.经济观察报,2007-7-16.

多的结果。18世纪以前的西欧、19世纪以前的美国、20世纪的中国和绝大多数发展中国家，不论什么医，都要面对科学革命的挑战。"周其仁进一步认为："真正把中西医之间的科学水平大幅拉开来的，不过发生在近现代而已。"他以《剑桥医学史》为例："（西方）医学发展的全盛时期大约从1850年开始。""从那以后，麻醉学和消毒学的发展促进了手术的发展，公共卫生促进了公众健康，细菌学解释了病因学，实验医学也有所成就，并且磺胺类的药物和抗生素引发了药物学的革命。致命性的疾病也能治疗了，平均寿命增长了。医学和社会的关系如同度蜜月一般亲密。"[1]的确，显微镜、温度计、X线、听诊器和心电仪等是在19世纪后半期，才先后逐步进入西方国家的初级保健体系的。

他最后的结论是，明确反对废除传统中国医药学，认为"不论什么医，都要面对科学革命的挑战。反之，在不具备条件的地方，任何激烈的批判和废除传统的主张，也做不到把'不科学的'但为广大人口所'养得起'的传统医学医术，完全逐出医疗服务的殿堂。"[2]

（2）社会学家：应"摆脱卑怯"，平和地看待本土学术 近来，写下《黄河边的中国》而声名鹊起的社会学家曹锦清指出，鸦片战争后，面对"西方何以富强，中国何以贫弱"的时代命题时，中国知识分子集体出现了认知偏差——"彼时很多知识分子都从观念、制度入手寻找答案，很少考虑到一个民族的经济基础和发展阶段，这在很大程度上是因为他们已经陷入一种面对西方时的卑怯。"[3]面对差距，中国知识分子最初从军事层面，一下跳到制度、观念、传统学术，甚至人种等的层面，而无视中国的经济基础和社会结构，以至于一时间"整个知识分类和学科系统都源于西方"，争相"全盘西化""彻底西化"。但西方学术常在中国水土不服，屡屡出错。

他进一步分析指出："其实从治理的角度衡量，中国绝不亚于任何一个西方国家，历史上和现在都是如此。"[4]只是近代以来直至现在，不少中国知识分子都在套用西方来分析中国国情，结论往往是否定的。因此，他认为，中国知识分子亟需"摆脱卑怯"[5]，睁眼看看中国大地，平和地看待本土学术思想[3]。

曹锦清虽仅就学术思潮及整体氛围笼统而谈，并没具体指向中国医学，但强调摆脱百余年"卑怯"，睁眼看看自身传统，兼顾经济基础、社会结构及发展阶段等，无疑与

［1］（美）罗伊·波特.剑桥医学史［M］.张大庆译.长春：吉林人民出版社，2000：176，216，222，223.

［2］周其仁.中医与西医的分叉［N］.经济观察报，2007-7-16.

［3］曹锦清.摆脱卑怯，知识分子请睁眼看看祖国［N］.环球时报，2017-10-11.

［4］作为支持性证据，后面特别谈到基于中国文化的治理其实是很有优势的，现在许多方面都体现出优势来了，对此后面有所阐述。可参见第十四章中"优势在于中国医学的慢性病纠治模式"相关内容。

［5］新加坡知名学者马凯硕说，近几个世纪以来，东亚人普遍有一种自卑，体现在许多方面。这可能是近三五百年积贫积弱所致的吧。可参见第十九章中"学科共同体精神状态扫视及更新"相关内容。

周其仁英雄所见略同,异曲同工,值得借鉴。

推而广之,两位先生的阐述中,强调从经济及社会学角度看待问题:中国医药学"输在缺乏验证理论的支持条件",欲使其从传统走向现代,需"提供不断验证、推翻、更新医学假说的社会条件";也输在了"面对西方时的卑怯",难以平视对方,摆脱不了"百余年卑怯"。这些,的确切中要害!

半个多世纪以降,不能说中国医学研究没有注意这一点,但受各自为政的传统势力影响,中国医学这方面做得很不够。相对说来,中药的研究中做得稍微好一点,因为与实用关系更紧密,故才有屠呦呦之成果。但理论研究、学术思想探讨及临床疗效评价等方面差距很大,亟需努力补上此短板。

八、激进人士若干年后的行为分析

最后,回过头来看看清末民初,甚至近现代激进人士若干年后的思想文化及价值观之变迁过程,颇能说明一些问题。

1. 严复:"精通西学第一人",晚年主张"中西折衷""反本复古"　　中国近代思想史中,严复是位标志性人物,他年轻时被外派英国留学,回国后翻译了《天演论》等,极力提倡西学和西化,并反对洋务派的"中学为体,西学为用"等说,被称为是中国近代史上向西方国家寻找真理的"先进中国人""精通西学第一人"。但在多年鼓吹西学之后,其晚年却转向文化保守主义。他曾总结说:"公等从事西学后,平心察理,然后知中国从来政教之少是多非。即吾圣人之精义微言,亦必既通西学之后,以归求反观,而后有以窥其精微,而服其为不可易也。"(《与熊纯如书》)尊重中国传统之情,跃然纸上。

前所引证的近代史专家马勇,近期写了《严复晚年思想演变》[1]一文,重点分析了严复的心路变迁历程,指出严复:"在相当程度上背离了自己早年的辉煌历史,而沦为近代中国具有典型意义的守旧人物。""在其早年的译作以及那些充满激情的政论文章中,确曾对西方文化表示过相当的尊重和欢呼,确曾认为救中国之道别无他途,唯有恭恭敬敬地学习西方才是明智的选择。"用严复自己的话:"夫士生今日,不睹西洋富强之效者,无目者也。谓不讲富强,而中国自可以安;谓不用西洋之术,而富强可自致;谓用西洋之术,无俟于通达时务之真人才,皆非狂易失心之人不为此。"当时,他认为中国人只有切实学习运用西方文化,才能拯救中国于水火中,真正恢复中华民族在世界的应有地位。然而,时势变迁,特别是目睹第一次世界大战后,严复深切地认识到"不

[1] 马勇.一个启蒙者的怀疑与矛盾:严复晚年思想演变[EB/OL].东方历史评论,2019-1-8. https://mp.weixin.qq.com/s/VmoGa4jN5nbt-8BXYCtWvA.

佁垂老,亲见脂那七年之民国与欧罗巴四年亘古未有之血战,觉彼族三百年之进化,只做到'利己杀人,寡廉鲜耻'八个字。回观孔孟之道,真量同天地,泽被寰区。此不独吾言为然,即泰西有思想人亦渐觉其为如此矣。"严复明确认为,若只是强调西方文化,有可能给中国带来消极后果,并殷切期望中国新一代青年学子出洋留学,"学得一宗科学,回来正及壮年,正好为国兴业。然甚愿勿沾太重洋气,而将中国旧有教化文明概行抹杀也"。

因此,早年的严复曾热情地宣传《天演论》,倡导变法图强,对中国旧弊端进行深刻揭露与批判。但根本上,他并不认为中国的未来发展应导向西方道路。晚年的思考,严复无疑是看到文化传统的多元性、可塑性。用马勇的话说,"因而更多地强调了传统文化的分析与继承。从这个意义上来理解,严复晚年对中国文化的认知就不仅仅具有现实意义,且'愈趋接近现实'"。他这是"基于西方文化中的'唯科学主义'及工具主义所遭遇到的一系列失败与困境的残酷现实"。在生命最后时刻,严复仍然不忘叮嘱:"须知中国不灭,旧法可损益,必不可叛。"[1]一位可敬而睿智的、充满家国情怀的中国知识分子形象跃然纸上。

2. 梁启超:从"激进"到"趋于保守"　　梁启超被誉为是文化大师、清末最著名的学者,也曾是激进的改革派,力主废除科举制度,极力反对中国医药学,曾大骂"阴阳五行"为中国五千年"迷信大本营",他是百科全书式学者。他的肾不好(怀疑是肾结核),与当时京城"四大名中医"之首的肖龙友相交甚笃,经常往来。请肖龙友用中国医药诊治后,大有改善。他却不听劝阻,继续超负荷工作,终因劳累太过而再次尿血,肖龙友建议他继续保守治疗,他却执意求西方医学手术。1926年由西医院院长亲自主刀,不意手术中切错了肾,3年后夭折——他身体原本很强壮,自认为可以活到80岁,可惜冤死于56岁。即便如此冤死,梁氏却仍在替西方医学辩护。旁观者推测其是为了避免授他人以口实,以他的病误治为由,影响西方医学乃至西学在中国的传播。因此,梁公人品及精神还是很受人敬重的。

梁启超于1918—1920年被外派到了欧洲考察,游历期间亲睹了战后欧洲社会的重重问题,对欧洲现状和制度有了全新体察,思想认识大为改变。在《欧游心影录》中记载了其对中国传统的全新反思,一时间,该书洛阳纸贵。

研究者们普遍认为[2,3],梁启超后期思想确实回归传统,趋向保守。这变化主要产生在他1918年旅欧后,旅欧使他有了对西方文化直接观感。踏上欧洲,不可避免地

[1] 马勇.一个启蒙者的怀疑与矛盾:严复晚年思想演变[EB/OL].东方历史评论,2019-1-8. https://mp.weixin.qq.com/s/VmoGa4jN5nbt-8BXYCtWvA.

[2] 张越.梁启超后期史学思想的变化[J].河北学刊,2001:34.

[3] 张娜.从社会哲学的角度看梁启超后期思想之变化[J].理论学刊,2019,5(280):106-113.

对两种文化进行比较和思考，且他的思考确实比一般人深刻得多。通过比较，他清晰领悟到中国传统文化有着超越时代之精华，而西方的"科学万能"思想则有着无法逃避之弊端。因此，他否认了自己早期信奉的"社会达尔文主义"，开始更加关注中国文化所强调的秩序与和谐。可以说，梁启超回归传统，注重对精神心理的关照，也属于工具价值的考量。在他看来，精神生活富足，社会秩序稳定，有助于富强哲学的实现[1]。梁启超对西方社会的思想文化有诟病，但并不全盘否定西方文化，他只是否定西方社会发展中的畸形问题；他也不是全盘肯定传统文化，而是对落后部分并不认可。所以，梁启超后期思想绝非只是对传统的简单回归，而是主张更高层面上传统思想与西方思想的结合，学者们认定"这实际上是一种更加理性、更加深刻、更加成熟的表现"[1]。

资深文化学者冯天瑜在《中国文化生成史》中也总结性地指出"梁启超于1920年撰写的《欧游心影录》，是在对西方文明的弊端（或曰'现代病'）有所洞察后，再反顾东方，发现中国传统智慧具有疗治现代病的启示价值"，并高度赞誉他的这些认识"是一种早熟的后现代思维"[2]。

3. 靠中国医药愈顽疾的西化领头大哥，尴尬的胡适 胡适是反对传统的核心人物，曾极力反对孔孟之说。1917年留美归国后，逐渐成为西化派的代表，成为"领头大哥"。他曾强调说："我们也许不轻易信仰上帝的万能了，我们却信仰科学的方法是万能的。"在科玄论战（1923）时他又说："这30年来，有一个名词在国内几乎做到了无上尊严的地位，无论懂与不懂的人，无论守旧和维新的人，都不敢公然对它表示轻视或戏侮的态度，那个名词就是'科学'。这样几乎全国一致的崇信，究竟有无价值，那是另一问题。我们至少可以说，自从中国讲变法维新以来，没有一个自命为新人物的人敢公然毁谤'科学'的。"[3,4]

但在中国医学问题上他却陷入了尴尬，意识形态令其充当反中国医学的领军者。1920年11月确诊罹患心脏病和肾炎，用西方医学疗法久治不愈，被宣判死刑[5]，但中医师帮他治好"不治之症"。胡适只好退而认为"中医不科学，很糊涂，但是能治病"。之

［1］张娜.从社会哲学的角度看梁启超后期思想之变化［J］.理论学刊,2019,5(280):106-113.

［2］冯天瑜.中国文化生成史(上册)［M］.武汉:武汉大学出版社,2013:33.

［3］胡适.科学与人生观［M］.上海:上海亚东图书馆,1923.

［4］张越.梁启超后期史学思想的变化［J］.河北学刊,2001:34.

［5］胡适1920年曾患肾炎和心脏病,西医束手无策后找到当时上海名中医陆仲安而治愈。胡适开始曾在文中提及,1921年3月,胡适在"陆仲安秋室研经图"上题了五百余字,叙述治病经过:"我自去年秋间得病,我的朋友学西医的,或说是心脏病,或说是肾脏炎,他们用的药,虽也有点功效,总不能完全治好。后来幸得马幼渔先生介绍我给陆仲安先生诊看。陆先生有时也曾用过黄芪十两,党参六两,许多人看了,摇头吐舌,但我的病现在竟好了。"

后,他却对此事实讳莫如深,闭口不谈,以至于颇遭弟子及后人诟病[1]。

1919年,28岁的胡适在北大讲堂上报告了他对传统中国医学研究之成果,不久推出了成名作《中国哲学史大纲》。该书第六章《迷信与科学》中,将中国医学纳入世界科学体系中考察,写道:"研究西洋科学史的知道,科学的出身是很微贱的。古代的天文学是祭司僧侣的遗赐,近代的天文学是从星命学出来的。化学是从炼丹术与炼金术出来的。物理学与医学也是如此。我们从这个观点来看汉代的种种道士的迷信,也可以寻出一些很有价值的科学上的贡献。"他认为中国医学逐渐从古代种种迷信自然神力的思维进程脱离出来,开始成为科学、系统的专门学术,分析说:"那时代的医学何以能成为系统的学问呢?依我看来,这是全靠那时代的思想里有几个重要的观念,可以用来把医药学上许多事实贯串起来,故能成为系统。这些观念中,最要紧的是:① 阴阳的观念。② 五行生克的观念。③ 五脏分配五味,分应四时、五方、五色、五行的观念。④ 气的观念。"这是他熟读《黄帝内经》等经典后得出的结论。他又说:"中国医学与药学的基本理论,只是把五脏分配五行,把五味也分配五行,又把五行相生相克的道理用于使用针灸药石的疗法,又把阴阳的观念来总括一切气血、脏腑、药性、针灸……这些阴阳五行的观念已渐渐地成了医学上一些不可少的符号。有了这些符号,这种学问便更容易领会记忆。所以直到如今,这些观念仍旧盘踞在医学界里。"这里只有中性的历史主义评价,比较公正且很有学术水平,并无偏颇之论[2]。仅仅过了几年(这几年正是唯科学论在中国快速传播之时),他的态度,包括对待治愈他之病的中医恩师避而不谈,恐怕只能归于亟需在中国推进唯科学论之故吧。

但后来胡适对传统文化的态度有所转变。据分析,促进转变的因素之一是在他二次大战中曾代表中国出使美国,担任大使期间,看到欧洲及其他国度人们对自己的民族、历史、文化、传统、语言、习惯之热爱,相比之下,遂对自己的"反传统"引以为耻。晚年的胡适曾恳切地说:中国文化中积极而有作为的思想,都是孔子、孟子影响的结果。"我近年体念得来的一个感想:孔子的伟大处正在平平无奇,却又实在近情近理。近来读《孟子》,也觉得此公可爱。中国2 000多年的士大夫风度,其中比较积极,比较

---

[1] 但令人费解的是,若干年后胡适对此含糊其词,讳莫如深,相关文章也不收进《胡适文存》,晚年甚至矢口否认。令忠实门徒罗尔纲大惑不解,为什么素来痛恨说假话的先生,自己要说假话?这与他一向的品行不合(参见罗尔纲《师门五年记·胡适琐记》)。后人分析认为,其内心世界与梁启超被西医治坏而生前始终闭口不提一样,出自呵护当时孱弱、正处于上升趋势的西方医学,生怕败坏了西方医学的名声而影响其在中国之顺利发展。《天涯社区》网友Beidayin如是说:"不论对西医还是对中医,胡适的态度都不是诚实的;所不同的是:对中医,他拒不感恩图报;对西医,他要掩盖事实,粉饰错误。"

[2] 肖伊绯.胡适辩证看中医[EB/OL].人民政协网,2016-4-14.http://www.rmzxb.com.cn/c/2016-04-14/765766.shtml.

有作为的,都是受《论语》《孟子》的好影响。"[1]可见,他晚年趋于留恋传统,言辞之真切与激进之早年胡适,判若两人。

4. 鲁迅:年轻时的批判与中年后的采纳　就对待中国医学态度言,鲁迅很典型。他对中国医学的批判因进入教材而广为人知晓。北京大学周其仁就直截了当地谈道:"像我这般年纪的人,都知道鲁迅对传统中医的反感和抨击。"[2]尤其是在《呐喊》一文中,为父亲的病鲁迅所接受的煎熬。但那是鲁迅早年(1897,17岁时)的事,是因为其父死于庸医之痛苦感受。

国家中医药管理局原副局长诸国本经考证,在《医林朝暮》一书中专列《鲁迅与中医药》[3]一节,指出:中年后鲁迅对中国医学并不那么偏激,且转向包容与某种程度的接受。此论发表后,周海婴(鲁迅之子)专门打电话给他表示感谢,认为这才是实情。周海婴写的《鲁迅与我七十年》,更体现出鲁迅对待中国医学的真实态度。周海婴书中回忆说:"母亲(许广平)当时因过度劳累,白带颇多,西医让用冲洗方法,没有见效。她遂买'乌鸡白凤丸'服了,见效很快,连西医也感到吃惊。这种中药丸,后来父母亲还介绍给萧红服用,因她也是体弱劳累,生活不安定,以至患了妇女的月经不调症,结果也治愈了。"[4]故周海婴指出:"曾有人著文,说鲁迅反对中药,更不信中医,实际似乎并不如此。"

书中周海婴还提到,他幼年患严重哮喘,各种药都无效。鲁迅听从民间中国医学疗法,亲自操作,用中药加热后热敷于其背部,疗效很好,症状大为好转。鲁迅遂屡试不爽。这些才是鲁迅对待中国医药学的真实态度。鲁迅在1925年12月写的《论"费厄泼赖"应该缓行》这著名杂文中说道:"中国人或信中医或信西医,现在较大的城市中往往并有两种医,使他们各得其所。我以为这确是极好的事情。倘能推而广之,怨声还要少得多,或者天下竟可以臻于郅治。"可以作为佐证。因此,周其仁不无感慨地说:"那时中西之间的最大区别,也许不过就是西方世界还缺一个像鲁迅这样观察入微、下笔毫不留情的文豪。"[2]

现实社会中,因语境等差异,有现代知识背景者初遇中医学传统说词时,都会有个本能性"排异"反应过程。笔者当初也是如此,笔者在"中医新世纪大论战"丛书《爱上中医——从排斥到执着》中,导言即谈了"从排斥到热爱——我的学医历程"[5]。笔者好友,一直致力于传播健康的北京协和医学院袁钟早年也同样。他课堂上无法接受

[1] 胡适著,季羡林编.胡适全集[M].合肥:安徽教育出版社,2003:568-569.

[2] 周其仁.中医与西医的分叉[N].经济观察报,2007-7-16.

[3] 诸国本.医林朝暮[M].北京:中医古籍出版社,2008:32.

[4] 周海婴.鲁迅与我七十年[M].海口:南海出版公司,2001.

[5] 何裕民.爱上中医——从排斥到执着[M].北京:中国协和医科大学出版社,2007.

相关的中医药学知识，当场拂袖而去。世纪之交中西医学争辩之际，袁钟还对中国医学持相当的保留态度。笔者从事本科生教育40年，初进校园的学生，几乎都有这个过程。其实，借心理学家皮亚杰（J. Piaget）的认知结构理论，这类冲突不难解释。用袁钟的话来说，"中医，站在山顶才能看见的风景"[1]。笔者的体验，的确如此。前述的百年前这些大师们，也都是生活之阅历磨炼让他们最终成熟起来，形成正确而恰当之认知。

5. 从"激进"到"传统"，悄然发生着的重大变迁 近来，"修远基金会"以《从激进革命到传统文化复兴》[2]为题，对过去几十年间马列主义激进的反传统倾向做了某种理性检讨，认为在当时情景下，"革命摧毁了传统"也许带有某种历史必然性，"却忽视激进革命是内在于历史逻辑的……在这种历史动力中，每次激进主义改革的失败，并不能平息这股浪潮，反而还会使后人认为前人不够激进，未来需要更激进、更彻底的变革。"因此，才会有中体西用的洋务、维新、"五四"新文化、科玄大战、文化大论战等一波比一波更激进的主流性浪潮。但是，革命（激进）与传统之间的复杂关系，往往比激进者们意识到的更为深刻。"当激进主义逐步退潮之后，对传统文化的呼吁和诉求，重新作为一种普遍性思想潮流出现在中国。"今天"几乎在社会各个阶层中，都存在对传统文化再度勃发的需求，社会大众希望从传统的智慧中找寻治愈现代性疾病的精神价值，'重读经典'成为学术界和思想界的普遍共识……"故"非西方国家需考虑如何在现代化（西方化）背景下重新定位自身的文化主体性"，不能仅仅以西方、以"他者"来定义自身，而是必须具备真正的自主意识，"高举民族复兴叙事，表现出希望从传统文化中发掘思想和价值资源以吸纳和综合自由主义和马克思主义的思潮和立场的倾向"。注意强调的是以传统中发掘出的思想价值为主体，"吸纳和综合"其他精华（西化的、自由主义的、马列的）。

在谈到文化本土意识时，针对汉医、韩医及中国医学，楼宇烈曾分析指出："日本也好、韩国也好，他们在20世纪50年代开始，就在反省这个问题，到了90年代在很大程度是……他们都比中国人反省得深刻。"值得深思[3]。

也许，《从激进革命到传统文化复兴》之文带有对一个半世纪争执不休的中西方文化价值历史性争鸣之总结，并得出了有主体倾向性的最终结论。对此结论，笔者深表赞同与欣赏，并认为这同样是最适合于对待中国医药学的科学态度。

［1］何裕民.你真的了解中医吗［M］.北京：中国协和医科大学出版社,2020.

［2］修远基金会.从激进革命到传统文化复兴［J］.文化纵横,2015：18-24.

［3］张超中.中医哲学的时代使命［M］.北京：中国中医药出版社,2009：10.

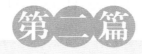

第二篇

根系与枝蔓

　　中国历史，是一个接纳多元的复杂体系——这样的形象，与中国文化中心论的观点颇为不同。中国文化的特点，不是以其优秀的文明去启发与同化四邻。中国文化真正值得引以为荣处，乃在于有容纳之量与消化之功。

——许倬云（《万古江河》）

第 六 章

寻根：一个原生且另类的文明母体

根须深厚，比枝叶繁茂更加重要。

——（美）威尔·杜兰特（《历史的教训》）

一、文明"根性"与"根系"探究

对经久不衰的中国医学，同样需深入了解它的根系；"根深"才能"叶茂"，而发达之"根系"，只会深扎于适宜的土壤之中。

1. 中西"文明根性"研究　多年前，笔者粗略形成需深入探究文明根系之见解。近来国内学界也出现类似观点，且其势十分浩荡。如2020年6月，时任中央社会主义学院副院长潘岳在《文化纵横》上发表《战国与希腊：中西方文明根性之比较》[1]一文，引起了学界及舆论界的广泛关注。他指出："在百年未有之大变局下，中国和西方又一次站在了解彼此的十字路口。尽管现代化将东西方熔于一炉，但在文明层面，双方的了解——尤其是对彼此文明'根性'的理解，却远远不够，甚至存在误解。"故提出了"中西文明的'根性'究竟有何不同"的大命题。

此文一出，呼应者甚众。如孔新峰发表《中西文明根性究竟为何？——读〈战国与希腊〉浅识》一文。中国新闻网的知名节目《东西问》专门展开了《寻根》及《文明根性》的特别策划，发表了几十篇专题讨论文章，包括《如何从'文明根性'的角度理解新中国的探索？》等。显然，这些讨论提示着人们对中华文明及文化根源（我们又称之为"根系"）之深入探究，并借助比较方法，加深相关认知之努力。可以说，文明根性之讨论，是中国人认识自身文化之3.0版，是一次自我认知系统的深入及深化。

潘岳是通过重返文明源头，借超时空的比较研究视野，着眼于战国和古希腊，来找寻两大文明根性差异的。他发现，相似历史条件下，战国和古希腊出现了不同的结局——两者都面临纷争战乱，都出现了由军事强大的边缘国家主导的统一运动，但希腊并没能最终真正统一，战国却导向了大一统的延续近2 000年的中国。当时，两大古典文明虽各成体系，互有分殊，但潘岳认为两者最重要的"根性"差异是"统"与"分"

[1]　潘岳.战国与希腊：中西方文明根性之比较[J].文化纵横,2020,3:1-18.

的分野，并由此塑造出两种不同道路：西方走向"分"，其间虽有统一之努力（如罗马、基督教），但以分为主线，最终归于个人主义和自由主义；中国则走向"合"，其间虽也有分离，但以合为基准，造就了集体主义。基于此，潘岳演绎出了当今世界的突出矛盾：是"自由（分）优先"，还是"秩序（合）优先"。他进一步认为，问题不是在两者中二选一，而是应该认准在哪个环节加强自由，在哪个环节加强秩序，从而既防止瓦解，又激活创新。故他强调自由与秩序之分野，不应成为中西文明交流的障碍，应成为文明互鉴之基础。因为多元与矛盾并存才是世界的原貌，也意味着人类文明基因不断更新的丰富可能性。

之所以在这里大段引用潘岳的分析理路及主要结论，是因为其之分析理路可以借鉴；其得出的结论，对中国医药学有关问题的认识及阐明也有借鉴。

2. 文明探究之深层次的3.0版　我们认为，大致可粗略地把百余年来就中国文明及文化表层现象之陈述，定义为1.0版。其林林总总，杂乱又丰富，观点往往相互抵牾。可以说，从严复的中国文化几千年未变之感慨，到辜鸿铭的《中国人的精神》，到有着"中国最后一位大儒家"之称的梁漱溟写下的《中国文化要义》《东西文化及其哲学》等，都属1.0版的，是现象学层面的描述及阐发。因各自基点及视野之异，往往陷于情绪化、表层化之争执和辩驳中，殊难达成最基本的共识。笔者1989年主编的《差异·困惑与选择——中西医学比较研究》一度引起较大反响，其中差异与困惑指的就是这类中西医学的表层显著差异，并因此而诱发的人类重重困惑。

2.0版则是相关认知之深化，表现为对相关问题的深入剖析及比较研究等，并试图揭示出某种深层次的结构，如20世纪80年代金观涛等关于中国文化的"超稳定结构"之阐发，80年代中期燃起的颇为壮观却也情绪化了的"中国文化热"，及陈来等以比较方法，做出的一一比照分析等。

3.0版就是当下的"根系"或"根性"研究。它已超越了易于障目的表层枝叶繁华之描述，而深入到主根或埋扎于土壤深处的根系之特点。就像古人对橘枳之异的辨别那样——"橘生淮南则为橘，生于淮北则为枳，叶徒相似，其实味不同。所以然者何？水土异也。"（《晏子春秋·内篇》）土壤贫瘠与否，湿度、温度、酸碱度等的差异，影响着文明及文化根系之发育与成长，并波及果实品味等的最终产品，故才能够明晰南橘北枳现象之机制。

3. "根性"及"根系"：主干与生态圈　医药学因应社会需要而产生，受文明滋润而壮大，缘人类知识长进而嬗变，并随生活方式变迁及民众需求更新而不断调整。故培育医药学根系之土壤，就是社会母体之文化。可以说，社会文化是母体，医药学只是社会文化之子。它们呈现出某种鲜明的"母子关系"。或曰：是社会文化之母体，滋生、养育、制衡着医药学的前生及今世；也影响，甚至决定着医药学的未来及命运！欲了解医药学，同样需分析了解其"根性""根系"等特征。

中国医药学也不例外。中华文明及文化的母体之土壤,培育、决定且左右着中国医药学之状态,它是中国医药学之根系。然而,"听话听音,锣鼓听声",客观地说,潘岳通过重返古希腊、古战国,探索"文明根性",似乎是围绕着某一核心点("统与分""合与裂")展开的。他称这核心点为"根性",类似树之主"干"。在我们看来,医药学要复杂些,它涉及相关的诸多方面,故我们更愿视其为"根系",大树盘根错节之根系,其常可以蔓延方圆几百平方米,向下深达几米,且将周边融合为一体。也许,说其具有小生态圈之意蕴,可能更为合适些。

二、探寻文明根系,需破除旧成见,尊重新发现

探寻中华文化母体之根性及中国医药学之根系,需破除一些思维定论。其中重要的莫过于尊重历史,尊重事实,尊重来自挫折、伤痛、绝望等的教训,同时放下自大,学会谦卑,以便更好地了解中国医药学之发育生长环境。

1. 需要甄别的传统说法很多　　几乎所有正统的中国古代史书讲得都差不多:中国是唯一有着五千年历史(文明史)而未曾有过断裂的文化——虽有过战争与分裂,但分久必合,合久必分,以合为主;文化也一脉相承,近代遥承先秦及秦汉之大一统精神,前后相继,创造了世界上最为古老、最为丰满及最为辉煌的文明传统。

如就地域而言,文明始自中原,那时四方尚为蛮夷戎狄,中原独步且独领风骚于天下,并恩泽周边,逐渐波及且带动蛮夷。从此,中国便一冲而起,数千年来屹立于世界东方。

其中,最典型的可能是就具体进化脉络而言。1921年冬中国学者袁复礼陪同瑞典地质学家安特生(J. G. Andersson)在河南渑池县考古,在仰韶村附近率先发现早期遗址之后,"仰韶文化"遗址便名震天下,成为悠悠古老的中原遗址之代表。"仰韶文化"也就成了新石器时代晚期代表正统中国文化起源之核心———一个个后续发现的遗迹,东北的红山遗址、东方的后李遗址、东南的河姆渡遗址、正南的彭头山遗址,以及龙山、二里头等遗址,都只能退居其后,且很长一段时间都被认为是受仰韶文化辐射传播的结果。

被考古界誉为"一代宗师"的苏秉琦(1909—1997),在他最后的代表作《中国文明起源新探》中指出:"在中华大一统观方面,我们习惯于把汉族史看成是正史,其他的就列于正史之外。于是,本来不同文化之间的关系,如夏、商、周、秦、汉便被串在一起,像串糖葫芦一样,一根棍串下来,成为一脉相承的改朝换代,少数民族及与境外接壤的周边地区的历史则被几笔带过,这也使中国史与世界史的关系若明若暗。"[1]故他的贡

[1] 苏秉琦.中国文明起源新探[M].沈阳:辽宁人民出版社,2010:1.

献可以说集中于发现了中华早期文明的"满天星斗"之史实，明确反驳"群星拱月"（原本占主导的是中原为中心，四周烘托中心）说。

2. "寻根"中须改变的思维方式　出生于重庆，在香港长大、台湾受大学教育、复旦大学拿到博士学位，长期在美国、加拿大大学任教的孙隆基（1945—），在《新世界史》中说："中国的史前史思维圈"有"四座必须销毁的偶像"：① 思维方式未全面摆脱维多利亚时代的直线型社会进化论，至今仍沿用摩尔根的全人类皆经历从"母系"到"父系"社会之"定律"。② 重新开始肯定自20世纪前期新文化运动中曾经被质疑过的古史，例如三代、尧舜，甚至黄帝等。③ 将秦汉大一统以来的格局投射回到远古时代，用现代的国境来界定"国内""国外"等的远古文化，对"本国"受到"国外"影响方面认识不足。④ 将自殷周以来政治重心都在华北的情形投射回到远古，形成一股"中原主义"，用华北的发展来界定"全国"。体现出深刻的"中原主义"（乃大中央主义）心态的文化表述。[1]

孙隆基列举说：关键在于"中文里'中华'一词已为人们的思维打下了地桩，'中'必为中原；'华'则在黄河平原一带；黄，又是中国文化的主色，黄土高原的枢轴性已牢牢根植于民族的集体潜意识中。整个民族集体潜意识的底色已成黄土色！"他还进一步举例说："2000年中原主义仍以新版本上市：'整个中国的古代文化就像一个重瓣花朵，中原是花心，周围的各文化中心好比是里圈花瓣，在外围的一些文化中心则是外围的瓣。这种重瓣花朵式的结构乃是一种超稳定的结构，又是保持多样性因而充满自身活力的结构。中国文明的历史之所以几千年连绵不断，是与这种多元一体的重瓣花朵式的文化结构与民族结构的形成与发展分不开的。'"[2]浓烈的辉格史观[3]，可见一斑！我们并不完全赞同孙隆基的结论，但我们欣赏他的质疑及批判精神。

3. 需要有科学的质疑精神　厚实辉煌的中华古代历史感不容否定。"寻根"欲推动进步，首先应体现在精神、意识、态度、方法等的进步。

谈到古史研究，需提及百年前十分活跃的顾颉刚（1893—1980），他以科学态度，开创了辨别真伪的历史研究新风尚，成为百年前新文化运动中的重要思潮之一[4]。尽管从今天看来，他的很多方法及结论谈不上十分严谨科学，有许多甚至是错误的，但他却

---

［1］ 孙隆基.新世界史［M］.北京：中信出版集团，2015：1.

［2］ 严文明.长江流域在中国文明起源中的地位与作用：农业发生与文明起源［M］.北京：科学出版社，2000：96-97.引自：孙隆基.新世界史［M］.北京：中信出版集团，2015：67-71.

［3］ 辉格史观来自 H. Butterfield 的演讲，他认为：辉格史观者相信在历史学中存在演变逻辑，遂用现在的标准评判过去；认为一切历史都是基于现在为出发点，传达的历史都是为现在服务的。辉格史观在中国史学界也颇为盛行。

［4］ 顾颉刚.与钱玄同先生论古史书［J］.读书杂志，1923，9：5.

对民族上古史及早期文化之重建,首先是科学精神之重建厥功甚伟。故今人称赞顾颉刚,说他:"用源于西方的科学方法,结合考古学的成果,对中国古史展开纯学术研究,在考辨伪史的同时,完成重建中国古史的工作。"[1]

尽管20世纪考古科学进展不胜其数,而且上古史的轮廓也依稀可辨,但囿于辉格史观、仰韶文化等(最早发现仰韶遗址的瑞典学者安特生把仰韶文化称为"模范村",他的全部学术探究归纳到一点,就是以仰韶文化为中心,探索中华文化起源,为此他几乎跑了半个中国)[2],受此影响,人们一直陷于旧氏泥潭之中。诚如孙隆基说的那样:"'仰韶'与其说是一种'文化',不如说它已被当作一个'中央时区'的代号。'半坡文化'与'庙底沟文化'将'仰韶'连本店都将被端掉了,'仰韶'名号却已经腾空为时代标签。""中国人在漫长的历史经验中培养了'大中央主义',至今已根深蒂固。'仰韶'成了一个'中央时区'。"各地考古发掘出了不少文物,也出土了不少古国遗址——有些甚至明显早于中原,而且与中原并无多少瓜葛,甚至是相枘凿的,但都有意无意被纳入中原架构之中。无非是做了些区分:稍微早一点的,为"仰韶时期"("仰韶"文化代表着中国新石器盛期的"中央时区"),稍晚点的,则纳入"龙山时期"(龙山系受仰韶文化辐射后产生的,代表着中国新石器晚期的"中央时区")[3]。

4. 中国医学史解读中的迷思 人们常说,一旦成为教条后,其约束规范人思想意识之能力是巨大的。受整体学术氛围之影响,类似的带有某种"辉格史观"韵味的历史迷思,同样深深地烙在了关于中国医学的历史研究之中,并顽强地体现在多方面。例如,若干年前,中国医学界普遍把《黄帝内经》的成书年代往前推,似乎越是古老,越能证明中国医药学了不起;同时否定散在于经典之外的非经典内容之学术价值。诸如此类,不一而足。

正是这类看似天然正确的史观,遮迷了人们的视野,影响了人们对历史真相的"寻找",以至于很多疑点只能借助似是而非的解释,自我慰藉罢了! 对于这些,应努力加以避免。当然,改错及避免陷阱的同时,也许还会陷入新的泥潭。对此,一则希冀给予谅解及指正,二则不断求证过程也将完善人们的认知。

三、农业、畜牧业的发源地

我们先从更宏大的人类演进叙事开始,看看人类文明演进的总体进程。就常识而

[1] 张文静,周颂伦."尧舜禹抹杀论"与"古史辨"中的"疑古"思想[J].东北师范大学学报,2015,3:34-45.

[2] 苏秉琦.中国文明起源新探[M].沈阳:辽宁人民出版社,2010:12.

[3] 孙隆基.新世界史[M].北京:中信出版集团,2015:69-73.

言，人类首先要解决饥饱问题，才能谈及其他，包括医药学，古人也云"孤阴不生，独阳不长"。中国医学并不是凭空冒出来的，而是在相关知识技能的茂密原野中，受雨露等的滋润，才茁壮成长的。

贾雷德·戴蒙德在《枪炮、病菌与钢铁：人类社会的命运》一书中强调粮食生产（农业及畜牧业）对于人类文明进化的突出意义，认为人类从采摘、渔猎到农耕及畜牧业（粮食种植和家畜饲养）是文明跃迁的一大里程碑。农业，就是医药学的孪生姐妹。早先，大学志愿，医与农是归于同一口子的。也许，都是涉及人类生存基本技能吧！因此，借助寻根农业，来理解医药学，是一个不错的切入点。

1. 人类文明进程的五大"拐点" 笔者认为，这也是人类文明进化的最重要拐点之一。按笔者之见，简言之，人类文明进化大约共经历了五大拐点：① 学会用火和保存火种，这不仅帮助人类利用并掌握火（能量），且用火加工后的食物对于人类生理及功能进化意义重大。② 农业、畜牧业的萌生及成熟提供了可控且基本有保障的食物（卡路里、蛋白质等），解决了维持生命的能量难题（尽管现代有思潮否认农业革命之意义，但没有农业革命，缺乏粮食将无以支撑人类繁衍）。③ 催化了"枢轴（轴心）时代"，约在纪元前10世纪到纪元前2世纪，信息倍增并发生跃迁，人类快速进入文明更高阶梯，中国医药学雏形及体系具备。④ 文艺复兴及其在中国不够彻底的宋明后的文化再兴运动等，使科学及数理逻辑思维开始占据上风，它也涉及了信息倍增等问题，并为西方医学诞生铺平了道路。⑤ 现阶段是以互联网、5G及新能源等为标记的文明新拐点，这必将彻底改写人类文明进程，也有学者把它标注为"人类世"[1]。不过，这一拐点正呈现出进行时，一切还有赖于诸多因素因缘际会后的酝酿、发酵及爆发。

其中，第二个大拐点就是驯化植物、动物为标记的农业、畜牧业革命，其在人类文明演进中的突出意义，如何高估都不为过——正因为有了农业及畜牧业，人类得以定居且分工，进行并发展了丰富的文化创造，而有了今天的一切。

2. 农业、畜牧业：文明进程的决定性"拐点" 农业最直接的作用是：自我耕种后人们"能够获得更多的可消耗的卡路里，意味着会有更多的人"[2]。因为"野生的动植物物种中，只有很少一部分可供人类食用，或值得猎捕或采集"，仅依赖后者，大大限制着人自身的繁衍。

研究历史人口变迁的专家都知晓，影响人口繁衍的最主要因素就在于粮食供给。20世纪以前，粮食供给能力一直直接制约着人口数量。且在采摘及渔猎时代，每个人

[1] "人类世"是由诺贝尔奖得主保罗·克鲁岑（P. J. Crutzen）新近提出而被学界广泛认可的新地质年代称号，指人类进入了一个全新时代，其特征是："塑造地球的主要地质力量已不再是河流、冰或风（等自然力）了，而是人类。"对此，本书第十二章有所阐发，可以参见。
[2] （美）贾雷德·戴蒙德.枪炮、病菌与钢铁：人类社会的命运［M］.谢延光译.上海：上海译文出版社,2014.

基本上只能自食其力，并无多余粮食供给和赡养他人，不可能出现其他劳作（如思考）者，也往往难以定居（因为周边很快采摘或渔猎殆尽，热带除外）；更不可能出现诸如祭师、巫师之类早期的知识人及其工作。因此粮食的种植，直接催化了生产力的飞跃，促进了定居（有需要及可能储存粮食，且家畜的饲养成为必要），出现了国家化（城市化）进程；定居后自然催生了分工，而分工则强有力地推动着文明的进步。包括医学的出现、各种专业行当的诞生，都与分工有关。甚至有境外学者认为，亚当·斯密经济学最重要的贡献，不是揭示"看不见的手"的调控意义，而是发现了分工在促进经济发展中的重要性[1]。戴蒙德则认为"粮食生产是枪炮、病菌和钢铁发展的一个先决条件"[2]。

戴蒙德研究后确定："粮食生产在地球上的广大地区不曾出现过，这并不令人奇怪。由于生态原因，粮食生产在这些地区现在仍然难以出现或不可能出现。""不同部族在史前的不同时期学会了粮食生产。有些部族，如澳大利亚土著却从来没有学会粮食生产。在那些学会粮食生产的部族中，有些（如古代的中国人）是靠自己独立发展粮食生产的，而另一些（包括古代埃及人）则是从邻近部族学会粮食生产的。"[2]

由于生产力的落后，"其他一些邻近地区的族群则被来自这些核心地区的粮食生产者所更替了"。"最后有些族群虽然生活在一些生态条件适于粮食生产的地区，但他们在史前期既没有发展出农业，也没有学会农业，他们始终以狩猎采集为生，直到现代世界最后将他们淘汰。"[2]

有诸多海内外研究表明，直至清代末年，中国大地的农耕还是领先的，这可以从百年前美国农业部的官员走访中国、日本等国的农业情况后的观感体会中得出结论[3,4]。"在粮食生产上具有领先优势的那些地区的族群，因而在通往枪炮（军事）、病菌和钢铁（生产力）的道路上也取得了领先的优势。"[2]当然，也在文化上占据某种领先地位，其结果还会引发一系列的长期冲突。在中国，就表现为北方游牧民族对南方农耕民族的不断侵扰过程。

尽管战场上也许狩猎民族更为彪悍些，如托马斯·霍布斯研究后认为狩猎采集族群的生活方式："凶险、粗野、短命。"但普遍而言，一些考古学家证实，许多以狩猎采集为生地区的人们与农耕民族相比，身材较矮小，营养较差，患严重疾病的较多，死亡时

[1] （英）罗思义.一盘大棋？中国新命运解析[M].南京：江苏凤凰文艺出版社，2016：44-50.

[2] （美）贾雷德·戴蒙德.枪炮、病菌和钢铁：人类社会的命运[M].谢延光译.上海：上海译文出版社，2014.

[3] 1909年美国农业部土壤局局长、威斯康星大学富兰克林·金携妻子远涉重洋，游历中国，考察了东亚国家农耕体系，写下了《四千年农夫：中国、朝鲜和日本的永续农业》一书，高度评价东亚农业，称其为"永续农业"。

[4] 富兰克林·金.四千年农夫：中国、朝鲜和日本的永续农业[M].北京：东方出版社，2011：1.

平均年龄也较轻。毕竟，卡路里的摄入严重不足（尽管农耕也不一定充足，但毕竟有保障些）。

戴蒙德研究还认定：因为没有驯化动物，缺乏家畜饲养，导致没有稳定的蛋白质供应，不仅阻碍了文明进程，而且甚至导致极端行为难以消解。例如，"蛋白质缺乏可能也是新几内亚高原社会流行吃人肉的根本原因"[1]。

3. 上古中国：世界仅有的几大主食驯化地之一　戴蒙德进一步分析指出，就全球范围言："一个极端情况是：有些地区的粮食生产完全是独立出现的，在其他地区的任何作物或动物来到之前，许多本土作物（在有些情况下还有动物）就已驯化了。"这种地区已明确的"只有5个：西南亚，亦称近东或新月沃地；中国；中美洲（墨西哥中南部与中美洲的毗连地区）；南美洲的安第斯山脉地区，可能还有亚马孙河流域的毗连地区；以及美国东部"，"这些地区发展粮食生产的时间也差异甚大"[1]。

根据考古研究，现已明确了的最著名的作物或动物已知的最早驯化年代分别是：最早独立发展粮食生产的是西南亚新月沃地区[2]，公元前8500年左右驯化粮食和公元前8000年左右驯化动物，"它也是具有最多的用碳-14测定的准确年代的地区""中国发展粮食生产的年代几乎同西南亚一样早，而在美国东部则显然晚了差不多6 000年"。其他候补地区则可能都要晚得多，且因为能确定年代的遗址太少，无法肯定晚多久及是不是其他地方引进后改造的（表6-1）。

表6-1　不同发源地作物或动物已知的最早驯化年代

独立驯化发源地	驯化植物	驯化动物	已证明的年代
西南亚	小麦、豌豆、橄榄	绵羊、山羊	公元前8500年
中国	稻、黍	猪、蚕	不迟于公元前7500年
中美洲	玉米、豆、南瓜属植物	火鸡	不迟于公元前3500年
安第斯山脉和亚马孙河地区	马铃薯、木薯	羊驼、豚鼠、猪	不迟于公元前3500年
美国东部	向日葵、藜属植物	无	公元前2500年

[1]（美）贾雷德·戴蒙德.枪炮、病菌与钢铁：人类社会的命运[M].谢延光译.上海：上海译文出版社，2014.

[2] 新月沃，又称肥沃月弯，指西亚、北非及两河流域的一连串肥沃土地，位于今天的以色列、巴勒斯坦、黎巴嫩、约旦、叙利亚部分地区，及伊拉克和土耳其东南部、埃及东北部。地图上好像一弯新月，故学者们把其称为"新月沃"。有三条河流：约旦河、幼发拉底河和底格里斯河，流域40万～50万平方公里，现人口4 000万～5 000万。历史上，这曾是农耕的最早发源地，非常富饶之地。但历史上却争战不休，近百年来更是杀戮不断，民不聊生。令人唏嘘不已，感慨万千。

研究证明,世界上太多的地方自身并没有发展出农业及畜牧业。例如,著名历史学家许倬云发现欧洲大陆没有驯化成功过一种(哪怕是最简单的一种)粮食或家畜,长期停留在采摘及渔猎阶段。"在人类饮食文化的演进史上,今天没有一种动物或植物食料是在欧洲驯化的。欧洲对农业的发展本身并没有原创性的贡献,而是经由外来文化扩展和移民造成的影响,才进入农业生产的文化。""欧洲长久保留着采集文化的生活方式,甚至到了中世纪时期,欧洲的村落还保持着林地、牧地和农地三种生态。""在中国农村,则没有林地和牧地,只有农田、果园和菜圃。""时至今天,欧美饮食仍以食肉为主,采集的蔬菜和水果为补充——沙拉是采集来的,烤肉是猎来的或牧养的食物。"[1]戴蒙德也认为欧洲的大部分地区的粮食生产是伴随着西南亚移民的进入带来了作物和动物的引进而出现的。可见,欧洲与中国的生活方式及文化行为差异早在上古时期已见端倪。

4. 中国人的"勤奋",是被逼出来的　这不是因为"上帝"对中国先民特别恩赐,或对欧洲、印度等地原住民不仁不义;恰恰相反,自然环境对中国上古先民并不仁慈厚道,与印度、两河流域、尼罗河流域及欧美比较相对艰辛,才逼迫中国先民"苦其心志,劳其筋骨,饿其体肤"(《孟子》)磨砺而成。愚公移山成为中国人的楷模,坎儿井、红旗渠会出现在中国大地,"垅耕"之类精耕农业早在公元前6世纪已成熟,欧洲17世纪末还在低效地撒种散播[2]。

这一印记在今天还深刻地烙在了各自数百代之后的子民身上。前不久,美国主流媒体《华尔街日报》刊文说,世界上有群最勤奋的人,他们是中国的下乡知青、高考学子、出国留学生、下海闯荡和进城务工人员,短短20多年创造了世界奇迹。这是世界上"最勤奋"的人。在笔者看来,这实际上是沿袭了上古先民之传统,与同时代欧洲此起彼落的充满自由色彩的"罢工浪潮"形成对照。比照印度,反差更明显。印度自然条件优于中国,果实丰盛,唾手可得,无需千辛万苦耕种,故没能独立驯化成功一种动植物;南亚(印度)人之懒散世界知名。悠闲地在菩提树下静息彻悟却不至于饿死,也只有印度等南方湿润而一年四季果实唾手可及之处,方得以普遍成风尚。这是又一类型的"一方水土,养一方人"。

5. 天人合一:气候"促成"的创造　我们需要深入分析的是,何以距今1万年前左右,中东及中国部分地区会爆发"新石器革命"(石器及制陶明显进步)和农业革命(驯化动植物)。有历史学家试图对此进行解释。一种假设认为"这个突破与古气候学有关。距今1.28万～1.15万年前发生了一次急剧降温(小冰河期,原因不详)造成

[1] 许倬云.中西文明的对照[M].杭州:浙江人民出版社,2013:14.

[2] 吴军.文明之光[M].北京:人民邮电出版社,2014:79.引自李约瑟《中国科学技术史》。

地球第四冰河时期结束后的一个为期1 300年的副冰期（stadial），称为'新仙女木期'（Younger Dryas）[1]。"有历史学家进一步分析指出，它使一些地区的气候变得干燥，动植物数量减少，因而降低了该地区的环境承载力，使该地区原本的狩猎与采集者不得不发展驯植（农业）与驯养业（畜牧）。"在森林树木的果实不断减少的过程中，人类终于开始种植这些种子了。""在发生巨大变化的气候中生存下去，这是人类唯一的选择。"换句话说，这是原先的安逸于现状的狩猎与采集者"为了生存，在万般无奈之下开始了农耕"，被迫"逼上梁山"，找寻出路的结果。他们对努力搜集到的野稻种麦种进行摸索，从而开启了人类文明新纪元。因为有比较研究表明，采集同样卡路里的果实与农业种植，后者所付出的体力要大10倍左右。[2]

还需要更正的是，过去认为农业往往发生在大河大江流域（有河流的平原），现在的考古研究颠覆了这一陈见：最早的农业种植（西亚与中国都如此）发端于半山腰的小平台处，且往往在纬度26°～32°之间相对比较温热潮湿的地区，而后才逐步"下山"，扩张到河流平原地区。扩张到河流平原地区稍微晚一些，因为需要配套的水利学灌溉等工程的跟进。

作为一个重要的佐证，科学家们对末次冰期的研究不少。结论是1.8万～1.7万年前，末次冰期结束，天气开始变暖，冰川融化，海平面上升，造成世界范围的大洪水。《圣经》中的大洪水和中国传说大禹治水，可能指的就是这次大洪水。这过程距今1.17万～1.15万年前结束，期间有过几次冰川进与退（前述的"新仙女木事件"就是例证之一）。

20世纪70年代开始，中国参与了大型国际合作计划，通过对沉积和珊瑚礁阶地的研究，不同领域的研究者达成共识，认为末次冰期冰盛期的海平面低于现在的海平面120～135米。20世纪80年代后开展的大陆架钻探取样分析，东海大陆架最低的海平面低于现在的海平面157米[3]。

[1] 新仙女木事件是指末次冰期向全新世过渡的急剧升温过程中最后一次快速降温变冷事件，是已被明确了的古气候中研究最为详细的一次快速气候变冷事件。时限介于距今10万～1.1万年之间。冰河世纪结束后，地球气候于大约1.7万年前开始变暖，气温逐渐地回升。大量冰川开始消融，海平面逐渐上升，渤海、黄海等的草原开始被上升的海水（冰川大量融化所致）淹没。到1.3万年前，北美、北欧冰雪已融化了大部分，全球春暖花开，一片繁荣景象。但是就在此时，约在12 640年前，气温又骤然下降，各地迅速转入严寒，各地冰盖扩张，原本迁移到高纬度地区的动植物大批死亡。这次降温很突然，短短10年内，地球平均气温下降了7～8℃。降温持续上千年，直到11 500年前，气温又突然回升。这就是地球史上著名的新仙女木事件。关于"新仙女木事件"的气候及其理化变迁，日本学者田家康在《气候文明史：改变世界的8万年气候变迁》一书中做了较为详尽的分析解释。

[2] （日）田家康.气候文明史：改变世界的8万年气候变迁[M].范春飚译.北京：东方出版社,2012: 41-44.

[3] 辛立国.中国东海2万年来海平面变化分析[J].中国海洋大学学报,2006,5: 13-24.

　　换句话说,距今1万多年前,东海、黄海大陆架及渤海湾还都是陆地或草原,且相当平坦,气候比现在的中原湿润。那里居住的人类也从旧石器时代过渡到新石器时代。其文明区域范围很大,北至现在的渤海湾和朝鲜半岛,东到日本,南及中国台湾,我国钓鱼岛等当时都和中国大陆相连接,其西南则连接到海南岛和北部湾。整个大陆应该比今天的海疆线向外围伸展出数百公里之宽,且连接成一个整体。著名青铜器专家张光直和曾任中国考古学会理事长的徐苹芳曾主编了《中国文明的形成》一书[1]。书中显示末次冰期东亚的大陆范围,相当于现在的中国大陆与现朝鲜半岛和现日本联成一体的陆地,与航拍的大陆架浅层基本吻合。据此,学者阿城在《洛书河图》中根据张光直、徐苹芳两位学界前辈的研究结论,推论说:沿海一带当时有比较发达的稻作文明,只是因为海平面的不断快速上升,古人只能匆匆忙忙地往高地内撤[2]。因此,环太湖文明遗址、河姆渡遗址,甚至江苏沿海及山东文明遗址很可能是海上内撤后的结果。至少,河姆渡的出土物中可证明这一点。河姆渡出土的稻穗纹陶盆上印有稻穗花纹,弯弯的稻穗花纹显示当时栽培水稻是平常之事。发掘出土的稻壳总量多达150吨之巨,检测结果确认是7 000余年前的稻米,并出土了诸如橡、桃、菱角、酸枣、葫芦、薏仁米、菌类与藻类植物的遗存。可以肯定地说,河姆渡文化以稻作农业为主,兼有畜牧、采摘和渔猎,已达到相当的发达水准。又如距今已有7 000余年历史(放射性碳-14检测并经校正)的马家浜文化遗址也有类似收获,且这些遗址规模都很大。这些都说明其原本的辐射地应该非常辽阔,很可能还在东面方向的海洋范围内扩展,这只是因为海平面的上升,古先民只能匆忙内撤后的结果。

　　6. 顺应"天"而农耕,催生了文明　中国人素来认为,人文来自天文(《易》)。这里带出了一个重要话题,农耕迫使人们特别关注"天"(包括气候变迁)和人类自我生存的关系——中国古人强调两者间休戚相关,"天"常可决定人类生存,故"天人合一"成为中国人一以贯之而颠扑不灭的定论。中国人早先就发展出了精耕细作的农业,因此,对"天"的关注,格外重视。

　　作为东亚文化圈辐射范围的学者、日本气象学家田家康更从古气象变迁的分析中,较好地解释了诸如"新仙女木事件"等的原因及农业萌芽、文明诞生、诸多重大社会动荡背后的气象学变迁之始动效应。他的《气候文明史:改变世界的8万年气候变迁》[3]一书共分三大部分,三大部分的标题分别是第一部"黎明篇:气候变动养育人类"、第二部"古代篇:气候变动催生了文明"、第三部"中世纪·近代篇:气候变动改

[1] 张光直,徐苹芳.中国文明的形成[M].北京:新世界出版社,康涅狄格州纽黑文:耶鲁大学出版社,2004:1.

[2] 阿城.河图洛书:文明的造型探源[M].北京:中华书局,2014:162-165.

[3] (日)田家康.气候文明史:改变世界的8万年气候变迁[M].范春飚译.北京:东方出版社,2012:1.

变了历史"。东亚及中国古贤从哲学高度概括为"天人合一"，其语不虚。

7. 稻米驯化于长江流域：美国名校跨校研究结论 在新石器早期（距今1.2万～9 000年前），湖南、江西一带的诸多遗址（如玉蟾岩、仙人洞、吊桶环等）已显现出稻作农业进入了萌芽期。至新石器时代中期（距今9 000～7 000年前），两湖的彭头山文化和城背溪文化等已显示出栽培的稻米已成为该地域食物的主要构成。相比较而言，同一时期北方原本从事旱作农业的华北裴李岗文化和老官台文化圈之南缘才刚刚开始种稻。至新石器时代晚期（距今7 000～5 000年前），稻作农业已经从发源地遍及长江中下游、黄淮、四川、陕南等地，其代表的有河姆渡、城头山和大溪等文化，可见稻米种植的发源重心显然在中南和西南的两湖江汉等地。

例如，玉蟾岩遗址就是其中的突出证据之一，该遗址是1988年被发现的，位于湖南道州寿雁镇的玉蟾岩，此地历史上有"天下谷源，人间陶本"之说。1993年、1995年湖南省考古研究所的袁家荣等专家对该遗址进行了两次发掘，出土大量石器、陶器、动物骨残骸、种子、栽培水稻的谷壳标本等，被评为20世纪100项重大考古发现[1]。1993年人们在该遗址近底部文化层土样中发现两枚稻壳，呈黑色；1995年在层位稍高层面中又发现两枚稻壳，呈灰黄色。

经国务院批准，2004年中美进行了合作发掘，集中了当今研究农业起源的全球顶级权威，如美国哈佛大学人类学终身教授巴耶瑟夫等多位外籍专家，以及北京大学、中国农业大学、香港中文大学等专家30余人。这次联合考古又发现了五枚炭化的稻谷。三次出土的炭化程度不一，颜色稍异，是因为标本所处的环境不同。该遗址出土的稻谷是一种兼有野、籼、粳综合特征的特殊稻种，体现了从普通野生稻向栽培稻初期演化的原始性状。经测定，该遗址古栽培稻的年代距今1.8万～1.4万年，这是世界上发现的最早的人工栽培稻（图6-1）。

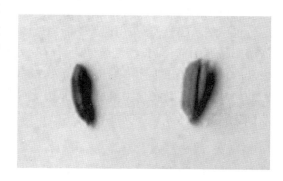

图6-1 玉蟾岩遗址发现的世界最早的古栽培稻

但是，这些最早出现于距今1.4万年前的地层中的稻谷化石，却消失于进入"新仙女木事件"后的距今1.3万年的地层中。日本气候学家田家康解释说："可以认为在新仙女木寒冷期的严酷环境中，人类曾经一度被迫放弃了水稻栽培。这一结论不但可能更改农业开始的年代，更加暗示了农业发展所需要的环境条件。"因为农业生产："开始

[1] 袁家荣.湖南旧石器时代文化与玉蟾岩遗址[M].长沙：岳麓书社，2013.

的原因是人口的增加和气候的变化。""但是农业要持续普及,持续、稳定的温暖气候十分重要。在'新仙女木事件'之后也曾出现过两次较短暂的寒冷化。如果在这两次寒冷化中也发生过剧烈的寒冷和干燥化,那么农业很可能经历了从零重来的反复。"[1]也就是说经历了第二次再驯化。对此,尚需要相关证据加以确定。

此外,人们对该遗址出土的陶片进行质谱加速器碳-14测定,确定了四个数据:其中,陶片上的腐殖酸测定年代距今(12 320±120)年,陶片基质测定年代距今(14 810±230)年,同位层的木炭测定年代距今(14 490±230)年。这是当时世界发现的烧制最早的陶片。2004年中美联合考古队在该遗址发现了更原始的陶片,并对其中29个样本进行放射性碳测年,初步确定陶器碎片的年代距今1.8万年。2009年6月,美国《国家科学院学报》刊载了有关玉蟾岩陶片断代研究论文,指出玉蟾岩出土的陶片大约距今2.1万~1.4万年,这比世界其他任何地方发现的陶片要早好几千年[2],似乎标志着玉蟾岩人在旧石器时代晚期已制作了陶器。

8. 稻耕文明:多源头发端,齐头并进　现研究已明确,人工栽培水稻起源于中国,且是多地齐头并进的,湖南是主要起源地之一[3]。已研究确定湖南全省早先(6 000~5 000年前)稻耕文化起源地有10来处。据湖南博物院展览大厅图示,距今8 000年前的稻谷种植起源地全国有12~13个,相对集中在湖南和浙江等地,江西、广东、江苏有散在的。彼此间有没有关联性、渗透性,现无确凿证据,但多数稻种不一,似乎提示关联性不强,故曰是多头齐发并进的(图6-2)[4]。

说到稻米起源,彭头山遗址不能绕过,它是研究得比较透彻的起源地。位于湖南省澧阳平原中部,是长江流域早期新石器文化代表之一。它是在1985年文物普查中发现的,相邻地区的同类遗址有10余处,被命名为"彭头山文化遗址"(图6-3)[5],距今8 200~7 800年。在该主要遗址挖掘中,除发现有大量打制石器、磨制装饰品、磨制成圆棒状穿孔佩饰等(提示穿孔技术已相当发达),还出土了很多以罐、钵、盆、支架等

[1]　(日)田家康.气候文明史:改变世界的8万年气候变迁[M].范春飚译.北京:东方出版社,2012:46.

[2]　2009年6月5日美国《国家科学院学报》刊文介绍了玉蟾岩遗址出土的世界上最早的人工栽培稻标本和中国已知最早的陶制品,被誉为"天下稻源,神州陶祖"。见:王晓易.玉蟾岩遗址陶器被测定为迄今最早陶器[EB/OL].潇湘晨报,2009-6-3. https://www.163.com/news/article/5AS5EI5F000120GR. html.

[3]　关于稻米的起源,国内外一度争议很大,在肯定起源于中国的同时,有6种观点:① 云贵高原说。② 华南说。③ 长江下游说。④ 黄河下游说。⑤ 多中心起源说。⑥ 长江中游说。对此考古专业人士卫斯有长篇论文专门分析探讨,力主"长江中游说"(参见:卫斯.关于中国稻作起源地问题的再探讨——兼论中国稻作起源于长江中游说[J].史学汇刊,1995,17.),并分析了何以在该时该地得以驯化稻米等,可以参考。在肯定卫斯努力的同时,笔者则倾向于"多中心起源说"。

[4]　曹传松.湖南澧县彭头山新石器时代早期遗址发掘简报[J].文物,1990,8:24-30.

[5]　裴安平.湖南澧县彭头山遗址陶片中水稻稃壳双峰乳突印痕的研究[J].作物学报,2003,2:46-51.

国内8 000年前稻谷及稻田遗迹

距今15 000—13 000年

湖南道县玉蟾岩遗址
稻谷壳
水稻硅酸体

距今11 000—9 000年

浙江浦江上山遗址
夹碳陶片
稻壳印痕

距今约9 000年

湖南澧县宋家岗遗址
稻谷

浙江峰州小黄山遗址
水稻硅酸体

距今约8 000年

浙江萧山跨湖桥遗址
碳化稻谷

江苏泗洪韩井遗址
水稻田遗迹

距今8 000—7 000年

河南舞阳贾湖遗址
水稻稻粒

距今约12 000年

江西万年仙人洞
与吊桶环遗址
水稻硅酸体

广东英德牛栏洞遗址
水稻硅酸体

距今9 000—8 000年

湖南临澧杉龙岗遗址
炭化稻谷

湖南津昌彭头山遗址
稻壳 稻米
水稻硅酸体

湖南潭县八十地遗址
稻谷 稻米
类似田埂遗迹

图6-2 湖南稻耕文化起源地（湖南博物院展示图）

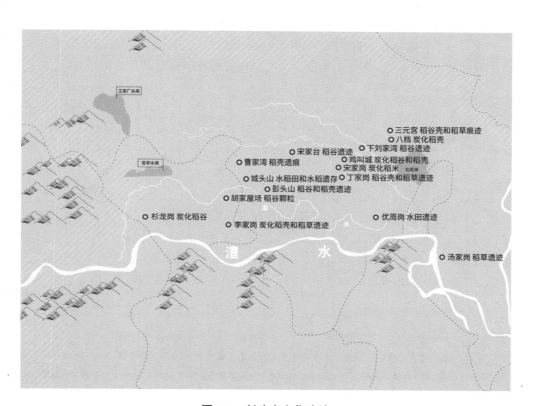

图6-3 彭头山文化遗址

为主的陶器,多达百余件,这些陶器被认为与农耕定居生活相关。最重要的是,该遗址发现了早期的稻作农业痕迹——稻壳与谷粒,被认为有可能也是世界稻作农业起源地之一[1,2]。

同在湖南澧县的城头山古文化遗址,距彭头山遗址直线距离仅1 500米。该地发现了中国最早的距今6 000年的完整之古城址、古祭坛和古稻田。古城由护城河、土城和东、西、南、北四门组成,占地76 000多平方米;附近发掘出三丘古稻田,稻田边有人工开凿的水塘、水沟等初步配套灌溉设施,距今6 600～6 000年,这是世界上现存灌溉设施完备的最早水稻田。遗址中并出土了稻、瓜等170多种人工种植和野生植物籽,及猪、羊、狗、鹿等20多种家养和野生动物骨骸[2]。

至于早先认为河姆渡遗址等环太湖文化(7 000多年以前)可能在稻米起源中占有先机,但后来的考古发现其时间上稍微晚于长江中游(8 200多年以前),故只能退居次席。我们也倾向于认为稻米是多源头独立发展起来的,理由之一是稻种不完全一样。也有一种解释认为河姆渡遗址等环太湖流域文化是先民们因为1.2万年的气象事件(小冰期消退,海水迅速上涨),他们被迫撤退回来后建立的定居点。而真正的起源地已经沉入海中,此说并非不可成立,但有待海底考古加以证明。不管怎么说,这些相关遗址的发掘,都强化了稻米起源于中国长江流域之说。

作为一个有趣补充,韩国于2003年宣称发现距今1.5万年前的人工栽植稻米比长江流域的早了1 200年。但2011年美国4所名校的跨校研究组进行分析研究后,对此予以否定[3]——认为那些只是野生稻种,非人工驯化所致;坚持认定"稻米长江流域起源说",可以确定的时间为距今8 200年前后。玉蟾岩遗址中的稻米化石虽然时间更早,却因为曾消失在新仙女木期后的地层中,是不是如同日本学者田家康所言的二次创造,还有待进一步明确证据,故现在能够肯定的是8 200年前发生的驯化事实。

这里需要说明的有两点:① 美索不达米亚北部也有栽培水稻的痕迹,然而国际学界还是认定水稻大规模栽培起始地是在中国。稻米在新月沃地区被忽视的一个解释是相比于大麦等麦类谷物,稻米所含的植物性蛋白质要少得多[4]。但这一说法似乎站不住脚。至少在中国,稻米种植因为其产量高而很快传播到北方等地,且当时人们能够充饥即可,并没有关于植物性蛋白质等的概念。② 恒河流域在古代也有野生稻米,气候属于季候风降雨地区。印度次大陆古先民驯化稻米不是没有可能,但没有留下痕

[1] 曹传松.湖南澧县彭头山新石器时代早期遗址发掘简报[J].文物,1990,8:24-30.

[2] 裴安平.湖南澧县彭头山遗址陶片中水稻稃壳双峰乳突印痕的研究[J].作物学报,2003,2:46-51.

[3] Rice's Origins Point to China, Genome Researchers Conclude[N]. New York University. 2014-2-26. http://www.scienceaewsline.com/articles/2011050313000047.html.

[4] (日)田家康.气候文明史:改变世界的8万年气候变迁[M].范春飚译.北京:东方出版社,2012:44.

迹，未获学术界公认。国际学界主张稻米唯一起源长江流域论，而印度的稻米是从中国传播过去的[1]。

笔者的一个解释是，印度气候条件优于中国，自然界果实丰盛，唾手可得，即可充饥，故无需千辛万苦地选种育苗，费神费力地农耕。没有一种植物或动物其始驯化地在印度，由印度独立驯化成功，就是例证。研究表明："人类为了生存，在万般无奈之下（才）开始农耕。"而且，"选择适合人类栽种的种子，比开始栽种后的悉心照料更加重要"[2]。

9. 南北两大主食的原创驯化地，交相辉映 研究提示，从狩猎和采集为生转向农业耕种及畜牧，是一个漫长而痛苦的过程。非万不得已，不会自然形成，因为农业及畜牧，定会带来更多的体力消耗、伤损、疾病及野兽伤害等。耕种是件非常耗时耗力而麻烦的事，耗时约是狩猎的10倍之多，故以狩猎采集为生的人们转向从事农业，往往是被迫无奈的，需要足够的驱动力。正因为这样，尽管在2.3万年前的以色列Ohalo Ⅱ遗址中人们已发现有早期农业端倪（人们已开始储藏野生种子和果实），但直到1万多年后，才出现了可以确认的有意栽培之证据。

值得自豪的是，尽管世界范围已确定的独立而原创的主要粮食驯化基地十分有限，仅四五个区域而已，而在这四五处遗址中，新月沃（西南亚）与中国是唯独早于8 500～7 500年前的，另外两三处则仅距今3 500～2 500年。中国大地在南北方分别独自诞生了两大原创的主要粮食驯化系列，这在世界农业及畜牧业发展史上，值得称奇。

根据贾雷德·戴蒙德《枪炮、病菌与钢铁：人类社会的命运》中的研究，总体上中国农业驯化似乎比新月沃地区约晚1 000年，新月沃地区催生了大麦、小麦（两种）和羊、牛等，中国南方（湖南、江西）从野稻中驯化了两类米（籼米和粳米）。按中国学者的研究，其起始时间是距今1.4万～8 000年，不见得晚于新月沃驯化麦类的时间（8 500年前）。另外，在中国驯化成功的有家猪、牛、猫、羊、狗、鹅、鸡、鹿等，猪最早被驯养成功，以圈围饲养而不是放养方式，遂造就了"家"字这个带有鲜明中国特征的定居且稳定生活之象征——上面的"宀"（mián），表示有屋顶，下面的"豕"（shǐ），即驯化成功的家猪。

与此差不多同时，中国北方又驯化了黍（黄米）、粟（小米）、稷（稷谷）等。其中，稷被北方人认为是"百谷之长"，它有多种含义：① 早期食用之粟的别称，即通"粟"。② 不黏的黍，为稷。③ 又说稷即"高粱"。因此，早期帝王奉稷为"谷神"。此处的稷，可能泛指各种旱地谷物。故北方素有"社稷"之说。总之，稻、粟、黍、粱、菽（菽，指

[1] 孙隆基.新世界史[M].北京：中信出版集团,2015：37.

[2]（日）田家康.气候文明史：改变世界的8万年气候变迁[M].范春飚译.北京：东方出版社,2012：44.

豆类总称)等都是中国本土原创驯化而成,麦(大、小麦)则是从西域传播过来的。

有研究提示,距今 9 000 年前,在中国的黄河流域和西北的外高加索地区,"黍"或白色小米(proso millet)(黍稷)同时被驯化,各自独立发展起来了。这种植物只需要少量水即可,故适合于北方旱地驯植。此外,黄河流域也是粟("稷"或"粱")的发源地[1]。1933 年河北武安发掘的磁山遗址(距今 8 000 ～ 7 100 年)中,有证据表明其已进入"锄耕"时代,遗址中出土了大量的粟之残留,并发现数百个藏粮(粟)之窖穴,约残留有 5 万公斤粟壳之遗灰。此外,也出土了猪、狗等的残骨,说明有了原始家畜之饲养。作为一个遗址类型,此类文化亚型主要分布在冀南和豫北[1]。1977 年河南新郑出土的裴李岗遗址(距今 9 000 ～ 7 000 年)中也发现有粟和黍之遗存。稍后,甘肃秦安的大地湾文化(距今 7 800 ～ 7 400 年)发现同样有粟的遗留。

按照戴蒙德的见解,埃及与印度皆非独立发展驯植的地带(许倬云也指出,整个欧洲大陆没有驯化成功过一种主要粮食及畜牧类),"故唯有中国(可以与'新月沃'为对比"[2]。须知,新月沃是世界最著名的农业、畜牧业发源地(尽管它现在陷入了连绵不断的战乱之中)。而在中国这块大地上,先后独立驯化出了两大系列主打粮食("稻"可谓一大类,粟、黍、粱、稷可谓另一大类),殊为不易。可见,上古中国在人类文明进化历程中的"拐点"意义十分突出。

10. 稻麦并存,促进中国南北文明交融　国际学界早有共识,中国不是一个单一民族国家,而是一个大文明共同体,不同民族及人种混杂交融在一起,大多数时间和平相处,共成一体。这种和平的混杂交融,对于文明的演进及社会进步大有裨益。人们分析何以美国立国短短 200 年间,一跃而成为世界超级强国,何以硅谷等地思维最活跃、经济最发达,也是因为大量吸引了全球不同类型的人才聚集在一起,互补碰撞,混杂交融。

美国《科学》周刊 2014 年 5 月 9 日发表了一项有趣的研究,说中国南方人种植大米是导致他们与中国北方人之间出现巨大心理和文化差异的重要因素,称为"水稻理论"[3]。认为种稻传统促使人们培养出更为强烈的集体意识,因为种水稻付出的劳力非常大,需要邻里间的合作。相比之下,小麦种植区的人更具备独立意识和思辨能力,因为小麦种植只需一半劳力,也不像种稻那样需要相互合作。他们借中国为范本,因为全球仅中国同时拥有北方麦作区和南方稻作区,且可排除宗教、政治、气候、科技等诸多因素影响。他们从文化思维、内隐个人主义思想、忠诚(裙带)观念等角度测试了来

[1] 孙隆基.新世界史[M].北京:中信出版集团,2015:1.
[2] (美)贾雷德·戴蒙德.枪炮、病菌与钢铁:人类社会的命运[M].上海:上海译文出版社,2014:161-166.
[3] "水稻理论"解读南方北方人[J].新城乡,2014,(6):74.

自中国6个地区的1 162名汉族学生。发现来自稻作区的人不像麦作区人那样把自己看得很重要，来自稻作区的人更可能奖励伙伴，而不喜欢给予惩罚，存在着群体内部良好关系。研究负责人托马斯·塔尔赫姆总结说："人们很容易把中国当成是单一文化体，但我们发现中国北方和南方具有截然不同的心理文化，中国南方的稻作历史可以用来解释为什么南方人比北方麦作区居民更喜欢相互依赖。"[1]

几年后，又有国外学者研究了中国南方人和北方人在咖啡馆啜饮咖啡时的行为差异。他们观察了中国城市中256家星巴克和其他咖啡馆中的近9 000人，发现北方小麦种植区的咖啡馆内30%～35%的人们独自坐着，而南方水稻种植区内独坐人数约为25%。这些研究已经剔除了气温、咖啡馆类型、地区、性别和年龄等的差异，证实了"以自我为中心文化中的人们常常试图改变形势为我所用，而在以他人为中心文化中的人们则改变自我顺应形势"。"中国南方长达9 000年邻里协作种植水稻的历史鼓励了人们长期关注他人胜过自我，甚至在该地区现在的城市人身上也显现了这一点。"研究者指出，"社会相互依存关系仍是该地区的文化价值"。这种态势在咖啡店依然显现出来。在中国南方，从未种植过水稻的中产阶层城市居民常常和他人坐在一起，并且绕过堵塞通道的椅子；而在北方城市，人们更多独自坐着，并把碍事的椅子移开。科研人员认为，北方更为独立的种植小麦和谷物的长久历史推动了对个人关注超过对他人关注的文化，故他们强调："不同的农业遗产给中国南北方人们在社会行为上以独特的文化，即使在没有耕作过的人们身上也是如此。"[2]

11. 从神农氏传说，到医农同源，医药学源自人类生存需要　上古神话往往折射出人类一些古老记忆及探索行为，也常包含着先民的某些企盼、愿望及追求。寻觅著名神话传说，能帮助获悉史前世界的蛛丝马迹及某些早期真相，或至少有助于分析早期先民的集体行为取向等。

神农氏是中华上古史中最著名的传说人物之一。民间奉他为"中华民族之祖、农业之祖、医药之祖、商贸之祖、音乐之祖"，公认他对中华文明做出了不可磨灭的贡献。有媒体归纳，神农对中华文明的贡献可体现在十大方面："一是始作耒耜，以民利耕；二是始种五谷，以民为食；三是尝遍百草，发明医药；四是日中为市，首倡交易；五是治麻为布，遮体避寒；六是制弧剡矢，以抵侵凌；七是作陶为器，以储民用；八是首作琴瑟，娱乐民众；九是首创煮盐，强健体魄；十是创立天文，设立历法。"[3]其中，"始作耒耜"是创造农耕器具；"日中为市，首倡交易"是指推动商业及贸易；"治麻为布"指织布以

[1]　"水稻理论"解读南方北方人[J].新城乡,2014,(6):74.

[2]　从咖啡馆看中国南北差异:南方人善协作,北方人更独立[N].科学进展,2018-4-27.

[3]　张硕.中华民族人文始祖炎帝神农[EB/OL].荆楚网,2014-4-12. https://www.163.com/news/article/9PK1MS9K00014AED. html.

御寒;"制弧剡矢,以抵侵凌"是"弦木为弧,剡木为矢,弧矢之利,以威天下"的简单说法,就是创制兵器,抵抗侵略;"作陶为器"是生产制作陶类等生活器具;琴瑟,指音乐;煮盐不难理解,是维系生存及健康;创立天文,设立历法,系农耕知晓天文所必须。似乎仅仅除了祭祀、渔猎、采摘、文字创造等少数活动外,神农氏创造了几乎人类早期所有发明及重大活动。这些尽管都有文献传说之依据,显然不足为凭。神话传说只是一种纪念及寄托,大多系后代追加所致,但它同时也折射出几大看点: ① 中华民族素有尊古情结,好把重大、杰出事件追认为某位贤圣所为。② 这些事件大致发生在同一或相邻时间及地点。③ 这些事件相互之间有着密切的关联性,内在是相互联系且互动的。换句话言,这些事件是基本同步地出现在当时的上古社会,或曰当时人们的社会生活及生存活动中包含着这些内容。它们是关联着的,中国医药学的早期探索不是脱离其他生活方式而独立存在的。

就历代最公认的而言,传说中神农氏的功绩主要是教人种植五谷,豢养家畜,尝遍百草,写下《神农本草经》,倡导了农耕与医疗,故他被后世尊称为"药王""五谷王""五谷先帝""神农大帝"等。笔者1994年写的《走出巫术丛林的中医》中讨论了《神农本草经》的编写问题,认定该书成于两汉期间,是当时官方召集天下方士集体所为,只是假托神农氏之名而已。《神农本草经》所谓的"神农尝百草,一日遇七十二毒"仅仅是传说而已,不可全信。但我们认为历史上的神话传说"半真半假地透露着历史真实"。

人们转向农耕的同时,也开始了有意识的医药学探索活动。欲洞察早期医药学,需同时尽可能了解当时人类生活及生存的方方面面。我们接着从东亚的历史版图谈起。

四、"满天星斗"造就的早期璀璨文明

1. 从瓦鬲研究切入,逐步了解真相　要探究中国古文明起源,苏秉琦是无法绕过的考古界核心人物。他的学术生涯起自1934年在陕西渭河流域的考古研究。他长期致力于"文明起源"探索,曾受安特生开创性考古工作的影响。在研究仰韶村遗址后,安氏认为瓦鬲与鼎在早期的中国古文化演变中具有特殊意义[1]。各种早期发现的文化遗迹中,源自瓦鬲的陶器或陶器碎片很多。他受此启发,独辟蹊径,决意对这些陶器深入进行细分研究,以探索揭示古文化演变之秘的证据。他先以每一个"探方"[2]内各个

---

[1] 瓦鬲,古代陶制的炊器,呈现为三足样,形似鼎而无耳。早期先民农耕定居后发明且必用的生活器具,如《孔子家语·致思》:"鲁有俭啬者,瓦鬲煮食。"瓦鬲与鼎对中国古先民的特殊意义见后述。

[2] 考古专业术语,指把发掘区划分为若干相等的正方格,以方格为单位,分别分工发掘,可垂直发掘或横向发掘。

地层(因为长期居住,不同年份会堆积成不同地层)出土的陶器(或瓦鬲碎片)进行比较分析(如厚薄、质地、式样、加工方式、附有图案等方面),把这些视为不会说话却忠实述说着上古人们生活演进的历史"证人",反复进行排比;并选出代表性的四类八种陶器加以综合的层位学、类型学之排列分析、参照比较,厘清它们之间的先后承启联系和整体排列的共生关系;进一步又把视野拓宽到不同遗址之间,比较不同遗址、不同地层之间这些陶器的演变规律及内在联系。遂于20世纪40年代,写下了《瓦鬲的研究》一书,且理出了鬲的演变谱系图[1]。正是这些沉默且不起眼的碎片,真实地述说着上古中华文明历史演进之脉络。

2. 中华上古文明的六大板块(来源)说 基于一系列基础性发掘与发现(包括各地遗址中玉器等的演变),苏秉琦在20世纪80年代初,提出了中国古文化的"六大板块(来源)说",他按考古学史实,把上古文化还原为六大区系,早期的六大文化区系分别是[2,3]：① 以燕山南北长城地带为重心的北方：以红山文化遗址为代表,距今1万～8000年间,系北方文化之源头。② 以山东为中心的东方：以泰沂的后李文化遗址、昌潍的大汶口遗址为代表,距今8 200～7 800年,系齐鲁文化之源头。③ 以关中(陕西)、晋南、豫西为中心的中原：以仰韶文化遗址为代表,距今上限不超过8 000年,代表中原文化之源头。④ 以环太湖为中心的东南部：以河姆渡文化、马家浜文化遗址为代表,距今7 000年以上,代表东南的吴越文化之源头。⑤ 以环洞庭湖与四川盆地为中心的西南部：以彭头山文化遗址、石𡒄文化遗址及三星堆文化遗址等为代表,距今1万～8 000年,代表楚、蜀、巴文化之源头。⑥ 以鄱阳湖——珠江三角洲一线为中轴的南方：以仙人洞文化遗址、西樵山文化遗址等为代表,距今1万年左右,代表南方文化之源头。当然,苏秉琦的中华古文明六大板块说是立足于40年前的考古认识及发掘资料之见解。在今天看来,其观念突破之价值远高于实际结论之意义。

3. 从六大板块说到三星堆：佐证多元一体与融合 近年来,三星堆考古的"神秘"新发现惊艳世人。三星堆所显示的文化内涵及青铜器、玉器等,既不同于以鼎、鬲、鬹等三足炊具为特征的中原文化,也不同于以彩陶文化为主的西北文化,更另类于以玉文化为突出的江南良渚文化等,特别是神奇的青铜人面像,似乎连人种都不尽相同。这引起了巨大热议。尽管具体研究结论还在形成之中,但考古实证表明,它是中华先民在古巴蜀地区留下的足迹。可以说早在新石器时代中后期,四川就可能有着独自的文明发源地,且《山海经》曾提及：古巴蜀是世界文明之核心,再加上出土的无法解析的文字和几千枚贝壳,以及三星堆与其他发源地多多少少有着那么一丝相互关联性,

[1] 苏秉琦.苏秉琦考古学论述选集[M].北京：文物出版社,1984.

[2] 苏秉琦.中国文明起源新探[M].沈阳：辽宁人民出版社,2010：11.

[3] 苏秉琦.关于考古学文化的区系类型问题[J].文物,1981：1-15.

都充分佐证了中华文明之起源的多元一体，并期间有着相关沟通、兼容并蓄、绵延不断之特征。当然，关于三星堆的话题还有很多，还涉及境内外之交流沟通等，对此后文还会加以讨论。

也正因为如此，英国著名学者马丁·雅克（M. Jacques）深入了解中国后向欧洲同行表示：欧洲人不懂，中国并不是单纯的多民族国家，而是"伪装"后的文明；是人类一大文明体系，是几大文明古国中唯一一个没有间断文明的体系；如今，中国文化依旧薪火相传[1]。

4. 凝聚成多元一体的可能机制　借助科学思路与方法，且在实证性地考察了古文化区、系、类型理论基础之上，苏秉琦提出了中华文明起源的"满天星斗说"，并进一步分析了中华文明起源及形成发展过程中的"多元一体模式"与文化之间的碰撞融合机制。他认为中国古文明的起源及其凝聚形式可分三类[2]。

（1）裂变　如仰韶文化前期阶段，在距今约6 000年前后，类同的仰韶文化裂变为半坡、庙底沟两种亚型，表现在瓦鬲等陶器制式、村落布局、墓葬方式、男女地位等的不同及"礼器"[3]的出现。又一例证是辽西古文化中"前红山文化"与红山文化前期之间发生的裂变与发展。后者有了更多附加值的宗教信念的祭器等，反映了社会发展的新阶段。

（2）撞击　如仰韶文化与红山文化各有一些比其他支系具有更强生命力的"优生"支系，各自向外延拓展生存空间和领地。在距今五六千年间，有两支终于在河北省西北部相遇，在辽西大凌河上游重合，"撞击"的结果是产生了彩陶图案中以龙纹与花结合为主要特征的新文化群体——红山文化是图腾龙形（包括鳞纹）的，庙底沟类型的彩陶盆则是以玫瑰花图案为主要特征——两者碰撞后，图腾"龙"与"花"（华）就逐渐演进成中华文明的精神生活的标志性象征。

（3）融合　根据苏秉琦的研究，上古时代从黄河（中原）到北方，再折返到中原，一直有着频繁且反复来回的人员、经济及文化互动，形成"一条文化连结带，它在中国文化史上曾是一个最活跃的民族大熔炉，在距今6 000～4 000年间中华大地如满天星斗的诸文明火花中，这里是升起最早也是最光亮的地带，所以它也是中国文化总根系中一个最重要的直根系"。[2,4]

苏秉琦用上述三种机制来分析中华凝聚成"文明体系"的可能机制，在当时是石

[1]（英）马丁.中国从来都不只是国家，而是"伪装"成国家的文明[N].中国文化报道网,2021-10-5.

[2] 苏秉琦.中国文明起源新探[M].沈阳：辽宁人民出版社,2010：88-93.

[3] 礼器是指古代中国人在举行祭祀、宴飨、征伐及丧葬等重大礼仪活动中所使用的器具，用以表征使用者的身份、等级与权力，并借以增强仪式活动的效力。

[4] 苏秉琦.关于考古学文化的区系类型问题[J].文物,1981：1-15.

破天惊的。此话题旋即引起众多学者的关注，许倬云、葛兆光、李零、赵汀阳、施展等对此都有过类似机制的论述。其中，赵汀阳、施展等的论述将在后文中适做展开。

5. 更重要的是：互补造成的繁荣昌盛　苏秉琦以裂变、撞击、融合三重机制来解析中华文明凝聚成一体的背后之理，正是这些催生殷商文化及帝国在这一地区崛起的前期铺垫。故他总结说"中国"这个概念的形成过程："是中华民族多支祖先不断组合与重组的过程，也是春秋战国以前的夏、商、周三代，以至更早就已出现群雄逐鹿的中原地区看得最为明显。我们已经认识了前仰韶文化是一种组合，而半坡类型、庙底沟类型的出现就是一种重组，其后的仰韶文化、庙底沟类型与红山文化南北汇合产生了一系列新文化因素和组合成新的族群，他们在距今5 000～4 000年间在晋南（主要是东方、东南方）的其他文化因素再次组合，产生了陶寺文化，遂以《禹贡》九州之首的冀州为重心奠定了'华夏'族群的根基。"[1]

苏秉琦的这些说法，在当时的中国考古界和上古史学界有振聋发聩之意义，但并非没有瑕疵，至少他的眼光主要聚焦于北方。因此，尽管提到了东方、东南方、南方、西南方的众多上古文明起源，却似乎很少花心思及精力去关注、深究北方之外的这些源头之意义及其与北方源头之间的互动，仍遗留着浓烈的中原文化正统观。对此，近几年来一些考古学家和历史学家均有论述。这些结论的相互参照，使得对中国上古史和古文明发展史的认知得以更完整，逻辑上也更自洽些。

此外，苏秉琦睿智地得出人类文明史演进过程中的最重要结论："重要的不是土质肥沃，而是多种经济互相补充造成的繁荣昌盛，才得以发出照亮中华大地的第一道文明曙光。"[1]记住：重要的是互相补充，在盘根错节之相互作用中，文明和文化才得以繁荣昌盛。文化母体如此，医药学的枝繁叶茂，也同样有赖于不同类型来源的相互补充。

苏秉琦还总结了中国古文明起源的"古文化—古城—古国"三部曲、中国古文明形成发展的"原生型""次生型"和"续生型"三大类型说，并估算当时中华大地遍布的古国不下3 000个（也有学者估算当时并存的古国有5 000～6 000个之多），且提出了商周不同源等观点，都具有创新性意义，为人们所看重[1]。

五、8 000年前的红山文化，中华古文明源头之一

笔者深深以为，了解历史——特别是中国医药学早期发展史，对洞察中国医药学本质十分重要。欲了解中国医药学发展史，绕不开知晓中华文明源头。

1. "上万年的文明启步"　20世纪80年代中期，河北省徐水县发现南庄头遗址，

[1]　苏秉琦.中国文明起源新探［M］.沈阳：辽宁人民出版社，2010：88-97.

该遗址周边有周口店、山顶洞、泥河湾等古文化遗址相环绕,经碳-14测定,年代为距今
10 500～9 700年。遗址出土文物丰富:有粮食种子、谷物加工用的石磨盘、石磨棒等,还
有鼠、鸡、狗、狼、猪、鹿等动物骨骼(其中部分骨骼有烧烤、切割痕迹),骨锥、骨针、各种陶
片,及水沟等人类活动的足迹;遗址下层的黑色积土下还发现了文化层堆积,出土了兽骨、
木炭和石器等。其中,陶片是我国目前所发现的最早陶制品之一。据陶片质地及遗址下
层的文化层堆积推测,我国应有更为久远的陶器发展史。南庄头遗址的发现,为研究北方
地区早期新石器文化特征及农业、饲养业、制陶业的起源等,提供了重要的第一手史料。

据此遗址,20世纪90年代初苏秉琦提出"上万年的文明启步"概念[1],认为"农业
的出现就是文明的根、文明的源头"。这一起源可追溯到10 500年前,因为上述遗存中
既出现了较完整的农业痕迹,驯化了家养动物,亦已显现出石器的专业分化(包括铲、
锄等农用工具、粮食加工工具及部分石制武器),苏氏指出:"这说明1万年前人们已掌
握了对付自然的新型工具和新的技术,文明已经启步。"[1]

2. 红山文化出现社会分化与分工　20世纪80年代初发现的查海遗址(属红山文
化遗址,位于辽宁省阜新市)引起了考古界的高度关注。该遗址距今7 600年(树轮校
正后,应该超过8 000年)。苏秉琦针对遗址中出土的10多件玉器,分析认为:"查海(遗
址中的)玉器已解决了三个问题:一是对玉材的认识,二是对玉的专业化加工,三是对
玉的专用"(大多是统治者用于祭祀等的特殊品,属"礼器"范畴),说明"社会分工导
致社会分化……是文明起步。""玉器的社会功能已超越一般装饰品,附加社会意识,成
为'德'的象征。没有社会分工,生产不出玉器;没有社会分工,也不需要礼制性的玉
器。"再加上类似的红山文化遗址中"坛、庙、冢"等宗教祭祀遗存的存在,其文化性质
可确定为早期城邦式原始国家——古国[1]。这标志着从"上万年的文明启步"阶段,
进入了文明"起步"阶段。

结合他早先分析的6 000年前的"半坡、姜寨聚落可以说已达到了氏族制度发展
的顶点",他认为这一时代是从氏族向国家发展的转折点。"之所以特别看重距今6 000
年这个界标,因为它是该区从氏族向国家发展的转折点。这并不是说距今6 000年前
已出现了国家,而是说氏族社会发展到鼎盛,由此转而衰落,文明因素的出现,开始了
文明、国家起源的新历程。距今6 000年,社会生产技术有许多突破,社会一旦出现了
真正的大分工,随着就会有大分化,人有了文野、贵贱之分……彩陶并不是日常使用的
汲水罐、盛饭盆之类,而是适应专业神职人员出现的宗教上的特需、特供(也属'礼器'
范畴)。再从聚落形态上看,姜寨所揭露的那个聚落平面是属于距今6 000年前的。"[1]

因此,他完成了他的国家起源与发展阶段三部曲:农业出现、新型工具产生是"上

---

[1]　苏秉琦.关于重建中国史前史的思考[J].考古,1992,9:1109-1118.

万年的文明启步"。辽西地区从氏族向国家发展（古国）的转折点是在距今七八千年，"礼器"出现是文明的起步。如他指出："七八千年前的阜新查海和赤峰地区兴隆洼的原始文化所反映的社会发展已到了由氏族向国家（古国）进化的转折点。"这在中原地区稍后发生，约发生在6 000年前。中原地区的转折点比辽西地区氏族向国家发展的转折点晚了一两千年。通常所认为的夏、商、周，则是帝国出现，是第三阶段。根据苏秉琦的研究，中国文明的起源应该提前1 000多年（距今8 000年前后）。领先的是辽西的红山文化遗址，其次是河北的南庄头遗址、磁山文化遗址等，再次才是中原[1]。

3. 早期文明，居然毁于环境灾难　略显遗憾的是，红山文化的结局，竟然是因环境灾难后的毁灭[2]。

红山文化遗址引起了世界性的关注。新的联合研究结果发现，作为中国第一个已知王国（国外称其为红山王国），其灭亡原因有可能就是土地快速变为沙漠，促使人们迁往中国其他地方。考古发现，该王国对中华文明的重要性，可能要超过以往专家所认为的。它诞生于距今约6 500年（原文如此），比所推测的夏代崛起的时间早2 400年左右。它位于中国内蒙古境内，在中国北方沙漠带的东部。在一处位于最早确认的红山文化遗址（辽宁省境内）以西约300公里的区域，研究人员发现大量陶器残片和石器。研究人员说，在该地区发现的物品种类之多和数量之大，表明当时这里曾经人口相对稠密，以渔猎为生。

为弄清红山文化，科学家勘查了内蒙古的浑善达克沙地，分析了过去1万年浑善达克的环境和景观变化。沙丘的格局和沙丘之间的洼地表明，浑善达克的地形曾经由河流和湖泊控制。湖泊沉积物显示，在9 000～5 000年前，浑善达克有较深的水存在。那些沉积物中的花粉揭示，有桦树、云杉、冷杉、松树和橡树等。不过，进一步追踪发现，从大约4 200年前开始，该地区迅速变干。科学家推算，浑善达克有2万多平方公里的区域变成了沙漠。研究人员指出，曾经流入该地区的水流被另一条河流所截走，永久性地改变了流向，向东流去，从而导致了该地区的逐步沙漠化。研究人员说，浑善达克现在仍然处于干旱状态，而且不大可能恢复到较为潮湿的状态。研究人员认为，这种沙漠化很可能毁灭了红山文化。这可能促使中国北方的早期文化大规模地向中国其他地方迁移，并可能在其他中华文明的崛起中发挥了塑造作用[2]。

4. 多支交汇，催生了"龙"的图腾　约4 200年前该地区迅速变干，迫使人们只能选择离开。研究表明，东北角的红山文化族群有一支向西南迁徙，寻求新的生存条件，而中原有一支沿北偏西移进，两者偶尔交汇于晋西南，遂碰撞出"火花"（这也是前述

［1］　苏秉琦.关于重建中国史前史的思考［J］.考古,1992,9: 1109-1118.
［2］　中国第一个已知王国可能毁于土地沙漠化［N］.参考消息,2015-1-9.

的苏秉琦在撞击模式中所枚举的例证），也正是这一无奈之举，演变成机遇，促进了红山文化和中原文化在晋西南的交汇与碰撞，催生了陶寺文化，诞生了以冀州为中心的晋文化[1]，并奠定了图腾"龙"和"花"的华夏族群根基，催生了"龙"图腾。从此，中华民族有了自己独特的标志性文化符号——龙。与此同时，历史教训也是深刻的，至少能否保护我们自己的生存环境，是人类（包括我们）的命根子。中华民族诞生之初，就有着深刻的教训！

中华古文明演进过程中，这种不期而遇的迁徙、碰撞及交融是经常发生的。苏秉琦以裂变、撞击、融合三重机制来阐释不同族群逐步凝聚成一体之理。相对于世界其他地方，往往是以争战、杀戮、你输我赢等丛林法则来解决冲突，而不是交汇融合。苏秉琦之解释可存为一说，但似乎还有些苍白，有待补充。

关于陶寺文化，史学界、考古界已经热闹非凡，在此不画蛇添足。笔者去过遗址现场，感慨颇甚。学界普遍认为陶寺文化的发展阶段性贡献，关键在于制度建设。有学者专门撰文研究了此特点，如何驽强调"制度文明：陶寺文化对中国文明的贡献"。他通过对都城制度、宫室制度、礼制建筑、府库、住宅等级、丧葬制度、礼乐、铜礼器制度、天文历法垄断、度量衡、工官管理制度等的分析，指出："陶寺文化在上述制度建设的集成与创新中形成的比较系统的制度文明，全方位地奠定了后世中国历代王朝的制度建设基础，并形成了一些中国文明当中制度文明传承的稳定基因。""陶寺文化对中国文明主脉的贡献，在制度建设层面上集成创新的贡献是巨大而深远的，更加证明陶寺文化是中华文明主脉核心形成的起点，其各项制度的集成创新是关键。"[2]

5. 多学科研究结论：中华文明起源于8 000年前　2015年初，复旦大学人类学国家重点实验室李辉在联合国总部发表演讲，介绍了多学科研究及文明概念重定后的结论，把中华文明起源时间前推至8 000年。这恰与苏秉琦建立在考古基础上的推论，十分契合。《文汇报》介绍了李辉的报告[3]，在此摘录部分，以佐证苏氏之说。

李辉认为，西方把城市、文字、青铜、神庙和祭坛列为文明的四项标准，除文字外，多是具体物质。据此，西方一直把中华文明起源定于3 000年前（出现了青铜器）。李辉认为以物化文明产物为标准，来评判东方文明并不科学。文明应该是社会文化的升

［1］这个"冀"，是历史上山西境内的，比河北"冀"要早得多，不是一个地方。

［2］何驽.制度文明：陶寺文化对中国文明的贡献［J］.南方文物，2020，3：17-23.

［3］李辉.中华文明起源时间前推5 000年［N］.文汇报，2015-1-9.（此处有所节删）

华，更多是精神文明层面的。他认为文明标准应调整为：国家政府（帝王）、文书记录（图文徽章）、礼仪规范（礼制玉器，注：即"礼器"）、历法或法规。作为中华文明的徽章象征是龙。龙的造型出现在8 000多年前的红山文化。

要确定最早的国家何时诞生，借陶器或文献等都难以做出排他性回答。但可把问题转化为是什么时候出现最早的帝王？他们在中国人遗传谱系研究中找到了证据。用Y染色体构建的中国父系遗传谱上，发现了三个独特的新石器时代个体节点，其出现后发生了突然的后代人口扩张。也就是说，有三个人，分别有特别多的儿孙，几代内就繁衍出成千上万后代。今天，近半数中国男人都是这三个人的直系后代。根据计算，这三个男性分别出现于6800年前、6500年前和5400年前前后，其年代正好分别对应于考古中的高庙文化[1]、仰韶文化和红山文化鼎盛期。此三人一定是帝王级别的显赫人物。然后，可以从考古遗址中去寻找对应答案。相应年代出土了数个高规格墓葬，最著名的是仰韶文化西水坡大墓，距今6 400多年。陪葬非常特别、豪华及奢侈。他一定是位精于星象的大巫师，且权利显赫[2]。如此高调的墓主，或许检测其基因组后，可在中国人的遗传谱系上找到他的位置。红山文化牛河梁最大的金字塔形陵墓，距今5 300多年。墓主佩戴的玉器精美之极，其身份也有待基因组检测来解答[3]。或许，他们就可能与这三人有关联！

4 000多年前，中国出现了许多城池。图文徽章出现在各文化区的重要器物上。陶寺遗址发现了制定太阳历二十四节气的天文台。各地的玉制礼器也越来越规范。这都说明：中华文明已经完全成形了。我们认为，文明应该是一种让不同的人群和谐生活于同一个国度中的伦理和科学规范。而中华文明，从8 000多年前开始萌发，5 000～6 000年前已有了最初的古国，3 000～4 000年前已完全成熟。

为了研究中华古史，我们必须从分子人类学、考古学和语言文化等多个角度综合分析。任何一个学科单方面的研究都只能得到片面的结果，犹如盲人摸象。只有多学科综合研究，我们才可能看到一个多维的立体的更真实的历史。

[1] 高庙遗址位于湖南湘西，地处沅水北岸的台地上，通过发掘，出土了中国年代最早的装饰有凤鸟、兽面和八角星等神像图案的陶器（距今7 800年左右）及最早的白陶制品。该遗址发现，填补了湘西地区新石器时代中晚期区域考古学文化空白。

[2] 1987年5月，在河南濮阳的西水坡发现大规模的古墓葬群，其中尤以仰韶文化遗址最为丰富，45号墓最为显耀，经鉴定，距今有6 400多年，出现了龙的形象，被誉为"中华第一龙"。这里透露出许多非常重要的信息，后面还将涉及。

[3] 牛河梁遗址属红山文化晚期的一部分，位于辽宁省朝阳市境内，距今5 500～5 000年，社会形态已发展到原始文明的古国阶段，是中国上古时代的社会发展的重要节点。

从文明的准确定义出发，依据"国家政府（帝王）""文书记录（图文徽章）""礼仪规范（礼制玉器及各种规章制定）""历法"等等作为判断文明成熟的标志；借助分子人类学手段，以Y染色体遗传谱系的历史研究切入，构建起中国人的基因谱系，主张多学科综合分析，以此获得的结论。如此研究，其结果自然可信得多。

六、一些值得重视的新见解

近期，关于中国史学研究，《夏商周：从神话到史实》一书引起了笔者的兴趣。作者是有20余年的田野考古研究与博物馆工作经验的女性学者、广州中山大学珠江学者讲座教授郭静云，她研究后的核心结论是认为殷商前的中国核心区域还有江汉一带。笔者梳理了她的相关研究论据，大致有三。

1. 远早于殷商，中国境内遍布大小古国　距今5 500年以降（即新石器晚期到殷商之前时期），在当今中国境内先后形成了许多中小型国家。郭氏列举出已发掘的同时代遗址就有"西北地区传家门、皇娘娘台、柳湾，山西陶寺、垣曲龙王崖中层，中原平粮台、大河村四期以上、后冈、二里头、二里岗，东北至河北牛河梁、东山嘴、夏家店、刘家河，江南良渚、马桥、凌家滩、尉迟寺、大溪、屈家岭、石家河、龙马宝墩，鲁南花厅、山东大汶口上层、龙山，等等"，且"以上所举仅是目前已发现古国遗址中的一小部分而已""其显示出的人口密度、经济与文化生活、社会阶层、宫殿或庙宇的建筑痕迹、酋长或领袖的大墓、令牌形的礼器、类似文字的符号刻纹，等等，均符合古国存在的情况与特征"[1]。

按照文明成熟的四大标志，这些大小城邦的确可以纳入文明古国范畴。"这些城邦或国家中，有些彼此同族，关系可能比较密切，即便是异族之间，也有明显的来往。""这些社会有自己的制度、人群的阶层关系，有贵族、祭司、君主，有祭礼与政权中心。"考古表明："距今5 500～4 000年以来，不同地方文化，或早或晚，都逐步进入了古国时代。""直至距今4 000年前后，有些古国在冲突之中开始合并、分裂。"但在殷商之前，恐怕都未能形成一个大型的集权国家。[1]

2. 受赐于稻作技术，江河流域出现联合城邦国家文明　世界考古界公认，世界最早的稻米是在华中南地区驯化的。距今12 000～9 000年前，湖南、江西一带的遗址（如玉蟾岩、仙人洞、吊桶环）中已有稻作农业印记。距今9 000～5 000年前，两湖的彭头山文化和城背溪文化已显示成熟的稻米栽培水平，稻米已成为该地区食物之主体。受惠于先进稻作技术，长江中游及汉江流域文明加速演进，在距今5 500年前后，已形

---

[1]　郭静云.夏商周：从神话到史实[M].上海：上海古籍出版社，2013：30-59.

成联合城邦国家文明。[1]

郭静云总结认为，处于该时间段的大溪、屈家岭、石家河遗址中，都体现出非常丰富的文化，且明显已进入国家化阶段。此时，已有了灌溉农业，并饲养了猪、羊、狗、鸡、鸭等家畜禽，湖泽周边的渔猎资源丰富[2]。因生活资源丰腴，大溪遗址（距今6 400～5 000年）中各种手工快速发展，涉及制陶、石器加工、纺织等；稍后的屈家岭遗址（距今5 000～4 600年）则有很发达的纺织业，石工、陶工技术也不断发展，高水平的陶器还广为外销到许多地区[3]。至石家河时期，制造玉器的技术相当鼎盛，据郭立新的研究，江汉平原在这一时期（距今6 300～4 000年）已形成完整的国家文明；大溪文化晚期（距今约5 500年）则各地逐渐出现专业的社会分工与跨聚落贸易[4]。

郭静云借助大量已公布的考古资料指出[2]，江、汉两岸近年来发掘出的20余座古城和古国，证明此地区在距今5 500年前后（大溪晚期至屈家岭时代）就已进入文明阶段，并开始建造城墙（如较早古城是澧县的城头山城，始建于距今5 500年前）。有些古国家的规模已属于大国规模了。如石家河的聚落面积500～800公顷，护城河内面积达180公顷，当时聚落居民可能达5万人口，其周边种植稻田的面积1.5万余亩。故据郭氏推测，此古国已不能仅仅仰赖城周边的农产，而需要依靠全国贸易。请注意，5 500年前的古国，规模已达5万人，且依靠全国贸易而生存。郭氏进一步推测认为，石家河城还是巨大的全国贸易中心。石家河城的邓家湾则专门是用于祭礼活动的，祭祀中心面积约为6公顷。这些都已颇具规模。

---

［1］　长期致力于世界古文化研究的以色列裔学者郭静云（Olga Rapoport），通过比较研究，明确提出江汉文明是中国最早原生文明，中国的国家起源约有6 000年历史，发展水平和年代不亚于苏美尔；且是借助对水资源的集约型管理，靠通力合作治水，而不是武力征服。她指出，8 000多年前，洞庭湖平原出现了稻作社会，彭头山文化则是世界范围少见奇迹。这些古人选择不经由政治（冲突与战争）而是合作，经历漫长过程，创造了早期国家；水土养活着他们，他们妥善地管理着水土，这是最早的国家领土观念。尽管6 000年前该地已有冶炼技术，但他们并没铸造兵器。因为与世界其他地方不同，他们在交往中不靠战争，而是共同决定游戏规则，约定时空关系，协调掌控水土资源，合作治理，获得了长久的生生不息。且当时能扩展的空间很大，无须借**助**族群战争。故该文明早期阶段就不是依赖战争，而是通过大规模专业化生产，产品销到各地，当时东亚许多地方都可发现源自该地的产品，包括铁铸件、黄金铸件、丝绸、漆器等。作为一个境外学者，郭静云明确提出："中国古文明起源是基于协作"，商贸占据重要地位。并分析论证了距今6 000—5 000年间，这些小国家在长江中游形成了很多城邦和联合城邦国家。转见：郭静云.文明起源乃基于协作［EB/OL］.中国社会科学网，2022-8-30. http://news.cssn.cn/zx/bwyc/202208/t20220830_5482504.shtml.

［2］　郭静云.夏商周：从神话到史实［M］.上海：上海古籍出版社，2013：38-43.

［3］　张绪球.屈家岭文化［M］.北京：文物出版社，2004：10-13，134-146.

［4］　郭立新.长江中游地区初期社会复杂化研究［M］.上海：上海古籍出版社，2005：78-89，95-100，108-127.

　　根据云梦泽的相关资料,湖群岸边大量古国、古城云集。郭氏认为,这可能是诸多城市结合成一个更大的联合"城邦国"[1]。长江与汉江是该联合城邦国内部及其与其他地区及古国来往的交通要道;该区域已有了较为完善的灌溉与防洪等水利设施,采矿、冶炼、铸造等也较发达;还有着类似的农耕社会信仰、共同祭礼与神权文化等;该联合城邦国的区域范围内土地利用率和人口密度都非常高,且生活稳定。这些都表明达到了相当的文明进步水准。故郭氏把江河联合城邦国家比喻为"云梦泽的苏美尔",并据此提出了"江汉中原"的新概念。

　　3. 真正的中原在纬度26° ～ 32° 之间的江河地域? 　郭氏认为,古史中真正的中原,可能在纬度26° ～ 32° 之间的江河地域。中国之"中心"地带,应指以大巴山和大别山为西、东界的宽阔平原地,北缘到黄河南岸,而南边经汉江中下游江汉平原,直达澧阳和洞庭平原。

　　她的理由及证据是多方面的:① 从世界史的综合情况看,早期原生文明的发生地,都集中在北纬26° ～ 32° 之间的亚热带湿润气候区,32° 以北地区的文明化时间则相对较晚。对此,戴蒙德在《枪炮·病菌与钢铁:人类社会的命运》一书中也持同样见解。同时,农作的发祥地与大文明的发生地也大致在同一个大的自然区域内。以此而观之,地处温带的黄河流域不太可能是原生文明发生地,而更像是文明扩展时代,不同生活方式族群来往的交通要道。② 文献所载之"中原",反映的是周秦汉唐之际人们的地理观念。若溯及更早时代,从纯粹自然地理而言,"中原"这个概念应采取广义的理解:以大巴山和大别山为西、东界,以江河为南、北界,因豫南地区大别山间有许多谷地,中原文化实际上跨大别山,到达淮颍平原、信阳、驻马店、许昌,从而到达郑州。位处其间的宽阔平原即可称"中原"。从考古源头来看,中原之源头则可溯及长江中游。就江河地区的考古学文化序列而言,则从彭头山和皂市下层,到汤家岗和大溪,再到屈家岭和石家河,下迄盘龙城,构成了一个一脉相承,以自主内生发展为主的完整脉络。③ 就生存及生活方式言,该地区最早且一直致力于发展稻作农业方式,相对较为领先,且生产力较北方更高且更稳定。如在屈家岭、石家河时期,就已相继进入了铜石并用时代和青铜时代,出现了以云梦大泽和江、汉、澧诸水为枢纽的连城邦国和交换贸易网络,从而开启了东亚最早的文明化进程,其情形与两河流域的苏美尔非常相似,年代亦相同。因此,郭氏把云梦泽和其后的盘龙城等称为东方的"苏美尔"。[2,3]

---

[１] 这有点像现代城市集群之概念,竞争都集中之诸如长三角、珠三角等区域周围。

[２] 郭静云.夏商周:从神话到史实[M].上海:上海古籍出版社,2013: 38.

[３] 苏美尔文明,指公元前4000年—公元前1750年的文明,位于美索不达米亚南部,是幼发拉底河与底格里斯河之间的文明,被公认为是世界最早出现可考证的文明之一。考古发现有比楔形文字更为古老的文字,是目前公认的最早文字记录。

4. 不同的见解 她考定的夏其实是"江夏"，即古人所谓的汉中（汉江上游一带），认为原本处于关中的周代"并非是从殷商继承对夏的知识，反而是在殷商之前或同时，便已经通过自己的交通线（周人向南翻过秦岭，就可到达汉水上游之地），吸收了夏（江夏）文明的精神、文化、技术，同时亦从同一管道得知了夏文明的神话历史与传说"。周王室与殷商本属一家，周隶属于商，周取而代之，系旧属地之反叛，故至昭穆两代时，周室开始另外塑造更为崇高的历史系谱，伪托与"夏"的传承关系，并隐藏了"夏"文明的地理范围（其实，夏是当时的楚地）。并通过考证，将"中原"移至江汉一带，而黄河中游旧"中原"降为中南核心区的边陲。故她的著作以《夏商周：从神话到史实》命名。

5. 几点重要证据及其带来的联想 郭静云的研究结论，笔者无法评说。但她思考中带来的相关证据及其引发的联想，却值得引起重视。

① 早期世界原生文明发生地大都集中在北纬26°～32°。这既可信，又意义重要。对郭氏之结论，有支持性作用。② 稻米等重要农作物起源于古代中国的这片地带，且发现同时有着多个源头，似乎是同步发端的，现这些已证据确凿，并获得世界之公认。③ 稻米产量高，较北方原始的黍，明显高出许多（当时，大、小麦还都集中在西亚，尚未引进中国）。④ 生存是第一要义。因为稻米产量高，相应的生产力及效能也较高，能够养活更多的人。郭静云在书中用很大篇幅介绍了当时南方的灌溉及防洪，表明当时相应种植技术等也已达到了较高水准。⑤ 她的结论是：南方较高的稻米生产水平及技术，包括其更高的效益及收成（利益等），自然而然地沿着有利地形，逐步扩散到相近地区。基本上是沿着江河，日积月累，慢慢扩散的。这是个水到渠成之自然趋势。⑥ 她书中重点梳理了稻米技术三条播散线路，沿海线、淮河线、汉水流域线；且结合考古证据旁证，逐步往北推进，时间节点与考古证据相吻合。⑦ 作一延伸，当时（5500年前后）古国的规模已不小，且依靠全国贸易，已有联合"城邦国"雏形。贸易及农耕优势技术的扩张及传播，自然而然，一切以利益驱动，而无需刀枪战火。这是古代中国与境外早期历史的最大不同。

七、文明多源头似"水"，在交融互渗之中日积月累

基于上述认识，我们把中华古文明的演进过程喻之为"水"：可润万物而不争；日积月累，厚重且长；知进退，避高趋下；上善若水，且可塑形。与其相对照的则主要是靠刀枪战火，血拼杀戮，抢夺掠取，早期主要借助"丛林法则"，并把后者喻之谓"火"。有些文明体的发端史主要就是仰仗后者，一如某些游牧及海盗起家的国度，可以说是后者之范例。也正因为这一无法言说之理，中国传统文化中，对水很是推崇。老子文化就是水的文化，有不少学者专门研究"老子水的哲学"，老子《道德经》的"上善若

水,水善利万物而不争"之说,更是妇孺皆知,可以说是中华文明体性格的某种高度凝练之写照。

1. 已发现的早期文明,满天"耀眼星斗"　中华古文明是多源头的,对此近年来考古成果不断证实了这一点。

例如,1986年人们在湖南湘西洪江市安江镇发现了类似却更为早期的文化遗址,它地处沅水(中游)北岸的一级台地上,面积约3万平方米,命名为高庙文化遗址,并被评为2005年十大考古发现。下部地层遗存经碳-14检测(经树轮校正),年代距今为7 400～6 800年。考古中出土大量工艺精美的陶器和宗教祭祀艺术品,且发现一具保存完好的7 400年前女性骨架;已发现距今约7 000多年前的祭祀场所,规模宏大,整个祭祀遗迹呈南北中轴线布局,保存着祭祀所需的各类设施,并在牲祭坑中发现猪、牛、鹿、龟等动物骨骼及骨渣,祭坑还有被火烧过的痕迹。出土的最早陶器年代上限距今7 800年左右。对猪牙床进行鉴定,可认定其已属被驯养的家猪,可见当时已有动物驯养业。在探方3米左右深处人们还挖掘到一对夫妻墓,墓中有象征贵族、宗教领袖威权的祭祀用品玉钺(也属"礼器"之一),贵族妇女装饰用精美玉器,该墓为远古时期(距今5 700年前)部落首领夫妻墓。似乎颇有与复旦大学李辉前面之说相呼应且暗合之处[1]。

2. 早期境内外的密切交流与互渗　近几十年来的跨文化研究提示,中华文明早期,既存在境内(指东亚范围)频繁的交流与互鉴,在更大范围又与境外有着密集的沟通及互含,其范围远及西亚、欧洲和北非等。朱大可在《华夏上古神系》对此即有描述。在此旧话重提,以三星堆考古新发现为例,简单分析此现象。

不少学者认为,三星堆文化很可能与域外存在着频繁的交流互渗。例如,有人认为三星堆可能与苏美尔文明有关。后者被视为世界最早文明之一,可追溯至距今6 000～4 000年。苏美尔文明发明了早期的象形文字——楔形文字,其语言接近于汉语,并创造了农业,发明了犁与轮子,开挖沟渠,有了最早的灌溉系统,发明青铜冶炼技术;相信占卜、星象学等;建造了城市,大城市可居住5万人。约5 000年前,其中部分人神秘地消失。因此,苏美尔文明充满魅力及疑团。

也有考古证明苏美尔人是黄种人,自称"黑头人"。据国内考古学者阎朝科研究,苏美尔人可能是湘西高庙古先人移民,部分在战乱后又折回中国,回到了三星堆,创造了此后四川盆地的三星堆文化。

苏美尔人与中华文明体之间的隐约关系,也引起西方学者的关注及研究。有境外学者认为中国人是其后裔,也有学者说其祖先来自中国。如伦敦大学教授拉克伯里

---

[1] 见本章中"多学科研究结论:中华文明起源于8 000年前"相关内容。

将巴比伦古史与中国古史相对比，认为巴比伦的楔形文字与中国八卦与文字同源；中国小麦系从巴比伦传入；一年四季、置闰月、十二甲子循环、60年为一纪等皆来自巴比伦；巴比伦的酋长奈亨台（Nakunte）于公元前2282年率领巴克（Bak）部族东迁，此酋长即中国历史上的黄帝，巴克族即中国所谓的"百姓"。近年，美国历史学家斯塔夫里阿诺斯在其《全球通史——1 500年以前的世界》中再次提出："最早的美索不达米亚文明的伟大创建者——苏美尔人，似乎既不是印欧人的一支，也不是闪米特人的一支，这一点很奇怪，他们的语言与汉语相似，这说明他们的原籍可能是东方某地。"这些都可以存为一说，以资参鉴。

国内人文学家林河以很多事实试图证明苏美尔文化中含有大量中华文化之基因，主要有[1]：① 陶器：中国出现于距今15 000年的湖南玉蟾岩遗址，苏美尔文明则距今6 000年（引自《世界陶瓷史》）[2]。② "×"宗教符号：中国出现于洞庭湖文化遗址，距今9 000年前（彭头山遗址），苏美尔文明则出现于距今7 000多年前（哈拉夫遗址，曾被誉为"世界第一字"）。③ "卐"字吉祥符号：我们在《走出巫术丛林的中医》中关注过此符号，中国"卐"字出现于距今7 800年前的高庙遗址，苏美尔则出现于5 000前的特洛伊城址。④ 象形文字：中国出现于距今7 800多年的湖南高庙、大塘等遗址陶器上，苏美尔则在距今6 000年前出现了楔形的象形文字，且与中国的古彝文颇为相似。⑤ "双鸟拱日图"：中国距今7 800年在湖南高庙遗址出现此图，苏美尔有风格十分类似的"双鸟拱日图案"，却晚出得多。

林河还指出，西方称中国为"China"，是"黔"的音译，因为5 000年前，中国中原对西亚来说遥不可及。地处"黔中"湘西的神农氏族却是他们近邻，当时这里文明比西亚先进，后者自然就近向"黔中"学习[1]。这些似乎都表明，苏美尔文化有可能是从中国传过去。

考古学者阎朝科进一步提供佐证[3]，西亚的苏美尔文明中，不但能够找到黔中湘西等地的"神农氏神徽"，还有神农氏语言、神农氏信仰等遗迹。他勾画出距今4 000年左右存在的古黔中陆地及海上"丝绸之路"，包括路经今天的黔东南的镇远等地。他补充说，苏美尔史诗《吉尔伽美什》歌颂的先祖吉尔伽美什（Gilgamesh）是一个蒜头鼻的

[1] 李建辉.海上丝绸之路始于四千年前的古黔中——访文化人类学家、民俗学家林河[J].中国民族，2002，12：47-50.

[2] 前已提及，北京大学对玉蟾岩出土的陶片进行碳-14测定：陶片上腐殖酸距今（12 320±120）年，陶片基质距今（14 810±230）年，用同位层的木炭测定距今（14 490±230）年。这是当时世界发现烧制最早的陶片。

[3] 阎朝科.谁是人类最早的文明——八千年中华有帝之国高庙太皞伏羲古国考[M].郑州：河南人民出版社，2015：1.

黄种人。后者是美索不达米亚平原上的一个国王。Gilgamesh在苏美尔语里的意思是"英雄的祖先"。祖先是黄种人,苏美尔人也就是黄种人了。出土于距今5 000～4 400年前的泥塑吉尔迦美什狩猎图,他脖子和左臂上佩戴着太阳神徽,头顶有鸟形装饰,腰裙及腰带的系扎方式,都与中国湘西古代传统服饰一样,左肩膀上的猕猴被论证确定为来自高庙的猴,高庙文化的汤家岗就已出土猴雕(距今6 800年)。阎朝科研究后明确地认定:"吉尔伽美什就是高庙人。"[1]

根据长期从事高庙文化遗址研究的阎朝科分析,认为湘西高庙文化是世界文明的始发地,世界推崇的人类最早文明——苏美尔文明比高庙文明迟了上千年,且可能受高庙移民的辐射;高庙文化遗址出土物创造了42个世界之最;8 000～7 800年前的高庙乃是世界祭祀中心和帝都,亦是世界最早的祭祀(孝道)和易经八卦发源地,中国人图腾凤鸟(凤凰)可能就源自高庙;杂交水稻也可能发源于此;高庙出土的白陶片最早,且颇具特别的商业交换意义;8 000～7 800年前高庙遗址就有42 000人居住;因此,高庙古遗址体现出的已是一个标准古国之规模[1]。尽管高庙文化发展到其后期的松溪口文化遗存阶段之后,被来自江汉流域的洞庭湖区大溪文化等所取代,但其在中华文明进化历程中的阶段性意义却不容忽略。我们客观地认为,上述说法似有待考证及深究。笔者录此,只存为一说,以供参考。但高庙文化的存在,却是"满天星斗"现象的又一个例证。

3. 交融互渗是中华文明进步的最重要机制　将上述这些研究置于此,只想突出说明几点:① 中华早期文化是"满天星斗",起源多源、多歧。② 族群之间、地域之间、古国之间,常交融互渗,相互影响。③ 因为互渗交融,有时要明确界定某发明是某地某族群的,既很难,似也无此必要。须知盘根错节的交融互渗是文明进步的最重要机制之一。一如水之润物,日积月累,厚重而长;但却没法说清一滴水具体来自何方;且天长地久,水既可塑形,又可改变万物。

不管是红山文化、仰韶文化、江汉文化,还是高庙文化、河姆渡文化等,我们之所以罗列这些,只想借考古发现来说明一个事实:中华文明(文化)早期,是多地文明相互汇聚、涵化、映辉而成的,呈现出典型的"满天星斗"之象。正因为如此多地区异样文化的长期碰撞、交汇、摩擦和积淀,才会有殷商大帝国和其后的周王朝,才会有春秋战国"枢轴(轴心)"时代之"诸子蜂起,百家争鸣",独旺于东方之盛景。

考虑到在距今8 000～5 000年前的古中国,东、南、西、北、中各地有数百个,甚至近千个古国、方国各自萌发,独树一帜,群星璀璨,尔后相互间不断交相映辉,互为补

---

[1] 阎朝科.谁是人类最早的文明——八千年中华有帝之国高庙太皞伏羲古国考[M].郑州:河南人民出版社,2015:1.

充，耀于天际，光照寰宇；且东方这块疆土腹地又十分辽阔，相当于当时古苏美尔（巴比伦）、古埃及和古印度文明活跃地面积之总和，故"满天星斗"之下，其硕果累累，荫护且福泽后世，便不难理解。

4. 不破不立，亟需新的天下观　考古研究已证明中华文明绝非单一起源，而是在多个文明发源地相互碰撞、汇聚、涵化、交流、迭代中相继承启、互为映辉而成的。后面我们将要看到的被称为"大商邑"的殷商文明之所以如此丰富多元，反映信仰的礼器如此五彩缤纷，上古神话传说如此复杂多变，只有借助系其早期来源之多地混合、碰撞、涵化，盘根错节地相互汇聚后，才能得到较为合理的解释。中华文明很早就塑造了"天下观"。在倡导人类命运共同体的今天，构建"一带一路"、世界大同新历史时期，尤其需要新的"天下观"。

在讨论三星堆文明是否"舶来品"时，腾讯网上有一段话说得很好："文明总会相遇；而站中国，方能雄踞四方；有四方，也才有中国。""每当我们想起，在遥远的华夏上古时代，在这片伟大的土地上，有无数的华夏先民燃起星星之火，他们建立起文明，又彼此交流融合，并最终造就了这片960万平方公里的泱泱华夏，就让人莫名感动。"

5. 汤因比：历史上中国就奉行交融互鉴，故能整合世界　早在半个多世纪前的1966年，英国著名历史学家汤因比（A. J. Toynbee）在其《变迁与习惯：我们时代面临的挑战》一书中提到，如美、苏两个无法领导世界走向和平的话，那未来只有中国才可以整合整个世界。因为在漫长的中国历史长河中已展现出卓越的交融互鉴之世界主义与和平主义态势，足以引导天下[1]。汤因比在《西方的未来》一书特别提到早期的中国，认为是汉代改变了秦之暴政，成功将中国引入"天下"精神。其后的文明进程中出色地展示了上亿人口的庞大文明体，借文明认同等而紧密地联系在一起[2]。

汤因比与日本学者池田大作进行了人类文明的对话，当池田大作问道："如果再生为人，汤博士愿意出生在哪个国家？"他沉思片刻后，答曰："愿意出生在中国！"就是汉代以后的中国，且他"要致力于使世界融合。假如世界已经融合，那我就努力把世界从以物质为中心转向以精神为中心"[3]。池田感慨地总结说："在广大地域多民族融和、协调，一贯保持一个文明。对中国的这种悠久历史令（汤）博士刮目相看。他还清晰论述了中华文明精神遗产的优秀资质，预言今后中国是融合全人类的重要核心。"[3]须知汤因比是20世纪末世界最享盛名的历史学家，被称为是"近世以来最伟大的历史学家"。他的上述认识及感慨，值得人们好好体认、学习。

[1]　（英）汤因比.变迁与习俗：我们时代面临的挑战[M].吕厚量译.上海：上海人民出版社,2020：74-77.
[2]　刘涛.中华文明的转身与世界的希望[EB/OL].观察者网,2013-2-18.http://www.caogen.com/Topic/45794.html.
[3]　汤因比,池田大作.展望二十一世纪——汤因比与池田大作对话录[M].荀春生译.北京：国际文化出版公司,1985：13-33.

八、历史合力,共奏中华文明交融之协调曲

20世纪后半叶最享盛名的世界伟大历史学家,汤因比在中国时(20世纪70年代),中国尚处低潮期,他发出上述令人惊讶的肺腑之言着实值得深思。他一定是长期比较参照,反复思忖后得出的结论。须知那时他已年届耄耋。一定是他了解到始自那时代(纪元前后),中国文明就蕴含着让他特别折服之精髓。我们看来,这可能就是借交融沟通、互渗互鉴使世界更趋融合之精神。中国文明之所以很早就蕴含这类精神,是由多重机制促成的。

综合诸多史料及研究表明,上古时期中国大地的东、西、南、北、中各自居住着无数个有着截然不同生活方式之族群,他们在人种及生存方式等方面常迥然相异。我们感兴趣的是,早先的诸多巨大且似乎是本质性差异,何以到了商周之际,逐步演变成了中华文明虽源头上的另类、多样、矛盾、丰富,却在根基上的某种自洽、协调、包容之特征。简单说,就是趋于"融合",且造就了以一统为主,虽期间起起伏伏,曲曲折折,却一直延续至今的局面![1]

造成这一黏合效应的因素很多,国内学者对此展开热烈研讨,提出了诸多见解,都能说明一些现象,但又似有不足。也许它本身就是恩格斯历史观中"历史合力"所促成的综合效应。其中早先的中国古文明以商为本,贸易催生,互通有无,力主"化干戈为玉帛"等,可能在此合力中起着决定性作用。

1. 中国人"天生就是商人"　1872年,美国第一个传教士明恩博[原名阿瑟·史密斯(A. H. Smith)]来到中国,他在中国待了大半个世纪,包括深入山东农村等地传教,成为当时著名的中国通、最有威望的传教士。他出版了多部关于中国的书籍,向西方世界介绍中国社会的特点。特别是他的著作《中国人的气质》(*Chinese Characteristics*)于1890年出版后大受欢迎,成为国人认识自我的"镜子"[2]。鲁迅曾多次提及此书[3]。在该书中,他归纳出中国人的26个气质特征,包括要面子、节俭持家、勤劳刻苦、讲礼貌、不守时、马马虎虎、轻视外族、缺乏公德、因循守旧、随遇而安、生存能力强、能忍耐、知足常乐、孝悌为先、互相猜疑、缺乏诚信、信仰多元,等等,并经由他而传播世界、广为人知。他敏感地注意到"中国人于贸易有独特的好感""天生就是商人""是这个世界

---

[1] 潘岳在《战国与希腊:中西方文明根性之比较》中强调,在战国与希腊时期,东西方就形成了重要差异(他称之为"根性"差异),表现为"合"与"分",并由此塑造了后世两种不同道路:西方走向"分",以个人主义和自由主义为主线;中国走向"合",造就了集体主义等。见2020《文化纵横》。

[2] 明恩溥.中国人的气质[M].刘晓旸译.上海:文汇出版社,2010:1.

[3] 林立.消费的力量[M].北京:中国金融出版社,2013:24.

上最精明和善于讨价还价的群体"[1]。他的这一发现是敏锐的。的确，国人天生就具有商业基因。在我们看来，中国人天生具有商业天赋，这是源于多种因素促成的。

其实，国内学者也早已意识到这一点。民国时期的学者王孝通（1894—1946）系法学家、经济学家，首任光华大学、上海法政学院、复旦大学等校的教授，20世纪30年代便著有《中国商业史》，并先后著有《公司法》《海商法》《外国商业史》《商品学》等。其在《中国商业史·序》中指出："我国开化四千年，为世界文明之古国。今人所指为欧、美商政之最新者，如'经济统制''法币政策'等，我国古代之旧政，已发其端。"并在该书"绪论"中分析说我国在"神农、黄帝之间，商业规模已备。综计世界诸国，惟埃及开国，较我为先；他若希伯来、腓尼基、巴比伦等，世所称为商业发达最早者，犹俱在我国之后；至如近世著名商业国之欧、美诸邦，当时商业，尚未萌芽，而我国今日反不能立足！"[2]

王孝通以较为详实的史料，逐一分析了早期"神农时代之商业""黄帝时代之商业""尧时之商业""舜时之商业""禹时之疆域及商业之中心"等的特点，指出"庖牺氏没，神农氏作，列廛于国，日中为市，致天下之民，聚天下之货，交易而退，各得其所"（《易·系辞》），就是市集之起源。"市廛既立，交易益便，于是有贮藏以待人之需要者，是为商业。""黄帝以军国主义立国，丰功伟烈，彪炳寰区，其威灵所至，皆商业上势力范围之所及也。"[2]

他发现不仅《禹贡》一书已有明确的贸易清单"且禹因十三年在外，胼手胝足，跋涉山川，逾越险阻，发现新路线甚多，为后世开交通之利者，盖亦不少。《禹贡》所言之贡道，皆新路线也"。大禹治水在外多年，跋山涉水，开发了许多商业新路线。"贡道"实际上是商业新路线。"禹在位时，两会天下诸侯，其一会于涂山，其二会于会稽，执玉帛者万国。玉为五等之圭，而帛则为玄纁黄三色之币，观当时朝会之盛，则商业交易之繁荣，可以知矣。"[2]

他进一步分析说，商代之前何以商业发展不错，是因为：① 政权趋一统。② 加工业逐渐振兴。③ 推行货币。④ 制定度量衡。⑤ 商政之修明。如就推行货币而言，以前是"山居者以皮，水居者以贝：皮若割裂则不完，贝则携带而不便，皆足以阻碍商业。至黄帝时，立五币（珠玉为上、黄金为中、刀布为下），而泉币兴矣"[2]。

王孝通的上述见解，代表了他那个时代（民国中期）的研究成果。在今天看来，许多结论有待推敲、确定，有些似乎显得证据不足，或只是历史传说而已。但在上古中国早期商业精神的存在，及以货易货类的近距离、远距离之商贸都已比较繁华，却也是毋庸置疑的事实。后文有不少佐证资料可以补充。

---

[1] 明恩溥.中国人的气质[M].刘晓旸译.上海：文汇出版社，2010：1.

[2] 王孝通.中国商业史[M].北京：中国文史出版社，2015.

尤其是王孝通认为"今人所指为欧、美商政之最新者,如'经济统制''法币政策'等,我国古代之旧政,已发其端"[1],此说如果参佐郎咸平等关于亚当·斯密所揭秘的操控价格最重要的"看不见的手",很大程度是受启于汉代司马迁《史记·货殖列传》的见解,且其中瓜葛之细节也已清晰。郎氏等的研究还确认了"中国传统经济思想中蕴藏着诸多现代经济学的理论元素",更是强化了王孝通上述论述之证据。

王孝通在该书中指出:"是汤之灭夏,乃以商业政策也。"商汤灭夏,靠的是商业繁荣。他发现,周文王也会吸取教训:"文王在程,作《程典》以告周民。"告诫工商之重要性:"士大夫不杂于工商,商不厚,工不巧,农不力,不可以成治……族居乡别,业分而专,然后可以成治。""经国大猷,无过于此矣。""后文王在郢作文传以训武王,亦曰:'山林以遂其材,工匠以为其器,百物以平其利,商贾以通其货,工不失其务,农不失其时,是为和德'。"再后,"武王克殷之后,因殷积粟,大兴商业,以巨桥之粟,与缯帛黄金互易,粟入于民,而缯帛黄金入于天府,赡军足国,不恃征敛,其恤商裕库之政,深堪为后世取法也。"[1]看来商周前后,大兴农工商已成为各国基本的立国之策了。

2. 以"商"立国,贸易交流中催生了中华帝国　如进一步就商业话题展开,中华上古文明中有确凿史实可考证讨论的当数殷商。"是汤之灭夏,乃以商业政策也。"

据史书记载,夏契的六世孙王亥,分封于商地,他带领的族群人很能干,除一般粮食生产外,还驯服了牛,会用牛耕地,并发明了牛车,用牛拉货物,开始发展出以物易物的商贸交易[1],遂有力地促使商代的逐渐强盛。至夏契14代孙汤时,商已成为东方强大之国,"云王勤商,十有四世而兴"[1]。商人除耕种外,尚善于拉着牛车四处出走,或以物易物,或借多种货币进行商贸交易。

这段史实折射出几大信息:① "殷商"(因曾定都于殷地,故冠以"殷")这国家政体名,因商贸交易而有此"国名"。② 商贸交易较之一般的农耕渔猎,更易积累资金,富裕强盛起来。③ 殷商末代之王帝辛,史书描写其暴虐凶残,被污名为"纣"。

孔子尽管本人有说法,他是帝辛之后裔[2],却公开声称"吾从周",推崇颠覆其祖宗者,佐证了商纣之恶名。汉代以后,中国各届政府几乎都实施"抑商扶农"国策,有时甚至达到"重农抑商"境地,除现实的考量外——商贸来钱快,易诱发从事辛苦耕种者的不安及不满,有可能动摇国之社稷,也许商辛之恶名在冥冥中对商贸行为的后世形象,有消极影响吧!

天下以"商"开道,却是历史事实。不仅如此,商贸交易对于整个中华文明精神之

---

[1] 王孝通.中国商业史[M].北京:中国文史出版社,2015.
[2] 这只是一种说法,因为孔子没有公开批评过帝辛之残暴。帝辛是否真的如历史所说的那样残暴还是有争议的。

塑造及后世连绵不断之进步和发展，更是意义非凡。我们先来看看现代学者的研究结论。吴晓波是现代知名财经作家，长期从事商业史研究。他在《浩荡两千年——中国企业公元前7世纪—1869年》前言中写道："在世界工商文明史上，中国无疑是最早慧的国家之一。""中国人是一个善于经商，而且善于并乐于经商的民族。在远古时期，人们就追求世俗生活，乐于此道，并以'商'为国号。以后历代，都有工商繁荣的记录"，且"中国有发展工商经济的无数优越条件""最早也是维持时间最长的统一市场"[1]。以至纪元之初，商业流通之盛，更是达到了"牛马车舆，填塞道路"之程度（汉代王符《潜夫论》）。

吴晓波在该书中进一步指出："在长达2 000年的时间里，受统一市场之赐，中国民间的商品交易极度活跃，初级市场如毛细血管般发达，而民众之间的契约关系也非常清晰，从流传至今的各代契约文件可见，双方对买卖的权益合法性、准确性及责任认定，都有十分明确的规定。""与其他国家的民族相比，中国的工商阶层在商业智慧和商业伦理上毫不逊色，甚至称得上是杰出的一族。"[1]

以当时的实操者为例，管仲（公元前723—公元前645）是当时著名的思想家、政治家、军事家、管理者（齐国之相）。他对国内大兴改革，富国强兵；对外尊王攘夷，九合诸侯，一匡天下，被尊称为"天下第一相"。司马迁评论他的治国之道："其为政也，善因祸而为福，转败而为功，贵轻重，慎权衡。"吴晓波认为：管仲兴齐，靠的并不是兵戈征伐，而"最擅长的是配置资源，提高效率，以妥协和谨慎的方式重建各种秩序""往往以'循古制'的名义来进行改革。他注重秩序和政策的延续……在经济上的创新很多，其中最值得记载的是三项：四民分业、贸易兴国和盐铁专营。"例如，管仲将盐铁专卖看成"间接税"，或变相的"人头税"，"因为盐铁的不可或缺性，国家通过对之的控制，实际上对每一个人变相地征收了税赋。在表面上，民众似乎没有纳税。这种巧妙曲折的治国理念一直延续数千年，其实正是中国与西方诸国在经济制度上的最大差异所在"。基于此，他在历史上留下了颇为成功且影响很大的"管仲变法"[1]。

其后，汉代司马迁在《史记·货殖列传》中对商贸交易及其意义进行了阐发："夫山西饶材、竹、谷、纑、旄、玉石，山东多鱼、盐、漆、丝、声色，江南出楠、梓、姜、桂、金、锡、连、丹沙、犀、玳瑁、珠玑、齿革，龙门、碣石北多马、牛、羊、旃裘、筋角，铜、铁则千里往往山出棋置。此其大较也。皆中国人民所喜好，谣俗被服饮食奉生送死之具也。故待农而食之，虞而出之，工而成之，商而通之。此宁有政教发征期会哉？人各任其能，竭其力，以得所欲。故物贱之征贵，贵之征贱，各劝其业，乐其事，若水之趋下，日夜无休时，不召而自来，不求而民出之。岂非道之所符，而自然之验邪？"强调了中华之东、南、西、

[1]　吴晓波.浩荡两千年——中国企业公元前7世纪—1869年[M].北京：中信出版集团,2015：前言,3-21.

北、中各地物产大不相同，许多东西都是民众日常必需品，无需官府发布政令，强行征发，限期会集；而是让人们各凭其能，各竭其力，各得其欲；可以进行贱物贵卖，贵物贱买；如此人们各经其业，各从其事，就像水往低处流那样，润物无声，自然而然，日夜无休，无须招而自来买卖，无须求而自出交易。这既符合人间交融之大道，也是市场自然调节之果。

就在这各凭其能、各竭其力、各得其欲、互利互通的交融互换中，人与人之间的距离拉近了，隔阂淡化了，"利万物而不争"的水之属性，渐渐占据主导。许多历史学家（如许倬云、郭静云等）都对上古时代中华古贤擅长商贸交流之特征肯定有加，且有充分证据支持这一点[1]。

我们认为，正是商贸交往的诸多特征，参与塑造了中华文明早期一系列重要精神。这些精神包括：① 以公平平和态度，互通有无，互利共赢。② 以温和低调的"王道"方式，而不是武力压制性的"霸道"，建立关系，协调利益。③ 有冲突时，往往借助微调，找到平衡点，或各退一步，一点点解决问题。④ 和气生财，且更趋向于建立长期友好关系，着眼于持久，而不只是眼下。

也正因为文明发轫之初即有上述"王道"之互赢精神，故"己所不欲，勿施于人""天下大同"等才会成为中国人先民朗朗上口之口诀，而不太赞赏武力"征服""一招制胜"等极端做法，重在不断微调，不断优化，"利万物而不争"等，才会日趋成为中国人的日常生活（包括医疗诊治）方式及处事原则，经久不衰，广为盛行。

其实，这些精神特征至今依然顽强地存在着。中国人自古以来就具有浓厚商贸基因。一旦条件成熟，便会鲜明体现出来。从现实角度看，改革开放至今仅40多年，中国一下子从一个险些被开除"球籍"的贫穷之国，一跃而成为世界第一贸易大国，"Made in China"席卷全球，世界各个角落都可见。以至于有些国家揶揄批评说："中国人是重商主义。"就在笔者的家乡浙江义乌（笔者曾在此插队落户6年余，1969年2月—1975年9月），四五十年前一个几乎赤贫的小县城，半年间男劳力要靠外出"鸡毛换糖"谋生计的落后不毛之地，突兀地"鸡毛飞上天"，变成全球唯一的一个世界级小商品中心，一个万商云集之地。对此，开篇所引用的知名财经作家吴晓波的评论，无疑是最合适的——既是中国人商贸精神之写照，也是对吴晓波之论述的验证。

历史事实表明，中华以"商"立国，频繁且友好的贸易交流催生了诸多决定性的中华精神，也塑造了古之天下帝国。需强调的是，以"商"立国，不只始自商代，前已

---

[1] 如郭静云著《夏商周：从神话到史实》提及5 500年前之石家河城古国，族群规模已达5万，赖全国贸易以生存，居住周边似有巨大的全国贸易中心，那时可能以货易货为主。又如，本书第七章民间传颂的神农氏十大功绩之制农具利耕、种五谷以食、尝百草有医药、日中为市，首倡交易，彰显出商贸之突出地位。

述及，是古中华之传统，甚至颇难追溯其确切源头，至少早在5 500年前的石家河古国城遗址，已有赖商贸以生存之趋势。神农"日中为市，首倡交易"也体现出对市场交易之注重。即使今天的中国，这一传统及其优势依然鲜明且强势地存在着，作为内源性勃勃动力机制，促进着新的"东升西降"之大势。需指出的是，那时贸易已涉及许多货物，其中除日常用品外，最值得一提的是玉石与丝绸（帛）。两者在中华文明中的特殊意义，容后文细述。

3. 货物交换频繁，促进社会昌明、版图融合、思想繁荣　关于早期贸易的资料太多，难以取舍。对此，我们以商代遗迹之重大考古发现及其结论为例进行分析。取自1975年主持妇好墓发掘的郑振香研究员在2016年3月接受采访时的第一手资料[1]。采访时，已87耄耋高龄的郑振香对当时的情景历历在目，因为这毕竟是国际性的重大考古成果。

妇好是中国有据可查（甲骨文）的第一位女将军、杰出女政治家、商王武丁多位妻子中的一位、商高宗之王后，铜器铭文中又称其"后母辛"。3 000多年后以"王后·母亲·女将"为名，在首都博物馆举办"纪念殷墟妇好墓考古发掘四十周年展"（2016年3月8日）。可见规格与级别之高，影响之大。

据郑振香亲述，妇好墓葬中共出土随葬器物1 928件，其中铜器468件，玉器755件，石器63件，宝石制品47件，骨器564件，象牙器皿3件，陶器11件，蚌器15件；另外还有红螺2件，阿拉伯绶贝1件，以及货贝6 820多个，非常丰富[1]。

武丁是商代第23代王，所处时代史称"武丁盛世"。透过墓葬，得以窥见武丁时代之盛况。墓中之物得自四面八方，如"来自新疆的玉料，以及来自热带海域，主要是南海和台湾海域的海贝和海螺，也就是说西北（来）自昆仑山脉，东南到沿海地区"，包括阿拉伯绶贝及货贝等数千件。这些货物体现出当时商贸交流之广泛，距离可长达数千甚至近万里地，可见"商王朝与诸多方国和部族都有直接或者间接的文化交流，显示出商王朝强大的影响力"[1]。

墓内有一把龙头刀，形制和北方草原地区使用的马头刀一样，只不过用龙头替代了马头，郑振香认为这是"文化交融的产物"。"妇好墓出土的文物，也可以看出商文化的开放性和多元性：既和之前的新石器时代文化存在继承关系，又和当时的异质文化有着交流。"[1]这在玉器上最为明显：既有辽宁起源的红山文化标志性器物"猪龙"，但已有演变发展，如雕琢出了云纹或鳞纹；又融合了良渚文化中很普遍的玉璧、玉琮，但也有所变化；且有脱胎于湖北石家河文化的玉凤等[1]。

管中窥豹，仅从商代妇好墓葬中，即可窥见当时货物交换之频繁，物质流通之畅

---

[1]　郑振香."唤醒"妇好的女考古学家[EB/OL].河北新闻网，2016-3-10.

达,文化互渗之繁荣。早期社会的这些昌盛情景,很大程度仰仗于东、西、南、北、中频繁的货物及人员交换交流。与同时代的境外相比较,这种频繁交换交流,更多的是以商贸等相对平和的方式进行,而不是动不动诉诸武力争战等"丛林法则",并不是那么血腥;就在这稍显温和、以水之静以润物、潜移默化等方式及过程中,人员往来之密集,中华版图之融合,思想之凝练,精神之升华,也都悄悄地进行着。现代英国历史学家尼尔·弗格森感慨地说:"西方人总体上来说远没有中国人这么对'和谐'感兴趣。"[1]

在我们看来,有着厚重历史知识支撑的学者,其眼光往往具有穿透力和敏锐性,因为他们每每可借助大跨度比较得出结论。我们认为,中国人之所以对"和谐"这么感兴趣,很大程度是早期即贸易开路,以"商"立国,借以水润物等方式,处理人人关系、不同社群关系更倾向于和气生财。而不是先天地有"另类"异教徒概念,"我族"第一及唯一,遂与"另类"争斗得你死我活,鱼网俱破。

4. 丝绸贸易之路,起源于殷商　研究上古史的专家认为,上古人类传播通过四条途径——迁徙、旅行、战争与贸易。其中迁徙往往是被迫的涉及族群等,就像上古人类走出非洲,或游牧族群迁徙,常漫无目的、得良地而栖息。纯自发之旅游上古罕见,那时受限于条件不太可能,也许有散在的,但比较危险,也意义不大。族群间因利益而战者或有之,但当时地广人稀,若无意识形态(如宗教)操控,这在东亚(特别南方)较为少见,毕竟死伤众多,双方成本都高,无法持续。这中间,贸易的互通有无是最持久的。"在所有移民点之间的互动样式中,和平的贸易是相对稳定而持久的,它形成了一种内在坚固的秩序。"[2]尽管贸易只是上述四种方式之一,"却是最明澈流畅的方式,没有任何一种交往像贸易那样深入人心,支持着人类的生活梦想,并成为文明发育和成长的强大动力"[2]。这恰恰就是上古中华的最大特征之一,反过来又锻造着中华文明之精神。

研究表明,早在5 000多年前,中国已有全球性的贸易之雏形,其蔓延万里,沟通境内域外。学者朱大可在《华夏上古神系》中以《万里长征:上古全球贸易路线》[3]展开讨论,甚至认为"这个体系在公元前5000年就已经出现"[2,4]。例如,从高加索地区一直延伸到中国边陲的"丝玉之路"。又如,三星堆出土的4 000多枚海贝中,约1/3是虎斑贝。考证认定这些海贝来自印度洋深水海域[3]。近年又发现埃及第21王朝(距今3 000多年)的木乃伊身上有产于成都之丝绸[2]。这些都表明,早在数千年前,全球

[1] 李泠.尼尔·弗格森:我是如何用三部电影向西方解释中国的[EB/OL].观察网,2019-5-27.

[2] 朱大可.华夏上古神系[M].北京:东方出版社,2014:148,149,154,159.

[3] 段渝.巴蜀古代文明与南方丝绸之路[J].三星堆文明·巴蜀文化研究动态,2007,2(总9):25-34.

[4] 大范围贸易前面已提及多次,如郭静云提及5 500年前石家河城古国,赖全国贸易以生存,形成巨大的全国贸易中心。

性的贸易已有一定雏形。据朱大可考证,商代后期西南对外的通道(商道)不仅存在,而且十分畅通[1]。

基于上述依据,有研究否定了原先学界认定的丝绸之路起于西安之说,且时间上也向上追溯至3 300前建都的殷商古都——安阳[2]。证据之一是“玉石之路”一支经罗布庄、罗布卓尔至敦煌,到安阳;另一支经喀什、库车、吐鲁番、哈密,在今玉门关、酒泉一带会合,再继续向东延伸,经兰州、西安、洛阳而到达安阳;西线则经新疆进入乌兹别克斯坦到欧亚各国。此路之开辟,催生了中国第二个玉器高峰时代(第一个高峰是良渚文化,见后文)。证据之二是“金石之路”,殷墟附近并没发现有开采价值之富矿,但殷墟中大量使用各类金属。分析认为当时这类矿产原料可能来自东亚,当年有一条绵绵不断的金石运输线常年保持畅通。鉴于此,有学者认定殷商的“玉石之路”“金石之路”是唐代兴起的“丝绸之路”之滥觞[2]。有学者公开倡导认为,丝绸之路“起始于殷商”“繁荣于汉唐”更妥[3]。

5. 中国传统经济思想:对近现代西方经济学之启蒙　　中华传统的商贸精神尽管在中国3 000年历史中也曾经历坎坎坷坷,起起伏伏[4],但它参与塑造了早期的中华文明却是不容置疑的。问题是,这精神当下还有意义吗? 它对当今世界的影响及价值如何? 当欧美有些人士说中国是“重商主义”时,是带着嘲讽及贬抑性质的。对此需梳理一下,做出正面回答,以为中华文明“正本清源”。

笔者不是经济学家,对此没有话语权,故借用权威之研究,以帮助说明。现代知名经济学家、香港学者郎咸平以直言及睿见而闻名于世,香港中文大学杨瑞辉也是知名的财务学专家,他们研究后发现,司马迁居然是近现代西方经济学的“启蒙大师”。二位共同出版了《资本主义精神和社会主义改革》一书[5],杨瑞辉还在《广州日报》发表同名论文加以阐述[6]。由于这一见解颇有意义,对于认识中华文明及其特征有借鉴性,故我们引用部分分析如下:

[1] 朱大可.华夏上古神系[M].北京:东方出版社,2014:148,149,154,159.

[2] 2002年6月,中国社会科学院考古研究所与央视联袂进行了“玉石之路”大型科学考察活动,多方进行了报道。转见:王霄翎.探源玉石之路[N].光明日报,2005-3-14.

[3] 丝绸之路“起始于殷商”[N].安阳晚报,2014-2-24.

[4] 中国商业精神在整个中国历史发展中是起伏较大的,既是公认早慧的,影响很大;秦汉后,长期的主流官方意识是扶农抑商,经常打压商业,其中缘由复杂。财经学者吴晓波对此进行了深刻分析,可以参阅他的著作:吴晓波.浩荡2000年,中国企业公元前7世纪—1869年[M].北京:中信出版集团,2017:前言.

[5] 郎咸平,杨瑞辉.资本主义精神和社会主义改革[M].北京:东方出版社,2012:34.

[6] 杨瑞辉.资本主义精神和社会主义改革[N].广州日报,2012-3-10.

中国传统经济思想中蕴藏着诸多现代经济学的理论元素。孙中山甚至在1912年就提出"经济学本滥觞于我国"的说法。研究者追踪发现，1911年哥伦比亚大学政治经济学教授亨利·施格在为中国学者陈焕章《孔门理财学》写的序中指出，儒学"是一伟大的理财体系，伟大的道德与宗教体系"。凯恩斯在1912年为《孔门理财学》作的书评中详细评述了中国的货币制度和思想，指出汉代贾谊、宋代袁燮、明代叶子奇等"中国学者早就懂得格雷欣法则和数量理论"。改革开放近40年的路径及成就，完全无法用现代西方经济学原理来解释，因此，经济学同样亟需"接着讲"。

　　更耐人寻味的是，人们一直将"看不见的手"的隐喻归根于亚当·斯密的创见，它强调经济和社会可以自我调控而不需要政府干预，这被看作是现代经济学的奠基性论据。但亚当·斯密的创见从何而来，资料表明可能受启于莎士比亚戏剧，有严肃的学者研究后却认定：这个观点来自中国古代学者。

　　香港学者郎咸平（著名经济学家）、杨瑞辉（香港中文大学财务学教授）研究后发现，首先提出这观念的是中国最伟大的历史学家司马迁（公元前145—公元前87）。司马迁《史记·货殖列传》中指出："故待农而食之，虞而出之，工而成之，商而通之。此宁有政教发徵期会哉？人各任其能，竭其力，以得所欲。故物贱之徵贵，贵之徵贱，各劝其业，乐其事，若水之趋下，日夜无休时，不召而自来，不求而民出之，岂非道之所符而自然之验邪？"

　　上述思想经长期薪火相传，人们认为亚当·斯密的"看不见的手"指的是价格机制。然而，上述两位学者研究后认为这是毫无根据的。其实，亚当·斯密对价格机制的资源配置作用并未提及，"看不见的手"仅仅是亚当·斯密对经济学原理的隐喻，指的是个人自利行为会产生好的社会效益。这就是司马迁说的"各劝其业，乐其事，若水之趋下"。而且，司马迁比亚当·斯密更早明确提出价格机制产生了这种效应（"故物贱之徵贵，贵之徵贱"）。结论是公元前司马迁就已提出了比亚当·斯密还要深入的经济学观点。对此，著名经济学家莱斯利·杨格也肯定了这一点，认为司马迁早在亚当·斯密之前就于《史记·货殖列传》中提出了市场机制的概念，以及"看不见的手"的等价隐喻"水之趋下"，而斯密在创作《国富论》之前去法国访问，杨格推断斯密曾直接从杜尔哥及与之熟识的两位留法中国学者那里了解了司马迁的思想。

　　郎咸平、杨瑞辉两位学者接着以历史学经典研究之方式，细究了发生在1763年前后两位留法中国学者与杜尔哥（重农学派的重要代表人物）及亚当·斯密之间的交往细节。对此本文不展开，感兴趣者自可参阅其论著。需要交代的是，亚当·斯密经济学思想直接源于重农学派。而郎、杨两位指出，杜尔哥的理论比亚当·斯密的《国富论》更胜一筹。杜尔哥写作下列著作时，都基于他对中国文化有直接了解之关系。郎咸平、杨瑞辉还继续写道：

当时的法国经济学家一般都认为中国是开明政治的发源地。法国学者都希望这两个人（指留法中国学者）帮助他们了解中国的情况。于是杜尔哥向他们（两位中国学者）提出了52个经济问题，这就是杜尔哥的《中国问题集》，让他们回国后回答，以帮助法国思想家全面掌握中国的经济情况。为了让他们能够明白这些问题的意义，杜尔哥又在这些问题前面写了一篇关于社会劳动和财富的分配的简略分析，这就是《关于财富的形成和分配的考察》的直接起因。

杜尔哥所提出的问题，都与他所掌握的中国经济知识有着不同程度的联系，他是受中国情况的启发，也直接从中国古代文化中汲取了营养。所以研究者都说杜尔哥的《关于财富的形成和分配的考察》一书受中国的影响最深。亚当·斯密的经济学思想则直接来源于重农学派。

1764年2月至1766年10月，亚当·斯密进行了为期3年的欧洲大陆之行。他在法国逗留了10个月，期间会见了魁奈、杜尔哥等法国许多著名的思想家。斯密在这些接触中，加深了对经济学的认识，并着手制定《国富论》的写作计划。《国富论》直接继承了重农学派"自由放任"的经济思想。

另外，亚当·斯密还从两位来自中国的学者那里了解到了司马迁的经济思想，司马迁在《史记·货殖列传》的第三段中已明确提出了"供求关系"的经济思想，并用"低流之水"进行比喻，斯密受到启发，将其称为"看不见的手"，斯密的《国富论》也大量引用中国文献。

这之间还有一个细节——亚当·斯密和司马迁是两个不同国家且不同时代的伟大学者，他们似乎只是在理论方面有些类似性，他们从相同的哲学基础出发，也就是将"不干预"的中国式自然秩序的观念应用到当时的政治经济环境中，并得出了相似的结论，也就是政府对经济的干预应该有限度，个人的自利行为可产生好的社会效益。但是我们一再强调历史就是这么有趣，他们两位大学者在不同的时空竟然有着直接的思想传承。而这种传承有可能是通过法国经济学家杜尔哥和两个去巴黎访问的传教士完成的，因为在他们访问巴黎之后，亚当·斯密刚好访问这座城市。

郎咸平、杨瑞辉的结论是可信的——既有思想脉络中的演绎痕迹，又有历史研究的具体线索，并有其他学者承启之（如杜尔哥）及莱斯利·杨格等的旁证资料。两位的明确结论值得重复：公元前，中国的司马迁就已提出了比亚当·斯密还要深入的经济学观点。对此，现代著名经济学家莱斯利·杨格也充分肯定。1996年他以《市场之道：司马迁与看不见的手》为题发表论文，指出斯密的自由市场经济学是"中国原创"的，"看不见的手"则是借助魁奈、杜尔哥等法国学者转而从中国引进司马迁"自然之验"概念中引申而出的。2004年欧洲经济学家盖拉赫发表论文《欧洲的无为》，称瑞士为"小中国"。因为他发现瑞士很好践行了当年法国重农学派思想，而后者思想源头则是儒家哲学[1]。

这里还是需说明一下亚当·斯密在现代工商社会发展中的突出地位。卡尔·马克思曾称赞说："在亚当·斯密手中，政治经济学已经发展到某种完整的地步……亚当·斯密第一次对政治经济学的基本问题做出了系统的研究，创立了一个完整的理论体系。"（《剩余价值学说史》）吴晓波在《影响商业的50本书》[2]中，则把亚当·斯密《国富论》列为近代"开始改变世界"第一书，原因在于他"发现了'看不见的手'"，并称颂"这位苏格兰税务官之子的伟大之处就在于，他在历史轨道快速转换的间隙，如先知般地提出了全新的财富主张，重构了人们对经济行为的认知，从而在实际意义上创造了现代经济学这一门专业学科"。对政治学、经济学及现代社会工商发展稍有研究者，都知道亚当·斯密的《国富论》及其"看不见的手"的扭转乾坤之意义，甚至可以说，亚当·斯密的《国富论》及"看不见的手"直接开启了近现代西方社会市场经济的良性发展进程。新近研究提示，亚当·斯密的《国富论》及"看不见的手"是明显受启于中华古文明智慧的[2]，可见中华文明的早慧及其具有的现实性、超前性，也表明人类多元文化相互交融之价值。

作为补充说明，学者们认定中国虽没有直接发展出现代经济学、古代商业思想及实践，也没有直接导向现代经济学理论，但深究后纷纷认定中国传统经济思想中蕴藏着现代经济学的诸多理论要素。早在1912年孙中山就提出"经济学本滥觞于我国"。1911年哥伦比亚大学经济学教授亨利·施格指出：儒学"是一伟大的理财体系，伟大的道德与宗教体系"。1912年著名经济学家凯恩斯指出：汉代贾谊、宋代袁燮、明代叶子奇等"中国学者早就懂得格雷欣法则和数量理论"。道家老子的经济及治理思想、司马迁"水之趋下，不召自来"等的自由放任精神等都在国际上得到重视、传播和认可。1966年著名经济学泰斗哈耶克认为《老子》的"我无为也，而民自化，我好静，而民自正"，代表了他"自发社会秩序"理论的精髓。奥地利学派的另一著名代表人物穆

---

［1］瑞士明明是欧洲典范，可为什么欧洲经济学家会把瑞士称为"小中国"？［EB/OL］.腾讯网，2020–9–15.

［2］吴晓波.影响商业的50本书［M］.杭州：浙江大学出版社，2020：4–8.

瑞·罗斯巴德在其著作《亚当·斯密之前的经济思想》中也给予道家思想高度肯定，认为庄子重申并发挥了老子"清净无为"的思想，是第一位发展出"自发社会秩序"的思想家，比西方的蒲鲁东和哈耶克等远要超前得多[1]。这些颂扬及比较对象，都是来自赫赫有名的现代经济学大师级人物。可见在这方面，中国传统思想中确实富含极其厚实的精华，这既是数千年中国先民探讨之硕果，也是当今人类之财富。

作为补充例证，众所周知40多年来的改革开放，中国经济突飞猛进，如何从经济学等学理角度来解释这一成功之机制，世界范围内的学者都陷入了困境。有学者认为，40多年来的经济等多方面的巨大成功，自有其内在机制，不过这些机制，在马克思主义相关理论中难以寻觅，在被誉为是"划时代"的凯恩斯主义中及其后的自由主义的哈耶克学说中，也不见踪影；但却可在中国早期的桑弘羊（西汉）、王安石和蔡京（均为宋代宰相）的改革中发现其原型。因此，可以说是传统商业精神之精华的现代再现。传统中华精华，可不善待乎！

在此，我们花很大篇幅讨论了互通有无的商业精神在早期中国的蓬勃发展之势，似乎可得出四个粗浅结论：① 正是合则皆利、分则俱伤的商业思想，作为最早也是最本然之凝聚力，形成了交融互惠之倾向与趋势，促成了东亚范围内大大小小之各方国、古国之间向心性地靠拢，将横跨数千里(万里)的版图内聚成一松散"天下"[2]。可以说，是"满天星斗"加商贸互通，促成了早期中华的相互依存及凝聚态势。须知，商贸是种生产及生活方式，生产、生活方式决定了上层建筑。② 早慧且丰富精彩的商业精神，对中华文明具有某种奠基性塑造意义。③ 中华文明的一些要素及特征，可从上述精神中演绎出大部分，包括中国医药学的某些要素及价值核心等，故亦可视其为"根系"或"根性"之一。④ 对早慧且精彩的商业精神加以演绎，至今仍具有启迪现实、帮助指导解决诸多难题之功。

[1] 程霖,陈旭东.中国传统经济思想的现代价值[N].文汇报,2016-2-26.

[2] "天下"是汉文化圈对宇宙的专有概念,字义之意为"普天之下",没有地理时空限制,可以说是中国人的世界观。经著名哲学家赵汀阳"天下体系"之阐述,为世界所接受,指的是伴随一定秩序的世界观、中国观。可参阅赵汀阳《天下体系》。

第 七 章

中国"旋涡"模型，多重矩阵之合力

历史是这样创造的：最终的结果总是从许多单个的意志的相互冲突中产生出来的，而其中的每一个意志，又是由于许多特殊的生活条件，才成为它所成为的那样。这样就有无数互相交错的力量，有无数个力的平行四边形，由此就产生出一个合力，即历史的结果，而这个结果又可以看作一个作为整体的、不自觉地和不自主地起着作用的力量的产物。

——（德）弗里德里希·恩格斯

早先在东亚大陆，数以千百计各自为政的古国、古城、古文化等何以可逐步凝聚成一体，东、南、西、北各自散在的部落通过什么方式相互有序关联，形成天下体系；而不像西方，直到第二次世界大战前后，还分崩离析，征战不断。换句话说，"满天星斗"通过什么力量汇聚成一个有着内在紧密关联性的"世界星图"，仅仅靠商业交流，似乎还不能够充分地解释。因此，学者们各自做出了进一步的探讨。

一、汉字的"根性"意义

诸多学者不约而同地把凝聚之力放在中国方块字——汉字上，认为汉字对中华文明具有"根性"之凝聚力。笔者看来，此说既对，也不全然对。在商业互通有无基础上，能凝聚天下的，一定是精神之力，汉字可能在其中起着核心作用。但总结已有研究，似乎早于成熟汉字之出现（了不起距今4 800年前后），华夏大地已有相应的聚合力量，故更可能是多重机制，以矩阵"合力"方式，催化了这一向心性聚合之态势。

1. 赵汀阳：中国"旋涡"的凝聚模型　对于本章讨论之话题，哲学家赵汀阳提出了解释性颇强的中国"旋涡模式"。他认为这模式并不是对整个中国早期历史之解释，而仅仅是解释了商周至清代这个时段的历史性。此前，"中国自新石器时代后期至夏代长达约2 500年的历史应该属于'满天星斗'模式"，这是苏秉琦的知名论点。"'旋涡模式'是紧接着'满天星斗'模式的中国历史运动方式，但终结于清末，而后中国就进入了世界的现代游戏，即主权国家的竞争体系，直到如今。"[1,2]

［1］ 解慧,赵汀阳.中国旋涡是中国精神世界的一种内力［N］.中国出版传媒商报,2016-7-15.
［2］ 赵汀阳.惠此中国——作为一个神性概念的中国［M］.北京:中信出版集团,2016:1.

在这里,他试图回答两个焦点问题:① 中国是连续存在的民族,凝聚这一连续性的动力结构是什么?② 对生存最有利的优势是基因会不断被复制,而在漫长中国历史中不断被复制的生存基因又是什么?他自答道:"是导致集体行为选择的思想基因,或者说思想设置(mindset)。"[1]具体而言,指那些能够确保形成大规模政治与文化存在的根本原因,而且往往是内源性的、难以拒绝的吸引力。"也就是孔子所言'近者悦,远者来'状态。"或者说历史上频繁发生的"以中原为核心的'天下逐鹿'博弈游戏"。"维持这个连续博弈游戏的动力结构是一个有着强大向心力的'旋涡模式':众多相关者抵抗不住旋涡的利益诱惑而前仆后继地'主动'加入游戏,成为中国之主的竞争者;也有许多相关者连带被动地卷入游戏中;博弈旋涡的规模逐步扩大,向心力的力度也随之增强,终于达到稳定而形成了一个由中国旋涡所定义的广域中国。"[1]

赵汀阳分析认为:"形成旋涡模式的主要原因是向心吸引力的形成,古代中国的向心吸引力根本在于中原创造了一个完全开放的可以普遍共享的人人可以分享的精神世界。这个精神世界的尺度是'天下'。因此能够容纳一切人,而基于象形的汉字超越了任何地方语音而具有普遍通用性,因此成为天下精神世界的通用文字。"[1]其时间节点大致在殷商及周初之际[2],也就是西方学者所谓的"轴心时代"。至于范围,"在地理上,从漠北到江南、从东海到西域之间的广大地面,形成一个无分割的逐鹿空间。这个广域的核心地区,通常称为中原,是早期中国的发达地区(与地理条件、气候条件、交通条件都有关系)。不仅是最早的经济中心和政治中心,也是文化中心,是天下逐鹿的必争之地"。"逐鹿中原"生动地概括了中国历史的博弈游戏特征,有效反映了以中原为核心的中国历史主流发展趋势[1]。

他明确强调:"中国旋涡的核心吸引力来自中国的精神世界。"具体分析后他认为,中原的精神世界之所以具有号召力和普遍可分享性,至少在于以下几个因素:① 汉字:"象形的汉字超越了其他而具有普遍通用性,为天下精神世界共享的通用文字。"② 思想系统。③ 周代创制的天下体系。④ 政治神学的雪球效应[3]。前三点容易理解,最后一点比较繁琐,不作展开。赵汀阳进一步指出:"中国旋涡的历史性是一种遗产,它继续存在于我们的灵魂之中,是中国精神世界的一种内力。"[1]对此,我们深表赞同。

2. 汉字:凝聚中华之精神力量 对赵汀阳的上述睿见,我们赞同且颇是推崇。在

[1] 解慧,赵汀阳.中国旋涡是中国精神世界的一种内力[N].中国出版传媒商报,2016-7-15.

[2] 可能追溯到距今4 800左右。见后续讨论。

[3] 赵汀阳.惠此中国——作为一个神性概念的中国[M].北京:中信出版集团,2016:1.

此仅围绕汉字在凝聚中华精神中的意义,做些分析。

汉字在中华文明中具有突出意义,似乎无人会怀疑,尤其是近代以来,国内外学者一直致力于揭开汉字起源之谜及其在中华文明中的作用。研究汉字起源不光需要一个定义,还需要理解文字的社会功能,希望知道它因何种需求而被发明,用什么样的文字记录什么样的语言,以及文字演化进程的线索何在。这些不见得都能获得满意的回答,但追寻本身即很有意义。

文献中的汉字起源有种种说法,如结绳、刻画、八卦、图画、书契等,传说还提及黄帝史官仓颉造字之说。但严肃的学者大都认为,成系统的古文字系统不可能由某个人创造而来。即使确有仓颉其人,他充其量也只是整理者(颁布者)。

学者李零认定,中国汉字是独立起源的,但不是孤立发展的[1]。清末学者王国维就提到"中国境内之古外族遗文",包括沿丝绸之路而在中国使用的古文字,如梵文、佉卢文、焉耆文、龟兹文、于阗文、粟特文、突厥文、回鹘文、藏文等,中国北方的契丹文、西夏文、女真文、八思巴文、蒙古文、察合台文、满文,南方的彝文、傣文、东巴文等。这些多半是拼音文字,少数是方块字[2]。汉字与这些文字起源各有先后,然而相互间一直有着交流互鉴。可见这也是个多元一体的文化生态圈,与前述的在中华境内外商贸交融圈的频繁互动不无瓜葛。

研究汉字起源,主要有"突发说"和"过程说"等。"突发说"强调文字是记录语言及思想的符号,只有人为设计,制定相应规则,再经人为传授,才成其为交流工具;"过程说"则认为文字是复杂系统,不可能一蹴而就,一定是个从简到繁的过程,故持此说者看重的是原始文字,或其前身。这其实是文字发展的不同阶段问题。李零总结认为,"突发说"看重的是成熟文字,"过程说"着眼的是原始文字。中国汉字成熟的标志是甲骨文,其前面只是大量的刻画符号。应该说,刻画符号是原始文字之雏形,因此此说能够成立。参鉴苏美尔、埃及、玛雅等文明之古文字演进,大都经历了"陶符—陶筹—原始楔形文字—成熟楔形"进化四阶段[1]。刻画在陶器上的称"陶符",也可以泛指各种刻画符号。

近几十年来,中国考古界先后发掘出诸多更早期的与汉字起源有关的出土资料,主要是在陶器上(也包括甲骨、玉器、石器上)所刻画或彩绘的各种符号。有学者通过对遍布中国各地的19个考古项目中100多个遗址出土的陶符进行比照,认定中国最早的陶符是河南舞阳贾湖遗址出土的,距今约8 000年;并断定这是中国汉字最早的雏形,它出现在中原,是独立起源的;但源头并不单一,有多个源头,且相互间长期

[1] 李零.谁是仓颉——关于汉字起源问题的讨论[N].东方早报-上海书评,2016-1-17.

[2] 王国维.最近二三十年中中国新发见之学问[M].1925年收入《静庵文集续编》《王国维遗书》第五册。

磨合[1]。此后，半坡遗址（距今6 500年）、大汶口陶文（距今4 700～4 500年）、良渚玉刻（距今4 500～4 400年）中都发掘出大量类似符号；再晚的丁公遗址（距今4 300～3 800年）等中，类似符号更是丰富。1984年陶寺遗址（距今4 000年）出土的陶扁壶上有两个朱笔符号，一个依稀可辨为"文"，很多学者认为，这是比陶符更为成熟的文字标志。故考古学家许宏把4 000年的"陶寺革命"视为中国文明的起点[2]，因为已经有了较明确的文字证据了。当然，这些只是部分专家之见解，对此人们尚有争议，可存为一说。何以在此长篇大论地介绍汉字之起源，因为这与中华文明关系非常密切。

学者李零指出"国家，有没有文字可大不一样"[3]。尽管历史上"很多民族，特别是游牧生存圈的民族，地广人稀，居住分散……好像无政府主义者或地方自治主义者，自由散漫，民主得很。对他们说来，文字可有可无"，但"文字和大地域国家有关"，"起码就多数情况看，创制文字是从部落生活迈向大帝国的一道重要门槛"，而且汉字和大一统相关。"中国和欧洲的最大不同是：欧洲，中世纪以来，所有人信同一个教，但没有统一的国家；中国，秦汉以来，国家大一统，宗教多元化……愚夫愚妇，认不认字无所谓，但国家，幅员广阔，没有政令统一玩不转。""小国寡民可以没有文字，松散联合的大国也可以没有，但像中国这样幅员广阔、人口密集、靠郡县（或府厅州县）和文官统治的国家，不能没有文字。""中国大一统叫'车书一统'，车是邮驿，书是文字。大地域国家要用统一的文字抄写文件，用统一的邮驿系统传递文件，非此不能纳万里于方寸，运天下于指掌。"[3]这些，似乎回答了汉字因一统及便于管理需求而创制之理。

再者，李零认为，中国为什么没有史诗？原因很简单，中国书面语太发达了，早就跟马背行吟、船夫曲拉开距离，根本用不着这玩意儿。史诗的特点是口口相传，《诗经》有《大雅》《周颂》，虽然有几篇庶几近之，但中国的历史记忆，主要靠写不靠唱。又如中国人不爱辩论，古希腊、古罗马人好辩论。辩论是面对面的，只有小村小城，抬头不见低头见，才当街抬杠，动不动就辩论。中国人靠"书面语，没准相去十万八千里，只能背对背"[3]。因此，李零的结论是"文字大一统和国家大一统是成龙配套"的[3]。因此，汉字还造就了中华文明的某些"根性"差异！

3. 与天文学相关？汉字起源的另类解读 作为一直关注中华古文明起源及中国文字源头的医学界人士，笔者注意到有学者以截然不同且颇有新意的视野来解读中国文字之起源，颇有价值。毕业于上海交通大学工程系的陆星原写下洋洋洒洒42万字的

［1］ 王蕴智.史前陶器符号的发现与汉字起源的探索［J］.华夏考古，1993：3.

［2］ 许宏著.何以中国——公元前2000年的中原图景［M］.北京：生活·读书·新知三联书店，2016：1.

［3］ 李零.谁是仓颉——关于汉字起源问题的讨论［N］.东方早报-上海书评，2016-1-17.

《汉字的天文学起源与广义的先商文明》[1]一书,副标题是《殷墟卜辞所见干支二十二字考》。他借着对天文现象的观察及天干地支密码的破解,来破译中国文字起源之谜,认为汉字很大程度是在对上述现象的解析中发展起来的。笔者对天文现象与中国医药学及中国传统思想的关联性一直很在意,早期也曾有过探究[2],故对此类话题十分留意。再加上其说认证较严密,有相当的说服力,也可看作是一个创新性的见解,可以成为一说。此书的具体分析论证过程较错综,不系统展开。有兴趣者自可参阅原著。

陆星原对照研究后发现,大汶口陶文、良渚玉刻中所有符号借助上述思路完全可以准确地释读,且其释言简意赅、井然有序、信息丰富。其中,既涉及地名、国族名等,又包括国王世系名单等,还包括一系列贵族的私名等,"而这一切又可以和历史地理学的地名孑遗信息以及'干支密码'的天文神话孑遗信息绝无矛盾地完全对应起来"。作者认为"这绝对不是什么'原始刻画符号'所能做到的"。因此,他的结论是"汉字起源于天文学暨中国占星神话之启示"[1]。

4. 汉字成熟过程中的"三个节点" 根据考古发现,陆星原认为襄汾陶寺遗址(距今4 000年)、新密新砦遗址(距今3 900年)、偃师二里头遗址(距今3 700年)、偃师商城遗址(距今3 600年)、郑州商城遗址(距今3 500年)等该时期的一系列都城遗址从规模、结构等分析,"甲骨文时代(距今3 600 ～ 3 000年)之前的1 000多年间是中国文明高速成长的时代。当时中国的王城、王宫之规模不断扩大并跃居世界最前列,而青铜工业、牛马车辆、远程贸易、征服战争等新的文明因素也都不断增加且快速升级。显然,在这样的历史背景下,中国人对文字这种大型复杂社会的专业管理工具之需求是绝对会有增无减的,百业皆兴而文字独衰之奇怪现象是绝对不可能真实存在的。"[1]

故他明确地且不无依据地把大汶口陶文(也包括良渚玉刻)(距今4 800 ～ 4 500年)、襄汾陶寺"朱书陶文"(距今4 000年)、殷墟"甲骨文"三种已破译的出土文字看作是汉字发展过程中的三个重要节点,试图勾勒出汉字演变中的阶段性线路图。这似乎是对汉字演进线索给出了某种实证性解读,可以存为一说。

5. 汉字"思维型"特点,其功能属性超越了一般文字 根据多学科综合研究之结果,陆星原认为人类"语言"不是一种可独立存在的信息系统,它是和人类"思维"紧密相连、须臾不可分割的。基于此,他把人的文字系统分为两类:思维型与语言型;大多数国外文字属"语言型",其重点是用来表达词语的(当然,其间又可细分表达词音或"音形义一体"之"词素"等)。中国汉字却不然,是人类现存唯一的"思维型"文字。

[1] 陆星原.汉字的天文学起源与广义的先商文明——殷墟卜辞所见干支二十二字考[M].上海:上海社会科学院出版社,2011:1.

[2] 何裕民,张晔.走出巫术丛林的中医[M].上海:文汇出版社,1994.

他分析认为，汉字是与其他任何文字都迥然有异的"思维型"文字。因此造成了"其在人类的生理和心理发育过程中不仅产生了软件性的影响，而且最终还产生了硬件性的影响"。他引证医学家研究之结论——"它直接导致了以汉字（包括中国汉字和日本汉字等）进行思维的人群成了所谓'右脑型'的语言者，与其他'左脑型'的语言者在脑科学的特征上和脑损伤所致语言障碍。"[1]因此，长期的汉字使用者（包括中国人、日本人等）其右脑对语言功能的影响与左脑同样重要，他们与拼音型母语的使用者无论在科学理论上还是在临床实践上都分属完全不同的医学类型。这是现代生物医学界的普遍共识[2]。

汉字是"思维型文字"，其文字首先表达的是思维概念而非语言词汇。汉字汉语可以让任何人自由地排列组合、创造新词而又不太受过多语法之约束。因为汉字本身具有"思维型"特点，类似"自己对自己说"的思维过程是只依赖于概念的正确性而不依赖于载体工具的正确性的，汉字文句的可理解性仅仅取决于其内在思维概念的通顺性而不是表面语法结构的"合法有效性"。

英国阿尔斯特大学教授理查德·林恩（Richard Lynn）是从事智商研究的国际知名学者，20世纪70年代开始进行此项目之研究。2005年他收集比较了130个国家人群的智商测试后得出结论：中国人、日本人和韩国人是全球最聪明的人，拥有全球最高平均智商，平均值为105，明显高于欧洲人和其他的人种。他据此绘制了智商（IQ）世界地图，并面对全球公布了这一结论。他在其代表作《种族智力的差异：一种进化分析》[3]中，详细介绍了这一研究过程及相关结论，引起了热议。当然，也引起部分关乎种族问题的争执。

无独有偶，网上有多份关于世界各国平均智商排名研究报告，尽管不尽相同，但中国大都排序在前几位，似乎可以佐证。例如，世界各国平均智商排行榜（杜雪峰的日志）2002年、2006年2年数据修订后，智商最高的是新加坡，平均108；中国为105，排行世界第五。又据幼教指南，全球智商排序第一名是以色列（犹太）人，110；第二名德国人，107；第三名荷兰人，107；第四名中国人（各民族平均），106；中国也名列前茅。注意几份智商研究，中国数值都在105～106，可见智商值稳定。无论中国人、日本人还是韩国人，或新加坡人，都属于汉字文化圈。关于长期使用汉字可以增进智慧的研究，也不乏其文。因此，我们断定习惯于使用汉字还有锻炼思维、增进智慧之功。当然，这

［1］　陆星原.汉字的天文学起源与广义的先商文明——殷墟卜辞所见干支二十二字考［M］.上海：上海社会科学院出版社，2011：1.

［2］　李传玲，王荫华.右半球梗塞与汉语语言障碍的神经心理学研究［J］.徐州医学院学报，1999，19：4.

［3］　Richard Lynn. Race Differences in Intelligence: An Evolutionary Hypothesis[M]. Washington: Washington Summit Publishers, 2006.

也与传统思维中一些深层次的核心价值观之锻造有关,对此容后文再作展开。

很显然,除了具有标识、记录、计算、表达思想等文字的一般性功能外,汉字还具有强化管理(见李零之分析)、开人心智、训练思维、增进智慧等特征。汉字对于中华文明的塑造及提升来说,意义突出。百余年前的废除汉字之声浪,与废除中医运动相类似,都是缺乏民族文化自信及历史自信之体现。

二、玉帛: 物化了的凝聚力量

参与凝聚中华文明之力量,并非仅汉字一隅;这种凝聚源自多种力量交互而成。其中,有学者提出"玉文化"先于其他"统一中国说",颇受关注。

1. 玉石: 客观的文化记录者,凭交往流通天下　文献提示,中华文明上古起就有一个奇特现象——对玉石的迷恋。考古发现,玉石为中国人所珍视,在东亚已有8 000 ～ 9 000年历史,全国各地文化遗址中出土的玉器,按照年代排列,从最北端的黑龙江黑河,到最南端的广东、广西、百越;从东海之滨到西北大漠,几千年以降,在古中国大地上,只要是重要遗址中似乎玉石都是必有之物,且都尊贵有加。这折射出一个奇特的文化现象:中国(或者说东亚)人眼中之玉石,具有特殊意义。这一趋向,一直延续至今。

著名社会学大师费孝通近90岁时,意识到玉器对中华文明的精魂意义,提出要召开"中国古代玉器与传统文化"大型学术讨论会。他说"我们现在应将对玉器的研究提升到对其内涵意义的挖掘上,从物质切入到精神上,同价值观联系起来"[1]。

玉石,指有一定观赏属性的石头,种类很多,常略透明而有光泽,质地细腻而坚硬,故可雕琢成具各种含义及形态的工艺品。由于开采的矿石物理性质稳定,经久不变,故其真实地标志着自己的出生身世;其雕琢方式及含义等又客观述说着自身曲直的文化演变史;故可以说,玉石是历史文化的最客观记录者。借助考古发掘之玉石分析,我们可以清晰了解其出生(矿石所在)地、传播历程及思想文化可能的播散之途径,包括分析其蕴含的深层次文化之意。

对玉石研究处于领先地位的叶舒宪总结指出:"在距今8 000 ～ 4 000年之间,玉文化传播的主要方向性运动可以简单归纳为两个:北玉南传和东玉西传。起源于北方西辽河流域的玉器生产以兴隆洼文化(距今约8 000年)为开端,以玉玦为最初的主导性玉器形式,8 000年前率先在内蒙古东部地区登场,逐渐向东和南传播,数百年后到

---

[1] 费孝通.2001年5月《论中华玉文化——兼论新疆和田玉的文化价值》.转见: 王宇.费孝通论中华玉文化——兼论新疆和田玉的文化价值[J].新疆艺术(汉文),2018,(4): 117-124.

达今河北北部和日本列岛。易县北福地遗址出土玉玦即可为证，其距今约7 500多年。北方早期玉文化随后进一步南传，在约7 000年前达到浙江沿海一带，有余姚河姆渡文化出土玉玦为实例。后又经过2 000年的缓慢传播，玉器种类逐渐增多，在约5 000年前的凌家滩文化和良渚文化达到史前玉文化生产的巅峰期。受其影响，史前玉文化的分布几乎到达中国东部大部分地区"[1]其实，对玉石稍有了解者，对良渚文化遗址中美轮美奂的玉器一定会赞不绝口。

"与北玉南传的漫长历程相比，东玉西传的文化传播过程出现稍晚，用时也较短。大约从距今6 000年前开始，到距今4 000年结束，使得原本在东部沿海地区较流行的玉石神话信仰及其驱动的玉器生产，逐步进入中原地区，形成龙山文化时期的玉礼器组合的体系性制度，并通过中原王权的辐射性影响力，进一步传到西部和西北地区，一直抵达河西走廊一带，以距今4 000年的齐家文化玉礼器体系为辉煌期。"[1]例如，人们可在成都的金沙遗址看到出土的玉琮居然与远在数千里之外的东海之滨良渚遗址之玉琮类同。叶舒宪指出：这就是东玉西传表现出的数千里远距离之跨越[1]。

此后，随着中原文明的强势崛起，又出现"另外一种方向的玉石原材料远距离运动——西玉东输"[1]，但出现得比较晚。据叶舒宪考证："伴随着夏、商、周王朝而兴起的，是全新的玉料种类的长距离运输现象，即出产于新疆昆仑山一带的优质和田玉材，第一次揭开其向中原的大输送历程之序幕。"[1]早先，承受玉石传播任务的，基本上是借助观念因素。观念传播到何处，即驱动制作与消费到达何处。玉石材料主要是就地取材的，但殷商以后的遗址中，玉之材质优良，加工精美，非正宗和田莫属。"殷商墓葬中出土的精美玉器，已经能看出有批量的和田玉供应情况。西周时期的高等级墓葬，如三门峡虢国墓和山西曲沃晋侯墓，出土玉器数量庞大且制作精致，几乎清一色都是用和田玉。"[1]可见，此时启动了另一条输送线路——西玉东输，与原本输送方向适反。殷商的妇好墓葬随葬器物1 928件，来自东、南、西、北各地，其中玉器有755件，再加上石器63件，宝石制品47件等，玉石大多来自和田。这些既折射出玉石在中华文明中的特殊地位，也突出了这条输送线的存在。

其中，最重要的因素可能是中原此时已十分富庶，强而有力，财富充足，需求旺盛。此时，已接近"逐鹿中原"之"旋涡"中心。同时，旺盛的社会需要，对最佳品质之玉石，富有者千方百计地想办法获得之。换句话说，是贸易条件下的经济优势，驱动着新的"西玉（主要是新疆玉、和田玉）东输"。

2. 玉文化，先统一了长三角地区　综合考古进展，可以说喜好玉之文化现象，8 000多年前率先出现在中国塞北地区，随后在西辽河流域的红山文化、黄淮流域和长

---

[1]　叶舒宪.西玉东输与华夏文明的形成［N］.光明日报,2013-5-7.

江流域等广袤的史前诸多文化遗迹中广泛地存在并交流互动着,且波及岭南及珠江流域等地区,形成华夏大地的几大玉文化圈之雏形。迨至 6 000 年前前后,始盛行于良渚文化,并波及整个长三角地区,形成颇为璀璨的史前文化之高峰。

良渚文化中最让人陶醉的首推玉器,故有学者甚至以"玉器时代"作为良渚文化的别称。其遗址中玉器数量之多,品种之丰富,精工琢制之精,形态之美,达到史前玉器的一个高峰。如据长期从事考古研究的林华东统计,良渚文化玉器的品种至少有 61 大类之多,按其功用可分为礼器、装饰品、组装件和杂器四大方面。玉器上有了主题为神人兽面之纹饰,体现了良渚先民"天人合一"的观念[1]。这逐步演绎成为中华文明的核心信仰。良渚玉器文化也播散到了周边的长三角古文化遗迹中。故叶舒宪指出:距今 6 000 年左右,玉石文化"先统一长三角地区,而后再统一中国",指的就是良渚玉石文化[2]。那时,6 000 年前的中原是仰韶文化时代,中原玉器并不发达。随着长三角地区的经济繁荣,玉石文化主要体现在良渚遗址之中,故玉器也先在长三角地区获得了大力发展。

与此同时,长三角地区生产力已达到较高水平。据古文字学者李铁华的研究:"五千多年前的良渚,位于环太湖流域的西南部,这里气候湿润,资源丰富,水网密布,特别适合人居。这里不仅有过宫殿式的豪华建筑,又有相当完善的水利设施[3],甚至还出土了贮存着 20 多万斤稻米的大型粮仓。既有锦片,又有麻织品。大量陶器纺轮的发现,说明当时纺织业已具有相当规模。"[4]相比较,当时华夏及世界多数地方还处于相对落后或早期状态。

考古学者们在良渚遗址中发现了"比甲骨文还早的文字"。良渚博物院张炳火收集的《良渚文化刻画符号》[5],已收了 600 余个"符号",而今"符号"已征集到近千个,部分已破解出来了[6]。故李铁华"以为良渚文化已经有固定的书写方法,而且已为长三角地区的上海马桥文化和苏州澄湖文化,以及浙江余姚的河姆渡文化、萧山的跨湖桥文化、嘉兴的马家浜文化、湖州钱山漾文化等先民们之间的频繁往来,提供了文字作为交流工具"。李铁华并引用古文字学家李学勤的观点,认为"近年的发现和研究告诉我们,良渚文化和商周文化之间,确实有明显的渊源关系……这使我们倾向于这种符号是汉字先行形态的假说"[4]。同时,他反复强调"甲骨文绝不是中国最早的文字"[4]。

[1]　林华东.良渚文化研究[M].杭州:浙江教育出版社,1998:305-323.

[2]　叶舒宪.玉文化先统一长三角,再统一中国[EB/OL].中国新闻网,2021-10-8.

[3]　参见第八章中"早熟的中国农业之精耕智慧"相关内容.

[4]　李铁华.良渚陶文五千年文明的历史书写[N].文汇报,2020-11-24.

[5]　张炳火.良渚文化刻画符号[M].上海:上海人民出版社,2015:1.

[6]　即前文所说的"良渚玉刻".

这恰恰与前述的陆星原的观点相呼应。陆星原研究后确认：大汶口陶文及良渚玉刻符号等"绝对不是什么'原始刻画符号'所能做到的"，而是汉字发展中的第一个节点，襄汾陶寺"朱书陶文"则是第二个节点，甲骨文应该是接近成熟文字的第三个节点。

基于多种资料，叶舒宪认为"玉文化不仅是江南文化最深远的精神原型，更是早期华夏文明最重要的文化基因"。良渚文化突然消失后，人们在北方很多遗迹中看到了良渚玉器的遗迹。有人甚至以此来证明司马迁所说的"夫作事者必于东南，收功实者常于西北"。也有学者讨论了这一问题，刘刚等学者写有以《文化的江山》命名的中国通史，着重谈了"从良渚文化出发"的历史路线，认为"良渚人走的不是一条征服的路，他们走的是一条文化认同、文化联合的路。这条文化联合之路，首先从太湖流域往北走，过了长江，先跟山东大汶口文化进行了联合，这个过程就形成了一个新的文化，叫龙山文化……"[1]这又与我们前述的借交融互渗之通途，令中华文明凝聚在一起，所见略同。

人们还感兴趣另一个问题，良渚及周边遗迹中丰富的玉器，原料从何而来？方圆千余里，只发现很小的玉石矿区，难以解释原料来自何方。一个占主导的假设认为来自辽西及甘肃以西一带，是借贸易等交往而来的。考虑到上述的刘刚《文化的江山》中讨论的"从良渚文化出发"历史路线，也包括叶舒宪揭秘的"西玉东输"之途，上述这些假设完全可以相互参照、佐证而成立。

3. 玉文化，早于其他要素，凝聚了中华　　这是叶舒宪研究后的重要发现，并颇受国内外专家注重。2019年4月在上海市社会科学创新研究基地"中华创世神话"新成果发布上，叶舒宪介绍了有关中华文明探源的新发现，将中国文化起源推到了1万年前："年代大大早于汉字的'玉礼器'，可以说是一种华夏精神和物质的符号。文学人类学家从中能够解读的文化史传统竟长达1万年，比传统文献所记载的'华夏五千年'多出一倍时间。"遂提出他的玉文化先于其他要素而统一中国之说[2]。

长期以来，叶舒宪团队深入西北地区进行了14次考察，梳理出了"西玉东输"的运动轨迹和脉络，考证了新疆和田玉如何通过河西走廊输入中原，并成为商周两代统治者的精神崇拜。根据这些考古发现，人类学家在中国西部7个省区划出了总面积达200万平方公里的"中国西部玉矿资源区"。并借助考古，确认从兴隆洼文化，到红山文化；从河姆渡文化，再到石峁文化：史前的玉器从贝加尔湖畔一直到长江流域广泛分布，"逐渐形成了以玉为礼、以玉通神的文化传统和礼制基石"。这是叶舒宪得出"玉文化先统一中国说"的观点之基石[3]。他们指出，铁器进入中国仅4 000余年，明确的汉

[1] 刘刚,李冬君.寻找文化中国,从良渚文化出发——《文化的江山》新书发布会[N].新京报,2019-11-10.

[2] 玉文化是江南文化最深远的精神原型[N].文汇报,2019-1-18.

[3] 叶舒宪.玉石神话信仰与华夏精神[M].上海：复旦大学出版社,2019:440.

字（以甲骨文为标识）形成，约3 000多年；但玉文化的形成，若以良渚文化为标志，则应该有6 000余年；若算上更早的兴隆洼文化，则有8 000余年的历史。

具体而言，叶氏根据考古发现，距今4 000多年前，陕西榆林石峁文化与广东韶关的石峡文化，不约而同地出现批量使用玉器现象，两地北南可连出一条直线距离1 800公里线，两地各方面（如气候、温差、降雨量、地形、地势、动植物、农作物、生活方式等）相差都很大，毫无可比性，可玉礼器却类似，值得深思其背后因素。石峁向西约700公里是甘肃河西走廊的齐家文化遗址，石峁向西南约700公里是黄河上游青海民和喇家遗址，这两地同样发掘出距今4 000年的史前玉礼器，它们在时空上也有密切关联性。

据诸多此类证据，叶舒宪归纳认为石峁遗址就是联结史前西北玉文化与中原文明的最重要节点或中转站。他进一步演绎出此时期玉器传播的四条路线[1]：① 玉璧玉琮：沿良渚文化—陶寺文化—石峁文化—齐家文化等传播。② 玉璋：沿石峁文化—偃师二里头—山东龙山文化—四川广汉三星堆—广东增城（广东东莞）等传播。③ 玉璇玑：沿山西芮城清凉寺—石峁文化—山东龙山文化—辽东半岛新石器文化等传播。④ 玉人头像及玉鹰：沿石峁文化—石家河文化—禹州瓦店等传播。据此叶舒宪指出，玉器以上四类传播路线"合起来构成两纵两横的交叉网格，将玉文化先于武力和政治而统一中国的轮廓和盘托出"。

在我们看来，这透视出一些重要资讯：联系到前述的石峁附近襄汾陶寺遗址，也是距今4 000年上下，后者可能是汉字形成过程中的第二个重要节点；石峁则是玉器长途传播的"二传手"，两地相距只不过区区200多公里，不能不联想到两地的古文字与玉器之间的某种关联性。榆林石峁与襄汾陶寺也因此被考古界称作华夏北域早期文明之"双璧"。

玉文化先"统一"长三角，后又先于文字等要素"统一"了中华（此时，襄汾陶寺的"朱书陶文"还很简陋，属早期雏形）。故叶舒宪接受记者采访时强调"玉文化是江南文化最深远的精神原型"[2]。据考古获得的一系列真切的支持性证据，叶舒宪建构并完善其"玉文化先统一中国说"，且把中华文明发生时间坐标向前推至距今5 000～4 400年前。这与前述的陆星原对汉字演变之演绎有所耦合，可以相互参照。

从一个对健康传统认识有所深究者，笔者对叶舒宪的相关研究成果表示欣赏与敬佩。他的相关研究理路及其推论过程等，体现在其诸如《玉石神话信仰与华夏精神》[1,3]等著作中。对此，可参考研习之。作为补遗，对叶舒宪相关研究，笔者关注已久。他的"大传统（无文字文化）""小传统（文字记录）"等概念，笔者研习后认为颇具合理性，并

［1］ 叶舒宪.玉石神话信仰与华夏精神［M］.上海：复旦大学出版社，2019：440.

［2］ 玉文化是江南文化最深远的精神原型［N］.文汇报，2019-1-18.

［3］ 叶舒宪.玉石之路踏查之续记［M］.西安：陕西师范大学出版总社，2020：1.

借此思路写过相关文章，讨论过中国健康传统等历史问题，认为颇具历史方法学意义[1]。

4. 承载着太多文明信息的玉文化　　其实，说起玉石中国人都不陌生，甚至大字不识一个的老者都不例外。从女娲补天炼五色之石，大禹治水有功天赐玉圭，《山海经》记载大量稀奇古怪之各色玉石；到"禹会诸侯于涂山，执玉帛者万国"，秦始皇统一要以玉玺为象征；后世君子好自比德于玉，学习交流常自喻琢玉（切磋）；乃至于今人名字常以带玉字或玉偏旁者为佳。这些都表明，玉早已升格为东亚区域诸多族群的一种图腾或精神原型之意义。

大概就在良渚文化繁荣期，长期日积月累，中华大地东、南、西、北、中不断磨合交汇，玉石被神圣化、传教化了——似乎上等之"玉"就代表着神，就是宗教，就是信仰，就是图腾。拥有玉，就代表该人具有了与神（天）沟通之能力［通神（天）］，也就具备了领袖地位及号令天下之力。对此，笔者在1994年的著作（《走出巫术丛林的中医》）中，对通神（天）的古文化之深刻寓意曾做过阐述[2]。那时候，与神（天）沟通是中华古贤梦寐以求的最高境界。故《黄帝内经》以《上古天真论》《生气通天论》为开头，首言"黄帝，生而神灵……成而登天"。战国文物《行气玉佩》上有铭文45字，详细记载了大周天（督任）运行之规律，被认为是最早记录经络及导引吐纳之文献，而玉佩则是当时士大夫配之以增强通天法力之神圣物；借助玉，这些都整合成一体。对玉有了这些铺垫性认识，上述这些就不解而通达了。

玉石神圣化的过程，叶舒宪在《玉石神话信仰与华夏精神》中有过较细致的推演分析，可参考之。他接着说："研究中国，要读懂一个'囯'字，这是与繁体'國'字共存的民间俗字——外框是城墙，里面就是'玉'。"幅员辽阔、族群众多的中华民族，漫长历史过程中如此紧密地联结成一体，就是与其内在文化传统有关。"玉"就起到着这种物化了的凝聚力之功[3]。但凡冠以玉的，非神圣，则美好，如"君子温润如玉""洁白如玉""化干戈为玉帛""宁为玉碎，不为瓦全""瑕不掩瑜""完璧归赵"（和田玉）等。《诗经》中赞美玉的诗词很多，如"有女如玉"（《野有死麕》）、"美如玉"（《汾沮洳》）、"其人如玉"（《白驹》）、"维玉及瑶"（《公刘》）、"瑟彼玉瓒"（《旱麓》）、"玉之瑱也"（《君子偕老》）、"温其如玉"（《小戎》）。也许，正是在这些意蕴上，费孝通曾用"玉魂国魄"来概括中华民族的基本精神。

"玉"承载的所有文明信息之中，或许"化干戈为玉帛"最有点睛画龙意义，最能突出中华文明的传世价值，也最有现代的救世补弊之功。

［1］何裕民.从"人文引领健康"到健康人文学——"大/小传统"视域下的健康人文学之建构［J］.医学与哲学（A），2017，6：14-17.

［2］何裕民，张晔.走出巫术丛林的中医［M］.上海：文汇出版社，1994：1.

［3］叶舒宪.玉石神话信仰与华夏精神［M］.上海：复旦大学出版社，2019：442-447.

三、与玉齐名的桑绸：助"化干戈为玉帛"成为现实

在中国，玉帛常常是并称的，它们的商业价值、文化含义及精神力量也常类同，故玉文化也常统称玉帛文化。

1. 桑蚕开发利用，中华的一贯优势 桑蚕产品，即蚕丝绸缎等，简称"帛"。中国是桑蚕的最早发现国及开发国，中国在桑蚕方面的优势，一直延续到近现代。

早在1926年，清华大学考古队便在山西发掘出距今6 000～5 000年前的一枚被刀切割过的蚕茧，似乎可证明是蚕丝起源的实物证据。在距今7 000年前的河姆渡遗址中，已发现有利用蚕丝制作的遗迹及遗物，表明那时蚕的养殖加工已和种稻、养猪及建筑中制作卯榫等一样，成为先民生活的一部分，且野蚕已驯化成功，进入了人工饲养阶段。1958年在浙江吴兴新石器时代遗址中发掘出一大批丝织品，经鉴定，是缫丝精加工而成的，提示至少距今5 000年前，太湖流域已出现蚕桑丝绸的批量生产，且达到了相当高的水平。楚地著名的蚕桑基地湖北荆门附近屈家岭遗迹（距今5 300～4 600年），出土了大量大小不同的纺轮，表明当时的纺织业已颇具规模且技术丰富，已能满足各地对织品的不同需求，已超越单纯穿衣之需，如还有用于家庭和宫庙装饰的。20世纪80年代发掘的河南荥阳青台村仰韶文化遗址中，有距今约5 500年的丝织品和纺织工具，说明当时纺织生产已较为发达，丝织品也比较充裕。甚至有给死了的孩子裹尸用的比较粗糙的裹尸丝织布。此外，人们在距今5 000年前后的南北各新石器时代文化遗址中，都发现了若干蚕形、蛹形等的饰品。

这些都表明，在中国桑蚕的利用很早，且似乎中华多地区都有桑蚕利用遗迹。故学者刘克祥认为桑蚕的利用可"上溯到距今六七千年以前，其准确年代则有待新的考古发掘资料的证实。黄河流域、长江流域两个地区蚕桑丝绸生产的起源和早期发展，是平行的和各自独立的，既无明显的时间先后，也无明显的传播和承接关系"[1]。这一说法，前半句似能成立：各地有平行的蚕桑基地（一如稻麦生产、卯榫结构一样，各地似乎是百花齐放）；后半句则需进一步求证，因为有证据表明，当时相互间贸易往来已较频繁，说"无明显的传播和承接关系"，需十分慎重。

在我们看来，桑蚕开发利用中的相互传播和影响，恐难避免。法国年鉴学派的著名历史学家费尔南·布罗代尔（F. Braudel）在《地中海考古——史前史和古代史》中[2]

［1］刘克祥.蚕桑丝绸史话［M］.北京：社会科学文献出版社，2011：45.

［2］（法）费尔南·布罗代尔.地中海考古——史前史和古代史［M］.蒋明炜译.北京：社会科学文献出版社，2005：139-141.

已发现了约5 000年前的从高加索地区一直延伸到中国的"丝玉之路",似可佐证这种交往的存在。这也可解释何以埃及第21王朝(3 000年前)的木乃伊身上穿着成都出品的丝绸[1]。

2. 精美丝绸,升华为特殊的精神象征　制作精美之丝绸,除了有御寒之功能外,更有观赏、享受(穿在身上的糅合、贴身、滑润等舒适感)等价值,突显出当事人显赫的身份。故很早以前,精美丝绸就异化为身份的标志。

1972年,长沙马王堆出土了西汉早期古墓(距今2 200年),发掘出许多珍奇遗物,其中丝绸不少。如有几十件保存完好的袍子、裙、鞋、袜、手套等及46卷各类丝绸面料。1号墓出土了两件如蝉翼之素纱襌衣,衣长128厘米,袖长190厘米,重量轻得出奇,分别仅为48克和49克;拿在手上轻盈似无物,展开后如同托举一片烟雾;襌衣上单根丝纤维只有现代普通丝织品一半粗细,比发丝还细;且衣边装饰的绒圈锦,有丰满华丽的立体感,可以说精美绝伦(图7-1)。

这类丝绸,在2 000多年前的当时(哪怕在现代也一样),从原料、印染到编织工艺等都是绝对的"高科技"[2],独一无二而靓丽,能不让爱美之人心动? 人们对其惊

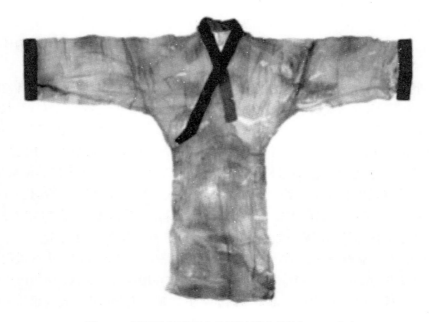

图7-1　马王堆汉墓出土的素纱襌衣(距今2 200年)

[1] 朱大可.华夏上古神系[M].北京:东方出版社,2014:154.

[2] 有科技史专家把丝绸等视为中国新认可的四大科技发明之一,参见第二十章。

艳不已，急切地希望获得之。因此，精美之丝绸，很早就被赋予了特殊的意义与价值，它与带有某些神圣性的精美之玉，一起组合成为"玉帛"。

无法考证从什么时候开始起玉帛变成了特殊之礼物——至少不晚于4 000年前的夏鲧时期，因为《淮南子·原道训》说的夏鲧与禹交接之事，就谈到"执玉帛者万国"——这一特殊之礼。玉帛首先用于祭祀。古代祭祀，是非常隆重之事，"国之大事，在祀与戎"（《左传·成公》）。笔者于1994年曾在《走出巫术丛林的中医》里讨论过祭祀对上古民众的特殊意义，它是获得上天及祖先授权，从而拥有权力，号令天下之关键[1]。其次，玉帛也是用于国与国间交往与交际时的尊贵之礼，表示睦邻友好，守望相助，和谐相处。上述的"执玉帛者万国"中体现的就是这一点。再次，玉帛亦泛指财物及身份。前述的妇好墓中遗物中都有绢、罗、绮的纹理或痕迹等，就是例证。

3. 玉帛相见，成为"天下"交往之主色调　尽管早期历史上华夏大地上也有争讼征战，但相较于中亚、北非、欧洲等地（包括北美等），血腥争战相对而言还是少多了。除了北方游牧民族常常南侵中原、掠夺华夏，在北方沿线一带争战发生较为频繁外，过了黄河血腥战斗稀疏松少多了。对此，"玉帛相见"之习俗，自有其重要的观念引领作用。至少，始自春秋战国时，"玉帛相见"已成为天下交往最常用的礼节及俗语。"玉帛相见"其意为：① 双方或多方相见，表明以礼相待，友好相处，避免争执等。② 提示宽衣解带，相互除去戒备，坦诚相处。③ 隐喻你我都有身份，君子相交，和谐为佳。大概从那时候起，玉帛相见就成为中华文明的优秀传统之一。

从事服饰研究的学者认为："从桑林祈雨、神树扶桑的典故，到驯养家蚕、缫丝织绸的史实，丝绸的故事彰显出中国哲学中'天人合一'的和谐思想。丝绸通过丝绸之路，对华夏衣冠文化乃至全世界人类文明产生深远影响。"[2]因此，"玉帛相见"远播海外。至少有证据表明，早在先秦，中国丝绸以礼物及商贸等方式，远播数千万里之外的西亚、俄罗斯远方及近欧等地，且很长时间（可以说直到17世纪末），中国都享有"衣冠王国"盛名，在这过程中布料、丝线、丝绸、衣服与茶叶、瓷器、香料等随着贸易往来，在与周边民族交流、互通、交易的相互融合、碰撞中，演绎出一幕幕精彩的人类文明融汇图景。在这过程中，医药知识与技能等也应该相互渗透，相互长进，互通有无。

"玉帛相见"影响余波至今。近百年来，丝绸之路研究一直是显学，从19世纪末至今海内外学者的研究著作不断。仅近期被译成中文在国内发行的就有英国历史教授彼得·弗兰科潘《丝绸之路：一部全新的世界史》、耶鲁大学历史教授芮乐伟·韩森《丝绸之路新史》、美国汉学家比尔·波特《丝绸之路》等。中国本土学者的相关研究

---

[1] 何裕民,张晔.走出巫术丛林的中医[M].上海：文汇出版社,1994：66-90.

[2] 蔡欣.丝路之绸何以丰满了华夏衣冠文化[N].文汇报,2022-3-2.

更多。复旦大学历史学教授葛剑雄认为"China"有两种解释:① "秦"之谐音。② 波斯人将中国称为"丝国",此发音慢慢演变为"China"音。至于通常说的瓷器为china,是欧洲人用此来指代中国商品,故China的原始含义应该是丝绸。葛剑雄的这一与众不同之见解值得重视。因为历史上丝绸就是中国的名片,今天依然如此,丝绸仍旧是人们喜爱之物。

我们有充分理由推理认定,"一带一路""人类命运共同体""天下大同"等,都是这个"玉帛相见"的余波之所及。也就是说,中国人倾向于借助贸易互通有无、互惠互利等方式,增进友谊,加强了解,共同促进发展。由此,世界可形成人类命运之"共同体",你我休戚相关、相互依存的萌芽,早已播下。在当今,这更应该是理想世界的发展之途。

回过头来,历史学家常对郑和多次下西洋只带去礼物(玉帛等),却不带有任何功利性、丝毫没实际经济利益之举,颇感不解。联系到晚于郑和百年左右的西欧远航者们个个功利性十足,杀气腾腾,完全以征服、掠夺、占有等实际利益为目的,不行就烧杀抢掠,无恶不作。对比之下,全然异趣。这只能说,是源自海盗(游牧)文明与农耕文明的根性之差异。

4. 化干戈为玉帛,族群矛盾处理之法宝 《淮南子·原道训》记录了一个经典历史趣事:"昔者夏鲧作三仞之城,诸侯背之,海外有狡心。禹知天下之叛也,乃坏城平池,散财物,焚甲兵,施之以德,海外宾服,四夷纳职,合诸侯于涂山,执玉帛者万国。"意思是夏之老首领鲧主政时,建造了高高的城池以保家卫民,但人们却都躲避他,别的部落也对夏虎视眈眈。继任者禹主政后,得知天下不太顺从,遂反其道而行之,拆毁城墙,填了护城河,分了财产,销毁兵器,以德政为主,教化百姓。结果反而天下臣服,人人各尽其职,其他部落则纷纷归附。遂有著名成语——"化干戈为玉帛"。这正是上述"玉帛相见"精神之升华——从原先的主要涉及人人关系、人友关系,上升为处理不同族群及利益团体之间的关系准则。

周代是低调处理族群相互关系之典范,故孔夫子反复说"吾从周"。记载宣扬"执玉帛者万国"的《淮南子·原道训》,则是以"道家为主,兼容法家"的思想理路来点评历史的。正是经过儒道两家的大力弘扬,"化干戈为玉帛"成为后世中国人处理人际关系、族群关系、不同利益集团之间,乃至国家及国际关系中的冲突及矛盾的首要原则——能不刀刀相见的,尽可能先别杀个你死我活,找到最佳契合点,双方各自有所退让,尽可能协商解决;不是动不动诉诸武力,借强权及争战解决矛盾,而是玉帛相见,隐含"利益交换",谈判协商,不断微调,最后双方达成妥协,尽可能以平和方式解决冲突及矛盾。故有脍炙人口的"化干戈为玉帛""纳土归疆"[1]等处事及处世准则,更演绎

[1] "纳土归疆"指吴越国王钱弘俶免于兵燹,一统中国之事件,见本书第十九章。

成为处理诸多复杂事物之方法论之一,遂有后世的"王道"及"霸道"之争。

中华历史上,践行"化干戈为玉帛"太多见了,以至于成为民族的一种思想及行为传统。妇孺皆知的武将廉颇与丞相蔺相如的"将相和"就是一例,它涉及的是同事关系。汉时王昭君出塞外嫁匈奴,与匈奴通好;唐文成公主外嫁吐蕃,与英主松赞干布修好;唐弘化公主入吐谷浑,与国王诺曷钵完婚;唐宗室女金城公主入西域,与苏度摸末完婚,苏度摸末死后,弘化公主次子闼卢摸末来唐求婚联姻,高宗又将宗室女金明公主许嫁给他,并封闼卢摸末为左武卫大将军梁汉王……这些,都是上述思想实施之范例,都涉及国与国,或不同民族之间的关系。对此,尽管人们可从不同角度(诸如爱情、个人与国家关系等)做出不同评判,但作为一类处理各族群、各利益集团及不同国家之间矛盾的重要原则,化干戈为玉帛较之仅借强权及争战解决大小矛盾的域外(特别是欧洲、中东等地)的通常做法,还是有其独特价值的。

前已提及,相比较而言,历史上中华版图中血腥的征战明显少于欧洲及中东等地,上述原则不能不说厥功至伟。这些思想价值依然体现在现代中,如习近平主席2016年新年贺词中说:"衷心希望国际社会共同努力,多一份平和,多一份合作,化干戈为玉帛,共同构建各国人民共有共享的人类命运共同体。"

四、卯榫结构:工匠精神背后折射出的凝聚力量

另一个不得不提的是卯榫结构。

1. 早于汉字走遍天下的卯榫结构　有学者依据历史,认为"卯榫"也是比汉字还要早的华夏文明记忆。此类复杂而人工精心制作的木结构,既体现了中华古贤的智慧及工匠精神,又是一类实用技术,推动着先民生产及生活诸多方面之改进。作为一类交融力量,与玉石、桑绸、汉字等"协同发力",共同凝聚了中华古文明。

距今7 000多年前的余姚河姆渡遗址的遗迹中出土了几百件木构件,都是卯榫结构,包括柱头、柱脚榫、梁头榫、带梢钉孔的榫、燕尾榫、平身柱卯眼、转角柱卯眼等,有的甚至一个连接点上存在多处复杂的木制结构,说明当时建房的木质材料施工时相交的连接点处已较多地采用了此类技术。这是迄今为止全球发现的最早的木质卯榫结构,明显早于成熟之汉字,标志着当时木质制作技术之突出成就,被考古学家称之为奇迹。联想到当时古贤是用石斧、石凿、骨凿之早期工具制作,崇敬之心,油然而生。

卯榫结构是当时的先进工艺及实用技术,因其固有优势,遂逐渐普及开来,四处播散。如在距离河姆渡遗址十几公里、时间上稍后于河姆渡的慈城傅家山遗址(距今约7 000年)中,出土了带有卯榫的建筑构件,其复杂性似比在河姆渡遗址中出土的构件更高出一筹,如有多块双榫槽板、两侧凿出圆弧形凹槽等。显然,这既体现出相当先进的实用水平,又反映出某种进步。

木质卯榫结构很快传及天下，如仰韶文化遗址也出现类似结构，在河南北阳平遗址（距今约 5 000 年）中保存着大量炭化木构件，就有类似的卯榫结构。在稍后的其他地区遗址中，卯榫结构是常见出土文物。如河南汤阴白营遗址中（距今约 4 200 年），水井架交叉支撑运用了卯榫。青海乐都柳湾遗址（距今约 4 000 年）墓葬中，充分运用了卯榫结构以固定棺椁。迨至商周时期，卯榫结构已遍及东亚各地，且达到了十分精细的水平。《楚辞》中的"方枘圆凿"，就是理论概括。可以说"卯榫联结"是中国古贤的伟大技术创造之一，反映了当时工匠之心智与技巧，与中国文化休戚相关——卯榫凸凹的相互耦合契咬状态，折射出阴阳交错、虚实相扣、盘根错节、互根互补之哲理意蕴。实用的技术发明夹带着相应的思想观念，既传遍天下，也把天下有序地整合起来，就像卯榫将不同板材咬合成一体一样。

2. 背后的科技及文化力量，令人折服 虽然粗粗一看，卯榫结构好像很单薄，却在整体上能够承受很大压力。因为卯榫是相互咬合、相互支撑性的构造。从现代看，它很好地契合了力学原理，同时许多卯榫结构也考虑到木质结构长期日晒雨淋、热胀冷缩中可能出现的松动等，做出兼顾[1]。这些，让后世人们叹为观止。

虽海外也较早有了类似的卯榫结构，但是木质的结构海外远古较少，主要存在于大型的石类建筑中，且似乎尚无早于河姆渡遗址之证据。纪元以后陆续在多地出现的木质卯榫结构，却可能是华夏文化传播之果实。

卯榫结构可在无需其他力量介入的情况下实现牢固的连接，是一种简单、稳定且普遍适用的连接方式。今天它的应用仍极其广泛，可以说生活的方方面面到处有卯榫智慧之延伸。在精密实用的卯榫工艺中，既体现出中国先民的探索及工匠精神，也促使人们意识到事物间的交错及咬合关系，并以实物方式折射出中国古文明的美学素养。

五、多因素之"矩阵"，协同触发了交融态势

对于上下数千年聚而不散、横跨数万里凝练成一体的中华文明，人们不禁要追问靠什么力量才有如此向心之力。我们继续罗列一些见解，以期对此问题有更深化的认识。

1. 秦汉：百家争鸣，诸家杂糅，欲建立"统一秩序" 潘岳在战国与希腊比较中认为："中华文明的稳固形态确立于秦汉，演变之关键处在战国。读懂战国，才能读懂中国道路的内心世界。"就像"古希腊文明是源中之源。读懂古希腊，才能读懂欧美现代

[1] 范昕.榫卯比汉字更早的华夏记忆［N］.文汇报，2018-3-21.

文明的内心世界"一样[1]。轴心时代战国和古希腊面临相似的历史境地，都陷入了内部战乱，都出现了统一趋势；最后赢家都不是核心圈内国家，而是边缘地带的国家。两者的根性差异就在于知识人"统与分"意识的不同[1]。希腊我们不说，春秋战国是"中国历史上思想自由的第一个高峰"，以往人们较多注意到"诸子蜂起，百家争鸣"（分），其实当时"诸家杂糅"的相融相合趋势也十分强势。潘岳枚举诸多新近出土文献提示，当时儒家与道家、儒家与墨家、道家与法家等诸子百家中都有程度不等之混同。"在秦征服六国前，诸子百家的思想融合已经开始。"诸子各家虽学术思想差异颇大，但有一条共同底线：欲建立"统一秩序"。

的确，战国末期到西汉前期有比较明确的各种思潮趋于融合交汇之势。20世纪30年代就有学者总结出这一思想趋势，如光华大学教授姚舜钦在《秦汉哲学史》中就认为：此时的哲学是"混成的""翻陈出新""互相融通"。其他著名学者，如张东荪、蒋维乔、吕思勉等对此都表认同。在典籍《吕氏春秋》《尸子》《鹖冠子》等中也都体现有融合趋向，《史记·太史公自序》说："其为术也，因阴阳之大顺，采儒墨之善，撮名法之要，与时迁移，应物变化，立俗施事，无所不宜。"更是明确例证。

综合各种资料，可以说秦汉之际，自然、社会、个人等都已涵盖在一个由"一"（天、道、太一）、"二"（阴阳）、"三"（三才）、"四"（四象、四时、四方）、"五"（五行）、"八"（八卦）、"十二"（十二月）等构成的自洽大体系中。在这庞杂体系中，道家形成了对自然之把握，儒家形成了完整社会人伦观，墨子提出了逻辑说及鬼神观等，社会上并诞生了阴阳、五行等思想工具，医学界则催生了五脏六腑、气血津液、病因病机等理论知识，也就在这一文化大氛围中，渐次诞生了中国医学之典籍——《黄帝内经》。

2. 融合，是多方面合力所促成　潘岳在比较战国与希腊时着重提出，是荀子促成了"统"这一重大事件。作为战国最后一位儒学大家，荀子以其综合各家所长之优势，"兼容复杂思想底色"，是"东方（秦国以外）世界的精神领袖"。可以说，荀子是战国末年诸子思想集大成者，如他批判墨家不懂建设国家秩序，却吸收其"兼爱"思想，发展成"天下政治"原则；批判道家只通天命不通人事，但吸收了其非人格、无善恶的天命观，发展出"制天命而用之"思想；批判黄老学派"有诎而无信"，但吸收了其经济思想，肯定了商业对国家的价值。故他"将孔孟追求的'纯粹'儒家，变成为驳杂宏阔的'大儒家'"。他的两大弟子韩非、李斯也受他影响，都兼有法家等的杂家精神；一个集法家理论大成，一个践行法家思想；在两位弟子的配合下，秦最终完成了一统大业[1]。

笔者一直对荀子崇敬有加。纯粹就思想观念来看，此说似可成立。重大历史事件之追溯，总可以找到一两位鹤立鸡群的引领者，他们振臂高呼，其之见解及作为常可引

[1]　潘岳.战国与希腊：中西方文明根性之比较[J].文化纵横，2020，3：1-18.

领并左右历史大势。但须知，他们本身也是历史及社会发展之产物。更深层次的根源（根性），应该到催化他们思想观念成熟的文化背景中去寻觅，也就是通常所说的，要结合思想土壤做出分析。

2009年，中国科学技术协会北京香山科学会议专门开展了中西医学思维方法的研讨会，笔者提出"重要的是'土壤'，而不是'雨水'"，并发表了相关的论文[1]。认为春秋战国之间，中国思想学说领域许多核心观念已趋于成熟，诸如天下互渗、互动、相互影响，"通天下一气耳"，天下万物"一气牵系"，"自然乃整体也"，"有诸内，必形诸外"等都已成熟，或相继呼之欲出。这些正是当时有识之士欲建立"统一秩序"的背景性因素。也就是说，相应土壤已具备，只等"雨珠"下落，荀子等诸贤只是水到渠成之雨珠。在此，笔者丝毫没有埋汰荀子等大贤的引领性意义之意，只是借助大叙事视野，探究精神思想演变之过程。

3. 恩格斯的"历史合力论"与四要素说　笔者认为，正因为早期商业频繁的互通有无、交融沟通，玉石（玉帛）的遍行天下，文字的融合你我，卯榫等实用科技的攀比学习等，酝酿塑造了上述土壤的理化因子，诞生了相关思想认识及观念等。商业、玉帛、文字及卯榫等，尽管各自属性迥异，但均与古贤的日常生活（生存）休戚相关，且蕴含着相应的精神性力量，催生古贤萌发了上述认知，催促人们试图建构"统一秩序"。这几者中谁先谁后、谁主谁次，是个专业问题，本书不做深入探究（自知也难以做到）。但这些要素共同形成"矩阵"，组合成合力，协同发力，应该是顺理成章之事。

在这类复杂问题上，听听哲贤的教诲是有益的。对此，笔者欣赏恩格斯的"历史合力论"。1886年，恩格斯发表的《路德维希·费尔巴哈和德国古典哲学的终结》中，第一次对此类问题做出阐述，他认为历史是这样创造的："最终的结果总是从许多单个的意志的相互冲突中产生出来的。而其中每一个意志，又是由于许多特殊的生活条件才成为它所成为的那样。这样，就有无数互相交错的力量，有无数个力的平行四边形，由此就产生出一个合力，即历史结果。而这个结果又可以看作一个作为整体的、不自觉地和不自主地起着作用的力量的产物。""每一个单一因素……都达不到自己的愿望，而是融合为一个总的平均数，一个总的合力""每个因素都对合力有所贡献，因而是包括在这个合力里面的。"[2]

可以说，商业、玉帛、文字及卯榫（及其他可能未被注意到的）因子等组合成矩阵和合力，促进了轴心时代前华夏大地交融互渗、向心性旋涡及凝聚之势，并有了统合之执

[1]　何裕民.重要的是"土壤"，而不是"雨水"——关于整合思维与象思维[J].医学与哲学，2010，12：8-9.

[2]　恩格斯.《路德维希·费尔巴哈和德国古典哲学的终结》，见：马克思恩格斯选集[M].北京：人民出版社，2005：697.

念,滋生了天下、大同、一统、化干戈为玉帛等重要思想。而且,包括和谐、"一带一路"、人类命运共同体、协商解决冲突等理念的原型,都可以从中寻觅出雏形。因此,当下这些要素仍有其充分意义。在后世的中国医药学发展中,上述要素都有顽强之体现。对此,在后续论述中会陆续有所涉及。

作为多余的话,通过历史寻觅及未来展望,我们认为戴蒙德在《枪炮、病菌与钢铁:人类社会的命运》中总结影响人类历史演进之三要素:武力、疾病、生产力的基础上,似乎还应再加上互通有无之贸易——是生产力、贸易、疾病及武力等组合的矩阵,左右着人类命运(包括地缘政治)的发展态势。当然,这只是一家之言!

4. 施展:中国的"枢纽性"意义　一位学界新锐——施展,早期主修工科,后来迷上了哲学与政治学。他打破一般历史叙事中的中原视角,展现了对超大规模、多元一体中国之历史叙事。认为对内,中国是个多元一体的体系;对外,中国是世界秩序之枢纽。认为对中国超大规模的理解,才是理解中国问题之关键。这首先体现在中国人口的超大规模和中原连片农耕地区的超大规模上。在古代,这构成中华文明区与其他文明区的重要区别,也使得帝国朝廷能以低成本获取庞大财政资源,压制地方性反抗力量,故中国较早建立了大一统。宋代之后,再也没出现长时期分裂状态。这与欧洲、中东等构成鲜明对比。大一统的政治又可通过中国传统文化获得有力的论证,文化与政治互相促进,于是中国成为唯一未中断、持续发展至今的古文明。

施展还认为,中原地区形成一统大帝国后,由于力量对比变化,导致草原上游牧部落结盟也形成帝国;两大帝国频繁互动,催化了一系列变迁。双方有着极其深刻的"互塑"关系,彼此互为生存条件,相互维系成一体,能让其中每一方都释放出更大历史意义,从而构成一庞大的共生体系。他指出,所谓中国历史,就是这共生体系的演化史,最终整合成了汉、满、蒙、回、藏等各种要素之多元帝国。中国"多元一体"之结构,正是在这过程中被塑造出来的。所以,他把书命名为《枢纽——3 000年的中国》[1],其隐喻就是说中国是互动之最重要的"枢纽"。

施展结合当今现状进一步认为,中国的超大规模性,在现代转型当中再次成为一个关键变量。一旦中国加入一个开放的世界经济体系,就会变成中国的竞争优势。但这种优势要想释放,前提是需先完成政治整合,有能力作为一个整体加入世界经济体系。此时,超大规模优势才可真正地释放出来。[1]

他还指出,现代世界的三大构成要素(海洋、大陆及海陆中介)中,中国再一次可以成为秩序枢纽性中心。作为体系的中国,内含海洋和大陆等多种要素,通过历史演化与现代整合,可凝聚为一个共同体。中国因此得以同时嵌入在现代世界的各种秩序之

[1]　施展.枢纽——3 000年的中国[M].桂林:广西师范大学出版社,2018:1.

中，作为海陆中介（枢纽），因其超大规模而能将人类秩序整合为一体。这是中国作为世界秩序自变量的真实体现，也是中国的责任担当。

施展展望，中国的世界责任在这过程中可以获得最佳呈现；中华民族伟大复兴，也可以在这里找到最深刻意义。中国也将因此突破西方的单一线性的现代化范式，为人类提供更丰富的可能性。[1]

施展此见解因影响颇大，作为一说，置于此。后面论述，有可圈点之处，但笔者对其前提有所保留：需清晰界定因果前后关系——超大规模，本身是聚合之因，还是果？首先需明确。作为反证，历史上大板块疆土分裂成诸多碎屑状的，并非罕见，而是常态。欧洲是这样，印度也是这样，南美也是这样。英国控制印度之前，印度就裂变为多个散装的国家；即使到了今天，印度本土仍远非大一统，包括语言、文字、宗教、法律等都是混杂而碎片化的。简单说，印度只是名义上的统一国家，却没有一统政府。故超大规模，并非"根性"要素，更为重要的，似乎该书并未涉及。施展之说后半部分有可取之处，但那是另外问题，故只录在此，不做展开。

[1]　施展.枢纽——3 000年的中国[M].桂林：广西师范大学出版社,2018：1.

第八章

厚重的历史积淀是创新思维之源

> 我们有足够的理由,将科学和技术看成两个独立的平行系统,两者都很重要……技术的历史比科学更长……许多科学理论,恰恰是靠了技术的力量(比如实现了实际应用、设计出重要实验等)才得以发展或被证实的。
>
> ——江晓原(科技史专家)

一、从《天问》,到丰富的星象记录,到天文学贡献

大凡中国人都因端午而知道屈原,或知道屈原是爱国诗人,也许还听说过他著名的《九歌》,但不一定知道他的《天问》。因诗歌体的《天问》中引用典故和史事太多,年代久远,人们理解较为困难,故其意义少为人知。其实,学者们认为《天问》其意义完全可媲美《道德经》。《道德经》更侧重哲学原问题,《天问》则更多涉及自然科学及社会人文难题,是科技史上赫赫有名的重要文献。于其中,可以管窥中国早期科学精神之萌芽。

1. 从《天问》到《天对》与《天论》 《天问》系屈原(约公元前340—公元前278)所写,共1 500多字,374句,提出了170多个问题,涉及对"天地""宇宙""自然"现象及"人性""社会""道德"等一系列"拷问"。这些问题哪怕在现代,也都是深刻、宏大而难以解答的理论命题。其重点追问两大问题:自然宇宙、人类社会。前者涉及"混沌天体""日月星辰""地理形成""鸟兽草木"等天地万物,如:"遂古之初,谁传道之?""上下未形,何由考之?""阴阳三合,何本何化?""日月安属,列星安陈?""东西南北,其修孰多? 南北顺椭,其衍几何?""焉有虬龙,负熊以游?""靡蓱九衢,枲华安居?"等等。细归之,其中涉及天文问题30余个,地理问题40个,另有近90个涉及社会人文。也许,这类问题多数至今仍"无解",但科学与理性就是起源于对自然现象及问题无休止,或无意义之追问。有鉴于此,有学者说不应仅把屈原看作伟大的"诗人",而且应视其为杰出的"思想家"和未知世界的伟大"探索者"——他大胆探索宇宙奥秘,且提出自己的认识体系。

人们常说中国只有技术,少有科学。这有一定的合理性。因为中国是农耕文化,更注重的是实用精神。但中国并不缺乏科学和探索精神,也不缺乏理性思维;缺乏的是建立在数理逻辑基础上实证性、连续性的不断追寻探索。

《天问》是中国科学探索精神之体现，其对很多问题进行了追寻诘问。《天问》面世后，历史上很多学者相续做出了思考。柳宗元同样以诗歌体赋了《天对》，既是对屈原《天问》之回答，也是对先秦以来的"天人"关系及自然探索的总结、提炼和阐发。《天对》对宇宙生成论、元气（阴阳二气）推动万物运动说、时空无限性的猜测等，都有许多超越前人之处。《天对》直接导致《天论》的问世，刘禹锡曾表白说，作《天论》是为了补充和阐发柳宗元的思想。

现代学者潘知常认为，须进一步发挥中华文明的"天问"与"天对"精神。其理解的"'天问'，是对于屈原名著《天问》的借用，指的是在世界的暗夜中对于终极价值的追问"；"所谓'天对'，则是对于柳宗元《天对》的借用，指的是在世界的暗夜中对于终极价值的追问的回答。""中华文明的沧桑历程，其实也就是中华民族在'世界的暗夜中'对于根本价值的一次次的'天问'与一次次的'天对'的历程。"[1]

2020年7月，上海联合世界顶尖科学家协会（WLA）发起了云上的"太空论坛系列"，邀请包括五位诺贝尔奖得主在内的中外科学家参加讨论。讨论中人们对屈原《天问》中的30多个关于天地宇宙之疑问展开热议，部分有了科学解释，部分依然困扰科学家们[2]。可见《天问》之科学意义长期存在。

2. 彗星现象与马王堆"彗星图"　也许《天问》是无解的，人们觉得深奥而不感兴趣。但天学（天文、星象）是古代中国最重要的学问，中国人一直对天文星象特别关注，却是无异议的。星象观察很早就被官方所看重。老子就是星象学家，《道德经》里不少内容源自星象观察。《黄帝内经》前几篇都大谈"天人"，就是受老子思想的影响。笔者看来，"阴阳""太极"之起源，都是受启于星象观察，主要是对北极星旋转规律的持续观察之结论。在此，仅涉及历史上丰富记载的星象学内容之现实意义分析。

参与中法合作项目的博奈-比多（J-M. Bonnet-Bidaud）是一位有国际影响的法国天体物理学家、天文学家。早年受英国科技史专家李约瑟《中国科学技术史》启示，对中国科技史略有了解。他1986年来中国参加中外国际天体物理学会议，因缘际会，竟对中国古代天文学着了迷，遂展开了对东方古国及其天文学发展史的研究。他除去专业工作外，30多年剩余时间都用在了对中国古代各种天象记载等的分析整理之中。于是，有了《4 000年中国天文史》[3]。该书近300页，内容太丰盛了，在此只能枚举部分：

彗星是极重要而偶发的、不可预测的天象之一。它在较短时间内非常耀眼地出

［1］潘知常.中华文明第三期：新的千年对话——从"大文明观"看中华文明的"天问"与"天对"［J］.上海文化,2016,（12）：30-41.

［2］许琦敏.生命是宇宙演化的必然产物吗？五位诺奖得主聚首,解密宇宙终局在何方［N］.文汇报,2020-7-29.

［3］（法）博奈-比多.4 000年中国天文史［M］.李亮译.北京：中信出版集团,2020：1,38-39,57.

现在天空,通常持续几周;又在不停运动着,不断地出现在天空不同区域里。因此,彗星观察成为天文学重点之一。中国有"天地相通"思想,故早期就十分关注这类现象,且悉心追踪。根据博奈研究,彗星是中国最早记载的,早在公元前613年农历初七,春秋鲁文公十四年"秋七月,有星孛入于北斗"(公元前613年6月6日至7月5日)。"这也是世界上最古老、最可靠的彗星观察记录""另外两次明确记载的分别是公元前525年、公元前482年"。自周代以后的文献中,中国关于彗星"有着详尽的记载"[1]。而古巴比伦文献中直到公元前3世纪以后才有相关记载,且是零星散在的。古希腊人则一直没有彗星之记载,因为他们压根没认为彗星是天体,只误以为是种大气气候现象而已。[1]

值得一提的是公元837年3月22日至4月28日,中国学者在都城西安做了清晰记录,连续1个月描写了彗星现象——它的出现时间、方位、亮度等。4月5日大约凌晨3点,是它最亮、最壮观和华丽时,且连续3天耀眼,这都被完整记录在正史《新唐书》中。这是人类历史上关于哈雷彗星的完整全面记录,也是天文学家认定的(几千年来)至今为止最为耀眼、最为壮观的一次。

"更重要的是,哈雷彗星17世纪被证明是约76年一个周期,这个周期被中国历史记载所改写。"[1] 76年一次,只是粗略估计。考之历史记载,公元前240年开始哈雷卫星已29次接近地球了。"2 200年间,中国历史文献29次记载,一次都没有落下。"请特别注意,2 000多年间"一次都没有落下"![2]"由于观测记录的精确性,中国的历史记录现又被重新用于研究(校正)这颗彗星的历史。"公元141年、374年、530年、837年和1301年这些年份的文献记载,足以验证哈雷彗星的周期不规律性。确实,"现代天文学家利用这些数据发现哈雷彗星的返回周期不是恒定不变的,是可能在76 ~ 79年之间变化的。因为它除了受到太阳的引力,还会被太阳系中的行星引力随机扰动,以至于每次的轨道都不尽相同。而且返回的时间也有所不同"[1]。这对天文学家博奈来说,无疑是震撼性的!他总结说:"单凭哈雷彗星这一个实例,就足以说明中国古代天文观测令人难以置信的严谨性。""更重要的是,中国的天文学家不仅非常勤奋,而且对天象的观察结果也非常精确,以至于这些记录在今天还有很大的应用价值。"[1]这难道仅仅是巧合、运气或努力吗?自然难以简单用努力及巧合来解释,数千年的连续观察记录

---

[1]　(法)博奈-比多.4 000年中国天文史[M].李亮译.北京:中信出版集团,2020:1,38-39,57.

[2]　如此水准及态度观察天象,达到了世界最高水平的科学观察要求:全面、准确、连贯,而且它随时可能出现在天空某一方位,很不容易。其背后有一种强烈精神支撑着,否则无法解释。这种精神当然不是今天的科学探索,而是中国传统认知——中国人坚定认为天决定着一切,天象就是天意之征兆,天象的任何变异,都有其意义,昭示着什么。因此,解读之先,密切观察、描记就是第一步,而且是极其关键的一步。留下了世上独一无二的丰厚天象记录宝贵财富。

背后,有着深刻执着的专业主义精神。

根据天文史学者冯时研究,马王堆"彗星图"画着29幅形态各异的彗星。"现代天文学对彗星形态的描绘在2 000年前就被我们的先人完成了。"[1]图中不同彗星形态肯定是先贤目睹的。"如此多种多样形态的彗星会在很短时间内相继出现?要知道,对彗星细微变化的描述只能来自反复的观测实践。这当然不是短期内能够完成的。原因很简单,彗星的出没不会为一代人或几代人提供更多的观测机会。"[1]因此,冯时合理地推测:"它无疑应是古人一代代地对彗星观测记录的总结。战国时代的人们显然不可能见过如此多样的彗星,这意味着图中对一部分彗星的描绘一定是依据了在当时人们还能看到的更古老的星图。这些事实表明,至少在战国(马王堆)以前,对彗星的观测还有一段相当漫长的历史。"[1]对马王堆"彗星图",法国学者博奈也强调:"这是迄今为止关于彗星图像最古老、最全面、最详尽的文献。"[2](图8-1、图8-2)

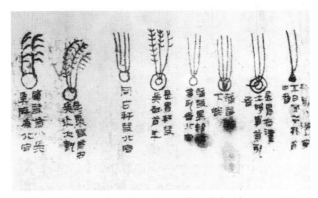

汉代帛书彗星图(马王堆汉墓出土)

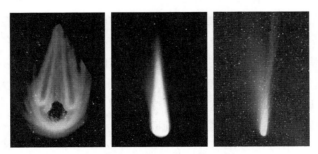

彗头分类(左起:E类、C类、N类)

图8-1 汉代彗星图

[1] 冯时.中国天文考古学[M].北京:中国社会科学出版社,2010:342-346.
[2] (法)博奈-比多.4 000年中国天文史[M].李亮译.北京:中信出版集团,2020:1,38-39,57.

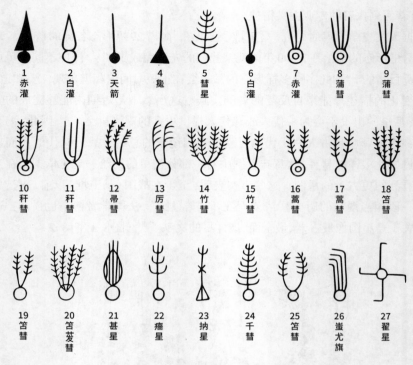

图8-2 马王堆西汉帛书彗星图[1]

博奈的研究提示，从中国的星象学历史记载中可得出的有意义结论很多，在此只能简单举例。如世界最早记载日全食是《春秋》，公元前709年7月17日（鲁桓公三年），日偏食则是公元前720年2月22日（鲁隐公三年），该书中至少记载了37次日全食，均被核实[2]。具体到曲阜地区，春秋期间250年可观察到的日全食95次，其中44次是大的日全食。而且通过中国传统历史记载来判定太阳、月亮、地球间的关系和地球自转的快慢。研究发现，历史上2 500多年间（100万天），地球累计慢了近5个小时，一昼夜偏差平均为1.8毫秒[3]，这是个重要现象。英国杜伦大学的斯蒂芬森（R. Stephenson）通过研究已证明这一点。[2]

博奈确定，关于太阳黑子观察，中国比欧洲领先1 800年。他分析认为："对太阳黑子的观察，可能是中国天文学中极具代表性的发现之一，它很好地诠释了精微、细微观察的思路和坚韧不拔的精神。这些一直是中国古代科学的特点。并且使其在相当长

---

［1］ 图见冯时著《中国天文考古学》343页，亦见博奈-比多著《4 000年中国天文史》27页。

［2］ （法）博奈-比多.4 000年中国天文史［M］.李亮译.北京：中信出版集团，2020：47,49,107,115-121.

［3］ 1.8毫秒即0.001 8秒。

的历史时期内都处于遥遥领先的地位。"[1]

敦煌莫高窟里发现了一份868年5月11号刊印的《波罗蜜经》,这是世界上已知最古老的印刷品[1]。同时,还有一份特殊的天文学文献,是现在世界上最古老的全天恒星图,其中绘有1 339颗星;不同的恒星,都用不同颜色明确标了出来,处在不同区域,基本准确地被分成257个星官,这是天文学史上最重要的发现[1]。近年来,博奈正与大英图书馆合作开展被誉为"世界上现存最早的全天科学星图"——敦煌星图的考证和分析工作。人们正翘首以盼其能从中国最古老的全天恒星图中提炼出新的成果,贡献于世界[1]。

3. 借中国星象记载,确定"恒星死亡"的重大科学事件　博奈本职是天体物理学家,专门研究恒星死亡问题。只有恒星质量超过太阳的8倍时,其死亡才能被观察到。通常一个恒星有2 000万~3 000万年的自然寿命,死亡瞬间又很短暂,故恒星死亡非常罕见。许多天体物理学家一辈子都观察不到一次,更别说系统观察,才能观察到其死亡及过程,包括以后的各种变化。所以,人类难以确认及系统地加以分析研究。1967年,人们借现代科技发现一颗恒星死亡的痕迹,但该恒星死亡之完整过程却不得而知,其中经历了什么也无从下手研究。是《中国科学技术史》"打开了我的视野",博奈这样回忆说。当时,天体物理学家意识到,要想知道这次恒星爆炸的确切日期,不但需要精确的现代计算,还需要历史资料等的支持。于是,博奈等科学家想到了能不能充分利用中国古代的超新星记录等资料。

想不到,生活在北宋的天文学家真的"记录了这次恒星大爆炸过程中的所有细节",而且是完整的。1054年7月4日清晨,开封的观察台上,天文学家杨韦德发现了异常天象,明确做了记录:"伏睹客星出现,七星上微有光彩,黄色。"宋代天文学家们持续观察了2年多。在它消失时,杨韦德再次记录这事件:"嘉祐元年三月,司天监言:客星没,客去之兆也。"故从1054—1056年,宋代都城开封的观象台一直关注着这颗客星的出现和消失,清晰地记录它的出没、亮度、方位等变化,这是世界上最完整的记录,也是空前绝后之记录!当时,一共有五位中国人记录了这特殊的天象之细节。博奈指出:"近千年过去了,中国古代天文观察的高度精准、精确度和简洁性依然给我们留下了深刻的印象。"而且他感慨道:"在非常紧凑的几句话里,有着相当精确的日期,以及这个天文现象的所有细节,包括它的强度、持续时间和它在天上的精确位置,正与如今所使用的现代观察记录形式非常相似。""正是由于这些精确的中国史料,现在天文学家才得以理解宇宙中这最壮观的天文物理现象——一颗被称为超新星的大质量恒星是如何死亡的。"[1]

[1]（法）博奈-比多.4 000年中国天文史[M].李亮译.北京:中信出版集团,2020:107,115-121,154-157,160,245,248.

博奈继续说道:"1989年我和中国两位科研人员一起计算出了银河系中恒星爆炸的频度。这个数据是非常重要的,因为它决定着宇宙中生命产生所需的各种元素的富集程度。得益于丰富的中国古代天文观测数据,我们首次推算出过去2 000年中恒星爆炸的频度。然而,世界上其他国家和文明都无法提供如此精确的古代科学数据。这些数据还可以用于包括彗星出现的频率、太阳黑子活动的频率,以及地球自转速度变化等课题的研究。"他自我感慨地说:"我就像现代的马可·波罗一样,开始意识到中国人曾经取得的惊人成就。我想我们应该感谢中国古代的天文学家,正是他们在现代望远镜被发明之前,完成了人类历史上第一次对超新星的观测,对太阳黑子的发现,以及对早期彗星的记录等。""这些足以令人惊叹不已。然而,这样一座真正的宝藏却尚未得到充分的利用。"[1]

4. 一位法国天文学家的思考　博奈是接受两套语境熏陶的科学家,有着在两种语境下工作之能力,一如李约瑟(李约瑟原本是杰出生物学家,后转而对中国科技史感兴趣,写下了《中国科学技术史》之巨著)。这两种文化相遇,必然有所冲撞、抵牾与交融;能坚守的,定会有所升华而做出超越。他很多认识与常人不一样。听听他的某些分析与见解,是很有意义的。

(1) 历史记载具有"助发现"之功　前面例子已经太多了,不想复述。至少博奈认为,从历史记载中可建立起新的"超新星"之理论模型,这对现代天体物理学家来说,是巨大惊喜[1]。

(2) 中国文化提供了另一种看问题的方式[1]　此言甚对! 在我们看来,中国文化不仅提供了一种看问题的方式,而且提供了一整套处理问题的模式。对此后面章节会有所讨论,在此不展开。

(3) 中国存在着不同的推理模式　从西方学者博奈看来,"中国存在着不同的推理,对一个给定的问题通常并没有唯一的答案""即使在今天,中国人的思维方式仍然令西方人惊讶,他们的同一句话也可能包含着一连串不同的论点"[1]。不难理解,中国没有"一神教"思想根源,也不盛行排中律。

博奈发现,"中国人的思想似乎是更加'全局化',这支撑了著名的'对立统一'思想。在某些情况下,这方面可能会使中国人的方法更具创造性"。他引用"卡普拉(F. Capra)的名著《物理学之道》中指出的那样,中国的推理似乎更适合现代物理学和量子物理学的某些理论"[1]。笛卡儿认为这是一种"矛盾",光的波粒二象性是对立的,"但中国人很自然地就能看到两者互补的方面"。现实中,"事实远远不是通过古希腊理想化的'唯美主义',就能找到一个完美的方案的,而中国古代的科学则一直倾向

---

[1] (法)博奈-比多.4 000年中国天文史[M].李亮译.北京:中信出版集团,2020:序言,XV,XVII,248-256.

于思想的'实用主义'方面""虽然缺乏系统的'理论化'——这往往导致了人们对中国科学的低估,但矛盾的是,中国却发展出了一流的科技和发明。"[1]

（4）中国古代科学思想的"真正原创性"　博奈认为,历史"记录揭示了中国古代科学思想务实和严谨的特征,也是全球范围内的真正原创"。这话从一位法国科学家嘴里说出来是有他深切体会的。他进一步指出:"与普遍认同的观点——我们将近代科学的发展归因于其带来的新方法正好相反,实际上这些方法在很早之前就已经存在于人类的历史中,只不过它们的目的有所不同罢了。""我们看到的似乎只是一种简单的变化。人类的创造精神是始终不变的,只是成就的形式发生了变化。"[1]法国科学家的这些感慨,对中国学者(尤其是中国医学研究者),不应该没有心灵触动吧! 我们似乎应向他学点东西,至少学习对待传统的态度吧!

二、从"鼎""剑"看先秦的冶金技术

一般认为,金属的使用是文明进步的标志之一。戴蒙德的《枪炮、病菌与钢铁:人类社会的命运》中,钢铁就是锻造金属之技术,又被称为冶金技术,是早期文明最重要的科技成就,并代表着生产力水平。冶金对早期人类来说,是项复杂的系统工程。

1. 司母戊大方鼎折射出的技术　司母戊大方鼎,又称商后母戊鼎,是商后期(约公元前14—13世纪)铸品,诞生于距今 3 400 年前,于 1939 年出土于河南安阳,其铸造不仅十分复杂,规模宏大,技术精当,组织严密,分工细致,足以代表当时商代青铜文化的高度发达,而且透露出许多重要讯息。

笔者 1994 年撰写的《走出巫术丛林的中医》里指出:"商周时代的青铜器,主要用作'通天的'工具,这是中国早期文化显著不同于其他民族文化的地方。其中又以'鼎'最为重要。""古代王朝占有九鼎,是通天手段独占的象征。"[2]简单说,能垄断通天,证明就能借天意以号令天下。能力(通天)可以演化为权力(号令天下)。张光直也说"其作用与战车、戈戟、刑法可相比"[3]。鼎,则有助于增强"沟通天地""鬼神"的神力,为掌控权力所必备之器具。其实,"玉"和"矩"也有类同文化底蕴,也是重要的通天事神工具[2]。基于此,人们才能理解早年是谁? 为什么动员这么大的力量来铸鼎。但我们暂不关注鼎的文化象征意义,先关注鼎本身的科技含量。

司母戊大方鼎重量达 833 千克,高 133 厘米,长 110 厘米,宽 79 厘米,即便在今天,

[1]（法）博奈-比多.4 000 年中国天文史[M].李亮译.北京:中信出版集团,2020:248-256.

[2] 何裕民,张晔.走出巫术丛林的中医[M].上海:文汇出版社,1994:69.

[3] 张光直.中国青铜时代(二集)[M].香港:香港中文大学出版社,1982:32,108.

也是个巨型容器。它的鼎身与四足是整体铸造的,鼎耳则是在鼎身铸成之后再装范浇铸而成。铸造此鼎,所需金属原料超过1 200千克。经光谱定性与化学沉淀法等研究,其具体金属成分为铜84.77%、锡11.64%、铅2.79%,与战国时期成书的《考工记·筑氏》所记载鼎的铜锡比例基本相符,且与妇好的其他青铜器成分类似,从中可见中国古代青铜文明的内在传承关系及当时的冶金技术已达到了相当的水平[1]。

2. 大方鼎的铸造,一项系统工程 北京大学历史系的学者们在《商周考古》一书中,系统描述该大方鼎的铸造流程:① 铸造者需有化学等知识,对铜、锡、铅等调剂比例之应用十分娴熟;反复试过多次,摸索各种金属比例;上述是试过多次后得出的恰当之配方。② 主持者应有相当的工业美术设计能力,能勾画出精美的铜鼎图案。③ 他须了解风力机械,因为铸造此鼎的铜,到1 200℃左右才能熔化,必须有某种鼓风助燃设备,且持续提供足够风力。④ 还需是位冶炼大师,此鼎须在较短时间内连续灌注才能成功。当时使用的坩埚是熔铁量为12.7千克的"将军盔":以它1 200多千克的总量,需100多个"将军盔";且需适当岔开时间熔化,这需要高超的冶炼技巧[2]。

财经记者吴晓波也注意到这个现象,他在《浩荡两千年——中国企业公元前7世纪—1869年》中开卷就涉及了司母戊大方鼎问题[3]。出自职业本能,他首先想到要主持这么一项巨大工作,一定需要一个优秀的管理大师。吴晓波分析说:如果一个坩埚配备3～4个人,则共需250人左右(其实应该是400人以上)同时作业;从场地上看,一个坩埚占地起码20平方米,因此,其工作场地至少是2 000平方米以上。故结论是:要铸造司母戊大方鼎,须组建一个400人以上的工匠团队,科学分工,职责分明,各工种分配,前后有序,协同操作,掌握好火候及炉水程度,浇注时间,以确保证质量。"也就是说,这是一个技术密集型的制造工厂""方鼎是工业化的产物"。那个领导了数百人的工匠团队的"总工程师",誉作"是爱迪生或亨利·福特式的企业家,大概没有人会强烈反对"[3],此说不无道理。

显然,还需要考虑诸如采矿、提炼、运输、燃料准备、模具制作等。因此,司母戊大方鼎的诞生,提示着距今3 400～3 300年前的安阳,冶金及其他科技,包括协调管理能力等,已达到相当高的程度。以至于吴晓波在该书中最后会说:"在此后的相当长时间里,我们一直没能超越这只沉默的大鼎。"[3]

[1] 马兰.文化未解之谜(耀世典藏版)[M].天津:天津人民出版社,2015:342-344.

[2] 笔者插队落户后几年做过翻砂工,从事铝合金翻砂、造模、浇注,对翻砂很熟悉,且用的钢锅也就是十来公斤的。因为大型铸件比较厚,所以它的凝固时间是不同步的,同时浇注不行,需有个巧妙的时间差,这里需要有很强的管理及协调能力。

[3] 吴晓波.浩荡两千年——中国企业公元前7世纪—1869年[M].北京:中信出版集团,2017.

3. "越王勾践剑",特殊涂层高科技　早年冷兵器时代,人们挥舞着各种不同兵器征战着,唯有剑跨越了地理和文化隔阂,形成了几近统一的世界格调。因此有人说,剑就是勇气和智慧,就是权力和威望;剑的历史,就是人类争斗史。且在中国,剑加上其主人的历史人文趣事,常常有了浓重的神秘色彩。

1965年,湖北出土了刻有"越王勾践自用铸剑"铭文的宝剑。该剑在地下埋了2 500多年,出土时居然没锈迹,寒气逼人,锋利无比;一剑下去,竟能劈开铜钱,轻轻一刮能破十几层薄纸。更匪夷所思的是,18年后离该剑发现地2 000多米处,居然出土了勾践生前死对头吴王夫差的矛[1]!历史恩怨,夹带着现实中的离奇,一经出土,"越王勾践剑""夫差矛"就震惊世界,变成国宝级文物。人们纷纷深入加以现代探究。

其后,各地出土的类似青铜器兵器很多。又以吴国、越国最为上乘。《周礼·考工记》记载说:"吴越之金锡,此材之美者也。"这类青铜器负载着太多的历史讯息,人们正在深入探究中。我们对这些青铜器近期研究的部分结果做个综括性概述,管中窥豹,以了解春秋战国前后中国冶金所达到的科技水平。

(1) 冶炼及加工技术　1994年秦始皇兵马俑挖掘出一批青铜剑,计19把,每把长86厘米,每剑剑身有8个棱面,这8个棱面误差不足一根发丝[2],且剑剑如此,虽已在黄土下沉睡2 000余年,出土时光亮如新,锋利无比,惊艳世界。

在清理秦俑1号坑时,人们发现一把青铜剑被一尊重达150千克的陶俑压弯了,弯曲程度超过45°,当移开陶俑后,令人惊诧的奇迹是,那又窄又薄的青铜剑竟在一瞬间反弹平直[2],自然恢复,也就是说有"记忆力",有相当的弹性。

加上前面提及更早的"司母戊大方鼎",表明:早先中国人的合金冶炼技术了得!不谈具体的合金配比(过于专业),仅就其延续数千年后的效果言,令人惊叹。至于加工精度,19把剑,152个棱面,误差都很小,不得不让人叹为观止。

(2) "铬盐氧化"处理工艺　秦俑青铜剑表层之所以光亮如新,测试后发现,剑表面有一层10微米厚的铬盐化合物。这一发现轰动了世界,因为这种"铬盐氧化"处理方法,是近代才出现的先进工艺。德国在1937年、美国在1950年,先后发明并申请了专利。而早在春秋时期,中国人已掌握此项先进工艺[2,3]。这是令人惊叹万分的绝对高科技。前述的"越王勾践自用铸剑"千年不锈之因,也在于剑身做了"铬盐氧化"处

---

[1] 1983年,离出土越王剑不远2 000多米的湖北江陵马山5号墓中出土了战国文物青铜材质的兵器矛,矛身与剑身相似而较短,此矛冶铸精良,保存完好。基部有两行8字错金铭文:"吴王夫差自作用�。"据考证,此为吴王夫差自用。

[2] 庚晋.古代刀剑的外观处理技术[J].铸造技术,2004,(3):226-228.

[3] 廉海萍,谭德睿.2 500年前中国青铜兵器表面合金化技术研究[J].特种铸造及有色合金,1998,(5):56-58.

理。且这个表层处理方法有多重，更令人赞叹！

（3）五花八门的表层处理法　差不多同一时间的兵器中，除"铬盐氧化"处理工艺外，还有多种表层处理工艺，如有的用硫化铜防锈，有的在剑身锻造优美的菱形几何形黑色暗纹，也是不同的硫化物，既美观，又强化了韧性。且不论是硫化层还是氧化层，都非常薄，仅1毫米。这些早年的黑科技，就是确保其数千年不锈不腐，依然寒光四射，锋利异常的背后因素[1,2]。

有专家深究了古代刀剑的表层处理方法，有八大类之多：铬盐氧化、硫化、错金（古代又叫"金错""银错"）、鎏金、镶嵌、髹（以漆平涂于器物，多用于柄鞘上）、失蜡法、包金法等，每套方法自有其一整套操作要点等[1,2]。这些衬托出春秋战国期间中国冶金技术之鼎盛。

（4）兵器部位不同铸法不同　在后续的复旦大学静电加速器实验室研究中进一步发现，越王勾践剑其合金成分颇有讲究，且不同部位不一样：剑脊含铜量较多，韧性好，不易折断；刃部含锡高，硬而锋利；脊部与刃部成分不同，是采用复合金属工艺的结果，即先浇注含铜量高的剑脊，再浇注含锡量高的剑刃[2]。如此，使剑既坚韧，又锋利，刚柔相济。这种工艺，让人不折服都很难。

冶金，是支撑起古代中国的高科技的重要领域。除这些外，丝绸、瓷器等都可展开细究，皆包含着古代中国的高科技，且引领世界几千年。

三、早熟的中国农业之精耕智慧

上古传说中，神农氏既开创了农业，又尝"百草"而有医药。农业，赖以维持生计；医药，维系生存健康。遂中国几千年漫长历史中，对百姓来说，农耕与医药实践须臾不可分离。透过农耕实践，可寻觅出中国人的底层生存智慧。

1. 多重要素促进农耕早熟　农耕，是先民们带有被迫性质的生存行为。农耕需土地、阳光、种子、水、肥、农业管理等。前两者无须讨论，种子已前述；世界上只有少数地方的先民育出种子[3]。有了种子，如何农耕，进行水、肥及农业管理等，却是个具有主体性选择的主动行为，并因此塑造出不同的民众行为特征。

按历史学家研究，古文明国都有利用水利进行灌溉的特点。古代埃及、巴比伦和

［1］庚晋.古代刀剑的外观处理技术［J］.铸造技术,2004,（3）:226-228.

［2］廉海萍,谭德睿.2 500年前中国青铜兵器表面合金化技术研究［J］.特种铸造及有色合金,1998,（5）:56-58.

［3］（美）贾雷德·戴蒙德.枪炮、病菌与钢铁：人类社会的命运［M］.谢延光译.上海:上海译文出版社,2014.

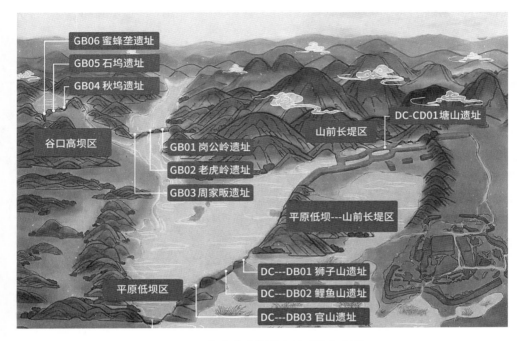

图8-3　良渚遗址外围水利系统分布图

注：良渚遗址外围水利系统分布图（距今5 000年）由高低坝组成：高坝位于西北侧较高的丘陵位置，包括岗公岭、老虎岭、周家畈、秋坞、石坞、蜜蜂垄6条坝体，封堵一个山谷；低坝由梧桐弄、官山、鲤鱼山、狮子山4条坝体连接而成。高低坝间略呈三角形，形成8.5平方公里库区，共同组成统一的水利体系。具有防洪、灌溉、运输等多种功能，现今仍发挥着水利功能。

印度的水利事业都可上溯到公元前四五千年；尼罗河（埃及）基本上是靠天吃饭，利用一年一度的雨季、上游冲击而来的洪水及夹带的沃土；美索不达米亚（两河流域）则有人工修造印记；中国至少在良渚文化遗址（距今5 000年）中发现有水利工程遗址，已颇具规模（图8-3）。这些都很早，很有创意，且至今仍旧发挥着利民的调控功能，只是略显粗糙而已。

距今2 500～2 000年（近轴心时代），中国批量地出现了名垂青史的水利工程，如都江堰、郑国渠等，荫福至今。可以说，就水利工程的规模、创新、系统和持久性而言，早先各文明古国难分伯仲，但轴心时代后，中国开始领先。

毕业于清华大学的学者吴军研究文明史时，引用李约瑟在《中国科学技术史》研究中的结论，认为中国人公元前6世纪就形成了"垄耕"这一精耕细作法[1]（图8-4）。李约瑟的结论也得到了许倬云等学者的认可及引证。垄耕的做法，是用农具经常翻

[1]　吴军.文明之光［M］.北京：人民邮电出版社，2014：81-87.

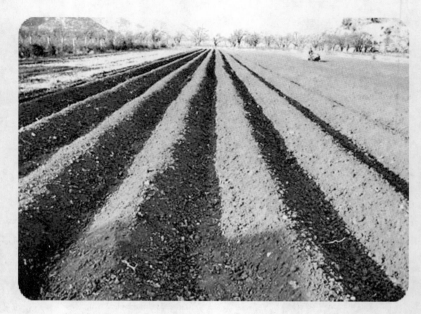

图8-4　垄耕

转土壤,加以加工,精细敲碎、翻培,把它修成一条条长垄,有垄岗,有垄沟,然后经常轮换,这样过一段时间土壤可以完全翻过来。这个做法既可充分利用土壤肥力,又利于土壤透气,也加强了保墒[1]。它的优势可归结为:① 土地不易板结,利于根系生长。② 地表面积增加20% ~ 30%,使土壤受光面积增大,吸热散热快;昼间土温可比平地增高2℃~ 3℃,夜间散热快;由于昼夜温差大,有利于光合作用的进行。③ 垄台与垄沟位差大,大雨后有利排水防涝,干旱时可顺沟灌溉,以免受旱,且相对节约水资源。④ 垄台能阻风和降低风速,可减少风蚀。⑤ 植株基部培土较高,可防植物倒伏。⑥ 有利集约化施肥,节约肥料。

　　全球其他地区早期似无此类耕种方法。欧洲人是直到17世纪,才开始引进垄耕法的,"落后中国2 000年,甚至落后更多"[2]。据剑桥大学李约瑟研究所教授克里斯托夫·库伦(Christopher Collun)在接受探索频道电视节目采访时指出:18世纪以前的欧洲,农民们将种子直接均匀地撒到耕耘过的土地上,不再关注,静等收获,所以种子需求量很大,纯粹广种薄收[3],听天由命,靠天吃饭。故当时欧洲人在教堂唱颂着这样

[1] 墒,指耕地时犁出来的垄沟;墒也转化为专指土壤适合种子发芽和作物生长的湿度。笔者的几年农民经历提示,垄耕的确有提升产量、增加收益、减少成本(水、肥)等益处,但费工费时,技术操作要求较高。

[2] (英)大卫·尼科尔.中世纪生活[M].曾玲玲,殷小平,张小贵译.太原:希望出版社,2007: 267.

[3] 西方的广种薄收与中国的垄耕,获益相差巨大。后文有数据讨论这一事实。

的圣歌:"我们辛勤地耕种土地,我们抛撒最好的种子,上帝万能啊,请给禾苗施肥浇水吧。"[1]

故吴军在《文明之光》(第一册)中总结说:"毫不夸张地讲,垄耕种植法是除了灌溉之外农业高产最重要的保证。""中国人对世界农业最大的贡献可能是发明了垄耕种植法,这个看似不起眼的发明比四大发明对世界的贡献还要大。"[1]也有学者径直把冶金与垄耕归为周王朝对历史的两大技术突破,其奠定了中国后世发展之基石。其实,选种、水利、施肥、垄耕等为代表的综合农田管理,造就了中国农业秦汉后独步世界数千年。在此,仅就垄耕先做出简介。

垄耕需大量劳动力投入,反复单调,十分辛苦,遂锻造了精耕细作、吃苦耐劳等中国农民几千年来的基本精神,它也体现在改革开放的中国人身上。当美国主流媒体说世界上最勤奋的中国人已老了时,笔者感慨万千,联想到这就是几千年农耕(尤其垄耕等)所体现出的吃苦耐劳、锲而不舍之文化基因。但相对说来,精耕细作与精雕细琢还是有些许差异的,这差异就像是沙雕作品与玉雕作品一样,前者稍微粗放,后者更需要精致些。国民总体就精益求精、精雕细琢等工匠精神方面仍略逊一等,多数情况下易满足于"差不多就可以了"的态度。因此,今天更需要更新到精雕细琢的工匠精神。

2. 百年前美国土壤局长之感慨　我们再从百多年前的1909年谈起。这年正好是中国风雨飘摇,民不聊生,时局最为混乱凋零之际,来了一对特殊老年客人:主角是富兰克林·金(Franklin King),美国资深农业物理学教授,被誉为美国土壤物理学之父,曾任美国农业部土壤局局长等。他偕同老伴来中国游访、考察,历时4个月20天,详细记录和研究了中国及东亚农业生产的真实情况。他们在环太湖流域待的时间最长,前后2个半月,又去了珠江三角洲、西江流域、青岛、济南、天津及东北等地,还去了日本、朝鲜;了解东方民族的耕作方法,探寻中国农民保护自然资源的经验等。写下了百年后仍令人忆及的在中国出版、广受关注之书——《四千年农夫:中国、朝鲜和日本的永续农业》。[2]

百年前的美国,各方面都突飞猛进,科学化、工业化如日中天,国事强盛,将远在东方的中国抛弃在了犄角旮旯里。但诚如给《四千年农夫:中国、朝鲜和日本的永续农业》写"序"的中国"三农"问题著名专家温铁军分析所言:"在殖民者对美洲大陆进行开发的短短不到100年的时间里,北美大草原的肥沃土壤大量流失,严重影响了美国农耕体系的可持续发展。也正是美国农业面临的严峻挑战,使得美国农业部土壤

[1] 吴军.文明之光[M].北京:人民邮电出版社,2014:81-87.

[2] 温铁军序,见:(美)富兰克林·金.四千年农夫:中国、朝鲜和日本的永续农业[M].程存旺译.北京:东方出版社,2011.

所所长、威斯康星州立大学土壤专家富兰克林·金萌生了探究东亚国家农耕方式的想法。"[1]这就是金中国之行及写成该书的内在动力机制。

富兰克林·金注意到，面对美国的窘境，东亚早在几世纪前（其实应该2 000多年前），其农业已能够支持起如此高度密集的人口，并可持续发展至今，而且这个势头还将保持下去。金希望借游访详细了解中国农业生产的真实劳作情况，探寻东方各民族耕作的好方法，学习他们保护自然资源的方法及经验。他认为，也许基于此"人们将获益匪浅"[1]。

作为一位农业及土壤专家，金深知："农耕的首要条件是保持土壤的肥沃；东方各民族早已遇到此类问题，而且已找到了解决方法。对此西方或许也能直接从他们的经验中获益良多。""这是西方向东方学习保护自然资源的第一课。"[1]那可是100多年前的观点，今天看来似乎并不过时。

笔者插队落户农村近7年，有两年兼任生产队科技副队长，对浙中农村的循环性农业模式很是了解。虽农村生活比较辛苦，但也有特点：农村没有浪费，没有挥霍，没有大量废物；精耕细作，精打细算。笔者在农村时，已有农药，但化肥还没普及；用的都是农家肥，且注重沤肥，以补充土地肥力，特别重视循环利用等。富兰克林·金注意到的，也正是当时笔者深有体会的。金百年前谈及的这些，正是百年后美国学者布朗鼓吹B模式时推崇的理想模式[2]，也正是今日努力争取低碳、碳达峰、碳中和及生态友好所追求的。

3. 不被上帝所"宠爱"，只能借精耕以自强　人们常说"一方水土养一方人"，确实如此。这"地理条件决定论"尽管学界尚有争议，但还是有一定道理的。就中国及东亚大地来看，历史上中国人并不被上帝所"宠爱"：虽有地理屏障，挡住了很多征战，但它整体的生存条件并不优渥，和其他地区民族相比较，不占优势——既不如当时正西的两河流域，生态及气候条件等中国都要差一些；又逊色于西南方的印度，印度气候条件更适合植物生长，其缺点是水系繁杂，河网多，且被分割成碎块状，但物种繁多，极易生长，种植条件优于中国，甚至仅凭轻松采摘即能活下去，粗放式生产，即有收获。中国耕种条件南方稍优于北方，但南方水灾不断；北方基本缺水，麦黍等产量又不高，粮食不够。明清之前，靠南粮北运的"漕运"相互调剂，是明末红薯、土豆、玉米等的引进，才改善了北方缺粮的情况。

中国的农业耕种条件和美国更是不能比——首先，就人均耕地面积言：中国14亿人口，人均耕地面积1.5亩；美国3.3亿人口，人均耕地面积8.5亩；美国是中国的5倍

[1]　温铁军序，见：（美）富兰克林·金.四千年农夫：中国、朝鲜和日本的永续农业［M］.程存旺译.北京：东方出版社，2011.

[2]　（美）莱斯特·布朗.B模式4.0：起来，拯救文明［M］.林自新译.上海：上海科技教育出版社，2010：58.

多。据温铁军分析："中国耕地资源仅占世界的7%，水资源占世界的6.4%，而水土光热配比的耕地不足国土面积的10%。由于这种人口与资源配比的不平衡，导致2/3的中国人生存资源极度缺乏。""何况，中国大部分国土位于干旱地带，若非太平洋季风带来季节性降水，中国大部分地区都不适宜作物生长。"故"中美两国农业生产模式存在的巨大要素禀赋差异"。"正是短缺的自然资源和庞大人口间的矛盾造就了中国农民极端节俭、克制欲望、任劳任怨的品性，以及资源节约、循环利用、精耕细作等中国传统农业生产模式。"并"高效利用各种农业资源，甚至达到了吝啬的程度，但唯一不惜投入的就是劳动力"[1]。因此，是历代农民的辛劳和智慧，加领先的理念和制度设计，才得以让中国养活了占世界20%的庞大人口。

温铁军进一步分析说："金教授当年未必就有这些分析。于是他在反思美国农业生产模式之后陷入了迷思——不知道美国农业生产模式该有的发展方向。尽管美国因农业从业人口过少，人工耕作技术落后而无法转向中国式的精耕细作；但更深层的原因则是，西方殖民者通过掠夺带来空前宽松的土地资源，也促使农业生产模式转型缺乏动力。"[1]

我们转过来看看历史学家的研究。李约瑟《中国科学技术史》中强调精耕细作是中国农业的特点。前已提及，他确定"垄耕"是中国原创的，年代不晚于公元前6世纪，此法大大提升了单位面积产量[2]。欧洲农民直到17世纪末才引进这种方式。此前他们都是直接将种子撒在土地上，故产量很低。据换算（《史记》），战国时秦国一亩麦子能收120千克，播种需7～10千克种子，增产10倍以上[3]，而当时欧洲平均只能收获播下去种子的2～3倍而已。欧洲当时亩产最高30千克，刨去种子，最多只剩20千克。作为佐证，英国历史学家大卫·尼科尔（D. Nicolle）《中世纪生活》一书中记载：中世纪时安纳佩斯地区，每收获100升小麦，就要用掉60升种子[4]。由于粮食产量低（或说他们不善耕种），欧洲人历史上谷物消费量有限，尤其在欧洲西北部；人们更多地从事畜牧业、采摘等，并在饮食习惯上以肉食为主，这习惯延续至今。故中国农村不像欧洲

[1] 温铁军序，见：（美）富兰克林·金.四千年农夫：中国、朝鲜和日本的永续农业［M］.程存旺译.北京：东方出版社，2016：序言.

[2] 垄耕能够增加产量，这是一个定论，增加产量在20%～50%，甚至1倍以上。

[3] 笔者曾任生产队科技副队长（20世纪70年代初），知晓一些情况：当时小麦亩产在120～200千克（小麦只是笔者家乡的副产品，只种在那些无法灌溉的旱地，作为边角料陪衬的，不作为主产）。水稻，好点的亩产在400～450千克，300千克以下算没种好，过500千克就很好了！当时是双季稻，头季稻产量稍微高些，口感差一点；晚稻产量稍微低点，口感好一点。如果种单季稻，亩产大致在500千克以上。双季稻合在一起，700～900千克，与袁隆平相比，差异更大。至于种子，小麦在每亩8～9千克，种子与收获比，高出10余倍是起码的。水稻则无法换算，它通过秧田培育，似乎高于麦种。

[4] 大卫·尼科尔.中世纪生活［M］.曾玲玲，殷小平，张小贵译.太原：希望出版社，2007：267.

等地,没有林地和牧地,只有农田、果园和菜圃等。也造成了中欧食谱的巨大差异:至今欧美仍以食肉为主,采集的蔬菜和水果为辅——沙拉是采集来的,烤肉是猎来的或牧养的食物。许倬云还有另一个解释:根源上印度河、两河、尼罗河及欧洲主导性祖先,都是游牧的雅利安人。因此,疏于精耕细作,或许是祖上游牧传统的习性所致。此说可供参考。

其次,施肥是中国人的发明。《诗经》中即有"以薅荼蓼,荼蓼朽止,黍稷茂止"(《周颂·良耜》);"去其螟螣,及其蟊贼,无害我田"(《小雅·甫田》)。耕种需要拔草、沤肥、除虫害等精加管理。然而,精耕细作,不断有创新的早熟农业也带来了"不良"的发展结局:人口太早"爆炸"是其中恶果之一。中国人口汉平帝时(公元前9—公元6)即达5 959万[1],宋代则接近1亿,明代更是到达2亿多,到了清末达4亿多。大量的人口,一度成为多方面沉重的负担。

4. 揭示中国农业智慧的底层逻辑　富兰克林·金在《四千年农夫:中国、朝鲜和日本的永续农业》中指出:"美国人十分推崇远东地区人们的原生态农耕方式,认为推广中国、朝鲜和日本可持续农业经验对全人类都是有帮助的。"他发现与美国相比较:"东亚民族主要依靠小块土地和少量产品来维生,却养活了密集的人口。""在远东地区,每一种可以食用的东西都被认为是人类或者畜禽的食物,""而不能吃或者不能穿的东西则被用来做燃料。""各种有机垃圾混合在一起,以及人类的或动物的粪便都被细致地保存下来,在使用之前再将它们粉碎并烘干,作为肥料。"他感慨地说:"在这里,看不见一块闲置的土地,见不到一点被浪费的资源。"[2]大多数中国人对此熟视无睹,"只缘身在此山中",认定这些是理所当然的;而来自异乡的专家富兰克林·金却敏锐地觉察到太多的意趣及智慧所在。

对东方农耕文明,金还有更深层次的感悟:"这里的人类在这块土地上生活了5 000年,人成为这个循环的一部分。他们的农业不是和土地对立的农业,而是和谐的农业。"注意,"不是对立的农业",而是"和谐的农业",是人类参与"循环的一部分"[2]。这正是中国传统文化的精髓所在,也是底层逻辑所在。这的确是一种生存智慧,一种具有相当高度及聪睿的应对智慧。在我们看来,今天庭院经济盛行,现代新农村讲究生态大小循环等,正是其现代努力践行之表现。

农业为百业之先,也在医药学之前。农耕之于生存可视为最基础性的"底层逻辑",它决定着中国人生存方式的其他方面,包括医药学实践等。故中国素来强调"民以食为天""农业是基础"等。我们在1987年版《中医学导论》中:"古人对'土'特别

---

[1] 据《汉书》记载换算,参见第三章中"中国人口变迁及疫病史启示录"相关内容。
[2] (美)富兰克林·金.四千年农夫:中国、朝鲜和日本的永续农业[M].程存旺译.北京:东方出版社,2016.

重视，'土载四行''万物土中生''万物土中灭''土为万物母'等说法。"都体现出这一底层逻辑[1]。

金意识到"中国农耕的思想是整体性的"[2]。农业智慧中的"紧扣时令""精耕细作""作物轮作""作物多样性""因时、因地制宜""注意循环""讲究土地肥力"等，都是整体性之体现。如施肥主要为了"培肥土壤"，而不仅仅是美国认定的满足微观营养之需求。且中国人充分施展才华，物尽其用。如当时能用的肥料包括人粪尿、家畜禽排泄物、蚕屎、蚯蚓粪、草木灰、绿肥、堆肥、骨肥、泥肥、土肥、秸秆、豆饼、杂草落叶沤肥等，耕种方法也有间种、套种、一年多熟、轮作等。在资源有限的情况下，充分利用，以获得更多的产出。

作为底层逻辑，上述观念大多折射到医学领域，遂演绎延伸出一系列相关的观念，如扶正（呵护自身正气）是本，呵护自身正气当"以食疗为先"。孙思邈在《千金要方》明确阐发"夫为医者，当须先洞晓病源，知其所犯，以食治之，食疗不愈，然后命药"，而且即使治病，也只是纠弊补偏——"谨察阴阳所在而调之，以平为期"（《素问·至真要大论篇》）。所用手段不一，有时会几种同时用，针灸、按摩、敷贴、外用、熏洗、浸泡、汤剂、膏散等，不计其数。

"每一种可以食用的东西都被认为是人类或者畜禽的食物"演绎到保健疗愈领域，则周边一切都欲试试，看看有否价值？基于此，才会有"神农氏尝百草，日遇七十毒"之民间传说，也才会有中国本草园中数以千万计的本草类药物，世界第一，当之无愧！内含宝藏，难以计数，等待慧眼识别，重新发挥效用。

智慧高于一般技术、技巧及方法，因为智慧是种高度总结，基于众多经验教训、方法技巧之提炼，反过来又指导技巧、技术、方法等。美国农业专家金所揭示的中国农业智慧——讲究"和谐""循环"，而不是征服、战胜；讲究有机肥的自养土地肥力，而不是乱用化肥农药；讲究充分利用，而不是挥霍浪费；把人视为天地自然的一部分，讲究万事适度等。这些无疑，意义都是深刻的。也正是这一认识，促使富兰克林·金得出"人成为这个循环的一部分"的有趣且深刻之结论。客观地说，当年美国农业专家金对中国农耕文化之理解入木三分。

然而，100多年后，相信美国的富兰克林·金做梦也想不到，中国却开始仰欧美之鼻息，步他们的后尘，东施效颦，挥霍自然，如滥用化肥农药成风，且很少再施用有机肥、农家肥了，不仅导致土壤板结、土质恶化、肥力骤减；而且毒化了地下水，出产的物品口味极差。对此，是祸是福，谁来评说？盲目紧跟西方风潮的，不一定都是好事！

[1]　何裕民.中医学导论［M］.上海：上海中医学院出版社，1987：61.

[2]　（美）富兰克林·金.四千年农夫：中国、朝鲜和日本的永续农业［M］.程存旺译.北京：东方出版社，2016.

5. 中国人的"五谷文化"，精于生活科技　著名社会学家费孝通读完金氏的《四千年农夫：中国、朝鲜和日本的永续农业》一书后，感慨不已，总结到："中国人像是整个生态平衡里的一环，这循环就是'人和土'的循环——人从土里出生，食物取之于土，泄物还之于土；一生结束，又回到土地。一代又一代，周而复始。靠着这个自然循环……人成为这个循环的一部分。他们的农业不是和土地对立的农业，而是和谐的农业。在亚洲这块土地上，长期以来生产了多少粮食，养育了多少人，谁也无法估计！而且这块土地还将继续养育多少人？看不到终点！"为此，"他（富兰克林·金）称颂中国人是懂得'生存于世的人'"[1]，费孝通1985年这样写到，并直说金氏的这些结论对他影响很大，促使他得出中国传统社会是在上述农耕基础上的"五谷文化"或"乡土社会"。

在我们看来，费孝通的归纳是有道理的。中国传统社会可以说就是"五谷文化"，以食为先的"五谷文化"。是上述农耕底层逻辑智慧基础上发展出来的"五谷文化"，且发展成了精致型的、涉及多方面的、精于生活科技的社会文化。也就是金所说的中国人"懂得生存于世"，有生存智慧。

10多年前，笔者接受了国家社会科学基金重点项目课题"中医传统文化核心价值体系及其现代转型研究"，研究中我们发现一个重要现象：历史上，中国人的自然生存条件并无优势，甚至有点恶劣；但中国人在给定的有限条件下，苦中作乐，充分利用有限资源条件，发挥智慧，想尽办法，讲究协同，付出极大辛劳，发展出一整套带有享乐情趣、科技色彩的生活智慧，快乐地享受着生活，体现出了源自上述的底层逻辑且精于生活科技。这套生存智慧，值得重视。

数千年来，这套源自农业的生存智慧已辐射到方方面面，且开花结果、硕果累累。简单说，古代中国从水利、道路、渔业、兵器、建筑、桑蚕、织布、算术、医疗、古乐、造船、造桥、瓷器、印染、粮食加工、烹饪、编织、羊皮筏、果树嫁接等，几乎生活的所有方面都充分体现出这类智慧，意趣深刻且实用。只是多数人习以为常，不善识别罢了。

最令笔者震撼的是游访"坎儿井"时的感受——世纪之交，赤日炎炎的酷暑，笔者从吐鲁番接近50℃高热的地面，下到"坎儿井"井底时，瞬间感到爽爽的凉意，但真正震撼笔者的却不是温差及舒适感，而是那巨大工程及其透视出的无言之历史叙事，使笔者久久没能离散，陷入了沉思之中——是啊！需要多大的努力，夹杂着多少智慧探索及科技感悟，付出多少人持之以恒的韧劲，才会有近百里外的清澈天山雪水从地底下潺潺而来？这，又给后人以多大的享受？而作为"整体"，"坎儿井"又是如何融洽地与周边融合协调成一体的？

其实，只要留心，在广袤中国大地上，这类震撼几乎时时可以体验。因此，在给定

---

[1] 转见：陈仁端.关于太湖流域的水环境与生态农业的若干思考[J].古今农业,2005,(2): 1-10.

的有限条件下,充分发挥智慧才能,整体考虑,兼顾各方面,包括与周边友好和谐,尽可能把它做得更好,已是深入中国人内心的日常生活之底层逻辑,并由此演绎出一系列的生存科技及诸多浸透智慧的生活点滴举止行为。庄周所谈的"乐生"(快乐对待生活)、"享生"(善待且享受生活)、厚生(厚植、利于生命),从而"卫生"(捍卫生命)等都尽显其中。故富兰克林·金会说"中国人是懂得'生存于世的人'"。

四、"五谷文化"演绎出的健康学体系

在传统文化长期熏陶下,我们一直认为,健康就是一种生活方式[1]。确保健康,不仅仅是造了多少医院,研发了多少新药,更在于形成良好恰当的生活方式。世界卫生组织新近也特别强调生活方式对人类健康和寿命维持起着主要作用,认为生活方式对健康之维系,其作用占60%左右。

1. 寓健康于日常饮食,生存的最高智慧 笔者在主编卫生部"十二五"规划教材《中医学导论》中明确归纳出:"中医学是'道'与'术'交融的生存智慧体系。"[1]所谓'道'与'术'交融,"道"在富兰克林·金的总结中已有大致体现,术则浸透到生活的方方面面。就是前面说的"五谷文化"演绎发展而出,自成一大生存智慧体系。

离生活较远的暂且不说,就拿与生活关系密切的烹饪来分析,时常令人感慨,乃至震撼。举些简单例子:土豆是从南美引进的,引进中国不过三四百年时间,但在贵阳一家不起眼的餐厅里居然发现光他们一家餐厅,菜单上的土豆可加工成20多种不同菜肴,烹饪方法、口味、呈现方式都不一样,都颇受欢迎。

又如豆制品,合肥一家餐厅豆腐有几十种做法,似乎都美味可口,色香味俱全,营养价值也不错;一般在上海的大型超市,要选购豆制品,也有许多不同类型可供选择,加工类型、营养价值、烹饪方式、口味等都不一样。

再如北方的面食,去山西、陕西看看,面加工制品有多少,相信当地人也说不上来,数不清楚,都无法一一吃个遍,每一种加工烹饪方式都充满智慧、技巧、乐趣及不同观感和口感。而这些首先都是把营养价值放在第一位,把充饥和进食快感等也都置于重要地位。简单的面,在给定条件下做到了极致,兼顾了多个方面。

特别是鱼类,更是让人感慨良多! 笔者在海外常关注诸国的食用鱼,大多是海鱼,肉质很好,品质上乘;但遗憾的是,烹饪方法粗糙,与国内讲究的家庭及餐厅,完全不可同日而语。即使像中国西北部缺乏很好的食用鱼来源,主要是黄河鲤鱼等,但就此而言,又发明创造了多少种加工烹饪方法? 其中不都是浸透着深刻的生活智慧、窍门、技

---

[1] 何裕民.中医学导论[M].北京:人民卫生出版社,2012:17.

巧吗？南方的食用鱼加工更是讲究精细烹饪，强调色（外观）、香（味觉）、味（口感）、养（营养价值）俱全，这与中国人讲究生活质量有关，其各环节间充满智慧，问题只是在于我们在意不在意此类智慧。

2. 方馔并路：发展出多套疗愈治病体系　春秋战国时期，基于早期农耕探索之经验，中国古贤已发展出两大套治病疗疾之雏形，方馔并路。其中一套据记载是起自东方（山东一带），从砭石等发展而成的针灸体系，战国时期已初具范式，马王堆《足臂十一脉》《阴阳十一脉》中已有所体现。对此，留在后面分析讨论。另一套则可能源头更早，直接源自农耕饮食，通过饮食发展出汤药方剂等，也自成体系，理论指导及原则方法等则有所不同。早期两套方法并驾齐驱，交融并不多，唐宋后交汇增多，渐渐的相互包容、辅佐、配合，以至于逐渐融为一体。

早期（先秦）祝由也是主要疗法之一，后世还演绎出系统的心理治疗体系，颇有特色及保健价值。惜与这两者相比较，意义稍显逊色，且独特性也不及这两者（域外也有心理疗法，现代心理疗法颇有借鉴意义）。故在此强调主要疗法的仅为两套。由祝由发展起来的情绪疗法及心理治疗体系等则相对次要些。

西方医学之父，古希腊的希波克拉底曾睿智地说，"要把食物当成药物，而别把药物当成食物"。这道出了一大真理：食疗确是祛疾疗愈的一大方法。但这在西方似乎是他一家之言，影响比较有限。也许这与西方农耕文化不够发达，在游牧及采摘等中对植物的系统了解要逊色些，不无一定关联性。

在中国，食疗愈疾则是一以贯之的传统。其也体现出了上述农耕底层逻辑之精髓及"五谷文化"的延伸。不仅如此，在中国食疗祛疾已变成一个较为完整的体系。其中充满着与生活、健康及医药相关之智慧、技巧及方法。

战国的扁鹊曾说："君子有病，期先食以疗之；食之不愈，然后用药尔。"这是个基本原则。《素问·五常政大论篇》归纳说："大毒治病，十去其六；常毒治病，十去其七；小毒治病，十去其八；无毒治病，十去其九。谷肉果菜，食养尽之。无使过之，伤其正也。"《素问·藏气法时论篇》也强调"毒药攻邪，五谷为养，五果为助，五畜为益，五菜为充。气味合而服之，以补精益气。此五者有辛、酸、甘、苦、咸，各有所利，或散或收，或缓或急，或坚或软。四时五脏，病随五味所宜也"。使用序列、具体方法、各自要点等都已清晰界定，这些似乎已成体系性认识了。

孙思邈则明确指出"安身之本，必资于食""食能排邪而安脏腑，悦神爽志以资气血"。在《千金要方·食治》中他更突出强调："夫为医者，当须先知晓病源，知其所犯，以食治之；食疗不愈，而后命药！"[1]先后程序也清晰明了。

---

[1]（唐）孙思邈.千金要方[M].刘更生点校.北京：华夏出版社，1993：367.

　　这些思想充分地反映在历代医师的实践之中。例如，张仲景之《伤寒杂病论》，一共有397张处方，用药多达90余种，其中一大半是药食两用之品，约1/3是厨房用品，112张处方配入了大枣、生姜、粳米、米汤等纯食疗之物[1]。

　　其实，很多看似简单的食疗之物，却蕴藏着深奥之理及值得挖掘之机。比如，肉桂（桂皮）是厨房常见烹饪之物，却也是味上乘的好药原料。现代研究表明，肉桂含丰富的挥发油（桂皮醛）、黄酮类化合物、多糖化合物及多种二萜类成分。已明确的药理功效有：① 扩张心血管，尤其是改善血管末梢循环，可持续性扩张末梢血管。② 对中枢神经系统有正性效应，可能类似于三环类抗抑郁样效应。③ 抗消化道溃疡。④ 其他还有很多，如抗氧化、镇痛、抗菌、抗肿瘤、降血脂、降血糖等。笔者何以特别推崇肉桂，将其放在第一位，因为其药用效应广泛，对临床很多患者都会适当用点肉桂，但剂量掌控有讲究。对此过于专业，不过多展开。

　　笔者还用肉桂抢救过一位高危患者，80岁余，高血压危象送医院抢救，各种降压针剂、口服药都用了，血压就是下不来；收缩压高达280 mmHg，面部潮红，烦躁不安；医院已下达病危通知书，告知随时会有意外。其家属赶来找笔者，希望能救救他，开中药试试看。这可为难笔者了，一旦中药喝下去，或同步发生意外……何况，大量针剂都无效，汤剂远水难救近火。左右为难之间，笔者灵机一动，先给他外用药试试看，至少很安全，就以肉桂末为主加味，打成粗末，冲入温水中泡脚。

　　中国医学有个重要治疗原则叫"引火下潜"（又叫"引火归元"），脸部通红，血压升高，中国医学认为是"肝阳上亢"，气火夹血向上冲之故；故"引火下潜"是对症治疗之法——也许这些说辞在今天语境中令人难以理解，但置于古汉语中，是非常有智慧的。肉桂是"引火下潜"，令其"归元"之妙药。从现代药理看，肉桂可迅速扩张血管，血管的容血量大增，血压自可下降。真没想到，肉桂末等加温热水浸泡下肢后，不到10分钟，老人的血压就大幅度直线下降，人也舒服平静了，危险解除了。在场的人们惊讶不已，包括急诊室的抢救医师们，直呼神奇。其实道理不难理解：除肉桂末等外，综合措施中还包括有明确的物理效应，温热水本身也可扩张血管，下肢血管扩张，血管内血容量大增，全身血压自然就下来了。这些绝不是对抗性的措施，却是釜底抽薪之举，包含着深刻的生活底层智慧及辩证法。此后，老人前来当面致谢，并一直把药末随身带着，视为救命妙方。

　　又如肉豆蔻，是厨房常用香料，属姜科植物，也含有挥发油等，味美同时，能影响人体的中枢神经，令人松弛，可镇静催眠，还可抗菌消炎并防止和缓解痛经。豆蔻还有抗肿瘤、抗抑郁等功效，临床加大剂量用，效果不错。

[1]　张玉玲.《伤寒论》药食同用治疗探究[J].长春中医药大学学报,2009,25(5): 796-798.

有位台湾同胞患了乳腺癌,情绪抑郁,全身情况欠佳,用了各种方法都不行。来笔者处中医药调治,她明确排斥用西药抗抑郁剂,因曾服用过,有副作用(更主要的也许是她不承认抑郁,心理排斥),笔者遂给她三招:① 辨证论治汤剂里加重豆蔻用量(15克),同时嘱咐日常烹饪中多用豆蔻为调料。她欣然接受。② 平时白天一定多出去走走,晒晒太阳。③ 阴雨天开亮灯,越亮越好。嘱咐其多交朋友,一起聊聊天。她本身就是朋友陪来的,故都应允了。结果,2～3 个月后情绪大为改善,全身状态与此前相比判若两人。她自己也说不清楚,只是感到平素开心多了,朋友都说她的话也多了。她自己很满意,说用抗抑郁药都没效,为什么中医药能够明显改善? 笔者告诉她,这就是生活智慧,应该感谢老祖宗……老祖宗指导我们,寓健康快乐于日常饮食行为之中。

再如草果,也是一种厨房常用香料,有调节肠胃功能、降脂、减肥、降血糖、抗氧化、抗肿瘤、抗炎、镇痛等功效,都是比较明确的。再者姜黄也是香料,具有很好的抗炎、抗肿瘤等功效。从其中提取出的天然化合物姜黄素,被视为是未来很有前景的抗癌新成分,且发现姜黄素还有助于治疗抗结核耐药性的顽固性结核病。这类例证,不胜枚举。如仅仅一味茶叶,就有多个很好的开发的方向。至于另一套针灸治疗体系,将在下一节中涉及。

3. 发展三阶段:汤液醪醴、药末吞服、多味煎剂 我们还可做出学究式的深入分析:历史上,中国古代借食药以疗愈祛疾,大致经历了前后三个阶段。

(1) 第一阶段:汤液醪醴食疗愈疾 据史书记载,后世认定是伊尹(约公元前17—前16世纪)创制了"汤液",依据是《史记·殷本纪》有"伊尹名阿衡……负鼎俎,以滋味说汤"。遂"滋味"释为"汤液",汤液就是"汤剂"。然这恐怕是望文生义之曲解,两个环节都有牵强之处。伊尹是烹饪大师,"滋味说汤"是烹饪产物,与汤液是不是一回事有待证实。汤液与中药汤剂也不完全是一回事,此处"汤液"更贴切的解读是医史学家贾得道说:"汤液是以谷物烹调而成的一种液汁,古当药用,即今煎剂之始。"[1]

"汤液"首见于《汉书·艺文志》,该书《方技略·经方类》载有《汤液经法》32卷,原书遗失了。参照差不多同时期的《素问·汤液醪醴论篇》"为五谷汤液及醪醴,必以稻米,炊之稻薪"可为证。以谷物等熬成汁液,即米汤之类。笔者插队落户时,浙南当地20世纪六七十年代患者及体弱者还常熬制米汤、谷物汤等易于吸收之物,以为营养调补,则是遗风所在。

从历史上看,以谷麦等食物熬制透了,易于吸收,正是农耕养生的早期行为。当然,"汤液醪醴"两者又有所不同。医史学家廖育群的区分是明确的:"虽均系以谷类食物为原料,但两者又非属一物,其区别在于'醪醴'均指经过酿造过程的酒类药物,而

---

[1] 贾得道.中国医学史略[M].太原:山西人民出版社,1979:10.

'汤液'却无此过程;'汤液'是指经过煎煮过程而未加酿造的谷物汤汁。"[1]即区别在于发酵不发酵。两者都有助于养生及疗疾。

这是第一波,也是从农耕仅仅为了生存,逐渐转向兼顾健康,在力所能及条件下中国人走出的第一步。其起源于何时,无法言说。也许一有耕种,即有类似行为。这方面积淀之丰富,上述枚举的就是例证,甚至葱、姜、蒜等在中国医学看来,都是不错的药食两用之品。对此不再赘述。

(2) 第二阶段:药末吞服以治病　药末吞服法大量出现于汉末以前的著作中,可以说是春秋战国至两汉的600～700年间流行的主要的药物治疗形式。学者廖育群将马王堆(西汉初期)医帛中可内服的分成食物及药物两类,再按剂型加以细分:其中几十种食物都是水煮的;有24条涉及药物的都是打为细末,用酒或醋送服的;只有2条是酒煮服用的;没有煎煮成汤剂的。"东汉早期竹简《武威汉代医简》,同样表现出了这一特点。""该简……有28个方剂。其中27个均属制成散剂、丸剂、膏剂后吞服之法,只有一个方剂属于煎煮服用法。"无独有偶,同属出土的汉代《居延汉简》也是这一用药特点[1]。

廖育群还分析了成书于汉代的《素问》与《灵枢》,计方剂12首,大多数同样是以吞服法为主。淳于意医案中,也以药末吞服法为主。因此,他得出结论,这是当时主流的用药现状。直到东汉末年张仲景的《伤寒杂病论》,始见明显转变,大部分药物已采用煎煮服用法。[1]笔者赞同廖育群的分析结论。药材简单加工后打成细末,用讲究的饮(或酒、或醋、或长流水等)送药末而下以治病,是药物治疗的第二阶段。实际上是个过渡阶段,是从简单用药转向合理组方,讲究配伍,讲究协同治疗的过渡阶段。

(3) 第三阶段:组方配伍,汤剂煎煮以治病　用不同中药,按合理原则、剂量、先后等组合并加水煎煮,成批量地出现在东汉末张仲景的《伤寒杂病论》中,遂开启了中国医学治疗学的一个完整新时代。对此下文会较系统地展开。

上述三个阶段的痕迹今天依然存在,只是分不同状态及需求而分别选择用之。如一般调补,可以食疗为主,方式方法多种多样。在病较为急重或棘手时,常采用煎剂等,利于综合考虑,多环节兼顾;当病程较长时,已基本稳定时,又可采用丸剂、散剂、冲剂、片剂及膏剂等,求其缓缓图之也。这一疗愈体系,较之西方医学的单刀直入、简洁明了,但程咬金"三斧头过后"往往就没招而常陷入尴尬不已之治疗现状,方法手段要多得多。看来富兰克林·金又要大发感慨地说了——"中国人是懂得'生存于世的人'"。

4. 方药治病体系之丰碑:张仲景及其《伤寒杂病论》　如果历史发展进程中有丰碑式人物的话,东汉末年的张仲景就是。此丰碑至今指点着人们:若临症严格按"论"

[1]　廖育群.岐黄医道[M].海口:海南出版社,2008:26,29.

索方，大多效如桴鼓；故人们尊其为"医圣"，视其书《伤寒杂病论》为方药疗愈体系之鼻祖。可以说，张仲景对中国医学之功绩，"前无古人"，后乏来者！

张仲景约为150—219年前后人士，与古罗马名医盖伦（C. Galenus）差不多是同时代人，出生在南阳。据张氏自谓，其家族原为望族，人丁兴旺，"向余二百"，"建安纪年（公元196）以来，犹未十稔（年），其死亡者，三分有二，伤寒十居其七"，感愤而发，立志医道。"乃勤求古训，博采众方"，参照了当时所见医著，如《素问》《九卷》《八十一难》《阴阳大论》《胎胪药录》等，结合临症，写就《伤寒杂病论》。

其书主要成就体现在：① 将常见病分成外感、内伤两大类。外感指各种急性热病；内伤泛指各种慢性病、病后虚弱状态及热病急性期过后等情况。② 确立了中国医学临床方药诊治原则和体系——辨证论治。③ 归纳出急性热病发展演变规律（特别是对"规律"的认识），意义重大。他借用《黄帝内经》"六经"概念，总结出外感热病六大发展阶段，提纲挈领，便于掌控；若能掌握运用，大都药到病除。④ 创300余中药方剂，为方剂学鼻祖。这在中国医学史中绝无仅有[1]。

不仅如此，《伤寒杂病论》还体现出方药疗愈学的一整套原则和方法。如配伍的君、臣、佐、使，剂量的加减进退，煎煮和服法中的种种要点等。所有这些，使得仲景无可辩驳地成为这一疗愈体系之鼻祖，这也是他备受推崇的原因所在。

20世纪80年代末，笔者曾与伤寒论研究权威柯雪帆进行过长时间交流探讨——张仲景的成就如此空前绝后，他何以天马行空般突兀地冒出在中国大地？当时我俩并没有结论，只是留下了浓厚的疑团。20多年过去了，笔者的思考终于有所醒悟，寻觅到了一些缘由——除了张氏的聪慧，除了那战乱年代（史学家发现：适度混乱时更易诞生综合性人物，东汉末年的仲景就是典型[2]），还有很重要的一点，就是前面所涉及的，他前面已有相当深厚的药物疗愈经验之积淀（包括第一、第二阶段经验），故不是空穴来风，而是站在前人（巨人）之肩，借助聪慧及努力，临床亲力亲为加有效探索，铸就了一座不可磨灭的丰碑。

张仲景及其《伤寒杂病论》所蕴含的科技智慧及创新源头，非一两篇短文所能展开，人们已在这方面做了不少探索，硕果累累，相信还能结出更多硕果。以张仲景学术思想为源头的"经方学派"也非常活跃，其影响甚至波及海外。问题是，当下除要承启好张仲景学术思想，开发研究，令其在今天弘扬光大，广为人知外，如何更好地"接着讲"，延续下去"再出发"，却是一大艰巨之重任，横亘在每一位炎黄子孙（特别是中国医学人士）面前，需要给出清晰的回答。

[1] 何裕民.中医药揭秘[M].北京：北京医科大学中国协和医科大学联合出版社,1997: 9-14.

[2] （美）贾雷德·戴蒙德.枪炮、病菌与钢铁：人类社会的命运[M].谢延光译.上海：上海译文出版社,2014: 51.

5. 马王堆"防腐剂"的追问　1972年1月，长沙马王堆出土的汉代古墓中，打开时女尸尸体不腐，皮肤质地不错，震惊了世界。当时，发现女尸手中有个绢包，里面全是药材，一接触到空气，部分药材化成了粉末。这些药材当初被加工成不规则的块段或细末，历经了2 100多年，外观已干瘪，色泽暗褐。遂请来药学专家徐国钧，最后用显微鉴定等技术方法，从中鉴定出茅香、高良姜、桂皮、杜衡、佩兰、花椒、辛夷、姜、藁本9种药材。这9种药材都是含有"挥发油"的中药，主要功能是防腐；女尸身体千年不腐，和这些药材有一定关系[1]。这项研究成果后来获得1978年的全国科学大会协作成果奖。

马王堆的"防腐剂"遂引出了广泛关注。如前述的法国天文学家博奈就特别关心马王堆出土物的两件东西：① 马王堆"彗星图"。②"马王堆医术中，辛追尸体是如何防腐保存的？"[2,3]博奈指出"至少2 000多年后开棺，开棺后还有液体，那尸体还保存完好，指甲也还很好""至今仍是个谜""那就知道那个医疗技术和防腐剂密切相关，防腐剂（在西方）到近代才可能引起重视"。他认为这"从侧面也印证了当时的医疗技术也应该达到了相当的水平"[2]。当然，他强调这只是他的合理推测。

马王堆"防腐剂"的确提出几个问题，值得思考：① 确实表明当时医疗已达到一定的水平。因为通常只有应对活人有一定经验和余力后，才会拓展到尸体上。历史记载，同时期的这类保存比较好的尸体不在少数。杨伯俊考证后提出了不少文献依据[4]。② 绢包里用的是药末或块状物，与前述的第二阶段用药末方法相吻合，时间上也契合。因此，该疗愈体系之发展经历了三个阶段，似可相互佐证。③ 提示此时已开始用复方，因为绢包里有9种药末，证明是个药末组合，且都是芳香类有挥发油的，肯定是为了起到协同作用，增强效果。它比使用单一药末又进了一步，可视为第二阶段的发展后期——出现了复方趋势。而汤剂中大多是复方（特别是《伤杂病寒论》处方），也许药末复方组合为汤剂复方做出了尝试，可视为是第二阶段的后期，时间上也契合。④ 同一时期南方很多古墓都用芳香类药物以防腐，但草药品种不完全一样，有些效果不错。说明某种程度上这在当时是种社会趋势，也反衬出当时医药学之进步。⑤ 研究表明，要保持尸体不腐还有其他一些因素，香料仅是其中之一。比如，有的棺木里有液体（棺液），里面含有汞等化合物。马王堆古墓研究者对棺液进行化验，检测出乙醇和乙酸等，这些都有微弱的抑菌防腐等作用[5]。

［1］ 马王堆汉墓"防腐药包"成镇馆之宝［N］.东方早报,2016-5-30.

［2］ （法）博奈-比多.4 000年中国天文史［M］.李亮译.北京：中信出版集团,2020：33.

［3］ 彗星图可见本章"彗星现象与马王堆'彗星图'"相关图。马王堆出土文物中值得关注的还有很多,比如说医书（帛书）多本,《道德经》西汉版本等。

［4］ 杨伯俊.略谈我国史籍上关于尸体防腐的记载［J］.文物,1972：36-40.

［5］ 徐红.浅谈西汉"马王堆尸"的防腐技术［J］.湘潭师范学院学报,1995：70-76.

6. "麻沸散"的思索 东汉末年与张仲景齐名的还有位医生叫"华佗",后者在民间的名声大大超过张仲景,故人们感激名医相救时,每每说"华佗再世"。华佗的事迹《三国志》《后汉书》等都有记载,可以说是位受民众爱戴,精通内、外、妇、儿、针灸各科,且对外科尤为擅长的医师。因为广受爱戴,其之传说,渲染成分很多,以至于有的真假难辨。从总体上看,华佗是位医疗风格自创者,他并不从属于张仲景承启的、以辨证论治方药为主的疗愈体系(华佗年长于张仲景)。虽擅用针灸,也没有证据说他和其后的针灸学派有关联,故可说他是位特立独行的、尤善于看杂病的医学大家。在外科领域,估计中国医学史上无人能出其右。正因为独特风格及杰出贡献,且后无来者,故有人甚至怀疑他是域外人士。其实,《后汉书·华佗传》记载"华佗字元化,沛国谯人(今安徽亳州)也,一名旉",与同时代的曹操是恩恩怨怨的老乡[1]。《三国志》中更有多条可相互参照之记载,这些离他生活的年代都很近,可信度应该是很高的。遗憾的是,他治疗的独特风格和诸多经验后世无人系统加以继承,不然的话,中国医学百花园里会更加绚丽多彩!

华佗颇享盛名的是创制"麻沸散"。《后汉书·华佗传》记"麻沸散"是用于外科手术的麻醉制剂。"若疾发结于内,针药所不能及者,乃令先以酒服麻沸散,既醉无所觉,因刳破腹背,抽割积聚。"遗憾的是,此方后世失传了。因此,围绕着"麻沸散"后世有多种说法,甚至怀疑是否有真实的麻醉方法存在。民间有各种传闻,影响稍大者认为该方是由曼陀罗花一斤,生草乌、香白芷、当归、川芎各四钱,天南星一钱,共六味药组成的[2]。但此始终只是一种说法而已,无助于确认此类方法是否存在,意义如何。

阴差阳错,1970年因时事之故,很多药厂停产了。医院没了乙醚等麻醉剂,各种手术无法开展。身为徐州医学院麻醉医生的王延涛心急如焚,想着既然针刺能麻醉,是否能用中药麻醉试试?遂找到古医书记载华佗"麻沸散",进一步审核研究,确定两种可能的主要药物:① 洋金花,又称曼陀罗花。② 闹羊花,又称为羊踯躅。两者都有一定毒性。遂先行动物实验,结果不满意。再自己亲自口服试验,多次后终于取得成功。经讨论批准,试将曼陀罗花用于临床手术麻醉,以解燃眉之急。1970年7月8日,徐州医学院附属医院一位女性做手术,令其喝下药物,5分钟后患者入睡,旋即展开手术,结果很成功,患者术中毫无疼痛反应,生命指征正常稳定。服药后8个小时,患者完全清醒。第一句话问:"我开刀了吗?我睡了一觉,一点也不知道,谢谢大夫。"很快,又以同

---

[1] 有记载说华佗曾治愈了曹操的头风病,但最后却被曹操给杀了。故说政治家和医家之间,时有恩恩怨怨。

[2] 另一说由羊踯躅三钱、茉莉花根一钱、当归一两、石菖蒲三分组成。据考证,这两个都不是华佗的原始处方。

样方法做了多例手术,均获成功。[1]遂以铁的事实证明,"麻沸散"类是可行的。

接着,王延涛及同事们进一步改进剂型,成为复方洋金花针剂,称其为"中药麻醉",交由上海制药厂批量生产。在当时西药乙醚麻醉极其短缺的情况下,借此方法的中药麻醉起到巨大的补救作用。短短2年时间内,全国有4万6 000余例中药麻醉的手术,皆获成功。既解除了病痛,挽救了生命,又佐证了历史记载。因此,第一届全国科技大会(1978)上王延涛等医师获得科技成果奖。他们的努力及牺牲精神,让1 800年前的"麻沸散"以某种方式再现,活人无数。

这一事例说明几点:① 历史上的很多记载,是值得重视的,不要因一时找不到确凿证据而轻易否定。② 这个方(曼陀罗花为主),是不是华佗原来的"麻沸散"有待考证,因为这毕竟只是种可能而已,但能用中药来麻醉是确切的、可信的。故我们对古人的很多记载,需有鉴别眼光,但首先不是轻易排斥。③ 王延涛医师的探索及求实精神永远值得赞赏。当然,随着时代进步,具体操作方法上,我们可以改进,可用更安全有效之方法。作为多余的话,早年笔者也曾用小剂量曼陀罗花,帮助一位严重哮喘、无法平躺却无痰的老年患者控制了病情。如果能掌控剂量的话,效果常是不错的。

7. 别小看草皮树根,从中常可引出药学"爆款"　笔者前面举例说许多常用之品有开发潜在意义。也许有人会说,这些树皮草根有什么了不起,充其量是些食用经验而已,离高科技远着呢! 其实大不然。试举一些案例说明之。

全球制药界,除近几年基因(靶向药)异军突起较为火热外,其实天然药用植物开发竞争之剧烈已延续了近百年,且成就斐然。须知,一个世纪以来世界最爆的药物是什么? 是来自柳树皮研发后的合成品。历史上,包括希波克拉底、《神农本草经》等都曾记载柳树可以治病。中国医学本草书中记载柳树根、皮、枝叶均可入药治病。西方19世纪后叶从柳树皮中提取合成的"阿司匹林",风靡世界,畅销120多年,年均产量仍高达5万多吨,超过1 000亿片,使用者甚广。既可止痛退热,又可以抗凝、防血栓,以降低心脑血管疾病发生,还可预防结肠癌、前列腺癌等。而中国医学专业者往往对用阿司匹林比较谨慎,因为中国医药学有更好的方法,前者(阿司匹林)毕竟有诸多副作用。

前已提及,康熙接受传教士给的树皮治愈了疟疾,遂恩准传教士在中国布道。实际该树皮就是金鸡纳皮,是印第安人历史上的常用药,用来治疗感冒发热等。通过殖民者传到欧洲,又通过传教士辗转到中国。后西方在此基础上开发出了"奎宁",对世界控制疟疾贡献巨大。此后,屠呦呦开发的青蒿素就是紧接着前者,专治对奎宁耐药的疟疾,也是来自民间经验性使用的植物药。

---

[1]　徐州医学院附属医院.中药麻醉[M].北京:人民卫生出版社,1971.

也许，不少人听说过二甲双胍，目前这是治糖尿病的经典药物，发现也有近百年历史了。最近几年它更火，很可能其发展势头将超过阿司匹林。因为有多种新用途被发现，如可能有防范认知障碍、改善慢性炎症、延缓衰老等功效。它也是来源于植物开发的，原材料是山羊豆——一类遍及世界的草本植物。当初作为牧草被美国政府引进，后来发现此草牲畜吃后会出现症状，研究发现含胍类化合物，进一步开发出了二甲双胍。

早在数百年前，法国人就用紫丁香（山羊豆）治疗多尿症。百年前，受此启发，有研究者给实验鼠注射提取物，确认有降血糖之效，几年后科学家加以人工合成。20世纪50年代二甲双胍正式被命名，并逐步走红世界。近期中国科学家则破解二甲双胍作用机制之谜，找到了其起效的靶点，也算是取得了不错的进展[1]。

最近，千金藤十分火爆，因为它很可能是潜在最有效的控制新冠病毒之药。它本身是一味中国民间用了千余年的中草药，有多种功效，且已开发成药品面世。2020年5月有学者从千金藤中提出千金藤素，发现有潜在的抗新冠病毒之良效[2]。与此同时，日本和美国学者相续确认千金藤素有抗新冠病毒之效果，且优于所有在研的西药，是目前为止细胞水平功效最强的新冠病毒抑杀剂，微量提取物即可有效控制病情[3]。遂一轮竞争迅捷展开，中国学者获得了发明专利[4]，欧美学者则与药商展开前期研究，且初步确定其机制与以往不太相同。千金藤素主要通过干扰细胞应激反应逆转受感染细胞中大多数失调的基因和通路，从而发挥抗冠状病毒效果[2,3]。人们对它充满期待，相信有着特殊使用前景。

又如，长期以来我们临床一直关注常用草药冬凌草，它有消炎、抗肿瘤等诸多良好功效，广泛使用中我们的确得心应手。冬凌草曾作为育种而搭载航天工具上天育种[5]。研究表明，其提取物冬凌草甲素也有着良好的抑制新冠病毒作用，且其起效的分子机制已初步晓明[6]，可能成为抗击新冠病毒的重要药物。冬凌草甲素对肿瘤的抗击作用，研究中也获得了不少新进展。比如在白血病患者的使用过程中揭示出一些独特

[1] 据《自然》报道，中国科学家破解了二甲双胍机制，找到其作用靶点，打通二甲双胍降糖、减脂、延寿等环节。参见 https://mp.weixin.qq.com/s/Nwe-zlspE6j_8G72u5mgLw.

[2] Fan Hua-Hao, Wang Li-Qin. Repurposing of Clinically Approved Drugs for Treatment of Coronavirus Disease 2019 in a 2019-novel Coronavirus-Related Coronavirus Model[J]. 中华医学杂志（英文版），2020, 133 (9): 1051−1056.

[3] Drayman N, DeMarco JK, Jones KA, et al. Masitinib is a Broad Coronavirus 3CL Inhibitor that Blocks Replication of SARS-CoV-2[J]. Science, 2021, 373 (6557): 931−936.

[4] 我国科学家发现新冠治疗新药并获发明专利授权[N].科技日报,2022-5-3.

[5] 搭乘神舟十四号再飞天,2016年冬凌草种子曾进行太空实验[N].潇湘晨报,2022-6-6.

[6] Zhong, Baisen. Oridonin Inhibits SARS-CoV-2 by Targeting its 3C-like Protease[J]. Small Science, 2022.

机制[1],预示着对于改善白血病等会有良好应用前景[2]。

类似的大有开发利用前景的中草药不计其数。据管窥所及,至少几百种之多。因此,千万别轻视草根树皮,千万别小看生活经验提供的许多知识亮点,也许这些中就有"爆款"的"奇点"。中国数千年积淀的生活科技智慧中,这类苗头或潜在的"奇点"很多很多,可以说不计其数。问题只是在于我们是否认识到其潜在意义,是否具备有准备的眼光,随时加以"捕捉",且能否确切地评估追踪;有苗头的话,能否百次千次地深潜下去,锲而不舍,做出深入且独到的阐发,精益求精,"深耕最后一亩地",给这类生活智慧以现代"科技赋能",令其以更清晰的方式呈现在现代人类面前;古为今用,真正做到让传统的生活科技发展成为当今的保健及防范疾病之可操作的有效行为。

有利的条件是:在中国、在中国医学领域,这类瑰宝的前期预试验工作已经历人体长期尝试,药效、药理、毒理等已初步筛选过了;需做的只是目标明确,再加以删选评估,进一步的细致探究,深入做出现代阐发。

然而,这不是说上述草根树皮的研究很简单,唾手可得;相反,常是相当困难,影响因素诸多。人们一定听说过宇宙中94%都是无法直接观测的暗物质,新近观点认为食物同样包含"营养暗物质"。对大量这类化合物,人们基本无知,但它们却影响着健康。哈佛医学院教授鲍劳巴希(A. Barabasi)遂创造了"营养暗物质"一词,说"我们对饮食如何影响健康的理解仅限于150种主要营养成分""它们仅占食物中所含的生物化学物质的一小部分"[3]。例如,以十分熟悉的大蒜为例,大蒜是健康食品,可药食两用。它是汉代张骞出使西域时引入中国的,距今已有2 000多年历史。一般提示,生大蒜有60多种微量营养素,其实远远不止。再查FooDB数据库,生蒜条目有2 306种营养素。为此,伦敦国王学院学者斯佩克特(Tim Spector)指出:"我们严重低估了食物的复杂性,因为其中所含的化学物质非常复杂,当这些物质进入我们的内脏时,会与微生物相互作用,使其变成其他化学物质,从而对我们的身体产生复杂的影响"[3]。至少,对大蒜中2 306种化合物进行深入分析,发现了其中574种具有潜在健康影响的化合物[3]。因此,即使草皮树根,也有着极其错综复杂的内在构造及暗物质等。对此,以往的世界"简单性原则"是无济于事、捉襟见肘的,需要在科学思维方法上更新,否则难以有较大突破。

[1]　Liao M. Aging-Elevated Inflammation Promotes DNMT3A R878H-Driven Clonal Hematopoiesis[J]. Acta Pharmaceutica Sinica, 2021: 678-691.

[2]　Liao M. Oridonin Inhibits DNMT3A R882 Mutation-Driven Clonal Hematopoiesis and Leukemia by Inducing Apoptosis and Necroptosis[J].Cell Death Discovery, 2021: 297.

[3]　揭秘食物里的暗物质[EB/OL].参考消息, 2021-1-29. https://baijiahao.baidu.com/s?id=16902216239115 76454&wfr=spider&for=pc.

五、借"旋涡"以凝聚天下保健精髓，加以升华

在本书第一篇中我们已强调世界是"盘根错节"纠缠的，早期的中国是在相互交融互渗中收获巨大利益的；并在第二篇中指出，中国文化实际上是多元渗透，相互交融，合成协奏曲的，是借助"旋涡"模式凝聚成一体的。这一点在医药学领域体现得更为明显。

1. 异法方宜：聚天下良法而成的疗愈体系 《黄帝内经·素问》中有相当重要的一篇大论——《异法方宜论》。何以说其相当重要？这从《黄帝内经》的各大论的排序中可以管窥。《黄帝内经》的大论排序不是随意的，而是很有讲究的：卷一讲的是天人大道，最重要；卷二讲阴阳之道，随其次；卷三分析脏腑特点，紧跟在后。可见其排列有很深的意蕴，其重要性是逐渐递减的。《异法方宜论》则排在了卷四的首篇（总第12篇），紧接着讲完各种大道后马上展开的。

何谓"异法方宜"？何以此论地位如此突出？有人仅仅理解为来源于不同方位的不同治法而已。其实这仅是一层因素。仔细寻觅，它首先探究了医疗的起源问题：一方水土养一方人，一方水土也易招致一方的病。因此，发展出了一方较为适宜的疗愈体系。这些疗法通过后人总结的"旋涡"机制，有机互渗，融合成一个更大的综合体，遂成就了早期的疗愈体系。因此，强调医疗起源从何而来，确实很重要，这是第一层。第二层，每个地方生活者，生存日久，内外各种因素塑造了他的生理、病理特征，治疗时需有所兼顾，这就是"因地制宜"，做出纠治。第三层，好的医生应参佐各种疗法，综合运用，故曰："圣人杂合以治，各得其所宜，故治所以异而病皆愈，得病之情，知治之大体也。"[1] 强调的是治疗要在了解个体具体特点的基础上，选择不同疗法，并强调综合运用。

前已述及，距今6 000年前后，东亚大区域共有七大（也说八大、九大）板块，时空交错般地展开着近30种文化亚类型，每种文化类型都已初步知晓了其相对确切之起止时间，各自又早晚参差不齐地发展起了适宜的保健疗愈体系。《异法方宜论》所说的"东方之域……其民皆黑色疏理，其病皆为痈疡，其治宜砭石……砭石者，亦从东方来。西方者……其民陵居而多风，水土刚强，其民不衣而褐荐，其民华食而脂肥……其治宜毒药；故毒药者，亦从西方来。北方者……其民乐野处而乳食……其治宜灸焫。故灸焫者，亦从北方来。南方者……其民嗜酸而食腐……其病挛痹，其治宜微针。故九针者，亦从南方来。中央者……其病多痿厥寒热，其治宜导引按蹻。故导引按蹻者，亦从中央出也"[1]，只是就其概况而言的，并非专指某一方位与某一疗法。借助东、西、南、北、

[1] 王冰.黄帝内经·素问[M].北京：人民卫生出版社，1978：80-82.

中来代表，则体现了五行学说之渗透，拘泥于字面强加解读，那是可笑而迂腐的。

《异法方宜论篇》(《素问》第12篇)置第4卷之首，其后紧跟《移精变气论篇》(《素问》第13篇)，突出医疗来源于各方疗愈精华之汇聚，使用时需兼顾个体特征及地域差异，讲究综合。《移精变气论篇》强调诊治时"治心"优先，需注重对象心理，善及时转移其病理性聚焦过度，顺理成章，如此才能有效应对。

2. 遵循时令"四气调神"：生活科技之升华　　如果说《异法方宜论篇》明确体现了"因地制宜"，那中国医学还强调同等重要的"因时制宜"(甚至这更重要)。故《黄帝内经·素问》在开卷第2篇就列《四气调神大论篇》，特别强调了这一点。关于《四气调神大论篇》的具体细节，将在讨论养生环节中涉及。

随着冬奥会(冬残奥会)的顺利举办，中国人对二十四节气肯定有了更直观的了解，这确是中国文化对世界的贡献。在国际气象界，二十四节气被誉为"中国的第五大发明"[1]，并被正式列入联合国教科文组织、人类非物质文化遗产代表作名录。

据笔者所知，二十四节气和东、南、西、北、中等方位差不多是同一时期(距今约6 400年前)的中原地带被确定的。这可从天文学有关考古的结论中得到初步证实[2,3](图8-5、图8-6)。笔者曾做过生产队的科技副队长，又是长期从事临床的医师，过去体验中，深切感受到节气对农作物生长的操控及对健康、疾病的微妙影响。试举例说明。

笔者在《爱上中医——从排斥到执着》中记录"20世纪90年代一案……某老干部，女，离休，严重心疾多年，又患乳腺癌，偶然间我发现她的每次心律失常加剧均在大的'节气'的同一天，遂让她做记录，但不给任何提示。结果，或是劳累，或喜怒会发，但逢节气必发；中药调整2～3年后，一般节气很少发，但'两分''两至'必发，且时间咬得非常准。随着中医治疗4～5年后(因肿瘤患者中医治疗均很认真，且能坚持长

[1]　(法)博奈-比多.4 000年中国天文史[M].李亮译.北京：中信出版集团,2020：268.

[2]　冯时.中国天文考古学[M].北京：中国社会科学出版社,2010：374-380.

[3]　冯时在该书中已明确考证，在距今约6 500年前(同时参估李辉研究)的河南濮阳西水坡45号墓遗迹中已有类似痕迹。1987年6月，河南省濮阳西水坡发现了距今6 400年前遗迹，其中M45的墓葬折射出奇特而丰富的信息：墓穴形状呈南圆方北，东西两侧设有两个凸出的小龛。墓主为一壮年男性，头南足北，墓内的东西及北部葬有三具殉人，远处还有一具殉人，显示了墓主享有崇高地位。东西南方的分辨已非常清晰准确，在墓主左右两侧及脚端，分别有用蚌壳精心摆塑的青龙白虎图和三角形图案。根据学者综合分析后确认，四个殉人角度与当地春分、秋分、夏至和冬至太阳升起的方位一致。龙和虎的位置与天上苍龙星座和白虎星座的位置一致。两根人腿骨和蚌壳堆砌的三角形在墓主人脚下，像北斗七星形状，它与龙和虎的相对位置，与天上的北斗七星与苍龙星座、白虎星座的位置一致。人的腿骨则代表北斗七星的斗柄。此时人们已能确定东、西、南方的准确方位、两分两至的准确时间，有了28星宿等概念。墓主被认为与李辉谈及的大巫师相吻合(见第六章)。

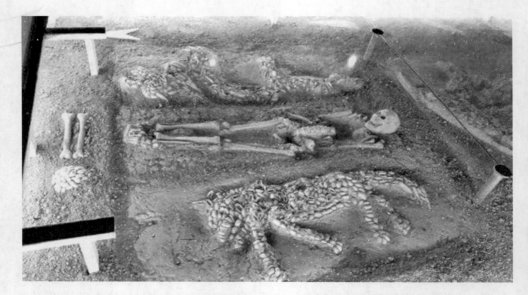

图8-5 河南濮阳西水坡距今6 400年前遗迹(冯时,《中国天文考古学》)

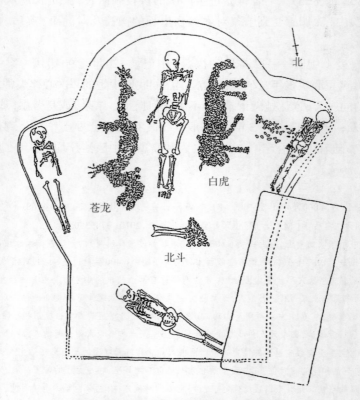

图8-6 河南濮阳西水坡45号墓平面图

期），现已几乎不发。当然，她现在也知道了自己心疾与节气的关系了。此后，我有意识地观察了有严重心律失常的患者近30例，多表现为频发早搏（其中，约一半因化疗后的毒副反应所致），他们中间有一大半明显地表现出类似的与节气的关系，而且有两位患者就是资深的医师"[1]。

笔者在《生了癌，怎么办——何裕民教授抗癌新视点》中写道："人类很晚才知道光合作用的细节，知道温度影响水稻生长的科学机制。但历史上老农却一直在充分利用这一科学机制……凭历代积累经验，清清楚楚，一天不差，不得有违。有一次因为我的因素，一块水稻田晚了一天插秧（双季稻，立秋前必须插好秧，那年8月6日是立秋，因为天太晚了，当天没有插秧，8月7日一早补插秧），结果那块地减产近六成，一半是空稻穗、瘪稻壳，让我痛感教训！"[2]正是这类现实教训，让人们一次次受教育，归纳出顺时农耕及养生防病治病等认识，并日趋系统化（顺时生存），成为中国人对世界之杰出贡献。

众所周知，2017年三位从事生物节律研究的美国科学家获得诺贝尔奖。顺应时间变迁，就属生物节律范畴。此节律扰乱后，常后果严重，会出现很多问题或偏差。它的微观机制现在部分被揭示了。虽中国人无法从微观上揭开它，却从现象学层面（常观上）加以系统描述、归纳、整理、提炼，并早已用于农耕操作、日常生存、养生实践及临床诊疗等方方面面。

笔者20世纪80年代时特别醉心于生物时间节律，曾做过多项研究，如以动物半数致死量（median lethal dose, LD50）为指标，以热性（如桂枝）及寒性（如大黄）药物为试剂，1天内不同时间（子时及午时）及1年间不同时间（夏至及冬至）给药，分别观察实验小鼠的LD50变化。发现确如中国医学所说的类似差异，即热性药物阳时（正午、夏至）用，毒性增强；寒性药物阳时（正午、夏至）用，毒性偏小；反之亦然[3,4]。一年四季间人的体质、指标及症状表现等也有一定变化。以潮汐为参数，同步观察人的指标及基础体温，也呈现出微细起伏态势，似乎"与月相应"吻合[5-7]。当然，限于当时条件，研究手段是简单粗略的。也许这方面的科技手段暂时还跟不上，但脑洞大开，努力加以探索，特别是结合临床，做出兼顾的话，却是能够做到有所研究及收获的，至少可提

［1］　何裕民.爱上中医——从排斥到执着［M］.北京：中国协和医科大学出版社,2007：39.

［2］　何裕民.生了癌，怎么办——何裕民教授抗癌新视点［M］.上海：上海科学技术出版社,2013：151.

［3］　何裕民,杨小芳.桂枝半数致死量的昼夜差异观察［J］.中国中药杂志,1988,（12）：49-50.

［4］　何裕民.大黄作用昼夜差异的实验观察［J］.浙江中医药杂志,1987：500-501.

［5］　何裕民.月全食时小白鼠氧耗量和体温等变化的实验观察［J］.中西医结合杂志,1987：673-674.

［6］　何裕民.试论月生无泻，月满无补治则［J］.辽宁中医杂志,1987,（10）：19-22.

［7］　何裕民,严清.从海洋潮汐探讨死亡时间与月相关系［J］.安徽中医学院学报,1986：6-9.

升临床疗效,或许还可能从现象学层面发现一些有趣的征兆。

国内就疾病急性发作、住院与死亡等与节气的相关性也做了不少回顾性分析研究,揭示了疾病加重与节气间密切的关联性。这方面研究论文有很多,如有项研究涉及冠心病患者入院和死亡时间与节气的关系,分析涉及了84 697例患者,17家三甲医院。发现冠心病患者之死亡,相对集中在三个节气:霜降5.83%、大寒5.68%、冬至5.09%,都明显高于其他节气。就入院时间言,寒露后开始增多。冠心病患者的发病及死亡还与中国医学的证型有关,结论是冬春季节及节气之交常是冠心病患者易发作及死亡之际,不同证型的冠心病患者发病情况有所不同[1,2]。因此,临床中应根据四季节气变化,针对性地做出冠心病的防范。

又如,有人分析430例急性心肌梗死患者发病规律与节气的关系,发现大多好发于小雪、大雪、小寒、立春前后,主要集中在冬、春两季[3,4]。还有人同样分析了急性心肌梗死患者,发现发病高峰处于冬、春两季,总体发病高峰节气是立春,气滞血瘀型的节气高峰为冬至,痰湿瘀阻型的高峰为春分,高峰期集中在春天[2],可以相互参照。

还有学者分析2002—2007年间上海人均死亡情况与节气关系,发现这些年上海日均死亡271人,最少和最多的分别是芒种(227人/天)及大寒(349人/天),差异极其明显(大寒高出芒种1.54倍);其趋势是立冬后始趋增加,至冬至、小寒、大寒前后达到一年最高峰。心血管病(特别是冠心病)死亡高峰出现在大寒,脑血管病死亡的高峰节气有四个,分别是冬至、小寒、大寒和立春[5]。

这些研究提示,当今完全可借助大数据平台,系统整合,划准基线,运用最新数理手段,做出大样本分析。既需根据病的特点,又要参照证及体质等要素,结合不同节气及地理环境等变数,得出更大样本量、更全面兼顾之结论,以为临床诊疗提供针对性指导,这不就是另一版本的精准治疗、个性化防治吗?相信如果设计合理、样本量足够大,其影响及指导意义一定能够超出国内。

3. 针灸:另类的调治疗愈体系 针灸,是个欲说还休的话题,也是个不容易说清楚(或目前根本说不清)、有待未来深究及回答的大议题。但在此不得不说,笔者仅抛出一些长期思考的结果,不太成熟,且有争议,抛砖引玉。

[1] 姜红岩.846 97例冠心病病患者入院及死亡时间和节气关系的分析[J].中国中医基础医学,2014,20(10):1364-1366.

[2] 肖艳.急性心肌梗死发病时间和节气规律的研究[J].中西医结合心脑血管病杂志,2012,10(8):913-914.

[3] 陈景利.急性心肌梗死虚实证型的发病节气规律分析[J].中国中医急诊,2011,20(4):6-9.

[4] 何明丰.430例不同证型急性心肌梗死患者发病节气的圆形分布统计分析[J].中国危重病急救医学,2010,22(11):693-696.

[5] 赵嘉莹.2002年—2007年上海市人群死亡与节气变化关系研究[J].人口研究,2010,34(2):88-95.

（1）一些结论性意见　针灸也是治病疗愈体系，且是早熟的疗愈体系[1]。针对针灸，现在充斥着不理解，且与现有知识体系兼容性很差，甚至存在各种争议、诋毁等，但合理适度运用，针灸疗愈体系的有效性不容置疑[2]。它整个就是人类常规认知以外的一类知识体系，故针灸谜团的部分揭秘可能会更新人类已有认知，特别是对于生命本质的理解[3]，还可能涉及当今时髦的暗物质、隐结构揭秘等。因此，围绕这一话题，各层面都是潜在的探索方向，都可能结出硕果。但依循原有思路、视野、方法及手段，不太会有大的惊奇，因为视野、思路决定结局。

（2）经络针灸起源问题　关于经络针灸起源充满争议。我们看来，首先要做一个基本区分。这涉及"经络"与针灸，"经络"是一个科学发现问题，针灸（含针刺和灸法）则涉及应用，是临床操作及医疗问题。两者完全不同，不能混为一谈。

关于"经络"起源，现有多种说法，都不太确切。笔者《走出巫术丛林的中医》（1994）中，对此做过分析[4]。管窥所见：就发现顺序言，古贤是先躯体感受到一些异常感，遂加以描述记载，然后将"线"连贯起来，故先有"经"的体验，再有一个个特殊点（穴位）的发现。它是从"经"（线）到"穴位"（点）的过程，而不是通常所说的实践发现按压"点"（穴位）有效，然后连贯起来成为"经"的。后一说法其实是受传统主流思想影响（如"劳动创造说""实践创造说"等）而想当然杜撰的，不符合历史事实。

这又演变成另一问题，这种感觉是怎么获得的？在我们看来，这可能和中华民族早期的农耕习俗有关，和先民好祭祀、心斋等行为相关联。心斋等过程中可体验到很多特殊感受——这也是李时珍后来强调的"内景隧道，唯返观者能照察之"的认识论根基。西周时期前后，人们已反复有了这类体验，老、庄都有类似描述，马王堆帛书中出现的《足臂十一脉》《阴阳十一脉》是其较客观记载。但这只是简单的现象学描述，无后世理论加工、形成整套学说之痕迹。加工过程又受到不少因素影响，包括从最初的十一脉，演绎成十二经，从"脉"提升成"经"等。这些我们都已做过一些分析阐述，

---

[1] 所谓早熟，指它出现的很早，雏形应该在方药治疗体系之前。即中国医学的治疗，先有针灸，才有方药。

[2] 笔者20世纪80年代后期曾在上海市普陀区甘泉街道社区卫生服务中心做过近5年的针灸门诊，过程中重新认识到针灸的临床意义。借助针灸，治疗且治好了很多难治性病症，且适用范围很广。因此，针灸虽理论上说不清，临床疗效是肯定的。笔者自身的认识也有了一个大的飞跃、质的改变。

[3] 也许正是因为类同认识，所以钱学森才会提出针灸和气功等的研究有可能会更新人们对科学及生命的看法，从而引发医学革命，甚至引发整个科学的革命。

[4] 简单说，《走出巫术丛林的中医》中已分析确定了"经络"的发现和中国人早期气功实践有关联。气功实践的中国广泛践行又和农耕祭拜天地、奉行心斋有关。详见：何裕民，张晔.走出巫术丛林的中医[M].上海：文汇出版社，1994：91-107.

在此不再展开[1]。

可总结性地说，至少在战国末年，关于"经络"和针法灸法已雏形初现，并已运用于临床。故针灸疗愈体系之雏形，似乎稍微早于方药疗愈体系。但针灸的大量穴位是出现在两汉期间及其后，直到西晋时才规模性显现，也就是隔了三四百年后。因此，这进一步佐证了先有"经"，后有"穴位"。

据《异法方宜论》，很多人认定是从砭石发展成针灸经络的，针灸经络是东方来的（砭石者，亦从东方来）。此说存疑，笔者研究后认为有点牵强。砭石与针刺间有着巨大断裂带，砭石疗法在很多民族早期医疗中都存在，砭石发展成针灸，缺乏依据[2]。该篇同时强调了"灸焫者，亦从北方来""九针者，亦从南方来"，可以说还提示北方的灸法及南方的九针都和针灸形成有着某些关联性。故我们认为针灸经络的起源也是多地多源头萌发的，不完全是东方发展过来的，东方只是一种简单说法而已。

作为一个疗愈体系，针灸早期是和方药疗愈体系并行不悖的，两者之间没有太多碰撞及交接。且有时还有所抵牾冲撞，甚至一度有很多方药医生诋毁针灸医师，借《针灸甲乙经》针灸"能杀生人不能起死人"之说而攻击之。这不难理解，两大不同体系，多少会有利益冲突。但唐宋以后，此类冲突逐渐销声匿迹了。也许接触多了，互相学习借鉴，取长补短，渐渐接受交汇融合了。

（3）适用范围　世界卫生组织推荐64种病症可选择针灸治疗（2019）。在我们看来，针灸适用范围更广，几乎所有功能失调性病症及部分器质性病变合理借用此疗法都有一定帮助，不一定说能治愈，但至少可帮助控制症状，改善病情。国家卫生健康委员会官网2022年3月公布《新型冠状病毒肺炎诊疗方案（试行第九版）》中，把新冠肺炎患者也纳入了针灸可进行常规治疗之中。

2022年2月，中国专家在权威的《英国医学杂志》（BMJ）发表了一篇基于大数据的针灸治疗疾病图谱研究[3]，半个世纪来，人们进行了10 000多项针灸随机对照试验，该文对此进行系统评价：在所涉及的77种疾病治疗中，针灸在8种病症治疗中呈现出显著效果，如改善中风后失语症患者功能、缓解颈部和肩部疼痛、缓解肌筋膜疼痛、缓解纤维肌痛相关的疼痛、缓解非特异性腰痛、提高分娩后24小时内的泌乳成功率、降低血

---

[1] 最初简单的十一脉，到后来变成十二经，是受到当时社会文化影响。战国时期社会风气盛行十二循环，流行很广。《吕氏春秋·圜道》就有充分体现，12是个循环概念，更能解释周而复始现象，故被医家借用。至于"脉"发展成"经络"，则深受当时发达的水利学知识之影响。可参考：何裕民，张晔.走出巫术丛林的中医[M].上海：文汇出版社，1994：91-107，191-208.

[2] 在《走出巫术丛林的中医》中，我们讨论并辩驳了这一论点。

[3] Lu L, Zhang Y. Evidence on Acupuncture Therapies is Underused in Clinical Practice and Health Policy[J]. BMJ, 2022: 376.

管性痴呆症状的严重程度、改善过敏性鼻炎鼻部症状等。

　　该研究因为涉及大数据，且分析严谨，故引起了广泛重视。全球最著名的政论类刊物《时代周刊》(*Time*)2022年4月29日以《为什么针灸正在成为主流医学》为题[1]，进行了报道，体现出呼吁应加强针灸临床运用的态势。确如所言，如仅就上述第一种病症（中风后失语症）而言，美国就有1 000万此类患者可从针灸中获益[2]，英国则每年新增此类患者25万例。人们束手无策，故从此疗法获益似乎是无可替代的（无其他可靠的有效疗法）[2]。可见，《时代周刊》发出"为什么针灸正在成为主流医学"之问，这也是一种理性的超前预测。

　　（4）针灸疗愈机制　按照上述刊载在《英国医学杂志》的论文介绍："现代科学提供了越来越多针灸作用的生物学证据。有研究表明，针灸可以刺激激活周围神经的反射，将感觉信息从脊髓传递到大脑，然后激活周围自主神经通路，并最终调节人体生理。"[2]可以肯定地说，针灸疗愈与方药疗愈，机制大不相同：方药疗愈多少依据原子论模式，借助了生物理化成分，这类复杂成分的排列组合、协同效应，甚至微量变化，改变了躯体状态。也就是说，给了某些确定的物质成分进行调整。针灸则不然，充其量只是给了某种"信息"（中国医学称"得气"），尔后通过某些未知环节或机制，调整了状态。就像是远距离量子之间的纠缠，效应始终发生着，但中介却不是人们已了解的某种"力"，纯粹是某些未知之机。且针灸所借助的很可能是人们尚未知晓的另套调控机制。阴差阳错，中国人早期在懵懵懂懂中"撞见"了这套机制，学会了适度加以利用，虽反复使用2 000年，却依然只知其效，不知其故。故这套疗愈机制之揭秘，是与身体调控奥秘的重新认知密切地依存着的。相信随着认识深化，也许要从信息、超微等层次，借助暗物质、隐结构等，才能做出某种披露。

　　以笔者的一个案例说明之：患者为80多岁老人，因左肩剧痛，不能穿脱衣服，孩子陪来就诊。当时老人穿着大棉袄，无法脱衣，左臂不能碰。怎么办？笔者令其拉起左裤腿，露出小腿，针同侧下肢条口穴，穿承山穴，这是经验穴。几秒钟后，居然众目睽睽下，老人主动左臂自行抬起，自己脱上衣，轻松自如，结束时又自行穿上衣服。令在场候诊者目瞪口呆，啧啧称奇。笔者遂嘱其回家后经常配合温通止痛之膏剂外敷，老人前后治疗三四周，10来次，临床痊愈。

　　当然，这是20世纪80年代的事，如在现代，笔者会先考虑排除骨转移可能，但80年代癌症并不多见。至少如此神效（几秒钟），其他疗法是难望其项背的。类似案例经历多了，让笔者陷入了沉思：对针灸疗愈之效无法质疑，但对其疗愈之机制却深感困

[1] 汤小荣.美国《时代周刊》：为什么针灸正在成为主流医学[N].中国中医药报，2022-5-6.

[2] Lu L, Zhang Y. Evidence on Acupuncture Therapies is Underused in Clinical Practice and Health Policy[J]. BMJ, 2022: 376.

惑……这是无法用所有已知的机制来解释的：此老人的剧痛是器质性的，绝非心理暗示等所能缓解，即使高效止痛剂，疼痛或许能暂时舒缓，但功能障碍短期内绝对无法复原。始知：要揭秘其愈病机制，需脑洞大开，绝非易事！

（5）传播问题　前面第五章讨论中西医学交汇时，对此已有涉及，指出是针灸疗法作为排头兵首先传及域外，以至延续至今[1]。此后，欧洲有着持续的针灸疗法热。机缘巧合，随着20世纪70年代尼克松访华，针灸泽被美洲，美洲的中医认识同样是针灸起先导作用的。也许是认为它另类、有效，却又说不清楚。神秘（说不清，来自东方）加神奇（有效），激起了人们的好奇心，促使其快速传播，甚至特朗普签署的国会法案中，都有针灸纳入医保等条款[2]。

（6）未来发展可能趋势　有没有可能发展出一套现代语境下的疗愈体系，且实操方法及手段都是与时俱进的？这是我们所期待的。

此外，简言之，围绕经络针灸，潜在的创新点是丰盛的，如从科学层面，可研究未知的生命奥秘、生命（生理）的调控机制、暗物质（隐结构）冥冥中的作用，以及生命过程中物质功能间的互动关系等。从临床角度，有太多的未知点可分析，它的愈病机制与已知的涉及物质能量转化的完全异类，针灸"得气"所传递的信息，与靶向药击中靶点、分子药上调或下调表达等都是异趣的。有影响的英文杂志刊载的涉及中医研究的大多与针灸经络有关，且几乎都是与临床相关的，包括能够登上美国《时代周刊》之类的重头。该领域潜在的创新思维之丰盛，可见一斑。

再者，针灸施治时，施治医生眼盯着患者，一边操作，一边与他交流，或再配合按压、提插、肌肤轻揉等，可明显增强疗效，远比插上电脉冲仪等简单刺激疗效要好得多。就是说，施治时医患间有正性情感互动传递可大大增强疗效。故针灸医生都知道，与患者的关系特别重要，医患互动交流，直接影响着疗效。这在靶向药、分子药等的使用中是不存在的。这背后似乎又有着潜在的"气场"（信息或是熵）传递着无形却非常重要之效能。

在科学哲学和思维方法方面，经络针灸也提出诸多挑战。2011年中国科学技术协会曾举办过专题的香山科学会议，专门就"'象思维'与经络实质"展开2天的专家讨论，由笔者和首席科学家黄龙祥共同主持。会议收集数十篇专题论文，出版了专辑，值得参考[3]。事后中国科学技术协会主办方要求笔者为该书写"序"，笔者应允了。"序"

[1]　本书第五章中"中国医药学西传，一度成果斐然"相关内容。

[2]　2018年10月特朗普在第115届美国国会上签署的第H.R.6法案第105页，"针灸"有助于改善阿片类药物滥用情况。

[3]　中国科学技术协会学术部.象思维与经络实质[M].北京：中国科学技术出版社,2011.

中借著名物理学家霍金的"金鱼物理学"假设进行了阐释[1]。结论是:"象思维(或象思维涵盖的中国及东亚思维)是有别于西方'实在论'基础上还原思维的一类思维方式,而'经络'等则是在'象思维'过程中东方古贤对生命世界的某些现象或事实所做出的'另类'的描述与解释,并一定程度上提出了某些规律性的认识。"至于具体结论,则有待细究[2]。

4. 仲景确立的"范式"天下行,经验滚滚而来 我们一直认定,张仲景确立了中国医药学的方药治病之体系。用科学哲学大家库恩(T. S. Kuhn)的话说,也就是确立了学科范式(paradigm)[3]。从这个角度,无论如何评价张仲景都不为过。一旦范式确定,加上国土的相对安宁,广袤大地上数以千万计的医师们协同努力,天下方药实施经验,滚滚而来。

西晋隋唐至明末的千余年间,中国表现出战乱和稳定相互交替,继东汉蔡伦发明造纸术后,各种新科技不断涌现,火药、指南针、活字印刷等相继出现。在天文、历法、地理、地质、数学、物理、化学、生物、历史、考古等诸多领域,中国都有所进步。中国医学亦在这种文化氛围之中及科技成就撑托之下,借鉴了来自域外的医药成就,迈进了它的黄金时代。

在东汉张仲景奠定的临床规范(范式)基础上,千百年来临床医学呈现出常规科学[4]的稳定积累的发展态势。方药辨证论治体系的广度与深度都得到充分发展。除各种具体病症治疗及方药日渐丰富更新外,这一时期,中国医学的临床分科已有内、

[1] 霍金在《大设计》提出"何为真实"问题,他假定金鱼透过弧形鱼缸观察世界,它们中有头脑金鱼发展出"金鱼物理学",归纳出观察到的现象,并建立起一些定律。这些物理定律能解释和描述所看到的外部世界,正确预言现象,甚至可能部分预知地震、海啸等人类目前困惑的难题,符合人类对物理学定律要求。金鱼的认识和人类物理学定律有很大不同。霍金提出:这样的"金鱼物理学"正确吗? 当然,按现主流看法是完全错误的。霍金诘问道:"我们何以得知我们拥有真正的没被歪曲的实在图像? ……金鱼的实在图像与我们的不同,然而我们能肯定它比我们的更不真实吗?"他从而强调:人们认知世界都借助某种"模型""图像"。"不存在与图像或理论无关的实在性概念""一个物理理论和世界图像是一个模型""不存在与图像或理论无关的实在性概念"。对经络认识也一样,按生命实体论,人们无法接受经络事实,但需追问:生命实体论正确吗?
[2] 中国科学技术协会学术部.象思维与经络实质[M].北京:中国科学技术出版社,2011:序.
[3] 所谓范式是库恩创造的重要名词,是决定某学科、某体系的基本要点。范式可以是一些基本观点、公式、概念,也可以是一本奠基性的书,像《黄帝内经》《伤寒杂病论》之于中国医学,也如《资本论》之于政治经济学。范式确定后,后人就据此而有共同语言、共同规范、共同标准,并能够相互沟通交流,遂该学科或体系才得以发展,所以称之为范式。
[4] 库恩是科学哲学的历史主义代表人物,他认为科学发展有两种类型:一是不断积累,前面说的像"水"一样,水滴石穿,他把这称为常规科学,即靠经验积累,慢慢发展的。还有一类是基本点上有突破,往往是范式更新了,叫科学革命,如前面说的,火淬炼后升华了。

妇、儿、外、皮肤、眼、耳鼻喉、口腔、精神病等，另有急救、针灸、按摩等，接近于现代医学分科。此时，也开始注重针对病因的治疗，并颇有成效，如谷皮治脚气（维生素 B_1 缺乏症）、动物肝脏治夜盲、槟榔杀绦虫、常山治疟疾、水银（汞制剂）治皮肤病等，都效果显著，受到欢迎。

辨证论治始终是方药疗愈之主流。"辨证论治"的根砥是"证"。"证"是疾病过程中一定阶段各种要素之综合。针对这类综合失调状态进行治疗可控制和纠正失调，针对性地做出修复，以利疗愈疾病。故辨证论治有着实用性、科学性等特点，它的最大特点是纠治时能"曲应其变"，灵活处理各种临床现象，其深层则积淀着"以不变应万变"的思维特征。这同时也恰恰是它最明显的弱点所在，因为它造成了人们长于"思辨"，懒于"循名责实"。只要有临床症状，总能辨出个"证"来；只要某药治好某病，终归可以根据表现出的"证"，给出一个相应的解释机制。因此，这既有助于解决问题，但客观上又阻碍了人们的深究，带来了颇为严重的思维惰性。可以说，在"灵活变通"的背后，隐有"保守"守成之特质。这也为中国医学其后发展缓慢埋下了伏笔。

我们先看看张仲景后的方药治疗之发展。仲景确立方药疗愈范式后，后世医师遵循此范式以诊疗，随证加减，并把诊疗经验所得记录下来，认为颇满意的，即标为某某方，自行播散，以利众人。因此，短暂时间内就出现了大量方剂，治几乎所有的病都有数不清的方剂，以至于出现选择困难，难以定夺。

方剂中，代表性的如晋代葛洪，曾给屠呦呦以思路的《肘后备急方》，即载单方验方510首。后世评价其方剂"简""便""廉"而有效，以备急用。被誉为真人、山中宰相的唐代孙思邈，写有两本大部头著作：《千金要方》和《千金翼方》，各载方5 000余和近3 000首，稍有重复，但总数庞大。隋炀帝敕编的成书于隋大业年间（605—618）的《四海类聚方》（简《类聚方》）[1] 是这时期的代表性方剂书集成，因为有官方背景，故规模宏大，全书共2 600卷，记载20 000多首方，可见包含着多少探索经验，惜后世遗逸了。唐代王焘，父亲为唐初宰相，他自幼多病，常与医药打交道，后又因母患病而钻研医药学，终于精通，著有《外台秘要》，载方6 000余，集方剂之大成。

北宋王怀隐、王佑等身为翰林医官，奉敕编《太平圣惠方》，该书依据官方医局所藏各种医书及名家验方，广泛收集民间效方等编写而成，收方16 834首。南宋宋徽宗组织人员编纂《圣济总录》，集宋以前方剂大成，载方近2万。南宋太医局编《太平惠民和剂局方》，载方788首，这是宋代太医局制定的成药处方手册，类似于现在的常用药指南及制作工艺规范。明代朱橚敕编《普济方》，载方61 739首，是中国古代载方

[1] 此书首见于《隋书·经籍志》，《旧唐书·经籍志》和《新房书·艺文志》中都有著录。唐《新修本草》及宋《证类本草》中曾有引用，至唐开元九年（721）时，此书尚存。天宝十一年（752）王焘在弘文馆也曾参阅此书。可惜此后亡佚。

最多的方剂书。

须强调的是,这时期不仅方剂大量出现,动辄几万首,而且质量很高。后世所用的大量良方都是这时期的,都非常受欢迎。今天市场上的六味地黄丸、十全大补丸、归脾丸、逍遥丸、加味逍遥丸、柴胡疏肝丸等,都是这时期之名方,但这些只是沧海一粟,还有太多的名方静静等待着,等待着慧眼相识,挖掘古矿,令其发挥解决百姓病苦之功效。

5. 3.0版系统开发,亟需全新机制、平台及方法　上述罗列的史实,说明了几点:① 这些史料是真实可靠而可查询的。它说明方药疗愈系统是个庞大的不断发展充实的,且越来越丰满的大体系。对此,人们重视程度严重不足,仅停留在农耕水平,甚至只能望日本开发利用仲景汉方之项背(日本开发利用张仲景汉方似乎进入了工业化之早期),亟需超越,进入互联网、大数据时代。② 早先以民间编撰为主。古人拟方,既不为名,又不为利(古人写医书,很多都托名),只是为了儒家的利己利众利天下之理想。③ 隋唐始起,官方介入此工作,常组织浩大工程编撰医书(方剂书)。这或许是官方意识到这类方书对民间维持健康、社会维持稳定有巨大公益,遂花费巨大财力、精力等来做此善事,且越到后来,官方比重越大。④ 数量与质量是辩证的,有相当数量,内在质量定能提高。中药辨证组方,讲究不同药物组合,兼顾炮制方法、剂量大小、煎煮长短等,且每药都是复杂化合物,它们的组合配伍更是复杂的方程式,变化多端,如此才能应对错综病症。中国医学长于治错综的慢性病,很大程度就和这难以道明的组方复杂性有关。⑤ 我们有理由相信,中国人口宋以后一直近亿,明以后几个亿,在世界遥遥领先,这很大程度仰仗于方剂疗愈体系起着保驾护航作用。

最后,我们认为方剂疗愈体系在不断积累过程中,经历了贮宝涤污,大浪淘沙,使用中自我扬弃、自我淘汰、自我进化、自我升华之过程。当然,这过程比较缓慢,符合常规科学水滴石穿,逐步积累淘汰之发展模式。

面对这巨大而庞杂的宝库,现在该怎么办? 显然,一方一方地研究梳理,无济于事,已落伍了;靠个人及散在力量,力不从心;应该学学古人,当成一项系统工程,官方有序组合,全国协同,建立全新机制,借助科技新平台,如大数据、云计算、网络药理等,按不同病症,结合实证研讨,深入挖掘、提升。相信这聚宝盆里一定有诸多耀眼之瑰宝,等待着被"发现",三次开发,重见天日。

6. 源自乐生: 讲究生存方式之综合　诚如富兰克林·金所发现的那样,中国所积淀的农耕生存智慧讲究的是综合性、多方面,如农耕高效率是通过选种、育苗、垄耕、水利、施肥、田间管理等诸多环节有序协调。《黄帝内经》创立的保健愈病也主张多环节协调: 顺应天时、恬淡虚无、讲究饮食、万事适度、允厥执中、善用药物、导引吐纳、针刺灸疗、按摩踩跷、祝由心理等,且须社会文化(诸如儒、道、释等)的精神抚慰及支撑。而这一切,首先源自道家老、庄的乐生精神。其实,我们分析认为,张仲景、叶天士等名医的处置都强调综合。

受这些生存智慧启示,在40年的肿瘤防治中,我们加以贯彻,采取八方针——知(改善认知)、心(心理调整支持)、医、药、食(食疗配合)、运动、环境(优化)、社会支持。在认知症(阿尔茨海默病)的防范及纠治中,同样采取类似的多环节切入思路,并加强患者功能锻炼、思维训练、亲属陪伴等。理论上说,癌症、认知症都是难治性疾病,甚至一度属不治之症。但数十年探索,至少我们有明确收获,看到了良好前景,创造了不少奇迹。而其胜并不在一方一药、一招一式,而是综合模式之叠加效应。综合取胜是我们应承启的中国农耕生存智慧之精华。它体现了全程、全方位、全视角、多环节之关注,勤能补拙、多能互补。当然,尽可能精益求精。

中国传统文化在上述各方面都有特色,都是一篇篇巨著。除部分内容后面会适度展开外,在此不作系统延伸,因为每方面都牵扯很大范围。但在当下,古为今用,如何在现代语境下"接着讲","本土化"地讲好、讲细、讲深、讲透这些内容是个巨大挑战。这也是中国医学"再出发"的艰巨任务所在。

第 九 章

根植于沃土中，争相斗艳

一切文明，无论是东方的还是西方的，都积累了与"外部环境"打交道的成功经验。这些经验有些表现为技术，有些表现为知识。从技术到理性科学，可以展开一个知识谱系……这个谱系构成了一个金字塔：塔基最宽大、体量最大，是技术；塔尖体量最小，是理性科学；塔中间，是博物学。

——吴国盛（科技史专家）

国际史学界公认，公元前10世纪—公元前2世纪是人类文明的"轴心时代"，全球有四个轴心，东方则是中国的西周—春秋战国时期。这个时期也是中国思想文化领域最璀璨、最耀眼之时代，"诸子蜂起，百家争鸣"，各领域都有突破性的腾飞，是中国文字记载以来文化上的第一个艳阳春。

一、强调"多识"的中国博物学传统

所谓"艳阳春"，肯定不是"一树独秀"。轴心时代前后的中国大地，涌现出一大批知识、技术、学科、学派和名垂青史之典籍，呈现百花斗艳，满园春色。这为中国医学的繁华，孕育了适宜的土壤。医学（抛弃医技，医技出现得很早）则略显延后些，大约在战国—两汉期间，以它的范式（如《黄帝内经》《神农本草经》《伤寒杂病论》等）确立为标识。讨论医药学，需兼顾同时代它的土壤天空、先导后援、左邻右舍、前树后林等相关环境及氛围。

1. 中国的博物学传统：枝繁叶茂　人们常说中国缺乏科学传统。此话需严谨定义一下，应该说中国缺乏的是起源于古希腊，勃兴于17世纪后，于近200年达到鼎盛的数理（实验）科学之传统，但它却有着另一种探究知识传统："多识"及博物学[1]。如西周的《诗经》既是诗集，更是博物学札记，故孔子主张后学读《诗》要"多识于鸟兽草木之名"。"多识""多学""博闻""博问"遂成为古代知识人的努力方向。西汉桓宽《盐铁论·杂论》出现了"博物通士"。此后，"博物通士"变成了人们所仰敬的、有学问者

---

[1]　吴国盛.博物学是比较完善的科学[N].中国中医药报,2004-8-30.

的代名词。

现代汉语词典解释博物学是"旧时对动物、植物、矿物、生理等学科的统称"。博物之士就是有探究精神及学问深奥之人，"博通动物学、植物学、矿物学、生理学等自然科学的专家尊称"。可以这样说，中国传统文化中，博物学指的是对自然进行观察分类，加以研究之学科，含天文、地质、地理、生物、植物、气象、物候、人类、疾病等的总括。博学之人就是知识丰富、学富五车之士，甚至清华大学的科技史专家吴国盛认为：博物学就是传统中国的科学[1]。西方文化中，相对应的，博物学则是"自然史"（natural history）。

中国古代，天、地、农、医列为学科之首，最被看重。其实，这些学问早先都属于博物学范畴。不难理解，之所以这四者最被重视，是因为它们分别维系着人类生存之道与健康。对天学（古称"天象"）前已述及，关于地学，从事地理思想史研究的唐晓峰写了中国上古地理思想史专著——《从混沌到秩序》。书中开篇提及李约瑟是在地学思想寻觅中，找到中国何以产生有机论自然观根源。《从混沌到秩序》中，唐晓峰对此做了分析[2]。因与本书瓜葛不大，省略之，有兴趣者可参考。这提示中国上古地学知识对我们了解医学是有价值的。

2. 法天则地，因地制宜，才有医药学　　《周易·系辞》云："仰则观象于天，俯则观法于地；观鸟兽之文，与地之宜；近取诸身，远取诸物；于是始作八卦，以通神明之德，以类万物之情。"故了解地学是医药学的基础，某种意义上，医药学赖地学知识发展而来，地学知识是医药学的根基之一。

《礼记·易本命》（大戴）有曰："坚土之人肥，虚土之人大，沙土之人细，息土之人美，耗土之人丑。""是故食水者善游能寒，食土者无心而不息，食木者多力而拂；食草者善走而愚，食桑者有丝而蛾，食肉者勇敢而悍，食谷者智惠而巧，食气者神明而寿。"很明显，首先地学影响着芸芸众生，造就着他们之间的千差万别。可见了解地学，是掌握医药学的基本功。但中国古代地学，涉及十分广泛丰富，不仅包含后世说的地理学，而且涉及气象、物候、水文、地震、植物、动物、矿物等。

据王国维考证，始于周初的《禹贡》分中国为"九州"，这是中国最古老、最系统的地理文献。西周的《诗经》则开始有大量关乎地貌、地理、水文等的记载。成书于战国的《山海经》将中国划为五大区域，对每一区域的山川地形、水文矿产、植动物等都做了带神话色彩之描述。汉代班固《汉书·地理志》则以正史形式记录了地理志。遂逮及秦汉期间，中国的地学知识已十分丰富。这些为医药学的奠基及后世顺利发展，提

［1］ 吴国盛.博物学是比较完善的科学［N］.中国中医药报，2004-8-30.
［2］ 唐晓峰.从混沌到秩序［M］.北京：中华书局，2010：22.

供了坚实的地学根基。

中国古代地学不只是单纯地记载地表可见的千奇百怪现象，而且是赋予这些现象以解释及某种意义。这类解释时有某种特殊意义，如《管子·地数篇》曰："上有丹砂者，下有黄金；上有慈石者，下有铜金；上有陵石者，下有铅锡赤铜；上有赭者，下有铁。"地表现象和地下情况有内在联系。上有辰砂，下有黄金，说明汞、金共生规律，贵州便有这类矿藏；上有磁石，下有铜金，指铁、铜、金共存关系，可见于长江中下游等地；上有陵石，下有铅、锡、铜，江西彭山便属锌、锡共生矿；至于上有赭（氧化铁）下有铁，则更为常见。"司外揣内"成为发现矿藏的一大指导原则。此外，《灵枢·刺节真邪》也说："下有渐洳，上生苇蒲，此所以知形气之多少也。"从苇蒲的繁茂，可推断下面湿地之大小和肥瘠。

推而广之，《灵枢·外揣》专题讨论了"司外揣内"方法论，曰："日与月焉，水与镜焉，鼓与响焉，夫日月之明，不失其影；水镜之察，不失其形；鼓响之应，不后其声；动摇则应和，尽得其情。""合而察之，切而验之，见而得之，若清水明镜之不失其形也……若是则内外相袭，若鼓之应桴，响之应声，影之似形。故远者，司外揣内；近者，司内揣外。"说明事物现象和本质间存在着内在联系，可以从影来寻形，也可从外推内。只要注重相互关联性，人的部分奥秘能昭然明了，有所洞察。其实，这是关系理性的一种体现。

此后，如北魏郦道元的《水经注》记录了1 252条河流之源头、流向、支脉、旁系等，成为中国水文地理之经典，也可见地学领域博物传统之精到。诸如此类，都为医药学的腾飞保驾护航，提供支撑。

20世纪50年代，中国科学家们搜集整理中国历史上的地震记录，编辑出版了《中国地震资料年表》——从公元前1177年一直到公元1959年，共搜集相关记录15 000多条，涉及8 000多次地震。经过校验，整理出版了《中国地震烈度表》《中国地震目录》和《中国地震历史资料汇编》等，被国际学术界认为对现代地震学做出了巨大的历史贡献[1]。再者，中央气象局的研究人员依据历史资料，编撰了《中国近五百年来旱涝分布图集》，为研究中国气候历史变迁，提供了第一手资料，也有特殊意义[1]。

有现代学者认为，《黄帝内经》等的相关地学知识与内容，直接为地理医学的发展提供了历史支撑[2]。就笔者来看，地理因素是临床必需兼顾的问题。面对癌症患者，笔者一贯注重地学因素：先了解患者来自何地，长期生活在什么地方？来自东、南、西、北不同地方，不同纬度，不同海拔，不同的生存条件，病情的影响因素是有差异的，需参

［1］　吴国盛.博物学：传统中国的科学［J］.学术月刊，2016，48（4）：15-19.

［2］　叶庆莲.《黄帝内经》地理医学思想研究［J］.山东中医药大学学报，2002，26（4）：14.

佐他们长期生活居住条件及地理、环境、海拔、温湿度等。同样是肺癌，到冬天，笔者一般都会让北方患友尽可能到南方过冬。因为西北方太干、太冷，湿度不够，很容易诱发感染。这种情况下，药物改善效用是有限的，但稍微改变一下环境温湿度，情况马上改善。这对患者的康复很有意义。而且临床很多病只有兼顾地理因素等，才能做出准确诊断。因此，地理医学应运而生，以后相信这是临床必需参佐之因素。随着互联网、大数据等的临床普及，这方面因素渗入临床是必然的，临床医学须兼顾这些因素。

3. 与医药学相辅翼的农学　　农学，也是中国最早成熟的学科。早先的《诗经》《管子》等文献中就有不少涉及农学之内容。有学者认为，中国的农学也是从地学中演绎出来的。中国地学核心思想是"地尽其力"，遂分化出了充分体现此精神的农学和医药学[1]。农学主要涉及土壤的观察、分析，栽培农作物（粮食），及增加产量、保持水土及肥力等，特别是关注农作物及植物等。前面我们已提及，百多年前的美国农业专家富兰克林·金来中国考察后惊讶地发现：中国的农学是农民与土地保持和谐的典型的友好型农学[2]。其实，这很大程度就是源自中国早期农学的博物学之传统。

从战国后期的《吕氏春秋》到西汉时期的《淮南子》《春秋繁露》等重要著作中，大量涉及了农学内容。但典型而最完备的农学著作则是《齐民要术》，该书约成书于北魏末年，贾思勰所著，是农学方面的博物学经典。全书共10卷，卷一和卷二是谷类农作物，卷三是蔬菜，卷四是水果，卷五讨论养蚕和种树等，卷六传授家畜饲养，卷七、八、九讨论农副产品加工及保存，最后涉及南方热带植物资源。该书涉及农学的诸多方面，被誉为是中国古代农学之百科全书。

中国农学与中国医药学自有它密切的关联特点：两者都源自地学，地学的"地尽其力"精神在两者中都有充分体现；两者都属博物学传统，农学强调与土地保持"和谐"，医药学则恪守与身体保持友好，"身体发肤，受之父母，不敢毁伤"（《孝经》），故医学早期的外科手术传统，东汉后失传了，与此不无关系，它折射出了与自己身体保持友好之背景性初衷，而代偿性地发展出了极丰富的、以内科服药为主的偏"保守"的治疗体系。在中国，医药学也被视为是"农耕医药学"——着重解决的是农耕者碰到的医疗问题（与游牧、采摘、渔猎者的常见健康问题不尽相同）。农耕过程发现及培育的农作物等则是药物的主要来源和医疗纠治的重要手段。因此，从中发展出几个世界之"最"：农作物和厨房烹饪调料直接入药，中国之最，世界绝无出其右者；天然植物类药物种类世界之最（中国植物类药物究竟有多少入药，考虑到地方用药，没有人能够统计清楚），绝对世界遥遥领先，毋庸怀疑。这些，都拜博物学精神所赐。

［1］吴国盛.博物学传统中国的科学［J］.学术月刊,2016,48（4）：15-19.

［2］（美）富兰克林·金.四千年农夫：中国、朝鲜和日本的永续农业［M］.北京：东方出版社,2011.

4.《尔雅》之博物，为本草提供素材　　《尔雅》是早期文献中十分重要、值得一提之书。它与《黄帝内经》成书年代差不多，约成书于战国末年至西汉初年。被认为是中国第一部博物学经典，且是综合性的百科类辞书，有2 000多个词条，分19章：前3章是总论（释诂、释言、释训），后16章分别涉及天下万物（亲、宫、器、乐、天、地、丘、山、水、草、木、虫、鱼、鸟、兽、畜等）。可以说，此书是古贤对日常生活全方位的描写记录。书中将生物分为草、木、虫、鱼、鸟、兽、畜七大门类，涉及近200种植物、300多种动物，是中国最早的生物分类学[1]。从时间上看，它略早于《神农本草经》（《神农本草经》已明确是东汉征召天下方士集体编撰而成）[2]。因此，我们有理由推测，《神农本草经》的问世很大程度受惠于包括《尔雅》在内的当时的博物类书籍[3]。

《尔雅》之后，许多学者对其做了诠释，如东汉刘歆、樊光、李巡，三国的孙炎等。其中，贡献最显著的是晋代郭璞。郭璞自幼对《尔雅》感兴趣，认为读《尔雅》可"博物不惑，多识鸟兽草木之名"，故他研究18年后，始注《尔雅》，"缀集异闻，会粹旧说，考方国之语，采谣俗之志"，并借鉴樊光、孙炎等学者的旧注，对《尔雅》做了新的注解。原本的《尔雅》用词古老，理解不易，经郭璞等的注解，难懂的《尔雅》逐渐被更多人接受，遂广为传播。相关的动植物知识也为后学所吸纳。宋代唐慎微写《证类本草》时，就大量借用了《尔雅》（郭璞注），李时珍的《本草纲目》则是以《证类本草》为蓝本增删而成。南宋学者郑樵的《昆虫草木略》描述植物340种、动物130种，清代吴其濬的《植物名实图考》收录1 700多种植物，都是《尔雅》风格的延续，都达到了中国植物、动物博物学的极高成就。《尔雅》也是一本辞书类、语言类著作，涉及训诂等内容。

5. 博物学描述及分类法的医药学运用　　一般认为，博物学是不同的知识类型及科学传统。它属于唯象研究，注重对具体事物现象层面的探究，偏重于搜集、描述、比较、分类、命名等，而非解剖其实体、推究其本质及观念分析演绎等。吴国盛认为，中国古代科学（包括医药学）就是"博物学"[4]。

近代著名的法国科学家居维叶（G. Cuvier）[5]明确指出："观察者听命于自然界，而实验者则质询自然界，并且迫使自然界坦露她的奥秘。"博物学家就是杰出的观察者，在不干扰自然的状态下，悉心观察、追踪、描记、分析自然。

博物学描述、分类等方法，在中国医药学领域有其充分体现，并起着相当重要的作

［1］陈静.为《尔雅》写下最佳"说明书"［N］.科技日报，2021-11-28.

［2］我们的研究表明，《神农本草经》是东汉期间征召天下方士数十名集体编撰而成，见［3］。

［3］何裕民，张晔.走出巫术丛林的中医［M］.上海：文汇出版社，1994：359.

［4］吴国盛.博物学传统中国的科学［J］.学术月刊，2016，48（4）：15-19.

［5］居维叶（G. Cuvier），18世纪末—19世纪初的法国自然学家、古生物学家、比较解剖学家，写有名著《动物界》一书。

用。吴国盛别出心裁，他把医学部分（涉及医及人体的）归为人体博物学，把药学的主体部分则归为地学中的本草学传统。细细品味，不无道理。在这里，我们特别关注的是临床症状的描述及药物分类等庞大问题。

考虑到病症及其表现（临床症状）庞杂繁多而错综，故其之描写与分类是一大难题及高深学问。基于博学传统且临床患者众多，中国医师们对临床症状的描述、刻画、归类等积累丰富，经验老到，包括面色、脉象、舌象、舌苔等的记录描绘都既细致丰富，又栩栩如生，入木三分。我们20世纪80年代末曾对涉及诊断的面色做过比较，邱鸿钟在《差异·困惑与选择——中西医学比较研究》书中写道：以"黄色"为例，西方医学中肤色黄不分蛋黄、淡黄、淡褐色、肤黄色等，都称"yellow"；而中国医学区分却很细，有十几种之多，仅以《素问》为例："正常的肤色黄是'黄欲如罗裹雄黄'，不正常的病理肤色黄有'不欲如黄土''黄如枳实'（《素问·五藏生成篇》），'少阴所至，为高明焰为曛（赤黄色）'（《素问·六元正纪大论篇》），'其色黅（黄黑色）玄苍''其色苍黄'（《素问·五常政大论篇》），'其色黄而赤者'（《素问·脉要精微篇》），'脾风之状，……色薄微黄'（《素问·风论篇》）等。"[1]仅一本《素问》就梳理出了对面部黄色的多种精细之鉴别。

在上述中西医学比较著作中，邱鸿钟进一步分析说："英语把scarlet（鲜红）、crimson（深红）、vermilion（米红或紫红）等都包含在red（红色）里，即从深红到鲜褐之间不同色调均可以red表示。'微红的'可用red的词尾变化夹表示，即reddish。"但中国医学却不然，它做了进一步细致的区分："汉语对'红'的区分在《黄帝内经》中有全面的反映。如正常肤色红是'赤欲如白裹朱'；不正常的肤色红是'不欲如赭'（《素问·脉要精微论篇》），'赤如衃血者死'；五藏所生之外色为'生于心，如以缟裹朱；生于肺，如以缟红；生于肝，如以缟裹绀……生于肾，如以缟裹紫'（《素问·五藏生成篇》）。郑玄注《易经》时指出，朱深于赤，而赤又比红深。中国古时'红'，只指粉红或桃红，绝不包括深红和大红。'绀'为深青带红的颜色，而'紫'为蓝红合成之色，与英语purple相当，但英语dark purple即指绀色。可见，古汉语中对红色的'切分'之精细。"[1]

又如脉象，指的是脉搏的形象与动态等，为中国医学临床诊断辨证的主要依据之一。《黄帝内经》论及脉象很杂，后人整理成鼓、搏、坚、横、急、喘、躁、格、关、溢、覆等12大类。其后，专究脉学的晋代王叔和在《脉经》将其细分为24脉，明代李时珍在《濒湖脉学》中增为27脉，明代李中梓在《诊家正眼》中则增为28脉，并在《诊家正眼》强调："未尝非辨证之旨诀，而世皆置若罔闻，则有憨于司命之职矣。"不是所有的脉象都是重要的，但作为医师，主要的必须掌握，少见的也不能置若罔闻，应有所知晓，否则愧

---

[1] 何裕民.差异·困惑与选择——中西医学比较研究[M].沈阳：沈阳出版社，1990：155.

对医师的"司命之职"。

临床病症的表现及分类要复杂得多。《黄帝内经》与《伤寒杂病论》确立学科范式之初，人们积累的经验有限，病症的类型还比较简单。但仅仅过了400年，隋太医巢元方的《诸病源候论》便记载了1 729种病症，对每一病症之病因、病机、病症表现及病变发展趋势等均有描述，有的还相当详细，成为世界第一部疾病现象学的博物学大作。一直为后世医家看重，为案头必备参考书。

20世纪90年代中期，原来与笔者合作编写《差异·困惑与选择——中西医学比较研究》一书的副主编聂箐葆从美国研习多年回国，我们做了一次长谈。他特别感叹，中国人对疾病的描述和分类细致太多了，甚至有点繁琐，里面有大量宝藏可以挖掘。的确如此！

中国医学主要运用的是植物药，也涉及少数动物和矿物类的，故药学著作简称"本草"。前已提及，东汉的《神农本草经》记载365种药物，植物药252种（占69%），剩余则是动物药（67种）、矿物药（46种），分成上、中、下三品。南北朝梁代陶弘景的《本草经集注》增加近1倍，达720种，分玉石、草木、虫兽、果、菜、米食等7类。唐《新修本草》收药850种，分成9类，是政府出面修订的，被称为世界第一部药典。北宋官方编写的《证类备急本草》载药1 748种，对药物来源、产地、形态、功效、鉴别、炮制、加减及服用方法等均做了明确说明。明代李时珍的《本草纲目》录入药物1 892种，分成16部、60类，各部按"从微至巨""从贱至贵"加以排列，以便检索，反映出物种进化发展之思想，且各药"标名为纲，列事为目"，体现出纲挈目张精神，成就为中国药物学的集大成之作，很长一段时间影响了世界。这些都是博物学意义上的药用植物志。博物学的研究方法，特别是描述、分类、归纳等，在今天的医药学研究中依然有实际意义。

二、饮食营养，与医疗体系比翼齐飞

民以食为天。因农耕缘故，中华民族相对而言比较讲究吃，也因为人多地少，粮食紧缺，故一直把饮食看得很重，和饮食相关的博物学认知及实操也源远流长。早在商汤，已演变成颇具影响的专科领域，尹伊则被尊为该领域始祖。

1. 源远流长的饮食营养习俗 饥则求食、饱即弃余是动物本能。人类进化到利用饮食不仅为了充饥果腹，更重要的是保护身体，补充营养。

人类结束茹毛饮血、生吞活嚼的原始饮食生活，从生食过渡到熟食是饮食的一大飞跃。谯周《古史考》云"太古之初，人吮露精，食草木实，穴居野处。山居则食鸟兽，衣其羽皮，饮血茹毛；近水则食鱼鳖螺蛤，未有火化，腥臊多害胃肠。于是圣人造作钻燧出火，教民熟食，民人大悦，号曰燧人"，揭示了这一史实。至于"民人大悦"，是因为熟食给人民带来了太多的营养与舒适感。

在伊尹时代（距今3 500年左右）饮食发展兼顾美味。这大概是人类饮食史上十分早熟的观念。从发展史上看，自有人类，就有着饮食祛饥本能，但讲究营养，并兼顾美味，三个要素整合在一起，或许是中国人始自商汤起的上层社会之传统。后世有大量"伊尹煎熬"（枚乘《七发》）、"伊公调和"（梁昭明太子《七契》）、"伊尹负鼎"（《史记》）、"伊尹善割烹"（《汉书》）、"伊尹酒保"（《鹖冠子·世兵篇》）等记载，足见中国先民对烹饪美味之重视。

可以明确地说，在中国饮食为医药之源，是饮食催生了针对性的医药保健活动。随着社会发展，生产力水平提升，食物资源日趋丰富，饮食充饥外还有保健之功，逐渐被发现了。乃至对所食之物做了某种区分，把一些分列出来，成为专门治病之药，这既是饮食保健的萌芽，也是药物之起源，故有"药食同源"之说。这个过程我们认为是在西周及春秋战国间逐步展开的。而且先有食疗，再有药末吞服，最后是诸味药组合之汤剂。对此第八章已有论及。

《吕氏春秋·本味》中有"阳朴之姜，招摇之桂"记载。姜、桂既是烹调中的调味品，又是发汗解表常用药。更早的《山海经》中，记载了桂、杞（枸杞）、辛（细辛）、椒、芍药、门冬、术、薯芋（山药）等药食兼用或厨房调味之剂。这些也正是今天临床常用的中药。不少史书中记载中商之时精于烹饪的大臣伊尹，"以亚圣之才，以为汤液"，开创了亦食亦药先河。这传统至今仍在岭南等地的"煲汤"中很好地保存着。因此可以肯定地说，疗愈经验之积累与饮食烹饪的实践密切相关。饮食营养催生了药物的医疗保健行为，这是确定的。至于伊尹"以为汤液"，已在第八章中做出了分析，不再展开。大致到秦汉之际，饮食营养已自成体系：充饥、呵护生命、营养、美味，兼顾疗愈之功，就是这一体系的演绎过程及主要内容所在。

2. 饮食营养：自成体系　据《周礼·天官》记载，当时医事制度，医师分"食医、疾医、疡医、兽医"四类。食医居诸医之首，职责是"掌和王之六食、六饮、六膳、百馐、百酱、八珍之齐"。指出食医的职责主要是调和饮食，并不具体主持烹调。食医不仅用饮食治病，更主要的是利用饮食营养来养生防病。中国人对饮食营养一向颇费心思，这也引起了英国科技史专家李约瑟的关注，他在《中国科学技术史》第六卷第六分册的医学内容中，专门留下了《烹饪及营养卫生学》专节加以介绍[1]，以示重视。

《黄帝内经》确立的既是医疗原则，也是饮食营养之基础。它强调饮食与健康密切相关，推崇"大毒治病，十去其六；常毒治病，十去其七；小毒治病，十去其八；无毒治病，十去其九；谷肉果菜，食养尽之"（《素问·五常政大论篇》）；指出应善于"五谷为养，五果为助，五畜为益，五菜为充，气味合而服之，以补精益气"（《素问·藏气法时

---

[1] 李约瑟.中国科学技术史·第六卷·第六分册[M].北京：科学出版社，2013：72.

篇》)，并有不少食疗方之记载。

　　魏晋南北朝时，出现了专门的"食经"类著作，如《食方》《太官食方》《黄帝杂饮食忌》等。其后，唐代孙思邈更是重视饮食与健康的关系，其所著《千金要方》中有《食治篇》，记载了154种可食疗两用之材，分其为果实、菜蔬、谷米、鸟兽虫鱼四门，为其弟子孟诜撰写《食疗本草》打下了基础。成书于唐显庆年间的《食疗本草》是我国第一部饮食营养专著，可视为里程碑式著作。书中还记载了食物烹调和加工贮存技术，指出了变质食品的危害。

　　迨至宋代，皇家医著中也隆重推出食养食疗。如《太平圣惠方》第96、第97两卷为食治专篇，载有食疗方、保健膳食方160余首，形色多种多样，有粥、羹、饼、茶、肴等，多数是加入中药的药膳，也有不少是纯食物组成的保健膳方。此时，民间也热衷于饮食调养。宋代民间人士林洪著有《山家清洪》，集录了糕饼、粥饭、羹菜、饮品、茶水、果品等各种药膳剂型，可口佳肴计有102种。

　　元代从世祖起就设有饮膳太医，专门为大内诸君王调配御膳。太医忽思慧就专司此要职。他的一辈子心血集成《饮膳正要》，计230种，食疗方均有详细的烹调方法，从而将饮食保健理论与日常烹调实践紧密结合起来。

　　饮食营养学长期发展，自然形成了一整套理论原则与操作要点。大致有：

　　(1) 饮食营养是协调整体的重要因素，可借助调养，改善整体状态　① 养生当谨和五味，食饮有节，且需融入于日常生活之中。② 口腹之欲，馨饪之邪，是主要的内伤病因，需平时注意，从防范做起。③ 当恪守饮食养生为本，毒药攻邪为标的原则。

　　(2) 实施纠治时，当注意辨体与辨证施食　辨体、辨证施食是饮食营养学针对不同个体的生理、病理特点，有效进行食养与食疗的基本原则，也是饮食营养学的重要特点之一。① 辨体施食：体，亦即体质，是指机体在生命发展过程中的某一阶段的生理特性概括。人群中的个体，在其生长壮老已过程中，受天时、地理、人事等自然因素和社会环境的制约，以及个体自身的遗传和年龄、性别等内在因素的影响，形成了个体在机体结构、功能和代谢等各方面的特殊性。如有的人肥胖，有的人瘦弱，那就要根据不同体质特点，优化饮食营养。② 辨证施食：所谓辨证论治，是专业术语，例如有的人属热证，有的人属寒证，有的人属虚证，有的人属实证。自然应有不同的饮食营养方案，没有统一的饮食方案。其实，这些是中国医学原则在饮食营养领域具体体现而已，且专业性很强。

　　(3) 饮食调养，注重脾胃　通过饮食营养调整，当特别注重脾胃。

　　3. 讲究烹饪，重要的关键性环节　饮食营养调整，还特别强调烹调技术。早在商汤时期，烹饪的地位就很高。特别是老子《道德经》名言"治大国如烹小鲜"广为人知后，更是促进了烹饪技术的日趋成熟，以至于单独形成一项技术学科，这对中国国民的影响巨大。我们前述讨论的中国人善于在给定的条件下，精益求精，讲究乐生，讲究口腹享受，就与此传统密切相关。讲究烹饪又直接促进了饮食营养学的发展，特别是对具体的保健膳食的烹饪有确切的指导作用，使保健膳食更加适口愉悦，为人们所乐意接受。

李约瑟特别推崇中国人对烹饪的重视，他指出"世上再没有人能像中国人那样对正确烹饪的重要性给予如此强烈的关注"[1]。这不仅仅指中国人在烹饪学上所取得的杰出成就，"而且是中国人在烹饪中一直坚持的原则，即在巨大的薄壁铸铁锅中用高温的油煎炸食物。20个世纪以来，对生冷食物的厌恶似乎已经成为中国人烹饪的特点了，看来这可能也是防止传染病蔓延的一个强有力的卫生学因素"[1]。他还发现，"汉代的一本纬书阐明了烹饪的重要性"《礼纬含文嘉》中，"任何食物只要煮的时间够长就会变成无毒的了"，因此他总结了"百沸无毒"的饮食营养原则，并提高到了预防疾病"强有力的卫生学因素"的层面[1]。

许多中国烹饪著作中丰富而又重要的养生理论，也都渗透着饮食营养的这一思想，如《便民图纂》《食宪鸿秘》《养小录》《随园食单》《素食说略》等都是讲究烹饪的著作，它们对完善中国饮食营养学起到了很好的作用。应该说，注重烹饪衍射到中药领域，就形成了讲究炮制、讲究药物加工、讲究煎煮时的火候等技术操作要求。中药炮制学早已成为一个专门的学科，中药煎煮则成为专门技术都与此有关。这些，不仅仪式感很强，而且确能有效地提升疗效。

4. 个体饮食营养，每个人的必修课程　古人曰："不知食者，不足以养生。"合理的饮食营养，对维持机体生命、增强体质、防病健身等的确起着重要作用。但这需要个体化，没有泛化而普适的标准及指南。凡有效之指南，一定是精准的、个性化的。

2005年我们接受现代中国营养学研究任务时，参佐古贤之认识，提出了"个体调整营养学"概念[2]。考虑到笔者门诊的癌症患者众多，故于近2年陆续推出了体现这一思想的癌症患者按癌种及个体特点之饮食营养指导丛书：《生了胃癌，怎么吃》《生了胰腺癌，怎么吃》《生了卵巢癌，怎么吃》《生了乳腺癌，怎么吃》《生了肺癌，怎么吃》《生了肠癌，怎么吃》等10余本[3]，很受欢迎。

大约这两年，人们也纷纷把注意力转向个体化"精准饮食营养"，这将是未来发展

[1] 李约瑟.中国科学技术史·第六卷·第六分册[M].北京：科学出版社,2013：76.

[2] 何裕民.现代中国营养学[M].北京：中国协和医科大学出版社(征求意见版,未公开发行),2006：293-327.

[3] 这套书有10余本,已经出版的有9本,孙丽红主编,何裕民主审,有《生了乳腺癌,怎么吃》《生了胰腺癌,怎么吃》《生了肺癌,怎么吃》《生了肠癌,怎么吃》《生了肝癌,怎么吃》《生了胃癌,怎么吃》《生了甲状腺癌,怎么吃》《生了卵巢癌,怎么吃》《生了鼻咽癌,怎么吃》,此套书均由湖南科学技术出版社出版,2021—2022.

趋势。为此我们也提出了"'四合一'的中国新营养学"概念[1]，以为芸芸大众方便选择。个体精准饮食营养，这个话题很大、很重要，但是又很难用一两句话说清楚。笼统地讲，会失之于泛；具体很细地讲，则失之于谨；前者泛泛而谈，缺乏实际指导意义；后者会令某些人视饮食为负担，每餐之前可能会斤斤计较这个能不能吃、那个是不是吃多了，把享受性的饮食变成了累赘。这些都不合适，建议可采取两种方法来应对。

（1）提供两种不同调整思路　其一，由专家提供指导方案，自己努力参照实施，就像我们对上述癌种患者提供的建议一样，参照施行，自我不断微调。对癌症患者这比较可行，他们因患病的特殊性，且需求强烈，可参照之。在上述方案基础上，患者自我细化微调。其二，也可换一种方法，主张结果导向。根据饮食结果，倒过来进行微调。因为饮食营养影响健康，往往是个过程，不会马上产生后果，故可一段时间评估一下结果，再反思这段时间饮食有何不当，适当做出调整。

其实，我们一直倡导：每位希望健康无疾者，要努力找个医生朋友，这位医生需知识面广，能够设身处地指导你的饮食行为及防范可能令你罹患之病，你在他的指导下，执行、调整、优化，重点参照的可以是体重、腰围、生化指标、自我感受、体力等参数，一段时间关注一下。根据这些波动做出调整，如体重增了要减，指标高了要降。根据结果导向是个好方法，故第二种方法更可取。

（2）遵循一般性的饮食营养原则　这些基本上是大家都能认可的，需尽可能奉行实施的。数千年来的饮食营养文化表明，从整体来看，中华民族的饮食习惯是在素食基础之上，力求荤素搭配，全面膳食。其营养观正如《素问·五常政大论篇》所说的："谷肉果菜，食养尽之。"所谓全面膳食，就是要求饮食内容上应尽可能做到多样化，讲究荤素食、主副食、正餐，以及食与饮等之间的合理搭配。为了简便记忆，对中年以上或身体有恙者，建议：① 粗、淡、杂、少、烂、素的膳食结构：所谓粗，食不宜精，粗粮、杂粮、粗纤维类食物更有利于健康，也有助于防范常见病；淡，既指少食高脂肪、动物蛋白类食品，以天然果蔬等清淡之品为宜，也指盐的摄入宜控制，多食不利；杂，是指食谱宜杂、宜广，各类食物只要没有明确的致病性或不利健康或康复等均宜食用，以利于摄入的营养成分广谱，各种都吃一点；少，是指杂的基础上，各类食物的摄入量均应有所控制，食物摄入总量及糖、蛋白、脂肪的摄入量均应有所节制；烂，是指除新鲜果蔬外，其余食物均应煮烂、煮熟，特别是老年患者和化放疗治疗中及治疗后的肿瘤患者；素，是指多食新鲜蔬菜、水果等，这些食品中富含各种维生素等，对疾病的防范和康复有益，故总体上，饮食应适度偏"素"。这些是我们在国家级规划教材《现代中医肿瘤学》[2]

---

［1］　参见第十七章中"'四合一'的中国新营养学"和"癌症患者的个性化精准饮食"等内容。

［2］　何裕民.现代中医肿瘤学［M］.北京：中国协和医科大学出版社,2005：216.

中讲授给未来医师听的，也希望大众广泛奉行。推出20年来，反响热烈，可引为参考。② 适量为宜，常量（指膳食宝塔）基础上要有所节制。③ 摄食按时，有规律。④ 反对刻意节食或过饥。⑤ 饮食物进口温度要适宜，强调"热无灼唇""寒无冷齿"。⑥ 温食总体上益于脾胃，特别是中老年人。⑦ 摄食温度随着季节而制宜。⑧ 注意进食别太快，细嚼慢咽有利于健康。在此基础上，再根据每个人的具体情况做出适度微调。这些千百年来的经验，已被赋予了现代生活意义，参照执行，利于健康。对一般大众来说，我们更推荐以"'四合一'的中国新营养学"为宗旨，毕竟操作方便、易行[1]。

三、生命博物学之描述及其管控实践

受吴国盛"人体博物学"概念之启发，也看到有博学家在讨论"生命论"等问题，笔者突发奇想，脑洞大开：何不讨论一下"生命博物学"问题？"生命博物学"应比"人体博物学"更恰意些。通篇《黄帝内经》只讲"人"或"脏腑"，不讲"人体"。讲"人体博物学"首先须区分哪些属躯体，哪些属心灵。古人通常是合二为一、形神一体，不严格区分，故"生命博物学"可能更契合原意些。有点像近年来"医学（生物）伦理学"被"生命伦理学"所迭代更替一样。当然，这只是一个虚构的名词，仅供自娱自乐，写文章时自用，可包容范围更宽广些。借此，可把古人涉及心、神、灵、体等的生命现象描述一并讨论。

1. 墨菲会长坦言："心理学的第一故乡在中国"　生命中的心理（灵性）现象作为与生理、病理的伴随部分，被人们注意到并加以描述，肯定是很早以前之事了。至少它应该与生理、病理现象之描述基本同步，甚或更为古老些。再加上中国古人强于记载，故心身现象之描绘记录，历史文献中汗牛充栋，非常丰富。20世纪50年代的美国心理学会主席墨菲（G. Murphy，1895—1979，20世纪四五十年代任全美心理学会主席）就曾指出："心理学的第一故乡在中国。"笔者注意到国内学者从20世纪三四十年代起，就在这方面做了大量梳理提炼工作，出现了不少专著。20世纪八九十年代高觉敷的《中国心理学史》，燕国材的《先秦心理思想研究》《中国心理学史》等都资料翔实，内容丰盛，意义颇巨。

心理学与医学相关内容，部分我们在前面已做了介绍。需特别强调的是，中国的这方面内容往往是形神（身心）混同，有机融合的。这些博物学记载突显了中国人的"生命观"和对生命科学系统的理性认知。对此不再重复。需着重指出的是，中国古贤对心理及灵性现象的观察描述，本身没有框框，涉及甚广。20世纪许多学者做了大量

---

[1] 参见第十七章中"'四合一'的中国新营养学"和"癌症患者的个性化精准饮食"等内容。

的梳理工作，有着了不起的基础性成就。稍显不足的是人们往往是在西方已有的认识框架里，装进了中国的"货"，排队对号入座，难免有削足适履之嫌。因此，如何按照中国自己的博物学记载，梳理出中国人对生命现象的总体认识，特别关涉心理（灵性）类的知识，这还是一个巨大的挑战。

在我们看来，这方面特色性内容很多。中国人首先用"精""气""神"的互动关系来阐释整个生命过程及各种活动。"精""气""神"三者每一项都表征着一系列的生命过程。如"神"，它是一系列心理（灵性）活动之总称。粗浅地说，涉及感觉、知觉、思维、情绪、决断、胆略、智慧等，而这些独特的活动又时时刻刻与"精"（在此"精"对应于"形"，可视同"躯体脏腑"，如《淮南子》提"形""气""神"）有着密切的互动，形成了中国式的"格式塔"（Gestalt）[1]。"气"则是这互动之间的中介，是"精—神"互动过程中的关键性参与者、协调者，它具有最活泼泼的灵动程度，发挥着穿针引线之功，故"气"旺盛，则生机益然，各项活动有序协调，心身康健，整体也就安泰。

在此基础上，中国人发展出了"神、魂、魄、意、志"等学说，这些是总纲，接着进一步有"天官感觉说""天官知性论""天官辨异同""心有征知说""五脏阅五官""五脏开窍说""中医认知智慧说""性情欲学说""本能调控论""中医情志学说""五脏五志学说""脏情互动说"等低价位之学说。所有这些，都有着坚实的博物学记载及文献学依据[2]，我们都已整理进入了权威的《中华医学百科全书·中医心理学》之中[3]。因此，回过头来看，如何在原有的丰盛的生命博物学记录描写之上，认真进行梳掊、鉴别、分析、整理、提炼，从而归纳出中国人的相关认识之体系，不落入国外已事先设置好的"窠穴"，这是项艰巨的任务，放在中国学者面前。只有这样，才可能会对人的心理（灵性）现象的认识，提供中国人的原创性贡献[4]。

2. 对心理（灵性）现象的另类观察及描述　　笔者是一个临床医生，从20世纪70年代末做医生开始就经常与病房里濒死患者打交道。斯人将去，其言也善，我们还是十分关注濒死前沟通的。20世纪八九十年代后笔者又长期从事肿瘤门诊工作，与患者接触多了，大多颇有感情。他们病情的起伏，笔者常常感同身受，时常会体验到很多奇特

[1]　格式塔是心理学专用术语，指德国心理学家于20世纪二三十年代创立的心理学学派。它强调心理活动与其他方面有着关联性，尽管每一要素是独特的，但却与其他部分紧密相关，遂称"格式塔"。

[2]　在我们看来，博物学资料和文献学依据没有太大的本质差异。一定要区分，可以说简单描述性的，是博物学资料；描述基础上加理性分析，就应该算是文献学依据了；因为后者经过了理性加工，差异仅就在此而已。但这不是绝对的。

[3]　何裕民.中华医学百科全书·中医心理学[M].北京：中国协和医科大学出版社，2021.

[4]　对此，我们是有计划的，下一步就相关内容整理出本土化了的身心灵心理学，强调本土化了的中国灵性心理学。

的、无法用常理来解释之现象。这类现象很敏感，却是很真实的。有时是不是该归之"灵性"，说不大清楚。笔者绝对是个唯物主义者，但也相信按目前常识，临床上很多这类疑惑现象是解释不了的。因此，人们讲身、心、灵，只是认定灵性是存在的。怎么去解释它，非常困难。但灵性也是生命现象之一，值得重视，不应该刻意回避。目前，至少可以开展博物学类的相关梳理研究工作。

笔者主编国内第一本全国高等中医药院校研究生规划教材《中医心理学临床研究》中，引了日本脑神经科学家松本修文在《心灵之谜多面观》中的观点，指出："有好几位年轻时为脑科学发展做出过很大贡献的著名脑科学家，到老年后主张心身二元论。"承认另外世界之存在。据1997年4月3日《自然》杂志发表的美国调查，抽取"生物、物理和天文学领域的1 000名科学家（做调查），有38%'相信神的存在'，39%'相信死后世界的存在'"。很多杰出科学家到了晚年，皈依了宗教。因为他已有的学识无法解释很多现象；科学家又不愿意盲从，只能借助宗教来慰藉心灵。故作为日本的脑神经科学家、宗教意识不是很强的松本修文明确指出："自然科学尚未成熟到足以探究心灵的程度。"[1]此话不假，但不等于说这类心灵现象无须关注、无须探讨。

按照经审核过的规范的说法：所谓灵性，是指"生灵进化过程中思维迸发的一种外在体现，外在表现行为差异，内在则体现心理变化。无论是好的方面还是坏的变化都是灵性的体现。物理学讲便是变量，心灵的变量"。世界范围内学者们已就灵性问题展开了研究，无论是荣格的灵性心理学，还是心理学新秀肯·威尔伯的《意识光谱》，包括深层心理学、超（个人）心理学等，都涉及心灵、灵性等问题[2]。

我们认为，症候层面的描述表达，也是博物学形式之一，是属生命博物学范畴的。历史上，这方面的词语很多，有各种色彩的，在此仅罗列部分，如喜、好、乐、悦、怵、怃、惕、愁、憯憯、淡淡、恬淡、愦愦、惨凄、嗔、懑、愤懑、忿、恶、怒、愠怒、恚、狂、悲、哀、恐、惧、恐惧、怯、惊、惊怖、憾、惊骇、忧、忧恚、怫、怫郁、悒、悁悒、怫忾、恫悒、惛惛、怫忾、惋惋、惕、忿惜……这些，大多涉及个体自我感受类的症候学内容。

至于进一步描述错综症状等，则又有神昏、目视无神、循衣摸床、撮空理线、目昏、晕厥、失语、谵语、郑声、独语、语言错乱、痴呆、疑昧、妄想、违拗、缄默、善惊、善喜、善悲、善忧思、善太息、善恐、善怒、相思、健忘、烦躁、五心烦热、心中懊憹、憺憺大动、胸闷、心悸、心下悸、心下痞、呵欠、嗳气、食欲不振、梅核气、脐下悸动、气上冲心等。其中，某些属躯体不适，但更多的是综合问题，累及了心、身、灵等，且可从中窥见古人用词之丰富，也折射出背后的中国文化相关的症候记载丰满厚实，更可见生命现象错综

[1] 何裕民.中医心理学临床研究[M].北京：人民卫生出版社,2010：4-5.
[2] 参见第十二章中"心身缠绕：中国医学所涵盖的新生命观"相关内容。

复杂，难以简单述说。但"认识你自己"、了解你我自身，不正是我们基本的出发点吗？

而且，其中有些症候，明显已不只是认知、情绪及心理问题，已涉及灵性等范畴了，如神昏、目视无神、循衣摸床、撮空理线、郑声、独语等症候。我们在《中华医学百科全书·中医心理学》[1]中罗列了这些症候，但只是做出了简单的分析，无法就其背后的症候学内容深入展开、考证梳理。相信这类症候学记载之考证梳理将有助于提供第一手的资料，并在现象学层面，提升对心理及灵性等的认知与感悟。

3. 离奇的睡眠异常：症候学探奇　　白昼与黑夜的生命现象完全不同，用中国医学理论来说，一则属阳，一则属阴。人类至少有1/3的时间处于黑夜及睡眠状态，故睡眠也是重要且独特的生命现象，它的特征与白昼清醒状态完全不一样，关注生命，理当重点研究睡眠现象。且在漫漫黑夜的睡眠过程中，人类的心身问题常常更多，可能的健康危害也更大些。

现实世界中，城市中大约有30%的人常存在着睡眠障碍，睡眠过程又常伴随着各种梦境。因此，对睡眠及梦境的关注，也是生命博物学的重要内容。睡眠异常，又叫"失眠""不寐""睡眠障碍"等，《黄帝内经》始有"不得卧""目不眠""不能眠""不得眠"等名称。寐差，临床表现异常错综复杂，文献记载也十分丰富：有睡不着的、入睡困难的、早醒的、半夜醒来的、断断续续睡的、阶段性失常的、嗜睡的、随时进入睡梦状态的、周期性失眠的、几夜不睡的，等等，表现异常多样化。我们甚至碰到一例1个月中，周期性半个月寤（清醒），半个月寐（睡）者。这些反常现象都属于医学需重点关注，做出分析研究，并尽可能进行有效干预，因为睡眠障碍的长期持续，预后不好。

除上述以失眠为主者外，古人还描述了其他睡眠失常的症候，如嗜睡症，此类患者也不少。嗜睡症有许多称谓，如多寐、多眠、欲寐、嗜眠、欲眠、喜眠、多睡眠、多睡、多卧、欲卧、喜卧等，都有相应的症候学的丰富描述。此外，与睡眠有关的症候还有许多。《黄帝内经》及其他医学书籍中涉及的便有鼾眠症、梦游症、梦魇症、梦惊症、梦飞症、梦坠症、梦饮食症、梦交症、梦遗症、离魂症、磨牙症、梦呓症等。有的表现出百思不得其解之临床症状特点。尽管其中有一些也许对健康威胁不大，但大多数还是需要引起人们重视，并加以改善研究的。

如何提升人们的睡眠质量，是现代人类的一大难题。尽管这50多年来，科学家和制药界通力合作，开发出太多的精神类药物及助眠剂，不下30～50种，实验室效果都不错。但悖论出现了：尽管新药层出不穷，而失眠和严重睡眠障碍者有增无减，反倒越来越多。这是种嘲讽，也被称为"20世纪的精神医学之困惑"。在我们看来，也许睡眠机制的研究及障碍的纠治，暂时颇难突破。但从症候切入进行分析了解，先知晓人类

---

[1]　何裕民.中华医学百科全书·中医心理学［M］.北京：中国协和医科大学出版社,2021.

寐瘥现象及可能干扰因素，再借助经验等多环节纠正，或许能一定程度改善症状，解除痛苦，逐渐加以纠治。

4. 诡秘的梦境：光怪陆离，折射心灵 作为一类重要而又离奇的生命现象，梦境数千年来一直困扰着人类。19世纪，西方学术界对梦展开了理性探讨。恩格斯（F. Engels）在《路德维希·费尔巴哈和德国古典哲学的终结》中总结说："在蒙昧人和低级野蛮人中间，现在还流行着这样一种观念：梦中出现的人的形象是暂时离开肉体的灵魂，因而现实的人要对自己出现于他人梦中时针对做梦者而采取的行为负责。"[1]遂他以释"梦"来阐释心身关系及鬼怪精灵与灵魂等说何以产生，形形色色宗教何以流布天下之现象学根基。著名文化人类学家，被誉为是"文化人类学之父"的英国学者泰勒（E. B. Tylor）在《原始文化》中对梦境也进行了较为深入之分析，认为是睡梦中生命产生的一类现象。最被全球民众知晓的西方释梦专家恐非精神病学家弗洛伊德（S. Freud）莫属，他的《梦的解析》百余年后还广为流传，却是"谁都不太信其之理论，谁都争着谈论弗氏的'释梦说'"[2]，也算是与梦境类似之文化现象。因此，光怪陆离的"梦"，一直是人们聚焦之重点——对"梦"，人们既深深的不解与恐惧，希能破解它，又似乎觉察到"梦"背后深藏着诸多鲜为人知的秘密，且还可能透视出另类的世界。总之，"梦"关乎生命未解之谜，是窥探灵性之窗。

中国人很早就论及了梦，虽没演绎发展出本土成熟的宗教体系，却在《诗经》《山海经》《周礼》等早期文献中大量涉及。要说理性"解梦"，世界范围最早当属周公。《周礼》中，即有解梦专节，恐系世界之最先。《黄帝内经》记载了大量与梦相关的症候群。因此，中国文献中，涉及梦的现象（症候学）内容十分富饶。这类内容大致可分成两大方面：《黄帝内经》等医学书籍所记载的和其他类书籍所记载的。两者部分内容有重合，我们分别简释之。

（1）《黄帝内经》论及"梦境"内容枚举 《素问·脉要精微论篇》曰："阴盛，则梦涉大水恐惧；阳盛，则梦大火燔灼；阴阳俱盛，则梦相杀毁伤。"《灵枢·淫邪发梦》分析了"五脏气盛"之梦象特点："肝气盛，则梦怒；肺气盛，则梦恐惧、哭泣、飞扬；心气盛，则梦善笑、恐畏；脾气盛，则梦歌乐、身体重不举；肾气盛，则梦腰脊两解不属。"

《素问·方盛衰论篇》讨论了"五脏气衰"的梦象特点："肺气虚，则使人梦见白物，

[1] 恩格斯.路德维希·费尔巴哈和德国古典哲学的终结[M].中共中央编译局译.北京：人民出版社，2018：37.

[2] 弗洛伊德生前曾经对朋友埋怨说，他的理论人人都知道，人人都议论，但绝大多数人都不接受。其实，现实中我们也看到，每个人，从文学家、诗人、作家，到科学家都在谈论弗洛伊德及其释梦，但真正理解的却很少。他生前并没有被同行们（特别是科学界）所接受，并加以尊重。笔者早年曾就此专门写过论文，参见：何裕民.弗洛伊德与中医学[J].医学与哲学，1992.

见人斩血藉藉；得其时，则梦见兵战。肾气虚，则使人梦见舟船溺人；得其时，则梦伏水中，若有畏恐。肝气虚，则梦见菌香生草；得其时，则梦伏树下不敢起。心气虚，则梦救火阳物；得其时，则梦燔灼。脾气虚，则梦饮食不足；得其时，则梦筑垣盖屋。"

《灵枢·淫邪发梦》记载了"厥气"客体所致的"十五不足"之梦象："厥气客于心，则梦见丘山烟火；客于肺，则梦飞扬，见金铁之奇物；客于肝，则梦山林树木；客于脾，则梦见丘陵大泽，坏屋风雨；客于肾，则梦临渊，没居水中；客于膀胱，则梦游行；客于胃，则梦饮食；客于大肠，则梦田野；客于小肠，则梦聚邑冲衢；客于胆，则梦斗讼自刳；客于阴器，则梦接内；客于项，则梦斩首；客于胫，则梦行走而不能前，及居深地窌苑中；客于股肱，则梦礼节拜起；客于胞膻，则梦泄便。""上盛则梦飞，下盛则梦堕。"

这些梦境都有一个特点，是由生理、病理决定的，生理、病理有偏差，或甚、或虚、或邪客，导致了梦境频出，表现出被生理、病理所左右的相关内容。因此，梦境折射出的是生理、病理之变化，梦境是由生理因素所决定的。当然，反过来，可通过梦境来推测、协助诊断生理、病理情况。这是一种解说。也许这与其出自《黄帝内经》等医学书有关。毕竟《黄帝内经》重在讨论生理、病理。相对的，其他的心理、社会、文化、灵性等内容及含义，没有太多地反映出来。

（2）非医学书籍中论及"梦境"内容枚举　非医学书籍中讨论梦境的特别多，如庄生梦蝶、梦笔生花、黄粱一梦、南柯一梦等，脍炙人口，为民众津津乐道。但本书毕竟不是讨论"梦"的专著，因此，我们集中分析最主要的三篇文献，以管中窥豹。

周公"解梦"：在《周礼·春官》中，西周周公旦提出"六梦"说，这可能是世界上最早解析"梦"的文献，指出："一曰正梦，二曰噩梦，三曰思梦，四曰寤梦，五曰喜梦，六曰惧梦。"其中，所谓"正梦"，就是正常的梦，没有特殊意义。所谓"噩梦"，东汉郑玄《周礼注》曰："噩梦者，惊愕而梦也。""思梦"则是"日有所思，夜有所梦"。"寤梦"，东汉郑玄注："觉时道之而梦。"类似于白日梦。"喜梦"，俗话说"人逢喜事精神爽"。"惧梦"，郑玄《周礼注》："惊愕而梦也。"很显然，周公解梦是比较清晰、简单的，不难理解。与《黄帝内经》的"释梦"比较，少了生理、病理背景，多了思考及精神心理，还涉及境遇因素等。

王符"梦列"：王符是东汉著名思想家、政论家、学者，与张衡、荀悦等齐名。所谓"梦列"是想给"梦"排排序。他在《潜夫论·梦列》提出："凡梦，有直、有象、有精、有想、有人、有感、有时、有反、有病、有性。"其中，所谓"直梦"，指梦反映了事实或真实情况；所谓"象梦"，指梦意象不是直接明了地表达，而是通过某种象征性事物等委婉曲直地表达之梦；所谓"精梦"，指用意精深、聚焦而集中，或思念情深，以至于梦境中突然实现或有所感悟之梦，亦即"精加工"之梦；所谓"想梦"，即日夜思想之事，偶尔在梦中实现之梦，即"日有所思，夜有所梦"；所谓"人梦"，因人社会地位、性别、年龄、经历、资历等差异，所做之梦的象征意义全然不同，故强调梦境也需"因人而占"；所谓"感梦"，因感受某种特殊情境而滋生的梦境；所谓"时梦"，与时令、季节、气候等相应的梦境；所谓"反梦"，与直梦正相反，梦中情形或象征意义，与梦后实情或预兆恰恰相反之梦；所谓"病梦"，因身体某些部位不适、疾患或邪气侵犯所致之梦；所谓"性梦"，则是带有某种性色彩的梦境或梦幻体验等，如梦遗、梦交等。可见，王符的"十梦""梦列"说与民间一般的认识比较契合，没有特别深奥之解，比起弗洛伊德释梦常常要绕几个圈，拐弯抹角，随意发挥之解释简单明了多了，故民间接受程度也较高。

陈士元"九梦"：明代陈士元，是湖北人，曾任当地小官员，喜读书，推崇王符，故自好"江汉潜夫"。他写有《梦占逸旨·感变》，提出"九梦"说："一曰气盛，二曰气虚，三曰邪寓，四曰体滞，五曰情溢，六曰直叶，七曰比象，八曰反极，九曰厉妖。"其中，气盛、气虚、邪寓之梦本于《黄帝内经》。"体滞"之梦则是由气血不流畅，肉体或感知觉（触觉）凝滞羁绊而引起的梦象；"情溢"之梦，指忧思等七情过度所致之梦，临床十分普遍，如抑郁症和癌症患者常做噩梦，梦见死亡；"直叶"之梦即前述的直梦，直接梦见了事实或真相；"比象"之梦则同于"象梦"，梦象是委婉曲直地表达的；"反极"之梦即王符的"反梦"；"厉妖"之梦则是怪异恐怖之梦，或在梦境中出现妖魔鬼怪，这类梦境并不少见，可能是由于担惊受怕，也可能是身体失常，或因某种沉重压力等令人恐惧。可见，陈士元之九梦说，承启了《黄帝内经》及王符的《潜夫论》，但有所充实及发挥。陈士元《梦占逸旨》的意义还在于提出梦是魂魄的功能，梦能预测未来（"梦者，神之游，知来之镜也"），梦属于精神心理范畴（"神遇为梦"），并进一步详细讨论了占梦等问题。故学界一般把《梦占逸旨》也视作中国梦学方面的经典文献[1]。

睡眠和梦境占了人之一生中生命过程的很大部分，这些对生命、健康维持和生活满意度的增进等都是非常关键的，这些问题亟需引起充分重视。对睡眠问题的科学研究和对梦境的理性关注起步不久，离有效加以改善还颇是遥远，且实证研究的切入点很难，故重视现象学、证候学等的博物学探究是有价值的。也许，这类研究之结论，对于破解这类难题，是必不可少的。

四、促进生命康健的妙法——导引吐纳

众所周知，中国还有一个重要的养生健体、防病疗愈之良好传统——导引吐纳。后世社会千姿百态的各种气功及保健功法等，其之雏形皆源自导引吐纳。因此，远古导引吐纳就像优良的树种，经数千年的培育壮大，不仅根深叶茂，且已成长发育成庞大的森林群落，树种繁多，枝叶茂盛，已然成为很有价值的促进康健及疗愈疾病之大体系，隐含着诸多亟待开发挖掘之瑰宝。

[1] 何裕民.中华医学百科全书·中医心理学[M].北京：中国协和医科大学出版社，2021：81-100.

1. 起自"禹步"的"导引吐纳" 导引吐纳起自何时，已无法确切考证。夏禹时期即有"禹步"，研究提示，"禹步"就是早期导引之原型。商汤时期类似禹步的行为更多，大量文献为凭。可确定地说，导引之早期行为，应该在夏禹前后就已较广泛地流行着[1,2]。笔者做过研究，早期导引吐纳并不是为了锻炼，而只是效仿动物，因为多数动物既有灵性，十分轻巧，又能力奇特而强大，可登高飞远，且很长命（这可能是古人之误解），故人们效仿动物，模仿其动作，以期借其灵性，沟通鬼神[1,3]。至于保健功效，则是实施中"意外收获"后，从中逐渐派生出来的"副产品"[1]。

西周时期，社会上导引吐纳已很流行，故才会有春秋时期的不少文献记载，也才有老庄著作中涉及的导引及经络起源之痕迹，马王堆古汉墓也才会出现《导引图》等。再后来，东汉末华佗的"五禽戏"应运而生，则是水到渠成之事。

需强调的是，30多年前有学者做过严谨研究，揭示中国本土的主要思想流派，包括"道""儒""气论"等，其深层次根源都在于"导引"。当时，这一研究结论颇受重视[2]，笔者也十分认可此结论[1]。所谓"导引"，就是引导气之运行；"吐纳"，借一呼（吐）一吸（纳）之调息，也是引导气之循行，故其后派生出诸多形异神同之养生功法。现在所说的"气功"，其原型也就是导引吐纳。至于与古印度的瑜伽（Yoga），只能说是同为农耕文化的异曲同工，有相似的文化底蕴，却缺乏早先有互动之证据，有赖深究。

我们试分析禹步的演变历程，据后世文献追述：尧时洪水泛滥，尧命禹治之，前后十年余。"乃劳身涉勤"，以致"生偏枯之病，步不相过"，人遂称"禹步"。早期的禹步并不复杂，据马骕《绎史》引《尚书大传》："禹其跳其跳者踦也。"似乎是一跳一跳地行走。然而，因后世方士等的附会推演，"触类长之，（禹步）便成九十余种。举足不同……详而验之，莫贤于先峰左足，三步九迹"。其之余绪上起自西汉的最早方书——马王堆《五十二病方》，下迄至隋唐各部大型医著之中都有痕迹，都好用"禹步"以治病防身。

为什么后世医界会对"禹步"有如此兴趣？这值得一究。后世道家方士认为："禹步者，盖是夏禹所为术，召役神灵之行步，以为万术之根源，玄机之要旨。昔大禹治水，不可预测高深，放设黑矩重望，以程其事。或有伏泉、磐石，非眼所及者，必召海若、河宗、山神、地祇，问以决之……因禹制作，故曰禹步[4]。"《道藏精华录》之说并不可信。

[1] 何裕民，张晔.走出巫术丛林的中医[M].上海：文汇出版社，1994：66-72.

[2] 张荣明.中国古代气功与先秦哲学[M].上海：上海人民出版社，1987：35-42.

[3] 古人世界中，通天，沟通鬼神非常重要，故《上古天真论》《四气调神大论》《生气通天论》是《黄帝内经》的前三篇。

[4] 何裕民，张晔.走出巫术丛林的中医[M].上海：文汇出版社，1994：66-72.原文出自《道藏精华录·洞神八帝元变经·禹步致灵，第四》。

但后世传说中,禹之伟大,治水之大业,高深不可测,该有多难,他都能克服……故是神秘性,加上难以仰及的伟大光环,客观上实施轻柔舒展之鸟步后,并配合一些按揉之类的保健理疗措施,确能疏利血气,活络关节,松弛滞病,令人症状舒缓。可见是某些神秘性夹带着有效结果,遂广为流行,益人无数。

2. 庄周的"吐故纳新",确立其"疗愈"意义 其后,禹步流行颇广,但"通神"与"疗愈"意义并存。庄周《庄子·刻意》中所描述的"熊经鸟伸,为寿而已",以模仿熊和鸟的动作进行"吐故纳新"等操作,可看作是专门的医疗保健疗法确立之标志。"熊经鸟伸",表明其系原先模仿动物舞的延续;"为寿而已"体现出它以保健强身为宗旨,不再以通灵为主要目的。它既是马王堆《导引图》中有关内容的原型,也是华佗所创"五禽戏"的摹本。

效仿动物而有"吐故纳新",既确保了原先的姿势优化(调姿)以舒缓气血,活络关节;又因主动"调息"(吐纳)及同步实施的"调心",功法"疗愈"的"三要素"俱备,则一大完整的疗愈体系开始显现[1]。这"三要素"的合理践行,有利于内在功能之重建,于机体功能之有序及协调,其功效显也!

马王堆《导引图》介绍了许多模仿动物动作的导引术式,如"鹞背"(鹞为一种鹰)、"龙登"、"信"(鸟伸)、"沐猴灌"(猕猴喧哗)、"熊经"、"鹯"(鹰中一种)等,用以防治某些疾病。这些导引术式,就其图形来看,还能依稀辨出模仿动物动作的痕迹,借以舒展肢体,宣导气血,强身健体。其后《淮南子·精神训》提及:"是故真人所游,吹呴呼吸,吐故纳新,熊经鸟伸,凫游猿跃,鸱视虎顾,是养形之人也。"所谓"熊经""鸟伸"已见诸《庄子》和马王堆的《导引图》,看来是当时颇为流行的锻炼方式。凫,指野鸭;鸱,即鹯,属于一种鹰;凫游猿跃,鸱视虎顾,亦是模仿不同动物的某些动作;吹呴呼吸,吐故纳新,即今天所说的气功。在模仿动物动作的同时,还要调整呼吸,导引血气,如此可以调养身形。这类锻炼,大多巫师方士最乐意为之,故曰"真人所游"。

东汉名医华佗,常被视作体育疗法之父。《三国志·华佗传》载其曾曰:"人体欲得劳动,但不当使极耳。动摇则谷气得销,血脉流通,病不得生。譬如户枢,终不朽也。是以古之仙者,为导引之事,熊经鸱顾,引挽腰体,动诸关节,以求难老。我有一术,名五禽之戏:一曰虎,二曰鹿,三曰熊,四曰猿,五曰鸟。亦以除疾,兼利蹄足,以当导引。体有不快,起作一禽之戏,怡而汗出,因以着粉,身体轻便而欲食。"这段论述提示了几点:① 华佗的五禽戏,受启于古之贤者(多为方士),是在模仿动物动作的舞步基础上

---

[1] 后世几乎所有的实证研究都表明,所有的气功及功法,其实就三大要素:调整姿势、调整呼吸、入静以"调心"。这三环节是有序协调的。不同功法,仅仅是操作形式有异而已,要素则不变,就是调姿、调息、调心这三大点。

的一种发展。② 华佗的五禽戏，虽具体作法步骤现不得详知，但虎顾、熊经、猿跃、鸟伸等已分别见诸前人，华佗也许只是结合自己体验，做了系统归纳总结。然而，五禽戏选这五种动物之动作，虽古即有所本，华佗之用心良苦，亦可见一斑。虎戏（虎步）刚劲强猛，鹿步矫健敏捷，熊态稳重有力，猿姿灵活圆滑，鹤势平衡轻柔；五者糅合一体，活动全身，疏通血气，刚柔相兼，自然恰到好处。③ 五禽戏的出现，同时也表明保健疗法已完全从通神之舞步中脱胎而出，独立成为一种专门的医疗技术[1]。

3. 效仿动物背后的博物学传统，需善加对待　这里，有一个明显的文化学特征需指出：始自"禹步"，到庄周的模仿熊鸟以"吐故纳新"，到马王堆的《导引图》中模仿各种动物行为以行导引，及华佗的效仿虎、鹿、熊、猿与鸟的"五禽戏"，都是学习、模仿动物的产物，都有浓烈的博物学特色，是"多识于鸟兽草木""多学""博闻"之硕果，也是人类文明早期社会的普遍现象。

"效龟鹤以行吐纳"是客观事实，也是人类早期成熟的必经阶段，有专家对此做过深入分析[1]。在我们看来，庄周的"天地与我并生，而万物与我为一"的齐物观，不只是高深的智慧，也是人类基本的生存准则，古今都适用。当今社会依然需要这类智慧，我们可以先从尊重博物学传统做起。

据《三国志·华佗传》记载："广陵吴普、彭城樊阿皆从佗学。普依准佗治，多所全济。"吴普学习老师华佗创制之法，坚决奉行五禽戏，"普施行之，年九十余，耳目聪明，齿牙完坚"，就是典型例证。

鉴于此，北京中医药大学有专家呼吁："发展中医事业，亟需补上导引吐纳类内容。"此说有理，值得赞赏。诚如该专家在呼吁文中所指出，"各项研究表明，导引吐纳等医疗保健技术效果显著"[2]。如能坚持实施，则"对高血压、冠心病、糖尿病、肿瘤等很多病都有疗效"。此类疗法具有保健防病意义。"国外有些保险公司给参保人员报销学习导引吐纳类的学习班费用，因为这些人学练导引吐纳后，吃药少了，（医药）花钱少了，手术少了，可以给保险公司省下很多钱。"[2]事实说明，导引吐纳对医学来说十分重要。"在世界一些发达国家，相关的研究重视程度很高，还有政府或大学投资展开此类科研的。"[2]

4.《诸病源候论》：导引疗愈体系集大成　隋代太医巢元方所著《诸病源候论》是中国医学史上非常有特色的大部头著作，成书于610年，总50卷，几百万字，分67门，1 720候，是现存唯一一部专门论述疾病分类、病因病机和证候学之大型典籍。该书的奇特还在于涉及1 720病症，居然未给出一药一方，却介绍导引术280余条，分列于38

[1]　何裕民,张晔.走出巫术丛林的中医[M].上海:文汇出版社,1994:66-72,85-87.
[2]　杜洛伊.发展中医事业亟需补上导引吐纳类内容[A].第三届中国中医药发展大会论文集[C].2009:155.

卷下的157候,并以此治疗相应的病症。

文中所载导引法,有前后互用的达78条,类似于药物治疗中的"异病同治""同方异用",还有"一法治多病""一病有多法"的。说明在当时,导引吐纳已作为与汤剂、针灸、外用等并列的自成风格的疗愈体系[1]。

例如,有学者章文春将虚劳病诸候中31条导引法进行了归纳,有四大要点:引动肢体,导引气行;调息服气,吐故纳新;叩齿咽津,补益强体;调动意识,形神相合。这种导引操作,有助于"形气神三位一体的生命体",便于借助导引,有序地对"形气神的锻炼和调控"[2]。笔者对这一点深信不疑,因为我们诊疗中有太多的癌症康复者借类似方法,得以枯木逢春,焕发勃勃生机。

有学者对《诸病源候论》"腰背病诸候"之"腰痛候"和"积聚病诸候"所附的导引法进行了梳理,归纳出操作要领,将"腰痛候"的操作总结为撑臂转身、跪俯转腰、缩颈转头、伸脊挦足、正坐调息五法[3],将"积聚病诸候"的操作要点归纳为伸腰仰头、侧卧吐纳、左按右举、正坐调息、展臂仰掌、张腹吸腹等。这些操作的核心,都是围绕着"经络循行"以及加强"神"对真气之调控[4]。对此,笔者在中老年人中也常推荐此法,若能坚持者,似乎效果可期。

《诸病源候论》中的导引法更多地运用于养生防病。沈寿总结出"晨功四段"和"隋代导引七段功"两套功法。前者包括"挽耳、引鬓发、摩面、干浴"等,以应对气候时令变化;"隋代导引七段功"则针对常见的"风病诸候",措施包括"引气、拱臂、拓搽、挽额、转脊、推掌、旋颈"等,每一环节都有其操作要领,创制者颇费心思,也许与魏晋名士之风尚不无关系[5,6]。这些实施起来并不困难,建议推广以利大众。

此外,学者周至按功效将《诸病源候论》的导引法分成三大类:疗愈、养生、美容[7]。该书功法之后,常附有医嘱,主张怡养情性,调气咽津,宣导气机,并配合饮食宜忌[8]。足见该书之导引吐纳,已完善成一庞大的疗愈保健体系,涉及诸多方面。惜后世虽有奉行者,却深入阐发、系统研究者不多,有待强化。

[1] 刘峰,刘天君.关于《诸病源候论》导引法研究的分析[J].中医教育,2011,30(3):70-74.

[2] 章文春.《诸病源候论》去虚劳导引法探析[J].江西中医药,2004,35(11):16-17.

[3] 任建坤,鲍晓雷.《诸病源候论》腰痛病候导引法探析[J].江西中医学院学报,2010,22(4):22-23.

[4] 鲍晓雷,任建坤.《诸病源候论》积聚候导引法探析[J].江西中医学院学报,2010,23(5):32-34.

[5] 魏晋学者崇尚老庄之学,不拘礼法,生性豁达,常独立于现实,讲究修身养性,回归自然,与自然合一,成为风气.

[6] 沈寿.隋代导引七段功图说[J].体育文史,1997,(3):57-58.

[7] 周至.谈隋唐时期的导引按摩[J].按摩与导引,2003,19(3):5-6.

[8] 俞欣玮.《诸病源候论》对宣导术的发挥[J].中华医史杂志,2006,36(3):142-144.

5. 中国与希腊:异趣的健康追求　1992—1995年间,笔者曾带教了一位英法籍(父法国人,母英国人)研究生,原先在李约瑟研究所工作,被推荐来中国学中国医学,成为笔者的硕士。有一天她问了笔者一个问题:你们中国人讲健康、讲养生和我们欧洲人理解的不是一回事。你们讲健康养生,强调顺应自然,动中有静,适度不逾规矩……我们理解的则是征服、超越、克服极限,更快、更高、更强、更健美……笔者猛然醒悟,对啊! 其实,东西方的健康观完全是异趣的,值得细究。

乐祖光做了一分析[1],比较了中国古代的养生保健法和古希腊的方法,认为两者差异颇大,尽管都关注饮食、精神心理、环境气候等,但基本点上则是截然不同的:中国主静,希腊主动;中国养生保健十分重视"壮内",讲究修炼内在的,古希腊人则强调"壮外",肌肉发达、强健;"中国古代养生保健以健康长寿为目的,古希腊养生法以健美力量为宗旨",十分有趣。

李约瑟认为:"道家思想从一开始就有长生不死的概念,世界上其他国家没有这方面的例子。这种不死思想对科学具有难以估计的重要性。"[2]中国养生保健是在长生不死的道教思想熏陶下发展起来的,追求的目标是人的健康长寿,主张"贵生""尊生",看重生命和存在。各种养生学派也都奉行"贵己""轻物重生""唯人为贵"等。其实,从导引中也可寻觅出这一清晰理路。

古希腊的健康则是与竞技体育及美(外在的壮实)联系在一起的,故公元前776年出现了奥林匹克运动竞技场,他们推崇的健康就是竞技、健美、征服,超越自己及生理极限[1]。笔者进一步分析,认为还与民族的来源及生存条件有关联:中国特别是南方,一直农耕为主,商贸优先,厌恶征战;古希腊有游牧基因,是200多年前由诸多城邦凑合而成,各城邦间频繁爆发争战,只有打败对方才能生存下去,需有强壮的体格,强化自我力量、速度和其他野性技能,故古希腊推崇的是外部健美、壮实、有力量,流行的健康措施是散步、长跑、拳击、摔跤、格斗等。他们不仅尚武,且重视优胜劣汰。

五、"早慧"的自我行为管控及调摄

中国医学把疾病分成外感和内伤两大类。唐代王冰注释《黄帝内经》时,强调内伤病症"非天降之,人自为之"。就是说,内伤病症很多实际上是自身摄养行为不当引起的。故加强自身行为管控是中国医学一贯力主的养生防病及疗愈病症之重要原则。

1. 从世界卫生组织的"健康促进"运动说起　第二次世界大战结束后不久成立

[1] 乐祖光.中国古代养生保健和古希腊养生法的比较[J].文史知识,1993,(8):34-43.
[2] 李约瑟.中国科学技术史·第五卷·第二分册[M].北京:科学出版社,2013:47.

了世界卫生组织（WHO，1948）。早期，WHO的工作重点放在了各种感染性疾病之控制及全球营养不良之改善。20世纪70年代中后期，发达国家在这些方面达到了目的，遂进入第二阶段，转向同时兼顾慢性病之防控。又经10多年的努力，1986年WHO在加拿大首都渥太华召开了第一届国际健康促进大会，首次明确提出了"健康促进"概念，即"健康促进是提高人们控制和改善自身健康的能力的过程"，认为"健康促进"有助于控制疾病和改善自身健康状态，并把"健康促进"确定为全球卫生工作之重点。这些阶段性发展目的显然是对的、有道理的，且一层层往前推进也是合理的。世纪之交前后，全球这方面的推进力度还是颇强的，可以说当时几乎医学界人士都知晓"健康促进"计划。但30多年过去了，此行动效果并不明显，需要做些反思。

在此，我们先补充三点以为说明：① 在"健康促进"方面，中国医学遥遥领先地走在了前列。相比之下，颇有成效地成为排头兵，可以作为示范。② 20世纪80年代WHO讨论并努力推进"健康促进"计划时，相当程度是受到美国行为主义思潮的裹挟。当时美国国力强盛，各方面都一骑绝尘，无人望其项背。学术上，行为主义[1]成为世界主导性思潮，横扫落叶。然而，行为主义有点先天底气不足。人们只是局限于泛泛而谈地讨论必要性、重要性、可行性及规范措施等，"只听见楼梯响，不见人下来"，落地收效并不明显。现在似乎WHO的"健康促进"计划已遭冷遇，人们的热情已消解多了。③ 30年来，我们一直很关心"健康促进"问题，不停地呐喊及呼吁着，猛地回头却发现巨大的"剪刀差"现象：2013年美国自己做了系统的健康状态评估研究，这30年间居然美国总体的健康状态是直线下跌的，20世纪80年代美国在发达国家组成的经合组织（OECD）[2]中名列前茅，现在却殿后了，美国民众的健康状态各方面情况都落伍了，明显变差了[3]。对此，我们认为不是WHO的"健康促进"计划失误，而是"水土不服"，因为果实是和土壤密切相关的。

2. 一份美国自我报告引发的思考 我们先来看两份资料，世界卫生组织2022年2月18日发布了《2020年全球各国人均预期寿命》，2020年中国人均预期寿命达77.3岁，女性人均寿命78.8岁，男性75.8岁，中国人均预期寿命首次超过美国。美国疾控中心报告显示，2020年美国平均预期寿命77.0岁。又据美国《纽约时报》2022年4月9日

---

[1] 行为主义是20世纪四五十年代在美国兴起的一大思潮，六七十年代趋向鼎盛，80年代最是风光，席卷全球，横扫方方面面，变成了一种垄断性的思潮，其影响不仅仅是心理学，而且波及了社会学和医学等领域。

[2] 经合组织全称"经济合作与发展组织"（Organization for Economic Co-operation and Development, OECD），由38个市场经济国家组成的国际组织，成立于1961年，成员国总数38个，总部设在巴黎，排在前面的都是发达国家。

[3] 王宁，何裕民. 人道与科技失范的实例剖析：兼评《全球视野下美国健康情况：寿命更短，健康状况更差》[J]. 医学与哲学，2014，35（1A）：26-31.

引自美国科罗拉多州、弗吉尼亚州和华盛顿特区专家联合撰写的研究报告，美国2021年人均预期寿命76.6岁，是25年来最低水平，而2020年是76.99岁，2019年是78.86岁。需要强调的是，人均预期寿命是评估健康领域总体状态的最佳指标，它能说明很多问题。连续出现下降，一定程度与疫情有关，但世界范围内疫情导致的连续3年下降，还真的只有美国。现在，美国的人均预期寿命已跌出了全球前50位。事实上，近年来美国的人均预期寿命一直在经合组织中垫底，甚至落后于古巴、智利等，徘徊于全球40位左右。尴尬的现实引起了美国专家的恐惧和不安，并进行了深入研究。

2013年，美国弗吉尼亚州联邦大学公布了美国健康状态调查和分析报告，长达405页，结论是"全球视野下的美国健康情况：寿命更短，健康状态更差"。该研究起因是美国国家科学研究委员会（National Research Council, NRC）发现相对于其他高收入国家，美国的人均寿命最低。因此，授权该大学的教授斯蒂文（S. H. Woolf）领衔组织多学科专家独立进行深入研究，遂有此报告。笔者与博士王宁曾撰写了论文，分析此报告[1]，与其他所有（除美国外15个）发达国家相比较，美国的期望寿命最短（2008年数据）。在16个发达国家中，美国的死亡率以504.855/10万排在第一位。在16个发达国家中，美国同样处在垫底水平。细化分析表明，美国人从小到大都面临着一系列的健康威胁，且大多都输给了其他发达国家。

难怪斯蒂文等发现巨大差异后，大呼受刺激，指出："美国人死亡和遭遇病痛的比例显得不当，因为其他OECD国家的百姓更长寿且身体更健康。"研究表明，美国健康上的劣势，从新生儿到75岁之间各年龄层都存在，甚至最富裕的及保持健康习惯的美国人也往往显得比其他富国的同阶层人更多病。斯蒂文研究后发现：美国和其他富裕国家在健康上的巨大差距归因于50岁之前的过高死亡率。就这二三十年间，"我们（美国）的状况变糟了"。

不仅如此，斯蒂文等证实美国的医疗卫生开支全球第一。"国家在卫生系统的财政支出从1980年的0.256万亿美元，占当年GDP的9.2%，增长到了2010年的2.6万亿美元，占当年GDP的17.9%。""世界上没有一个国家在卫生方面花费这么多，而且人均医疗消费也比其他国家的要高很多。"2010年美国人年均医疗保健支出是8 700美元。2011年中国的人均GDP才是4 382美元。换言之，两个中国人一年所创造的财富总值，只够一个美国人一年的医疗保健费用！

面对严峻现实，美国研究者具体剖析其中缘由，简单归纳：① 公共卫生体系缺陷。② 医疗保健服务效率过低。③ 对医疗高科技的过度依赖。④ 其他。⑤ 个人行为

---

[1] 王宁,何裕民.人道与科技失范的实例剖析：兼评《全球视野下美国健康情况：寿命更短,健康状况更差》[J].医学与哲学,2014,35(1A):26-31.

习惯不良。其中，我们对个人行为习惯不良特别关心，因为前几点大众无能为力，而个人行为则每人可努力加以改进，它包括：① 吸烟。② 饮食不当，相对于其他国家，美国人与饮食（肥胖）有关的疾病更多。③ 运动，进行合理运动可有效降低许多疾病的危害及死亡风险。④ 饮酒和吸毒，在美国饮酒和吸毒问题很大，美国30%的暴力外伤、21%的交通事故、19%的中毒、16%的溺亡、11%的坠伤等都与酒精有关。特别是毒品，问题更大。⑤ 不安全的性行为。⑥ 伤害行为，是导致美国45岁以下人口死亡的主要原因。

针对面临的健康窘境，该研究援引国家预防委员会（National Prevention Council, NPC）的意见，提出了11条对策，分别是：① 改善社区环境的健康和安全。② 加强临床和社区预防服务。③ 强化针对个人的指导。④ 消除健康差异。⑤ 倡导无烟生活。⑥ 防止药物滥用和过量饮酒。⑦ 推广健康饮食。⑧ 鼓励加强运动锻炼。⑨ 促使远离伤害和暴力的生活。⑩ 维护生殖健康和性健康。⑪ 增进心理和情绪的幸福等。并进一步具体提出了55条细则，有很强的呼应性。笔者编写的《召回医学之魂——何裕民教授医学人文杂谈》书中有介绍，可参考[1]。

我们无意于"管他人瓦上霜"，但美国人的这份自我分析还是有借鉴之处的。在我们看来，至少应该获得一些结论：① 美国专家分析中发现，美国与发达国家的健康差距是在20世纪80年代后拉开的，这时正是里根—撒切尔新自由主义盛行，资本—科技快速发展，人文滞后之际，是人文与科技的巨大剪刀差造成了这类投入最多、效果很差之尴尬。笔者写了《修复人道和科技的边界》[2]一文，加以分析强调。② 健康领域不是光投入钱及设备就能解决问题的，也不是光发展医疗高科技就能解决难题的。结论是：自我个体行为之优化调整是健康领域的关键之一，是促进全民健康的重要抓手。对此我们将继续展开深入讨论。

3. 中印健康比较：需要考虑人文及传统文化 也许将美国作为健康参照好像不着要点，因为中美两国差距太大，文化、人种、价值观、生活方式都完全不一样。我们再试以中印做比较，两个都是古老的农耕民族，70多年前两者起点一致，健康水平上是难兄难弟，都不好征战，甚至都推崇特殊功法（印度的瑜伽，中国的导引吐纳），且中国与印度都是巨大的发展中经济体，具有可比性……故值得做一比较分析。

英国学者罗思义（J. Ross）是研究世界经济及宏观经济的经济学家，曾任英国伦敦市经济与商业政策署署长，20世纪90年代起开始关注中国经济。经济学家的特点是讲究用数据说话，他认为"判断一个国家社会和环境条件总体影响的最全面的指标是

---

［1］ 孙增坤.召回医学之魂——何裕民教授医学人文杂谈［M］.上海：上海科学技术出版社,2014：16-24.
［2］ 何裕民.修复人道与科技的边界［J］.医学与哲学,2014,35（1A）：21-25.

人均预期寿命"，这的确能充分说明一些问题。他研究指出，1947年印度独立时，人均期望寿命32岁。1949年新中国成立时，人均期望寿命35岁，高出印度3岁。到1978年中国改革开放前一年，中国人均寿命67岁，印度为55岁，差距扩大到12岁，这并不是因为印度表现差，它在32年中也增长了23岁，而是因为中国表现极出色，29年中提高了32岁。意味着改革开放前，中国人均期望寿命每年增加1岁多，年均增幅高达2.3%[1]。罗思义比较了所有快速成长的经济体，从早年英国、瑞士、美国，到20世纪初的日本等，认为中国这样的增速是世界史上绝无仅有的[1]。对此，英国《金融时报》亚洲版主编戴维·皮林（D. Pilling）也持同样见解，说，"中国期望寿命从1949年的35岁提高到至今的75岁（2013），增幅超过1倍，这是一个奇迹般的成就"[1]。其实，这一现象在20世纪七八十年代就已被提及。20世纪80年代前，中国人用占世界1%的卫生费用，解决了世界22%人口的医疗保健问题，且人均期望寿命与发达国家相差不大。当时世界银行和世界卫生组织的报告中，把充分利用中国医药学优势的医疗制度列为"发展中国家解决卫生经费的唯一典范"。

罗思义继续进行数学模型研究，根据世界银行各国发展指标，提炼出"人均GDP对寿命的影响达到71%"，总结认为"人均GDP是决定预期寿命的重要因素"。然后，把涵盖117个国家和地区的GDP排序与期望寿命排序相对应，找出其间关系。按理论推算，2011年中国人均预期寿命应是70岁，实际数是73岁，美国预期寿命应是81岁，但仅为79岁，中国人平均高出3岁，美国少2岁。2011年中国人均GDP排行86位，人均预期寿命是75位，高出经济水平11位，美国人的预期寿命排行则低于GDP收入的23位[1]（第11位与第34位）。

还是拿印度进行分析，同为金砖国家的中印两国2011年人均GDP与期望寿命相比，中国上升11位，印度下降3位[1]。当然，这一数据现在已过去了11年。我们以最新的人均期望寿命比，根据世界卫生组织发布的《2020年全球各国人均预期寿命》，印度排在菲律宾、柬埔寨、伊拉克、蒙古等国之后，列全球第125位，为68.3岁（女性69.9，男性66.6），低于中国82位（中国是第43位）。而且这20年间印度的经济上升速率是很快的。应该说，发展越接近，咬得越紧。这么多年来，印度和中国的差异还在10岁左右（中国最近是77.9岁）。而印度人是以食素为主的，不存在美国等发达国家的饮食负担及酒精过量等问题[2]。因此，除GDP等经济发展因素外，人均期望寿命差异还有其他一些因素需考虑。笔者认为，这里传统思想文化及行为方式等可能起着不可忽略的

---

[1]（英）罗思义.一盘大棋？中国新命运解析[M].南京：江苏凤凰文艺出版社,2016：24-32.

[2] 有研究表明，过分膏粱厚味，动物蛋白摄入过多，是导致健康危害的重要因素。高血压、心血管疾病、糖尿病、肿瘤等都与之有关。但印度不存在这种情况，印度人的动物蛋白摄入量只是欧美平均水平的1/10～1/5，也没有普遍存在酒精中毒等问题。

作用,可从中寻觅出部分答案。

在前面讨论"导引吐纳"时已述及,中国素来有养生健体之重要传统,李约瑟也对此做出了高度评价,这确是深入中国普通百姓人心之传统。别的不说,挪威的布伦特兰(G. H. Brundtland)任世界卫生组织总干事时来上海访问,看见上海居民晨起积极锻炼身体,不禁感慨地说:"这是一道美丽的风景线!"晨起操练、傍晚跳广场舞等都是中国大地处处展现的民众自发之行为。可以毫不为过地说,关注健康养生是中国人骨子里浸透的精神,是几乎所有中国中老年人的自觉意识及行为。更重要的是,它已形成规范的理论体系及操作指导指引大众的日常行为。这类精神传统及其间渗透的深邃理性认识是一笔巨大财富,至今熠熠生辉!也许这是健康及人均期望寿命中印两国间表层差异的底层逻辑所在[1]。

4.《遵生八笺》的行为"百病"之指摘　中国历史上的养生书太多,道家的、儒家的、释家的、医家的,汗牛充栋。但比较系统讨论健康行为规范的,似乎首推《遵生八笺》,此书是明代高濂所撰。其幼时患眼疾,多方寻觅奇药秘方,终得康复,博览群书,遂记录整理成此书,刊于16世纪末。全书分为《清修妙论笺》《四时调摄笺》《却病延年笺》《起居安乐笺》《饮馔服食笺》《灵秘丹药笺》《燕闲清赏笺》《尘外遐举笺》八笺,每笺均涉及一大主题,讨论了中国养生学的八大方面,也可说是养生的方方面面。他本人则以戏剧家、藏书家而闻名于世。《遵生八笺》因其广博而实用,刊行后影响颇巨,美·德贞(J. Dudgeon)曾于1895年将此书译成英文,促使此书在国外也广为流传。我们在此不做泛泛而论,重点关注《清修妙论笺》的部分内容。在《清修妙论笺》中,高濂提出了现实生活有许多病(其实是行为或道德偏差),需引起重视。他罗列了百病,提醒人们加以关注,努力克服:

喜怒偏执是一病,亡义取利是一病,好色坏德是一病,专心系爱是一病,憎欲无理是一病,纵贪蔽过是一病,毁人自誉是一病,擅变自可是一病,轻口喜言是一病,快意遂非是一病,以智轻人是一病,乘权纵横是一病,非人自是是一病,侮易孤寡是一病,以力胜人是一病,威势自协是一病,语欲胜人是一病,贷不念偿是一病,曲人自直是一病,以直伤人是一病,与恶人交是一病,喜怒自伐是一病,愚人自贤是一病,以功自矜是一病,诽议名贤是一病,以劳自怨是一病,以虚为实是一病,喜说人过是一病,以富

---

[1]　印度虽部分地区也有菩提树下与神对话之传统,有出家打坐等方法,但那只是僧侣出家人的行为,而非底层百姓的生活方式,故不是一个层面的问题。

骄人是一病，以贱讪贵是一病，谗人求媚是一病，以德自显是一病，以贵轻人是一病，以贫妒富是一病，败人成功是一病，以私乱公是一病，好自掩饰是一病，危人自安是一病，阴阳嫉妒是一病，激厉旁悖是一病，多憎少爱是一病，坚执争斗是一病，推负着人是一病，文拒钩锡是一病，持人长短是一病，假人自信是一病，施人望报是一病，无施责人是一病，与人追悔是一病，好自怨憎是一病，好杀虫畜是一病，蛊道厌人是一病，毁誉高才是一病，憎人胜己是一病，毒药鸩饮是一病，心不平等是一病，以贤喷嘀是一病，追念旧恶是一病，不受谏谕是一病，内疏外亲是一病，投书败人是一病，笑愚痴人是一病，烦苛轻躁是一病，擿捶无理是一病，好自作正是一病，多疑少信是一病，笑颠狂人是一病，蹲踞无礼是一病，丑言恶语是一病，轻慢老少是一病，恶态丑对是一病，了戾自用是一病，好喜嗜笑是一病，当权任性是一病，诡谲谀谄是一病，嗜得怀诈是一病，两舌无信是一病，乘酒凶横是一病，骂詈风雨是一病，恶言好杀是一病，教人堕胎是一病，干预人事是一病，钻穴窥人是一病，不借怀怨是一病，负债逃走是一病，背向异词是一病，喜抵捍戾是一病，调戏必固是一病，故迷误人是一病，探巢破卵是一病，惊胎损形是一病，水火败伤是一病，笑盲聋哑是一病，乱人嫁娶是一病，教人捶擿是一病，教人作恶是一病，含祸离爱是一病，唱祸道非是一病，见贷欲得是一病，强夺人物是一病，此为百病也。

最后，他强调"人能一念，除此百病，逐日点检，使一病不作，决无灾害、痛苦、烦恼、凶危，不惟自己保命延年，子孙百世亦永受其福矣"[1]。

从上述论述中可看出，高濂以道家思想为主体，横跨儒、释两家，兼及医学内容，纵论各种不良品行之恶，提升到"病"之高度，加以鞭挞，提示警觉、纠治、摒弃。早在400多年前的古人有这样的认识，着实不易。尽管有些说法似乎有点过时，但总体上相当积极进步，并以善恶相报之因果告诫人。

在我们看来，世界卫生组织1986年强调"健康促进"时，实际上是高濂这一思想之延续，不过高濂毕竟是古人，太具象化地讨论了这类具体行为问题；而世界卫生组织的"健康促进"计划又太空洞了，泛泛而谈，难以收效。上述论述的精神实质对今天社会价值观之混乱、思想意识之糊涂、行为取向之迷茫，还是有它内在且积极纠治意义的。至少，高濂的绝大多数指摘批判可以针砭时弊，给人以正性的方向及行善的力量。高濂《清修妙论笺》的"百病"说，结合下文的"百药"说，值得广为传播、颂扬，以使人警觉，时时纠治之。需强调的是，这只是高濂的"八笺"之一，养生是一个多环节的整体，其他"七笺"则在此不作展开，有兴趣者可参阅原著[1]。

[1]（明）高濂.遵生八笺·卷二［M］.湖南：湖南科学技术出版社,2014：230-242.

5. 名医龚廷贤推荐"医有百药"：行为纠治　　如果说高濂是以戏曲家、社会活动家兼养生家扬名于世的话，年稍长于高濂且知名度高于高濂的龚廷贤本身就是名医。其父奉职于太医院，故龚廷贤是在医学氛围中成长的，年轻时即享有医名。他一生写了不少医著，广为流传的有《万病回春》《鲁府禁方》《古今医鉴》《寿世保元》等。其中《鲁府禁方》里有与高濂《遵生八笺》中百病百方相同的内容，两人谁影响谁难以甄别。可以肯定地说，他们都是辑自社会上已流行之书籍，特别是道家书籍。由于龚廷贤与高濂的社会影响力，至此，从自我行为纠治做起，成为明清后社会普遍遵奉的养生防病、保健益体要点，他们功不可没。

龚廷贤并没有剽窃他人成果，他在书中明确提及论点来自《大藏经》等。《大藏经》是简称，其起自秦汉，人们始有目的地汇集道家文献；到东晋时"郑隐藏书"颇成气候；至隋唐时释家内容渗入，有了《大藏经》称谓。其实是合道、释、儒三家于一体之物，是中华古文明中非常厚实的一大思想精华库。《鲁府禁方》中第四卷，龚廷贤写了《医有百药》[1]一节，指出：

《大藏经》曰："古之圣人，其为善也，无小而不崇；其于恶也，无微而不改。改恶崇善，是药饵也，禄所谓百药以治之。"思无邪僻是一药，行宽心和是一药，动静有礼是一药，起居有度是一药，近德远色是一药，清心寡欲是一药，推分引义是一药，不取非分是一药，虽憎犹爱是一药，心无嫉妒是一药，教化愚顽是一药，谏正邪乱是一药，戒救恶仆是一药，开导迷误是一药，扶接老幼是一药，心无狡诈是一药，拔祸济难是一药，常行方便是一药，怜孤恤寡是一药，矜贫救厄是一药，位高下士是一药，语言谦逊是一药，不负宿债是一药，愍慰笃信是一药，敬爱卑微是一药，语言谦逊是一药，推直引曲是一药，不争是非是一药，逢侵不鄙是一药，受辱能忍是一药，扬善隐恶是一药，推好取丑是一药，与多取少是一药，称叹贤良是一药，见贤内省是一药，不自夸彰是一药，推功引善是一药，不自伐善是一药，不掩人功是一药，劳苦不恨是一药，怀诚抱信是一药，覆蔽阴恶是一药，崇尚胜己是一药，安贫自乐是一药，不自尊大是一药，好成人功是一药，不好阴谋是一药，得失不形是一药，积德树恩是一药，生不骂詈是一药，不评论人是一药，甜言美语是一药，灾病自咎是一药，恶不归人是一药，施不望报是一药，不杀生命是一药，心平气和是一药，不忌人美是一药，心静意定是一药，不念旧恶是一药，匡邪弼恶是一药，听教伏善是一药，忿怒能制是一药，不干求人是一药，无思无虑是一药，尊奉高年是一药，

[1]（明）龚廷贤.鲁府禁方·卷四[M].北京：中国中医药出版社,2005：110-114.

对人恭肃是一药，内修孝悌是一药，恬静守分是一药，和悦妻孥是一药，以食饮人是一药，助修善事是一药，乐天知命是一药，远嫌避疑是一药，宽舒大度是一药，敬信经典是一药，息心抱道是一药，为善不倦是一药，济度贫穷是一药，舍药救疾是一药，信礼神佛是一药，知饥知足是一药，清闲无欲是一药，仁慈谦让是一药，好生恶杀是一药，不宝厚藏是一药，不犯禁忌是一药，节俭守中是一药，谦己下人是一药，随事不慢是一药，喜谈人德是一药，不造妄语是一药，贵能援人是一药，富能救人是一药，不尚争斗是一药，不淫妓青是一药，不生奸盗是一药，不怀咒厌是一药，不乐词讼是一药，扶老挈幼是一药，此为百药也。

　　龚廷贤辑录阐述的这些思想有人做过考证，宋版的《道藏》里就有类似内容，并非一家之言，是容纳道、儒、释都接受的主流观点，实际上是当时社会普遍接受的良知行为之规范及指南，也可以说是当时社会的"公德"及"价值观"。作为有社会影响力的名医，龚廷贤进一步分析说："人有疾病，皆因过恶阴掩不见，故应以疾病，因缘饮食、风寒、恶气而起。由人犯违圣教，以致魂迷魄丧，不在形中，肌体空虚，神气不守，故风寒恶气得以中之。是以有德者，虽处幽暗，不敢为非；虽居荣禄，不敢为恶；量体而衣，随分而食；虽富且贵，不敢恣欲；虽贫且贱，不敢为非；是以外无残暴，内无疾病也。吾人可不以百病自究，以百药自治，养吾天和，一吾心志，作耆年颐寿之地也哉！"[1]人之百病，表面上是饮食风寒，也有自身不良行为在背后作祟（"恶气而起"）；尔后神魂不守，道行失范，以至于"肌体空虚"，百邪"得以中之"，招来各种病症。故养生防病要从自身行为纠治做起，从健康的一点一滴加以落实，"百病自究，以百药自治，养吾天和，一吾心志"。龚氏字里行间拳拳于自身行为道德规范，是对《黄帝内经》"精神内守，病安从来""合于道，所以能年皆度百岁而动作不衰者，以其德全不危也"的贴切阐发。

　　6. 从"德全不危"到世界卫生组织的"道德健康"　　明代名医龚廷贤与学者高濂珠联璧合，在16世纪末共同把中国医学的养生内涵提升了一大层级：不仅清晰阐发《黄帝内经》"德全不危""精神内守，病安从来"等内在机制；且以百病百药方式，系统而生活化地做出表达，道德行为之良劣，成了民众可自我觉察之举；可自我提醒，时时防范，努力改善。最值得称道的是，他们借口诀方式，套路化地将良好摄生行为俗化成百姓日常举止，有助于潜移默化地渗透进人们的生活。这些，着力地促进了中国养生思想接地气而广泛普及，并为大众所乐于遵奉。其核心是强调良好品行及道德对于健康无疾的重要性。

　　加强对类似问题的关注及研究是重要的。为此，笔者指导博士宋婷做了"健康与

---

[1]（明）龚廷贤.鲁府禁方·卷四[M].中国中医药出版社，2005：110-114.

品行关系"的课题研究（2013—2015）[1]，得出了"德寿律""德康律"，发现德行的确可促进康寿，提示"越是康寿者，可能德行越好"。宋婷的相关论文，因资料翔实，论证有据，分析得当，以盲评方式获得了全优的极高评价。随着社会之进步，类似"健康与品行关系"日趋受到关注，养生祛疾不仅仅是吃好睡好，更涉及品行道德。

1990年世界卫生组织对原有的健康定义做了新的微调，"健康不仅是没有疾病，而且包括躯体健康、心理健康、社会适应良好和道德健康"。即在原先健康"三要素"（躯体、心理、社会适应）基础上，加上了"道德健康"。一般认为，"道德健康"的核心是指不能损害他人的利益来满足自己的需求，能按照社会认可的行为道德来约束自己及支配自己的思维与行动，并具有辨别真伪、善恶、荣辱等是非观念和能力。但这仍失之于笼统，对此我们在《召回医学之魂——何裕民教授医学人文杂谈》[2]《中医心理学临床研究》[3]中都对道德健康有过涉及与讨论。

龚廷贤与高濂讨论的"百病"及医药学纠治，是中国传统语境下对道德健康及品行良好等类似问题的中国式阐发，结合现实适做修润后，可古为今用，指导今天的道德健康建设及良好修身行为的广泛实施，也可以看作是着力推进《"健康中国2030年"规划纲要》的重要一环。这些提供了厚实的历史依据，为人们在新时代展开深入研究奠定了逻辑起点及可参照的范本。关注健康，从《黄帝内经》的"德全不危"，到世界卫生组织倡导的"道德健康"，折射出这是一个必然的世界性演进趋势。对此，中国医学厚实的历史积淀，应该且必须充分发挥其奠基意义及示范效应。

六、万川汇江海：中国医学疗愈系统之俯瞰

是到了该总结之际了！在这块沃土上，中国医学的疗愈体系博大精深，丰富且多样化。至少我们可分辨出四大疗愈体系，加一些辅助性的疗愈方法。

1. 庞杂疗愈系统：四套主体系，加辅佐疗愈方法　其一，也是最主要的，是起源于食药逐渐发展成一大疗愈体系，分成三个阶段：首先以食疗为先；其次部分药食两用，研成药末吞服；最后发展成汤药辨证体系。该体系源远流长，就像长江，始自昆仑，滚滚东向，覆盖大面积流域，支流大江汇聚其内，肥沃的营养给大地以滋润，给民众以生存，是主体系之一。

其二，是起源与前者差不多久远，甚至更早些的以针灸为主的疗愈体系。该疗愈体系一如黄河，东出青藏高原后一度比较坎坷，奔腾咆哮，弯弯曲曲，走过了大半个中

［1］宋婷."德寿律"——中医核心价值研究之一［D］.上海：上海中医药大学,2014.

［2］孙增坤.召回医学之魂——何裕民教授医学人文杂谈［M］.上海：上海科学技术出版社,2014：302-324.

［3］何裕民.中医心理学临床研究［M］.北京：人民卫生出版社,2010：288-296.

国，最后几经改道，注入大海。它很奇特，有效且迅捷。它也滋润着大片国土，呵护着芸芸众生的康健，却深埋着很多亟待破解、发掘及提升之秘密。

其三，是起源于吐纳导引。它的原型可能最为古老，应早于针灸及食药疗。它的起步大概率是像动物学来的（效仿动物），它非常丰满、非常形象、花式多种多样，就像南方的珠江水系非常丰盛、非常多样化。它成熟得很早，隋唐时期已经较成熟，此后演绎出叹为观止的各种各样的导引、吐纳及功法等。今天一些康复疗法都可从中找到一些雏形。这种疗法需重视，好生加以提炼，古为今用。

其四，就是健康行为纠治，其起源相对晚一点，大概是在《黄帝内经》诞生后，贤人、至人、圣人、真人等特别推崇，一般人不一定做得到，也较难接受。它主张除一般摄生及养生行为外，还要讲究品性，强调养性，注重德行，并在这基础上发展出一整套有价值的摄生及疗愈体系。

后三种疗愈体系都不需依赖药物，但各有各的精奥之处，各有各的实用价值。特别是第三、第四体系，在今天养生保健祛病中有着颇为独特之意义。除这些主流疗愈体系外，还有很多的补充性疗法，如整脊、整骨、推拿、按摩等，这些也都是丰满又实用之体系。笔者亲历了一些患者借整脊、整骨而治愈疑难杂病，这些疗法也有待于好生提炼开发。此外，又如外治疗法也很有特色，清代吴师机就专门写过外治法。他的《理瀹骈文》是这方面的代表作，有助于解决不少疑难杂症的治疗问题。我们临床上对很多复杂病症就借助外治一法，常可曲径通幽，帮助解决很多问题。还有一些少数民族医学中有待开发的潜在之医疗资源。笔者熟悉的蒙医师纳贡有一套独特疗法，比较管用，也值得重视。总之，中国医学的疗愈体系博大精深，内涵非常丰富，有待于用科技方法整理提升，辅以新的机制阐述，得到发展，让古枝萌发新芽，古为今用。

2. 哲学引路，兵法指导，疗效优先　中国医学疗愈系统方法众多，但大多并非只是一些方技之凑合，而是独特的内在自有体系，且各自有理论思想作指导，后者称"治则体系"。这套治则体系，基本思想源自"孙子兵法"，核心以道家为主、辅以儒释，以疗效为先导，讲究智慧与谋略，且相互可兼容[1]。临床上，娴熟驾驭者往往可曲径通幽，思路开阔，尤其面对疑难杂症时，静静思忖，每每可有多种供选择的思路，也使得中国医学临床医疗成为一类技巧、技艺。故古代医家反复强调"医者，艺也""医者，易也""医者，意也"！

---

[1]　可参考第十四章中"兵法策略支撑的'解难题'体系——治则"相关内容。

第 十 章

中国医学核心价值研究

中国医学的核心价值,可简单地归结为生气通天、道法自然、天人合一、乐生达生、追求康宁、整体辨治、调和致中、德寿维系、仁德爱人。

——何裕民

前已提及,当下学界注重对文化的"根系"和"根性"研究。本章将重点分析中华文明之根性,即树之"主干"的特征甄别,着眼于中国医学与西方医学核心价值之比照分析。

一、中国医学核心价值: 折射出文明之"根性"

一提及中国医学,人们常有个明显印象,即中国医学的基本面貌近千年来似乎没有发生过"革命性"嬗变——这既可以视作为世界科技史上的奇迹,也有人视之为中国医学止步不前,缺乏内在活力之折射。

1. 何以剧烈冲击下巍然不动,仍萌发世界性成就 时至今日,虽有现代科技和现代医学猛烈冲击,中国医学依旧卓然而立,显示出"我自巍然不动"的内在特性及对外界变迁的较强适应性。酝酿30余年而诞生的《中华人民共和国中医药法》首次从法律层面明确中国医学的重要地位、发展方针和扶持措施等,可视为国人在这一问题上所形成的最低共识。中国人渴盼已久的诺贝尔生理学或医学奖,果不其然地花落于与中国医学相关的成就,中国医学成果获得世界级最高奖赏折射出它具备的内在勃勃生机。基于这些,中国医学缺乏内在活力等说法难以自圆其说,亟需新的解释。我们试着转换视角——进一步追问:是内在哪些"根性"特质,让中国医学得以在剧烈的外界冲击中依然顽强地生存下去,并得到某种发展?

2. 千年未变,仍有活力,源自范式 若干年前我们就指出,不管在理论认识方面,还是实践操作方面,中国医学均具有超稳定性。这个超稳定性存在着自身内在的逻辑性[1]

---

[1] 我们提出了中国医学的范式"引力场"问题,并就此做出了较为系统的阐述,见:何裕民.差异·困惑与选择——中西医学比较研究[M].沈阳:沈阳出版社,1990:180-213.

本质上，中国医学是一个自成系统又颇为自洽的体系。虽内部常常宗派林立，每每争鸣不断，但在与外部世界沟通时，又往往能发出共同声音。在与外界对话、交汇或碰撞时，既可表现出类同反应，在一些细小方面又可以根据局势变化不断微调自身，但在核心问题上则鲜明地体现出底线而毫不偏离、动摇，并常常最后赢得外界的足够尊重和理解。如此，确保了中国医学在快速的进化及严峻的竞争中始终占有一席之地。

对此类核心问题，用科学哲学历史主义观点来解释，则是学科"范式"问题。借国内历史学家及人文学者的理论，则是文明"根性"问题。我们糅合两者的观点，做出以下分析。

（1）一个独占鳌头的范式　中国医学的学科框架草创于秦汉时的《黄帝内经》和《伤寒杂病论》，人们注意到，这两本经典对后世产生了巨大影响，它表现出库恩所说的"一个独占鳌头的范式"所具有的两大根本特征，空前地吸引拥护者，留下大量有待解决的问题[1,2]，从而显示出学科范式之意义。数千年来，人们循《黄帝内经》和《伤寒杂病论》创制的"范式"不断做出探究。虽每一历史时期都有源源不断的新经验、新方法及新技术涌现，人们亦常就某些学术问题展开激烈的争鸣。有趣的是，这一基本范式（中国医学常称作"体系"）一脉相承，基本方面并无质的嬗变。上述新添加的内容只不过是对原有体系的局部充实或修正而已，并未触发"范式"的根本性变革和结构性重组。所有这些，十分耐人寻味。

（2）学科变革的不同方式　我们可以把中国医学视作一个学科系统，从系统演变角度对上述现象做出探究。在研究系统演变时，控制论着眼于系统结构的稳定性。它根据结构特点，把系统分成稳定和超稳定两大类，多数系统属于稳定结构。它们有着一定的稳定性，能保持自身某种基本一致的调节方式。这类结构的适应和调节能力是有限的。内外因素不平衡发展所产生的较大冲击使这类系统常常以旧结构崩溃、新结构取而代之等激进的方式做出适应。这时，整个系统就表现出科学哲学历史主义学派所谓的"革命性变革"[3]。就学科体系而言，就常表现出范式的更替和结构性重

---

[1]　库恩.科学革命的结构[M].北京：北京大学出版社,2012.

[2]　范式(paradigm)是美国著名科学哲学家库恩(T. Kuhn)提出的。20世纪前半叶，由于科学迅速进步，取得巨大成就，也带来很多困惑，遂诞生了科学哲学——借哲学思维来反思并探究一系列科学问题。其中，诞生了一个重大流派：科学哲学的历史主义，代表人物是库恩。他提出了"范式"概念及相关理论，此概念及理论被广为接受。但他本人并没清晰定义范式的内涵、外延。人们常给予广义理解：范式指某些核心概念、理论体系、理论框架，或代表性著作等，在该概念、体系、框架下，相关的理论解释、学术拓展等都易被人们普遍接受。从此范式出发，人们得以顺畅地展开相应的学科研究及交流等。

[3]　库恩在提出"范式"理论的同时，他认为科学发展有两种类型：一种是常规科学，就积累型的不断发展，表现出缓慢的知识的积累。还有一类叫科学革命，科学革命往往是源自"范式"的根本性变革，诱发了科学革命。就像物理学从牛顿到爱因斯坦，爱因斯坦提出相对论，诱发了一场科学革命。

组。现代物理、化学、生物学等都典型地体现出了经历过"革命性变革"。西方医学的近现代发展也有这一特征。此外，系统演变还存在另一种较为罕见的方式：某些系统有着不断消除或减缓不稳定因素冲击的有效机制（从大系统控制论来看，亦即强有力的负反馈调节机制），使原有的结构得以长久地延续下去，这类结构常被称作"超稳定结构"。

（3）中国医学范式的超稳定性　有研究表明，起自秦汉，中国社会就是一个典型的超稳定结构。中国医学的学科框架（或说中国医学学科范式）也正有着类似的超稳定性。这里只需举一个典型事例便足以说明问题——中国医学学术发展史中，清代鼎盛一时，影响甚大的温病学派有着核心人物和一大批追随者，形成了系统的、迥然不同于先前的理论和诊治方法。然而，所有这些强烈冲击，并未引起中国医学理论体系框架性的改观，甚至没有动其核心——藏象学说的一丝一毫。持续了数百年的寒、温之争，其实际结果仅仅是部分医家从此对热性病的诊治另宗新说，或多添加一套新认识、新方法罢了。这一现象背后，正是中国医学理论体系的超稳定结构冥冥中在起作用。可见，中国医学之发展与中国社会之变迁，有着某种同构性。当然，是滞后了的同构性，中国医学发展滞后于中国社会变迁。

3. 维持超常稳定的内在机制　一般说来，维持一个系统结构的超常稳定常需要多重内在机制加以确保。结合中国医学范式而言，情况也类同。对此，我们曾经做过较为深入的分析，指出支撑性因素有[1]：① 阴阳、五行学说广泛而强大的包容性。②《黄帝内经》和《伤寒杂病论》等所确立的中国医学的学术范式，有一定的超前性和闭锁性——既是医学研究的起点，又是评判结论的终点。③ 中国传统文化的"深层结构"具有"超稳定体系"特点，而且包容性很强。④ 由儒业医——古代中国医学从医队伍的组织特点等。

上述这些，都是维持此系统稳定的支撑性机制，从而使得近 2 000 年中国医学的范式及学科体系呈现出持久而缓慢的量之递增、膨胀，并无质之跃迁和结构变革等根本性改变，体现出超常稳定之特征。

4. 再出发：既需变革，又不能失其根性　中国医学框架的超常稳定，一方面是好事，足以让中国医药学大量的理论、经验、技巧等得以较为完整地保存至今，不至于流失殆尽；另一方面这种超常稳定也不尽然都是优势，因为结构之超常稳定，往往同时也意味着该体系自我活力或内生驱动力严重不足。

从当下看来，上述四个要点中的第①、③、④点已不复存在。第②个要点，《黄帝

---

[1] 我们提出了中国医学的范式"引力场"问题，并就此做出了较为系统的阐述，见：何裕民.差异·困惑与选择——中西医学比较研究[M].沈阳：沈阳出版社,1990：180-213.

内经》和《伤寒杂病论》等确立的学术范式尽管还依然存在，且仍旧起着一定的主导作用，然而，需要不需要与时俱进？今天临床的疾病，与以往已经全然不同了。守株待兔能行吗？显然，守株待兔难以直面并有效解决今天的临床难题。如此，早晚将自我淘汰。

因此，当下的话题就转化为既需要变革，而且是涉及范式的重大变革——我们在20世纪90年代提出[1,2]：中国医药学处于"变也变，不变也变"之历史大潮中，因为"时不依我'想'"，但"变"又不能失其根性，核心的特质不能丢失，丢失了核心特质，中国医学将不成其为中国医学了！而这类核心特质（根性），是不以时代、境遇等时空变迁所转移的。这些我们归之为核心价值体系。

二、"核心价值"就是"根性"，就是根本

1. 主体性不丢，纲举才能目张　20多年前，笔者就与学生们多次讨论和分析过中国医学的核心价值问题，并于2011年承担了国家社会科学重点项目[3]。当时，中国医学的核心价值到底由哪些要素及内容组成，学界尚缺乏清晰且共识性的阐释，这可能会给中国医学未来的发展留下隐患，影响中国医学的文化安全问题。通过多年的深入研究，我们现已有了清晰且明确的结论，相关课题也获得了很高的评价。纲举目张，抓住核心价值，就是抓住了中国医学的"主干""根性""主体性"，也就是根本。

2. 极端思路不足取　在今天的舆论场上，充斥着种种极端思潮。一些人以现代化之名义，大肆肢解中国医药学，把那些追寻坚守中国医学核心价值体系之举措描绘成为一种虚幻、迂腐，甚至可笑的行为，有人鼓吹"中医理论无价值""废医存药"等，否定之风常沉渣泛起，死灰复燃。一些学者则又以尊古派自居，对一些现代科技已反复证实的普遍规律采取漠视、质疑、否定等态度；一些人以不同的中国医药学流派为挡箭牌，拒绝承认中国医药学里的共通价值，以随意或任性的方式放肆推演，造成中国医药学内部的分裂，扭曲了人们对中国医药学的历史记忆；有的则明显带有原教旨主义倾向；一些人为达到宣传效果，谋取私利，对中国医药学的一些概念采用了断章取义的演绎方式，大肆"消费"中国医学；无形之中使大众与中国医药学的主流意识形态产生隔阂。"从根本上讲，以上的种种乱象撕裂了人们对中国医药学的认知，中国医药学的特

[1] 蔡　　．变也变，不变也变[J].上海中医药杂志，1999，5：4-5.

[2] 何　　．世纪之交的多元选择——再谈中医之"变"[J].上海中医药杂志，2000，9：7-11.

[3] 20　　度国家社会科学基金重点项目：中医文化核心价值体系及其现代转型研究，编号12AZD094，起止　　2012年10月到2015年10月，负责人：何裕民.

征变得越来越模糊,在传统与现代的张力面前存在丢失自我的风险。"[1]

3. 我们的态度:守住"根性",包容性发展　我们认为,"中医药学固然有多种流派,也允许有自由的学术探讨,但应该避免在核心价值观上的错位,避免不同地域、不同文化背景的中医药学在终极文化标准上的相互偏离""中医药学的传承与发展必须整合在既定的文化价值体系之内,而不能轻易放弃对核心价值体系的坚守。应当在总体上整合文化精神架构,实现中医药学共同体的互通与共识"[1]。中国医学不管如何变化,不管是涉及政治、经济利益还是地区差异、流派等,都不应该衍生成为文化价值观的对立。

《黄帝内经》强调:"知其要者,一言而终;不知其要,流散无穷。"核心价值体系是中国医学的根蒂所在。今天研讨复兴时代的中国医学问题,就需从洞悉中国医药学的核心价值体系切入,做到"纲举目张"。

三、根性之比照研究:中西方医学核心价值观

根性、主体性都很抽象,学科范式又过于专业化。我们不妨从人们易于接受理解的中西方医学之核心价值观比照研究切入,就两种医学中带有根性特质差异的内容展开。在我们看来,医学核心价值观就体现着根性特质。

他山之石,可以攻玉。我们先借助不同文明的比照研究来反观医学,以作为参照。陈来是清华大学国学研究院院长,对中华文明的核心价值观颇有研究。他常常拿中华文明与西方近代主流文化价值观进行比较。在多次国际会议讲课中,他简要地概括中华文明的要点"责任先于自由,义务先于权利,社群高于个人,和谐高于冲突"等[2]。在其他一些场合,他对此进行深层次阐述,且归纳出"道德比法律更重要,社群比个人更重要,精神比物质更重要,责任比权利更重要,民生比民主更重要,秩序比自由更重要,今生比来世更重要,和谐比斗争有价值,文明比贫穷有价值,家庭比阶级有价值"等价值观的根性差异[2]。笔者欣赏陈来简练的陈述方式,且对这类排比式的研究感兴趣。

中西医学的重要或核心价值观似可做出如下对照分析。

1. 人,比人体(躯体)重要　中西医学都是以"人"作为出发点进行研讨及干预的,但两者对人的理解不尽相同。现代医学对人的认识等同于机体(躯体),建立了清晰的"人体模式":大体—系统—器官—组织—细胞—分子—亚分子一整套清晰的知识体系,这常常是人们津津乐道的接近完美的医学(生命、躯体)根基。中国医学却不

[1]　何裕民.迎接中医药新时代,大力发掘和弘扬中医药真正优势[J].医学与哲学,2019,3:1-4.

[2]　陈来.中华文明的核心价值[M].北京:生活·读书·新知三联书店,2015:1.

然,强调"□"远胜于述说"机体(躯体)"。以《黄帝内经》为例,全书几十万字,从不单纯谈□□□"体",要么讲"人",要么讨论"机体(躯体)"(脏腑、气血、形骸)。"人"与"机体(躯□□)"不是一个层次,"人"远远高于"机体(躯体)"。

中□□代解剖学并未得以充分发展,甚至只有片鳞只爪。何也? 在我们看来,解剖的技□□限制只是因素之一,观念掣肘和缺乏临床强烈之需求也是重要原因,或许是更为重□□的原因。在以气论为主导的自然观以及重视整体功能态的"人"的观念引领下,医□□自然不会太在意形而下的"人体"。基于此,中国医学又延伸出两个相关的传统特□□ ① 重视功能,忽视结构,即便是讨论五脏六腑等的形体问题,中国医学理论也只□关注功能特点,很少阐释脏腑的结构特点。后世对此的解释是中国医学理论所说的□□是功能问题,并非结构特点。不管是自我解嘲也好,特点归纳也好,的确这是符合实□的。② 形神并重,这是上述特点自然引申出的结果。仍以《黄帝内经》为例,《上古□□真论》不仅明确提出"能形与神俱,而尽终其天年,度百岁乃去",而且具体论述时□□形神兼顾,论神及形、谈形体总是维系着心神,形成了"形神并重"的一贯且彻底之□□。

2. □□,比生理重要 生态、生理都不是中国医学固有的术语,但却可以寻觅出其基□□路。西方医学讲究生理,看重生物体和各器官的功能活动;中国医学重视"态"(□态、状态),视生态远较功能活动(生理)重要。中国医学重视生"态",不是一句'□□合一"可概括的,它自有丰富的内涵。笔者曾就此做过详细分析[1],体现在强调□命活动与外界有着整体效应,内外需相互密切接触;自然界有着"智慧定律",自然□律(道)不可违。须对自然充满尊重及敬畏,多数行为(包括医疗行为)之后果均有□长效应,故需注重万事要适度。生态具有自我趋向和谐等特征,越是自然的,就越□生态的。表现在治疗上,则体现为不过度主张"征服",而须重视"协同共生"等。

3. □□"有序缠绕",比脏腑气血强盛重要 中国医学提出"形神相俱""心身合一"等重□□题。基于此,笔者最近又在古贤认识基础上,总结出"心身缠绕论"[2],认为中国医□理论中,心身(形神)之间错综地缠绕在一起,且呈现"极性"特征,并进一步阐述:□□发源之初,心身都源自粒子运动,不断发育成熟,并使得分化越来越显著,最终形□□自错综的功能活动,但初始阶段粒子间的纠缠特性始终存在着。故整体层次上,身□□域体现为脏器之间相互密切关联(缠绕),遂藏象学说有"脏腑十大关系"说。此外□□近被注意到的诸如肠—脑轴、肺生血等也不难理解与接受。心神以意识

[1] 何裕□ □学应该走向生态——关于医学模式的再思考[J].医学与哲学,2011,9:11-14.
[2] 何裕□ □身缠绕论:生命现象亟需新的视域[J].医学与哲学,2017,7:1-6.

为主导,整体关联,《灵枢·本神》有:"何谓德气、生、精、神、魂、魄、心、意、志、思、智、虑?"心身之间又表现出共轭(缠绕)现象[1],心身各层次之间都是相互缠绕的,且以网络状互动着,盘根错节纠缠成一体。如此,整体才体现出心身活动的错综且有序之特性。这种互动有着"极性"[2]特征,可以是良性的,也可以是负性的。因郁致病、因病致郁都是对负性互动之高度概括。健康呵护者的职责是尽可能促进患者心身良性互动,避免其负性互动。验之临床,太多的癌症成功康复者,除合理治疗外,自我逐步形成良性心身互动,是确保其康复的内在机制;同样多的康复失利者则纠缠于身心间消极的负性循环,终致沉沦不救,令人扼腕。

4. 生命:"康宁"比"强壮"更理想　健康问题上,儒、道分别提出了各自的见解,细节不同,旨趣却近似,均不强调健壮亢奋,而是推崇平和协调。尽管《周易》有"天行健,君子以自强不息;地势坤,君子以厚德载物"说,但强调的是行为处事方式应追求积极有为,刚毅发奋,不可懈怠懒惰。就生命而言,儒家主张"五福",《尚书》:"一曰寿,二曰富,三曰康宁,四曰悠好德,五曰考终命。"核心是"身康""心宁",制约因素是"德"(道德水准),评价尺度是"寿(考终命)"(以能否长寿为尺度),并形成"仁者寿""智者康"的价值体系。道家是另一原创的中国文化母体,倡导"乐生""达生""卫生""全生""享生""贵生"等基本理路。中国医学更多地接受了道家的精髓,并吸纳儒家思想,倡导"平人"乃康宁(俗语的"健康")之说,敦嘱人们须学会"恬淡虚无,真气从之;精神内守,病安从来"。简单说,中国传统文化不汲汲于强健壮实(亢奋),更讲究康宁平和,认为"亢则害,承乃制",过犹不及,能够有所约束、克制是最好的。因此,我们曾指出:以"健商"来表征传统文化中理想的生命状态似嫌不妥,而应该以"康商"来表征[3],也许更合适和熨帖些。

5. 生命:"适应(平秘)"PK"超越(更强)"　基于上述生命观、健康观,中国传统文化并没有诞生出奥林匹亚式的你输我赢之竞争性生命宗旨,也不太欣赏"极端式""超越式"的健康理念,不讲究超越生理极限和追求生命状态最优化、最强壮化;只是醉心于适度且自得其乐之生活,努力做到内外良好地适应,追求各项功能平秘及和谐。《黄帝内经》就反复敦嘱"阴平阳秘,精神乃治",津津乐道于"志闲而少欲,心安而不惧,形劳而不倦,气从以顺,各从其欲,皆得所愿……美其食,任其服,乐其俗,高下不相慕……是以嗜欲不能劳其目,淫邪不能惑其心……故合于道,所以能年皆度百岁而动作不衰者,以其德全不危也"的知足常乐之康宁观,折射出在生命(生活)及健康认

---

[1] 何裕民.心身缠绕论:生命现象亟需新的视域[J].医学与哲学,2017,7:1-6.

[2] 极性(polarity),有时候也称为"手性",指事物或个体表现出沿着某一方向运动则体现出某一特点,反方向运动则结果适相反。

[3] 何裕民.从"人文引领健康"到健康人文学[J].医学与哲学,2017,38(6A):14-17.

识上东西方以"适应（平秘）"与"超越（最强壮）"相媲美的全然不同之旨趣。

6. 方法论："主客体合一"PK"主客体分离"　人们公认，西方近现代科学的兴起源自一个重要前提：人与被观察对象之间的主客体分离——人作为观察主体必须且只能是不掺杂任何自我因素地对客体进行剥离，独立地进行分析。唯此其结论才是客观、可信而科学的。这是近现代所有标榜science（科学）的知识体系的必备要素。中国医学常被诟病的一大因素就是因为主客体不分，且不说"体验""感受""心悟"诸法是中国医学获取知识的重要手段，李时珍的"内景隧道，唯返观者能照察之"（《奇经八脉考》）更是将主客体合一提升到了方法论高度。有学者甚至把这一点作为中国传统文化（不仅仅是中国医学）无法走出中世纪，中国没能诞生科学的致命伤所在。

诡谲的是，量子力学对经典物理学的纠正正消弭着这一"壁垒"：对事物的认知需依赖主体的观察方式，"薛定谔的猫"就是典型实例。量子力学另一位创始人玻尔（N. D. Bohr）强调，再也不可认为我们与实验本身是分离的，只是置身事外的实验者和观察者。他戏说："在'存在'这部伟大的戏剧中，我们自己既是演员又是观众。"故这一方法论命题的真正意蕴还有待评说。

7. "整体把握"PK"精致却碎片化"　中国医学知识是在对研究对象不加干扰的情况下获得的，可视为整体性把握；西方医学知识则是在对观察对象进行干扰（简化、割裂、优化）的实验条件下获得的。诚如居维叶（G. Cuvier）所言："观察者听命于自然界，而实验者则质询自然界，并且迫使自然界坦露她的奥秘。"问题是，自然界愿意坦露奥秘吗？古希腊贤哲赫拉克利特对此早有先见之明："自然喜欢躲藏起来。"故物理学家、科学哲学家伯尔纳（J. D. Bernal）指出，实验条件下可获得精致且丰富的局部知识，却难以洞察全貌。它的真正意义在于作为一个外在的、无意识的标准只给出了相对的真理。且"除了事实以外，（实验）不承认任何权威，且不受个人权威的影响"。它"在科学上引起的革命就是：确定了一个科学的标准，来代替个人的权威"，常可获得精准却往往碎片化了的微观细节。

随着经典物理学及相对论等为量子力学所校正，海森堡的不确定原则（测不准定律）已成为现代物理学基本信念。因此，"若干世纪以来，科学家们一直认为，一切都可以用类似钟表这样的机制来解释。但是到了20世纪中后叶，我们得知这一常识性的假定是错的。一旦开始近距离地审视现实的构造，根本找不到类似钟表这样的机制"[1]，故需在整体把握与精准之间保持必要的张力。

8. "自我感觉（体验）"与"指标（形态学）检查"同等重要　中国医学的临床观察诊断依赖患者的自我述说及望、闻、问、切之医患体验，都是主观的，基本没有客观指标

---

[1] 迪恩·雷丁.缠绕的意念[M].任颂华译.北京：人民邮电出版社，2015：12.

及形态学检查等证据,这也是常被诟病的原罪之一。因为人们潜意识里认定前者不可靠,是非科学的;后者证据确凿,才是科学可信的。问题在于,主观感受及体验(包括望、闻、问、切结论)不重要吗? 显然不是! 指标好了患者还很难受的情况非常普遍。因患病之痛苦而写了《病患的意义》的图姆斯(S. Toombs)有"医师,你在观察,我在体验"之振聋发聩的呐喊,进行了"医生和患者不同观点的现象学"探讨,以至成为世纪经典。今天,类似难题仍是引发中国临床医患之间频繁发生冲突的重要诱因。

指标及形态学等检查,真的能揭示所有与健康相关的奥秘吗? 答案同样是否定的。生物采集技术再发达,充其量也只能是近似地反映内在变化之部分片段,却掩蔽了更多的真实世界。基于此,2016年12月美国国会通过《21世纪治疗法案》(*21st Century Cures Act*),其中特别加上了"利用(患者)真实世界证据"议题,国内睿智者也对了解"患者真实世界"更感兴趣[1]。

9. "内外总体协调"与"基因(精准)"同等重要 这些年,基因研究及精准医学被热捧,似乎人类又一次看到了彻底解决健康及疾病问题之曙光[2]。然而,就在人们刚开始得意之际,质疑声四起,《细胞》杂志最近刊文强调应重新审视基因组相关性研究(GWAS),指出越来越多的证据表明,借基因测序认知疾病意义并不大,"这很可能是一个美国牛仔的梦想",并认为人们关注基因突变时,忽略了更重要的基因之间的相关性,这些关联影响或许是诱发疾病的真正成因[3]。《自然》评论说,质疑GWAS无异于撼动了精准医学的根基[4]。其实国外早有此质疑,甚至认为:"几个折扣打下来,(基因检测)最后受益的患者仅占所有患者的1.5%。"[5]国内专业人士也已发出类似声音,以研究基因而获成就的樊代明多次说:"基因复基因,基因何其多;有用没有用,临床不好说。"以至于成为名言,广为流传。何也? 因为它的确切中了临床上精准医疗之要害。

很显然,中国医学没有基因及精准等概念。要提升的话,只能说是重视"内外总体协调",讲究不同脏器(组织功能,尤其是形神)之间的关联及协同。如中医理论喜欢大谈五脏间的"十大关系"(如心与肺、肝与脾等),临床醉心于"见肝之病,知肝传脾,

---

[1] 杜治政.临床判断:基于病人的真实世界[J].医学与哲学,2017,8A:1-5.

[2] 半个多世纪来,医学的类似兴奋及乐观展望一波又一波,经历无数次,故有此说。如20世纪60年代末,美国资深医学家认定癌症攻克就在"明天",故有尼克松1971年底的《癌症法案》。20世纪80年代则认定分子生物学进展会解决所有健康(疾病)问题,世纪之末又认定基因图谱是最终方案。然而,这只是美国的"超验主义"思潮而已。

[3] Boyle EA, Li YI, Pritchard JK. An Expanded View of Complex Traits: From Polygenic to Omnigenic[J]. Cell, 2017, 169(7): 1177-1186.

[4] Prasad V. Perspective: The Precision-Oncology Illusion[J]. Nature, 2016, 8, 537(7619): S63.

[5] Tannock IF, Hickman JA. Limits to Personalized Cancer Medicine[J]. New English Journal of Medicine, 2016, 375(13): 1289-1294.

当先实脾"等旨趣。

前不久，一位我校在读的我国台湾学生因胃炎、胃液严重反流，求治于处学科前沿的上海交通大学医学院附属仁济医院消化科，主治医生只给了抗焦虑的黛力新（氟哌噻吨美利曲辛片）。学生看了说明书，没敢吃，选修笔者的课后忐忑不安地拿着药问笔者。笔者问诊后，认为该医生太有水平了，建议学生大胆用。几天后再上课，他告诉笔者，诸多症状明显缓解。这可以作为"内外总体协调"有助于解决临床难题的注脚。笔者进一步告知"肠—脑轴""肝—脑轴""肺—脑轴"等新概念，这些新概念都是"总体协调"之体现。该学生理解更透彻了。笔者课上举一反三后，学生们都认同两者同等重要。

10. "因人制宜""尊重个体差异"PK"临床指南（路径）"　临床路径指一套关于诊疗的综合制度，这是以循证医学证据和指南为指导的，被认为可以规范医疗行为，减少变异，降低成本，提高质量。今天在大医院，不讲临床路径可能寸步难行，它也异化为逃逸临床医疗责任的"保护伞"。

笔者不想就临床路径展开评说，比较敏感，只想举个例子：白岩松在一次大型会议上谈《医学与医德》，讲到大数据，强调"每个新患者永远都是新的，大数据不能真正解决问题"[1]。他举例说：钟南山与一些资深专家刚刚为一位患者"会诊（反复讨论）多时，才艰难地做出（临床）决策"。20世纪80年代初，笔者聆听前辈张孝骞的报告，始终记住他说的，他一辈子看了2 000多例肠伤寒患者，没有任何两例患者是一样的。类似于黑格尔的格言——"没有两片树叶是相同的"。肠伤寒属于单纯性的传染病尚且如此，何况复杂得多的慢性病？不同问题需不同处理，这是颠扑不灭的辩证精髓。

严格强调临床路径（指南），其实是与大工业化社会大批量生产所需规范相匹配的。而后工业化生产将告别这些条条框框。强调临床路径（指南），也是生物医学模式之典范，相信生态医学将一扫此类禁锢，会更加突显个体差异，强调因人制宜，个性定制。

显然，中国医学没有临床指南（路径）之说，虽有八纲辨证、脏腑辨证、六经辨证等，但这些只是"范例"，而不是约束或规范，更称不上"路径"。中国医学更垂青于"因人制宜""因时制宜""因地制宜"等"范例"前提下的权变，或者说"个性定制"。一句话，欣赏临床决策时充分考虑个体的多方面差异，故我们看到同一位感冒或"心痹"（可能是冠心病）患者，10位有经验的中医师处置一定是各不相同的，却大多都可以有一定效果。这一度成为人们诟病中国医学不科学之处。笔者以为，优劣尚有待评说。临床路径（指南）的确给人以便利，但面对活生生的对象和疾病是否也要考虑适度权变，"个

---

[1]　白岩松.医学与医德［EB/OL］.2017-05-22. https://www.iqiyi.com/w_19ru1x7gfh.html.

性定制"。也许严格临床路径与"因人制宜"权变之间保持某种适度张力是必要的。

11. 病因认识："模糊且多病因" PK "单一、清晰、准确"　中国医学讨论病因，无论内、外、妇、儿，总是多因而论，且是模糊的，无外乎外感六淫、内伤七情、饮食劳逸等综合因素。笔者初学时甚是不解，认为胡子眉毛一把抓，根本不是科学。相比较西医学认识，清清楚楚，单一而准确。然而，随着认识之长进，似乎不尽然。20多年前，与心血管权威陈灏珠同机去外地，闲聊冠心病之因，他明确告知冠心病已清晰的有六大类危险因素，计206小类。其实，慢性病大多如此。如致癌因素难以简单罗列，往往是多因所致，所谓2/3归因于运气不好只是视而不见诸多复杂因素的"选择性视误"而已[1]。即便是感染性疾病，如SARS、禽流感之发病，何以此病彼不病，此重彼轻？除直接的病因外，也存在着诸多影响因素。病因的模糊且多因论与单一、清晰、准确之间，并不存在简单的楚河汉界。

12. 治疗措施：调整适应（王道）PK 征服替代（霸道）　中西医学在治疗措施上也迥然异趣：西方医学重视对抗性手段或替代性治疗，如抗炎、抗癌、抗过敏、抗休克、抗高血压、抗血糖、抗高血脂、手术切除、脏器移植等，汲汲于消灭对手（病源）；其举措不是"对抗"，就是"代替"，都是战争模式。中国医学则更多关注总体情况，主张重在自身耐受性，强调自身"正气"及内在脏腑功能之间的协调、身心和谐。就应对措施言，中国医学偏爱"不战而胜人之兵"，弱于征服性、对抗性措施，擅长于协调，改善内在功能，扶正驱邪等，不是以克病为目的，热衷于"以平为期"，努力追求生命新的平衡，可将双方归纳为"王道"的"调整""适应"与"霸道"的"征服""替代"。其实，深层次上，这是中国文化与根源于两希（希伯来、希腊）的西方文化应对复杂问题的模式之异。这就是价值观及文明根性之差异。

13. 调动自身"正气"，比借助外力更重要　中国医学素有"正气存内，邪不可干""邪之所凑，其气必虚"的经典名论。祛疾治病更多仰仗自身内在的"正气"。许多医疗措施，如中药、针灸、推拿等主要是通过调动自身"正气"以起效。笔者在数万例癌症诊疗经验基础上，深刻体验了这点，提出"抗癌力"概念，认为面对癌症，首先需借助各种措施，包括给予希望、信念、信心等，激发其内在的主动性机制，而不只是依赖某种神奇之"外力"[2]。西方医学则大都直接借助"外力"，化疗之所以必用，是因为其细胞毒作用可在某些环节上杀死（阻止）癌细胞生长（尽管临床效果是另一回事）。抗生素是法宝，因为其成分可干扰细菌代谢。西方医学之父希波克拉底曾敦嘱医师应"尊重自然的力量"（与"正气"含义类同），但傲慢的后世学者认为那只是古人"无奈之举"，

［1］何裕民.心身缠绕论：生命现象亟需新的视域［J］.医学与哲学，2017，38（7B）：1-5.
［2］何裕民.抗癌力——何裕民教授抗癌之和合观［M］.上海：上海科学技术出版社，2016：125-126.

科学的进步完全可创造针对性的神奇"外力",解决所有难题。事实果真如此? 显然需要打个大问号。借助外力与激发内因之间,也许更多情况下是一个互补的"协奏曲"。

14. 治疗方法(手段)上:自然的,常是最好的　治疗方法(手段)的选择上,中西医学也迥然不同,完全异趣:中国医学欣赏的是越天然的越好。姜、葱、蒜都是药,推拿、针灸则是宝,当夏大伏天,拔罐、艾灸有奇效。笔者受传统教诲熏陶,形成的癌症治法之秩序:先是非药物性的,如认知、语言、心理、行为(饮食)调整、社会支持等;其次是天然药物类的,如中药的辨证论治等;再次是物理的、创伤性的(手术、微创等)、化学药物的;就合成药物言,则倾向先用相对成熟之老药,最后才是新的、刚上市的。因为很多新药"生命"周期短,试用者充其量只是人化小白鼠;相对成熟之老药,利弊更了解,剂量调整更得心应手。现代医疗新理念则认为越新的、刚问世的、成分单一清晰的(如靶向药)越好,即体现紧跟时代潮流和自我水平,赌注押在新药上把握更大,医患双方更易满足。中国医学倾向于越天然越好,因客观认知及条件等限制,人们无法获得更专属的手段和方药,但也正是在这种被逼无奈的窘境中,中国医学最大限度地开发了天然的诸多资源,充分加以利用。因此,它与生态医学理念走得更近,也更绿色环保。

上述治疗之序列(秩序)虽只是经验之谈,但似乎有一类共同倾向,越是资深的临床大家(含中西医学医师),越容易认同前一序列[1]。

15. 将息调养(康复),与治疗同等重要　从汉代《伤寒杂病论》到明代《名医类案》,从清代《续名医类案》到《临证指南医案》,所记载的多数医案后都有善作将息调养之意。可以说,中国医学中将息调养(广义的康复)被视作与治疗同等重要。也许古贤意识到很多病无法根治,只能以将息调养善后,民间也有"三分治,七分养"之说。西医学则蔑视康复,认为康复的意义逊色得多了,只是无法根治、黔驴技穷时才退而求其次。其实不然,笔者在康复医学年会上应邀做报告,题目是《临床医师:应谦卑地向康复医学学习》,这不是恭维,而是肺腑之言。医疗定位于"cure"(治愈),是高不可攀,严重偏离现实的;应准确地定位为"care"(呵护、照顾),因为事实上很多慢性病是难以治愈的,care常常比cure更重要,也更现实些[2]。

16. 防,重于治　对于这一点似无需阐述。"上工治未病",西方医学虽也强调三级预防,事实上却防治分离。这里既有利益诉求不一致,也因为价值观上的某些偏差:西方医学体系中,医师是治病的,病治好了突显出医师的临床价值;防是公共卫生事业之

---

[1]　笔者接触过不少中西医肿瘤临床大家,大多认同这一点。如汤钊猷公开主张,买菜、游泳对于肝癌患者都是很好的疗法及康复手段(见其著作《消灭与改造并举——院士抗癌新观点》,上海科学技术出版社)。

[2]　孙增坤.召回医学之魂——何裕民教授医学人文杂谈[M].上海:上海科学技术出版社,2014:156.

事,许多病"防不胜防"。所以,在新冠肺炎疫情暴发前,几乎没有医师关注这类问题。然而,中国情况很不一样,这也许与注意到疗效有关(总体上,治病绝对不会比防病效果好),也许更与中国医学源头有关(中国医学源自注重养生之"道家")。就思想根源言,"卫生"本意是"捍卫生命",治病则隶属于"卫生"。创立"卫生"一词的道家(庄周)是在讨论"乐生""达生"等时,涉及"卫生"的,可见"乐生""达生"等在"卫生"之先。快乐地接受生命/生活("乐生"),令生命畅达无碍("达生")等都有"捍卫生命"("卫生")之旨趣,基于此,才先论及"乐生""达生",再讨论"卫生(捍卫生命)"和医疗等次级层次的问题,可见源头上已塑造出了相关概念的轻重缓急。

17. 养生,核心在于养心(养性)　从中国道家思想来看,卫生(医疗),本质上是种生活方式,其核心之处是养生。李约瑟认为,养生是中国文化对世界的独特创造。笔者做了细究,认为笼统的养生指怡养和呵护生命的理论方法。其核心不只是怎么吃、怎么运动,还派生出养心(偏重调控心理、稳定情绪)、养性(修养情性、让好习惯成自然)、养神、养德(关涉价值观完善、道德品行优化),层层深入,越到后者,越是养生的高境界。

四、中国医学核心价值体系分层次研究

中国文化的核心价值观是构成中国医学核心价值体系的基本要素,且核心价值体系是有层次的。笔者认为,它至少包括以下六大方面,或曰"层次",即自然哲学的、生态哲学的、生命哲学的、生活哲学的、医学哲学的及医疗领域道德哲学的等。

1. 自然观体系　中国医学核心价值体系的第一层次可以说是自然观体系(或曰"自然哲学"层次),这是人们对世界本然面貌的纲领性认识。这方面中国古人(包括古代医界人士)显然有着迥异于西方、发源于古希腊、成熟于文艺复兴、传播于英美的主流性看法。这更多是传统文化层面的,不仅仅是中国医学的。对此人们已有丰富论述,笔者前期就此做过深入研讨(参见《差异·困惑与选择——中西医学比较研究》《走出巫术丛林的中医》等),学者们也做了广泛分析。在此,综合各家研究,做些简述。

自然观体系中,中国医学最核心的观念是气一元论(又称"元气论")。此说发轫于夏商,始见于甲骨文中,成熟于战国。战国末年的《鹖冠子·泰录》云:"天地成于元气,万物成于天地。"明确整合了"气"与"元"两者,诞生了元气说。此后,东汉王充谓"天地合气,万物自生"(《论衡·自然》)。北宋张载认为"太虚不能无气,气不能不聚而为万物"(《正蒙·太和》)。

中国医学则发展出了气是标志性物质存在的基本范畴理论,认为气是构成宇宙万物的最基本元素,是世界的本原。气"至大无外""至小无内",人亦因气而生。构成人之气和构成宇宙间的气是贯通合一的。人之生死、物之盛毁都是气之聚散变化的结果，故曰"人之生，气之聚也。聚则为生，散则为死……故万物一也"(《庄子·知北游》)，并形成了"善言气者，必彰于物"(《素问·气交变大论篇》)，"人之生死由乎气""惟气以成形，气聚则形存，气散则形亡"(《医门法律》)等带有纲领性的见解。因此，在中国人看来，自然界一切事物之变迁化生——不论是动植物的生育繁衍，还是无生命物体的生化聚散——无不根源于气之运动。因此，肯定地说，"气"是中国文化占主导地位的本体论。

如果说"气"在中国哲学中有着独特地位，那么"气"在中国医学中的地位也同样，无出其右。除本体论意义上的气之外，中国医学中的"气"还有多种特定含义，自然大气中的"气"是气，风之"气"是气，让季节转化循环往复的"气"是气，生成人体的先天之"气"是气，人的呼吸出入之"气"是气，人与外界沟通交流的"气"是气，推动人体功能发挥的"气"是气，人摄入的饮食水谷之物转化生成的"气"是气，人往外排放的污浊之"气"也是气。在中国医学中，发明了许许多多与气有关的专业术语，如元气、宗气、营气、卫气、谷气、天气、内气、外气、真气、脏气、腑气、精气、戾气、中气，等等；其中，有些还可以进一步往下细分，如脏气又可以分为心气、肝气、脾气、肺气、肾气等，腑气又可以分为胃气、肠气、胆气、三焦气、膀胱气等。除了这些具有具体属性特点的专业名词外，还有很多提示运动特征或属性的、带有专业性的术语，如跟气的升降沉浮有关的"气"，有补气、导气、升气、降气、行气、理气、开气、纳气、调气、破气等；还有描述气的运动状态的术语，如气虚、气实、气郁、气盛、气滞、气逆、气陷、气闭、气脱、得气等。由这些关于气的术语为基本单元构筑了整个庞杂的中国医学理论之基石。即使在中国医学中非常重要的、带有建构性的阴阳理论、五行学说等，总体而言，也是在气论的基础上展开的。

《素问》专列《生气通天论篇》，"生气"是生命活动之气，泛指生命的活力；"通"，是联系、贯通、统一之意；"天"，是宇宙的总称。清代张志聪对此的题解是："凡人有生，受气于天，故通乎天者，乃所生之本。""生气通天"这个篇名妙不可言，将本体论之"气"和医学上的"气"相互衔接起来，也为其后的"天人相参""天人相应""天人合一"等的认识及探索埋下了伏笔。同时，还为中国医学的诊断理论和方法技巧、治疗的理法方药等，奠定了发展基础及演进方向。

阴阳最初与对日月天地等自然现象的观察有关，但如何又与人之阴阳相贯通呢？这里同样离不开气的中介作用，《素问·宝命全形论篇》曰："人生于地，悬命于天，天地合气，命之曰人。"人之生成是阴阳二气相合的结果。因此，在人的解剖、生理、病理等诸方面也必然表现出阴阳的特性。

至于五行，实际上是阴阳之气消长的一个侧面及结果。比如火乃阳气旺盛之类的形态，土乃阴阳两气平衡之类的形态，木乃阴消阳长平衡之类的形态等，中国医学借助气，以五行框架来理喻及建构脏腑间的错综（生克）关系：一方面利用"气"做"基质"，表征大千世界错综性背后的同一性（同根于"气"）；另一方面，借助五行的生克乘侮，阐述"气"所蕴生的大千世界、生生不息之复杂运动变化。

"气"的运动变化让"气"有了不同于一般物质的属性特点。中国医学中，气既是组成人的基本物质，同时也是维持生命活动的总动力，更是健康与疾病的总根源。审查病因时，须审辨五运六气；诊断疾病及身体时，需查看"气"之盛衰虚实，"夫脉者，长则气治，短则气病……代则气衰，细则气少"；治疗疾病时，须综合运用方药、针灸、气功、导引、熨敷等以调节、改善"气"之状态。

因此，体用合一之"气"和此为基础建构的人及其生命之显性、隐性秩序，是中国医学自然观层面中最核心的理念。这也是全国高等中医药院校教材《中医学导论》中称其为构成"中国独特生命科学"的最核心的基石[1]。

众所周知，西方主流性自然观是以原子论为核心的。人们注意到，时至今日，气论与原子论正呈现出现代合流之趋势[2]。李志林《气论与传统思维方式》一书中也明确阐述了这一点，他总结说："在人类思想史上，最富有成果的发展往往是在两条（指气论与原子论两种自然观）不同的思想路线、两种思维模式、两种传统、两种文化的交叉点上。""中西传统自然观经过接触、冲撞、动荡、激摩，有抵牾、有融合，终于汇入同一股洪流，恰如'门外青山如屋里，东家流水入西邻'。"[3]对此，笔者深表赞同。

2. 生态哲学层面 自然哲学层面是最高层次、最宽泛意义上的、涉及对整个自然之认识。接下去的层面即生态哲学，或生态学意义上的传统思想认识。它聚焦于传统中国生态观（生态哲学），涉及生态圈及其中人类的健康问题等。

什么是生态观（生态哲学）？要回答这个问题，首先要探讨什么是"生态"和"生态学"。生态，指生物的生活（生存）状态，更确切地说，指生物的本然（不受干扰之）状态。生态学则可简单归纳为一门关于人（及动植物等生物系统）和自然关系的学科。中国医学的生态观（生态哲学）可概括为：从整体环境——生态系统，来考察人及其伙伴（含动植物等）的生命及其活动的本然状态，强调自然和外在各个层面因素（系统）都与生命过程的自然展开（含生、老、病、死等）休戚相关的一种思想传统。一句话，注重人与自然及生态之间本然的、自发的、整体的互动关联性[4]。

中国传统文化中，生态哲学思想十分富饶。仅以早期道家为例，"万物'齐生死，等贵贱'""以物观物""天地与我并生，万物与我为一"等，以及荀子所说的"川渊枯则龙鱼去之，山林险则鸟兽去之""万物各得其和以生，各得其养以成"等，都充分显示出

---

［１］何裕民.中医学导论［Ｍ］.北京：人民卫生出版社，2012：16.

［２］何裕民.中西医学的自然观差异及其汇通趋势［Ｊ］.医学与哲学，1987，6：16-20.

［３］李志林.气论与传统思维方式［Ｍ］.上海：学林出版社，1990：315-324.

［４］何裕民.医学应该走向生态——关于医学模式的再思考［Ｊ］.医学与哲学，2011，32（9A）：11-14.

清晰的生态哲学价值取向。这些多多少少都渗透进入中国医学，并在历代医家的努力下，大有拓深与发展。中国医学的整体观则是浓聚了上述思想精华之结晶。

正是在这一层面上，中西医学出现了巨大分野：西方科学传统（含生物医学）缺乏这一思想传统，只关注生物、躯体、生命，汲汲于就生物论生物，就躯体谈躯体，就细胞谈细胞。所以，近现代医学可以说全凭试管研究产生知识技术，根据试管知识然后辐射到临床，常表现如同樊代明说的"有用没有用，临床不好说"，或表现为局部准确精致，但失之本然，整体上每每有所偏颇。

本质上，人的生存、生命及病死等问题，更多的是生命体及其与生态圈间"伙伴们"的互动问题。说得极端点，脱离了生态，就没有生命，更无从探究生命及其康寿状态。简单说，21世纪近20多年来的几场疫情，从SARS病毒来源于果子狸，到禽流感连绵延续涉及的是鸟禽类，包括这次新冠病毒似乎与蝙蝠有关，根子上都牵扯到生态圈及其伙伴的生存状态。前述大明皇朝之毁灭，专家认为小小老鼠立了"大功"[1]。笔者朦胧中有记忆的是1958年之灭雀运动，家家户户都上屋顶灭麻雀。的确杀死麻雀数以亿万计，但却诱发了1959—1960年的蝗灾泛滥，触发明显的生态灾难，造成粮食大幅度歉收。须知麻雀的确消耗粮食，但它是蝗虫的天敌，可大量地消灭蝗虫。

生态哲学主要关注整个生态圈中生命的存在、演化、生存协调与否，是常态还是非常态等。早有海外知名医学学者把中国医学称之为优质的生态医学。笔者也一直强调现代医学发展的一个重要方向，就是接受生态思想原则之指导，认为医学必将走向生态，倡导"今天更需要的是有生态学思想观念的医学家"[2]。可见，追寻中国医学传统文化中的生态哲学思想意义突出，毋庸置疑。

生态观方面，中国医学提出了天人合一的核心价值思想。具体思想理路包括天人同构，自然的大宇宙和人的小宇宙互相对应协同，人与自然需和谐相处，人与自然需合理互动，人的健康和自然息息相关，人要遵循自然规律而起居生活，要遵循四时变化而调节自己的生活作息等。

如前所述，天人合一思想首先是和"气一元论""生气通天论"一脉相承的。在中国古人眼里，世界是气的世界，气"其细无内，其大无外"，气可以无形无厚，能以柔克刚，无所不入。这样的世界必然是一个融合贯通的世界，而不是西方思想视界下原子如何排列、硬邦邦的、不可分割的、不可侵入的世界。在这种宇宙观下，八极六合融融一气，天地万物和本然的世界存在之间——不管是有形之物还是无形虚空——都是无隙对接，融为一体的。同理，人之气和天地之气也是融一而无隙对接的。天人之间的

---

[1]　参见第三章中"中国人口变迁及疫病史启示录"相关内容。

[2]　孙增坤.召回医学之魂——何裕民教授医学人文杂谈［M］.上海：上海科学技术出版社，2014：70.

气时刻互涉着、渗透着、互动性地影响着，常表现为气之隐而不显的"升降出入"等形式。《素问·六微旨大论篇》曰："出入废则神机化灭，升降息则气立孤危。故非出入，则无以生长壮老已；非升降，则无以生长化收藏。"是就其最基本方式而言的。因此，与天对抗的想法在古代中国人头脑中难以扎根，与自然和谐相处，充分融入自然，顺应本然规律，顺应四时变化以指导自身行为，成为古代中国人的不二选择。

中国医学很好地贯穿了上述之认识，在病因、病机、诊断、治疗、养生等各领域均引入了天人相参、天人合一等思维底板。如外感病因说认为致病的外邪是六淫（风、寒、暑、湿、燥、火等），"淫"之所以成为"邪"，或因为"太过"，或因为"不及"，令当事人难以耐受。对六淫（六邪）采取的并非是围堵歼灭策略，其治疗一般也不离扶正祛邪的根本大法，只要个体恢复平衡状态即可。

又如，人的气血运行状态是和季节交替、昼夜变迁等相呼应的。"春气在经脉，夏气在孙络，长夏气在肌肉，秋气在皮肤，冬气在骨髓中。"《素问·八正神明论篇》还讨论了气温寒暑及月之盈亏与气血变化之关系，指出："天温日明，则人血淖液，而卫气浮。""天寒日阴，人血凝泣，而卫气沉。""月始生，则血气始精。""月郭满，则血气实。""月郭空，则肌肉减，经络虚，卫气去，形独居。"诊断所依据的脉象也是如此不断变化的："天地之变、阴阳之应……脉与之上下，以春应中规，夏应中矩，秋应中衡，冬应中权。"笔者早期对此颇有兴趣，曾做过一些相关的资料性比照研究，提示上述说法可找到相当的事实支持[1]。

为上述生态观及天人合一等思想背书的是阴阳五行的架构。孟子说"万物皆备于我"（《尽心上》）；惠施说："泛爱万物，天地一体"（《庄子·天下》）；庄子则说："天地与我并生，而万物与我为一"（《齐物论》）。虽所说不一，但都传递了中国文化的一个共识，也和中国医学"人与天地相参，与日月相应"的观点相呼应。然而，只有在阴阳五行说全面渗透进入各种学派中之后，"天人合一"才从隐蔽的预设升格成为生态论、宇宙论的公开命题。

阴阳五行说把天地万物纳入了阴阳五行的理论框架中。阴阳是分析解决错综复杂的自然现象的"奥卡姆的剃刀"[2]——"阴中有阳，阳中有阴"解决了两分法的局限性，用在人及健康、疾病等的研究上，游刃有余，"独阴不生，孤阳不长"，阴阳消长、制约与动态平衡等让阴阳本身构成了一种自洽的生态模型。五行则是一种更精致的生态模型——五行来源于五材，五材反映的是古人对本然外在世界，包括生态系统、生存（生产）要素等的素朴却整体的认识。中国医学引入了阴阳五行的理论模型，同时也就

［1］何裕民.从海洋潮汐探讨死亡时间与月相关系［J］.安徽中医学院学报，1986，3：6-9.
［2］"奥卡姆的剃刀"，是由14世纪逻辑学家奥卡姆提出的，简单称"如无必要，勿增实体"，即"简单有效原理"。

包含着生态系统早期雏形,吸收包容天人合一等思想的合理内核,也就是必然之理了。

人们总结出生态学的诸多定律,如相互联系定律、多效应定律、勿干扰定律、自然智慧定律等。不难发现,中国医学的天人合一思想恰恰在多方面满足了这些定律。天与人、人与人、器官与器官之间等各层面的相互联系是中国医学所看重的,这是对相互联系定律的遵守。中国医学常常自觉不自觉地运用"黑箱理论"探查病因、寻求解决之道。因为他们深知生命不是零件的简单组合,对人的任何干预都有可能带来复杂的后续效应,有许多效应是不可预料的,这是对多效应定律的遵守。对于人,能不干扰就尽量不去干扰,尽量不去骚扰人与自然的互动关系,尽量使用那些对人伤害较少的诊断和治疗手段,这是对勿干扰定律的遵守。中国医学始终相信自然界本身存在着自我调节机制。人自有调节机制,自然造就的往往是最好的(那就是自然"智慧")。所以,中国医学诊治疾病或纠治偏差不适时,强调尊重自然智慧,师法本然,强调遵循身体内在功能,善于利用自然之物及自然智慧,调节自然之变,恢复自然之常。

中国医学的世界里,当本然的生态环境遭到破坏时,就会产生不时之气("淫",或"邪"),则灾难连连;当自然与人之间有序联系(生态)遭干扰时,则六淫泛滥,戾气横行,瘟疫流行,疾病丛生;如果人与人之间的社会生态秩序扰乱,会有僭越、战乱、人祸,甚或刀剑之伤、七情致病等;内在器官组织之间的生态或微生态失序时,就会有各种病痛、紊乱、不适等发生。

鉴于此,我们倡导未来医学将走向生态,并进一步阐发了生态医学的一系列基本原则、思想、方法与技巧等,认为是对未来医学之合理补充。对此,可参见本书第十八章中"回到原点:中国生态医学思想,可引领世界"等相关内容。

3. 生命哲学认知　历史上,生命哲学本身是一个多义词,它既指流行于西方,贯穿于20世纪的一个哲学流派——一种试图用生命的发生和发展来解释宇宙,甚至解释知识,或经验基础的学说或思潮;又指对生命本身及其一系列问题的深入哲学之思考。我们是在后一意义上取此词义的。这其实类同于生命观,不过是广义的生命观。

生命,作为大自然的恩赐及馈赠,作为大自然演化到一定程度纷纷登场的产物,丰富的物种种群及群落,以及这些种群的本身及相互间的错综关联,包括生命每个细小环节(构造)及表现所呈现出天书一样的谜(秩序),既让人叹为观止,又有着太多现象及问题,需要做出深入的哲学思考。这些问题中有太多的远未达到可以借助实证科学手段加以窥探。因此,哲学思索就是领略其奥秘的不二法门。从某种意义上说,中国医学理论正是建立在传统中国生命哲学认知基础之上的。中国人形成了独特的、至今仍旧熠熠生辉的生命哲学思想体系。

笔者多年前主编全国高等中医药院校教材《中医学导论》中就明确提出:中国医学是独特的生命科学和生命哲学,从生命观、生存观、生死观、形神观、康寿观、养生观等,到生命本身所充斥着的诸多不解之谜(如经络现象等),以及人与自然及其他物种种群的相处之道等，几乎在所有层面，中国医学都形成了它内在自洽且较为完整的、独立于西方主流认识（包括西方医学理论）的思想观念及哲学体系。这些，当仁不让地成为传统中国医学核心价值体系的主体及核心部分。

然而，我们认为，现已整理出来的中国医药学相关认识是不够完全的、比较肤浅的，包括诸多中国医学基础理论教材中的很多表述，常常是以偏概全、浅尝即止、浮光掠影式的，是赶时代之需而为之的产物。需要进一步好好深入挖掘、整理、提炼、升华，并让其在现代解释中得到活水之滋助而得以更好地存活，且生机勃勃的发展。

至少有一点是没有异议的，生命本身是生态演化的产物，人又是演化进程中最高层级的产物。对此荀子有句名言说得很透彻："水火有气而无生，草木有生而无知，禽兽有知而无义；人有气、有生、有知，亦且有义，故最为天下贵也。"

正因为人是自然演化的产物，也是生态环境中诸多因素相互作用的结果及其部分，生命哲学的探讨完善了自然哲学和生态哲学中的相关认识的链条，避免其空洞乏物或流于泛泛而谈，诸如"天人合一""人与天地相应"等一系列相关认识都可在生命哲学中实实在在地落地。在此基础上，又使得具体的生命认识及健康呵护等得以切实地展开，从而有了勃勃生机，组合成自成一体的中国医学相关理论知识及相应的医疗保健措施等。

更重要的是，生命哲学领域中国传统文化中形成了诸多非常深刻的命题及解答：如生死的本质及其意义，怎么对待生，怎么看待死，怎么看待灵与肉（神与形）？除了这些哲学韵味厚重的命题外，人们还对于生命的其他奥秘及难题等发出了一连串的追问，诞生了一系列丰富的思想观念，如全生、贵生、重己（杨朱），乐生、达生、卫生（庄周），正德厚生（《尚书·大禹谟》）等，折射出的都是对生命哲学的多维思考、深刻的理性拷问及某种理智的回答。

可以说，生命是医学关注的永恒及核心主题，人们对生命科学及医学的探索，尽管可以追溯到混沌开化之初，但这是个无休止的过程，目前可以说刚刚有所提升，渐入佳境。因此，这时候对中国传统的生命哲学细细温习，并做出新的现代解读，对深化人类自我认识，促进医学认识及技术进步，意义昭著。

举个简单例子，形神（心身）相关一直是我们津津乐道的话题，我们还常会归纳出形神合一思想。历史上的认识真的是这样吗？形神怎么合一？这些都是亟待破解的难题，不宜满足于泛泛而论。其实，传统文化在这方面的认识十分深刻，并非寥寥数语所能概括。本质上，中国医学的形神观是二元的，否则不说"心藏神""肝藏魂"了（"藏"，就是外来的，暂时存放储存一下，可以说精神"寄居"于脏器内）。深析之，其实传统文化的形神观是个多层次结构，至少可以析出三个层次：元神、识神、欲神。对此只有层层剖析，吸取其智慧养分，我们才能加深对这类重大命题的认识与了解。

生命哲学方面，中国医学在"乐生、卫生、达生、享生"等基本理路基础上，又发展出了撙节、包容、和谐等一系列对生命体进行规范的操作法则。何谓"乐生"？以生为乐！乐生是基础，《列子·杨朱》："可在乐生，可在逸身，故善乐生者不窭。"《汉书·董仲舒传》："穷急愁苦而上不救，则民不乐生；民不乐生，尚不避死，安能避罪。"《灵枢·师传》："人之情，莫不恶死而乐生。"《素问·移精变气论篇》中又有："远死而近生，生道以长，命曰帝王。"《黄帝内经》专设一篇来讨论"保命全形"，这些说明中国医学对生命的珍视。因此，生本身就是一件让人快乐的事情，在生的过程中，还要提高生命的质量，让心身愉悦，增加快乐。这是中国医学生命观的基调。

盼望乐生，但疾病还是会不由自主地找上门来，这是每一个人不得不面对的问题。中国医学据此又提出了一整套卫生理论。"卫生"一词典出《庄子·庚桑楚》："趎愿闻卫生之经而已矣。老子曰：卫生之经能抱一乎？能勿失乎？能无卜筮而知吉凶乎？能止乎？能已乎？能舍诸人而求诸己乎？能翛然乎？能侗然乎？能儿子乎？儿子终日嗥而嗌不嗄和之至也，终日握而手不掜共其德也，终日视而目不瞚偏不在外也，行不知所之，居不知所为，与物委蛇而同其波，是卫生之经已。"晋代李颐在《庄子集解》中把"卫生"理解为："防卫其生，令合其道也。"宋代王雱在《南华真经新传·庚桑楚篇》中指出："卫生者，卫全其生也，能卫全其生则生所以常存，故曰卫生之经也……与物齐谐而同其流，此所谓全生之道也。故曰与物委蛇而同其波，是卫生之经也。"所以，"保卫生命，维护身体健康"是"卫生"中国传统语境中的本义。今天相比于享生、乐生、达生等概念，卫生这个语词已成为最为常见的词汇，为人们所熟知和使用。

"卫生"是防守性的，是防范机体失灵、不自由的举措，而真正的自由状态、更高级别的健康应该是"达生"。"达"指通晓、畅达，"生"指生存、生命，"达生"就是通达生命的意思，即在心身上达到了高度的和谐。有如庄子所描述的"独与天地精神往来，而不傲倪于万物""傍日月，挟宇宙，游乎尘垢"。怎样才能"达生"呢？《庄子·达生》曾说："达生之情者，不务生之所无以为；达命之情者，不务知之所无奈何。养形必先之以物，物有余而形不养者有之矣；有生必先无离形，形不离而生亡者有之矣。生之来不能却，其去不能止。"明确提出不追求生命所不必要的东西，即摒除各种外欲，要心神宁寂，事事释然。达生可以通过养形与养神等来达到，如持守纯和元气，使精神凝聚，把自我与外界高度融为一体，养神须得"不内变""不外从"，忘却自我，也忘却外物，从而达到"忘适之适也"的无所不适之境界。达生颇有点现代时髦的"活得通透"之含意，但似乎达生之意更为广泛些，不仅仅涉及精神认知等领域的恰意，还包含着肝的疏泄得宜、条达舒畅之趣。

达生的境界虽高，但不是崇尚世俗生活的中国古人的唯一追求。直白一点说，中国古人更在意"享生"。享生，指充分享受生活的快乐，中国的饮食文化、音乐文化、戏曲文化、交友文化、诗歌文化、保健文化等均充满了"享生"要素。为了饭菜的可口、耳目的愉悦、心情的奔放、美景的赏心、身体的舒适，甚至性过程的快意等，中国人发明了各种各样增进享受的方法和物件，饮食上的各种菜系和口味，音乐上的各色乐器和乐谱，诗歌词牌的多种多样，房中的各种离奇招数，养生保健中演绎出来的推拿、药膳、膏方、补品等，无不体现了中国文化中注重享生（享受生活）的思想。李泽厚对西方文化、中国文化以及日本文化做了对比，认为西方是罪感文化、日本是耻感文化、中国是乐感文化[1]，这是很有见地的。乐感文化就包含了我们这里所讲的乐生与享生。《汉书艺文志·方技略》中讲到"方技者，皆生生之具"，中国医药学技术从根本上说，就是养生和治疗的方法、手段和工具，根本上是促进生命的健康、快乐的感受。

撙节、包容、和谐等理念和乐生、享生等并不冲突，实际上节制表明了一种规范，是一种手段，而并非目的，节制的目的在于长时间的可持续的高质量的乐生和享生。

4. 生活哲学概要　生活哲学与生命哲学，在现代西方语境中常难以断然切割，但作为学术研究，似乎需尽可能地加以区分。通常，生命只有活着才有意义，因此生命哲学是对生命本体做出的研讨。生活哲学，也称"生存哲学"，是就其活着（存在方式）做出的某些规定。

其实，生活哲学（生存哲学、活着的理论）不只是古代贤哲热衷于探讨的话题，也是医学必须关注的领域。我们在几版的《中医学导论》教材中，都强调中国医学本质上还是一种生活方式（西方医学也不例外）。它本身在于教导人们怎么更好地活着。反思今天生活方式病独占鳌头，更突显出生活方式的思考（考虑怎么更好地活着）对医学的重要性。笔者在2015年的医学哲学年会（武当论坛）上大声疾呼"医学哲学应向生命哲学及生活哲学适度延伸"[2]，激起了与会者的强烈反响，从侧面说明人们已开始意识到有此类需求。其实，细究《黄帝内经》开卷前几篇不都是讨论民众应该如何合理生活的吗，不都浸满了生活哲思？

近代美国著名哲学家、作家梭罗曾在其名著《瓦尔登湖》里留下一句名言：要好好思考怎么活，并"以免当我临近死亡时，却发现自己从未活过"。美国哲学教授威廉·欧文（W. B. Irvine）认为，我们人生哲学中的缺陷——或者我们根本就没有一种生活哲学。这给人们的生活带来了迷乱、不安及折寿。他进一步认为生活哲学有两大组成部分，告诉我们生命中什么值得拥有，什么不值得拥有；告诉我们应该如何获得那些值得拥有的事物。前者讲的是价值观问题，后者讨论的是方法论问题。换句话，就是告诉我们什么才是好好地活着，应该怎么才能好好地活着！

根据我们的探究，中国传统文化的生活哲学太丰富、太值得深入挖掘，并进一步做出了现代解读。它大致可分成三大层面：① 价值观层面的，诸如生活目的、意义及标

---

[1]　张鹏举.从《论语》看"乐感文化"的四重内涵[N].光明日报，2020-8-1（11）.

[2]　何裕民.医学哲学：应向生命哲学及生活哲学适度延伸[J].医学与哲学，2016，11：4-9.

准等。② 实施(合理生活)的方法原则等。③ 具体操作层面(合理生活中)的理论问题。明代哲学家王艮提出了著名的"百姓日用即道"的命题,就是指操作层面"百姓日用"也充满了"道"。这些都自然而然地成为传统医学及民众生活的重要组成部分及行为指导。价值观层面,《尚书·洪范》的"五福"说,"一曰寿、二曰富、三曰康宁、四曰攸好德、五曰考终命",构成了整个价值体系核心,尤其是"康宁"一词。

生活哲学的方法原则、具体操作层面的理论问题更为丰富,且有些十分切于实用。例如,方法原则聚焦于守道撙节,管控欲望。守道就是遵循规律(自然之道),撙节就是万事有所节制,管控欲望。具体操作层面的"百姓日用即道",更是丰富而实用,体现在生活的方方面面,如饮食有节、房事有度、劳逸适度等,还有各种养生方法中的操作之道。限于篇幅,只能容日后专题分析了。

笔者沉浸于临床肿瘤治疗40余年,亲疗癌症患者5万余例,30多万人次,深切体悟到:实际上癌症患者尽管类型不一、老少不同、轻重差异很大,针对性的医学治疗是必需的,但本质问题还是可能与生活方式相关。意欲控制好癌症,防范其复发转移,关键的不是药物,而是学会怎么好好地"活着"。许多人尽管年岁不小,却不曾思考过如何好好活,就像前面美国学者梭罗说的那样。有感于此,在湖北科学技术出版社原社长何少华要求下,笔者涂鸦下了随笔——《大病之后才明白——透过癌症悟人生》[1]。很多肿瘤患者看后深有体会。可见,医学须探讨生活方式,兼顾生活哲学等问题,指导大众学会好好地活着。

5. 医学哲学宗旨　学究式地下个定义:医学哲学是关于医学领域普遍现象的一般本质和一般规律的哲学思考,属于哲学学科在医学领域的分支。其涉及的领域是医学相关问题,但并不研究医学领域及其分支所关注的生、老、病、死等具体现象或规律,是普遍的一般性本质和一般性规律等。它是医学最高层次的理论认识,也是医学与哲学交叉的分支学科。本学科起源很早,西方古希腊的《希波克拉底文集》、古罗马盖伦的医学著作及中国的《黄帝内经》等都包含有丰富的医学哲学思考。但作为一门相对独立的学科(领域),则诞生于第二次世界大战后的世界全面重建过程中,因此,本身是一门相对较为年轻的学科。

医学哲学研究所涉及的主要内容包括:对人的本质的全面理解——形成生命观的完整统一认识——至少包容生物的、心理的、心身灵的、社会的、文化的、宗教的、伦理道德的、生态的、思维意识的等。关于人的生老病死本质及一般性规律的哲学认识,关于上述问题研究及操作中认识规律等的研究——即医学认识论,关于生老病死具体问题研究及防范(操作)等的规律性探讨——即医学方法论,关于科研和医疗技术等的地

---

[1] 何裕民.大病之后才明白——透过癌症悟人生[M].武汉:湖北科学技术出版社,2015.

位、作用及其规律之探讨——即医疗技术论,关于医学学科本身属性、性质、地位、作用及其规律之研究——即医学科学观。

其实,早在《黄帝内经》中,中国医学对这些方面就留下了丰富的精神财富,但这远非一本书、一个篇章所能容纳。人们已就此在《医学与哲学》等杂志展开了多项讨论,还将进一步深入探讨。在此,仅能就其所涉猎范围做个钩玄。故本节的标题是"医学哲学宗旨",即只是医学哲学的概貌。

中国医学在医学哲学方面秉承了其在自然哲学、生命哲学上的一贯认识特点,发病学上主张从内乱、外邪、与自然的不协调、七情等方面找原因,关注的重心偏重于内乱,以及内在和自然的不协调两个方面,如陈无择就把病因分为内因、外因和不内外因。"六淫天之常气,冒之则先自经络流入,内合于脏腑,为外所因;七情人之常性,动之则先自脏腑郁先。外形于肢体,为内所因;其如饮食饥饱,叫呼伤气,尽神度量,疲极筋力,阴阳违逆,乃至虎狼毒虫,金疮踒坼,疰忤附着,畏压溺等,有悖常理,为不内外因。"我们看到,这里的内因、外因、不内外因不只是一种机械的划分,不管何因,核心都离不开周遭环境与人之间的关系。因此,中国医学是从互动关系来认识疾病起因的。

诊断学方面,中国医学注意从整体上做出把握,通过望、闻、问、切综合手段,结合自然界的变化,判别"证"与"病"。其中"证"在中国医学诊断学中占据核心位置,无证可辨,辨错了证,中国医学的治疗就完全没了方向,甚至南辕北辙,造成伤害。就像西医学如果没有清楚诊断是何类型的疾病,是难以着手进行治疗的一样。

对"证"的辨别,中国医学依赖的是整体视野及观念。首先甄别阴、阳,有苔红、脉洪大、烦躁等症状的,是阳证,反之是阴证。再甄别表、里,邪在外的、轻浅的、浮越的、初发的是表证;病位深的,中后期的,入脏腑、气血、骨髓的是里证。再甄别寒、热,有怕冷、恶寒、流清涕等症状的,是寒证;怕热、喜凉、流浓黄涕等的,是热证。最后,还需甄别虚、实,症状不激烈的、偏低下的、偏虚弱状态的,是虚证,如精神萎靡、身疲乏力、心悸气短等;壮盛的、暴发性的、胀满的,则是实证,如食滞、暴狂、血瘀等。阴阳、寒热、表里、虚实构成了中国医学的八纲辨证。此外中国医学还发展出了六经辨证(以太阳、阳明、少阳、太阴、少阴、厥阴来划分疾病部位、深浅及邪正盛衰)、脏腑辨证(根据脏腑的生理功能、病理表现,判断病变部位、性质、正邪盛衰情况)、三焦辨证(以上、中、下三焦的病位定位和性质判定)、卫气营血辨证等辨证方法。庞大的辨证体系让中国医学中的人的疾病模型迥异于西方医学以病为中心的人体模型。

"证"是外在现象的统一体,并不是疾病"本质"。医学的一元主义认为"病"才能反映本质,"病"的确认只能通过观察病理学上细胞形态等的改变来达到,即所谓"金标准"。但我们要注意的是对细胞形态改变的观察也是一种"象",和中国医学藏"象"之象只是层次上的不同罢了,与本质仍然是隔着重重叠嶂。有时候,"证"在许多情况下比"病"更能够反映本质。比如,一些病毒造成的时行疫病,从病原体来分类,可能有很多种,是不同的病;但若以中国医学的"证"观之,可能都是一样的,或者至少有着类同性,就可以用同样的方法进行治疗。这也解释了虽中国医学不认识SARS病毒、新冠病毒等,却也都能取得良好治疗效果的原因。

治疗学方面,中国医学发展出了高度发达的辨证论治系统,普遍且自觉地运用了中国哲学朴素的辩证法——寒者热之、热者寒之、虚者实之、实者虚之等治疗大法。这些大法看似是一些生活经验的简单提升,实则包含着丰富的辩证法思想。这些治疗法则与气血、阴阳、经络、君臣佐使、四气五味等概念形成了自洽、完整的一个闭环系统,引导着中国医师们的临床思维。这一套辨证论治的系统,让临床的中国医师在没有实验室证据的支持下,在没有对中草药进行化学分析的情况下,仍然能够取得令世人瞩目的成绩。

李约瑟曾经断言,19世纪中叶之前,中国医药学的临床治疗效果是世界领先的。有人曾比较了《剑桥医学史》(2000),发现19世纪末以前,欧洲医学一点都不高于中国医学,且许多地方颇为逊色[1]。显然,这一成就不能仅用千百年的经验积累来解释,因为中国医学对新问题仍然表现出了较高的适应性,绝不可能是误打误撞的结果。辨证论治的系统本身必然有其科学的内涵。

追根溯源,中国医学对人的认识有别于西方医学的实验室传统,中国医学的博物学传统以及思辨色彩更为浓厚,"思想实验"占比较多,即试图在不去干预生命状态的情况下,对它整个的功能(包括性状等)进行分析,这样的研究方式必然会造成有些地方太过粗糙,甚至严重的谬误,但并不影响整个体系的价值。诚如我们前面提及的居维叶的观点:"观察者听命于自然界,而实验者则质询自然界。"中国医学更多的是"听命于自然"情况下,分析了解其奥秘,因此,也许粗糙,但不失真[2]。这对西医学也十分重要,需要进一步带着温情与敬意体察奥秘。尤金·N·安德森在面对中国医药学时发出了这样的感慨:"补品为什么强身,凉性食物为什么似乎能治愈溃疡,蜂蜜为什么似乎有镇定作用,还有甘草为什么似乎在混合药剂调和药物及防治副作用方面有近乎巫术般的效力?我相信我们并不了解其中的所有原因。"现代人仍有许多地方要向传统的中国医学学习。

在中国医学的医学哲学中,有一块东西是其他文化所没有的,就是特别重视养生。正如英国科技史学家李约瑟所说的:在世界文化当中,唯独中国人的养生学是其他民

---

[1] 周其仁.中医与西医的分叉[N].经济观察报,2007-7-16.

[2] 北京协和医科大学袁钟教授不止一次地跟笔者谈起他敬佩的那一批老专家,不管是妇科,还是内科、外科、传染科,都有一个特点:他们特别注重细心观察临床,不一定看多少论文,但时时待在病房里观察患者,"听命于自然",张孝骞还始终带着小本子,随时看、随时记。他最大的财富就是一大箩子笔记本,是一辈子观察的记录。

族所没有的。养生活动不是指向病，而是指向"生"的。养生的哲学很好地把生命哲学和医学哲学贯通起来。中国医学的养生，讲"阴平阳密，精神乃治"，讲"法于阴阳，和于术数"等，这不仅是一种生活态度，也是能指导临床实践的一套方法。在这里，"生生之道"和"生生之具"也是统一的。养生需着眼于整体，同样是要讲究辨证的。比如，冬天我们喝红茶，夏天选用绿茶，源头还是在于中国医学的体质寒热理论。治病与养生，目标都是围绕着"调和致中"，中国医学之"中"不仅是中国之"中"，也是中道之"中"。不足是虚，太过是实，都是需要调整的，心肾相交也是为了水火相济，《素问·六微旨大论篇》说："亢则害，承乃制。"如此等等，纠正偏离，让人的各种状态都不偏不倚保持动态平衡是贯穿中国医学的一个核心价值理念。

　　总结而言，传统的医学哲学层面大致涉及几大板块：① 关乎医学一些核心概念的界定，如医学性质、目的，关于健康（平人）、疾病、病因、病机、康复、治疗等的一系列概念。② 与上述相关的机制性解释（自然哲学层面的），如脍炙人口的健康（平人）定义为"阴平阳秘，精神乃治"；涉及发病机制的"正气存内，邪不可干""邪之所凑，其气必虚""虚邪贼风，避之有时"；讨论病机的"百病皆生于气""风为百病之长"等。③ 一些诊疗操作原则，如治疗目的"谨察阴阳所在而调之，以平为期""王道为主""先食后药""大毒治病，十去其六"等。④ 这些哲理背后所折射出的中国医学是自洽且一以贯之的思想传统。这方面的现代研究，虽较薄弱，但却很有意义。如就治疗观而言，研究提示，中国医学体现出了重视自我心身（形神）感受，强调与自然和谐，着眼于内在自我的愈病能力（自愈力/正气），治病以"调整""适应"为主的思想原则，与西方医学过于强调正常与异常之间的截然界限，完全意趣，但有合理互补价值，可相得益彰。例如，中国医学治疗疾病是个体系，包含丰富的军事思想，对此深入发掘，意义重大[1]。著名西医肝癌外科治疗泰斗汤钊猷就专门著书讨论了引进孙子兵法思想，可以创造中国式癌症治疗新模式。这些可以理解为传统核心价值的"现代转型"。

　　6. 医疗领域的道德哲学　医学（主要是医疗）领域的道德哲学问题是医药学的特殊性质所决定的，有时又被称为医德、医学伦理学、生命伦理学等。中国文化素被认为特别重视道德哲学，这同样充分体现在中国医学传统中，尤其体现在医疗实践之中。

　　它也包含有多个层次：首先，最普遍是带有普适意义的涉及人人关系的伦理价值，如仁爱、平等、贵民思想等，特别是儒家主张的"以己度人""己欲立而立人，己欲达而达人""老吾老，以及人之老；幼吾幼，以及人之幼"之类思想。其次，体现在日常生活中的，也就是王艮的"百姓日用即道"，行为的准则、道德标准等，如需撙节有度、包容、和谐、自控（内圣外王，自我管控欲望）等，以及天人合一中隐含的与自然界万物相互

---

[1] 可参阅第十四章中"兵法策略支撑的'解难题'体系——治则"相关内容。

协调的生活中的生态伦理思想。再次,是专属于诊疗领域的道德哲学——如"医乃仁术",是历代强调的医学严格的道德品行要求,医患关系《黄帝内经》推崇的"相得"原则,如《疏五过论》《征四失论》中包含的丰富医学伦理思想,以及诸如《大医精诚》《医宗必读·不失人情论》等中蕴藏的丰富的医学伦理道德及仁术原则。

这些涉及医患双方,但以医生为主导。这方面思想原则至今仍有意义。龚鹏就此做过完整分析,体现在《中华医学百科全书·中医心理学》[1]中,他总结认为可分成六点来阐述:① 人贵思想,含大医精诚、普同一等、医乃仁术等。②"守神"原则,含上工守神论、动神养性论等。③ 诊疗谨防失误原则,含征四失论、疏五过论、医家五戒、标本相得论等。④ 诊治需重视人情偏差,如不失人情论、重视同行之情等。⑤ 重视诊疗行为细节,涉及诊有大方、智圆胆大、闭户塞牖、处方清晰等。⑥ 涉及患者不良求医行为,包括六不治、病家十要等。⑦ 患者应善于择医。这些虽有时代痕迹,但仍有可弘扬之处。

中国医学(医疗)的道德哲学和儒家伦理学的精神基本保持一致,同时吸收了道家、佛家的一些观念。儒家以"仁爱"为核心的道德哲学思想和以"孝"为核心的宗法道德规范,对中国医学(医疗)的影响是全面而又深刻的。普济含灵的"仁",体现了中国医学仁者爱人、生命至上的伦理思想;以救死扶伤、济世活人为宗旨,表现为尊重生命、敬畏生命、爱护生命;"不为良相,必为良医"的道德理想,体现出经世济用的情怀;佛教中的"救人一命,胜造七级浮屠",升华了中国医学的价值追求;"天覆地载,万物悉备,莫贵于人",体现了中国医学并不缺乏以人为本的道德资源。"仁"是中国医学对中国医师的道德要求,这一点人们已经做过大量总结。

医疗的伦理道德观还影响到具体的治疗路径的选择,中国文化崇尚以"仁""中庸""内圣外王"为核心的"王道"思想,中国医学也以此指导医家的道德修养和临床思维决策,经历代医家的继承和发展,逐渐形成了具有中国医学特色的"王道"思想和治则。比如中国医药学把药物分为上品、中品和下品,上品主要是补益类的、性情温和的,下品主要是峻烈攻伐的、毒性大的,下品药的使用是受到严格限制的,所谓"先食后药""大毒治病,十去其六"。即使在治疗诸如癌症一类凶险疾病的时候,中国医药学仍然是相对温和的,强调稳定内环境,反对滥用征服和替代,反对多用、久用攻伐之术,提倡适时休养生息,扶正为主,中国医学界能够率先提出"癌症只是慢性病""带瘤生存"等理念,不是没有缘由的。

7. 不同层次核心价值的逻辑关系　上述各个层次的相关内容阐述已见诸前面章节,它们的逻辑关系,应该不用赘述,似乎是一目了然的(图10-1)。

---

[1]　何裕民.中华医学百科全书·中医心理学[M].北京:中国协和医科大学出版社,2021:268-278.

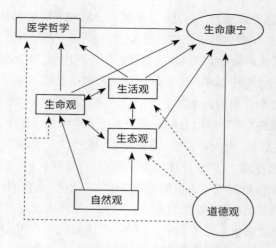

图10-1　不同层次核心价值的逻辑关系

　　中国医学各层次的核心价值，大多还有相当的现代意义。它们的逻辑关系是自洽的、相互依存且相互促进的。聚焦则是价值链集中所指——让生命康宁。显然，这一核心价值体系在当下意义非凡，值得好好凝炼，古为今用，指导未来。当然，"传统活在现代阐述中"，即便是很有价值和现实意义的，仍然需要去粗取精，提炼升华，转化为现代语境下的清晰表达。也就是说，有一个赋予其现代性的任务及要求，以利于在当下更好地解决实际问题。

五、中国医学核心价值体系之钩玄

　　近年来，国内学术界展开了关于核心价值的广泛研究，是这一研究潮流影响了中国医学界，使中国医学界也跟着展开了相应的探讨。因此，先学习检讨学术界的相关进展，无疑是必要之举。

　　1. 关于核心价值的理论探究　有学者认为，核心价值指在一种文化体系中处于主导地位，起支配作用的基本理念，是衡量与判断事务的终极文化标准[1]。关于价值和核心价值的研究有更长的历史。价值是事物对于人的意义（直白一点就是"好与坏"）的问题。价值是有主体性的，不同意识者之间对同一件事的价值判断常会有很大差别。现实世界中的情况更为复杂，价值主体的多元性倾向十分明显，主体的多元造成了价值的多元[2]。主体的多元和价值的多元并不存在直接的一一对应关系，多元的主

［1］贾磊磊.中国电影的精神地图——论主流电影与文化核心价值观的传播路径［J］.当代电影,2007,3：24.

［2］李德顺.关于价值和核心价值［J］.学术研究,2007,12：14.

体要共处,要形成共识,就必须要有一个相对能为大家认可的价值观(最低共识),这个价值观可以称之为主导性价值观。主导性价值观中,那些更加隐藏的,但又实际上起到支配地位的价值观,可以称之为核心价值观。多层次核心价值观构成了内在的逻辑关系,又称之"核心价值体系"。

西方社会曾把人类追求的核心价值目标概括为自由、平等、博爱。直到今天,自由、平等的核心价值观念仍然在左右着西方的政治、经济和文化生活。核心价值体系是意识形态的本质体现,是一个层次清晰、结构严谨的有机整体[1],以若干社会核心价值观念为内核就形成社会核心价值体系,该体系是社会核心价值观念的具体展开。

2. 同为核心价值:中国医学与当今社会推崇的"同中有异"　众所周知,现代中国社会倡导富强、民主、文明、和谐,倡导自由、平等、公正、法治,倡导爱国、敬业、诚信、友善,这些构成了社会主义核心价值观。其中,富强、民主、文明、和谐是国家层面价值目标,自由、平等、公正、法治是社会层面价值取向,爱国、敬业、诚信、友善是个人层面价值准则。这些构成了社会主义核心价值体系之内核,是当下社会主义核心价值体系的高度凝练和集中表达。我们讨论的中国医学核心价值和社会主义的"核心价值"在内涵上是有所区别的,或者说两者同中有异——前者更多地突出了中国医学在自然哲学、生命、生存、生活、生老病死及健康维护等诸多具体领域的独特作用和引领功能。它和社会主义核心价值观的关系是子体与母体、是解剖麻雀与洞察整体的关系——"麻雀虽小,五脏俱全"。在笔者看来,中国医学是中华文化中一只五脏六腑俱全的"小麻雀"。通过剖析这只"小麻雀"可以一窥中华文化的全貌和精髓。在中国医学的价值体系中,既有对世界本源的探讨,也有对自然界的追问,还有人与自然关系的审视。当然,更多的是关于生命、生存、生活、生老病死等健康与疾病及心理等方面的不懈求索。可以说,抽象的整个动物界,乃至整个人类社会都可以借助剖析麻雀来加深认识。然而,具体到健康及医疗领域,囫囵吞枣式地泛谈核心价值观显然是帮助有限的。必须深入具体地围绕中国医学的相关认知,结合西方有关见解,加以剖析。可以说,中国医学的核心价值体系是中国医药文化精髓的集合,是奠定中国医学科学史地位、文化史地位的精神内核。因此,加强对中国医学核心价值的研究和阐发意义突出。

3. 中国医学核心价值的专家之见　大道往往是"日用而不自知",一大类事物的核心价值也常常是隐含不见的,需要艰苦不懈的发掘才能有所发现。中国医学的核心价值体系认识也一样,需要做出高度的概括。李德顺曾归纳了社会主义核心价值体系,并把它高度概括和总结为"五宜、五不宜"[2],宜显不宜隐,理论层次宜高不宜低,思

[1]　袁贵仁.建设社会主义核心价值体系[J].中国社会科学,2008,1:5.

[2]　李德顺.关于价值和核心价值[J].学术研究,2007,12:16.

想内容宜实不宜虚，形式宜简不宜繁，用语宜熟不宜生。这些原则同样适用于中国医学核心价值体系的研究、探讨、总结、归纳。

近年来，中国医学界展开了颇为热闹的关于医学核心价值之研讨，取得了一些成就，如国家中医药管理局曾在2009年下发的《中医医院中医药文化建设指南》中指出：中国医药文化的核心价值，主要体现为以人为本、医乃仁术、天人合一、调和致中、大医精诚等理念，即"仁、和、精、诚"四个字。中国中医科学研究院"中医药文化核心价值观凝练研究"课题组认为中医药的核心价值在于"医法自然、天人合一、精诚仁爱、和合致中"[1]。郑晓红等把中医的核心价值体系进一步分为实用价值体系、思想价值体系、社会价值体系、教育价值体系以及道德价值体系等[2]，温长路认为"执中致和"是中医文化的核心理念[3]，王世保把中医的核心价值观念归纳为"东方天人合一的整体观"与"普济含灵的仁爱观"[4]，蔡子微将中医药文化核心价值观概括为"赞天地之化育，以人为贵"[5]。可以说，在价值体系的各个层面中，人们都能发现一些深刻反映文化取向的核心观念，这些观点常常闪耀着智慧的光芒，能够比较好地概括中国医药学对于人类思想文化方面的贡献。当然，学者们的这些概括性见解都是各抒己见，本身在层次划分、术语表达、内容全面性等方面也还存在一些问题和争议。这是正常学术争鸣现象。

4. 我们的勾勒：从九方面概括体系　根据之前对中国医学核心价值体系的论述分析，结合前述的几条原则，我们认为中国医学的核心价值体系可简单地归结为"生气通天、道法自然、天人合一、整体辨治、调和致中、乐生达生、仁德爱人"，并且还需加上两条"追求康宁""德寿维系"，一共是九大方面。

生气通天，可以用拆文解字的方式理解。"生气"指生命之气，即人内在的阴阳生命二气，"通"则是相通，"天"指自然界。故而"生气通天"，论述的是人的生命之气可以与自然界的阴阳之气息息相通，彼此相应。道法自然，出自《道德经》"人法地，地法天，天法道，道法自然"，意思是人取法于地，地取法于天，天取法于道，而道是终极的，它自己取法于自己。道法自然揭示了整个宇宙的特性，囊括了天地间所有事物的属性，宇宙天地间万事万物均效法或遵循"道"的"自然而然"的规律。天人合一是先贤提出的境界，最早由庄子所阐述，意思是人和天地万物是一体的，与佛家无我有着同等的境界。《阴符经》中说"宇宙在乎手，万化生乎心"亦此谓也。天人合一不仅仅是

［1］　医药文化内涵成为国家级研究课题.http://news.xinhuanet.com/local/2013-08/12/c_116914520.htm.

［2］　郑晓红,王旭东.医文化的核心价值体系与核心价值观[J].中医杂志,2012,2(4): 272.

［3］　温长路.执中致和是中医文化的核心理念[N].中国中医药报,2014-8-11.

［4］　王世保.中医文化的核心价值观与特征.http://tieba.baidu.com/p/262130448.

［5］　蔡子微.中医学的本质是生态医学[J].医学与哲学,1994,1: 47.

一种思想，而且是一种人们不断追求的状态。整体辨治是中国医学关于人体自身的完整性及人与自然、社会环境的统一性认识归纳出来的一种辨证医治方法，是中国医学理论体系中重要的组成部分。调和致中是中国医学中一个十分重要的概念，其精髓在于两个字——平衡。我们想象一下用一个小的天平秤怎么样才能到那个刻度的中间呢？两边的砝码放一样的克重，它就到中间了，我们把那个状态称作平衡状态。调和致中就是要调整人体的阴阳平衡状态。这就是调和致中的一个核心思想，它也是指导我们认识人的生命和调整人之疾病的一个重要指导原则。乐生达生，所谓"乐生"即心无忧愁挂碍，神清而宁静，柔和而淡。所谓"达生"即旷达逸兴，心胸开阔。身心相互影响，精神旷达愉悦，身体自然就会好。仁德爱人，孟子说：君子以仁存心，以礼存心。仁者爱人，有礼者敬人。爱人者，人恒爱之；敬人者，人恒敬之。待人宽厚而好施恩德，也是中国医学核心的道德价值之体现。追求康宁与德寿维系其实是相互影响的，并与其他要旨共同构成中国医学核心价值体系。其中，"追求康宁"可以视作整个核心价值的要旨，或主旨。其他或围绕它展开，或是其之延伸。对此，后面还将继续展开讨论。

六、让生命康宁：中国医学核心价值之主旨

前已述及，我们可用生气通天、道法自然、天人合一、整体辨治、调和致中、乐生达生、追求康宁、德寿维系、仁德爱人九个要点来涵盖中国医学核心价值体系。这些大致体现出了中国医学的核心价值链，但价值链内在的逻辑关系似乎不够明晰，而且偏于累赘沉冗。《黄帝内经》有曰："知其要者，一言已终。"我们试着借助《尚书·洪范》的"五福"理论，勾勒出一个逻辑关系更清晰的中国医学核心价值主旨。

1. "五福"的核心：让生命康宁　《尚书·洪范》记载"五福"："一曰寿、二曰富、三曰康宁、四曰攸好德、五曰考终命。"这似乎可说是中国古代社会公认的、影响最巨的经典性阐述，也可以说是古代士大夫孜孜以求的生活标准及价值体系。从生活哲学角度言，这一价值链的提取要言不繁，而且逻辑进阶关系清晰。完全可以从生活哲学的价值层次，推溯到整个医学核心价值体系。我们认为："五福"的核心是"康宁"，这既体现了生命的评判标准，生活所追求的价值，也表达了生命存在的最重要意义。在此基础上，再加上寿和富："寿"就是尽享天年，尽管每个人生来有一定个体差异，但精神层面却是相同的；"富"既指生活无忧，又隐含着精神富足安逸，而且精神富足更显得重要。须知，知足常乐是道家、儒家，乃至释家一以贯之的传统精神。

这些既构成了中国人传统的完整的生活价值链，又凸显了中国传统生活哲学中的独到思想，有着不朽的超越时代的意义。鉴于此，我们清晰地把"让生命康宁"定义为

中国医学核心价值体系中的最核心内容,并基于此展开讨论[1]。

其中,康宁这一既古老,又亘古弥新的概念,是传统核心价值体系中最闪亮的部分。所谓"康宁",需做深入解释。中国古贤追求的生命(生活)是要达到这样一种境界:"康"讲的是躯体康泰无大疾,"宁"表达的是心里安宁、静谧、知足。两者合为一体,身心(形神)康宁就是生活的理想状态。很显然,康和宁强调的是心与身、精神与躯体、内在与外显的协调、合一。

2. 从"康宁说",反观积极心理学 其实,"康宁"这类概念具有世界性影响。始自20世纪第二次世界大战后的四五十年代,西方的马斯洛(A. H. Maslow, 1908—1970)等都一直在做这方面的努力。包括他的人本主义心理学,及其后各种流派的人本主义心理学、健康心理学、整体心理学、超个体心理学等,都是这一努力之不同表现。

世纪之交,国际心理学界崛起了一门跨越性学科——积极心理学,这被称为是"心理学领域的一场革命,人类发展史中的新里程碑",正是前述努力的现代跃迁。细细究之,积极心理学之旨趣早在《尚书·洪范》的"五福"中就已有体现,且十分充分。

以塞利格曼(M. P. Seligman)等的论文《积极心理学导论》(2000)为标志,进入新世纪,现代学者们竭力研究健康、幸福、快乐等的关系,从原先好着眼于人的身心消极面,转向倡导人的积极心理趋向,重在开发人的心理潜能。基于此,关注众生的健康、幸福、和谐、长寿。它涉及综合意义上的优秀、活力及美德等,如此才能促进人和社会的整体协调与发展。其中关键的是乐观、自我决定性(self-determination)、成熟的防御机制、智慧等,尤其强调三种基本的心理特征——自主性、胜任和相互交往等[2]。

我们再回头看看"五福"学说:身康心宁,则多健康、易满足,很少有非分之想、是非之争,内在充实,与外易于协调,则每每幸福。很显然,在此基础上,易康宁而寿,尽享天年而善终其寿,而不是病恹恹的苟延残喘。与此同时,还要讲究"富",生活上丰衣足食,精神上心满意足,这是个递进关系。

重要的是,"五福"中强调三者都受制于自我品行,故"攸好德"——你的品行如何、道德怎样,维系着自身的康宁及寿富与否。这更是中国人独特的价值观,这些已涉及前述传统道德哲学问题。"攸好德",德不是可有可无的,却是攸关寿富的。对于德,可不慎乎!中国人特别关注道德,可能就与中华文明中的这类教诲有关。

"五福"中最后的概念是"考终命",历史上人们对此做了多种解释,我们更愿意接受的解释是把"考"当作考评之意。可以通过是否尽享天年(终命)作为标准,倒过来评估品行、评估康宁、评估这辈子的为人处世、成功与否。换句话说,康宁寿富与否可

[1] 何裕民,龚鹏,孙增坤.让生命康宁:中医核心价值体系及其现代意义初探[J].医学与哲学,2016,3: 5-8.
[2] 卡尔.积极心理学:有关幸福和人类优势的科学[M].丁丹译.北京:中国轻工业出版社,2013: 1.

借助是否"终命"来考评。尽管"考终命"似多有歧义,具体仍可商榷,但几乎春秋以降的所有士大夫都把对"五福"的追求,视为生活和活着的理想标准及价值链进阶之顶端,不无道理。

其实,细细究之,积极心理学所讨论的幸福、快乐、和谐、健康、长寿、优秀、活力、美德、协调发展、相互交往、自主性、胜任、乐观、成熟、智慧等,不都涵盖在上述"五福"的价值链中了吗?它明确涉及心身、社会与自我、人人关系、自我道德、乐观、成熟、智慧等综合协调。只不过中国古贤以简洁干练的词语,钩玄出了要点,需要人们细细品味。这又是中国文明的意蕴所在——要言不繁。

3."德寿律""德康律"之研究　作为一个沿着"攸好德"进一步展开的话题,中国传统文化中生活哲学的确非常强调道德因素。历史上素有"仁者寿""智者康"观念。伦理学上有个著名的"德福律"。意谓"德"和"福"应该具有一致性,只有"德福一致"才能激励人们不断做好事,人类才处于良好的生活状态。当然,这讲的是理想状态,与现实有时候不见得完全契合。但从历史角度及心身医学等视野看,"德""福"具有一致性,"德→寿"(德促进寿)与"德→康"(德促进康)间似乎也应该有着某种一致性[1]。

2 000年前的《黄帝内经》中形成了"全德保形"思想——指道德良好(全德),可保躯体康健,如《素问·上古天真论篇》:"所以能年皆度百岁而动作不衰者,以其德全不危也。"在此之前,《礼记·中庸》中引孔子曰:"故大德⋯⋯必得其寿。"已点出了"仁者(德者)寿"的秘密。这可以说是儒家养生思想最为集中而典型的体现[2]。不仅儒家这么认为,这更是道家的核心思想。研究提示,《素问》"以其德全不危也"一语是深受老子思想的影响。老子强调,能够合于道者,道恒生之。如老子《道德经》有曰:"故道生之,德蓄之,长之育之。"顺应规律(合于道),讲究品行,则可促进康寿(道恒生之)。不仅生之,而且蓄之、长之、育之,都有促进、培育之意。故顺应规律,品行良好者(德全不危),常常能够活到百来岁,也不会老态龙钟(能年皆度百岁而动作不衰也)。

因此,从传统文化看,"德寿律""德康律"似乎毋庸置疑。道德品质维系着生活感受及生存质量,左右着心身康宁,甚至影响人之寿命,这不仅使传统康宁观十分厚实,且具有现实示范意义。积极心理学的核心思想与"德寿律""德康律"之类旨趣,显然底蕴是相通的[1]。

---

[1]　孙增坤.召回医学之魂——何裕民教授医学人文杂谈[M].上海:上海科学技术出版社,2014:302-319.

[2]　有研究显示,具有良好道德修养、经常为人做好事者,易健康长寿。表明道德与健康有着密切的关系,不可轻忽。见:钺祖焱.大德,必得其寿[N].人民论坛,2018-8-2.

七、未来展望——不同价值观体系，意趣映辉

探究过去是为了展望未来。从核心价值体系分析切入则是希望从根源上做出把握、掌控异同，更好地向着未来"再出发"。

1. 让生命康宁，更突显现代醒世意义　今天的物质生活越来越丰裕，各方面都今非昔比，再也不缺食少衣了，医疗水平更是突飞猛进，换心换肝都不在话下，影像学检查可以令五脏六腑洞若观火……但人们却越来越感到困顿、无奈、贫乏、无助，健康状态欠佳，似乎有近半数的城市里正当壮年者自认为处在非健康状态，大家都觉得活得累，有疲乏等难以控制的病症，大医院更是人满为患，大专家门诊号一号难求。罗伊·波特在《剑桥医学史》（2000）的序言中："在西方世界，人们从来没有活得那么久，活得那么健康，医学也从来没有这么成就斐然。然而，矛盾的是，医学也从来没有像今天这样招致人们强烈的怀疑和不满。"[1]这些，构成了现代医学与现代心理学著名的"20世纪困惑"。

更严峻的是，中国慢性病患者很快将突破4亿例。导致如此尴尬的因素很多，核心一点就是人们不再把康宁作为生活的核心价值，而只关注其他一些更为直观且物化了的东西。要不要追求身心康宁，以及如何追求身心康宁？这些非常现实地放在每个人的面前，是人们必须认真思考的重大问题。这也是中国医学传统价值观留给今人的巨大现实价值所在。在我们看来，困惑时转过身去，咨询一下前贤，认真听取一下他们的智慧，或许是大有益处的！

我们说，尽管中国医学传统文化的核心价值有六个层面，但核心就是"康宁"，因为康宁是生活目的，是价值指向，是价值链的终端，可以说是牵一发而动全身的灵魂。其他诸如自然哲学、生态哲学等，要么是铺垫，要么是方法，要么是辅佐（如道德哲学等）。因此，在这个意义上，我们认定"让生命康宁"是中国医学核心价值体系中的灵魂所在。或说帮助芸芸大众恪守身心康宁，成了中国医学义不容辞的社会职责。同样这也应该发展成为今天医学的宗旨及核心价值指归[2]。

2. 更宽泛意义上：ＡＢ两种模式比照　也许，深化认知需要从更宽泛的意义上做些比照研究。

人们常说"医学是一种回应他人痛苦的努力"，怎么回应痛苦，方法和手段众多，各有短长优劣，且常大相径庭。从核心价值层面，也许我们可把各类回应（应对）之策

---

[1]（美）罗伊·波特.剑桥医学史[M].张大庆译.长春：吉林人民出版社，2000：1.

[2] 何裕民，龚鹏，孙增坤.让生命康宁：中医核心价值体系及其现代意义初探[J].医学与哲学，2016，3：5-8.

进行高度概括,不少学者最终概括为两大类。

1995年曾因写下《谁来养活中国人》一书而惹得中国人不太待见的美国学者、世界经济观察所所长布朗(L. Brown),2003年又写下《B模式:拯救地球延续文明》一书。他在该书里推崇类似中国传统的、量入为出的、有所节制(一如《素问》前几章所阐发)的传统生活模式——布朗称为"B模式"。他认定,世界上的生活方式及疾病应对模式大致可以分成两类:① "人类的"(A模式)。② "自然的"(B模式)。

(1)"人类的"(A 模式) 指流行于当今欧美等发达社会的(典型的如美国),旁依科学技术,以征服改造为宗旨的模式。房子"大了还要大",车子"快了还要快","faster、higher、stronger",贪得无厌、挥霍不知节制,只是索取,违背生态补偿等原则的日常生活及行为模式,他称其为"A模式"。他痛心疾首地认定,沿袭A模式,人类文明早晚将遭受灭顶之灾,人类及地球将难以为继。他伤感地说"人类一直在典当未来""我们不知道还剩下多少时间,大自然在给地球掐表,但我们看不见这个秒表的表现"[1]。

很显然,A模式是现代人类刻意创造出来的、人为的、非本然的。客观地说,人类如果没有奉行且追求A模式,也许今天仍然是千百年前《老子》所说的"邻国相望,鸡犬之声相闻,民至老死不相往来"之农耕社会,无从谈及其他,也别奢求医疗科技等的高速发展及其带来的诸多进步与便利。但一味地追求A模式,结果是灾难性的。怎么办? 中国人的智慧强调"允执厥中",讲究中庸中和、不走极端,要在两者之间保持必要的"张力"。当然,这需要相当的技巧与智慧,但首先需要有所认识。

(2)"自然的"(B模式) "自然的""B模式"则体现为回归本然的、有所克制的、对原样生活方式"最大保护"的、在给定条件内尽可能达到大而多样化的有机结构,以恢复人与外界的协同共生,故又称"本然的"。布朗认为,这才是代表世界真正的未来、有希望的模式。作为环保主义的杰出代表,布朗发展了罗马俱乐部[2]的观点,在世界激起了较大的反响,在中国也广受关注和好评。

需特别指出的是,布朗讨论B模式时,引证了中国案例:《素问·上古天真论篇》推崇的是"其知道者,法于阴阳,和于术数,食饮有节,起居有常,不妄作劳。故能形与神俱,而尽终其天年,度百岁乃去""虚邪贼风,避之有时,恬淡虚无,真气从之,精神内守,病安从来""是以志闲而少欲,心安而不惧,形劳而不倦,气从以顺,各从其欲,皆得所愿""美其食,任其服,乐其俗,高下不相慕""嗜欲不能劳其目,淫邪不能惑其心……

[1] 布朗.B模式4.0:起来,拯救文明[M].林自新译.上海:上海科技教育出版社,2010:58.

[2] 罗马俱乐部(Club of Rome)是研究未来学的民间智库,主要从事全球性未来问题的研讨、预测和干预等。成立于1968年4月,总部设在意大利罗马。

故合于道。所以能年皆度百岁而动作不衰"。这可以看作是B模式的"古典版本"。

也许人们会说,这是古代小国寡民的社会。然老子笔下的小国寡民,不仅是国小人少,更是一种精神:"圣人虽治大国,犹以为小,示俭约,不为奢泰。民虽众,犹若寡少,不敢劳之也。"[1]有所节制、知自控、知足而乐,不是挥霍无度。这样,才能够有序而持久发展。

"人类的"(A模式)、"自然的"(B模式)只是一种隐喻而已。今天,没有人愿意完全回归到古人的生活方式。A模式映射的是那些只依赖科技,动不动征服、改造,挥霍而没有节制,一味强调更快、更高、更强的价值观念及行为取向。布朗认为这是寅吃卯粮而不可持续的,他极力推崇有所克制的、有度的、节俭的、量入为出的、守住本然的、善借自然恢复的B模式及其价值观念和行为取向。对此,从价值观上,我们是十分赞赏且推崇的。问题是同样的,如何在A模式与B模式之间保持必要的"度",知道有边界、有所限度?

(3)医疗领域的A模式、B模式 类似的价值取向及行为模式同样存在于医疗领域。对此,北京大学楼宇烈的见解值得重视。他在讨论中国哲学特点时,特别区分出"自然合理"与"科学合理"两大类[2]:后者是受西方影响而产生的,认定"只有科学才能合理",故汲汲于"寻找到事物的本来面貌后……要去掌控自然,去改造这个自然,去改变事物本来面貌"。这类似于前述的A模式。楼宇烈对此持保留及批评态度。所谓"自然合理"是主张"凡是合理的必然是自然的,凡是自然的必然是合理的"。此自然不是指自然界,而是本然状态,"就是合乎事物的本来面貌,尊重事物的本来面貌""只有根据事物的本来面貌去做才是合理的,任何违背事物的本来面貌去做都有问题,是不合理"[2]。这类似于前述的B模式。

楼宇烈不只是在讨论生态、环保等问题时做了此等比照阐述,更是就中西方精神思想实质(包括医疗领域)而言的。其实,类似看法似已成为研究中西方核心价值之共识,如石海兵等[3]以"天人合一""顺应自然"与"征服自然"作为中西方自然观的最大异趣之处(本质上说,自然观也是核心价值观)。曹孟勤等[4]认为西方科学技术之思路是"改造",西方医学重在"征服",并认定按西方模式,随着科学技术及医学的发展,人类将无所不能。但实际上,这种模式只适合于处理线性的、较为简单的问题,远非解决

[1] 王弼注.河上公章句·老子道德经[M].北京:中华书局,2018:289-290.

[2] 楼宇烈.唤醒"自然合理"的中国文化主体意识[J].转见:张超中.中医哲学的时代使命[M].北京:中国中医药出版社,2009:9-14.

[3] 石海兵,刘继平.天人合一与征服自然:中西自然观的比较[J].辽宁工程技术大学学报(社会科学版),2000,(3):79-81.

[4] 曹孟勤,黄翠新.从征服自然的自由走向生态自由[J].自然辩证法研究,2012,(10):82-87.

所有难题之良策。故他主张要从西方的"征服自然的自由,走向生态自由",后者其实是对注重本然的一种高层次的回归及升华。

笔者看来,不同应对之策背后,核心的价值差异在于是否承认并敬畏自然及生命,且认定自然及生命是否有着智慧。此智慧远在人类目前所理解的能力之上。如果承认有,就应当学会深入地了解它、顺从它、遵奉它。科学探索的目的之一就是努力发掘这类本然之智慧或机制,为人所用,从而企盼着有朝一日进入"无为无不为"之境界,而不是狂妄且人为地去改造它、重建它。

3. 关于核心价值的几点絮语 核心价值体系的梳理是个大课题,涉及诸多方面。有些学者认为,核心价值体系的梳理有两大意义:一是体现该领域认识与实践的时代特征,表征该领域发展的价值目标;二是赢得该学术共同体大多数成员的认同,或者形成最低共识,以便于凝聚力量,采取一致性的进一步行动纲领[1]。中国医学核心价值体系研究,首先是深层次地梳理家当,瓶瓶罐罐不重要,关键性"财富"丝毫不能遗漏,并努力争取形成业内(哪怕是低限度的)共识;其次,以此共识为基准,与众多相关学科互渗互动,扬长补短,吐故纳新;再次,在弘扬核心价值体系基线上,整装待出发、再出发。

换句话说,深入探究中国医学核心价值体系,有凝聚共识,回应社会质疑,树立中国医学正面清晰社会形象等作用;有整合中国医学各方面力量,调控非主流价值观念等功能;抵消消极势力对中国医学的侵蚀,也可能对中国医学的学科发展起到根本性指导作用[2]。另外,"价值观念作为对价值意识的积淀,往往成为意识中深层的心理结构,从而升华为信仰"[1],中国医学核心价值体系,理应也应该成为整个中国医学行业共同敬重、共同信守的文化取向。

中国医学的核心价值是一个博大的体系,它不是孤立存在的,而是传统文化价值的重要组成部分。中国医学核心价值是有层次和主次的,价值链是有递进关系的。这些都有待于深究。再者,上述有些内容能否称"核心"价值也有待商榷。但以上述比照方法进行分析,确有一定学术意义。

最后,需强调的是,此类比照研究只是涉及事实层面,并不汲汲于比出双方的优劣短长,只是提供了一个新的视角,借以对东西方医学有个更好的、全方位的观照,为理想中的"好医学"之诞生创造些许可能。

[1] 陈新汉.社会主义核心价值体系——从价值哲学的角度看[J].哲学研究,2007,11:18-19.

[2] 祝灵君.国外建立社会核心价值的经验及对我国的启示[J].中国党政干部论坛,2007,4:27.

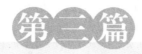

第三篇

老树与新枝

中医药学不仅是中国人的骄傲，也是全人类的共同财富……当代人类不能缺少中医药学。

——（德）波克特

第十一章

量子时代：全面认识世界需打开"另一扇门"

近年来，我们经验的显著扩张，暴露了我们简单的机械论概念的不足之处，结果是动摇了对观察结果的惯常解释所依据的基础。

——（丹麦）波尔（诺贝尔奖得主）

众所周知，国务院明确界定中国医药学具有五大资源优势，包括独特的卫生资源、潜力巨大的经济资源、原创优势的科技资源、优秀的文化资源及重要的生态资源。其中，对原创的科技资源，人们往往认识不足。本章重点讨论与科学思想相关之话题。

一、从韩非子的"深智一物，众隐皆变"说起

史学家认定，先秦诸子思想是纯属中国古贤之自创的[1]。我们暂先从先秦的诸子大家说起吧。

1. 历史上的中国，就是诸多杰出思想提供者 泱泱东方大国，早在轴心时代就已奉献给世界老子、孔子等为代表的丝毫不逊色于古希腊、古印度贤哲的丰富思想盛宴，其中不少思想至今仍熠熠生辉，在生命及医药学领域亦然。检讨深厚的历史文化之资源，不难发现在对生命及健康等真谛的探索中，中国智慧完全可以提供一系列原创性的观念，这些观念提升后（这也是"接着讲""再出发"之宗旨），对今天人类的深入探究不无裨益。

例如，战国时期著名思想家、哲学家，被誉为深得老子思想精髓的两位学者之一的韩非子（另一位为庄周），在《韩非子·内储》中提出一个命题："深智一物，众隐皆变"——意即借用智慧深入地探究明白一类事理，许多隐藏着的秘密就显现而出，或有所彰显了。《黄帝内经》中也有类似命题，"知其要者，一言而终；不知其要者，流散无穷"。认识世界，是人们所有探索活动的起点，但一个个去分析比较容易"流散无穷"。在古代社会，这也不太现实。这个"深智一物"以"知其要"者，就是洞察世界的最本质的要点。对此，如能做出通览的话，这个最本质的要点非各自主流性的本体论莫属。在古希伯来、古希腊传统基础上形成的主流意义上的本体论，当属原子论统摄下的原

---

[1] 这是历史学家吕思勉的观点，因为汉以后东西方交流之增多，有可能存在相互影响之成分。

子构造说；在东方，则理应归之为元气论统领下的有机宇宙观。

2. 思想传统：东西方迥然异趣　英国的著名科技史专家李约瑟（J. Needham）研究后认为：“在希腊人和印度人发展机械原子论的时候，中国人则发展了有机宇宙哲学。”[1]这是他对东西方本体论及自然观比较后的归纳，这一归纳后被广泛认可。也就是说，在本体论意义上，西方较充分地发展了以原子论为核心的构造论自然观，且一以贯之，而中国人则较充分地发展了以元气论为核心的、讲究有机互动的自然观。

从事哲学研究的中国社会科学院哲学研究所研究员刘长林20世纪60年代末开始对中国医药学感兴趣，著有影响颇大的《内经的哲学和中医学的方法》（1982）一书，他最近强调说：“西方医学300年一扇门开了，但是另外一扇门还紧紧关着。”[2]打开这扇门的关键之一，是需要异趣于原子论之本体论的指引。这里一个现成的参照体系就是元气论的有机互动自然观。

对此，同为中国社会科学院哲学研究所的罗希文认为：“21世纪生命科学的发展，应该有两大分支：一个是以遗传基因研究为代表的，继续以分析和还原论为发展路径的生命科学；一个是以中医研究为代表的，继续以整体和系统论为发展路径的生命科学。”[3]前一个就是基于原子论导向的不断细化、深化对结构细节之研究，后者则是根源于东方元气论自然观的宏观甚至宇观的思辨性研讨。

资深的北京大学哲学系教授楼宇烈曾强调：东方的这类自然观是“一种整体联系的思维，”能够做出“对于一个生命体的完整认识”[4]。他并以“理事无碍，事事无碍”来阐述，综合借助东西方智慧，人们才可能在生命等复杂问题的探索寻觅中获得某些认识上的进展。

事实表明，现代科学尚处在幼年时期。在构造论指向下，尽管人们层层剖析，勾勒出了完整清晰的大体—系统—器官—组织—细胞—分子—亚分子—原子等一系列的、包括明确的基因结构图谱的知识谱系，但有学者说：“上帝也罢，大自然也罢，把人类捉弄得够呛：人类自称是万物之灵，可是拿作为生命最低形态的病毒却没有办法。”[5]

[1]　李约瑟.中国科学技术史（第3卷）[M].北京：科学出版社，1975：337.

[2]　刘长林.彻底推开人类科学的另一扇大门.参见：张超中.中医哲学的时代使命[M].北京：中国中医药出版社，2009：42-44.

[3]　罗希文.向世界宣传中医哲学是我们的责任.参见：张超中.中医哲学的时代使命[M].北京：中国中医药出版社，2009：7.

[4]　楼宇烈.唤醒“自然合理”的中国文化主体意识.参见：张超中.中医哲学的时代使命[M].北京：中国中医药出版社，2009：9.

[5]　闵家胤.应当加强中医哲学范式研究.参见：张超中.中医哲学的时代使命[M].北京：中国中医药出版社，2009：27-35.

今天肆虐的令高傲的人类狼狈不堪、节节败退的新冠病毒,不正如此吗?

3. 认识隐性世界,需要突破旧观念桎梏 再考虑到我们现在关注的仅仅是显性世界,还有更为复杂巨大的隐性世界。前文提到过的20世纪十大科学成就之一"人类可以感知到的显在的物质宇宙只占宇宙总质量的4%,其余96%是隐能量(占73%)和暗物质(占23%)"。现代人们连只占4%的显性物质的宇宙都没搞清楚,对于其余的96%更是几乎一无所知[1]。这些,不只是受制于技术手段,更多的是受制于旧观念之桎梏。病毒也可以算作是隐性世界,至少是非肉眼所见之世界。

众所周知,孔子有一句名言:"君子不器。"何谓"不器",可做多种解读。笔者接受其他解读的同时,认为"不器"还包括不拘泥于有形之"器":既关注具象的、有形的万事万物,看得见千变万化("器"),又关注"器"背后的无形,它虽无影踪却时刻同步发生着变迁。现实中,它往往比看得见的起着更主导的作用。故有学者重新解读"形而上者谓之道,形而下者谓之器"的儒家思想,认为其中的"上""下"当从"隐性""显性"理解。所谓"隐性世界"之物,是"道";"显性世界"之形,是承载"道"的"载体"而已。此说,至少笔者认为是有充足依据的。

更有学者认为,《道德经》"道生一,一生二,二生三,三生万物。万物负阴而抱阳,冲气以为和"所揭示的正是多重世界(或曰"重叠世界")。其中"道生一"的"道",指"隐性世界"之"大道";"一生二"的"二"中之"一",指组成"重叠世界"的部分"显性世界",也可发挥认为是介乎隐性与显性之间的世界;"二生三"的"三",一是指"显性世界",另一是指"隐性世界";而中间的"一",联系后一句"冲气以为和",又指的是"气",就是人们理解的中介之"气",把"隐性世界"与"显性世界"纠缠成一体之"气",也是天底下"一气牵系"之"气"。换句话说,隐性与显性世界皆由"气"所组成,"气"是"隐性世界"与"显性世界"之媒介。因此,"三生万物"意味着在"重叠世界"中,万物既有隐性世界的暗藏部分,也包含显性世界的表象部分,隐性与显性的链接或媒介都是"气",故曰"通天下一气耳"。

有人强调中华传统文化以宗教、哲学或科学来定义,均不太合适。解读为对"重叠

---

[1] 2003年美国匹兹堡大学斯克兰顿领导的多国科学团队借助"微波各向异性探测器"卫星观测数据以及"斯隆数字天宇测量"等结果分析得出结论,宇宙中仅4%是普通物质,23%是暗物质,73%是暗能量。2006年一个美国天文学家小组通过美宇航局"钱德拉"X射线太空望远镜等观测遥远星系碰撞,发现了宇宙暗物质存在的直接证据。2007年欧美科学家在《自然》杂志上发表了首次为宇宙暗物质绘出的三维图,但各项研究结论中暗物质、暗能量比例略有差异。德国普朗克团队(Planck)2013年的测量数据又有更新,但其中涉及的原理没有本质变化。详见:https://arxiv.org/abs/1303.5062.也可参见:施一公.生命科学认知的极限:赛先生[EB/OL].转化医学网,2016-1-18.或:豪·陈,丹·怀特森.一想到还有95%的问题留给人类,我就放心了[M].苟利军,张晓佳,郝小楠,等译.北京:北京联合出版公司,2018:1.

世界"的感悟，可能更为恰意些。有鉴于此，出现了主张中华文明的复兴从认识"重叠世界"开始的呼声。这些都可存为一说，以开拓思绪，想象本然世界之"原貌"。

观念为先导，观念先行。只有具备了显性与隐性世界并存的"重叠世界"意识，探讨中才会着力进行相应的深究，否则视而不见，熟视无睹，这就是人们常说的知识盲区，也许这些亦是经络现象等被西方学者视而不见的因素之一吧！[1]总之，进入21世纪20年代，对自然的研究呼唤新的自然观和更合理的本体论，显得十分强烈和迫切！

二、构造论本体说：只开启了有形世界之"门"

恩格斯有一句名言："不管自然科学家采取什么样的态度，他们还得受哲学的支配。"此话不假，纵观历史，古今人类皆如此，都是在某种先行观念指导下从事探索实践的，因此，都烙上了其时代主导观念（往往是自然观）之印记。

1. 古希腊：早期纷杂的本体说 希腊人在早期科学思想中独占鳌头。古希腊的本体说，人们关注很多。其之演变过程研究得比较深入，形成的共识是：早期十分纷杂，观点甚多，莫衷一是。如公元前6世纪，泰勒斯（Thales）提出水为万物之始基，与中国稍后的水为万物之源说有所类似。其后，阿那克西美尼（Anaximenes）主张空气为本原，与中国的气论有所相像；赫拉克利特（Heraclitus）认定是物质性的"火"组成了万物。再后，阿那克萨戈拉（Anaxagoras）归之为"种子"，不同的"种子"发育成为万物。恩培多克勒（Empedocles）则倡导著名的四根（四元素）说，此说影响很大，希波克拉底学说及包括印度的后期认识中都体现了这一观点。

2. 逐渐占据主导的原子论 与此几乎同时，留基伯（Leucippus）倡言的"原子论"开始走俏。特别是他的学生德谟克里特（Democritus）很有思想，继师说，通过广场辩论光大了原子论，使之成为原子论学派（atomic theory school）。德谟克里特本人也成了与亚里士多德齐名的、被列宁称为是古希腊"哲学家中最强的一位"。[2]此说认为万物的本原是"原子"，所谓原子（atom）是一种最后的、不可再细分的物质微粒（本原），它是绝对的充实体，它构成了有形的万事万物，万物最后只能分割到原子为止，有形物体之外是什么也没有的绝对"虚空"。

德谟克里特进一步指出，原子及由原子构成之万物的所有运动都是由直接作用所导致的。他区分出了初始运动与继发效果等，分别命之为"冲动"和"反应"；在原子

[1] 中国科学技术协会学会学术部.象思维与经络实质[M].北京：中国科学技术出版社,2011.
[2] 北京大学哲学系.古希腊罗马哲学[M].北京：生活·读书·新知三联书店,1957：95-96.

没遇到阻力时,常呈匀速的直线运动。在德氏看来,原子在"质"上是相同的,在"量"上则有大小、形状、次序和位置(其后的伊壁鸠鲁增加了重量)等不同差异及特征,并强调了原子具有不可侵入性(impenetrable)和一定的致密性(density proportionate)⋯⋯所有这些不同,造就了万事万物的千差万别。

德氏的这些观点不仅启发了古希腊最博学者亚里士多德(Aristotle)的动力学等观点,而且影响了文艺复兴的诸多知名学者。牛顿(Newton)就曾受这一观念影响,写道:"所有那些古人都知道第一定律(即惯性定律),他们归之于原子在虚空中做直线运动,因为没有阻力,运动极快而永恒。"

继德谟克里特之后,公元前3—4世纪的伊壁鸠鲁(Epikouros)承启并发挥了原子论,进一步提出原子运动的偏离说[1]。公元前1世纪的卢克莱修(Lucretius)在《物性论》中以诗歌(歌咏)形式,对原子论做了形象的阐述,使得此学说广为传播布散。这一形式的原子论对文艺复兴后的近代科学之崛起和发展,起到了深刻而积极的影响[2]。

3. 近代科学的"催生婆" 神学禁锢下的西方中世纪,原子论被视作"邪说"打入了冷宫。随着资本主义的出现和渐趋壮大,文化思想领域掀起了人文主义新思潮。访求古希腊、古罗马思想家的名著对这一思潮起到了推波助澜的作用。其中,"被利用的最多、影响最大的是伊壁鸠鲁的伦理学、古希腊的原子论"[2]。许多启蒙者,如布鲁诺(Bruno)便直截了当地接受并发展原子论思想,他认为事物最普遍、最基本的实体是一种不可再分的最小的"单子",这种单子是构成万物的"原子",原子的结合与分解,形成现实的多种多样的事物。笛卡尔(Descartes)也曾经多次提及了原子论。伽利略(Galilei)则强调物质是由微小粒子(原子)所构成的,原子有一定的体积、形状和运动速度等。在其后,伽桑狄(Gassendi)则系统复兴和弘扬了原子论哲学思想[3],"重新引起了人们对原子论的极大兴趣。在整个17世纪中,原子学说简直是家喻户晓的"[4]。被马克思誉为"整个现代实验科学的真正始祖"[5]的弗·培根(F. Bacon),更是旗帜鲜明地宣传德谟克里特的原子论观点,只不过他结合当时的物理学研究的新成果,以分子构成说替代了德谟克里特的原子构成说[5]。列宁在《唯物主义与经验批判主义》一书中曾把狄德罗(Diderot)与马克思、恩格斯并称为"伟大的唯物主义者",他的突出功绩就在于发展了原子论。他认为自然是"元素"的组合,所谓"元素"就是"分子"

[1] 北京大学哲学系外国哲学史教研室.西方哲学原著选读(上卷)[M].北京:商务印书馆,1981: 161.

[2] 全增嘏.西方哲学史[M].上海:上海人民出版社,1985: 233-234,357.

[3] 伽桑狄于1647—1649年写了《伊壁鸠鲁的哲学体系》,提出"原子—分子—种子"的物质组成层次的观点,对系统恢复古希腊原子论起到了关键性的作用。

[4] (英)柏廷顿.化学简史[M].北京:商务印书馆,1979: 177.

[5] 中共中央编译局.马克思恩格斯全集(第2卷)[M].北京:人民出版社,1972: 163-164,462.

（或称"异质物质"）[1]。此后，19世纪的道尔顿（Dalton）又提出了化学原子论，使"原子"这一原本纯属自然哲学的概念，跃迁为近现代科学的核心术语，这"不仅是原子论发展史上的里程碑，也为化学的发展开辟了新纪元"[2]。恩格斯在其代表作《自然辩证法》中也赞誉说："化学中的新时代是随着原子论开始的。"本体论意义上的原子论可以说是构成了当今世界经典物理学的坚定之基石，经典物理学则是近现代几乎所有科学的范本。

4. 原子论与"现实世界简单性"信念 需要指出的是，人们在接受原子论思想以从事科学探索的同时，又以探索性的成果修正、充实着这一观念。如带有近代科学理论性质的道尔顿的"原子论"（atomic theory）与自然哲学色彩的德谟克里特学说，便有天壤之别。纵然如此，人们注意到原子论历史形态存在着差异的同时，又发现其本质（即核心观念）方面所存在的前后相继的一贯性。有学者曾深刻地指出，留基伯、德谟克利特、伊壁鸠鲁的原子论等都隐含着注重微观，强调还原分析的方法论传统[3]。

例如，强调还原分析且占主流的观点认为，生命过程就是一个生物过程，而生物过程最终都可还原为物理化学过程。因此，生物学只是物理学一个分支而已。借助物理、化学等"还原"研究，人们足以揭示生命、健康、疾病的所有奥秘，只要抓住"本质"（即某个不能再被进一步"还原"的单体），一切将如物理世界一样，大白于世界。从魏尔啸的"细胞说"（细胞是构成生命本质），到20世纪初的核酸、蛋白质，到20世纪中叶的DNA双螺旋结构，到今天的基因结构组学，都是这种信念进一步的体现，故DNA双螺旋结构的发现者之一、诺贝尔生理学或医学奖获得者弗朗西斯·克里克（F. H. C. Crick）曾高度概括说："最终人们希望生物学的整体可根据比它低的水平，进而正好从原子水平得到解释。"[4]人们认定只要找到这个"本质"，一切便迎刃而解。

我们充分肯定还原研究对生物医学的巨大意义，认为舍此无从谈及医学科学。然而，事实一再提醒，上述期盼只是人类自我狂妄的不断翻版而已。生物学领域的问题远非如此简单。套用诺贝尔物理化学奖获得者、杰出现代科学家普列高津（I. Progogine）的一段话："物理学正处于结束'现实世界简单性'信念的阶段，人们应当在各个单元的相互作用中了解整体，要了解在相当长的时间内，在宏观的尺度上组成整体的小单元怎样表现出一致的运动。"他还进一步强调，上述这些观念，与"中国的学术思想更为接近"。[5]对此，参照未来学家托夫勒（A. Toffler）在《第三次浪潮》一

［1］（法）狄德罗.狄德罗哲学选集［M］.陈修斋译.北京：生活·读书·新知三联书店,1956：103.

［2］ 林德宏.科学思想史［M］.南京：江苏科学技术出版社,1985：251.

［3］ 邱仁宗.科学方法和科学动力学［M］.上海：知识出版社,1984：2.

［4］ 何裕民.中医学方法论——兼作中西医学比较研究［M］.北京：中国协和医科大学出版社,2005：74-80.

［5］ 普列高津.从存在到演化［M］.上海：上海科学技术出版社,1980.

书序言中关于生物医学"拆零"(即只知道还原,不知道综合)的批判[1],更是刺耳且醒目。

三、量子时代:关注隐含世界及其复杂真相

多年来的探索,人们终于明白一点:世界极其复杂,许多习以为常的结论,并非确凿毫无异议。如肉眼所见"有"与"形"(哪怕是显微镜下所见的),与"存在"并非一回事。微观与宇观都难用现有常观认识来解释。量子时代"犹抱琵琶半遮面",千呼万唤出不来。再加上显性与隐性世界之争,平行世界存在与否等难题,都让问题极其复杂化。因此,人们企盼着量子力学早日问世,给出一个相对清晰的答案。笔者曾为此请教了一位崭露头角的物理学新锐,他开宗明义地说:当今物理学最棘手的前沿难题是亟需全新的"时空统一图景",该图景应该把"信息"置于宇宙最核心之地位,取代原先的物质和能量等。原本"时空统一图景"占据核心地位的是"物质"和"能量",那可都是有形的、确凿的,原子论可以清晰破解、研讨的。而信息,是云,是风,是虚无?至少是无形的、隐性的,需全新认知方法来破解,需全新的时空统一图景,信息置于核心地位,那可真正是革命性的啊!

1. 洞察本然世界,需借助量子力学框架　如此纷杂的变革,有一点是明确的:深入洞察世界奥秘,需要借助量子力学的新视野。

量子力学(quantum mechanics)起源于20世纪初。它与经典物理学不同,不仅仅关注显性现象,更致力于揭示隐含世界之奥秘——亦即隐性世界。它以原子、分子、凝聚态物质等(统称为量子/粒子)微观物质为主要研究对象,深究微观世界粒子运动及隐含世界诸多暗藏规律的物理学重要分支学科。量子力学与相对论一起,颠覆了经典物理学,催生了现代物理学。科学家们认定,尽管某些方面仍旧存在一些争议,但借助量子力学,人类才真正有可能认识本然(包含显性与隐性)的世界。迄今为止,物质间所有的相互作用均可在量子力学框架(即量子场论)内做出清晰描述。许多前沿物理学难题,如原子物理学、固体物理学、核物理学和粒子物理学等都需要以量子力学为基础,才能深入进行探究。

近来中国的科学家在量子通讯、量子计算机等尖端领域成就斐然,异军突起,震惊了世界。量子力学等深奥的科研领域因此也为常人所关注。就此笔者曾请教相关学者,何以有此现象?答曰:也许这些学者多少都有传统文化中的"气论"之基因吧。对此笔者无法求证,也许不无道理。看似戏说后面,也许真是文化土壤因素导致"近水楼

---

[1] 托夫勒.第三次浪潮[M].黄明坚译.北京:生活·读书·新知三联书店,1983.

台先得月"，捷足先登。

2. 中国科技新贡献：佐证"通天下一气耳"　　其实，自然界中许多怪异现象或概念，诸如"纠缠"和"不确定性原理"等也都源于量子力学。不仅如此，人们还寄希望于量子力学来揭开未知世界之谜，并预言新的、无法直接想象之事实。其中，有些已被非常精确的实验所证明。例如，中国科学家就进行了超远距离（1 400千米）的星地双向量子通信。继2017年6月完成了"星地双向量子纠缠分发"后，同年8月又完成另外两项创举性任务：高速星地量子密钥分发和地星量子隐形传态。相关的科研成果已发表在《自然》杂志上[1]。实验证明，通讯领域星地量子密钥比传统技术的传输效率提升万亿亿倍。《自然》杂志的物理学刊主编卡尔·齐姆勒斯感慨说"这是十分令人激动的消息"，并幽默地指出"以前人们会说量子技术的极限在天边，但这一说法其实有些保守了"，中国科学家的实验就已突破"天空的限制"，并将量子通信应用技术提升到了如此的"天文高度（astronomical height）"[1]。2017年8月，中国科学家又成功进行了首个海水量子通信实验，观察到光子极化量子态和量子纠缠可在海水中保持量子特性[2]，首次通过实验证明水下量子通信的可行性，为建立水下及空海一体化量子通信网络迈出关键性一步。

在为中国科学家做出技术性突破而欢欣鼓舞的同时，我们联想到一个更深层次的命题：对于世界本体的哲学认知——须知，是深邃的哲学智慧帮助人们解析大自然难题的。用前面引用过的恩格斯语录来说，就是"不管自然科学家采取什么样的态度，他们还是得受哲学的支配"。上述进展，不自主地令人联想到《庄子·知北游》的经典命题"通天下一气耳"，也联想到程氏兄弟的判断："天下只有一个感应而已，更有甚事！"

原子论青睐的粒子说，则无法解释如此高度及距离（超千公里"虚空"间）的"星地双向量子'纠缠'分发"，还有那水中长距离量子传递等的现象——因为海水中悬浮物及盐度等都会严重阻遏粒子间的相互作用。只有在"通天下一气耳"认识论框架内，借助气的统一性及无所不在之属性，在"感应"这一重要观念指引下；解脱了直接碰撞、接触、连接等作用方式之束缚，才能加以理解。拘泥于原子论及粒子说等，将大大制约人类思维想象及认知能力。

现实世界中，感应现象的确无处不在，有的能用现有理论解释，包括电磁感应、引力现象、心理感应、菌群感应、生态感应等，有的则无法纳入现有体系；甚至可以宽泛地说，天地间许多事物间都存在着相互作用、相互影响、相互感应，故中国传统文化中"天

［1］ 秦鸣，王旭.厉害了！国际领先！中科大"墨子号"量子卫星既定目标提前实现,权威刊物《自然》发表重要成果！［EB/OL］.合肥在线,2017-8-10. https://www.sohu.com/a/163573238_391398.

［2］ 刘霞.世界首个海水量子通讯实验成功［N］.科技日报,2017-8-28.

人相应"理论会十分流行,以至于有教师希望借助普遍存在的感应,如电磁感应现象等来培养学生的类比思维能力[1]。

3. 复杂现象之谜底,常隐含在微观世界中 量子力学带来的冲击,不仅仅是通讯及计算机等领域的巨大变革,同时涉及更为宽广且更为基础性的领域,如对于自然(本然)世界的基本认识、生命本质的认识、意识本质的探究,等等。量子理论认为,自然领域除了可见的显性世界外,更为重要的是显性现象背后所隐藏着的隐秘世界,而且这往往是由微观世界所左右的。就隐秘世界而言,隐含着的内在结构及其秩序往往是千姿百态的显性现象背后真正的操控因子。

量子力学代表人物大卫·玻姆(David Bohm)在其撰写的《量子理论》中,提出:对量子理论和相对论之矛盾分析,暗示着在自然宇宙中存在一种更基本的层面——无论是量子理论还是相对论,都指向了这一存在。这种更为基本的层面,代表了一种不可分割的整体和一种隐含的秩序。在此基础之上,才可能产生我们对这个经验宇宙的真正解释。因此,在量子力学理论中,隐含秩序被认为是更基础性的、更深层次的,也是更为本质的。

就生命而言,从大体—系统—器官—组织—细胞,到分子—亚分子—原子,都只是汲汲于显性结构探究之结论。只有在清晰了解显性结构的同时,关注且结合隐性秩序之分析,人们才能真正洞察生命的奥秘。其实,从单纯分子生物学揭秘,到重视系统生物学的整体分析,从一开始只醉心于基因结构组学的研究,到同时重视基因功能组学的探讨,包括表观遗传学等的兴起等,都提示着人们意识到了需好好关注内在的"隐含秩序"。此"隐含秩序"常常不是简单的实验室及显微镜所能洞悉的。

举例而言,以往认知中,引发某病往往是某点出了偏差,找到相应的药就能解决,但如此实施时却往往遭到失败。特别是成分复杂的中医药,临床有效却找不出相应作用点,而根据实验设计的药物,临床又常无效。深究之,许多慢性病,如癌症、心脑血管疾病、糖尿病等往往一则是多基因(多因素)所致;二则表面上的异常,背后常是多重复杂因素的"盘根错节",存在隐性的错综联系。这些"隐含秩序"又不是现有条件能"昭然若揭"的。苦恼中,人们提出借"网络"思路,选取特定信号节点(nodes)[2],进行多靶点设计,分析其网络调节综合效应,虽不一定能揭示具体作用环节(隐含秩序),却大致复原了作用过程及其效果,并可发现可能存在的关联性[2],遂提出诸如"多因微效"的整体调节作用所"涌现"出的效果等[3],从而诞生了网络药

[1] 孙东飞.从电磁感应现象中培养学生的类比思维[J].数理化解题研究,2009,(8): 2.

[2] 李梢.中医证候与分子网络调节机制的可能关联[C]//周光召.面向21世纪的科技进步与社会经济发展: 中国科学技术协会首届学术年会.北京: 中国科学技术出版社,1999: 442.

[3] 李梢.复杂系统意义下的中医药学及其案例研究[J].系统仿真学报,2002,14(11): 1429-1431,1442.

理学。

借助网络药理分析临床常用抗肿瘤治疗的效果，我们也尝到了甜头。长期临床中，我们确认芝类复合物有非常良好的抗肿瘤效果，尤其在肝癌及胰腺癌等难治性癌症防治中，且有大样本临床研究数据支持[1]。但常规的动物药理实验中疗效却不稳定。我们认为，更可能的作用机制在于基因靶点和其发挥作用的信号通路之间的"隐含秩序"，发现前10位信号通路和生物功能多数与肿瘤密切相关，其中有抑制肿瘤增殖、诱导肿瘤凋亡、自噬和免疫调节等相关通路，并构建成分—靶点（基因）—蛋白—信号通路的生物网络，猜测其抗肿瘤作用可能是综合地影响了隐含秩序而起作用。这些，在荷瘤小鼠和腹水大鼠实验中得到证实[2,3]

再以阿尔茨海默病为例，早在20世纪80年代，人们已在实验老鼠的大脑中发现了结构上鲜明且铁石般的证据——一种叫β-蛋白沉淀物的堆积所引起的淀粉样斑块，导致了神经突触的损害，诱发了这一可怕而不可逆（至少在目前是这样）的疾病。因此，始自20世纪80年代科学家进行了大量的研究，制药公司也投入巨资以消解这类"淀粉样蛋白"。人们发明了淀粉样蛋白之有效抗体，可有效地溶解淀粉样蛋白的斑块，也发明了针对淀粉样蛋白合成所需之酶的药物，可成功阻断淀粉样蛋白之生成。但临床上，大多数患者的病情不但没有好转，还不可思议地恶化了。很显然，β-蛋白沉淀物这类显性现象之背后，每每存在着更深层次的隐含秘密，正是隐含的秘密，才是破解包括阿尔茨海默病在内的诸多难治性疾病的关键所在。

随着量子力学进展，揭示了微观世界所隐含着的因子的存在，及其相互作用的重要性，并为深入探究提供了一些思路及方法。"隐含秩序"研究的展开，更需要哲学思维所提供的智慧之指导，才能逐步揭开一些复杂现象的隐性机制。

前已述及，人们在对自然探索中，总是受制于哲学思维。其中，本体论等自然观，常常成为人们认识时的导向器。很显然，原子论的导向作用是对结构及显性现象的关注，而要深入探究微观（超微观）世界的隐含秩序，古人无法借直接观察以获得，只能借助于思辨，借助更抽象的整体把握。对此，中国一以贯之的"气论"在不经意中，契合了这一导向功能。

［1］ 何裕民. 抗癌力——何裕民教授抗癌之和合观［M］. 上海：上海科学技术出版社，2016：12-19.

［2］ 赵若琳，殷佩浩，何裕民，等. 芝类提取物对改善Walker-256腹水大鼠免疫功能影响［J］. 第二军医大学学报，2017，38（8）：1016-1033.

［3］ Ruo-lin Zhao, Yu-min He. Network Pharmacology Analysis of the Anti-Cancer Pharmacological Mechanisms of *Ganoderma Lucidum* Extract with Experimental Support Using Hepa1-6-Bearing C57 BL/6 mice［J］. Journal of Ethnopharmacology, 2018, 210: 287-295.

四、中国传统本体论，打开另一扇"隐含之门"的钥匙

古代中国关于宇宙本原的认识，曾出现过多种学说或假设，如"太虚""水地""阴阳""五行""气""元"等，也有过类似于原子论的"端""小一"等思想。如公元前5世纪的《墨子》指出："非半弗斫，则不动，说在端。"即物质分到近半时，就无法再分了，此谓"端"；又曰"端，是无间也"，即"端"无法间断。公元前5世纪惠施提出"至小无内，谓之小一""万物毕同"（《庄子·天下》）；所谓"小一"，是小到不能再小之物；所谓"万物毕同"，是指万物都由相同的"小一"所组成。可见，墨子的"端"说与惠施的"小一"，皆有类似西方"原子"之旨趣，可以说是"原子论"的雏形。然而，上述百家争鸣之情景，颇似古希腊时期，却很快在战国中后期趋于一统了，各种学说假设均逐步为元气论所统摄。

1. 气论，中国本体论之主体　经过争辩，各种关乎本体（起源）的学说，自战国起便逐步统合于气论之下[1]。"气论"系简称，又称气一元论、原气一元论、元气论、原气论等。李如辉指出，气论一经形成，在中国古代哲学关于自然界的思想体系中，便成为压倒或涵盖其他本原说的主导性观念，并随着历代思想家的传承、发挥、补充而日臻丰富和完善。其演进轨迹相对比较清晰，不曾中断，一直延续至清末民初。直至今日，传统气论仍有着专注于整体与过程的深刻传统。因此，气论担当着中国传统学术中主导性本体论，学界似乎并无太多的异议。

中国医学理论奠基之作《黄帝内经》中，论及"气"的多达2 000余处。因此，如果说《黄帝内经》的全部学说是建立在气一元论之上，并不为过。关于生命的中国原创性理性认识，大部分就集中在"气论"之中。

2. 体现着整体性与过程论，显性结构与隐含秩序之整合　通常，"气"被视为是中国古代哲学用于标示宇宙本体的基本哲学范畴。该理论认为，世界是个统一于"气"的有机整体，宇宙万物处于永恒的运动变化中。这一变化发展是以时间为主轴的"气化"活动的"过程流"，具有整体性与过程性两大特点。对此，张岱年有着十分精辟的见解——在谈到"气"时他强调："中国的辩证思维中最具特色的，应该是整体观点与过程观点。"他进一步深究之，曰"气"有两种基本存在方式：聚合而为有形（万物），弥散而为虚空，前者就是有形的显性结构，后者则是隐含的无形秩序。

据考证，殷周甲骨文、青铜器铭文中已有"气"字。其当今含义的应用，可以追溯

---

[1]　战国《鹖冠子·泰录》总结说"天地成于元气"，故有此说。见：何裕民.中医学导论[M].上海：上海中医学院出版社，1987：20.

到西周末年[1]。据《国语·周语上》载，幽王二年（公元前780），西周三川地震，伯阳父将地震归因于"天地阴阳之气"失序。在当时看来，这就是天地阴阳诸气之间内在的"隐含秩序""失序"。逮至春秋，以"天地之气""阴阳之气""天有六气"等来说明各种自然与社会现象，已相当普遍。

《老子》以"道"为宇宙本原的哲学思想可谓是"气论""哲学化"的催化剂。他尝试了在自然统一性的高度上探索宇宙的本原。同时，《老子》在论"道"时，既言"气"，又讲"精"，从而为"气一元论"提供了思想素材。

嗣后，《庄子》继承并发展了《老子》的思想。《庄子·至乐》云："气变而有形，形变而有生。"不仅明确地区分了"气"与"形"，而且提出了"通天下一气耳"的著名命题（《庄子·知北游》）。庄周认为，无形之气先于有形之物——换言之，无形的隐含秩序，先于有形具体万物，有形之物（显性结构）是无形之气（在隐含秩序上）变化而产生的。尽管庄周并未明确地把"气"作为天地万物的终极根源，"气"只是从"道"到"物"之际的中间环节，但毕竟"气变而有形"。"通天下一气耳"的命题，孕育了从无形之气化生万物的"气论"之核心，且把显性的有形结构与内在隐含的无形秩序有机地组合成一个整体。

此后，许多思想家都把"气"看作生成万物之本源。《易传·彖辞》以"元"说明万物的本原，云："大哉乾元，万物资始……至哉坤元，万物资生。"《吕氏春秋》则进一步把元与气结合起来，"与元同气"（《吕氏春秋·应同篇》）。

"气"和"元"等概念的分别提出，为"元气论"的诞生奠定了基础。不久，"元气"一词便出现在战国末年的《鹖冠子》[2]中。《鹖冠子·泰录》云："天地成于元气，万物成于天地。"此后，西汉董仲舒在《春秋繁露》大谈元气，以元气为自然界之常气。《春秋繁露·天地之行》曰"若元气之流皮毛腠理也"，又以元气为人身常气。

再后，东汉王充在《论衡》中指出：天地万物由元气资生，"万物之生，皆禀元气"。继之，稍后的张衡、王符等进一步提出了更自洽的元气本原论。如王符在《潜夫论》中认为：上古之世，唯有"万精合并，混而为一"的元气；元气具有"自化"的内在本性，整个宇宙的发生、发展与变化，均是元气"自化"的结果。需强调的是，这个"自化"，自有其深刻底蕴，容后面详细分析。

---

[1] 笔者系统追溯了"气"字的起源，最早在甲骨文和金文中，源自"乞"字，与祭祀相关；到西周末年非常明确，已过渡到今天的"气"字了。参见：何裕民，张晔.走出巫术丛林的中医[M].上海：文汇出版社，1994：119-120.

[2]《鹖冠子》作者是战国末年楚国隐士，因好戴羽毛帽，故名，别号鹖冠子。曾一度有伪书之说，后出土文物旁证，此书确系战国著作。该书大抵本于黄老而掺杂刑名多家，兼有易学及术数等，体现出先秦时期哲学思想杂糅的丰富内涵。

魏晋隋唐时期，随着玄学思潮的出现及道教、佛教的兴盛，元气论一度偏离了原先素朴的理性色彩，有玄学化的倾向。唐代著名学者、文学家、思想家柳宗元重新恢复了元气论的理性基调，指出："惟元气存而何为焉！"提出了"元气自动"的观点，"气……自动自休，自峙自流……自斗自竭，自崩自缺"（《非国语·三川震》）。自动、自休、自峙、自流、自斗、自竭、自崩、自缺等都是"自化"的具体化表现，含义深刻。

北宋著名学者张载是元气论的集大成者，强调"凡有皆象也，凡象皆气也"（《正蒙·乾称》）。在《正蒙·太和》中，他又指出"太虚无形，气之本体，其聚其散，变化之客形尔""太虚不能无气，气不能不聚而为万物，万物不能不散而为太虚。循是出入，是皆不得已而然也"，从而使元气论的自然观体系得以完善、自洽。这一著名论断，更是把显性的有形结构（气聚而为万物）与隐含的内在无形秩序（气散而为太虚）有机地"自成"（循是出入，是皆不得已而然）一个整体（天地宇宙），还原了自然界之本然的面貌。

明代王廷相则对元气的本体特性做了进一步规定：①"不可为象"。② 无偏无滞。③"无始无终"。④"常在，未尝澌灭"。正是因为其是自主的实体，"元气"在中国人的思想认识中成为宇宙万物的本原或本体。

此后的诸多学者，如明末清初的王夫之、戴震，乃至清末的孙中山、谭嗣同等都对气论十分关注，且有所发挥及发展。如王夫之认为："言心言性，言天言理，俱必在气上说，若无气俱无也。"（《读四书大全说·孟子》）强调一切，包括"心""性"等心理人格特征，都是"气"所化生或派生的。"气"是根砥、是产生一切的根基。

可见，气论是贯穿在中国文化血脉中的一大核心基因，构成了中国传统文化的自然观与本体论之主体，是中国人对宇宙万物的根本看法，也是对生命的根本认识。其中，显性的有形结构与隐含的无形秩序通过气，有机地自成一体，且不停地相互转化着、更替着、跃迁着。这就是中国医学（包括中国文化）对万事万物变迁之理性认识。

3. 气是生成万物（包括生命）的本原　中国古代哲学中的"气"，相当于哲学上"物质"概念，它泛指客观实在。气论认为，宇宙万物其存在形式有二：一曰"形"，即具有"貌象声色"的具体的物，也就是西方科学汲汲于求的各种具体形质；一曰"无形"，或称"虚空"，也就是隐含在万物背后的无形秩序（隐性结构）及相互间的错综联系等。

（1）"貌象声色"有形万物乃气之聚　就"貌象声色"之有形万物而言，《庄子·达生》云："凡有貌象声色者，皆物也。"即"貌象声色""有形"者，皆具体实物也。而具体实物是无限多样的。《庄子·知北游》云："有先天地生者物耶？物物者非物，物出不得先物也。"即具体的东西不足以产生无穷的万物，产生万物的本源是"气"。《管子·内业》亦云："凡物之精，此则为生，下生五谷，上为列星；流于天地之间，谓之鬼神；藏于胸中，谓之圣人。是故名'气'。"张岱年《中国哲学大纲》指出："中国本根论的根本趋向或根本假定之一，是认为本根必是越乎形质的，求本根必须求之于无形质者中。"

生命作为宇宙万物之一，并不例外，亦以"气"为本原。"人未生，在元气之中；既死，复归元气。"（《论衡·论死》）生死之过程，表面上看是"气"的聚散之不同，归根到底，则是有形的千变万化之构造与无形的隐含秩序之间错综的互动及转化等过程。

（2）"虚空"与气　就"虚空"而言，《正蒙·太和》云"太虚无形，气之本体""虚空即气"。广阔无垠的宇宙虚空，充满着气，是气的原本存在形式。如此，整个天地自然，无论是有着具体形态的实物，抑或是各实物之间看不见、摸不着的"虚空"，皆是由"气"所组成，都充满着"气"，故有"通天下一气耳"的著名命题（《庄子·知北游》）。所不同的只是在实物和"虚空"中，"气"的存在形式不同：前者多呈"聚合"态，后者每每是"弥散"状。故哲学大师王廷相云"有形亦是气，无形亦是气，道寓其中矣"（《慎言·道体》）；有形可及的构造与无形的隐性秩序共同构成了自然界与生命，故曰"道寓其中矣"，规律就在于生生不息的转化过程中。中国哲学也称"生生之学"。

4."气机"与"气化"：气的运动属性　气论充分讨论了气的运动属性，并形成了两个重要概念："气机"与"气化"——前者专指气的运动，主要表现为升降出入、凝合离散、吸引排斥等[1]。气的运动，中国医学理论特称其为"气机"。其形式尽管多种多样，要之不外两端：一曰聚散；二曰升降出入。自然界各种有形质的具体实物，皆"气"聚合而成，"气凝为形"（明·方以智《物理小识》），"气合而有形"（《素问·六节藏象论篇》），形散质亡则复归于"气"，"形聚为物，形溃反原"（《正蒙·乾称》）。凝聚运动属阴，弥散运动属阳，凝聚与弥散的转化，即阴阳转化，显性构造与隐性秩序的更替变迁，故云："阴性凝聚，阳性发散；阴聚之，阳必散之。"（《正蒙·参两》）这一相互转化及变迁乃是"不得已而然"，是一种客观规律，它取决于气内在的阴阳对立之统一，而不是以人的意志为转移。故《素问·六微旨大论篇》归纳曰："升降出入，无器不有。"并进一步释曰："故非出入，则无以生长壮老已；非升降，则无以生长化收藏。"既强调了气的运动的普遍性和重要性，又以此解释大千世界千变万化，生生不息，寒暑交替，生长化收藏，生长壮老已……

（1）气机，暗合隐性运动规律　气的运动，中国医学称之为"气机"，这是中国医学理论中的重要概念。之所以称为"气机"："机"有深刻意蕴，既指"机枢"，又指"机密"，再指"机动"。枢、密、动三层含义都点出它的关键性（枢）、隐而不显性（密）、动而决定性（动），类似于现代人说的隐性秩序及运动规律等旨趣[2]。

---

[1] 古贤认为气有自动、自休、自峙、自流、自斗、自竭、自崩、自缺、自成等活性特征，总称"自化"，亦即"气化"。

[2] 中医学称"气机"为气的运动。参见：何裕民，刘文龙.新编中医基础理论[M].北京：北京医科大学中国协和医科大学出版联合社，1996：7.

（2）气化，泛指气驱动的各种显性、隐性变化　气化，专指气的运动产生的各种变化，其隐含之意更为深远广大。天地间所有的变化，中国哲学都称之为"气化"，如《素问·五常政大论篇》说："气始而生化，气散而有形，气布而蕃育，气终而象变，其致一也。"可见，大千世界各类显性及隐性变化都是气所驱使的，这也构成了中国医学传统的恒动观念之基石。

中国传统文化认定，气自身具有运动属性——自出、自起、自变（《正蒙·神化》），"屈伸往来者，气也"（朱熹《语类》）。由于气的不断运动，使得由气所形成的整个自然界处于不停的运动变化之中，表现为新事物、新生命的不断出生，由小到大；旧事物的逐渐衰退，由壮而衰至死。这些都被概括为"气化"。

气化之运动，源自气内在本质的规定性，缘于气的内在矛盾，即阴阳两个方面。"气有阴阳，推行有渐，为化。"（《正蒙·神化》）借此，中国传统文化，特别是中国医学以"气论"来阐释本然（自然）世界一切生生死死的、显性隐性的千变万化，并借助气论的基本假设，进一步试图揭示本然世界背后的深层次奥秘。显然，"气机"及"气化"理论，对于探究隐性世界（秩序）与显性世界及其之间不停顿的转化，提供了比较有利的视野及价值指向。

5."气"是感应现象的中介　前已述及，自然界充斥着感应现象，原子论自然观对此没有留下解释空间。气论则特别强调"气"是感应的中介。

感应，原意指事物间相互感动、影响、作用等。《吕氏春秋·应同》认为同类事物间存在"类同则召，气同则合，声比则应"的感应性。这是自然普遍存在的现象，如乐器共振共鸣、磁石吸铁、日月吸引海水形成潮汐、晨起鸡鸣，以及日月、昼夜、季节气候变化影响人体生理与病理过程等，皆被中国文化归之为"自然感应"现象，故有"天地间只有一个感应而已，更有甚事"的哲学性归纳（《二程遗书·卷十五》）。它显然是气论的一个重要组成部分。

气论视野里，万事万物都同一于"气"这个根基。虽宇宙有形器与虚空之分，形器也有此物与他物之别，但却又都是可分而不可离的，形器与虚空是统一整体，此物与他物也是统一整体。促成这统一的"中介"便是气，故《淮南子·泰族训》云："万物有以相连，精祲（高绣注：气之侵之者也）有以相荡也。"整个世界（有形、无形，显性、隐性）均统一于气这一物质本原中，整个自然就以气为中介，在普遍的相互密切联系中，永恒地流动着、变迁着、迭代着、更新着、感应着。

同理，人与自然也是一个整体，一个很大的整体。它赖以形成的中介亦是气："人之气，即天地之气也。"（孙文胤《丹台玉案》）故有"人身一小天地"之说（章楠《医门棒喝》）。天人不但"相应"，相互影响，且一理以贯之。《吕氏春秋》云："人之与天地也同……其情一体也。"形神（心身）是一个整体，中介环节也是气，《淮南子·原道训》指出："夫形者，生之舍也。气者，生之充也。神者，生之制也……一失位则三者伤矣……

此三者,不可不慎守也。"

从发展角度来看,以气为中介来解释众多复杂的自然感应现象,包括生命领域中的各种互动之事实,在更准确的理论解释诞生前,这是十分接近本然的假说。借助"气论",更利于做出类同于量子时代的相关探索。

五、本体论上互补的认识,相得益彰

学界已形成共识,"气论"(元气论、气一元论)与"原子论"可以简约地分别代表东西方哲学的本体论[1],它们也催生了中西医学中占据主导地位的对自然本质的看法(自然观)及对生命问题的基本认识(生命观)等。因此,结合对生命及医药学特点的深入探究,就可以从"元气论"与"原子论"——东西方的本体论比较,简要地展开。

张岱年认为:"西洋哲学之原子论,谓一切气皆由微小固体而成;中国哲学中元气论,则谓一切固体皆是气之凝结,亦可谓适成一种对照。"在此我们就双方较为本质的主流性认识做一比较,姑且忽略各自的历史形态等差异。

1. 形质的比较　元气和原子作为东西方对世界终极本原之认识,均肯定了客观物质之存在。然东西方本体论对各自本原及其属性的具体认识和细节理解上,有着质的不同。

(1)气的属性:无形、连续　气论认为,气作为万物的本原,无形质可见——肉眼看不见,或细微到缺乏具体形态结构的,其内部是连续性的,既没有空隙存在,外部又没有边界。

(2)原子:有性质、重量与形状　原子论认为,原子(atom,希腊语,本意就是"不可分割"的最小微粒)作为世界的本原,是一种最小、不能再分的物质微粒。原子在数量上是无限的,在性质上是相似的,其差别只在于形状、大小、位置和排列方式。亚里士多德(Aristotle)指出:"留基波及其信徒德谟克里特……认为原子间的区别是生成其他事物的原因。这些区别共有三种,即形状、次序和位置。他们断言存在只在形态上、相互关系上和方向上相互区别。形态即是形状,互相关系即次序,方向即位置"(《形而上学》[2])。在原子论者看来,事物总体性质差异是因为原子形状和构成的不同。然而,假设万物的本原是一类性质有差异的有形实体,就意味着同时须承认这类有形实

---

[1] 这里需明确界定一下:东方指以汉文化为主体的中国,西方主要指受两希(希伯来、古希腊)文化影响的欧美板块。

[2] 亚里士多德.形而上学[M].转见:北京大学哲学系外国哲学史教研室.西方哲学原著选读(上卷)[M].北京:商务印书馆,1981:143.

体的种类是有限的。这样，无限的宇宙万物与有限的有形本原之间就产生了尖锐的矛盾。对此原子论者做了多种努力，试图自圆其说，但终因摆脱不了原子有着固定形态这一基本假设，各种修补理论均苍白乏力，无济于事。

原子的本质是"坚实的、充满的"，留基波等称之为"存在"，原子运动的所在——"虚空"则称之为"不存在"（《物理学》）。对于"虚空"，德谟克里特认为是"空洞无物的空间"；伊壁鸠鲁也主张是"绝对的无""它既不能作用于原子，也不能承受原子的作用，而只能给原子提供运动的场所""宇宙就是许多物体和虚空"。这样一来，物体与"虚空"便互不相涉。再者，原子既然是有形的，其内部则一定是绝对连续、不可分割的，其外部则是绝对间断、没有联系。德谟克里特便认为："原子是绝对的充实体，每个原子中间没有任何间隙……（它是）不可穿透的"（全增嘏《西方哲学史》[1]）。清末民初的翻译家、启蒙学者严复在翻译原子（atom）时，翻译成"莫破"，并把原子论译为"莫破质点律"，既比较恰当，也提示原子的不可分割性（莫破）。恰恰在这些点上，塑造了东西方对"虚无"（隐性世界、隐结构、暗物质）截然不同之基本态度：否认（蔑视）PK关注（重视），也造成了对世界、宇宙看法的根本差异：断裂与间隔（实体与虚空）PK整体"一气牵系"，有形无形不停转化。

2. 运动属性　原子论与气论在宇宙本原具运动属性的认识，基线上是一致的，对诸多具体特征的认知，却差之千里。

（1）气论：运动源自内在阴阳属性　气论认为，气本身即有运动属性，形式多样，非常活跃[2]。其运动取决于内部的矛盾性，即阴阳双方对立统一。阴阳虽可分却不可离，具有连续性特征，其基本运动形式有二：凝聚弥散与升降出入。气聚成形，气散为虚空，起因于内部阴阳的对立统一："气自出""气自起""气自变"。其气在凝聚与弥散运动中相互转化是绝对的，运动变化是永恒的。由凝聚而弥散，即由形器归于虚空；由弥散而凝聚，即从虚空复聚为形器。自然界就在这样的不断运动中，在凝聚与弥散转化中，在形器与虚空的互变中，永恒地"流动"着。

此外，在形器与虚空中，运动也是无时不作的、普遍存在的。故有"升降出入，无器不有"（《素问·六微旨大论篇》）之说。从而，大千世界表现出生生化化，永不宁息，变迁不止，遂"万物霜天竞自由"。

（2）原子：运动源于自身重量　作为倡导者，德谟克里特认为原子本身具有运动属性，物质世界的运动实际上就是原子的运动，"原子在虚空中乱作一团，在动乱中它们相互碰撞，结合在一起"（《论德谟克里特》）。但德谟克里特并没能完全解释原子的

---

[1]　全增嘏.西方哲学史（上册）[M].上海：上海人民出版社，1983：96-100.

[2]　前已述及：气之活动形式多样，有自动、自休、自峙、自流、自斗、自竭、自崩、自缺、自成、自化等。

动因。伊壁鸠鲁和卢克莱修在德谟克里特的基础上，对原子动因做了积极探索，认为动因在于原子自身重量。因此，其主要形式是下坠。"无数的原子在无限的虚空中像下雨一样，用同等的速度平行降落。"[1]在直线降落过程中，伊氏还认为有的原子可能意外地偏离原来的直线运行轨道，向旁边倾斜出去，他说："原子永远不断在运动，有的直线下落，有的离开正路，还有的由于冲撞而向后退。"（伊壁鸠鲁《致赫罗多德的信》见《西方哲学原著选读》）[2]正是这种意外而无序的偏离，激起了原子相互间的碰撞，从而结合成万物，或动而不休。这些观点强调了原子的不可生和不可灭之属性及运动特征，且突出了运动中原子本身形状和大小的不变性。本质上，在原子论看来，宇宙万物在虚空中只是彼此隔绝的一座座"孤岛"。

文艺复兴后的学者们大多更新了对原子动因的解释，但基本点上依然遥承早期先哲之见。如伽利略在接受原子论的同时，强调物质的运动就是机械运动。有专家认为：牛顿解释"万有引力"时的第一次神秘"推动力"，与原子意外地偏离原来轨道，异曲同工，可说是受了后者启发。因此，这些观念在近现代自然科学领域起到了某种规范作用。这些思辨认识，实际上开创了一种机械的运动观。故恩格斯在《自然辩证法》中指出：原子论思想孕育了原子内部绝对连续与原子及实体之间绝对间断的观念，布下了"近代形而上学唯物主义的种子"。

3. 作用方式：感应与碰撞　对于事物之间的相互作用方式，气论与原子论也给出了完全异趣的解释。

（1）感应　中国古代贤哲认为：各事物之间存在着相互作用，这种相互作用的主要方式是"感应"。万物由气聚而成，虚空亦气，且"气有潜通"，能渗入或逸出实体而进行内外交换，故气能感应万物。

就人与自然界而言，由于"人之气与天地之气常相接无间断"（朱熹《语类》），借助气的中介，"人与天地相参也，与日月相应也"（《灵枢·岁露》）。自然界的种种变化都影响着人的生理、病理过程，"天人相应"的机制也得到了某种解释，这就是"同气相求"原理。在这种认识中，事物之间的相互作用与相互联系被非常突出地强调了。用恩格斯的观点看，强调事物之间的广泛的相互作用与联系，正是辩证法的真正精髓所在。

相应也好，感应也好，其背后体现的是一类隐含的内在秩序及隐性的相互关联。它借气之"潜通"而实现，故更具本质性（"更有甚事"），表现上可各种各样，核心则一点——万物间广泛存在却隐而难见的关联性（隐含的内在秩序）。

［1］ 全增嘏.西方哲学史（上册）[M].上海：上海人民出版社,1983：93-96.
［2］ 北京大学哲学系外国哲学史教研室.西方哲学原著选读（上卷）[M].北京：商务印书馆,1981：159.

（2）直接作用与碰撞 持原子论观点的西方贤哲大多认定原子之间的作用方式主要是实体间直接作用（如"碰撞"）等。留基波和卢克莱修认为，没有直接的接触和碰撞，"就永远不会把什么东西创造出来"。伊壁鸠鲁也把事物的作用方式主要归之直接碰撞。在他们看来，原子组合而成的物体之间，也只能通过直接的接触与碰撞，或者通过物体发出的由原子组成的"射流"，才能互相作用。

这些观点在文艺复兴后的一些思想家论著中，痕迹依稀可辨。霍布斯（T. Hobbes），这位曾被马克思称作"把培根的唯物主义系统化了"的思想家，认定物体的"运动"，只是直接接触所引起的单纯位置移动。"运动就是失掉一个位置而获得另一个位置。"近代科学发轫于力学研究，与此不无关系。把事物间的联系仅仅定位于相互间直接的接触或碰撞，势必是有局限的。因此，西方医学只重视结构性探讨，忽略隐含的内在秩序，包括忽视心身关系、漠视肠—脑轴、不重视生物节律现象、不注意远距离事物间的相互影响等，就都不足为奇了。

4. 不同的导向：显性构造与隐含秩序同在 自然观具有强大的导向作用。气论与原子论在物质观、运动观、作用方式等方面的本质差异对东西方学者的探索活动，起着不同的价值取向作用。

自然观上的这些差异，使得西方文化表现出偏重结构还原、个别分析和宏观机械运动等探究传统；东方文化则偏重于相互感应现象及内在关联性等的研讨，重视功能分析、整体综合，却蔑视对实体及结构研究等倾向。可以说，中西医药学范式的主要差异，都在东西方自然观差异中可找到某些原型。

例如，原子论强调构造（原子的形状、大小、位置和排列方式是决定事物差异的本质之因）。因此，数千年来，特别是文艺复兴以降，人们汲汲于条分缕析地弄清楚构造方面的差异，并在这方面做出卓有成效的探索，取得了巨大成果。大体—系统—器官—组织—细胞，到分子—亚分子—原子，包括基因结构组学等的较为清晰揭秘，都是这一领域的、无与伦比的成就。但是，这一研究明显陷入了只注重结构、忽视联系，只注重显性存在、忽略隐性关联及隐性秩序等缺陷中。

原子论把运动的原因归结为重量，形式归纳为下坠和碰撞（实质上都是吸引），就很难使西方学者在这些问题上摆脱外因论、机械论和形而上学的陷阱。基于此，也不难理解，注重宏观的机械运动研究会成为西方文化的传统倾向。以还原方法为手段，被标记为科学发展的"分析时代"的近代科学兴起于西方，且正好发轫于宏观的机械运动之研究，更非历史之偶然。因为原子论存在着孕育近代科学，包括西方医学的"基质"。

除了上述之外，东西方本体论差异的最大影响，也许是对双方各自关注重点在于是显性（的结构）还是背后隐含（内在秩序、超微结构及影响）两大本质差异上。对此，我们将在后面章节专门论述。

六、东西方智慧的交融，将催生新的自然观

前已述及，历史上，璀璨的中国文明有赖于各地人员思想之交融。如今也同样，东西方智慧之交融，将催生新的自然观，让人类认知上一个台阶。

1. 高山流水，知音互鉴　中国素有高山流水之典故，《列子·汤问》："伯牙鼓琴，志在登高山，钟子期曰：'善哉，峨峨兮若泰山。'志在流水，曰：'善哉，洋洋兮若江河。'"其实，抛弃西方中心论等思想作祟，原子论与气论倒真有知音难觅，十分般配之互补特征。

客观地说，东西方的气论和原子论作为不同文化传统中占主导性的本体论，并不存在绝对的优劣高下之别，都蕴含着合理性、深邃性与某些科学成分，也都有这样那样的弊端及缺陷，故既能各自在历史竞争中汇流而成，脱颖而出，又在东西方各自领土上雄居主导地位；但两者又皆非尽善尽美，都有很多解释不了的现象与事实。数百年来的文化交流并没使一方完全退出思想舞台，就是明证。

事实似乎还提示，在不同的历史背景和科学技术发展阶段，气论和原子论的科学价值是不完全等值的。气论由于先天性地蔑视形态结构的具体分析，长期以来只能停留于对自然界笼统模糊的认识，缺乏对事物特性、原因及结果等的深入研究，因此，始终未能在现代理论上有突破性飞跃。忽略具体的分析研究，又使实证科学无法在中国顺利地发展；缺乏实验依据的支持，则使中国医学在精确性上黯然失色；再加上沉湎于自然感应现象层面的思辨性研讨，不愿意从研究各种不同的、具体的运动变化细节着手，因而，牵强附会成分颇多。这些都阻滞了中国医学（包括本土科学等）在近现代的实证性发展。

然而，螺旋式上升也许是历史进步的常见形式。原子论主导下的科学成就，却也使得原子论观念本身遇到了严峻挑战，陷入了困境之中。例如，原子论的间断性观念所追求的物质的不可再分的终极本原，至今尚无法发现：人们不断攻破"原子"中一个又一个壁垒，相继找到了电子、质子、中子、光子等，绝少有人再坚持原子的不可分了。要探讨物质终极本原的固有形态，也成了海市蜃楼，可想而不可及。在运动观方面，原子论也碰上了自身难以克服的麻烦。传统原子论大厦的根基动摇了，这一动摇几乎震撼了所有实证学科。

2. 前沿物理研究，居然与传统思想颇为契合　美国高能物理学家卡普拉（F. Capra）执教于加利福尼亚大学伯克利分校，讲学足迹遍及巴黎大学、加利福尼亚大学、斯坦福大学、伦敦国家学院等。他于1975年写下了《物理学之道——近代物理学与东方神秘主义》，自问世以来近半个世纪了，书已出了4版，依然长销不衰，成为销售超过数百万册的世界级畅销书。他回忆说，写书的初衷是发现20世纪的物理学进展——如量子理

论与相对论等——其观察世界的方式居然与道家思想、佛教学说等极为相似[1]，故有志于探个究竟。当他如此深入考察时，更清楚地注意到这种相似性，遂试图把两者结合起来，以描述亚原子世界现象。结果阴差阳错，居然发现现代物理学概念与东方哲学（宗教）思想之间的某种关联性（或说"神似"更妥）。其结论是，现代物理学与东方神秘主义间存在着非常引人注目的相似性。有时候，几乎无法区别它们究竟是现代物理学家，还是东方神秘主义者所说的。

据该书第4版的译者朱润生[2]在《译者前言》中所指出的："古代东方哲学认为'空''无'或'道'是产生一切有形实体的基础。中国哲学中的'气'所表达的思想，与近代物理学中的场极其相似。量子场论认为，场是连续的，在空间中无处不在，同时，它又是不连续和具有粒子性的。物质的这两方面永远不停地相互转化，在运动过程中体现着它们的统一。古代东方哲学也强调两者之间动态的统一。'色不异空，空不异色。色即是空，空即是色。'所谓色，指的就是有形的物质。"[3]

"在高能物理实验中，粒子可以互相转化，能够从能量中产生又复归于能量，粒子的性质只能通过它们与环境的相互作用来了解。量子场论认为，粒子只不过是场在局部区域的凝聚，有形的物质和现象只不过是基本实体的暂时表现。这种思想不仅是量子场论的基本要素，也是古代东方宇宙观的基本要素。"[3]

"在讨论了近代物理学关于时间与空间，物质与真空，以及因果关系等重要的基本概念与东方哲学的相似性以后，作者（指卡普拉）进一步深入浅出地介绍了已经发现的300多种亚原子粒子和它们的共振态的基本性质，18种夸克和它们的对称性，强相互作用力和弱相互作用力，费曼图、幺正性原理、S矩阵理论和靴袢理论等高能物理学的研究成果，揭示了各种最新的物理学概念与古代东方哲学思想惊人地相似。"[3]

然而，需指出的是"承认近代物理学家与东方神秘主义者宇宙观的相似性，并不意味着科学家们应当放弃科学的研究方法，而像古代哲学家一样地去静坐沉思，凭直觉去感知宇宙的奥秘"[3]。朱润生认为："它们是人类精神的两个方面：一种是理性的能力，一种是直觉的能力。它们是不同的，又是互补的；不能通过一个来理解另一个，也无法从一个推出另一个；两者都是需要的，并且只有相互补充，才能更全面地认识世界。"[3]对此总结性观点笔者深表赞同，古代思想只是思想而已，并不是科学结论，充其

---

[1] 注意到这种相似性的学者不少。中国科学院院士朱时清，著名的物理学家关于物理学与佛学在高层上有所神似的说法，可为一例。参见下文阐述。

[2] 译者朱润生，中国科学院高能物理研究所研究员，对发展我国科技事业有突出贡献，故其之见解具有权威性。

[3]（美）卡普拉.物理学之道-近代物理学与东方神秘主义[M].4版.朱润生译.北京：中央编译出版社，2012：译者前言.

量是一类值得重视的思路及可供探究的方向而已。但重大及复杂问题研讨中，思路是不可或缺的，甚至可决定成败。

笔者在这里之所以大段引用原文或译者之语，一则，高能物理毕竟十分深奥，非一般常人所熟识，恐有不当或误人之解读；二则，借权威之解读，可增强相关话语的影响力。此外，也避免了爱屋及乌之嫌。毕竟笔者第一身份是中国医学之教授，与传统文化思想有着千丝万缕之关联性，难免会偏爱传统文化。

3. 从"物质实体"到"关系实在"：最核心处双峰交融　朱清时是中国科学院院士、中国科学技术大学原校长、国际著名物理学家和教育家，他一直站在科学研究前沿。几年前，他做公开讲演，重点结合佛教哲学，探讨了物质与意识之本质，因为有些见解"惊世骇俗"，遂引起热烈反响。他主讲的题目本身即具有挑战性——《物理学步入禅境：缘起性空》。他以爱因斯坦的统一场论和霍金的"弦论"，与佛学经典《成唯识论》的"藏识海"开始他的精彩讲演，对这些进行了比较，认为它们是相通的："物质世界，是无数宇宙弦的交响乐，与眼前世界是藏识上因风缘而起的波浪，极其相似。"[1]

朱清时从当代著名哲学家施太格缪勒（W. Stegmuller）《当代哲学主流》中的一段名言说起，施氏写道："未来世代的人们有一天会问：20世纪的失误是什么呢？对这个问题，他们会回答说：在20世纪，一方面唯物主义哲学（把物质说成是唯一真正的实在）不仅在世界上许多国家成为现行官方世界观的组成部分，而且即使在西方哲学中，譬如在所谓身心讨论的范围内，也常常处于支配地位。""但另一方面，恰恰是这个物质概念始终是使这个世纪的科学感到最困难、最难解决和最难理解的概念。"[1]

这是因为一方面以"唯物主义"为标记的哲学广为流行，另一方面"物质"究竟是什么，却又语焉不详。施太格缪勒洞察认为这就是"20世纪的失误"。本书前面分别提及了心理学的"20世纪困惑"及生物医学的"20世纪困惑"，根源有所类同——都是"唯物主义"哲学之强势却对何谓"物质"语焉不详。

朱清时系统回顾了现代物理学研究史——20世纪30年代以前，物理学一直认为物质是由分子构成，分子是由原子构成，原子则是组成物质的最小"砖块"。1932年研究证实，原子是由电子、中子和质子组成；遂质子、中子等看作是物质微观结构的第三层次，统称基本粒子；再后，1964年物理学家盖尔曼（M. Gell-Mann）提出假设：质子和中子并非是最基本的颗粒，它们是由一种更微小的东西——夸克构成的。至20世纪末，物理学的前沿领域发展出了"弦论"，使人们对物质的看法更进了一步。

---

[1]　朱清时.物理学步入禅境：科学家千辛万苦爬到山顶时，佛学大师已经在此等候多时[EB/OL]. 2017-2-2. https://mp.weixin.qq.com/s/CuLC6p5U4dgnAuFl7WPmDQ.

在"弦论"之前,爱因斯坦终其后半生,一直想努力构建"统一场论"——即以一个能包罗万象的框架,来描述所有自然力的单独理论——最终,爱因斯坦没能实现他的梦,而"弦论"的出现使这个"梦"成为可能。所谓"弦论",即用以描述引力和所有基本粒子,基本观点就是自然界的基本单元——如电子、光子、中微子和夸克等,看起来像粒子,实际上都是很小很小的一维弦的不同振动模式,类似于小提琴上的弦。为了区分琴弦,朱清时将此称为"宇宙弦"。"弦论"认为"所有的基本粒子,如电子、光子、中微子和夸克等,都是'宇宙弦'的不同振动模式或振动激发态。每条宇宙弦的典型尺度约为长度的基本单位,即普朗克长度(10^{-33}厘米)"[1]。

朱清时颇带诗意地继续阐发说:"简言之,如果把宇宙看作是由'宇宙弦'组成的大海,那么基本粒子就像是水中的泡沫,它们不断在产生,也不断在湮灭。""我们现实的物质世界,其实是'宇宙弦'演奏的一曲壮丽的交响乐!"如此,很大程度上把物质与其对立面——意识等同起来。"按当前流行观点,意识是完全基于物质基础(我们的脑)而存在,但意识不是一种具体的物质实在,因为没有人在进行脑科手术时在颅骨内发现过任何有形的'意识'的存在。""意识是大脑演奏的交响乐。这个图像为理解'心物一元',即意识和物质的统一,开辟了新途径。"他进一步说道:"组成物质世界的基本单元是'宇宙弦'的各种可能的振动态,而不是'宇宙弦'自身,就像组成交响乐的单本单元是乐器上发出的每一个音符,而不是乐器自身一样。"[1]

"弦论之前,物质的实在性体现在组成客观世界的砖块是上百种原子,这些原子都是由质子、中子和电子等基本粒子组成。这些基本粒子都被当作是物质实体,都是组成物质世界的'超级砖块',因而可以把物质世界看作是物质实体。"[1]

而"在弦论中,情况发生了根本变化。过去认为是组成客观世界的'砖块'的基本粒子,现在都是'宇宙弦'上的各种'音符'。多种多样的物质世界,真的成了'一切有为法,如梦幻泡影,如露亦如电,应作如是观。'(《金刚经》)"。朱清时接着指出,此时物理学已悄然进入了佛家的"自性本空"之境界[1]。

至此,他不无幽默却惊世骇俗地说:"科学家千辛万苦爬到山顶时,佛学大师已经在此等候多时了!"并强调这一观点,"彻底动摇了20世纪以来作为主流认识论——'唯物主义'的基础"[1]。当然,这些话突破了人们以往的认知固有见解和习以成俗之定论,遂引发了巨大争论。

其实,朱清时总结说:"20世纪自然科学的进展,可以用'关系实在'来取代绝对的'物质实体',即主张'事物不是孤立的、由固有质构成的实体,而是多种潜在因素缘

---

[1] 朱清时.物理学步入禅境:科学家千辛万苦爬到山顶时,佛学大师已经在此等候多时[EB/OL].2017-2-2.https://mp.weixin.qq.com/s/CuLC6p5U4dgnAuFl7WPmDQ.

起、显现的结果'。每一存有者，都以他物为根据，是一系列潜在因素结合生成的。""现象、实在和存有被限定在一组本质上不可分离的关系结构中。"[1]这就是哲学家们强调的"关系实在"，但以前人们固守的是"物质实体"之定见；而且"'物质实体'在人们的心中太执着了。"只认定"物质实体"，积极追溯的只是"物质实体"，这正是原子论及还原研究所唯一信奉的。朱清时还分析说"佛学认为，物质世界的本质，就是缘起性空"[1]，体现出对"关系实在"之执着。

我们早就注意到中国文化偏重"关系把握"之特征，在笔者1986年主编的《中医学导论》中，便归纳强调，原子论导致西方偏重于实体（物质本原）探究，气论促使中国古贤更看重复杂关系之把握。笔者在2005年主编的国家级规划教材《中医学方法论——兼作中西医学比较研究》中，更是反复强调这一差异[2]。

对此，我们还要做出补充，理性是合理思维的必要形式，以前人们只强调逻辑理性、纯粹理性，近来却越发注重关系理性、历史理性，关系理性正是对应于关系实在的。关系理性正是中国传统认知之强项[3]。

4. 复杂世界研究：回味"老子"智慧　20世纪中叶后期，西方兴起了一大批研究复杂系统的理论学科，包括系统论、信息论和控制论等。20世纪七八十年代后，又相应诞生了包括耗散结构、协同学、孤立子理论、突变论、超循环理论、分形混沌、自组织理论及新近的系统生物学、复杂网络理论、网络药理学等。这些学科理论的指导思想往往与气论及中国传统文化更为契合。如20世纪70年代，德国理论物理学家赫尔曼·哈肯（H. Haken）创立了协同学（syengreitcs）。他本人就认定自己的学术思想是受中国医学等东方思维之启发，认为协同学和中国古代思想在整体性观念上有着深刻的内在联系。

闵家胤是中国社会科学院哲学研究所研究员，研究方向是系统科学和系统哲学。他回忆说，国际系统科学研究会主席和纽约州立大学系统科学系老主任克勒（G. J. Klir），1986年曾在莫斯科做重要学术报告，题目是《信息社会中二维度的科学的出现》，此文后来被称为"系统科学宣言"。"其中心论点是：在当代信息社会中，科学已经发展成二维度的了。传统科学包括天文、地质、物理、化学、生物等十几个学科，研究实体，在实验室里做实验。系统科学包括系统论、控制论、信息论、耗散结构理论、协同学、超循环理论等十几个学科研究关系，在电脑上做模型。'系统科学的实验室是电

---

［1］　朱清时.物理学步入禅境：科学家千辛万苦爬到山顶时,佛学大师已经在此等候多时［EB/OL］.2017-2-2. https://mp.weixin.qq.com/s/CuLC6p5U4dgnAuFl7WPmDQ.

［2］　何裕民.中医学方法论［M］.北京：中国协和医科大学出版社,2005：4.

［3］　参见第十九章中"一个善解难题的智慧体系"相关内容.

子计算机'——这是克勒讲得特别精辟的一句话。"[1]而且,"传统科学主要研究简单系统,用分析的方法、还原论方法,寻找和处理线性关系;即便是对人体和社会这样的复杂实体做研究,往往也是用还原论方法和线性思维来处理。""系统科学则主要研究复杂系统,用综合的方法、整体论的方法,寻找和处理非线性关系。对人体和社会这样的复杂系统,系统科学坚持用整体模型和非线性思维来处理。"[1]其实,系统(复杂)学科研究重在关注错综的"关系",联系到前述的朱清时强调20世纪科学从"物质实体"转向"关系实在",这也是重要的佐证之一。

克勒专门提及他的思想与中国医学等的关系:"中医认为'人是形、气、神的统一体',这近似于说'人是物质、能量、精神的统一体'这种三元论的理解,总比作为近代西医哲学基础的笛卡尔二元论(物质和意识)来的科学。"[1]

闵家胤还提及一件趣事:克勒曾应邀到中国湖南长沙的国防科技大学访问,面对数百名海内外学者,他兴致勃勃地讲到,自己新研究出来的一条系统科学原理,却发现早在2500年前,就由中国的老子非常精妙地表述出来了。接着克勒把《老子》书里那几句话的英译文打在字幕上。当时听他讲的几十位中国学者正看得似懂非懂时,克勒继续讲道"在我做完学术报告之后,那所大学的师生蜂拥而出,把长沙城各个书店里有关老子的书抢购一空",接着他调侃道:"诸位,你们要记住:中国人已经不知道老子是谁了,是我,美国人克勒,在1987年把老子介绍给中国人的。""这话引起了全场来自世界各地的几百名学者的哄堂大笑。"[1]但作为炎黄子孙,我们却怎么也笑不出来。别把传统弄丢了,是习近平总书记最近经常说的,但往往我们真的把传统丢得差不多了。

5. 新的本体论,将改写人类认知　1987年笔者在《医学与哲学》上发表论文,讨论了东西方自然观的汇通趋势,认为现代之发展"促使人们进行深刻反省和新的探索,以致出现了这样一股越演越烈的潮流,西方人纷纷从东方自然观中寻找理论智慧,东方人开始注意向西方学习。这在医学领域同样是显而易见的。与此同时,自然科学的一系列成就又提供了范例,揭示中西方自然观的互相交合、互为补充、融会贯通不仅可能,而且将促进现代科学,包括医学的发展,可以说它是历史进步的必然趋势之一。"[2]其实,前面讨论的话题,已印证了这一点。再如,"物质观是物理学理论的核心内容,现代物理学的物质观事实上融汇了中西方自然观。它认为物质存在着两种基本形态,一是具有静止质量的间断性的物质粒子而组成的实物形态(类似原子),另则是存在于整个空间的具有传递相互作用能力的场(类似气)。大到太阳系、银河系、河外星系,小到

[1]　闵家胤.应当加强中医哲学范式研究.参见:张超中.中医哲学的时代使命[M].北京:中国中医药出版社,2009:27-32,34-35.

[2]　何裕民.中西医学的自然观差异及其汇通趋势[J].医学与哲学,1987,(6):16-20.

原子核内部，都既有实物又有场；既有粒子性，又有波动性；是实物和场的统一，粒子性和波动性的统一，也可以说是原子论与元气论的统一。"[1]

又如，"作为横向新兴学科之一的现代系统论事实上也兼容并包了元气论和原子论的长处，摈弃了各自的不足。系统论有两个核心认识：其一，对象是普遍联系的，具有整体性和功能性，并在物质的各个层次上都是如此，这些与原子论的间断性、个体性、结构性和简单的分解组合等观念显然是格格不入的，而与元气论有相通之处。其二，对象是一个多质、多变量、多层次的结构，其整体功能是由元素相互联系而成的，要认识事物的性质就必须了解它的结构。这里表现为笼统的整体观念和直观思辨方法的元气论就无济于事了，原子论恰恰以此见长。"[1]结论是"中西方自然观的合流汇通是人们认识发展的一种趋势，它是人们在更高阶段上对传统自然观反思的必然结果，但这种汇合不是势均力敌的掺杂，而是有倾向性的交汇融合。中西方在医学上的汇通，不仅完全可能，而且十分必要，它有可能导致整个医学科学的改观"[1]。

举个新案例，2018年笔者引进并主审了美国神经科学家布来得森（D. E. Bredesen）关于认知症的新书《终结阿尔茨海默病》，此书一经引进便在中国大受欢迎，短期内销售几十万册，并荣获2021年医界十大好书。何也？一则阿尔茨海默病受到人们高度关注，二则此书确能解决一些问题（阿尔茨海默病是现今世界最难解决之顽症）。笔者之所以会引进此书，是因为了解此书的出版背景——布来得森20世纪70年代末开始行医，一心想借现代科技，找到阿尔茨海默病发病的确切机制，然后发现一剑封喉之法，加以破解。然后30多年过去了，传统的还原方法没有丝毫进展，陷入困境。他去过印度，也与中国学者有过密集交流。阴差阳错，在其夫人提醒下，改弦易张，不再盯住那个核心靶点，而是改用综合方法，多环节调控，把阿尔茨海默病分成几大类，分门别类地加以解决，效果不错。他已较有效地纠治了数千名患者，我们用类同思路，也有400余名患者疗效理想。因此，他是"从东方智慧中吸取精华，寻得破解之策"[2]的。布来得森本人在该书"致中国读者"也写到"在自己的学术生涯中，与许多中国学者进行了广泛深入的交流，深深感受到中国传统医学的恢弘博大及实用价值。我们发明的这套逆转阿尔茨海默病的个性化治疗程序，是笔者和团队在沿世界主流路径探索多年仍然严重受阻、困惑时，受到中医学及印度医学智慧的启迪而萌生的"[2]，可见其本身是思想汇聚之硕果。而且，"我们发现阿尔茨海默病不是一种单一的疾病，实际上，它分为4种不同类型：炎症型［热性型（Ⅰ型）］、萎缩型［寒性型（Ⅱ型）］、糖类中毒型［甜证型

［1］何裕民.中西医学的自然观差异及其汇通趋势［J］.医学与哲学，1987，（6）：16-20.

［2］（美）戴尔·布来得森.终结阿尔茨海默病［M］.何琼尔译.长沙：湖南科学技术出版社，2018.

（1.5型）］、毒素型［恶性型（Ⅲ型）］，需要'因人制宜'"[1]。暂不讨论他的具体治法，光从这些命名（热性、寒性）中，就能觅着其浸透了中国文化之智慧。不了解作者的人，一定认为这是中医学者写的，但作者却是系统受还原论熏陶、地地道道的美国医师，只是为了走出几十年的研究困境才改弦易张的，没有想到，一改变则"柳暗花明"，居然部分破解了难题，创造了奇迹。也许，具体案例之叙事并不高大上，但却有血有肉，具象而可信。足以说明东西方智慧交汇互补，有可能帮助人们走出困境；新的本体论，有助于改变认知。

众所周知，正如生命须通过新陈代谢来维系其发展一样，文化也是通过不同文化的冲突、交流和交融而发展的；任何一个处于绝对封闭状态的族群，即便不走向灭绝，也只能成为文化的活化石。故前述的诺贝尔奖获得者普列高津客观地指出："西方科学和中国文化对整体性、协和性理解很好的结合，将导致新的自然哲学和自然观。"[2]

被誉为不列颠之脑的国际级科技史专家李约瑟（J. Needham）认为：中国的气一元论（有机论）比原子论（构造论）更容易与现代科学结合。他原本主业是修习生物学的，20世纪40年代起对中国传统文化有了浓厚兴趣，有过系统的深究，非常崇尚中国传统文化中的有机自然观，不止一次地认为未来的科学革命，很可能会在一种东西方交融的有机自然观基础上产生。

［1］（美）戴尔·布来得森.终结阿尔茨海默病［M］.何琼尔译.长沙：湖南科学技术出版社,2018.

［2］（比利时）普列高津.从存在到演化［M］.曾庆宏译.北京：北京大学出版社,2007：157.

第 十 二 章

人世纪：中国医学隐藏的科学 "洞见"

未来世代的人们有一天会问：20世纪的失误是什么呢？ 对这个问题，他们会回答说：在20世纪，一方面唯物主义哲学（把物质说成是唯一真正的实在）不仅在世界上许多国家成为现行官方世界观的组成部分，而且即使在西方哲学中，譬如在所谓身心讨论的范围内，也常常处于支配地位。但另一方面，恰恰是这个物质概念始终是使这个世纪的科学感到最困难、最难解决和最难理解的概念。

——（奥地利）施太格缪勒（《当代哲学主流》）

2019年，世界范围多学科专家投票确定了一个新的地质年代——人类世，指出20世纪中叶是"人类世"的起点。此概念最早是由诺贝尔奖得主保罗·克鲁岑（P. J. Crutzen）于2000年提出的。他认为地球已告别1.17万年前开始的"全新世"地质年代，进入了一个由人类主导的新的地质时代，其特征在于："塑造地球的主要地质力量已不再是河流、冰或风（等自然力）了，而是人类。"与此相关的现象包括生物栖息地减少、全球气候变暖、混凝土、塑料等大量出现……它们将存留千年或更久，正在改变着地球系统。如新近消息，据荷兰阿姆斯特丹自由大学的新研究，在人的血液中发现了可量化微塑料，每毫升血液中平均达1.6微克。此前，我国学者也在好喝瓶装水、常吃外卖食品者的粪便中，发现了微塑料。幸哉哀哉，暂且不说，这也是"人世纪"的标记[1]。可以说，举目望去，现代人也都生活在上述的纯"人造"之世界中。一切的一切，都是人造的，非自然的。这就是人世纪，绝对以人为主体的世纪。

其实，早已是如此了。但真正勇于承认，还是近期的事。以人为主体的世纪，是不是也该对"人"本身，形成更为本然而真实的、少一点遮蔽了的、割裂了的，甚至碎片化了的了解呢？ 显然是需要的！故此时，回顾一下古代贤哲关于生命、健康等的认识，比如，听听在纯自然状态下他们的感悟、猜测及联想等，不无启迪及意义。

---

[1]《国际环境》2022年3月25日发表了荷兰的一项研究，检测了22名健康者血液样本，发现80%的样本含有微塑料。

一、气论视域下中国医学对生命"隐含秩序"之理解

拂去历史的尘埃,可以明确地说,中国医学在生命科学领域还真的隐藏着不少"洞见"。这些是在直接观察体验情景下得出的见解,弥足珍贵!

1. 中国独特的生命科学 我们在全国高等中医药院校教材《中医学导论》中指出,中国医学具有"独特的生命科学"特点,何以言之?因为它具备了相对较完整的"对人的本质、人的价值、关于生命的伦理、生命的种种奥秘,以及精神、意识、情感的本质,心身关系、人与自然的关系等重大问题的理性或实证性的深入探讨"[1]。这些探讨不一定都正确,都有现代意义,有些还比较粗糙,但细细寻觅,常有启迪新知之功。须知,今天人类技术手段上往往并不或缺,缺的是启迪新知之思路及想法。善待这些认识,或许意义突出。

客观地说,中国传统医学教育是从20世纪50年代后期正式列入国家计划的。当时匆匆忙忙组织人员编写出版相关教材,限于条件,教材编写相当程度参照了西方医学教材范本。故从20世纪50年代至今,总共八九个教材版本都带有明显的时代痕迹。尽管教材越编越厚,却并不完全体现中国医学本然特色,在反映原貌及全方位等处,似有待改进。笔者也曾是多本全国统编教材之主编[2],甚至是普通高等教育"十五"国家级规划教材《中医基础学科系列分化教材》的总主编,总主编出版了该套系列教材10余本[3],但总觉得差一口气,意犹未尽。只能说现代中国医学教材是特殊年代的特殊产物,并未完全真正体现中国医学之本旨。

历史上,最接近教材类的应该是明末清初张景岳的《景岳全书》和李中梓的《医宗必读》,但毕竟时代差距太大,近三四百年了,语境完全不同,且他们是作为类书写的,不是教材。故这里阐发的中国独特的生命科学观,表达上将不拘泥于现代习以为常的教材之类的陈述,以跳开框框,寻觅旨趣。

2. 精、气、神——生命活力的中国认识 精气神学说是中国传统文化对生命的

---

[1] 何裕民.中医学导论[M].北京:人民卫生出版社,2012:7-12.

[2] 笔者1985年起接受主编《中医学导论》任务,该书当时是学校改革教材,然后先后变成了教育部的国家规划教材和卫生部的部颁教材,先后3个版本,还加上一个版本的《中医学导论》主审。

[3] 20世纪初(2003),笔者受邀成为教育部系列规划(分化)教材总主编,总主编了11本规划教材:《中医学导论》《中医藏象学》《中医病因病机学》《中医诊法学》《中医辨证学》《中医防治学总论》《中医古典理论精华》《中医古典临床精华》《中医实验学》《中医学方法论》《现代中医肿瘤学》,并主编了其中的《中医学导论》《中医学方法论》《现代中医肿瘤学》等。2010年,笔者成为卫生部部颁第一套研究生教材《中医心理学临床研究》主编,故有上述感受。

精要概括，到了后世，精、气、神变成了社会广泛共识。但此说含义比较复杂，只能简要言之。

（1）精、气、神的含义 精气从《老子》脱胎而来，《老子》在道的框架内，既言精，又讲气。"精气"合称最早见于《管子·内业》："精也者，气之精者也。"这里"精"，指气的精华。

《黄帝内经》赋予"精"新含义，其"精"大多指有形的精微物质。《灵枢·本神》说："生之来谓之精，两精相搏谓之神。"此"精"，指维系人生长、发育与生殖的有形物质，即"精液"。一般说来，精气神学说中的"精"，主要指这一含义。它与气相对而言，都是物质概念，但存在有形与无形、具体与抽象之区别。

事实上，视"精"为有形的具体物质，其义就是指"水"。把精归之为先于生命的存在，体现了中国医学对"水地说"的某种接受。为了把生命的肇始物质——精与万物的本原——气，统一起来，后代医家做了一些努力，如在解释"天一生水，水生万物"之说时，许多医家就把"天一"解释为气，也就是说，气凝聚而成水，水可化生万物。以生命为例，气可凝而为精，精则是新生命之肇基，这样一来，统一了气一元论和水地说，并把水地说归属于气一元论之中。

在中国古代哲学中，"神"的概念相当复杂。就医学经典著作《黄帝内经》中的"神"而言，它与精相对，也有着多重含义：① 指自然界物质运动变化的功能表现及其内在规律。《素问·天元纪大论篇》说："阴阳不测谓之神，神用无方谓之圣。"② 指生物和人的一切生命活动及外在的综合显现。《素问·移精变气论篇》说："得神者昌，失神者亡。"③ 指人的精神心理活动。精气神学说中的"神"，是指后两种含义，多数情况下是指精神心理活动。

可见，精、气、神原本各有不同的含义。《老子》一书精、气、神三字，只是独立的应用；《庄子》一书，精、气、神三字各自散见于各篇，也未能看出其间的相互关系。西汉的《淮南子·原道训》指出："夫形者，生之舍也。气者，生之充也。神者，生之制也……一失位则三者伤矣……此三者，不可不慎守也。"提出了形气神之说，此为精气神学说之滥觞。至东汉的《太平经》，始出现类似后世的精气神学说。《太平经·圣君秘旨》云："夫人生本混沌之气，气生精，精生神，神生明。"指出：先有气，后有精，再后才有神，并认为"三者相助为理"，三者之间存在着相互依存、转化、更替的关系。（图12-1）

（2）探究的核心问题 精气神学说主要探讨的是生命过程中的两层关系：① 无形和有形物体（气和精）与生命活动（神）间的错综联系。② 气与精和精神心理活动间的辩证关系。对于这两层关系的论述，又往往是结合在一起展开的。

就精、气而言，无形可以聚合成有形，气可生精，"精乃气之子……积气以成精"（李杲《脾胃论》）；精成之后，又可化而成气，"盖精能生气"（张景岳《类经》）；精和气之间的相互联系，体现了无形与有形之间的相互转化。它类似于今天说的合成和分解之

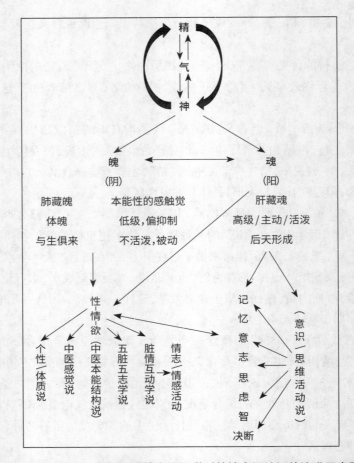

图12-1 精、气、神及魂、魄等中国医学对精神意识认识的演进示意图

类方向相反的基本代谢活动。

"人生之本,精与气耳"(《类经》)。精以气为源,气以精为体,精又以气为用,"精能生气,气亦生精"。故养生保健须注重惜精保气,"善养生者,必宝其精,精盈则气盛"(《类经》)。"凡在万形之中,所保者莫先于元气"(陈直《寿亲养老新书》)。

(3)揭示了生命的本质特点 该学说认为,在精与气、有形与无形的相互转化中,才显现出各种生命活动,产生了精神心理过程。因此,"神"是气和精转化过程所派生的。但"虽神由精气而生,然所以统驭精气而为运用之主者,则又在吾心之神"(《类经》)。尽管功能活动和精神心理是在形体和物质运动基础上产生的,但它产生后又可反馈地作用于"精""气",影响整个生命过程。故清代名医袁开昌《养生三要》强调:"神散则气消。"

结合现代认识看,健全的精神心理和协调的功能活动既依赖躯体过程,又影响着躯体功能；精、气、神三者的有机整合和协调，使整个生命过程处于更为有序的代谢状态。因此，保持良好而稳定的精神心理和协调的功能活动，对于养生保健、延年防病具有重要意义。故古代医家强调"养气全神""积精全神""爱气，惜精，养神"。正因为这样，历代医家和养生家视精、气、神为人之"三宝"，生命之根本。这是对复杂生命现象整体的高屋建瓴式的中国哲理性概括，揭示了相互之间隐性的关联及互动，自有深刻内涵，有待于细细究察及阐发之。

3. 元神、欲神、识神——心脑关系的中国解读 心身灵及心脑关系向来是世界级前沿探究之热点及难点。笔者在主编全国高等中医药院校研究生规划教材《中医心理学临床研究》(2010)[1]时，归纳了世界范围内几十种关于心脑关系的假说，指出人们尽管竭力探索，却莫衷一是，陷入困顿。

(1) 一个必须解开的世界性难题 就在近期，《信睿周报》发表了两篇综述性文章，就心脑关系这一话题的各种流派做了较全面介绍，结论是几乎在该难题研究的每一个方面，人们都缺乏共识[2,3]，可见是个真正的世界前沿性难题。对此，中国文化给出了睿智的认知理路，值得品味。

(2) 一个源自道家的"心—脑"结构 北宋张伯端在《金宝内炼丹诀》中说："夫神者，有元神焉，有欲神焉。元神者，乃先天以来一点灵光也；欲神者，气禀之性也（气禀之性可理解为源自动物的自然质性）。"其后，阳道生《真诠》中则说："或问元神与思虑神是一是二？曰：心、性、神，一也。以其禀受于天一点灵明，故谓之元神。后为情识所移，此个元神汨没在情识中，遂成思虑之神（即'识神'）。"勾勒了一个由元神、欲神、识神构成的复杂的心—脑互动结构，我们试来逐一分析：

元神：主宰生命——类似于中枢调控 张景岳尝曰："神有元神，气有元气。""元神见则元气生，元气生则元精产。"（《类经》）在张氏眼中，元神似乎是先导性的，这认识实则本于养生家和道家。究之，元神本乃道家概念。道家认为它是来自先天的，"先天神，元神也"，是生命的主宰。"元神者，即吾真心中之主宰也"（黄元吉《乐育堂语录》）。它依附于人之形骸则人活，离于形肉则人死。故道家特别看重元神，主张养生修炼当"以元神为用"。如明代的赵台鼎在《脉望》中强调："人能提元神栖于本宫，则真气自升，真息自定。所谓一窍开而百窍齐开，大关通而百关尽通也。"并主张："日用功夫，以元神为主。所谓元神，内念不萌，外想不入，独我自主，谓之元神。"其中，内念不萌，可理解为欲神未萌动；外想不入，即识神静憩；此时发挥作用、主宰生命的，便是元神。元神，其实有点类似于"元气"。

［1］何裕民.中医心理学临床研究［M］.北京：人民卫生出版社，2010：49-51.

［2］李恒威.意识：从现象学到神经科学［N］.信睿周报，2020，18：1-6.

［3］陈嘉映.神经研究与意识：从神经元聚合假说谈起［N］.信睿周报，2021，47：1-7.

　　鉴于元神、识神、欲神等在传统中国医学思想中具有重要意义,故有必要借助现代认识做些阐释。综而论之,"元神"有几大特点:① 它是先天的,与生俱来;有了它,便有生命;元神离去,生命旋即终止。② 它不受意识等支配,可自主地发挥作用。识神(意识等)则赖其以产生,产生后虽不能支配元神,却可以干扰元神,影响其对生命的调控作用。③ 元神在于脑中,而非心中。李时珍《本草纲目》有曰:"脑为元神之府。"赵台鼎《脉望》说:"脑为上丹田元神所居之地。"张锡纯说:"人之元神在脑,识神在心。心脑息息相通,其神明自湛然长醒。"(《医学衷中参西录》)④ 元神时时刻刻发挥着作用,是生命活动的主宰,其健全则"真气自升,真息自定""独我自主"。入静、调息等方法有促进元神更好地调控生命的作用——入静时排除了欲神、识神对元神的干扰,故有此功效。

　　基于上述特征,结合对大脑结构特点的现代了解,我们似有理由认定,"元神"是古代医贤对大脑皮层下调控内脏活动的各级生命中枢功能的一种粗略把握,它包括进化层次较低的内侧皮层(主要是边缘系统)以及层次更低的下丘脑、脑干等结构中部分调控作用在内。它基本上是自主的、自律的,通常较少受意念控制("独我自主,谓之元神"),类似于自主神经系统中枢。很显然,元神这类调控功能确实存在,它与生俱来,是维持生命的关键。

　　识神——主管意识思维　"识神"原系佛教概念,指轮回学说中承受因果报应的精神实体。道家借来表示思虑、意识等心理活动,故有时称作"思虑神"。它是元神基础上的一种活动,基于元神所产生,但它产生后却又能干扰元神("元神汨没在情识中")。故道家之养生力主排斥"识神","内炼丹道,以元神为用""用神用元神,不用思虑之神"。

　　"识神"可近似地看作是大脑皮层神经电化学活动所产生的感知觉、思维、意识等高级精神心理活动,它是基于皮层下较低层次的脑的活动(亦即"元神"),并感受外界情境刺激后所产生的。由于它产生后经常会对皮层下较低层次的中枢调控功能产生干扰,以至于干扰这些中枢(即"元神")的自主调控功能,对脏腑有规律的生理活动不利,故养生家和道家主张斥"识神",用"元神"。

　　欲神——本能性的欲求冲动　道家讲的"欲神",包括各种内在的欲求冲动,含义与后面将会述及的"疏泄""相火"等类同。其之动,亦常干扰元神。故历代医家(道家)谆戒:"清心寡欲""志闲少欲""恬淡虚无"以"采神""全神"。其旨趣就在于自我节抑欲神,削弱并防止其对元神的骚扰,以免元神虚耗。

　　很明显,这是中国版的"心—脑互动"关系模型,它以简略的三大层次来分析错综的心—脑之间隐性的关联及其互动(图12-2)。显然,稍有学识者对此不难理解与接受。长期从事脑科学研究的顾凡及指出:"人脑是迄今为止我们所知道的宇宙中最复杂的多层次系统,包括原子、生物大分子、离子通道、突触、神经元、神经回路、神经映射系统等在内……甚至可能牵涉整个身体乃至社会。"[1]中国版的互动模式，简洁扼要，不失丰富内涵，不能不令人叹服不已。

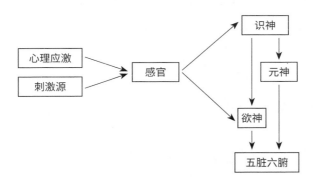

图12-2　"心—脑互动"关系图

4. 性、情、欲——中国本土的本能说　《孟子·告之》曰："食、色，性也。"强调的是本能问题。其实，本能是与生俱来的一种能力、反应和行为，涉及多方面：① 维持个体生存（如吃、喝、睡）。② 个体对外界刺激趋利避害的反应（如捕食、逃跑）。③ 种族繁衍和群体交往（如交配、交往）。现代研究表明，本能还与个体的身心状态及健康与否息息相关[2]。

然而，进步的人类似乎忽略了它，对此不再关注了。或以很含蓄的方式旁敲侧击，却不再直面它。我们认为今天越来越普遍的抑郁焦虑、情感挫折、冲突等，很可能就是忽略它之恶果。

（1）古老的本能学说　对于人之本能，中国古贤是颇有深刻认识的。战国荀况《荀子·正名》"性者，天之就也；情者，性之质也；欲者，情之应也"，开创了讨论性、情、欲三者相互关系之先河。

性　有多义，首先涉及自然质性。指源自人之动物天性，亦可称为"天性""气禀之性""天命之性"。孟子的"食、色，性也"，告子的"生之谓性"（《孟子·告子上》），荀子的"生之所以然者谓之性""性者，天之就也"（《荀子·正名》），"今人之性，饥而欲食，寒而欲暖，劳而欲休"（《荀子·性恶》），宋代陈言《三因极一病证方论》的"七情，人之常性"等均属此类，都是指人的生物学质性。它与生俱来，与生命的维持和延续，休戚相关。

［1］顾凡及.脑科学的范式革命：神经现实［N］.信睿周报，2020-12-29.

［2］Xiao W, Jiao ZL, Senol E, et al. Neural Circuit Control of Innate Behaviors[J]. Sci China Life Sci, 2022, 65(3): 466-499.

其次，气质之性，指个体的特性，内含智力、性格、气质等，类似于现代心理学所说的人格（个性）概念，对此，先秦学者已有涉及。荀子谓"注错习俗，所以化性也"（《荀子·儒效》），便有此意。《素问·至真要大论篇》谓："性用有躁静。"《道藏精华录·七部语要》有"性有愚智……夫清净恬和，人之性也""人性怀慧"等阐发，均属此类。宋代朱熹提出"气质之性"，认为："人所禀之气虽皆是天地之正气，但衮来衮去，便有昏明厚薄之异……便自有美恶。"并主张："学以变化气质。"（朱熹《朱子语类》）指出人性仍有改变的可能。

人的此等之性，既与禀赋有关，又有习得性特点。朱熹在《宋文公文集》中指出"习染"是人性形成和改变的重要途径。"变化气质方可言学。"王夫子亦强调："性……日生则日成也。"（《尚书引义》）他在《思问录·俟解》中说："性者天道，习者人道。"《道藏精华录·七部语要》也说"人性怀慧，非积学而不成"，后天各种社会人伦因素可影响人之禀性。通过学习，可改变人之禀性，《灵枢·师传》说的"王公大人，血食之君，骄恣纵欲，轻人"，可为一证。

再次，专指性爱、性欲。班固的《白虎通·嫁娶》中"情性之大，莫若男女……人承天地，施阴阳"是也。性欲、性爱本系趋于成熟之男女的生物质性之一。自然萌生，萌动时往往掀起强烈的情欲冲动，故后世以"性"来指代性欲、性爱、性行为的日见增多。但归根寻源，性爱之性仍属于自然质性范畴。此外，人伦道德之性，即仁义礼智信等，主要属社会道德范畴，比较间接。人的生物质性和个体特性，既与遗传相关（禀气偏颇），又有习得改变的特点。这两种"性"并非截然可分，而是相互影响、相互制约。

情　类似于今人所说的心情、情感、情绪等。俗语道"人非草木，孰能无情"。情是人类自我体验中最中心、最普遍的内容之一。早在先秦时期，关于情志的分类，就认识丰富且繁杂，积累了厚重的历史遗产。

欲，希望、想要　指人的"欲望""欲求"等。《荀子·礼论》有"人生而有欲""欲不待可得，所受乎天"。《荀子·荣辱》有"凡人有所一同，饥而欲食，寒而欲暖，劳而欲息，好利而恶害，是人之所生而有也，是无待而然者也，是禹桀之所同也"。此"欲"与自然质性相关，是自然质性的一个组成部分，也是后世"欲神"概念的源头。

凡主观上企求的满足或驱使人们为达到某一目的而进行各种努力的心理动因，都属"欲"的范畴。其中，一些欲望满足后，又会产生新的更高欲求，故朱丹溪曰："人之情欲无涯。"（《格致余论》）

（2）性、情、欲关系的理性认识　《荀子·正名》指出："性者，天之就也；情者，性之质也；欲者，情之应也。以所欲为可得而求之，情之所必不免也。以为可而道之，知所必出也。故虽为守门，欲不可去，性之具也。虽为天子，欲不可尽。欲虽不可尽，可以近尽也。欲虽不可去，求可节也。"指出了三者之间错综的关系。其中，性（自然质性）乃天生的，情是性之组成，欲是情对事物做出的反应。概言之，"情"指偏于主观的心理冲动，“欲”则是基于此而向客观转化的确定性倾向。追求欲望兑现过程中必然产生情绪活动，即便是门卫，亦无法摈弃欲望，此乃人之自然质性所具备的，即使是至高无上的帝王，“欲”亦不可能完全得到满足，但可接近于满足。去欲不能，亦可以有所约束和节制，故《荀子·天论》又曰：“人生而有欲，欲而不得，则不能无求；求而无度量分界，则不能不争，争则乱。”此争乱，不仅指人际冲突、道德悖背和社会矛盾，同样也包括情欲过分对自身躯体和情性造成的可能戕损。故王冰注释《素问》时指出：“快于心欲之用，则逆养生之乐也。”

《道藏精华录·七部语要》中，对性、情、欲之间的互动制约关系做了精辟隐喻：“人之禀气，必有情性。性之所感者，情也；情之所安者，欲也。情出于性而情违性，欲由于情而欲害情。情之伤性，性之妨情，犹烟冰之与水火也。烟生于火而烟郁火，冰生于水而冰遏水。故烟微而火盛，冰泮而水通；性贞则情销，情炽则性灭。”其含义是深刻的。此“性”不仅指情欲所从出的自然质性和气质之性，亦暗含社会人伦道德之性等。

（3）如何协调性、情、欲

学会心为之择　中国古代贤哲还进一步阐释性、情、欲互动中的一些特点，首先强调在这过程中“心为之择，定其欲恶而取舍，制礼义以分之”。既然情欲是人的自然质性，无法去除，亦无法尽欲，且有时可引发“争”“乱”等冲突，包括戕害情性和身心，如何协调性、情、欲之间的互动关系，避免冲突，就成了众多哲贤（包括医家）关注的问题。

虑其可恶而舍　荀况主张“见其可欲也，则必前后虑其可恶也者；见其可利也，则必前后虑其可害也者；而兼权之，熟计之，然后定其欲恶取舍，如是则常不失陷矣”（《荀子·不苟》）。情也同样，《荀子·正名》曰“情然而心为之择，谓之虑”。就是说，首先对自然萌动的情欲要借助“心”加以考量、权衡、熟计、选择，择其可行而求之，不可全凭本能的野性冲动而不顾后果。这已开了后世理学讨论人心、道心与人欲关系之先河。

制礼义以分之　再者，荀子进一步指出“故制礼义以分之，以养人之欲，给人之求，使欲必不穷乎物，物必不屈于欲，两者相持而长”（《荀子·礼论》）。既不因物匮乏而使情欲受限，又要以社会伦理加以规范、约束，使“两者相持而长”。这一认识极其深刻，它较之“欲恶论”“纵欲论”“寡欲论”，禁欲和无欲主义等都合理得多，有利于人们尽可能避免因三者的冲突所引发的心理异常和疾病等。

主张节欲、少欲　中国医学家对性、情、欲的主导性观念是节欲、少欲，认为情欲系人之常性，既不可无，又不可纵，因为情欲波动危害甚大。《黄帝内经》推崇“志闲而少欲，心安而不惧，形劳而不倦，气从以顺，各从其欲，皆得所愿。故美其食，任其服，乐其俗，高下不相慕，其民故曰朴”（《素问·上古天真论篇》）。

（4）区分情欲之善恶　最后，中国古代贤哲还指出，情欲有善恶之分，发而中节得其正。如宋儒朱熹认为“喜怒哀乐，情也，其未发，则性也”（《中庸章句》）。性是静也，其发动为情。朱熹又分析了性、情、欲与"心"的关系，喻之曰："心如水，性犹水之静，情则水之流，欲则水之波澜。"（《朱子语类》）情，只是水之流；欲，却是水之波澜；欲是比情更激烈炽热的心理活动。即使是欲，朱熹认为还可进一步区分："波澜有好底，有不好底。欲之好底，如我欲仁之类；不好底，则一向奔驰出去，若波涛翻浪；大段不好底欲，则灭却天理。如水之壅决，无所不害。"（《朱子语类》）就是说，有好的欲，其中既包括"饥而欲食，渴而欲饮"等与生命延续相维系的需求，也包括欲仁、欲善等合乎人伦天理之欲。不好的欲则为人欲、私欲、物欲、非分之欲、过度之欲。"饮食者，天理也；要求美味，人欲也"（《朱子语类》），后者便属"不好底欲"。情也有善恶之分，如愤怒之情（"血气之怒"）为"恶"，义愤之情（"义理之怒"）为善。前者不可有，后者不可无。善的情欲，发而中节的情欲，是人不可少的；恶的情欲，发而太过的情欲则波及人心之正，导致危害，引起一系列身心健康问题。"心有喜怒哀乐则不得其正，非谓全欲无此。此乃情之所不能无，但发而中节则是，发不中节则有偏而不得其正矣。"（《中庸章句》）对于好的情欲，朱熹不主张采取措施，可顺其性性；对于不好的欲，动而失中节之情欲则主张"存天理，灭人欲"。具体措施可通过"敬"和"学"两条途径，提高自身认识水平，加以"惩窒消治"。"人之心性，敬则常存""敬则天理常明，自然人欲惩窒消治""既知学问，则天理自然发见，而人欲渐渐消去"（《朱子语类》）。还可通过其他手段来养性情以去"不好底欲"，朱震亨就是在朱熹的观点基础上，提出了"疏泄""人心""道心"等说，从而草创了为中国医学家所遵奉的本土本能结构说。

有人可能是说"性情欲之说"似乎比较"软"，偏于社会人伦的。其实不然，它是生命过程的重要组成部分，是生命不可或缺之环节。完整的生命科学、全方位的医学，必须关注生命底层所具备的要素加以研讨，做出调控或纠治。

5. "疏泄机制"与压力调适能力

（1）一项科研结果提出的问题　笔者2006—2009年接受了一项国家级重大科研项目，研讨的是中国医学"治未病"之基础[1]。该课题产生了一个子项目，调查了全国12 624例对象的健康状态，分门别类地研讨了17个方面的变化情况，得出重要结论：现实生活中，自我满意感、睡眠、疲劳、注意力和社会生活负面变化等是导致个体健康状态改变——从健康转向亚健康、亚健康转向病态的重要因子。我们遂借物理的"撬动"一词，提出健康转向亚健康或病态的"撬动因子（leveraging factor）"说。

健康撬动因子说　所谓"撬动"，指促使事物（事态）发生性质改变或形成新趋向（有时兼有杠杆样放大动能）。其中，"满意感"撬动分值最大，达1.527，睡眠0.983、疲劳0.749、注意力0.648、社会生活0.537。自我满意感居然是负面社会生活分值的近5倍。

---

[1]　国家"十一五"科技支撑计划中医"治未病"及亚健康中医干预研究项目（课题标号2006BAI13B01）。

我们在对1 349例癌症患者的调查中也发现，癌症患者之所以发病，自我满意感差常是重要促发因素之一，癌症患者中自我满意者仅占29.5%，健康人群中则高达41.1%[1]。故自我满意感如何并非小事，值得重视。中国医学认为，人体内存在着相应的调控能力及机制，对此做出揭示，也是中国医学所隐藏着的科学"洞见"之一。

普遍抑郁的背后 众所周知，今天的郁证（抑郁）非常常见，有人形容它是心灵感冒。有众多的调查结论，不一定吻合，大致抑郁症患者在人群中占5%～20%，这里既有统计口径不一之故，也可能存在着尺度不一致，还有地区差异。然而，人群中普遍存在抑郁焦虑，却是不争之事实。

缺乏舒缓机制是关键 抑郁焦虑往往是压力诱发的，而且是诸多重病之先导，危害甚巨。在我们看来，缺乏相应的纾解机制是关键。历史上，郁证大量出现在宋以后[2]，宋明代医生纷纷提出"郁为百病之源""百病皆生于郁"等说法，并阐明提升了一套自我调控防范郁证及纠治郁证机制。

（2）一个中国式的抑郁纾解机制 20世纪初，西方心理学界出现了一个用得很频繁的词"宣泄（catharsis）"，也出现了潜意识（subconsciousness）等重要概念。宋代学者在对梦的探讨中提出了类似潜意识的"神蛰""神藏"等，并出现了诸如"形闭""无接""缘旧""志隐"等内涵远超"潜意识"的名词。同时，受程朱理学启发，中国医学界逐渐确立了以肝为主体的"疏泄"说，有了人欲、欲神、相火等相关概念，形成了条达、舒畅、升发、相火、君火、道心、人心、闭藏、郁滞等概念体系。

"相火"——抑之不得的自然本能 南宋之际，由儒业医，有着扎实理学根底的朱丹溪，对人本能的两重性及其与健康和疾病关系做了阐述。他承接理学的"人欲说"，讨论情欲问题，指出"人之情欲无涯""夫温柔之盛于体，声音之盛于耳，颜色之盛于目，馨香之盛于鼻，谁是铁汉，心不为之动也"。这种与食、色、性有关的冲动（情欲等），正是人的本能。朱丹溪把它视为抑之不得的，与人的自然质性相关的冲动，并认为正是依赖这种"动"，人得以生存和充满活力，种系赖其以延续（"人有此生，亦恒于动"）。他借用《黄帝内经》中的术语"相火"来表征这种冲动，强调："人非此火（相火），不能有生。"

"相火"到"疏泄"，双重意义 在朱氏眼里，作为源于人之动物自然质性的相火（或曰情欲冲动），有着明显两重性：一方面，它是生命个体及种系延续的内在动力；另

---

[1] 蒙玲莲，郭盈盈."健康"转向"亚健康"的"撬动因子"及其量化研究——基于10 000多例样本的数理分析[J].待发表．部分转见：何裕民.抗癌力——何裕民教授抗癌之和合观[M].上海：上海科学技术出版社，2016：183，194-198.

[2] 何以在宋明后大量出现，可参考相应文献，包括"郁证多发的社会根源"，见笔者主编的全国高等中医药院校研究生规划教材《中医心理学临床研究》（人民卫生出版社，2010），第80—81页。

一方面,这种本能的欲求,常易妄动,频繁而发,"相火易起……妄动矣"。过于频繁、强烈的欲求冲动可损形折寿,故曰:"相火,元气之贼。"与此同时,朱氏把相火与肝脏联系起来(究其缘由,概是从肝主升主动,喜外达,恶抑遏认识出发的;各种欲求冲动亦具主动性,由内而外,故联系起来),指出"肝肾之阴,悉具相火"。同时,朱氏又把"肝""相火"与"疏泄"捆绑在一起,提出:"主闭藏者,肾也;司疏泄者,肝也。二脏皆有相火,而其系上属于心。心,君火也,为物所感则易动。心动则相火亦动,动则精自走,相火翕然而起,虽不交会,亦暗流而疏泄矣。"这段话确立了肝主疏泄理论。"其系上属于心",心感物易动的"心",涉及前面的"识神"。"相火"即"欲神",它受控于"心"的认识思维(即"识神")。

疏泄本意:人的欲求与冲动　何以用"疏泄"一词呢?"疏"疏通,"泄"发泄,都是由内而外的过程,类似于人类社会生活中由内心发动,指向外界的种种欲望与追求。细究朱氏上述之说,肝主疏泄,肾主闭藏,两者都与性功能有关,朱氏认为两者"皆有相火"。相火(欲神)常因心被外物所诱而引动("为物所感则易动"的"心",亦即"识神"萌动),即常通过识神引发。这种冲动原本潜藏于内,深蛰于下焦之肝、肾,但却每每指向于外,故曰疏泄。

中国医学理论中,"肝主疏泄"有以下功能:① 促进脾胃运化,确保食欲良好。② 促使胆汁分泌排泄,以助脾胃运化。③ 维持男女正常性功能(含男子射精,女子行经、排卵等)。④ 参与调畅血与津液在体内的运行有序。⑤ 维持人良好的精神情感状态,使之舒畅、稳定、和顺。⑥ 调畅气机。气机(内在隐秩序)调畅,可使内脏功能协调,各项生理过程和顺,既不卑弱,又不亢奋,个体身心情感等诸多方面和谐、稳定[1]。"肝主疏泄"是说"肝"主管着这类欲求冲动。

换句话说,欲求是动力,欲求得以实现,遂体现出疏泄得宜(勃勃生机);受阻遏,即异变为不满(郁)及压力(疏泄失常),演绎出诸多病症。脏器则与肝有关,疏泄就是协调人的欲求冲动及其是否适宜,有否阻遏及压力等机制。

(3) 郁为百病之源[2]　朱丹溪有一著名论述:"气血冲和,万病不生;一有怫郁,诸病生焉。故人身诸病,多生于郁。"朱氏许多门生及弟子都反复强调"郁为百病之源""百病皆生于郁",不厌烦地论证郁证的普遍性和危害性。郁证又叫"肝郁""肝气郁结""肝郁气滞",病理机制就是肝失疏泄[1]。

临床上,患者由于受某些刺激(多半是消极性的挫折、压抑、失意、意愿不遂、伤感

[1]　何裕民.新编中医基础理论[M].北京:中国协和医科大学出版社,1996.
[2]　参见中华医学会心身医学分会主编:何裕民.中国心身医学思想中的"本能说",心身医学研究[M].
　　　北京:科学普及出版社,1992:1-5.

忧愁等），本质上是自我社会调适能力没能跟上，从而在情绪上表现为闷闷不乐、唉声叹息，或悲哀欲哭、或哭笑无常等低沉、不稳定之症；生理上则出现胃口不佳、食欲大减，甚至厌食、腹胀满、纳谷不馨等症，以及经常不自主地长声叹气、性欲冷淡、性功能低下；女子尚可见乳房胀痛、少腹作痛，乃致月经迟衍不畅等。肝失疏泄常可进一步引发胆囊炎、胃脘痛、胃肠功能失调、心律失常、失眠、头痛、血压升高等。长期的失疏泄，可出现气滞、痰凝、血瘀等，有时可最终发展成癌症。本质上，这是一类社会适应不良。

总之，"郁"有两层含义：① 情绪抑郁、低落。② 气机失于畅达而郁滞。都兼有内脏功能不协调，偏于低弱或障碍状态，故郁证和肝失疏泄密切相关。

（4）多重防范约束、疏泄得宜之机制　朱丹溪提出一套控制欲神（相火）频繁萌动（疏泄太过）的防范约束机制，一定程度可帮助增强自我调适能力[1]。

"存天理，灭人欲"　朱熹提出了理学的"人欲""人心""道心""天理"等命题。所谓人欲、人心，含义有所接近。人心指气禀之性，受人欲（欲神）驱策，常感于外物而发，是恶而无限量的。"道心"与"天理"既有关联，又有区别。道心指符合于人伦义理的行为活动，天理则既包括人伦义理等社会道德规范，亦包括符合此等规范的行为，故可谓"道心"从属于"天理"，它们都是善而有限量的。但天理与人欲却是水炎不相容的，"饮食者，天理也；要求美味，人欲也"，同属维持延续个体及种系生命的行为，一个符合义理而有所节制，一个只受快乐满足原则驱策，故"人之一心，天理存则人欲亡，人欲胜则天理灭，未有天理人欲夹杂者"（《朱子语类》）。理学宗旨就是"存天理，灭人欲"。朱丹溪禀朱熹师意，既充分肯定本能性欲求冲动对生命维系的重要性，又恪守"存天理，灭人欲"的处世教义，主张压抑易于萌动的食、色、情、性等非分欲求，并在贯彻这一摄生原则的过程中，把控好疏泄得宜，以免徒生压力等不良之果。

"教人收心养心"　朱丹溪认为，防止相火妄动，欲神偏旺，对本能适作约束的具体措施应是"教人收心养心"。所谓"收心"，指尽可能减少或避免与外界声、色、馨香等刺激物接触，"不见所欲，使心不乱"，亦即减少"识神"活动。使心境宁静，相火不动，欲神不起。所谓"养心"，含义精深。朱丹溪向往《黄帝内经》所描述的"圣人"的生活准则，并引周敦颐语曰："圣人定之以中正仁义而主静。"就是借儒家教义，熏陶"心"，强化自身的克制力量，从而能内在地抵制、约束本能性欲求冲动，亦即借自我压抑以削弱"欲神"[1]。

"人心听命乎道心"　朱丹溪进一步引进理学的"人心""道心"概念，指出："善处乎（相）火者，人心听命乎道心，而又能主之以静。彼五火之动皆中节，相火惟有裨补造

［1］参见中华医学会心身医学分会主编：何裕民.中国心身医学思想中的"本能说"，心身医学研究［M］.
　　　北京：科学普及出版社，1992：1-5.

化,以为生生不息之运用耳。"并直接引朱熹"必使道心常为一身之主,而人心每听命焉",以此为依据来论证他对本能(欲神)所持的"收心养心"态度。就这样,朱丹溪构筑了一个较为完整的疏泄调控体系。

善用苦寒知母、黄柏"泻相火" 如上述众多环节仍不足以驾驭易于妄动的欲求冲动,朱氏认为可加用知母、黄柏等苦寒药来"泻相火"等。就是再加用药物手段,抑制欲求冲动。临床表明,知母、黄柏等确有此效果[1]。(图12-3)

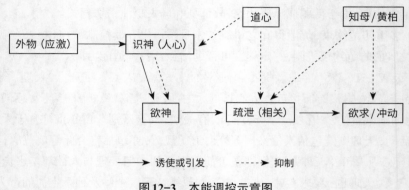

图12-3 本能调控示意图

明清以后的医家逐渐少用"相火",而普遍用"疏泄"一词。时至今日,肝失疏泄、肝火旺、疏肝理气、肝郁、肝气郁结等,已成为国民的口头禅,其背后的疏泄机制几乎天天践行,只是不知晓原理而已。需要加强研究,弘扬光大。

提升自我满意感 对上述疏泄机制,我们认为还可借认知疗法等以提升自我满意感。这些对今天纠治泛滥之抑郁、提升自我调适能力意义重大。至于如何提升自我满意感,则可参考相应书籍,在此不做展开。

(5)一类别样的压力调控机制 心理学有重要的压力及压力系统等概念。医学临床也开始注重压力,因为今天许多病就是源自难以化解之压力。且朦胧中初步形成了体内压力系统之认知——涉及神经—内分泌(尤其是自主神经系统及甲状腺、乳腺等腺体),认定临床上甲状腺、乳腺病变中相当多的患者的病因就是源自压力。中国医学借郁、疏泄理论等所揭秘的另一套舒解压力系统则完全不同,它着眼于"肝",强调"气机协调",且可借多种途径达到舒缓压力效果。看看市场反映,逍遥丸、加味逍遥丸、丹栀逍遥丸、柴胡疏肝散等作用于上述机制的中成药销量都名列前茅,证明确能解决问题,且颇受欢迎。因此,在快速进步、压力倍增之当今社会,这套认识有现实意义,

---

[1] 中国心身医学思想中的"本能说",见:何裕民.心身医学研究[M].北京:科学普及出版社,1992:1-5.

可深入发掘,弘扬光大。

需指出的是,此说与性、情、欲(本能说)有类似处,都涉及人的本能,但又有不同,性、情、欲涉及的是更基础性的食、色、性,是马斯洛所说的涉及生存较低层次;而郁、疏泄机制等关涉目标理想、人际交往、社会实现等较高层次。同类问题有不同解决机制,更是值得推崇的。

6. 心肺协同,气血协调——共奏生命康宁交响曲 众所周知,中国医学的五脏六腑、气血津液等"藏象学说"构成了中国人对生命的主要理论解释。五脏中,心肺相互配合、气血两者协调,构成了其中的重要部分。这两部分和现代相关认识有所类同,我们就此先展开一些讨论。

(1)气血的"纠缠",传统的还原方法无解 气,似乎每个中国人都知晓,人的生命靠"气",但又似乎没人能说清楚,以至于至今,气仍具神秘性。有学者解读"气",首先发现它具有"波粒二象性"[1],既是"波",又是"粒子";既"无形"(无影无踪),又是"多种东西的混合体""集合物、气集、广义波"等[2]。气和其他生命物质(如血、津液等)一起,维系着生生不息的生命过程,是维持生命的重要物质[3]。气依赖于五脏而产生,并协同五脏,一起发挥着特殊功能;气,又与血、津液等"纠缠"一体,相互为用。具体言,气能生血,气能行血,气能摄血,故气为血帅;血,反之能润气,能养气,能载气,故曰血为气母。气血的这种关系,按两分法或原有的物质理论,绝对无法解析,只能用当今的"纠缠"[4]一说来近似地破译。

生命由"气血"所维系,这是中国人不证自明之常识。然而,无论是单独的"气",还是与"血"混同,实验条件下都不能清晰地按照传统说法加以求证,也都无法否认"气血"之重要性,至少也无法"证伪"此学说[5]。在这里波普尔的"证伪说"绝对是失能了[6]。整个生命体系中,气血具有重要功能,客观上能重复体验,却并非简单实验所

---

[1] 邓宇,朱栓立.中医气与广义量子波[J].数理医药学杂志,2002,15(4),369-371.

[2] 邓宇,邓海,徐彭,等.阴阳的科学本质及数理化建构[J].中国中医基础医学杂志,1998,4(2):59-61.

[3] 何裕民.新编中医基础理论[M].北京:中国协和医科大学出版社,1996.

[4] 纠缠,指盘根错节地相互缠绕。语出《鹖冠子》:"祸乎福之所倚,福乎祸之所伏,祸与福如纠缠。"其实,客观世界就是盘根错节地相互纠缠,互为作用,混杂一体的,故纠缠是种普遍现象。前述我们在第三章中已谈到世界盘根错节之纠缠,后面还将涉及心身之纠缠。只是因为20世纪"现实世界简单性"原则盛行,促使人们做出简单理解,而困惑于纠缠之普遍。

[5] 波普尔(K. Popper)是20世纪伟大的科学哲学家,提出了科学理论的可证伪性。认为所有理论都只能算作是"假说",可以做出大量预测,指导人们发明创造。只有既可以做出预测("预言"),又有可能被严格实验所推翻("证伪"),同时具备两个条件,才能冠其为科学之名。在没有找到反例之前,仍然应认为该理论是正确的、科学的。

[6] 失能是针对反中医人士而言的,他们总是寻找各种理由,否定、诋毁、埋汰中国医学理论。

能一一揭秘的,这就形成了悖论。

(2)"心—血—脉"整合成的小系统,需新的解释　气血是与五脏的功能紧密结合在一起的。其中,气、血和心、肺功能更为密切些。心的功能,中国医学认为有两大方面(其实远不止两方面,暂且确认两方面):一是主血,包括主管血的生成和血液运行,血液运行在脉管中,因此,心、血、脉管(近似今人说的大小血管),三者形成一个小系统;二是主神志,神志和今天说的精神、心理活动有相当的关联性。进一步,心主血与主神志又是密切关联的,血是神志活动的物质基础,神志又影响着血在脉中运行。这不是同义反复,如血虚(类似于现代说的贫血)者多见精神恍惚、思维不耐、情绪不稳,似佐证前说有据;一旦紧张害羞,每先见面色改变,心慌心跳加速等。因此,心—血—脉—神志构成了一个系统,一个盘根错节的纠缠系统,互相影响着,只是作用方式、方法、方向及强度等不同。可以说"心—血—脉—神"这个"系统"的关联性属常识层面的,可临床反复证实,无须否定,也否定不了!至于该系统命名,是不是"心"?是实体的"心",还是其他什么?其实,并非最重要的。可暂先视为一个标记"符号",是"符号(心)"整合着的一类系统。诚如哲学家赵汀阳所言——"假如能够忘记金、木、水、火、土这些真实的物质,而只看作是一个符号体系,就有可能经过改革而发展成有助于分析复杂综合的医学问题的解释系统"[1]。这个思路完全是可行的,有价值的。

接下去的问题,只在于对其相互影响(作用)之细节如何深入地加以明晰。当然,在我们看来,囿于传统生物医学模式,仅凭还原方法是难以切入的。这是一个巨大挑战,或许20世纪90年代诞生的系统生物学(systems biology)思路及方法可能会有所助益[2]。凌锋谈到的套娃理论方法[3]也有助于相关认识的深化。明晰揭示出的知识,就是对今天人类生命认知的新贡献!

(3)肺的功能:大大超越了解剖"边界"　与心主血相类似,肺第一大功能是主气。这首先指直接参与气生成,因为气有部分是由吸入之气组成;也指呼吸的节律性活动,对协调全身气机极其重要;气机调畅与否,常受制呼吸过程。其次,调控卫气,后者指具有卫护和抗御功能(可先简单对应于免疫系统)。再次,通调水道,即参与水液代谢和代谢活动(如出汗的调节等)。最后,"主治节",管控各种有规律的生命活动。因此,又组合成了"肺—呼吸—气—卫气(免疫)—水的代谢(含汗、尿)—体温—节律性生理活动"之颇为复杂系统。该系统是由肺所整合的。尽管从今天的认识看,上述

[1]　赵汀阳.中医问题的要害[N].新京报,2006-11-18.

[2]　系统生物学,也称整合生物学,诞生于20世纪90年代,主要指借助高通量的组学研究手段,大规模系统地同步观察涉及多个组织、网络间相互复杂的关系。它是在传统生物研究基础上,整合了基因组学、转录组学、蛋白质组学和代谢组学等学科而产生的。原则上,它更是一类研究方法学。

[3]　参见第十六章中"系统医学:'负反馈'及'不倒翁'理论"等相关内容。

这些生理功能分别涉及七八个解剖意义上的组织系统，但临床上其相关症状常叠加互见，并非罕事！

笔者清晰记得一个印象深刻的案例：那是1975年底，笔者刚学习中国医学不久，那时讲教学改革，上午上理论课，下午就下门诊，为工农兵服务。我们去了斜土路的上海金星金笔厂医务室。有位20来岁的患者求治，是个从小就有哮喘的患者，带教老师就坐在笔者旁边指导着。患者脸苍白、常年怕冷、四肢冰凉、湿漉漉的，述说只要一有天气变化，一定感冒、哮喘，长期病假在家，抵抗力特别差，时有脚肿……这位患者给笔者印象太深了，就像是为肺气虚专设的"典型"——既涉及呼吸功能差、哮喘，又有体温代谢失常、畏寒；卫气虚，极易感冒；脚肿、皮肤湿漉漉，涉及通调水道功能低下……都能用肺卫气虚来解释，（在带教老师同意下）遂建议他长期服用玉屏风散，哮喘发作时，加用小剂量小青龙冲剂，同时配合些汤剂（汤药是老师开的）。该患者是"老药罐子"了，吃药特别认真。追踪几个月，居然症状有明显的改善。这使笔者意识到一个问题，肺的功能很多，解剖学所见的"边界"和实际上的功能学存在着的"边界"（包括临床症状所及），不一定重合。功能学及临床症状要错综得多，往往大大超越了显微镜下所见的解剖学边界。

按照中国医学，肺不仅主气，司呼吸，且"通调水道""主治节"，参与水液代谢及其他诸多功能。局限于凝固了的解剖形态认识，对此很难加以认同。但现已有许多佐证性依据，如肺泡巨大表面积（近70平方米），丰富的细胞外液和呼吸常带出可观的水量。肺组织参与并影响醛固酮（一种直接控制水液排泄的激素）之代谢，故似乎"肺主行水""通调水道"，非虚语也。借助对呼吸的调控，自我可一定程度"携肺（即吐纳功）"以调整自主神经及多个内脏功能，这是对肺"主治节"的某种印证。临床上，急性呼吸衰竭诱发急性肠道出血，严重肠道功能病变患者，极易出现急性呼吸衰竭。实验动物钳夹肠系膜上动脉，每易出现严重的肺损害，且这种损害有定位于肺的特异性。中国医学理论强调"肺与大肠相表里"，所谓"相表里"，即存在着某种未知的特异性关联，"肠—肺轴"被多方且反复研究确认[1-3]，更强化了这类"相表里"的客观存在。所有这些，都可看作是对拘泥于还原方法所形成的旧有生物学（医学）知识体系之质疑，

［1］ Chakradhar S. A Curious Connection: Teasing Apart the Link between Gut Microbes and Lung Disease[J]. Nature Medicine, 2017, 23(4): 402-404.

［2］ Wypych TP, Wickramasinghe L, Marsland BJ. The Influence of the Microbiome on Respiratory Health[J]. Nature Immunology, 2019, 20(10): 1279-1290.

［3］ Bowerman KL, Rehman SF, Vaughan A, et al. Disease-Associated Gut Microbiome and Metabolome Changes in Patients with Chronic Obstructive Pulmonary Disease[J]. Nature Communications, 2020, (11): 5886.

呼吁需要新的、更准确而全面的认识。

（4）"心—肺—气—血—宗气"：一个更大的子系统 说到心、肺及气、血关系，还须提及中国医学中重要的"宗气"概念。宗气，即胸中之气，又名"大气""动气"，主要有两大功能：① 走息道以司呼吸，凡语言、声音、呼吸皆与宗气盛衰有关。② 贯心脉以行血气，血与气运行，心脏搏动等都与其关系密切。《灵枢·邪客》曰："宗气积于胸中，出于喉咙，以贯心脉而行呼吸焉。"故宗气是统摄心、肺之气的。在传统认识中，"心—肺—气—血—宗气"自成一个密切关联之系统（图12-4）。

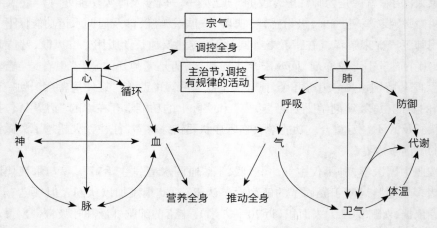

图12-4　心—肺—气—血—宗气系统关系图

临床上，该系统密切关联之证据十分充分。首先，心肺综合征（或肺心综合征）非常普遍，大都见于中老年人，多为慢性虚损性疾病，治疗颇为棘手。西医学依其起病之因，区分出心—肺、肺—心两类而区别纠治，不无道理。但换个思路，大凡影响上述（心—肺—气—血）系统任何一环节，都可导致类似后果。治疗既有不同之处，也有类似之点。抓住"宗气"环节，着眼于发作前防诱发，发作时中西医结合控制症状，平素注重培本之治（往往是调治脾、肾等他脏），对于控制发作，减缓疾病进展，提升体力及对症状的耐受性，并追求长期效益等，均意义突出，或许是更可选择的方案。现代常规的头痛医头、脚痛医脚，死扣心—肺、肺—心病变的纠治，尽管短期可有效，但毕竟抽刀断水，水自更流。因为此类综合征绝非单纯性某一环节（脏器及节点）之病变，而是系统之异常，任何一个节点的偏差，都可诱发；若缺乏系统思路，不能给予网络性多节点之调控、治标治本兼顾、强调多环节纠治，每每劳而无功，或至少劳而少功。

就以前所列举的"肺—肠轴"研究而言，《自然》杂志子刊发表了一系列相关结果，如澳大利亚（2017）研究团队分析了"肠—肺轴"几种主要联系途径，明确了改善肠道菌群,有助于防范呼吸道感染,提高肺控制炎症的能力[1]。2020年的研究表明,肠道菌群可影响免疫系统,对难治性的慢性阻塞性肺疾病(chronic obstructive pulmonary disease, COPD)都有一定的改善作用[2]。对此,有太多的论著资料涉及,且过于专业,故不做赘述。

更值得一提的是"肺主血"的发现,似乎突破了人们习以为常之定见。2017年3月某天晚上,笔者的学生同门群里"爆了",几十位毕业了的博、硕士热烈讨论一个话题：原来2017年3月22日,权威杂志《自然》发表了论文[3],美国科学家采用双光子活体成像技术,首次发现肺有造血功能,动物体内有一半以上血小板来自肺部。更重要的是,他们还发现肺里储存着多种造血祖细胞,这些细胞可用于恢复受损了的骨髓造血功能。这些发现颠覆了西方医学的经典认识。当然,也从某些层面认证了中国医学"肺生血"理论[4]。对此,博、硕士们炸开锅了,热烈地争论着。笔者忍不住也参与了讨论,强调其实不必太过兴奋,这只是体现出看问题的方法视域不一：中国人(中医学者)往往着眼于网络系统之眼光,整体地看待——这正是本然的世界(生命)——任何生命、功能及组织之间都存在着内在关联性,以这个视域和方法看待生命及生理功能,还可以不断发现新的认知、突破原有之定见。本质上,是我们原有经典的、囿于还原的方法论局限了。以原子的信念割裂地看世界,只能看到拼装积木样的世界,而不是活生生的、相互关联互动着的世界。

7. 体温、代谢与排泄：多脏器协同 谁都知道,体温调节、代谢与排泄等都是重要的生理功能,对生命维持来说至关重要。且这些功能都涉及诸多脏腑器官,关联五脏六腑,牵涉三焦等[5],有很多话题值得深究。本书不是系统介绍中国医学基础理论的专业书,在此只就其中一些有趣话题展开讨论。

体温是维系基本生理活动的,有基础体温才会有各项生理功能之展开。体温本身又与代谢及排泄功能相关,如食物代谢不及则体温低下,排泄异常则体温不正常(如前

[1] Chakradhar S. A Curious Connection: Teasing Apart the Link between Gut Microbes and Lung Disease[J]. Nature Medicine, 2017, 23(4): 402-404.

[2] Bowerman KL, Rehman SF, Vaughan A, et al. Disease-Associated Gut Microbiome and Metabolome Changes in Patients with Chronic Obstructive Pulmonary Disease[J]. Nature Communications, 2020, (11): 5886.

[3] Lefrancais E, Ortiz-Munoz G, Caudrillier A, et al. The Lung is a Site of Platelet Biogenesis and a Reservoir for Haematopoietic Progenitors[J]. Nature, 2017, 544(7648): 105-109.

[4] 孙慧媛,李圣耀,李英贤,等.浅谈肺生血[J].中华中医药杂志,2019,34(2)：507-508.

[5] 三焦,包括上、中、下焦。上焦,可以等同地视为胸腔；中焦,就是腹腔上部,包括脾、胃、肝、胆等；下焦,理论上说是腹部肚脐以下,但这里没有解剖结构,一般认为包括肾、膀胱、盆腔组织等,至于肝的归属,前后有争议。

述的年轻哮喘患者易自汗、常年畏寒)。从中国医学看来,体温、代谢与排泄三者密切相关,互为因果,可谓是"盘根错节"。

其中,肺调控及宣发卫气,促进其布散全身(特别是肌表)以温养脏腑、肌肉、皮毛,遂能维持体温,充实肌肉,润泽皮肤。与此同时,卫气调节腠理(皮肤间隙[1])开合,控制汗液排泄,协调着体温;卫气布散于体表,又行使着防御外敌入侵等的功能(中国医学隐喻为士兵沿城墙巡逻,防御敌人),这几大方面是"耦合"的。整个过程还需脾胃(消化系统)源源不断提供来自饮食之热量;心主血脉,输布血液到达全身血管,共同协调,才维持着体温稳定。故体虚、消化功能差、心肺功能不全、"耦合"功能失序等,都可出现体温异常及汗排泄异常,兼见免疫功能(卫气)的低弱或失调等。

就排泄而言,狭义的主要指水液(津液)之代谢,它牵涉汗液、呼吸带出的水分、大便带出的液体和尿液等,这也牵涉肺—脾—肾等脏。其中,汗液和肺—卫气有关,呼吸带出水分也和肺密切相关。每天正常情况下呼吸会带出相当量的体液,大便则与脾胃有关,带出的水液也是个常量。这些一般情况下都比较恒定,但很多情况下则起伏很大,如感染(呼吸气急)、腹泻、高温高热(出汗增多)等,这时则由肾来调控水液的总体代谢。故体温、代谢与排泄还关涉肾。

"肾"是中国医学中非常重要的"符号"[2],它涉及功能特别广。理论上说,肾是生命之源,阴阳之根本,提供机体原始动力及总热量。因此,对上了一定年纪的中国人来说,"肾虚"是个约定成俗的、身体趋于衰老,或接近虚耗的重要信号。与本话题密切相关的,主要有三点:① 肾主水,主控体内水液代谢。《黄帝内经》曰"肾者,水藏,主津液"。体内水液的最终调节是通过肾,形成小便而排出的。如果体内水分多(如冬天出汗少,或喝水多),肾会自动形成更多小便,排出体外,从而控制体内水液总平衡。② 肾主藏,"主纳气"[3],纳气,就是令呼吸保持相当的深度,故肾又与肺在呼吸上形成呼应关系。呼吸气短,动辄气急,中国医学认为不仅是肺的问题,也可能兼及"肾虚""肾不纳气",治疗需兼顾补肾。③ 肾为阴阳之本,为全身提供总能量。心、肺、脾

[1] 这里可先简单理解为汗腺。其实,中国医学说的腠理是一个非常重要的概念,似乎指一类复杂的"间隙性"组织。我们后面还将涉及间隙性组织。

[2] 就像哲学家赵汀阳所言,忘记中医概念中的真实物质,而只看作是一个符号体系,有可能发展成有助于分析复杂综合的医学问题的解释系统。肾就可以看成是一种符号系统,它代表着生命的原动力所在,生命根基所系,维系着重要的生命活动,它实际上是一大功能系统的指代而已。参见:赵汀阳.中医问题的要害[N].新京报,2006-11-18.

[3] 肾主纳气,是中国医学的专门说法,指肾维持呼吸过程一定的深度。中国医学认为呼吸过程是肺和肾两者协调产生的:年纪大了,动不动就气喘、气急、呼吸表浅,被认为是肾虚而不纳气,不单纯是肺功能问题。这一认识很有临床价值,此时,临床治疗当以补肾为主,促使肺肾协调,而不只是治肺。

等脏功能完好与否，包括肺能否顺畅地宣发卫气，还取决于肾的功能及能否提供足够的动力支持，故肾又被视为生命之"根基"。一般人看来，肾虚常常是根本性的。对此，下面还将适度延伸。

8. 从争议的三焦，到新发现"隐藏"在肠系膜间的器官　接着前面的话题，显然体温维持、代谢实施及排泄正常与否，是个非常复杂之过程，需多脏器、多环节的密切协同。对此，中国医学有一个颇有争议的脏器名词——"三焦"。对此，我们不想就三焦本身展开专业讨论，这将是无休止的。我们只是遵循学界最低共识进行讨论。

《黄帝内经》称三焦为"孤府"，《难经》称其为"外府"，张景岳《类经》总结说三焦："盖即脏腑之外，躯体之内，包罗诸脏，一腔之大腑也。"此说似可接受。即三焦可看作是包容其他各个脏腑之"大腔"，或说三焦是体内的三个大腔，包容着相应的脏腑，并协同形成了各自的生理特性。

"上焦"就是通常说的"胸腔"，宗气弥漫于其中，包容着肺与心，行使着呼吸、循环等相应的生理功能。"中焦"是腹部上半部分，涉及脏器有肝、胆、脾、胃等，有学者直接将其对应于肠系膜，主要行使着吸收、代谢、排泄及转输等功能。"下焦"比较特别，理论上说在肚脐以下（但肚脐下并无特殊解剖区隔），可姑且理解为包括腹膜后组织（如肾）在内的，并涉及膀胱、盆腔脏器等，主要与提供生命原动力及总能量、主司排泄等有关，也被认为是生命"根基"所在。

在严肃的理性讨论中为什么会涉及一个颇有争议的结构组织（三焦）呢？看事物要看本质。三焦概念的提出，我们认为有特殊意蕴——之所以会提炼出一个难以准确定位之脏器，是意识到心—肺（上焦）、肝—胆—脾—胃（中焦）、肾—膀胱—盆腔（下焦）都存在于三大腔内，悟出了它们本然地横向紧密关联、互动、耦合，遂以三焦来突出强调三大腔内脏腑间的高度协同性。如心、肺就在上焦协同着，从上部对全身起着推动及布散之功（"上焦如雾"），中焦实际上起着枢纽样的承上启下转运之效（"中焦如枢"），下焦则发挥着原动力及排泄之责（"下焦如渎"）。因此，三焦概念的实质，是进一步强化脏器和脏器之间耦合、协同、纠缠等特性，这才是其真正意义所在。

基于此，人们提出三焦另有两大功能：① 通行水液。② 通行火（元气）。即强调水液的布达输散及能量的四处运行维系都是在这些腔内协调完成的。水和火尽管都在三焦之间布散、运行，但它们的具体运作方式是不同的，相互协同配合，水火相助，共同维持着生命过程。通过这些理论概念，进一步突出了各脏腑、各功能之间的关联、耦合及纠缠等特征，并把复杂的脏器功能系统更紧密地维系成一体。这是中国医学理论认识的鲜明特殊性。其中，自组织、自协调等现代生物学之理论及说法、特点，彰显无遗。

2017年前后，人们偶然发现了人体的一个新器官——皮下组织及肠系膜间存在着极其微小的充满液体并穿透结缔组织的一个巨大系统，液体在其间流动着，且预测该器官里含有的人的20%的体液，有缓冲、保护器官等多项功能，也助孽了癌症转移等。

它的新功能还在不断地被确认过程中,相信还会发现有更多的新功能。对于这个新发现的器官是不是中国医学说的"三焦",人们发生了争执。有人还认为,这也许和针灸学说及经络的本质也有某种关联,亦可成为一说。

我们并不主张习惯思维中常见的"古已有之"之说,那只是无能者借祖宗之智慧以自慰。但透过这些比较,有两点值得重视:① 以上述(包含在三焦等认识中的)眼光看待生命,用纠缠的、耦合的、互动的观点看待活生生的机体及其活动,那才是重要的、正确的、契合本然的。② 我们预料——类同于中国古贤借天才想象猜测的——组织和组织间隙间、有形与有形间、有形与无形间,一定还存在大量的难以直视的内在"暗结构"或"隐秩序"等,是它们每每在暗中起着关键性作用,这才是重要的[1]。

9. 肾为先天之本、脾为后天之本的新思考 近70年来,中国医学学术思想交流及研究方面,补脾及补肾学说是最引起重视的。

(1) 补脾补肾之争及其实际临床意义 早在北宋时期就有脾土派,重在调补脾胃以治百病,以至形成一大流派,并远泽日、韩。到了明代中后期,又崛起了补肾派,明清期间补肾补脾之争不可开交,一度十分热闹。新中国成立后,关于脾胃学说的研究一度风风火火,20世纪60年代上海中医药大学的老校长黄文东就是补脾派的代表人物。至于补肾,更是现代中国医学研究的一个光亮点,沈自尹所做的"肾本质"之研究,是近年来最重要的中国医学现代研究进展之一。

近几十年来,关于脾、肾的研究成果累累,可写成厚厚的专著,无法较详尽地介绍,只能简单归纳:关于脾的研究,集中在通过对消化系统调整、吸收及转输系统的改进,以逐渐缓慢地改善许多慢性、虚损性病理状态。对很多慢性炎症、免疫性及原因不明性疾病也都有一定改善之效,以至形成约定俗成之结论,慢性、虚损性、难治性疾病等可通过调补脾胃获得不错的中长期疗效。笔者是奉行这一点的,几乎对所有(几万例)度过危险期的癌症患者,都兼顾脾胃调整,且贯彻治疗始终。的确,对中长期疗效笔者及患者都感到满意。

关于肾的研讨,似乎涉及更深层面问题,理论上说,肾与生命本源、性、生殖、衰老等都密切相关。这方面代表人物沈自尹采用现代科技手段进行相关研究,试图揭示"'肾'本质"。发现肾阳虚患者存在下丘脑—垂体—肾上腺皮质轴不同环节、不同程度的功能紊乱,推断其病变可能源于下丘脑(或更高的中枢神经),证实此类患者存在未老先衰情况,表现为腰酸、膝软、耳鸣、脱发、齿摇、阳痿等症,虽尚未构成"病",却是隐潜性变化,阐明肾虚是人类老化之根本,可通过补肾,以调节神经—内分泌—免疫网

---

[1] 简单说,从西方医学角度,实质器官是重要的,实质器官间的间质(间隙)不重要。从中国医学看,间质(间隙)里也充满着气,这些间质(间隙)才是最重要的。间质(间隙)就是中间过渡状态,是很多重要生理功能发生的关键性场所所在。关于间质、间隙、间性问题,后面将一并做些哲学思考。

络而延缓衰老。这些显然颇有价值，对老年疾病、衰老及许多涉及深层次的难治性病症都有意义。

（2）代表人物的重要观点 此外，补肾派代表明代名医张景岳还有两个观点值得重视：① "五脏之伤，穷必及肾"，即通常说的"久病及肾"，慢性久病最终会发展成肾虚。换句话说，久病都有肾的虚损存在，兼顾肾的治疗，不无道理。② 肾"先天有所不足，后天可补其强半"，即补益脾胃可对肾虚等也间接地有所改善。请注意，这绝不是同义反复。

对笔者来说，"久病及肾"，从肾论治受益匪浅，甚至促使了笔者医学观之形成[1]，一直有一些案例深深地印在记忆中。2021年湖南《名医传媒》记者采访笔者[2]，记录了一份早期案例，是一直让笔者念念不忘之经历：

1978年底，笔者诊疗的一位令人印象深刻的患者，是公交车司机，患心力衰竭多年，当时严重喘息、行走困难、下肢水肿。他一直在用西药地高辛。那时人们都迷信"地高辛"类王牌药。显然，此人对地高辛耐药了。根据病情，也因为笔者信奉"久病及肾，可从肾治"之说，遂嘱减量用地高辛，同时加用张仲景治肾阳虚之名方"真武汤"。1周后复诊，患者心力衰竭明显好转，双下肢肿也消退了。此后，1周1次复诊，患者心力衰竭控制得不错。这让笔者陷入了深思：看来，久病从肾治是条不错的思路。遂此后凡见难治性久病，常会兼顾治肾，时会有出其不意之效果。

（3）值得延伸思考的问题 中国医学阐发的脾肾学说，涉及有价值的知识点很多，笔者不想再像前几节那样一一罗列了，只想最后提出几点值得延伸思考的意见：① 无论是从脾论治，还是从肾论治，对于慢性病、虚损性疾病都有一定的长期效果。看来，很多病的调整是多靶点的，有时候常可异曲同工。② 从脾论治可能更多的是涉及营养及肠菌改善、吸收与代谢调整等；从肾论治则涉及更底层、更基础性的机制，可能关联到内分泌、神经系统等。但脾肾两者又是互动的、相互影响的，故有些脾胃系统疾病

---

[1] 笔者读书时，不信任中国医学这套理论解释，但对临床是非常感兴趣的，亲自治疗的多个案例似乎是奇迹样改善，触动很大（包括上述案例，也包括前述的哮喘及癌症案例等），令笔者不断进行反思。恰逢当时全社会正在讨论"实践是检验真理的唯一标准"，故重新塑造了笔者的医学观。参见：何裕民.爱上中医——从排斥到执着[M].北京：中国协和医科大学出版社，2007：1-8.

[2] 楚婉苓.于生命的平衡中探索治疗大智慧[EB/OL].名医传媒，2021-9-15. https://mp.weixin.qq. com/s/oVQeeoEkzEEX9f18QLSpmQ.

可从肾论治,有些肾的病变也可通过调整脾来改善。因为理论上说,先天、后天是互补的。从另一角度来看,说明调节是多靶点的、网络状的、相互掣肘的、互相反馈并促进的。③ 中国医学还隐隐约约有一个疾病发展的"三阶段论"。早先,笔者在临床实践中朦朦胧胧悟出(也可以说意识到)了这依稀可见的三阶段论:早期病变大都在心、肺及胃等,比如说感染、炎症、胃疾等(上焦);中期一般发展到肠、脾、肝、胆等(中焦);晚期(或久病等)每每累及肾(下焦)。三焦学说也有类似说法,它是针对感染性疾病而言的。三个腔、三个横断面,大致三个阶段,最后久病到肾。似乎朦胧中存在着一个病症发展之规律性认识。对于此认识,笔者20世纪80年代作研究生时期就依稀觉察,曾与研究生同学讨论过,惜没能坚持下去,但坚信这规律性还是存在的,且是有意义的,值得进一步深思。

10."肾开窍于耳"等对科学哲学的挑战 中国医学中,有许多与现代认识异趣的学说,常被人们视为无稽之谈。例如,就"肾开窍于耳""肝开窍于目"而言,人们认为肾是泌尿系统,肝是人体消化腺、"化工厂",耳朵与眼睛则均为感觉器官,它们不仅在功能上风马牛不相及,在部位上也相距甚远,硬把它们扯在一起,纯粹是为了满足建构理论的"快感",没有科学意义和实际价值可言。乍一听,这一批判挺客观、挺理性的。但若深入了解,会觉得事情并不简单,曲径自有通幽之妙!

中国医学中,人是一个有机整体,心、肝、脾、肺、肾处于中心地位,其他组织器官均通过五脏,在其统摄下而相互联系,遂有了藏象学说。这一学说认为五官的功能都与五脏相关联,其中,某一感官常与某脏有着特别密切的联系。例如,目与五脏均有关,但与肝的关系最密切,遂有"肝开窍于目"之说(窍,即"孔穴",亦即感官)。其他诸脏诸窍也类似,如"肾开窍于耳""心开窍于舌""脾开窍于口""肺开窍于鼻"。这种排列搭配,显然有主观臆构的痕迹。由于脾即消化系统,口味变化常直接地反映消化功能状态;肺与鼻均属呼吸系统,关系甚密;中国医学所说的心火旺(失眠、烦躁)等常典型地体现出舌尖红,资深的医师常根据舌尖红等即能较准确地判断病情。故发难者往往回避这些,抨击集中在肾与耳、肝与目等方面。

我们说,理论是人脑的产物,是思维对现象和资料加工的结果。尽管对于理论可制订多种评判标准,但有一条是最本质的,那就是它与事实的契合程度。因为理论是用以说明事实及某些现象之间关联性的。因此,肾与耳、肝与目之间客观上存不存在特殊联系,就是评判上述理论的最有判决性的依据。关于肝与目的关系,人们有研究,但不是很多。主要在两个层面进行:一是诊疗的经验层面。历代医家都信奉这一要点,即细察眼睛及相关部位的常异,可帮助审辨内脏肝的功能状态;治疗眼科众疾,则又主要从调整肝脏着手。中医眼科是很有特色和优势的,它的核心就是治肝,枸杞子、菊花等治肝药均有很好的祛目疾功效。然而,用经验来论证理论,逻辑上是苍白乏力的。二是实验观察方面。有人观察了急性肝炎患者视网膜(眼底镜下所见)的变化及其与肝功能正常者的视网膜的异同，发现前者存在着一定的病理改变，在慢性肝炎、肝硬化患者中见到的病理改变更明显。惜这一研究并未深入下去，也没有得到其他研究者的认同或批评。这种对应性的改变有没有特异性，也不得而知，故不足为凭。

关于肾与耳的关系，研究者相对较多。诊疗经验层面的有力支持不用说，2 000年的历史，已有坚实的根基。现象学层面的综合归纳也资料很多。国外20世纪60年代即报道了肾炎、肾功能衰竭患者极易出现暴发性耳聋的情况，且多属不可逆的，肾透析、肾移植患者也容易出现听力障碍和耳鸣，先天性肾功能不全或障碍患者中，先天性耳聋比例特别高，伴有骨骼疾病的患者也常伴有先天性耳聋。后两种情况多半是常染色体显性或隐性的遗传疾病（"骨"中医认为亦肾所主管）。从药物反证来看，支持性的证据也很多：耳毒性药物大多具有肾毒性，如双氢链霉素、卡那霉素、庆大霉素、新霉素等。这些药物的使用，既可造成听觉的严重损伤（中国的1 800万耳聋患者中，多数因此而致，惨不忍闻），也可导致肾功能损伤。相反，利肾性药物常有利耳之功，如中药泽泻为利尿良药，人们又发现它有明显改善内耳眩晕（梅尼埃病）的功效。冬虫夏草为治蛋白尿和肾功能衰竭的良药，笔者受上述思路启发，用于神经性（药物性）耳聋的治疗，效果也理想。

最为重要的恐属于还原方法所证实的一些情况。人们发现内耳的一些组织与肾内的一些构造有着相似之处，如内耳血管纹与肾小管在构造上相似，都具有"钠泵"（后者对维持血及内淋巴液中电解质的浓度平衡起着关键性作用），有人据此认为肾与耳（内耳）在胚胎发育过程中是同源的。这一构造上的联系使肾与耳相关的事实和理论很容易做出解释。如肾与耳在调节水和电解质平衡方面功能极其相近。有研究认为肾上腺皮质分泌的醛固酮（一种通过调节肾小管重吸收作用，而影响尿的形成和体内水液与电解质平衡的重要激素）是"肾开窍于耳"的物质基础之一，它也能促进内耳功能，具有对抗利尿酸、抑制内耳生物电等作用。又有人注意到中国医学所说的肾虚与耳鸣耳聋患者均存在血清钙和尿钙值降低的情况，从而认为血钙也可能是"肾""耳"之间有特殊的物质联系的佐证之一。

不仅如此，钙还是骨的主要成分。骨在中国医学中，亦属于肾所主管，肾主骨而开窍于耳。这些实证研究的结论并非是判决性的，更不是排他性的，但至少说明一点，肾与耳之间在众多方面存在着特殊联系是客观事实。"肾开窍于耳"之说正是对这一事实以传统陈述方式所做出的理论说明。中国医学不仅能帮助发现或注意这类事实，并能做出一定的理论说明，意义无疑是深广的。

传统理论中，类似于"肾开窍于耳"之类，初起常为人嗤之以鼻，继而让人吃惊，最后使人有所醒悟的事例不在少数。它提示：① 这些学说有其一定的科学价值，表明促使这些学说诞生的传统认知方法有其独特的认知意义。② 评判学说科学性的主要尺度是事实，而不是其他学科理论。③ 现实世界是极为丰富的、多姿多彩的，而人们的认识、解释和说明却常常是灰色调的、苍白贫瘠的。人们对生命奥秘的揭示常是局限的、偏于一隅的，实际情况要错综复杂得多。许多情况下，对这些事实视而不见，倒不是因为认知手段上的局促或短缺，而是指导观念上的弱视或失明，只懂得就事论事，忽略了事物间本身存在的千姿百态、错综复杂的瓜葛。④ 中国医学中的这类诘难，其意义远远超出纯医学范畴，成为具有普遍科学哲学意义的挑战了。

二、重在内生机制：防御能力的中国医学认识

从生物进化角度来看，生物体在长期进化过程中会发展出一整套适应、免疫及防范机制，赖此，种系才得以生存下来，延续至今。故近百年来，免疫学一直是医学的前沿领域。中国医学在这方面也有一些有价值的思想内容，值得发掘提升，为今天人类的健康事业启迪思路，延续发展之势。

1. 卫气：免疫学说的中国雏形　对于中国人来说，也许有关免疫最熟悉的两个词就是"正气""免疫力"。所谓正气，人们朗朗上口"正气存内，邪不可干""邪之所凑，其气必虚"。都知道"正气"是抗病的，但正气究竟是什么？却很少有人能说清楚。至于"免疫力"，更是滥用而广为人知。有人开口就说免疫力，厂商广告也是盯着免疫力，但真正知晓者却很少。曾遇一知识分子，血糖、尿酸都很高，笔者劝他控制血糖，改善代谢，他却说：没关系，我的免疫力很好！笔者当时无语，居然把免疫力看成是诸病都能管的"祛病力"了。

哲学观念的"气"，细化到医学领域，演绎出了很多具体之气，包括元气、中气、宗气、卫气、营气、五脏六腑之气、经络之气等。其中，与讨论的免疫关系密切的主要是"卫气"。《灵枢·本藏》指出："卫气者，所以温分肉，充皮肤，肥腠理，司开合者也。"总结了其三大功能：① 护卫肌表，防御外邪入侵，卫气赖肺气而达于皮肤肌表，以抵御外来邪气。如卫气低弱，则易感邪而病，抗病力低下。② 温养脏腑、肌肉、皮毛，可促使组织肌肉充实，皮肤润泽。③ 调节腠理开合，控制汗液排泄，以维持体温的恒定。故明之名医张景岳说："人以卫气固其表，卫气不固，则表虚自汗。"（《景岳全书》）。需补充说明的是：中国医学理论认为，其中元气和肾有关，中气和脾胃有关，宗气和心—肺之气有关，卫气和肺有关。营，是营养之气，和多脏都有关。而卫气与肺的关系最密切，常笼统合称"肺卫"之气。还有"肺主气属卫""肺主皮毛，外行卫气"等说法。

中国医学理论还认为，诸多脏腑功能都与卫气相维系，许多方法、手段及药物也都有提升卫气之功效。对此，涉及广泛且已属定论性的了，不再赘述。我们关注的是卫气与其他功能之间的关联性。因为前已述及，中国文化是特别注重关联性的，因为其赖关系理性而诞生。

前述的那位年轻的哮喘患者，就是肺卫气虚之典型——脸苍白、怕冷、四肢冰凉、

皮肤湿漉漉（常自汗）、易感冒、常哮喘、抵抗力低下、脚肿，卫气虚弱的所有环节（护卫、温养、调节体液易出汗）都有体现[1]。案例是最真实的叙事母本。该案例清楚表明，免疫、过敏、肺部炎症、代谢、体温调节、水液排泄、体质虚弱等分属不同功能（机制）等的问题，在一个案例上同时出现了，且类似现象常多见，并反复同时出现（不一定序列完全相同）。为此，我们总结认为，卫气这一底层概念涉及以下生理、病理机制或事实：① 免疫功能。② 机体应激反应机制。③ 能量代谢及体温调节。④ 汗液排泄。⑤ 对皮肤及汗腺支配的神经及内分泌机制等[2]。而固护卫气之药，如单味黄芪、方剂玉屏风散等对其中某些类型有调整作用，遂肯定地说："卫气是中国医学用于捆绑上述相关事实的概念（符号）。"[2]（图12-5）

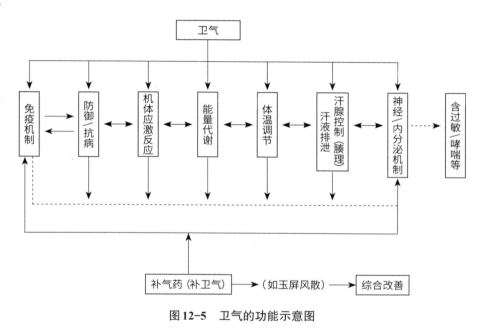

图12-5 卫气的功能示意图

　　相对于人们只是汲汲于探究免疫（过敏）、卫气等的"本质"（物质实体），中国医学的上述认识提供了一个崭新思路——也可探寻这几者（免疫、机体应激反应、能量代谢/体温调节、汗液排泄、皮肤及汗腺神经和内分泌支配机制）之间的关联性，也就是转向研讨它们之间的"关系实在"。这同样是非常重要的、客观的"实在"。相信能够提供全新且更为全面之"新知"。再结合药物等的相关研究，也许还可做出屠呦呦类的实

[1] 案例可参见第十二章中"气论视域下中国医学对生命'隐含秩序'之理解"相关内容。

[2] 何裕民.中医学方法论——兼作中西医学比较研究[M].北京：中国协和医科大学出版社,2005：270.

用性新贡献。

其实,中国医学中类似的潜在"新知"有很多,系统加以梳理研讨,很可能大幅度提升人类对健康等的全新认识。它完全可以与免疫机制(物质实体)等实证性研究互补,完善人类认识全貌。[1]

2. "平人"体系演绎出的"适应力"四要素 卫气,只是类似于免疫力(抵抗力)的概念而已,免疫力(抵抗力)强不一定是好事,免疫反应过强甚至可诱发多种自体免疫性疾病。日常生活中抵抗力强、平素不生病者,一旦生病,可能是大病。因为自我耐受性强,小病没感觉。因此,卫气只是用来表达免疫力(抵抗力)强弱之评估点,而不是理想的生存状态。中国古贤认定理想生存状态是"平人"——这是《素问·平人气象论篇》专门提出并分析阐释的概念,从"平人"中可演绎出帮助锻造良好"适应力"的"四要素"。这至今仍具有颇为重要之意义。

(1)关于健康认知的尴尬 众所周知,世界卫生组织在其成立宪章(1948)中给健康下了定义:"不仅是没有疾病和虚弱现象,而且是精神上和社会上的完满适应(状态)。"虽人们对此定义评价很高,但却一直无法落实。实际操作中,往往无动于衷,常"雷声大,雨点小",只是纸上谈兵。何也?究其缘由,普遍认为有两点:① 认为标准定得太高——什么叫完满适应,有多少人能达到完满适应?还有,没有疾病和虚弱?这也只是理想的奢望了。② 没有可操作性,具体从哪里切入,可操作之处在哪里?因此,就出现了悖论:大家都能接受,但没法也没人能实施。稍后,世界范围内人们还提出了诸多类似的解读,有10余种之多,但都没能引起充分重视。[2]

(2)2 000年前中国的"平人"体系 《素问·平人气象论篇》在纪元前后就提出了"平人"体系,值得关注。其要点是"平人者,不病也"。所谓平人者,诸脉平和;或平素很少生病,身体没太大偏颇和不适。结合《黄帝内经》的诸多论述,"平人"理论上是"阴平阳秘""阴阳协调"。"平"则具体指"形肉血气必相称也"(《灵枢·终始》);"相称"即和谐与协调,核心是"谨察阴阳所在而调之,以平为期"。同时,需善于"四气调神",顺应自然以养生。此外,还需处事适度,强调动而中节,有所节制。

还可参佐先秦诸家之见,如《管子》主张对生活需持"必以其欢"态度,"大心而敞,宽气而广……宽舒而仁,独乐其身",强调"起居时,饮食节,寒暑适,则身利而寿命益;起居不时,饮食不节,寒暑不适,则行累而寿命损"。《吕氏春秋》则提出:"流水不腐,户枢不蠹,动也。形气亦然。形不动则精不流,精不流则气郁。"后世金元名医张子和还特别强调"君子贵流不贵滞"。

---

[1] 相关事例可参见:何裕民.发现中医[M].北京:中国协和医科大学出版社,2007:3.

[2] 何裕民.中医心理学临床研究[M].北京:人民卫生出版社,2010:288-290.

借助对古代文献之分析，我们可以梳理出支持"平人"系统的四要素：① 万事（处事）适度，不赞成过度，强调生活各方面都需有所节制，不走极端，允执厥中。（《尚书·大禹谟》）② 生活顺应自然，不违拗自然。③ 讲究协同协调有序，包括心身诸方面，以求阴平阳秘，形肉血气"相称"。④ 主张常动，但不宜大疲，气、血、津、液等都需疏通流动，滞则生机迟钝。基于此，可以梳理出一个"平人"体系，支持系统有四：① 万事适度。② 顺应自然。③ 协同协调。④ 主张常动。目标是：平素很少生病，身体没太大偏颇和不适，有较强的适应力。

3. 从"正气学说"发展出的"抗癌力"概念　有学者把"正气"概念发展成一门防病与养生一体之学科。受启于《黄帝内经》的"正气存内，邪不可干""邪之所凑，其气必虚"等认识，结合40多年来临床抗癌经验及5万多例癌症患者正反两方面康复案例，我们总结出"抗癌力"新概念。这是从"正气学说"演绎细化而出的，是前者在防治癌症领域的具体发展。

我们发现，促使癌发病及发展的因素很杂乱，往往难以用"正气存内，邪不可干"简单概括。临床看，不管体质好坏、正气虚实、年龄幼长，凡人都可能会生癌（只是概率高低而已），因为它涉及因素太多了。一旦生癌，治疗效果、康复与否，及长期预后如何等，与"正气"密切相关，甚至可以说正气存否是决定抗癌成败及康复与否之关键，故演绎出"抗癌力"新概念。

以前人们错误地把癌当成炎症，针对炎症人类发明抗生素，用抗生素消灭病菌，身体就康复；移植到癌症领域，遂也汲汲于杀灭癌细胞。然而，几十年下来，效果很不理想。猛然发现，癌与炎症截然不同，癌细胞本身也是生命体，且是与本体细胞同根同源的，故杀癌也杀正常细胞。癌细胞还有顽强活下去的生物本能，易表现出反复转移复发等。因此，欲真正治愈癌，是要靠自身的综合能力（"正气"）。我们临床上，各种类型的癌都有依赖自身内在力量，加上适度合理治疗，保存自己有生力量，改变生活方式，持之以恒，最后取得成功的大量案例，不管是难治性的或很晚期的。基于此，我们总结认为，癌症康复抗癌力至关重要。

（1）新的"抗癌力"模型　"抗癌力（anticancerability）"，指个体本身具有的一大类综合能力，表现为身心协调状态下机体对正常功能的维护、适应、修复与增进[1]，涉及多方面：① 对异常（癌变等）细胞的及时识别及清理。这主要存在于免疫识别及监视功能之中（immunologic surveillance）。② 对创伤的正确修复及维护（wound healing），包括各种组织的再生和肉芽组织增生、瘢痕组织形成的复杂组合，这里强调

[1]　何裕民.抗癌力——何裕民教授抗癌之和合观[M].上海：上海科学技术出版社，2016：12-16，125-126，217.

的是正常修复与维护,异常或过度修复有可能是有害的,如某些肉芽组织异常增生,有促进癌变可能。③ 对代谢废物或致癌物及时清除,涉及加工、转化、代谢及排泄功能等,包括及时清理、中和、排出各种代谢后废弃产物(自由基、代谢废物等)。④ 对外界变化的顺应与及时调整。过去人们体力劳作为主,日出而作,日落而息,日晒雨淋。现在人四肢不勤,与自然很少接触,压力陡增;四肢不勤,气血不畅,脑力疲惫,能否良好自我适应与及时调整,常决定着个体抗癌力及抗病力。

需强调的是,"抗癌力"是人体心身有序协调状态下的一类综合能力,而不是某一项或某方面的特殊功能[1]。正因为它是一项综合功能,才有助于机体防范或阻缓癌症的发生发展,并帮助机体从癌症状态中自我康复。

(2)"抗癌力"的属性特点[2] ① 自我性,存在着明显的个体差异。② 综合性,往往涉及自我内在诸多功能及生理心理环节。③ 潜在性,本质上,它是隐而不显的,却常常功能颇巨,作用明显。④ 可变性,抗癌力不是一成不变的,可以自我强化或削弱,有时短期即能被激发,有时也会一落千丈(如有的患者重新遭受打击而一蹶不振)。⑤ 心身协调中,心常常占据主导性。

(3)"抗癌力"模型的解读 由于"抗癌力"涉及环节及关系错综复杂,试以图示来解析。图12-6分成四个同心圆:最中间的第一层同心圆,我们认定它为"抗癌力"的核心,也可以表述为人"总体调控力"或"总体协调力"。它体现了《黄帝内经》所强调的"精神内守,病安从来""恬淡虚无,真气从之"。真气从之,完全可理解为调动了抗癌力。临床上,经常看到有些癌症患者病情非常重,但意志坚定、精神内守、矢志不移,从死亡边缘一步步走了出来。但有些患者情况还可以,就是心灰意冷、一蹶不振,结果不佳。因此,认知与态度最核心,它对于调动抗癌力,非常关键。

第二层圆分成两个半块——一半是生理,一半是心理。它们是你中有我,我中有你,相互交错的;理想的可以画成像太极图那样,相互交融。生理牵涉遗传、基因、体质、年龄、性别、内分泌、神经、代谢、排泄等,中国医学理论涉及脏腑气血的诸多环节。心理牵涉总体精神状态、个性、心灵、性格、行为、认知、情绪等。正常个体中,心身间紧密互动,相互交融;你影响着我,我决定着你;中国医学以"身心合一"来突出强调这类整合特征。又称作"心身纠缠",体现出中国医学所说的"形神合一""形神相俱乃为人"。这一层次往往是心身共轭、心身互动的。但互动有个"手性"问题[3],应该强调良性互动,有助于康复。就是躯体生理之改善,促进了心理改进;心理趋佳,促进了

[1] 何裕民.抗癌力——何裕民教授抗癌之和合观[M].上海:上海科学技术出版社,2016:12-16,125-126,217.

[2] 何裕民.不长癌的活法[M].长春:吉林科学技术出版社,2013:12.

[3] 参见本章中"心身缠绕:中国医学所涵盖的新生命观"相关内容。

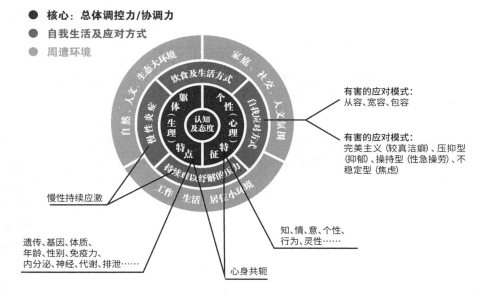

图 12-6　抗癌力模型图示

生理的好转。不能相反，否则情况往往越来越糟。这也非常重要。

　　第三层圆，涉及影响癌症发生发展的生活及行为方式（也包含自我应对世界方式）等。有些是有益的，比如学会从容、宽容、包容，有些是有害的，比如过分追求完美、有洁癖、自我压抑、操持过度，或情绪极不稳定等。还有就是持续的难以疏解之压力、慢性没有控制的炎症等，都对癌症康复不利，故需学会这一层面的调整也很关键。

　　最外圈的圆，就是更大范围的圆，涉及自然、生态、人文等，包括家庭、工作、居住、小环境、社会支持等。癌症受很多因素影响，越是外围的影响，相对越弱一点，一层层递减，但不能说不重要。从综合角度，形成了一个抗击癌症、利于康复之模型[1]。

　　（4）"抗癌力"模型的补充说明　首先，我们对 25 934 例癌症患者进行分析，发现要远离癌症，或癌后希望更好地早日康复，最好的措施就是调动内在的抗癌力。且这是自然存在的，无须刻意追求。患者越是认定自我有强大修复疗伤能力，康复效果越好。可以说，"自我内在的精—气—神和合，可促使抗癌力强盛"。或者说，相信无为无不为，可造就"抗癌力"[1]。

　　其次，大凡成功的康复者都有共性：自我抗癌力不弱，或大有改善。改善的关键，不在于外部因素，在于内在自我。最核心的在于心身和合、灵肉统一、知行合一，并努力强

[1]　何裕民.抗癌力——何裕民教授抗癌之和合观[M].上海：上海科学技术出版社，2016：12-16，125-126，217.

化抗癌力，一步步走向康复[1]。须知抗癌力是一类内在的综合力，只能通过自我从心到身的彻底改变而强化，才能走向成功。外界充其量只是提供了一种可能性及帮助而已。

第三，要纠正一些误区，包括抗癌力不等于免疫力，免疫力也不是越强越好，提高抗癌力不能靠单纯的锻炼强身，身体强不等于抗癌力强，补品补不了抗癌力，躯体强大不如心理平和宁静而强大，中国医药重在保护抗癌力，对难治性癌症杀死癌已不再是关键而提升抗癌力很重要，这时需有持久战的思想准备。

对此，可参阅《抗癌力——何裕民教授抗癌之和合观》[2]一书，深入了解。

4. 除抑杀外，对抗邪气还可"曲线救国"，提升机体"耐受性"　抗击新冠肺炎疫情期间，中国医学又起争议，原因在于运用中国医药后临床看似有效，却未找到它确凿地能抑杀病毒之证据。既然不能抑杀病毒，用之意义何在？其实，需换个思路来认识。

以前，西方医学原子论思路——直截了当的线性思维——细菌引起的，抑杀细菌；病毒引起的，消灭病毒。简单明了，科学性强。实际这只是简单思路，不见得全面正确。近年来，国际医学界对炎症及其抑制机制有了突破性的更新认识。Medzhitov等于2012年在《科学》周刊撰文提出，免疫系统主要通过检测和消灭入侵的病原体来防止感染，但宿主机体也可通过减少感染对宿主健康的负面影响来保护自身免受侵害。这种对病原体存在的耐受力也是宿主独特的防御策略，故有专家提出"疾病耐受（disease tolerance）"这一新概念，并引入原来的治疗工具包中，扩展了对传染病和宿主病原体相互作用的新理解[3]。"我们意识到（除调动免疫抵抗）……原来还有另一种耐受机制帮助人们应对感染，我们不再试图摆脱这些病原体，而是做出某些生理上的改变，使身体接纳病原体。"

2018年《细胞》杂志发表的一篇文章也提出，抗击感染不一定要"全面开战"，有时与其把入侵的病原体赶尽杀绝，不如让机体尽可能"顺从"它们，以便最终促使其向良性方向进化，以减轻病原体和免疫系统对身体的伤害。这一现象被称为"疾病耐受性"，从而帮助人们度过疾病困境[4]。

这些作者认为，人类在长期演进中，机体（宿主）客观上早已存在自我协同代谢等应对机制，以适应感染等不良病理困境，有利于在感染后不出现症状，或即使出现症状

［1］何裕民.何裕民话肿瘤［M］.北京：人民卫生出版社，2015：2.

［2］何裕民.抗癌力——何裕民教授抗癌之和合观［M］.上海：上海科学技术出版社，2016：12-16，125-126，217.

［3］Medzhitov R, Schneider DS, Soares MP, et al. Disease Tolerance as A Defense Strategy [J]. Science, 2012, 335(6071): 936-941.

［4］Sanchez KK, Chen GY, Schieber AMP, et al. Cooperative Metabolic Adaptations in the Host Can Favor Asymptomatic Infection and Select for Attenuated Virulence in an Enteric Pathogen[J].Cell, 2018, 175(1): 146-158.

也不至于恶化。因此，近来西方研究者开始意识到，必要时合理治疗应包括抑制机体自我过分强烈的免疫反应，并将入侵病原体的危害性降至最低，从而保证机体不出现症状。现在，西方医学界正在进一步探明疾病耐受机制是怎样保护人体在感染期间不受损害的。这是一个几乎尚未开发的新领域，可以用于诸多疾病之治疗[1]。

客观说，现在临床许多病症（包括病毒引起的，也包括大量机制不明的）人们并无针对性抑杀（或直接控制）手段。中国医学从临床症状辨证论治着手，力图改善病症，至少增强机体对病症的耐受性，减缓伤害；或许，曲线救治同样会起效，只是缓慢些。其实，西方学者认为这是新的领域及视野，对中国学者来说，却是素来如此。客观地说，我们并没有发展出相应的、以对抗为宗旨的治疗思路及方药。尤其在对抗感染方面，虽有外感六淫、戾气等说，有六经辨证、温病思路及卫气营血证型等，但都不是针对性地抑制病毒，而是曲线取效，消解病毒危害，减轻病理伤损，改善症状。

在我们看来，在以提高机体耐受性为宗旨的治疗对策中，重要的并不在于哪方哪药，而在于治疗结果能够令当事人症状缓解、耐受性提高，疾病反应过程趋于和缓。不能不说，这也是值得重视的应对思路[2]。

本节讨论的正气、卫气、防御力、适应力、抗癌力及疾病耐受性等都是客观存在的，都是中国医学诊疗时比较关注的，也都是按今天科学范式很难说清晰的。但对人类医疗事业来说却是不得不努力加以深究，借现代语境清晰阐明的。

三、心身缠绕：中国医学所涵盖的新生命观

作为以实用见长的应用性学科，中国医学只能且必须关注整体的人。临床自然状态下观察人的生老病死全过程，一定会注意到人的复杂属性特征，特别会注意脏腑气血（躯体或生理、病理）功能发挥的同时，总有情绪（又称情志）波动现象相伴随，这是学科研究对象——"人"的本质属性决定的。因此，中国医学中，不管是涉及疾病防范与健康维护的预防医学（"治未病"），还是关乎疾病治疗或痛苦消解的内、外、妇、儿、骨伤等临床医学，或试图提升人生活品质、延年益寿的养生康复等，都十分强调人的精神心理，并把人的精神心理与躯体脏腑置于同等重要地位。早在远古时期，中国古贤对人自身本性及错综复杂心理现象之关注，丝毫不晚于且不弱于对生理和躯体变化之观察及应对。

1. 身心合一的传统生命观 在那以混沌眼光看世界的上古年代，将身心（形神）

［1］ Schieber AM, Lee YM, Chang MW, et al. Disease Tolerance Mediated by Microbiome Escherichia Coli Involves Inflammasome and IGF-1 Signaling[J]. Science, 2015, 350(6260): 558-563.

［2］ 孙增坤，何裕民. 超越干涉主义，医疗也需要考虑"疾病耐受性"——兼论中医药介入新冠肺炎救治的新思考［J］. 医学与哲学，2020，41（8）：12-16.

两者结合起来考察人及其身体状况问题是再自然不过的事了。因为多数情况下，人的身心原本就是密不可分、形影相伴的。加上古人思维有"同一"化倾向，尚不具备必要的细分缕析能力，遂本能地将身与心、形与神整合为一体，以至于成为一以贯之的久远而根深蒂固之传统。这类认识有时或许略显粗疏，但从自然史的角度看，它却有着认识发展的逻辑必然性和相当的合理性。因为心身关系确实你我难分，要全面深入地揭示"人"及其生命、健康与疾病，就必须整体地关注、分析、揭示心身之间的种种互动机制与过程，其前提是不应该人为地割裂心身的客观联系。这些正是当今深入探究及破解揭示心身之谜的、具有中国原创优势的科技资源。

受中国传统文化启发，古代医家对错综精神心理活动有着自成体系之认识，创立了精、气、神学说，对总体生命现象做出理性而较全面之阐述，并对精、神、魂、魄、意、志、思、情、性、欲等心理活动分别做了详尽讨论，尤其对意、志、思等感知思维过程及喜、怒、忧、思、悲、恐、惊等情志活动进行了阐发，形成了相应的学说。这些讨论都是紧扣五脏六腑、气血津液等生理功能展开的，体现了心身（形神）合一的重要观念。此后，又深究了元神、识神、欲神等概念及其相关性，提出心脑关系的重要理论。再后，还分析了心身（形神）的先后天及主次关系，提出"先天生成之体论：则精生气，气生神；就后天运用之主宰论：则神可御气，气可御精"的辩证关系。这些思想至今仍熠熠生辉。所有这些，构成了中国人的传统生命观，其核心是自洽的身心合一观。

2. 情绪致病的新理论解释 凭直觉人们都能意识到心理与疾病关系密切，从发病、治疗到康复与否全过程都相关。但因它们间的关系错综，囿于生物医学模式，未能做出清晰解释，以至于主流医学对此漠视或忽视，成为一大缺憾。虽半个多世纪以来，崛起了心身医学，但毕竟是非主流、非主导性的，整体话语权不强，整个主流医学还是囿于生物模式，视心理情绪等可有可无，殊为遗憾[1]。

（1）致病的"情绪树"模型 情志是历代医家特别关注的重点。也许是因为其波动有显著的形神表现可直接被觉察，始自《黄帝内经》，这方面的认识及操作就十分丰富。《黄帝内经》确立了"五脏五志说""七情致病说"等，并就情志致病的复杂机制做出解释，提出内伤七情论、疏泄相火论等，归纳认为情志病变的核心机制是"郁""滞""结"等，主要累及的脏腑是肝、心、脾，并强调药物治疗中疏肝解郁是主导方法之一，创造了丰富的、以情胜情等成体系的心理疗法。这确能解释许多临床现象，却似乎也有所不足。

为此，我们在梳理历史认识基础上，根据心理活动与脏腑气血间的复杂关系，提出

---

[1] 笔者20世纪80年代初做研究生课题时，探讨的就是心理情绪与健康疾病的关系。20世纪90年代参与筹建中华医学会心身医学分会，2006年后连续接任几届中华医学会心身医学分会会长，荣获中国心身医学终身成就奖，故在心身问题上比较有发言权。

"情绪树"致病解释模型[1]，认为在保留原有认识操作基础上，还可借助"树状"结构来做出进一步阐释：人之形神（包括情性）可简单地描述为"树状"结构——最基础的是树干，树干下有密密麻麻之根系，树干与根系类似于情性之生理基础，一如气血、脏腑等，此乃人之根（形）。树干越趋上端，分杈越多，枝条越细，相互交错就越繁杂密集；到了顶端，就只有细细的树梢了。树干及其分杈之上，乃情志具体变化之体现（神）；接近分杈处，相对结实些，情绪变化也简单些，大都属基本情绪，可用两分法概括之，如欲、喜和恶、憎为两大端；再往上进一步分叉，表现为喜、怒、哀、乐等多种情绪，但万变不离其宗，用中国医学眼光看，仍可概括为阴阳两大类：属阳情志偏亢奋性反应，属阴情志偏退缩性反应。越往高处远端，相互间分叉交错情况越复杂，单纯性情绪越少，常表现为"多情交织"[2]的情况。就症状看，越往上，树梢摇摆（情绪波动）越厉害；到了顶端，即使无风也会不时地摇摆，隐喻平素即使没有刺激，有人也会不时有些情绪起伏（图12-7）。

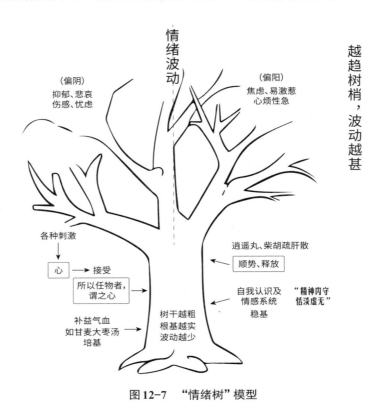

图12-7　"情绪树"模型

[1]　何裕民.中华医学百科全书·中医心理学［M］.北京：中国协和医科大学出版社,2021：49-50.

[2]　多情交织是现代中医师乔明琦根据临床现象总结所提出来的,指多种情绪活动交织在一起,系复杂性情绪变化。

此理论模型提示，气血充沛、脏腑功能和谐，类似于根系深而树干粗壮，意味着整个树干、树枝较为稳定而少摇摆，生理、心理都较为平静稳定；但树梢尖端总会有些摇摇摆摆，就像健康人也不时有些情感活动一样，此乃正常状态。若根系浅或树干不壮实，则无风也会摇摆不停，意味着生理基础偏差，气血偏弱，情志欠稳定而更易于时时波动。再者，树与树之间，有的树冠大而主干不粗，有的树冠小而主干结实，前者类似于天生情绪偏不太稳定者，提示了不同树之间的差异性，类似个体形神之间的不同。有的树冠天生偏向一侧更茂盛些，有的则偏向另一侧，也许这是偏阴偏阳（反应之偏亢奋、偏退缩）的秉性之异。表现在情性上，有的更易抑郁低落，有的常焦虑亢奋，秉性使然也。

最重要的是，结合临床观察和实验研究，我们发现，稳定"树干"、厚实"根系"（即气血充盈、脏腑功能协调），对情绪波动有虽偏弱却持久的稳定调整之效。例如，对体质一般、情绪欠稳定者，长期配合甘麦大枣汤之类，临床和实验结果都发现可获得虽偏弱却比较持久的疗效，这可看作是培基之功。而对情绪不稳定但少有极端表现者，经常给予疏肝解郁为主的诸如逍遥丸、加味逍遥丸等，也有较为明显的疗效，类似于借协调脏腑功能，巩固树干，稳定分叉处，以消解分叉处易摇摆之倾向。"树状"结构模型还解释了诸如甘麦大枣汤、逍遥丸、加味逍遥丸等对情性的远期调整功效，为有效改善和稳定人之情性，提供了新的思路。

（2）情绪致病的"两环节"说 在前述的"情绪树"假说基础上，进一步提出诱发疾病常有"两环节"之假说。我们认为，情绪诱发疾病常有两个相互关联的环节：①《灵枢·本神》"所以任物者，谓之心"，指个体通过"心"，直接对情景刺激做出了相应情绪反应的过程，属个性（心理）特点。②"树干"所反映的脏腑、气血的功能状态，是生理、病理的基础。也就是说，其脏腑、气血失调、虚弱或不稳定者，即使风平浪静，仍常有情志波动。两者又常一前一后，相互影响，在情志的产生和情志致病过程中，共同起着作用。

若素体偏弱，脏腑、气血失调而不稳定者，更易无风小浪，有风大浪，平素很少有风平浪静（情绪安宁静谧）之时；脏腑、气血功能因情绪之波动而只能勉强维持生理所需，难以休养生机而趋于康健。老是处在持续强烈的心理应激情景中，树欲静而风不止，也会时时暗耗气血，干扰脏腑，动摇根基，以至于素体日渐虚弱，脏腑、气血在不断损耗中而羸弱加甚，失调更趋严重，最终导致形神皆弱，病恹恹地难以自拔。

基于此假说，我们提出在对情志致病干预中，要抓住两个环节同时施治：① 通过优化情性，《黄帝内经》有"恬淡虚无，精神内守"，提升自身情绪的稳定性，减少波动；或佐以心理疗法，让患者学会自我主动消解平息情绪之波动，此属偏重于"心"及"情"的治疗。② 配合药物干预作用，稳定脏腑、气血功能状态，着眼于躯体脏腑、气血的巩固，培本以固其根基，属于"形"与"体"的治疗。两者不可偏废。

这类新知的提出，不仅有理论意义，对临床上20%～30%的情绪性疾病都有积极的指导价值,对于完善慢性病之纠治也意义突出。因为大多数慢性病都有情绪因素混杂其间,双管齐下,心身兼治,常常是事半功倍的。

3. 意识光谱(整合心理)与《黄帝内经》之见解 2020年12月"国际整合心理学学术研讨会"在上海复旦大学社会发展与公共政策学院心理系举行。应举办方要求,笔者做了一场关于《整合心理学和〈黄帝内经〉相关认识的比较》之学术报告,引起了与会者的关注及讨论。谈到整合心理学,代表人物是肯恩·威尔伯(K. Wilber),他提出的一些新见解颇受世界关注。

(1)威尔伯的"意识光谱"和整合心理学 威尔伯是当代美国著名的心理学家及哲学家、超个人心理学的最重要代表人物。西方称心理学有四大流派:前三者分别是弗洛伊德精神动力学、行为主义心理学、人本主义心理学,此后威尔伯的超个人心理学被认为是继人本主义之后的"第四种力量"。他本人则被誉为是该学派的"马斯洛"[1]。威尔伯20多岁写了《意识光谱》,作为年轻学者,当时提及了一些整合观点,这些观点明显是受东方智慧影响的。后来又接连写了许多著作,包括《超越死亡》《整合心理学》等,影响颇大。

我们尽可能淡化他阐述中的宗教及灵性色彩,将他关于心灵发育的脉络大致梳理一下。他认为,人一生的发展及升华,可体现出6～10个阶段,分别是:第一阶段,新生儿最初的感觉和接受能力,类似于《黄帝内经》说的"魄"。第二阶段,1～3岁间,发展出了冲动、情绪及对意象等的思考能力,类似于《黄帝内经》说的"欲"。第三阶段,3～6岁之间,开始用象征和概念来形成语言,有了思维基础。第四阶段,6～7岁之间,开始接受他人角色并完成基于规则之任务,类似于《黄帝内经》说的"识"。第五阶段,开始有理性理解能力、反省思考能力、推理力及社会认可的行为。第六阶段,代表着现今个人发展能到达的最高潜能阶段——具有一个更整合的思考形式,包括有综合概念、联结思想、将真相互相关联等的能力,类似于《黄帝内经》说的"智"与"决断"。这是常人能达到的阶段,古人称其为"贤人"。第七阶段,通灵阶段,是通灵感应能力者确实会出现的一种阶段,指的是"超个人觉知阶段"的开始,一个人对宇宙中更高精神体可能有的直接感悟。第八阶段,精妙(subtle)阶段,指意识过程向外寻求更加精微的经验。第九阶段,是因果层,既是灵魂和神的联合体,又是"超我体"或纯灵性体。第十阶段,是最最高级的阶段,是不二(合一)体,或说主体和客体之间不存在任何分裂性。这也是中国人说的"天人合一"。

威尔伯20多岁时写下的《意识光谱》,似乎是年轻人的一种感悟,且受了东方佛陀

[1] 马斯洛是美国著名社会心理学家、第三代心理学的开创者,提出了融合精神分析心理学和行为主义心理学的人本主义心理学,于其中融合了其美学思想。他的主要成就包括提出了人本主义心理学,提出了马斯洛"需求层次"理论等。

等思想的影响，故写成后若干年内并没有被社会接受，迟迟不得出版[1]，但一出版即被广泛接受。他之所以用"光谱"（spectrum）一词，意味着这是个连续的谱系，是不断发展递进的。其中，第六阶段以下都比较容易理解，常人大都能够达到。第七阶段以上则属灵性阶段，需另做分析。

（2）《黄帝内经》中常人之心理谱系　《黄帝内经》中相应的心理灵性内容十分丰富，我们在《中华医学百科全书·中医心理学》中花了相当多篇幅做了阐述，在此不做泛论，仅围绕《灵枢·本神》中与上述内容相关且比较集中的论述，做出分析比照，以窥一斑。

《灵枢·本神》曰："天之在我者德也，地之在我者气也，德流气薄而生者也。故生之来谓之精，两精相搏谓之神，随神往来者谓之魂，并精而出入者谓之魄，所以任物者谓之心，心有所忆谓之意，意之所存谓之志，因志而存变谓之思，因思而远慕谓之虑，因虑而处物谓之智。故智者之养生也，必顺四时而适寒暑，和喜怒而安居处，节阴阳而调刚柔。如是则僻邪不至，长生久视。"简要地指出天地合德气，产生生命（生），而后第次出现精、神、魂、魄、心、意、志、思、智、虑。这是一个连续、递进的谱系。其中隐含的气、精、神已见前述，在此只从神、魂、魄以后展开。

神分阴阳：阴神为魄，阳神为魂　"神"是总称，又分阴阳——阴神叫魄，阳神叫魂。中国医学认为魄与生俱来，与肺有关。我们分析认为，魄是本能性的低层次的神经活动，是冰山最底层的，动物也有，包括基本的感知觉等，如小孩不适会哇哇哭、会挠挠痒等[2]。何以与肺相关？分娩时，当婴儿从阴道而出，哇一声哭了，肺就张开了，生命诞生了，魄随即产生。须知产科医生是依据婴儿的哭声大小，给他打高低分的，评估的就是"魄"。所以说，魄"并精而出入"。

随着发育，递进性地产生了"魂"。中国人强调魂是肝所藏，即肝活动与"魂"关系密切，故曰"肝藏魂"。人们说军魂、国魂、人需灵魂，都是这个"魂"，它一点都不玄虚。我们明确定义为："魂"是高层次的精神心理活动[3]。其实，早在《左传》即指出："魂阳而魄阴，魂动而魄静。"朱熹《朱子语类》中也多次分析："魄能记忆在内""魂能发用出来""会思量忖度底便是魂""人之能思虑计画者，魂之为也；能记忆辩别者，魄之为也"。可以归纳说"魂"是以"魄"的活动为基础，但比"魄"更高级的精神心理活动，类似于今人说的思维、想象、评价、决断和情感、意志等心理活动[4]。此外，朱熹认为："运用动作底是魂，不运用动作底是魄。"《内观经》曰："动以营身谓之魂，静以镇形

［1］威尔伯的书写成后，先后被33家出版社拒绝，最后第34家同意出版，且一炮打响。

［2］何裕民，叶锦先.心身医学概论［M］.上海：上海中医学院出版社，1990：5，21-26.

［3］何裕民.中华医学百科全书·中医心理学［M］.北京：中国协和医科大学出版社，2021：6.

［4］何裕民.中医心理学临床研究［M］.北京：人民卫生出版社.2010：18-23.

谓之魄。"张景岳《类经附翼》亦指出："魂强者多寤，魄强者多眠。"表明"魄"具抑制性、被动性特点；"魂"有兴奋性、主动性特点。这些认识很实在，是今天我们没有把它讲好，变得玄虚化了[1]。

"心"基础上递进的意、志、思、智、虑　"所以任物者谓之心，心有所忆谓之意，意之所存谓之志，因志而存变谓之思，因思而远慕谓之虑，因虑而处物谓之智"，比较完整地阐发了认知过程。首先是"心"，接受外物等的刺激（任物），于心有所停留，产生了"忆"；忆是反复地"记"，这就递进到下一层次，从忆到"意"；"意者，记所往事"（陈言《三因极一病证方论》），此"意"又含注意之趣，表现出对某事物有明确指向和集中聚焦。须知注意和记忆有着内在联系，它们都是进行思维活动的前提。故此处之"意"，可确切地理解为心脑感知外物刺激所产生的思维活动的初级阶段。接着，存意谓"志"，指有着明确目标的意向性心理过程，类同于"心之所之"的"志"。张景岳解释说："志为意已决而卓有所立者。"王肯堂在《证治准绳》中亦指出："志意并称者，志是静而不移，意是动而不定。"就是说，有了较为坚定的意向性心理活动及过程。再次递进，"因志而存变谓之思"，有了意向性活动，便不断思考。这个思不是一般的"思"，思维活动有两种：一是快思维，一是慢思维；前者是随想性的，后者是反复认真思考。此志变谓"思"，指的是慢思维，反复推敲，反复研究。故"因思而远慕谓之虑"，在反复推敲琢磨过程中，常伴生各种疑窦和顾虑，故张景岳解释说："深思远慕，必生忧疑。"有了疑虑后，反复思忖，再进层次，即达到了"智"。"疑虑既生，而处得其善者，曰智"，"智"是成熟人能够达到的水平[2]（图12-8）。

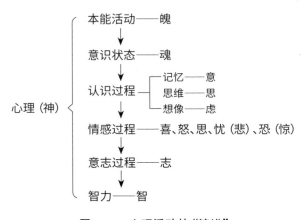

图12-8　心理活动的"演进"

[1]　参阅"图12-1精、气、神及魂、魄等中国医学对精神意识认识的演进示意图"。
[2]　何裕民.中医心理学临床研究［M］.北京：人民卫生出版社，2010：18-23.

很显然，《灵枢·本神》的这段阐发，涵盖了威尔伯《意识光谱》系列里的前六个阶段，且都是递进式的、有序展开的、比较契合实情的。所不同的仅仅是威尔伯体现的是按年龄发育特征，《灵枢·本神》是依据心理认知发展的阶段性特点。但中国医学更强调的是整体性——本身是天地演变产生了生命，才有后续的各个阶段及过程。联系到威尔伯的第八、第九个阶段以上，特别是第十阶段，复归于不二（合一），等于回归初始了。故从逻辑上说，《黄帝内经》之说更自洽些。

真人、至人、圣人、贤人折射出的层次　同样是《黄帝内经》，《素问》第一篇《上古天真论篇》开卷就涉及了理想状态的四种人、四个层次。我们从低层次倒着看，低层次的是贤人，对接了前述的第六个阶段。按《黄帝内经》字面含义"贤人者，法则天地，像似日月，辨列星辰，逆从阴阳，分别四时，将从上古合同于道，亦可使益寿而有极时"。其实，就是顺从自然，起居有常，管好嘴，迈开腿，知书达理。一般理性者都能做到，且具有整合、综合等思考形式。

"其次，有圣人者，处天地之和，从八风之理，适嗜欲于世俗之间。无恚嗔之心，行不欲离于世……举不欲观于俗，外不劳形于事，内无思想之患，以恬愉为务，以自得为功，形体不敝，精神不散，亦可以百数"，即在贤人基础上，调控心理情绪及欲望等，安顿好心，恬淡虚无，精神内守，亦可以百岁。

"至人者，淳德全道，和于阴阳，调于四时，去世离俗，积精全神，游行天地之间，视听八达之外，此盖益其寿命而强者也，亦归于真人"，可见，对至人除前面境界外，还要达到"淳德全道""去世离俗，积精全神"，道德操守要求很高，接近真人。也许历史上，老子、佛陀、孙真人（孙思邈）等方可企及。至于"真人者，提挈天地，把握阴阳，呼吸精气，独立守神，肌肉若一，故能寿敝天地，无有终时，此其道生"，与威尔伯所说的"最最高级的"、主体客体合一、"寿敝天地，无有终时"的第十阶段契合。

总结而言，威尔伯的人一生意识升华之几大阶段说，与《黄帝内经》相关论述十分契合。前六个阶段无需赘述，对应明显。第七阶段可视为常人中的优秀者（贤者），第八阶段类似于"圣人"，第九阶段则属"至人"，至于第十阶段，双方都有论及，似乎这只是理想中的阶段，似乎现实世界中（包括历史上）都不存在。

威尔伯是当今炙手可热的学者，他以惊人的归纳整合能力，统合了心理学、心理治疗、生命科学及东西方各大宗教的灵修等，并兼容了哲学、社会学、超个人心理学、人类学、生物学、物理学等的知识，试图形成意识的"大统一理论"，开启了超个人心理学领域的一场革命。故有人誉其为该领域的爱因斯坦。

我们从2 000多年前的《黄帝内经》中梳理出了并不逊色的相关认识，且该认识主要是围绕意识及精神递进发展的，除灵性成分稍弱外（这也许与中国宗教土壤不深厚有关），其他完全可以相互映辉，故弥足珍贵。应该努力系加以发掘、提升，以促进相关领域的大步前进（图12-9）。

《黄帝内经》的身—心—灵体系		威尔伯的"意识光谱"		外部世界
身↓心↓灵	魄	1. 感官与生理本能阶段		感官层
	欲	2. 情绪欲力阶段		
	记→忆→意→志→思	3. 奇想阶段	认知智慧	阴影层
		4. 神话阶段		自我阶层
	虑	5. 理性阶段		生物社会阶层
	智（智人、贤人）	6. 统观逻辑阶段		
	圣人	7. 通灵阶段		存在阶层
	至人	8. 精细光明阶段		
	真人	9. 自性阶段		超个人带
		10. 不二境界		灵性层（或宇宙大心）

图12-9　《黄帝内经》"精神灵性发展"与威尔伯"意识光谱"比较简图

4. 心身缠绕：中国人提供的新生命观　2017年3月几则新闻引爆医学舆论场：一是《自然》杂志发表肺参与造血和血小板的研究结论；二是美国《科学》周刊发布约翰·霍普金斯大学研究者重复2年前研究后的结论，肯定地说2/3癌症基因突变可归咎于复制过程中无法解释的随机错误（简称"坏运气"），遗传和环境因素影响相对较小。类似观点早就泛滥。

《三联生活周刊》（2011年第29期）采访了一批有影响的肿瘤专家（包括笔者），这样总结：癌症"没有人知道答案，但似乎每个人都知道：坏习惯、坏空气、坏老板、坏脾气、坏基因、坏运气……与所有这些似乎都有关系，似乎又都没有关系"。细细回想，几十年来从发现心纳素、肠—脑轴（"第二脑"）、心因性动力病（psychomotor disorder），到提出肝—脑病、肠—肝轴、肠—肝—肺轴等，新证据（新概念）不断搅浑着平静而守成的医学思想界。每次引爆，医界茫然或兴奋一阵子后，很快复归平静，似乎什么也没有发生……

（1）新事实的挑战，背后是"选择性视盲"　这些不断引爆学界的新证据正在拷打着医界，逼着我们思索：是否到了必须做出根本性反思之际了。主流医学赖以生存的、与牛顿经典物理学几近同步建构且对前者有所拷贝的"生物构造论"，是不是该有修正了？君不见，生物医学膜拜的物理学，已从经典模式不断被相对论、量子论等修正，已"改朝换代"。连心理（意识）等的现代研究，都开始倡导与量子联袂，以量子视域分析心理现象，包括揭秘意识问题。

在我们看来,今天"坏运气"式的医学自我解嘲和大量令人咋舌的"新发现",都只是纯生物医学构造论模式禁锢下的"选择性视盲"而已。因此,对生命现象及生老病死问题更全面的认识,亟须新的视域。

笔者沉浸于医学领域40余载,游刃于中西医学、心与身、哲思与临床(肿瘤)之间,颇有所获。深感面对生命及健康领域之"选择性视盲",亟需承启传统文化精华,吸纳现代多学科营养,跳出陈旧认知巢穴,或从改变认知模式切入,紧贴临床实证,借助新视域进行探索反证。其中,有几个要点至为关键,甚至是决定性的,如须持生命内在功能错综的整体互动观,而不是简单叠加。唯如此,肺造血、肠—脑轴、肠—肝轴、肠—肝—肺轴、心因性动力病、肝—脑病等的发现才不至搅浑常识。还须持心身共轭观,"坏运气"等自我嘲讽及搪塞才不会引起舆论场的一片混乱。因为基因突变之因"常识"无法解释,很可能就是"视盲者"睁眼不见,心理意识之类因素在背后所起着相当大的干扰,或者说是视盲导致了人们只能归因于"坏运气"等。

思忖良久,笔者斗胆倡"心身缠绕论"[1],试图对破解这类难题有所裨益。这也是笔者践行数十年心身医学本土化的理论、实践之初步收获。但理论是灰色的,提出仅仅为抛砖引玉,求证于同仁,以期对生命认识能够与时代更好地同步。

(2) 心身的"双格式塔"　心身缠绕论由三个要素(或曰板块)组成。

首先,心理和躯体各自是个整体结构。就心理学言,心理存在整体性虽有不少人认可,但远非共识。人们对20世纪盛极一时的美国主流心理学"行为主义"就有异议。创立者华生(J. B. Watson)的信念"人也是机器,受刺激—反应规律的制约",径直把不可直接观察和经验的意识排除在外,将错综的心理简化为外显行为,行为则概括为"刺激—反应"模式[2]。如此约简,何有结构可言?不少著名学者,如广受推崇的计算机怪才和人工智能之父图灵(A. M. Turing)则持"否心理论"[2]。即便带有整体思想的弗洛伊德、荣格等见解也差异很大:前者的心理结构由意识、前意识、潜意识构成,认为早年性创伤、性压抑(力比多)是内在动力;后者以"每个人身上都有一种趋向'精神整体性'(to-tallty of the psyche)的自然的先天倾向"而享誉世界,其心理结构由意识、个人潜意识和集体潜意识组成,个体经验是潜意识中的一部分[3]。

德国学者创立的格式塔心理学(gestalt)以强调经验和行为的整体性为特征,认为心理(整体)不是部分之和,意识不等于感觉元素之集合[4]。这假设有合理性,却因把各种心理问题过于简化,许多核心概念(术语)含糊不清,且缺乏足够支持而于20世纪中

[1]　何裕民.心身缠绕论:生命现象亟需新的视域[J].医学与哲学,2017,38(7):1-5.

[2]　何裕民.中医心理学临床研究[M].北京:人民卫生出版社,2010:18-23,48,52.

[3]　杨韶刚.神秘的荣格[M].南昌:江西人民出版社,2017:8,17.

[4]　郭本禹.西方心理学史[M].北京:人民卫生出版社,2007:7.

后叶渐趋隐匿。20世纪后叶崛起的心理学流派大多持心理（心身）整体观，如健康心理学、积极心理学、安康（wellness）运动等[1]，但具体认识上不见得比格式塔高明多少。如安康运动以六个维度来定义，分别是躯体、社会、情绪、智力、心灵、环境，似有内在关系，却粗疏至极，难以令人折服[2]。但各流派纷纷强调心理是多层次整体，至少起点上是正确的。

躯体上也是整体结构。对此，现代医学建立了从整体细化到局部，层层深入的探索方法，形成完整清晰的大体—系统—器官—组织—细胞—分子—亚分子—原子知识谱系。笔者并不认同某些中国医学者所批评的那样：西方医学没有整体观。这不是实情。但在看似完美的整体知识谱系背后，却留有巨大罅隙，可以明确地说，西方医学关于躯体系统的知识谱系是与经典物理学同构的。简言之，是"钟表"类的构造观。笔者访格林尼治天文台及其旁边的科技天文馆时，对这一冲击力印象特别深刻。举个典型例子，据权威的图灵传记作者复原图灵早期经历，图灵之所以产生"否心理"之定见，因为1911年他受当时的科学启蒙教育，最有影响的书是《自然奇迹》。作者布鲁斯特当时如日中天，宣传"生物就是一种机器"："身体显然就是一个机器，它非常复杂，比人工制造的机器要复杂许多，但它毕竟还是机器……现在我们已经知道了，它确实是个气体发动机，就像摩托车、摩托船或飞机的发动机一样。"[3]诚如被誉为心理学界爱因斯坦的雷丁（D. Radin）所指出："若干世纪以来，科学家们一直认为，所有的一切都可以用类似钟表这样的机制来解释。但直到20世纪，我们得知这一常识性的假定是错的。一旦开始近距离地审视现实的构造，根本找不到类似钟表这样的机制。"[4]为此，他在《缠绕的意念：当心理学遇见量子力学》一书中，明确道明以前一直被认可的一系列假设已摇摇欲坠[4]。上述脑—肠轴、肺生血等"新事实"之所以震惊医学界，癌基因突变最后只归因于"坏运气"，就是"钟表"类先验假设形成的知识谱系。虽有某种整体性，却无法容忍一连串的新事实，显得唐突而令人惊讶。20世纪著名的生命科学哲学家罗森伯格（A. Rosenberg）、迈尔（E. Mayr）等对此已有尖锐的反驳和批评，有不少专著及论文涉及[5,6]，不作赘述。

中国医学的相关认识值得一议：就心理而言，中国医学称为"神"，论述丰富。因

［1］（美）P. L. Rice.健康心理学［M］.胡佩诚等译.北京：中国轻工业出版社,2000：10.

［2］何裕民.中医心理学临床研究［M］.北京：人民卫生出版社,2010：18-23,48,52.

［3］（英）安德鲁·赖纳斯·艾伦.图灵传——如谜的解谜者［M］.孙天齐译.长沙：湖南科学技术出版社,2015：14.

［4］（美）雷丁.缠绕的意念：当心理学遇见量子力学［M］.任颂华译.北京：人民邮电出版社,2015：5,12,23.

［5］李建会.与真理为友［M］.上海：上海科技教育出版社,2002：3-18.

［6］桂起权,傅静.迈尔的"生物学哲学"核心思想解读［J］.科学技术与辩证法,2008,25（5）：1-5.

主编《中华医学百科全书·中医心理学》需要，笔者系统地做了梳理，其内容绝非一篇论文所能涵盖。如就《灵枢·本神》自问自答的精神心理构成言："何谓德气生精、神、魂、魄、心、意、志、思、智、虑？"相关内容已见前一节讨论[1]。简述之，这是个颇为完整之系统，其进一步演化出（或统摄着）一系列其他具体的心理活动及过程。情志则同样丰富，睡眠也被认为是心神作用之结果。再考虑到中国医学还有"精气神"学说、"性情欲"学说、疏泄—相火说等，一个完整的精神心理"格式塔"结构，清晰可见[1,2]。

中国医学的躯体构造知识人们已耳熟能详：五脏为中心，五脏尤以心为中央，五脏各分别链接五官、五体、四肢百骸等，并由经络系统络属，从而形成一个整体结构。尽管这些认识是推测而成的，难以还原方法解构细节，但却强调不同构造之间错综联系及互动，启示人们更多地去探索诸如脑—肠轴、肺生血等超结构之联系。它也更多地体现出不同事物间的缠绕特征。

（3）心身"共轭"现象 心身缠绕论的第二个要素是心身共轭。如果说在心身各成整体这一点上，东西方有不少共性，但在心身相互联系方面，鸿沟巨大：西方医学几乎不涉及此类联系，即便是关系最密切的心身医学（psychosomatic medicine）、行为医学（behavioral medicine）、精神医学（psychiatry）等主要分科，也常是语焉不详的，各管各自的一片小天地，这不能不说是一大缺憾。而中国医学传统认识中，两者是合为一体，你中有我，我中有你，甚至难分你我（形神/心身）的。《黄帝内经》开卷第一篇（《上古天真论》）第一段就定基调："上古之人，其知道者……故能形与神俱，而尽终其天年，度百岁乃去。"可从以下几方面进行分析。

相互关联的错综多重性 这方面论述过于复杂，只能简单归纳。中国医学认为，形神之间既有着总体联系，如五脏中的心、肝、脾与"神"关系最密切，血养神，情志乱气机，等等；有着特异的对应关系，如五脏生五志（肝为怒志）、五志伤五脏（怒伤肝）、五脏分管不同官窍（肺开窍于鼻，司嗅觉），诸如此类。这类相互关联涉及几乎所有躯体器官及精神心理层面，繁杂而不赘述。

形神的先后天（主次）关系 如果不探究心身起源及内在深层关系，只是平面地讨论形神（心身）互动现象，那不可能彻底。在心身起源上，至今人们众说纷纭，笔者归纳过海内外10余种假说[2]，不得不认为萌发于金代（刘河间），成熟于明清的区分先后天而论，是颇有见地的。如清初名医绮石曰："以先天生成之体论，则精生气，气生神；以后天运用之主宰论，则神役气，气役精。"换成白话，以发生学言，精（包含大脑等脏器形体组织）产生气（功能活动），功能活动（气）伴生精神心理（神）；神一旦产生后，又可

[1] 参阅"图12-1 精、气、神及魂、魄等中国医学对精神意识认识的演进示意图"。
[2] 何裕民.中医心理学临床研究[M].北京：人民卫生出版社,2010: 18-23,45,48,50-52,298,299.

驾驭功能（神役气），并进一步控制躯体脏腑（气役精）。它既肯定了精神发生学的物质第一性，又点出其产生后的决定性意义，比庸俗的哲学套话"精神变物质""物质变精神"精当得多。比较分析表明，这一观点与20世纪80年代因裂脑人研究而获诺贝尔奖的斯佩里（W. R. Sperry）如出一辙。斯佩里的结论是，意识为大脑皮层下各级整体活动所突现的新特征，并非是简单神经—物理—化学诸事件之总和，它一旦突现后，对其下各级层均有决定性作用[1]。说此见是斯氏之说滥觞，并不为过。

"心"整合形神功能 《素问·灵兰秘典论篇》强调："心者，君主之官也，神明出焉。"《灵枢·邪客》说"心者，五脏六腑之大主也，精神之所舍也。"用现代话来说，"心"整合着形神两大功能，使之更有序、更协调。如进一步考虑后世有血肉之心、神明之心的区别，后者就指脑，问题就更明确了（图12-10）。

心身共轭的现象学研究 笔者对心身问题尤其关注，这些年做了几次较大的流行病学研究，以实证方法揭秘了心身之间的错综瓜葛。在国家科技部

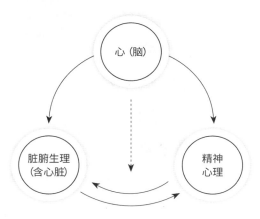

图12-10 "心"整合形神功能

"十一五"重点支撑项目分课题"亚健康状态的测量及诊断标准研究"中，我们整合对社会—心理—躯体等要素的分析，将躯体领域常见的状态或症状分成疲劳、消化、睡眠、功能失调、免疫力、过敏、衰老、疼痛、便秘九类，心理领域常见倾向简约为抑郁、焦虑两类，社会领域分成社会支持、社会压力、社会适应、自信性和满足感四大方面。通过对1.5万例亚健康人群的调查，运用结构方程模型等分析评估，最终显示，心理—躯体之间存在明确的"共轭现象"——心理因素影响躯体领域的路径系数为0.79，非常高，躯体对心理的影响弱得多（0.14）。社会因素对躯体生理的影响常并非直接作用，需要通过心理"中介"间接地作用于躯体。社会因素对躯体的间接作用效应为两个路径系数的乘积（0.68×0.79≈0.54），影响也比较强烈和明显（图12-11）。简单说，借助流行病学方法和结构方程模型等，发现心身间相互存在着密切的互动关系，且可借数理方式，清晰显示其作用方向及强弱等。

众所周知，牛背上的架子称"轭"，呈"⌒"形，一侧轭失灵必定影响另一侧，这叫"共轭"。学界常用"共轭"来泛指内在有着某种密切关联性、时刻互动的相关事物。

[1] 何裕民.心身关系层次论[J].医学与哲学，1995：515-518.

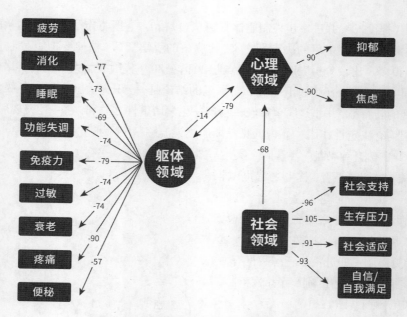

图12-11 社会—心理—躯体的相互作用

基于此,我们提出了"心身共轭现象"[1]。此外,我们早期在体质—气质关系流调中揭示的一些现象同样值得重视[2]。

(4)心身间的"极性"特征 接触临床者大都认可"心身共轭"现象的存在。深一步细究,这种时刻存在着的互动关系,呈现出明显的"极性"特征。所谓"极性",是借用化学名词,也可称"手性"(左旋、右旋),指这类心身互动关系因其作用方向的不等,结果常可差异很大(就像磁铁两端或相吸或相斥的"极性",也像一些化合物尽管分子式相同,但手性不同,呈现左右旋之异,或是像良药或剧毒一样)。心身间的互动,可以是良性的相互促进,也可以是负性的不断加剧——中国医学有经典术语表述这种负性互动:因郁致病,因病致郁。在肿瘤临床中笔者深切感受到这种"极性"互动截然不同的恶果:太多的成功康复者,治疗措施是其成功的保障之一,自我逐步形成积极良性的心身互动则是确保其更好康复的内在机制,姑且称"心身左旋"吧!同样多的康复失利者则纠缠于身心间消极的负性循环,"病"与"郁"之间不断呈现出劣性的放大效应(类似于"心身右旋"),终致沉沦不救,令人扼腕。

我们曾强调心身医学的"本质"特征是"承认且注重心身互动关系(包括健康、疾

---

[1] 何裕民.中医心理学临床研究[M].北京:人民卫生出版社,2010:45,50,51,298,299.

[2] 可参见第十二章中"生命过程的阶段论及个体化特征"中体质—气质相关内容。

病及整个生命过程），并试图借助各种方法手段，促使形成积极的心身互动关系，以利于守住健康，防范疾病或促使康复，或促使生存质量改善"[1]。这虽是一种功能上、目标上的定位，但意义突出。我们认为医学关注的所有领域——从健康、亚健康到病态，以及心身互动关系密切的常见病（如癌症、冠心病、高血压、糖尿病、消化性溃疡等），都应遵循努力促进服务对象"心身左旋"的价值观，并在方法学上可取"拿来主义"态度，选用各种成熟的手段，包括创造新方法，只要其结果有利于形成积极的"心身左旋"关系。

（5）心身缠绕论 著名哲学家高清海在20世纪90年代给人写序时引原作者的话"人类生命，从空间角度（结构）上讲，它是一个自创造系统……从时间角度（动态）上看，它是一种自塑造过程……而从整体角度……准确地讲，是宇宙展示自己精神的过程中的一个层面或阶段"，并评论说人是"具有'自我缠绕'的矛盾性质，因为人之存在本身就是一个包含着多重矛盾本性的存在"[2]。我们不知道哲学大师说这段话时是否看过量子力学资料，至少20世纪90年代提出"自我缠绕"，具有明显超前见识。

近来，我国因两大成果（量子通讯、量子计算机）而使得量子缠绕（quantum entanglement）概念广为人知，又译"纠缠""缠结"，指由两个或两个以上粒子组成的复合系统中的相互影响现象，这些粒子早期有过缠绕，虽此后它们在空间上分开了，甚或相距遥远，但一个的行为仍将影响另一个的状态。这是量子力学的最重要的概念。根据提出者薛定谔（E. Schrödinger）的本意，粒子分开后不论距离多遥远，都可能还存在缠绕类的关联性，这些关联只是瞬态的。更深层地说，这意味着人们日常所看到分离的独立物体，只是有限视域带来的浅表假象。前沿科学家认为，借助量子"缠绕"，人们才开始理解物理世界关联的真正方式[3]。

很显然，在量子力学影响下，不仅物理学有突破，量子心理学也应运而生。这为心身（意识与物质）关联问题的研究提供了全新视野。综述现有研究：量子心理学提出了独特的心—脑（心身）理论，心理活动具有"波粒二象性"，意识、记忆等心理现象的产生可能都遵循量子规律[4]，心、脑的活动均可能受控于量子域，存在缠绕现象，相互间也有缠绕特征，意识等在心—脑系统中起主导作用[5]。这些，从根本上抛弃了经典物理理论制约旧心理学的机械论和还原论倾向。研究进展还清晰表明，一种融合了量子

［1］何裕民.论心身医学的"本质"[J].医学与哲学（A），2011，32（12）：37-39.

［2］高清海.哲学在走向未来[M].长春：吉林人民出版社，1997：276.

［3］（美）雷丁.缠绕的意念：当心理学遇见量子力学[M].任颂华译.北京：人民邮电出版社，2015：24，25.

［4］张欣，叶一舵.量子心理学之心—脑理论及其启示[J].徐州师范大学学报（哲学社会科学版），2011，37（1）：131-134.

［5］郑荣双."量子意识"——量子心理学对意识的新解读[J].徐州师范大学学报（哲学社会科学版），2008，34（2）：125-128.

实在的意识世界图景正在被建构[1]。

心身错综地缠绕且呈现出极性特征,就是本假设的核心要素。也许,要解释心身缠绕,借助专业术语是非常拗口难懂的,但却可作通俗比喻:生命发源之初,心身都源自粒子运动,随着不断发育成熟,分化越来越显著,最终形成各自错综的功能活动,但初始阶段粒子间的纠缠特性始终存在。故整体层次上,在身的领域体现为脏器间相互密切的关联性(缠绕),诸如肠—脑轴、肺生血等“离谱”事实不再离谱;心的层次则以意识为主导整体关联,心身之间又表现出共轭(缠绕)现象,各层次之缠绕都是多元且多方式的,如此才体现出整体心身活动之错综特性。故曰:人“具有‘自我缠绕’的矛盾性质”。

《新科学家》2004年发表的研究新进展总结说:“如今,物理学家相信,粒子间的缠绕处处存在、时时存在。最近有一些震撼性的证据问世,证明它影响着更广大、更‘宏观’的世界——我们所居住的这个世界。”“缠绕关联被证明比人们想象的都更普遍。”[2]尽管欲揭开心身缠绕之细节“其路漫漫”,但现象学层面的事实,足以警示人们应高度重视心身缠绕关联——它涉及健康的所有领域,特别是难治性疾病的调控,均需借心身缠绕之新视域做出把握。

四、从“经络”到“三焦”,传统认识中的多重统合机制

中国医学的经典描述中,整体观念是一大特点。所谓整体观念,就是说其特别注重生命体本身的统合特征。的确,中国医学传统认识中,对这一机制十分看重,发现或梳理出了很多这类机制。这些,对今人越来越鲜明的“拆零”倾向有着某种补弊救偏之功,其中还隐含着潜在的“新知”亮点,值得重视。

1. 脏腑之间的关联性:寓有多重统合机制 几乎所有涉及基础的中医书籍都会强调,传统理论不仅注重每个脏腑各自的生理功能,且非常重视脏与脏之间、脏与腑之间生理、病理方面时刻发生着的种种协调、互动、干扰等影响,指出这种关联性关涉健康与疾病。张仲景《金匮要略》就指出“五脏元真通畅,人即安和”。古医师十分注重探究脏腑和脏腑之间、脏腑和其他器官之间盘根错节之关联性。仅就脏与脏之间而言,该类关联性便错综复杂,网络样地盘根错节。这里寓有多重统合机制。其实,每一种关联,就是一层统合关系。如“心”整合形神功能、宗气—心—肺整合、肝肾相互制约与协同,前两者已详细述及,此处仅谈谈肝、肾相互制约。

[1] 陈思,万小龙.量子视域二意识研究的新进路[J].自然辩证法通讯,2014,36(3):1-4.

[2] (美)雷丁.缠绕的意念:当心理学遇见量子力学[M].任颂华译.北京:人民邮电出版社,2015:24,25.

（1）肝、肾相互制约与协同 中国医学理论认为，肝的功能主要有两点：肝主藏血，主疏泄。肝主藏血参与了全身血量之调节，主疏泄涉及很多具体功能，如调畅气机、调整情绪、推进脾胃运化、促使津血输布、参与协调性功能等。肾的功能涉及很广：① 肾主封藏，包括参与维持呼吸深度（主纳气）。② 关键是肾藏精，所藏之精主生长、发育及生殖，故与生殖及性功能有关。③ 主全身之阴阳，全身五脏之阴阳都维系于肾。④ 主调节水液代谢。

肝、肾之间呈现出错综的相互关联性，首先表现为藏血（肝）与藏精（肾）之间的协同。疏泄（肝）和封藏（肾）之间也是协同的，一个主欲望冲动，一个主收敛控制，特别体现在性活动过程中。肝、肾阴阳之间也是协同且制约的，肝、肾阴阳协同及制约可用来解释很多老年病的病理机制，善于调整肝、肾阴阳，促使其趋于协调，可用来有效纠治很多老年病，至少可以改善老年人的生存质量。

（2）统合协调：生命的基本底色 讨论脏与脏之间的关联性，可提示几个重要资讯：① 对了解中国医学的学者来说，这些说法是有临床价值的，它既能解释很多临床现象，也能提供线索及指导，帮助更好地解决临床问题。② 这些解释着重阐述了脏腑与脏腑之间错综的关联性，这些关联性是客观存在的。深究这些关联性，正是做出科学新发现之可能契机。③ 从科学哲学角度看，这套解释有科学意义及价值。科学哲学的"工具论"认为，能一定程度解释事实，且指导解决实际问题的，在没有更好的替代性解释之前，该解释就有科学价值。"符号论"则认为，心、肺、肝、肾等都可视同"符号"，该"符号"只要能自洽地捆绑较多相关事实，这些事实又不约而同地前后出现，那么它也就有了科学"助发现"之意义。因为深究这些"符号"背后，分析挖掘该"符号"所捆绑的事实之间潜在的关联性，可能有助于做出科学性质的新发现。④ 在我们看来，临床上中国医学为什么对复杂的慢性、难治性疾病调治效果比较好，部分原因就在于这一套认知模式让我们可以从复杂且多元的角度切入，以不同方法，思考并解决问题。

总之，中国医学的这些认识中，隐藏着大量关联性细节，对这些细节挖掘提炼，有助于发现潜在的多重统合机制，它可提升人们对生命过程的准确认识。

2. 从孤腑"三焦"，到"间质"组织，统合之基质 前已引张景岳《类经》给"三焦"下的定义："盖即脏腑之外，躯体之内，包罗诸脏，一腔之大腑也。"三焦是个包容五脏六腑之"大腑"，或曰独一无二的"孤腑"，脏腑生理过程中各项协调统合机制便时时发生于此。20世纪90年代，笔者主编《新编中医基础理论》中，明确强调："'三焦'的整体功能就是对五脏六腑功能的总括。综合古代医家对'三焦'的诸多论述，其核心思想就是体现了中医学对脏腑之间相互协同、协调关系重要性的领悟和重视。"[1]

---

[1] 何裕民.新编中医基础理论[M].北京：北京医科大学中国协和医科大学联合出版社,1996：44.

（1）新发现的间质组织启示录　自2017年前后，人们相继在皮肤下、腹腔内（肠道壁）、胆管壁、血管壁、肺部、鼻腔、泪腺旁、泌尿道及肌肉组织等处发现了一些以前被忽略的微细结构，属间质（interstitium）网络组织，其实可归为一类特定器官——其本身由蛋白构成的网状结构支撑着，间隙里有大量液体流动着，流入淋巴系统。以前人们总以为，夹层间的这类结构只是起着固定、保护、缓冲碰击等无关紧要的作用。最后才确认它的确很重要，可视为是独立存在的内在广泛联系且涉及全身器官的结构。目前初步明确，它可能在调控淋巴系统、协调全身功能方面发挥着重要协调统合作用，还可能与炎性疾病进展、癌症转移、身体衰老、皮肤病变、四肢僵硬、纤维化及硬化等病理进程休戚相关[1,2]（图12-12）。

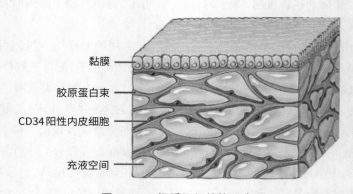

黏膜

胶原蛋白束

CD34阳性内皮细胞

充液空间

图12-12　间质组织结构示意图

基于已发现的新知，有人认为其部分认识与"三焦学说"契合，此说不无依据。但这类比照之法，意义不是很大。首先，该类器官很大，几乎涉及全身。其次，两者的功能都隐而不显。第三，它们都在体内对各种组织器官起着关联、沟通、协调作用，也就是说，都是与统合有关的、把相关组织功能联络在一起的系统结构。在此需特别强调，这类沟通、协调、统合作用对生命认识来说至关重要，故学界纷纷把破解一些难治性疾病之希望寄托于此。

（2）进一步追问　我们特别需要关注及追问的是，为什么以前的研究会忽略这类现象。一个理由是研究方法问题。以前显微镜下要先固定组织，制备时先挤掉液体，染色，而后像煎饼一样令其扁平化，才能在显微镜下观察。显然，此时所见的已是非本

---

［1］https://www.yahoo.com/news/interstitium-scientists-apos-discover-organ-135955637.html.

［2］Abdo H, Calvo-Enrique L, Lopez JM, et al. Specialized Cutaneous Schwann Cells Initiate Pain Sensation[J]. Science, 2019, 365(6454): 695-699.

然性的了。因此，实验室所见的确实是客观的，却常常是失真了的。经络学说等无法被确证，也常都源于斯。这次首先是研究方法之变革，使用了一种叫作基于探针的共焦激光显微内窥镜技术，以观察活体组织之图片，才有了新的、真实的发现。

我们注意到对间质组织的关注和学术界近些年来对间性（inter）问题的探讨几乎是同步的。学界借生物学"间性"（inter-sexuality，雌雄兼见）概念，开始讨论一些复杂现象，遂"间性"概念很快为诸多学科学者所引用，泛指"你中有我，我中有你"在内的各种广泛而复杂的联系。此时，已与原本的生物学（雌雄兼见）之意义不太相干了。如哲学界借此大谈"主体间性"，力图克服主、客二分的近代哲学模式，强调主、客体之间的"共在"和主、客体之间的对话、沟通、融合、互动等过程。文化领域借此概念大谈"文化间性"，突显出从属于两种不同文化的主体间及其生成文本间的对话关系，折射出文化的共存、交流、互识和意义生成等。总之，间性理论为哲学、文学、比较文学、文化学、社会学、传媒学和解释学等都开拓了更宽泛的学术空间，展现出新的研究维度，从而获得更宽阔的研究视野。也许，这只能说是种猜测，正是在这种学界氛围下，人们开始特别关注"间质"问题，因为这类组织是一直存在着的。

原子论有个定见：有形，就是"有""实"，真实的"物质世界"；隔开了的，就是"空""无"，没有意义的；中间则断裂，没有过渡。这种根深蒂固之观念一直影响着人们，以至于"间隙""间性"等常常被视而不见。中国传统文化的"气论"消弭了这类界线，强调"气聚有形""气散无形"，无形、有形皆为气也，中间是连续的、过渡性的，没有割裂及间断，甚至没有绝对边界。"间质（间性）"不是"空""无"，更不是可有可无、无关紧要的，而常可能是至关重要甚至决定性的。中国文化不仅强调"一分为二"（有与无），而且特别强调"一分为三"。《道德经》指出"道生一，一生二，二生三，三生万物"。显然，"间质"就是"三"，"间性"哲理上也是重视"三"。这些非常值得深思。间质组织现已揭示出的功能都是统合性、协调性、关键性的，间质组织只是充分实施上述统合功能的基质而已。这一点与三焦"通行水液"，"通行火（元气）"，水火相助，而共同维持着生命过程之说颇为相通，故亟需重视生命过程中的这类统合性机制。中国医学的认识中，此类论述不少，揭示了很多有价值的线索，需借助新的视野，整理挖掘，提升光大。

3. "经络"——中国人所揭示的生命活动统合机制　经络学说是中国人对世界的一大贡献，但它本身是独特而充满谜团的，也有不少学者试图揭秘它，惜难度很大，进展有限。

（1）"经络"之谜　中国医学将"经络"现象的理论称为"经络学说"。该学说既简单，又复杂——"简单"是因为"经络"就是一类起整合作用的通道。其内通行气血，起濡养、沟通、联络脏腑器官，传导信息，调节功能平衡等作用。"复杂"指这类通道本身是一个庞杂的系统，有着三大层次：① 经脉：有十二条主要经脉、八条重要的奇异之脉(奇经八脉)和十二条主要分支。这些是经络系统的主干,循行于较深部位。通常它们沿线布有大量特殊点(穴位),故每条经都是不小的系统。② 络脉:是分支网络,大的有十五条,次要的数不清,体表看见的小脉管都属络的范畴。③ 连属组织,其体系很复杂,本身构成了一门分支学科——"经络学"。

中国医学认为:"经脉者,所以行血气而营阴阳,濡筋骨,利关节者也。""夫十二经脉者,内属于腑脏,外络于肢节。"(《灵枢·本藏》)有调节全身功能平衡,感应传导生理、病理信息等效用。经络功能失常便可表现出相应病态,恰当地刺激该经的特殊"点"(穴位),通过调整该经功能,常可起到治疗作用。这就是针灸疗法的理论基础。此外,内在病变有时还会在体表远端穴位处显现出某种征象,适当刺激这些穴位,常能即刻改善症状,有时还可帮助诊疗疾病。

(2)"经络"重新被提及之近代简史　20世纪40年代,日本医师意外发现一位视神经萎缩患者出现典型的循经感传现象,其之路线与元代医师滑伯仁记载的经络运行图极为一致。20世纪50年代,法国学者报道了针刺一位女性患者三阴交穴时,出现沿肝、脾、肾三经扩布的三条白线。其后,中国、匈牙利、德国、英国和日本等又陆续有类似报道。20世纪70年代,国内有人调查了1 000例志愿者,发现有8例感传显著者,并有感传后出现"皮丘带"的特例,于是引发由卫生部协调的循经感传现象普查工作,共调查了20余万人,发现有感传现象实例者3 000余人,特别敏感者500余人。也有人在海外10多个国家做了类似调研,结果相同。故海内外的大样本调研充分肯定循经感传(即"经络")现象是客观存在的,它是人群中普遍存在的一种功能表现,甚至通过特殊诱导方式,还可在60%～80%的人群中激发出循经感传现象。

我们先要"咬文嚼字"式地做出学术界定——所谓"经络"是中国人发现并描述的一类身体现象,比较规范的表达是"循经感传"现象,故单说"经络"时,就是指循经感传现象,一般加上引号,以示区分。所谓"经络学说",指对"经络"(循经感传)现象中国古人所做出的理论阐述。严格意义上,两者是不同的。"经络"(循经感传)现象是一种现象学层面的存在。至于"经络学说"则是古人对该现象的解释和阐发,属于理论建构,难免有添油加醋的成分。

半个多世纪以来,人们运用各种科技手段,包括液晶热象图、远红外热象图、电子连续显示测温计、光电倍增管、声电换能器等,从皮肤温度、皮肤冷发光、皮肤声信息等多方面研究了经络和穴位的特点。参与这些研究的不只是中国学者,美国、法国、德国、日本等国外学者也纷纷涉足其间,不少试验被试者是对经络闻所未闻的外国人。结果表明,经络、穴位和非经络区域存在着较显著的皮肤温差和皮肤超微弱发光等的异常,并证明声信息等也可循经脉而向远端传递。

也许,用放射性物质示踪法来研究"经络"(循经感传)的结果说服力最强。20世纪60年代即有人以放射性核素磷注入穴位,发现放射性核素似乎是沿经脉路线传播的。此后，重复此类的工作者不少，结果不是很一致。有时示踪剂会在某些部位出现停顿阻滞现象，这些部位通常就是该经脉主要穴位所在之处。这些可以说是循经感传现象存在的最直观（移行轨迹可用扫描摄影等方式记录下来）、最有说服力的证据。事实表明确实存在着一种特殊通道（示踪剂在其中移行），根据经络所过部位皮肤电阻之改变来判断脏腑之病变符合率高达89.5%，说明"经络"与相关脏腑的生理、病理功能之间确实存在着某种对应关系，皮肤电阻改变则是经络功能存在及其与脏腑生理、病理有对应关系的客观指征之一。

综合各方面的研究结果（如大样本调研、皮电阻、肤温、冷发光、声信息及同位素示踪等），可以说循经感传（"经络"）现象是一种客观存在，且是可以重复的经验事实。中国医学经络学说则是对这一类事实所做出的理论解释。这种理论解释尽管形式（如语境等）是陈旧而粗糙的，但从研究结果看，它基本契合且忠实于事实，不仅能对事实做出较好的说明（相对于西方医学仍旧忽略这一事实而言），且常能进行有意义的前瞻性预测（体现在中国医学家借经络学说进行临床诊疗活动中）。所以，称"经络"现象的发现及经络学说为中国传统医学之瑰宝，坚信它能对现代人们认识自身奥秘做出重要贡献，毫不为过。

基于此，著名物理学家、系统科学领域世界级先驱钱学森在20世纪80年代发出颇有影响及争议的三段论，他认为在人体认识方面（如经络学说、气功等）的现代研究可促进中医现代化，"中医的现代化可能引起医学的革命，而医学的革命可能要引起整个科学的革命"，并力主"医学的前途在于中医现代化"[1]。

（3）"经络"研究困境之哲学审视　一开始出现"经络"现象热时，有人便孜孜不倦于经络组织结构形态等的实验性研究，一直延及今天，但可以说几无确切收获。因为至今为止人们并未获得"经络"存在的直接证据，即解剖结构上的证明。这在许多恪守原子论者看来是"经络"子虚乌有之有力证据。但科学必须承认可重复经历的事实！因此，在我们看来，它恰恰昭示着原子论核心观念的欠缺和危机。确如钱学森所言，其撼动的有可能是整座现代实证医学（甚或实证科学）大厦之基石。

拘泥于"结构决定功能"论者，因循经感传现象尚不能找到形态学依据而怀疑，甚或否定这一现象的客观存在，正是在这点上犯了一个本末倒置之错误。其实，问题在于不应先抱定一个成见，或先确定某原则（前提），再来过滤事实。恰恰应该相反，在尊重事实基础上，提出新知，做出解释，修正观念。

再者，迄今为止，人们所进行的结构研究大多是静态的、尸体上（或离体了的，或严

[1]　钱学森.钱学森论中医系统理论［EB/OL］.乌有之乡，2020-3-5. http://www.wyzxwk.com/Article/zhongyi/2020/03/414769.html.

重干扰了其正常状态的)的形态观察。"形态作为活着的东西,实质上就是过程。"(黑格尔)尸体的、静态的观察难以发现"经络"的结构特点,无论如何也不应成为怀疑或否定经络现象客观存在的依据。对此,前述的间质组织及新器官之发现等新近科学成果就是强力佐证之一。

综合前述,循经感传作为一大类功能之存在,是再明确不过的客观事实。无法找到相应的结构特点正是客观事实对"结构决定功能"观念尖锐而致命性的挑战。当然,我们不愿臆测存在着"独往独来",与结构毫不相干的功能,否则将陷入玄学泥潭。它们之间必定存在着某些对应关系,但这种对应关系难道只是"决定与被决定""主导与从属"关系吗? 这显然是需要打上一个大问号的。

"结构决定功能"的确是结构与功能关系之间比较主要的关系类型,但同时还可能存在着其他形式的关系。例如,精神心理活动是大脑中枢及皮层等结构所产生的功能,但精神心理产生后对大脑皮层及皮层下中枢等组织结构的作用又是主导性的、明显而强有力的。皮层结构尽管错综,但相对稳定少变(至少流行观念是如此认为的);皮层的功能极其复杂,形式也十分活泼,所引起的躯体生理变化同样非常错综多变。如套用"结构决定功能"模式来解释,只能望洋兴叹,永远难以自圆。量子的纠缠研究更是例证。经络现象的存在也同样否定了上述观念的普适性。我们说,结构是瞬息可变的,这种"变"常因功能活动而引发,如精神心理活动对皮层及皮层下中枢的作用那样。此时,存在着与功能变化呈同步特征的"共时结构"。经络现象通常在某种状态下(如接受针灸治疗及气功师修炼时)特别易被诱发出,也可能正是这种"共时结构"存在的例证。似可推测,此时的感传部位出现了与感传功能同步的"共时结构"。只不过现行的研究手段仅揭示了功能存在的依据,尚难以捕获处于瞬息流变中的动态之结构特征。一如在对脑的研究中所碰到的那样——这也与长期以来人们把结构视为稳定少变的观念相关。至于"经络"的这种"共时结构"究竟是怎么一回事,人们提出了种种假说,如特殊传导系统说——指进化较古老、分化较低级的传导系统,特化传导系统说——指表皮细胞传导缝隙连接六蛋白通道的特化形式,特殊管道系统说——提供类似"波"向两端传递的结构,第三平衡系统说——神经和内分泌之外的调节结构和经气转输系统说——经脉就是被激活了的人体组织空间,等等。这些虽都只是类假说,但它们的提出却不同程度上都是对"结构决定功能"观念的一种超越。

我们知道,西方医学(乃至整个现代科学)都是建立在"结构决定功能"基石之上的,但也有不少事实无法纳入这一观念体系之列,经络现象就是其中突出的例子之一。因此,有关循经感传之类现象的存在,迫使人们必须超越旧有观念,以新的眼光审视问题。相关研究的突破又有可能引发一连串的理论变革或认识改写。因为关于生命的理论框架中必须和谐地容纳包括循经感传现象、心身纠缠、精神心理可作用于皮层及皮层下组织结构等客观事实的理论解释。现有的西方生物医学框架和实证科学体系却排斥这类客观事实。不经过脱胎换骨的重大改造,必定难以和谐地容纳相关的理论解释,这就是学科变革问题。这一变革是否可称之为"革命"需拭目以待,不便妄论。但变革必将发生,这种变革将涉及基本观念等,且会是比较剧烈的,却也是可以预期之事。

一些睿智的科学大师已敏锐地注意到科学发展的这一必然趋势。如著名现代物理学家、诺贝尔奖获得者普列高津(I. Prigoine)就曾指出:"物理学正处于结束'现实世界简单性'信念的阶段。人们应当从各个单元的相互作用中了解整体,要了解在相当长的时间内,在宏观的尺度上组成整体的小单元怎样表现出一致的运动。"[1]这段论述中有几点要做些说明:① 通常人们好把"物理学"看作是自然科学的同义词(物理一词希腊文为physis,即"自然"),普氏此说不只是就狭义物理学而言的,而是泛指所有的实证科学。② 他所谓的"现实世界简单性"信念,就是原子论之核心——结构决定论。其基本信念是"要了解宇宙,就只需要了解构成宇宙的砖瓦:基本粒子,懂得了生物大分子、核酸、蛋白质,就可以理解生命"[1]。③ 普氏认为,他所倡导的新基本信念与"中国的学术思想更为接近",强调整体的关联性及整合特征等[1]。此时,我们再回味钱学森之见,可见他与普列高津"英雄所见略同"。

(4)"经络"——生命重要的平衡及统合机制 1982年7月,笔者陪同导师裘沛然去安徽中医学院(现安徽中医药大学)参加研究生答辩,碰到孟昭威。他1981年因进行经络感传线路研究而获卫生部嘉奖,是生理学家及成就显著的中西医结合专家。他研究认为,内环境稳定只是人体平衡作用机制之一,生命的关键在于如何维持机体之动态平衡,经络就是一套平衡机制。他进一步将控制人体活动的总枢纽分为四部分:第一系统,控制随意肌运动的躯体神经系统,有着维持运动中快速动态平衡机制,传导速度在每秒70～120米之间;第二系统,控制内脏活动的自主神经系统,能维持内脏较慢的动态平衡,传导速度在每秒2～14米之间;第三系统,控制体表内脏之间影响的经络系统,维持更慢的动态平衡,感传速度为每秒2.7～8厘米之间。这一速度较植物神经之传导至少要慢10余倍。第四系统,控制全身内分泌系统以及其他一些器官组织的慢平衡,它的活动更慢,是以分钟来计算的[2]。他进一步指出"作为一个整体,生命的总平衡是以这四种平衡系统相互协调合作的结果,人的正常活动是通过这个系统的联合行动来完成的",并强调"这在现代生理学终将是一个新概念和新的总结","这个新概念的产生来源于对中国传统医学中经络的研究"[2]。

[1] 普列高津.从存在到演化[J].自然杂志,1980: 11.

[2] 孟昭威.人体的平衡系统及第三平衡系统[A].世界针灸学会联合会成立暨第一届世界针灸学术大会论文摘要选编[C],1987.

应该补充说，生物还有第五系统，即细胞壁与细胞壁间的传递控制（与前面讨论的"间质"相关），它传递得更慢，属演化的更原始阶段。从最低到最高体现出生物进化之阶梯，故也可以把第三平衡统合系统的"经络"看作是生命演进过程中较为早期阶段出现的调控机制——越到后期，越快捷，针对性越强（如躯体神经），但丝毫不等于说早期演化出现的那些机制就不重要了。体液和内分泌机制（第四系统）对生命调控的重要性足以说明这一点。

作为佐证，经络现象更容易在年幼者、患者和老年人中诱导或体现出来。某些脏器有病变，相对应的那条经络也更容易有阳性反应。这些可从侧面支持它是一类早期演化的调控机制，可能是这些人某种程度上回归了早期状态。

（5）特络细胞：帮助阐述经络学说　上述只是理论分析，由于人们没能确定"经络"的结构及细胞形态特征，故"经络"至今未被西医学完全接受。不少人认为关键在于经络的物质基础未明确。但也有人提出"经络"只是种动态形式，并不一定对应于某一专门的解剖结构，只是活体状态下的动态形式。

《显微技术和微量分析》（*Microscopy and Microanalysis*）杂志发表了几篇相关研究，提出特络细胞（telocytes）和经络实质存在着某种形态学上的相似性，有人认为特络细胞可能一定程度能够阐述经络学说[1,2]。所谓特络细胞，是2005年首次被确认并于2010年被正式命名的一种新的间质细胞，其"最精炼的定义是'具有远足（telopodes）的细胞'，这种细胞质的延长部分甚至可以长达几百微米"。人们发现它"在空腔脏器（心脏、消化道、子宫、输卵管）、实质脏器（肺脏、胰腺、乳腺、胎盘）及浆膜（胸膜、心包、腹膜）中普遍存在"，包括皮下[3]，常形成网络状结构，且与周围组织纠缠成了广泛的联系，并借此与周边组织细胞的功能发生密切的关联性。特络细胞就是间质细胞中的一种，至少是同源的。

陈秋生认为，特络细胞和中国医学说的"经络"在形态、网络存在部位和分布特征上都具一致性[4]，他指出特络细胞与"经络"相似，也具有联系穴位、脏腑，调节脏器活动等类似的结构基础，且该细胞可诠释和兼容现有的"经络"假说，包括多种假说，如神经论、体液论、能量论、筋膜论、生物场论等[4]。陈秋生认为，特络细胞能包容这些假

［1］ Yonghong S, Ruizhi W, Yue Z, et al. Telocytes in Different Organs of Vertebrates: Potential Essence Cells of the Meridian in Chinese Traditional Medicine[J]. Microsc and Microanal, 2020, 26(3): 1–14.

［2］ Xuebing B, Ruizhi W, Yue Z, et al. Tissue Micro-channels Formed by Collagen Fibers and their Internal Components: Cellular Evidence of Proposed Meridian Conduits in Vertebrate Skin[J]. Microsc and Microanal, 2020,26(5): 1–7.

［3］ 杨长青,肖俊杰.特络细胞［M］.北京: 科学出版社,2017: 79–84.

［4］ 陈秋生.中医经络实质研究的新进展［J］.针刺研究,2021,46(6): 533–540.

设，故是种较可取的有兼容性的理论。他进一步分析"经络"之所以长期未被发现，可能是与特络细胞实验样品的制备难度及该细胞诸多特性有关，这又回到了我们前面所说的间质细胞问题[1]。陈秋生提出，今后可以在形态观察基础上进一步确立特络细胞与神经、循环、结缔组织、免疫、内分泌等系统的联络介导关系，以确定特络细胞在上述结构系统之间的整合作用，进而阐明中国医学的经络学说及整体观念。上述见解可存为一说，理论上是有着某种契合之处的。

特络细胞也好、前述的间质细胞网络也好，都是早期演化出现的结构，都是生命演化过程中某阶段之产物。对它们的深入认识刚刚开始。所有这些都折射出生命演进过程中生命体自我演化、适应、调控、统合之重要性。

（6）需注重机体的协调统合机制 这一节不厌其烦地说了这么多，最后只想再明确几点：① 生命过程中，协调统合机制非常重要，它本身就是生物逐渐演化而产生的，且在维系生命过程中起着重要的调控作用。② 生命过程中的协调统合机制往往不止一条，常有着多种通路、机制与途径——有些是显而易见的，有些则隐而密藏着，属隐秩序之类，需进一步深挖才能有所了解。③ 临床中医师对复杂病症之调控纠治，不管是借针灸经络，还是用方药辨证，都充分调动利用了这些协调统合机制，兼顾了这些错综机制的方方面面，这也是中国医学临床优势之所在。临床优势背后，是相关认识的深刻性、睿智性。④ 中国医学传统理论学说所阐述的很多内容，实际是对这类隐性的统合机制之阐述。脏腑关系、三焦学说、经络学说等都体现着这一点，其背后都隐藏着对协调统合机制之揭秘。这类机制对于协调平衡机体，让机体在生生不息中有序地推进各项生理功能至关重要。这些每每可以补今人认识之不迨。⑤ 在这类复杂问题探究中，应跳出原有原子论之巢穴，打破有形无形界线，以事实为依据，包括吸纳量子纠缠等的思维特点，进行深入探讨。只有这样，才可能在传统认识启迪下，挖掘出生命现象之新知，以充实人类对生命的认识。

五、生命过程的阶段论及个体化特征

《黄帝内经》及后世许多医家著作中，有着大量对生命现象及其过程的精辟描述。这些描述在今天看来，有些依然熠熠生辉，具有参照意义，值得深入挖掘，做出整理及提炼。

1. 生长壮老已的"七七八八"男女发育规律 对人的生长发育过程之描述及阐发，不仅是医学理论的基本任务，而且可用于指导防治疾病，养生延年。《黄帝内经》的

---

[1] 前已指出，间质细胞也有类似的制备难度问题。

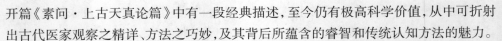

开篇《素问·上古天真论篇》中有一段经典描述，至今仍有极高科学价值，从中可折射出古代医家观察之精详、方法之巧妙，及其背后所蕴含的睿智和传统认知方法的魅力。

（1）"七七八八"之男女规律　众所周知，《黄帝内经》由两部分组成：《素问》与《灵枢》，各81篇。《上古天真论》是《素问》之首篇。它在讨论人之天数时，归纳说："女子七岁，肾气盛，齿更发长；二七而天癸至，任脉通，太冲脉盛，月事以时下，故有子；三七，肾气平均，故真牙生而长极；四七，筋骨坚，发长极，身体盛壮；五七，阳明脉衰，面始焦，发始堕；六七，三阳脉衰于上，面皆焦，发始白；七七，任脉虚，太冲脉衰少，天癸竭，地道不通，故形坏而无子也。"

"丈夫八岁，肾气实，发长齿更；二八，肾气盛，天癸至，精气溢泻，阴阳和，故能有子；三八，肾气平均，筋骨劲强，故真牙生而长极；四八，筋骨隆盛，肌肉满壮；五八，肾气衰，发堕齿槁；六八，阳气衰竭于上，面焦，发鬓颁白；七八，肝气衰，筋不能动，天癸竭，精少，肾藏衰，形体皆极；八八，则齿发去。"这两段话虽都不是很长，却简练地概括了男女各自不同阶段的生长发育特点及主要机制，堪称意蕴深刻的不刊之论。

中国医学认为，女子生长发育，大致表现为约以7年为一个阶段性的发展特点。7岁前后，少女开始乳牙脱落，更换恒牙，头发的生长加快了，这些发育现象背后的生理机制是肾中所藏精气（或称肾精）的渐趋充盈。14岁前后，在肾中精气进一步充盈基础上，出现了类似"性激素"这类物质，即"天癸"（"天"指自然而生成，"癸"指液态水样物质，"天癸"可界定为随肾中精气充盈到一定程度而分泌的具有促进性功能效用之物。）天癸的出现，促使女子月经初潮来临，已具有了生殖能力（"月事以时下，故有子"）。其中，任脉和太冲脉是中国医学理论中认定的与女子月经、性能力和生殖功能关系密切的两条奇经。21岁左右，由于肾中精气处于盈满水平，遂女性发育趋于顶峰状态，表现为开始长出"真牙"（智齿，也叫第三磨牙），身高也基本达到极限。28岁左右往往是女性生理功能最强盛之时，表现出"筋骨坚，发长极，身体盛壮"等特点。此后女子生理功能开始出现某些衰减征兆，35岁前后，营养面部的"阳明脉"有所衰弱，面始憔悴，头发脱落加速。40岁后，衰老过程加快。50岁前后，由于肾中精气已亏，天癸日见耗竭而进入更年期，月经不再来潮（"地道不通"），生殖功能丧失，且现老态（"形坏而无子"）。这段经典论述虽仅仅百余字，却勾勒出女子一生中几个发育阶段的主要特点。这一现象学的描述一再被证明有着充分的事实依据。

如综合国内外多份观察研究表明，学龄少女7～8岁开始换乳牙；13～14岁出现月经初潮（只是近50年来，世界相对发达地区由于营养状态的明显改善和传媒及教育的发达，促使少女发育有所提前，约提前1岁）；21～22岁的青年女子开始长智齿，身高不再长了；35岁前后女性风姿始减；40岁后开始憔悴；50岁前后进入更年期，吻合率达到76%～88%。这些勾勒描述可以认定为是对妇女生长发育规律的现象学层面的经典归纳总结。

有趣的是,古代医家认为男子的生长发育与女子表现出不太一致之特点:女子以"七岁"为一阶段;男子却以"八岁"为一阶段。男孩8岁,肾中精气始充实,开始发育,表现为头发长得快了,乳牙换恒牙了("发长齿更")。现实生活中,男童大约是小学二三年级开始掉牙换齿,比女孩晚一些。15～16岁,肾中精气充盈,性激素大量分泌("肾气盛,天癸至"),男孩可出现遗精现象(调查表明,男孩首次遗精大多为14～15岁),此即"精气溢泻"也。所谓"溢泻",乃肾中精气满而溢出,故此等遗精属正常的生理性现象,并非病态。此时男孩常萌发了性欲,如行男女交媾("阴阳和"),则"能有子",具备了生殖能力。23～24岁时肾中精气最为盈满持平,男性发育趋于顶峰,表现出"筋骨劲强""真牙生而长极"。男大学生多数是临毕业前(23～24岁前后)开始长智齿的,大约比女青年晚2～3岁,此后身高也不再长了。32岁前后,生理功能最为强盛,"筋骨隆盛,肌肉满壮"。40岁起,男性也开始进入下坡期,肾中精气始衰,表现出精力不如以往,"发堕齿槁"等。50岁后,男子出现了早老征兆,表现为"面焦,发鬓颁白"等。现代认为男子接近60岁,进入老年早期,体力不支,性激素也骤减。65岁后,进入老年,"则齿发去"。很显然,《黄帝内经》的这些归纳,是基于观察经验的,且高于单纯观察经验,同样是一类已上升为某种规律性描述的现象学认识。即便在今天通常人们也只是热衷于讨论整个人群的生长发育特点,并未刻意于去研讨男女生长发育的阶段性之异同。也就是说,主要停留在讨论人类共性阶段,尚未深化到分析共性基础上的性别差异。2 000多年前的《黄帝内经》不仅这样做了,并且做得非常出色,不能不说是种奇迹,令人敬服之至。

(2)六大特异性表征:齿、骨、肉、面、发、性　若我们审视眼光再敏锐点,不难看出,上述关于男女生长发育阶段性特点的两段概括中还有许多深刻的内容值得玩味。首先,透过字里行间,人们可以注意到古代医家不仅准确地描述了男女的生长发育的阶段性特点,而且主要抓住牙齿、骨骼、肌肉、面部情况、头发及生殖能力等,把这六大方面的变化视为表征个体生长发育的阶段特点及反映机体强弱状态的客观尺度。后世临床一直沿用这些重要经验,现代的临床观察及实验研究也不断证实这六大指征确能十分灵敏地显现出机体发育的特点及其强弱状态等。

(3)背后支撑性机制——肾精盛衰　上述经典论述不只是现象学描述性的,同样也蕴含着对"生、长、壮、老、已"机制的洞察。那就是传统理论认为,在个体的整个生长发育过程中,决定性的因素是肾中精气("肾气")的盈亏盛衰。随着肾中精气的渐渐充盈,男女一步步跃上了生长发育的一个个新台阶。在青壮年时期,由于肾中精气最为充盛,男女均处于生理功能上的鼎盛平台阶段;女子在30岁左右,男子在进入40岁后,随着肾中精气的日见匮乏,生理功能也逐渐开始走下坡,并在某些阶段有较为剧烈的衰减——如男子56岁前后,女子50岁前后,均不约而同地进入了更年期,生理功能发生了短暂却较为显著的衰退。因此,在我们看来,个体的"生、长、壮、老、已"其实表现出一条有点类似平台的"抛物线"样的变化，而这条"抛物线"的底部决定性因素是肾中精气，顶部的外显征兆是齿、骨、发、肌肉、面及生殖功能等。

《黄帝内经》的上述描述及其所蕴含的对机制的认识，既有着极重要的科学价值，也有着极为鲜明的实用操作意义。临床上，中国医学家们不仅对齿、骨、发、性等的变化十分看重，而且对它们的纠治往往从补益肾中精气着手。上述理论直接指导着人们对于诸如先天性疾病、遗传性疾病、发育不良、早衰及生殖功能低下等的诊断及治疗。其中，突出了要抓住肾中精气，以补肾益精为大法的思想。事实一再表明，对于上述这些疑症顽疾，补肾益精有时确能出奇制胜，获得较为满意的疗效。

随着社会的进步，防范早衰，提高生活质量，延年益寿，以及有效地减慢老年病的发生发展，成了一个世界性的医学前沿热点和实操性难题。上述认识与后世医家在这些认识指导下在补肾益精方面积累起来的丰富经验，成了中国医学界在这些方面大有作为、施展才华的有力的历史支撑点。我们坚信，这方面相关认识和经验的积极开发和升华必将为人类共跻寿域做出重要贡献。

讨论至此，还有一个谜团值得深究，古代医家是何以做出上述天才发现和归纳的？悉心的观察、天才的演绎等都是缘由之一，但也许不是全部，甚至不是最主要的。女子表现出以7岁为一个阶段，男子则以8岁的立论，绝非单纯偶然发现后再加演绎而成，自有其深刻的文化基因。对此，我们曾在《走出巫术丛林的中医》[1,2]等多部著作中都进行过文化学层面的深入分析。

2. 小孩发育的"变蒸""稚阳"学说 儿童身心尚未发育成熟，有一系列的特殊性。古人在观察基础上，提出"变蒸"理论。"变蒸"可视为中国医学对人类生命第一阶段（幼儿）心身发育特点的归纳，既有趣，又有意义，值得关注。

（1）幼儿发育的第一阶段："变蒸" 中国医学是分阶段认识少儿心身发育规律的。出生后1～2年为婴儿期，这个第一阶段的个体心身发展规律，中国医学归纳为"变蒸"学说。

变蒸一说，始于西晋王叔和《脉经》，原本指婴儿在生长过程中，常有身热、脉乱、汗出等症，却身无大病的情况。隋唐以降，其内容不断充实。《诸病源候论》曰："小儿变蒸者，以长气血也。"《千金要方》指出："凡小儿自生三十二日一变，再变为一蒸。凡十变而五小蒸，又三大蒸，积五百七十六日，大小蒸都毕，乃成人。"并认为："小儿所以变蒸者，是荣其血脉，改其五脏。"《外台秘要》说："其变蒸之候，令身热，脉乱，汗出，目睛不明，微似欲惊。"归纳而言，"变"，有变化酝酿而生五脏、发育心理含义；"蒸"，有蒸

［1］ 何裕民,张晔.走出巫术丛林的中医［M］.上海：文汇出版社,1994：191-208.

［2］ 何裕民.发现中医［M］.北京：中国协和医科大学出版社,2007：67-69,89.

养六腑、蒸热身体之义；意指小儿变化迅猛，蒸蒸向上，生机勃勃，心身处于快速发育阶段。"变蒸"虽时有症状，但不是疾患，只是小儿发育过程中的一种自然现象。

变蒸学说主要以近似于"月"的32日为基本计时单位，对婴幼期的心身发育进行观察。此说认为2周岁内的婴幼儿有大、小蒸变的周期性规律：32天为一变，64天为一蒸。随着每一变蒸，小儿心身发生相应的变化，乃至基本成熟。对于小儿"变蒸"的规律性发展特点人们归纳了简要的歌诀"一月好睡二微笑，三四似识妈妈貌，五六见人欲抚抱，七八常将妈妈叫，九十学语心开窍，一岁能表憎与好，岁半模仿兴趣高，二岁能报屎与尿"（肖正安《中医儿科学》）。在这些过程中，包含着个体生理与心理以及语言与行为等的不断发展。

（2）第二阶段："稚阳"理论　3～14岁的幼儿及儿童，以心身上的单纯、幼稚、脆弱、偏颇，而生机勃勃、迅速趋于成熟等为特征。中国医学归纳出"纯阳""稚阴稚阳"和"三有余，四不足"之特点。由于总体表现为生长发育迅速，以阳为主导，故又以"稚阳"概括之。

"纯阳"之体　纯阳是指幼儿心身生机勃勃，发育迅猛，犹如旭日初升，草木方萌，其心身诸多方面均迅速趋于成熟、完善。这一发展态势贯穿于整个幼儿及儿童期，尤以幼儿前期最为明显。"纯阳"也暗喻了小儿心理之单纯、好动及对外界广泛的兴趣，强烈求知渴望。《友渔斋医话》说"童子纯阳好动，一日之中，无刻停歇，童子天机活泼"，且"入塾诵读"，兴趣广泛，求知强烈。

"稚阴稚阳"　稚阴稚阳指小儿无论阴精与阳气、形体与心神，都是稚嫩的、未完善的。《温病条辨·解儿难》曰：小儿"其脏腑薄……肌肤嫩，神气怯，易于感触。"《小儿病源方论》："小儿……血气未平，精神未定，言语未正。"归纳了儿童心身功能幼稚而极易受外界各种变化影响的特点。

"三有余，四不足"　通常指6～7岁以上儿童的特点。"三有余"是指此时儿童往往心、肝、阳常有余，"四不足"则指肺、脾、肾、阴常不足，主要是针对小儿生理、病理特点而言的。小儿脏腑功能有一定的偏颇，既表现在生长发育与营养需求上的偏差，也反映在精神心理及行为等方面的不同。心、肝、阳有余，则小儿多动、多喜、易哭怒；脾、肺、肾、阴不足，则小儿少思无忧愁。

3."阶梯样"的衰老过程及台阶与平台效应　古代中国医学家朦胧中提出了衰老的阶梯样效应，值得思考提炼，以为今天的老年社会及人们延缓衰老、过好晚年生活，提供指导。

唐代名医孙思邈指出："人年五十以上，阳气日衰，损与日至，心力渐退，忘前失后，兴居怠惰，计授皆不称心，视听不稳，多退少进。"（《千金翼方·养老大例》）故首先人们需接受老年之现实，学会"多退少进"。宋代医师陈直写有影响颇大的《寿亲养老新书》，书中指出："衰老人肠胃薄弱，不能消纳。"老年人肠胃不好是关键，消化功能差，需要呵护肠胃。元代文人赵松雪写诗描绘了老人之心态："老态年来日日添，黑花飞眼雪生髭。扶衰每借过眉杖，食肉先寻剔牙签。右臂拘挛巾不裹，中肠惨戚泪常淹。移床独坐南窗下，畏冷思亲爱日檐。"(《刀圭闲话》)把老年人的龙钟老态及孤独凄凉心境惟妙惟肖地点画而出。

最值得重视的是《灵枢·天年》的论述，指出："人生十岁，五脏始定，血气已通，其气在下，故好走；二十岁，血气始盛，肌肉方长，故好趋；三十岁，五脏大定，肌肉坚固，血脉盛满，故好步；四十岁，五脏六腑十二经脉，皆大盛以平定，腠理始疏，荣华颓落，发颇斑白，平盛不摇，故好坐；五十岁，肝气始衰，肝叶始薄，胆汁始灭，目始不明；六十岁，心气始衰，苦忧悲，血气懈惰，故好卧；七十岁，脾气虚，皮肤枯；八十岁，肺气衰，魄离，故言善误；九十岁，肾气焦，四脏经脉空虚；百岁，五脏皆虚，神气皆去，形骸独居而终矣。"

此说以 10 岁为一个阶段，刻画了人的一生之变迁。以 50 岁为界，50 岁以后逐渐加速衰老进程，呈现出不断走下坡之态势。试可提出衰老的"台阶论"，或许此论于当今老年社会及延缓衰老、防范老年意外，不无参考价值。

民间有些流行颇广的说法，如"六十二、六十三是个坎""七十三、八十四阎王不叫自己去"等。笔者对此十分留意，这二三十年来一直关注此现象。曾接受媒体采访，专门谈了 62 ～ 63 现象[1]。首先，62 ～ 63 岁身体出问题的临床所见确实比较多。从社会文化角度看，60 岁退休，以前努力工作，有事干，此后彻底放松，生活方式大变；以前可能很有自我价值感，一下子无所事事，不少人老两口终日默默相视而坐，抑郁无聊，彻底被社会隔绝了，故很多人一退休，一两年后身体就出问题，生了大病，且很快走了。当然背后还有躯体病变累积等问题有待深究。这时候，最容易出现的健康问题：心脑血管异常和癌症。62 ～ 63 岁的确是个坎，这很大程度是社会调适不良诱发的社会失能状态，加上转折期的生理偏差。

至于 73、84，其历史渊源可能与孔夫子、孟子的寿命有关(他们俩分别活到 73 岁、84 岁)。或许古代读书人的确受此影响。但也有认为这是人一生中生理节律的重要转折期[2]。笔者倾向于接受后面这种解释。临床我们注意到，60 岁后，约每隔 10 年健康状况下一个台阶，下台阶需两三年(就像更年期反应一样)时间；下台阶后有个平台期，持续 7 ～ 8 年，平台期各方面变化相对安稳平和；到了 73 岁前后，可能又是一个台阶，再重复上述过程；84 ～ 85 岁后，再重复上述过程，越到后来，平台期越短；到 90 多岁也是新的平台期。"九二，闯天关"，天关就是鬼门关。事实上，人们的衰老过程不是一

[1] 笔者曾经于 2010 年接受过宁波媒体采访，谈过 62 ～ 63 岁健康现象，媒体发表过相应的采访报道。

[2] 还有一种民间解释也值得重视。中国医学认为天寿命是 120 岁。大多数人在古代活到 72 岁算是过得去的，72 岁相当于天年的六成，如果能活到 84 岁算相当不错的，也就相当于活到天年的七成。一成就是 12 岁，这种解释也有一定道理。

条平滑的下行线,而是一个台阶、一个台阶往下走,有台阶期,也有平台期,台阶期要特别小心,容易出意外,平台期则相对比较平和。结合临床观察,我们认为此说有一定道理。

对照《灵枢·天年》描述,"六十岁,心气始衰""七十岁,脾气虚""八十岁,肺气衰""九十岁,肾气焦""百岁,五脏皆虚……形骸独居而终矣",也是一个个台阶及平台往下而行,可谓是某种意义之相互印证。当然,这个规律,时间上有两三年之前后浮动,一如更年期。此说我们曾在网络上面对数万老年人讲授过,反响颇大,但细节还有待于参照流行病学数据加以进一步确定。

上述"七七八八"男女成长规律、小孩"变蒸"学说、衰老的"阶梯样"效应等都涉及生命过程的阶段性理论认识。后面将转向讨论个体的不同特征。

4. 体质与气质学说　中国医学除关注人群共性规律外,还重视不同个体的具体特征,形成了"体质学说",这对于认知生命特征也具有基础性意义。

古代医学文献中,用来讨论个体特性的术语不少,明末后人们渐趋接受"体质"一词。体质可定义为,人群中的个体在其生长、发育过程中所形成的形态、结构、功能和代谢等方面相对稳定的特殊性征。在生理上它表现为功能、代谢及对外界刺激的反应等方面的个体差异性;病理上表现为个体对某些疾病的易感性,以及疾病传变转归中的某种倾向性[1,2]。

(1) 常见体质的实用分类　影响体质的主要因素有体形、脏腑状态、精气血津液的多寡及脏腑气血的功能旺衰等。医学史上,人们曾对体质类型做过多种分类,《黄帝内经》中就有丰富的记载。近来人们又不断提出新的分类方法。结合临床,以下体质分类相对较为实用。它把体质分为正常和病态两大类,正常是排他性的,而病态体质主要有以下几种:① 形壮亢奋质:形体壮实,功能亢奋,活泼好动,身热不畏寒,喜冷饮食,面部易生痤疮,皮肤多油性,易脱发,性欲亢进等。多见于青壮年。② 身萎疲乏质:形体偏虚弱,功能较低下,代谢率偏低,终日精神欠振奋,稍劳作即倦乏无力,不欲多言,不喜多动,面色萎黄无华,毛发少光泽,平素既怕冷又怕热,易感冒生病,病后常迁延难愈,日久常转化成形寒迟呆质。③ 形寒迟呆质:体形以虚胖为多见,常功能低下,代谢明显偏弱,产热不足,四肢躯体不温,怕冷畏寒,喜夏日而不耐冬寒,行动和反应迟缓,甚至呆顿,心跳偏慢,面色苍白或偏灰,舌唇常偏紫暗,天冷尤其灰紫,大便多稀溏,不能受冷或饮食寒性之物,否则极易腹痛泄泻,还可能有功能障碍等疾患。④ 形胖湿腻质:体型肥白胖嫩,常有代谢障碍或功能紊乱,肢体困重,懒于动作,反应偏呆顿,但能胜任一般劳作,脘腹常痞满,口中黏甜,舌苔厚腻,成年人可见大腹便便,

[1] 何裕民.体质研究——现时代中西医学的最佳交融点[J].医学与哲学,1996,6:288-291.

[2] 何裕民.体质的聚类研究[J].中国中医基础医学杂志,1996,5:10-12.

易患水肿、泄泻、胸痹、中风、肥胖等病症。⑤ 身热虚亢质：形体偏清瘦，易于虚性亢奋，或一阵亢奋后难以持久，旋即转入低落状态，常见手足心发烫，手汗多，时有阵阵烘热，面呈潮红，好心烦，易燥，多焦虑，情绪不宁，易失眠，喜欢过冬天而不耐暑热，平素多口干，欲饮凉水，时有便秘，尿色偏深，其进一步发展常可致瘦削燥红质。⑥ 瘦削燥红质：这类体质相对少见，体形十分瘦削，肤色偏苍老，呈暗褐色，皮肤干糙，几无弹性，常口干口渴，却不喜饮水，唇舌暗红，少苔或无苔，体力差，大便艰难，数日一行，状如羊屎。体质状况很差，多见于老年人。⑦ 晦暗瘀滞质：此类最少见，肤色晦暗，甚至灰滞，眼眶黧黑，口、舌、唇色多偏暗紫，舌下静脉常怒张，舌边多有瘀点，手指末端粗大青紫，皮肤粗糙，甚至有鳞状脱屑，或有丝丝红缕斑痕，常这疼那疼，常是久病或高年所致。⑧ 正常体质：这是个相对的排他的确定的概念。未见各种明显病理征象者，即为正常体质。体质有演变发展之势，正常与病态之间常只是一个连续无截然界限的过渡过程，介乎正常与某种病态体质之间的情况十分常见[1]。

（2）气质差异及其主要特点 在注意到个体有生理差异的同时，中国古贤也认识到心理差异。孔子堪称这方面的先师，他从态度、性格、情感、意志、理智等方面分析了他的学生之特点。《黄帝内经》也承继传统，重视个性问题，并结合医学实践，进行阐发。宋代理学昌兴，张载、程颢、程颐、朱熹等专注个性问题，创用"气质""气质之性"来统一原先混用的"性""禀性""情性""气性""气禀"等词。其后学者渐趋统一用"气质"来讨论个性。如宋代名医陈自明《妇人良方》就大讲"气质"。清代医家石芾南《医原》中强调："欲诊其人之病，须先辨其人之气质阴阳。"

气质是中国传统文化固有术语。概言之，它是相对于人的"天地（'天命'）之性"而言的（天地之性即人生共有的本性——"生物质性"，如饥而欲食，渴而欲饮，它在个体间并无太大差异）。气质是指个体出生后，伴随着躯体发育、生理成熟逐渐发展起来的心理特性。张载强调说："形而后有气质之性。"（《正蒙·诚明》）就词义而言，它指禀受了"气"以后产生的质性。

需指出的是，随着西方心理学传入，出现了大量译著。习惯上人们把西方心理学的"temperament"对译中国文化的"气质"。这不是很达意。"temperament"经典的定义指表现在情绪体验快慢、强弱，外在表现隐显和动作灵敏、迟钝等方面的心理特性，仅是个体心理特性之一。中国文化讲的"气质"，指各种心理特性的总和，包括"temperament"，也包括性格、态度、智慧等其他特性，与西方心理学所说的"personality"（"个性""人格"）更接近。总之，中国医学中"气质"一词，其内涵较翻译西方心理学著作时借用的"气质"来得广泛。

[1] 何裕民.体质的聚类研究[J].中国中医基础医学杂志,1996,5: 10-12.

　　中国文化认为影响气质的因素很多，包括：① 禀气偏颇。② 教化作用，如张载强调"为学大益，在自求变化气质"（《张子全书》）。③ 社会角色塑造，如人们常学习模仿与自己处于类似地位的人的行为来行事处世，久而久之，成为定势而固定。④ 重大精神创伤，包括《黄帝内经》所说的"故贵脱势""尝富后贫"等都可导致个性改变。此外，饮食、居处和疾病等也可变易气质。

　　明李中梓、汪绮石等医家都曾较全面地讨论过个体的气质特征。李中梓在《医家必读》中从"性之好恶""缓急""得失""慎疏""成心"、有无主见以及交际特点等展开讨论，认为人之"动静各有欣厌，饮食各有爱憎，性好吉者危言见非，意多忧者慰安云伪，未信者中等难行，善疑者深言则忌"，这些都属于性之好恶差异，"富者多任性而禁戒勿遵，贵者多自尊而骄恣悖理""贫者衣食不周……贱者焦劳不适，怀抱可知"，这些皆为社会角色地位（交际）之不同。此外，尚有人心无主见，"良言甫信，谬说更新"；有人成见顽固，"参术沾唇惧补，心先痞塞；硝黄入口畏攻，神即飘扬"；有人性急，有人性缓；有人处世谨慎，事事小心；有人粗疏大意，孟浪妄肆；有人患得患失，时时深情牵挂；有人隐藏曲情，压抑情感，不愿倾诉……这些都可归入个性特征范畴，都会对健康及疾病防治产生影响。汪绮石在《理虚元鉴》中归纳出"顾私己"与"顾大体"，"不及情"与"善钟情"，"任浮沉"与"矜志节"等不同偏差以及"满侠""偏僻""执着""琐屑而不坦夷""慈悲而不解脱"等个性类型。这些虽不能说是对气质构成的完整阐述，却也基本反映了与临床相关的气质构成概况。

　　归纳历代学者有关见解，构成气质的要素大致有：① 习性。魏晋时刘劭在《人物志》中将人分成强毅、柔顺、雄悍、惧慎、凌楷、辨博、弘普、狷介、休动、沉静、朴露、韬谲等。不同习性之人，常有不同的病理倾向。如强毅之人，"失在激讦"，易激情勃发，陡生不虞；雄悍之人，"失在多忌"；惧慎之人，"失在多疑"……这些，均不利于心身健康。② 内外向。兴趣局限于自身者为内向，喜活跃向外者为外向。《灵枢·通天》说的少阴少阳之人，为典型的内向外向类型。③ 情感倾向。如反应的强度、速度、稳定性、指向性、灵活性等。清代医学家费伯雄所说的"未事而先意将迎，既去而尚多留恋"，以及某些人的喜怒无常，都是稳定性差的表现。又如"意多忧者""不及情者""善钟情者"，又都体现着情绪指向性、灵活性方面的差异。④ 行为特征。孔子《论语·子路》中的"狂""中""狷"，讲的就是行为类型。

　　从《黄帝内经》起中国医学家就试图对人的气质类型做出归类，提出了七八种分类方法，鉴于这些方法较繁杂，且偏于心理的成分较多，可参考笔者两位研究生宋红普、倪红梅主编的《体质的中医学解读——个性化养生与疾病》[1]。

[1]　宋红普,倪红梅.体质的中医学解读——个性化养生与疾病治疗[M].上海:上海科学技术出版社,2015.

5.“精准医学”的表观层面之蓝本　在我们看来,体质医学及“因人制宜”等,就是现代“精准医学”表观层面的蓝本,体现了类似的旨趣。

(1)体质的现代聚类研究　传统的体质、气质陈述,毕竟是属经验性的。我们遵循科学方法论原则,引进模糊聚类分析、神经网络等数理手段,强调从事实出发,以足够的客观资料为依据,利用概率和条件概论公式求出相关系数后,进行模糊聚类,最后以确定临床实际情况,结合专家分析,得出客观结论。因此,整个研究结论建立在较可靠的事实及数理逻辑之上。这些已收录入《中华医学百科全书·中医心理学》[1,2]中,得到广泛的认同。

聚类可以清晰地寻绎出三大类体质主型和若干类亚型:① 强壮型:表现为精力有余,不知疲倦,好动少休息,不怕寒也较耐热,很少感冒生病,胃纳佳,说话声音洪亮。② 虚弱型:表现类似气虚质,这是基本虚弱证型。此外,存在一类虚弱亚型,近似气虚基础上,表现出精血不足等。③ 失调型:聚类提示存在着偏寒质、偏热质、黏腻质、瘀滞质四类失调亚型。此外,心烦意乱、心慌、心怦怦乱跳、失眠、常被噩梦惊醒等表现也高度正相关,隐含着中国医学所说的“心神不宁”和“肝郁”的客观存在;而容易紧张、一紧张即一身汗出、一紧张便脸色发白等多个子项间也呈高度正相关,反映了容易紧张、敏感、过敏等体质亚型。

(2)不同类型体质之间的相关性　聚类结果表明,不同体质之间存在着错综的相关性:① 强壮质与其他类型均呈负相关。② 气虚质是最常见的虚弱类型,精血不足与之高度正相关,偏寒、偏热、黏腻、瘀滞亦与之高度正相关。提示虚弱偏寒(阳虚)、虚弱偏热(阴虚)、虚弱偏湿阻和虚而瘀滞等均是临床常见体质亚型,或者说临床常可相互兼见。③ 偏湿质除与强壮呈负相关外,与其他各种体质类型均呈极显著的正相关,表明偏湿质常与一些虚弱体质或其他类型的失调质相兼存在。瘀滞质与偏湿质的相关系数绝对值最高,几近完全相关,表明(水)湿、(气)滞与(血)瘀三者互为因果,相互影响,相兼并存。④ 瘀滞质与虚弱有极高的正相关性,提示虚性体质者多兼瘀滞,或者说“久病入络”,体质有所恶化[2]。

(3)聚类得出的气质(性格)特点　聚类也可以清晰得出与疾病相关的气质(性格)因素,常见有:① 内外向。② 时间紧迫感。③ 敌意与竞争(聚类中发现两者呈极高的正相关)。④ 抑郁。⑤ 忍让。⑥ 情绪不稳定。⑦ 焦虑;等等。

(4)不同气质之间的相关性　聚类得出不同气质之间存在着错综的关联性。主要包括:① 外向与急性子,外向与敌意竞争,以及敌意竞争与紧迫时间感(急性子)三类气

[1] 何裕民.中华医学百科全书·中医心理学[M].北京:中国协和医科大学出版社,2021:78-79.

[2] 何裕民.体质的聚类研究[J].中国中医基础医学杂志,1996,5:10-12.

质之间,两两存在着显著的正相关性。② 抑郁者多内向。③ 性子的急与慢与抑郁与否无关。④ 抑郁者常充满敌意。⑤ 善于忍耐者多为慢性子,没有紧迫的时间感。⑥ 善于忍耐和抑郁之间无明显的关联性可寻。⑦ 情绪不稳定和焦虑之间呈极显著的正相关,接近于完全相关。⑧ 情绪不稳定、抑郁和焦虑三者间呈极显著正相关,表明它们大多同时存在,或同因多果,或互为因果。⑨ 情绪不稳定、焦虑者多为急性子,有着明显的时间紧迫感,但其紧迫感主要表现为病态的惶惶不可终日、心神不宁、急躁善怒等,与快节奏、高效率和紧迫感等完全不同。⑩ 情绪不稳定、焦虑者多充满敌意和竞争性,也许正是敌意等伴生的不安全感,造成了情绪的不稳定和焦虑等。但这类气质性格者的敌意并不促使他们产生有效的竞争性行为,只是导致他们惶惶不安的情绪不宁和焦虑等。

(5) 体质与气质聚类显示出的两者相关性　聚类研究最重要的意义在于揭示体质与气质/性格之间存在着紧密的关联性关系。这是对心身(神形)关系的实证性探讨[1]：① 外向与强壮质之间呈现出极显著的正相关,但与所有的虚弱体质和偏颇失调体质呈显著负相关,提示强壮体质是外向的生理基础。体质变弱、变差(失调、偏颇)均会使人活泼、热情、好动、主动交往等性格特点趋于弱化、淡化。外向随增龄而趋向弱化的事实也印证了这一点。② 外向与偏热体质者的负相关性较与其他偏颇失调体质者为弱,这可用偏热质本有好动、喜外交等的特点做出解释。③ 急性子与所有的体质类型都有一定的相关性,但正相关值最高的是与强壮质。似可以说,强壮体质者更多地表现出紧迫的时间感。④ 精血不足与紧迫的时间感也有较显著的正相关性。精血不足者似乎主要属于肝肾阴分不足,易于急躁易怒,这可以借中国医学理论来做出解释。⑤ 敌意与竞争只与强壮体质者呈高度正相关,表明身体状态是精神心理活动的资本。只有体质壮实,精力充沛者,才会雄心勃勃,有强烈的竞争意识,并对周围许多现象保持着警觉。⑥ 抑郁与所有的虚弱、失调等病理性体质类型均呈高度正相关,唯独与强壮质呈负相关,提示抑郁与体质状态密切相关。强壮体质者少抑郁,虚弱失调体质者多抑郁。⑦ 忍让与虚弱质、偏热质、偏湿质、瘀滞质等均呈负相关,与偏寒及精血不足者也有负相关趋势,唯独与强壮质没有这类关系,似可做如下解释：失调、虚弱体质者不太善于忍让。忍让也需要基于一定的体质基础。⑧ 情绪不稳定、焦虑与所有的失调、虚弱体质者均呈极其显著的正相关性,唯独与强壮体质者呈负相关。这提示体质偏弱或失调时,极易出现情绪不稳和焦虑等,其中尤以虚弱体质者更易出现。相反体质强壮者则很少出现情绪不稳定及焦虑等。

可见,体质(气质)的现代研究,其结论颇有启迪意义：体质与气质(性格)密切关联,而且一般情况下,身体状态(体质)是基础,体质良好才会有稳定而良好的气质、性

[1] 刘增垣,何裕民.心身医学[M].上海：上海科技教育出版社,2000：289-295.

格、情绪等。这些又都关乎个体的健康与否。

（6）一个表观意义上的"精准医学"模本 众所周知，精准医学（precision medicine）是现代医学之前沿。2015年1月奥巴马在国情咨文中提出"精准医学"计划一石激起千层浪，世界很快做出反应，纷纷跟进。所谓"精准"是依据患者内在生物信息，以对患者健康决策和临床干预实施量身定制。其核心是利用人类基因组学及分子生物学等数据，个性化地加以诊疗干预。然而，"精准"说说简单，实施并不简单。基因组学及分子生物研究尽管进展不错，但基因"天书"并非人类简单地就能破译。因此，雷声大雨点小，收效还有待时日。

其实"因人制宜"一直是中国医学的基本原则。客观地说，中国医学强调且系统阐发的体质（气质）学说，就是根据个体不同类型的"因人制宜"，故也是一种"精准"。但此"精准"不是基因层面的精准，而是表观层面、肉眼能区分的"精准"。自宋明以后，中国医师尤其注重体质（气质）学说，根据体质（气质）来诊治疾病，特别是近几十年来，体质（气质）方面的研究大有所获。因此，可以说体质（气质）学说是精准医学的表观层面之蓝本，值得好好借鉴、深化研究，加以发挥。

需要强调的是，哪怕基因层面能破译，达到"精准"，但回到临床现实中，个体是复杂的，有基因结构问题，有功能表达高低，还有相互间的错综关系，人的情绪、性格、心理等对健康与疾病也都是重要的相关因素。这些问题都质之基因，恐怕是无解的。前述的关于体质（气质）的研究，我们借聚类方法揭示了表观层面它们之间的互动性、纠缠性。估计百年后，这类问题都不是借助精准基因所能揭秘的，还是要借助表观层面的总体研判。因此，在这方面，虚心向古人学习，从体质（气质）学说中吸取养分，并作为一个切入的起始点，进一步加以推进，可能会对精准医学的发展，包括医学效果的提升，都大有益处。

第 十 三 章

中国医学的真正优势：擅长于慢性病纠治

西方科学的发展是以两个伟大的成就为基础，那就是希腊哲学家发明的形式逻辑思维体系，以及通过系统的实验发现有可能找出因果关系。在我看来，中国的贤哲没有走上这两步，那是用不着惊奇的。令人惊奇的倒是这些发现（在中国）全都做出来了。

——爱因斯坦（《给 J. E. 斯威莱的信》）

临床疾病成千上万，错综复杂，不胜其多。《黄帝内经》执简驭繁，将其分为阴阳两类"生于阳者，得之风雨寒暑""生于阴者，得之饮食居处、阴阳喜怒"。汉代张仲景在《金匮要略》中提出"千般疢难不越三条：一者，经络受邪，入藏府，为内所因也；二者，四肢九窍，血脉相传，壅塞不通，为外皮肤所中也；三者，房室、金刃、虫兽所伤。以此详之，病由都尽"，首次将其分成三大类。宋陈无择正式归纳出三因说，将病因分为内因、外因和不内外因，遂成不刊之论。

疾病分类是一门高深的学问，至今人们还在不断的探索研究中。上述"生于阳者"就是通常说的由外界各种诱因引起的常表现为发热为主的传染性疾病（包括各种疫病），简称"外因""外感""伤寒"；"生于阴者"则是通常所说的生活方式病、心身性疾病，因自我摄生行为不当所致（通常大都是慢性）的疾病，故统称"内伤杂病"或"内因"；至于"三者"或"不内外因"则是一些意外因素所致之疾病。可见不论是两分法，还是三分法，都提纲挈领、直中要害，体现了中国古贤丰富的临诊经验及执简驭繁之智慧与思辨能力。

历史上，无论是从患者的数量上，还是病症多寡来看，"得之饮食居处、阴阳喜怒""经络受邪，入藏府，为内所因"者，都占据了临床的绝大多数。这些就是内伤杂病。从应对的客观效果上看，对各种慢性病及复杂内伤百病之纠治，是中医学真正优势所在。

一、热性病并非中国医学最大优势所在

尽管历史上疫病、伤寒、热病等都是常见病，常来势汹涌，危害很大，也是早先中国医药学"打天下"的根基所在。历史上很多医师是以救治"伤寒"起家而享誉一

方、名扬天下的。但客观地说,伤寒及外感病(各种热性病、传染性疾病、疫病等),并非中国医学的最大优势所在。笔者并不认为中国医学在急性病这一领域没有意义,只是强调它不是中国医学的真正强项。传染性疾病的控制主要是通过环境改善、预防隔离等公共卫生措施;微生物学的深入研究、抗生素的发明、退热补液等支持疗法的运用对感染性急性病的控制起着莫大功劳。笔者在《你真的了解中医吗》中借美国专家卡尔·齐默观点,写道:"病毒影响了人类福祉的发展,它们每时每刻都影响着大约10亿人的生存。在过去一个世纪中,生物技术迅猛发展,病毒也毋庸置疑发挥了重要的作用。"[1]

"就资深中国医师看来,一般性流感防控并促使其尽快治愈,中国医师参与应对只是小菜一碟。中医已被反复证明具有独到优势和显著疗效。中医治疗传染病从《伤寒杂病论》开始已雏形具备,历久不衰。"[2]但我们还是既要清晰地认识到中国医药学的优势与不足,同时也需客观地分析现代手段之长短优劣,不宜以偏概全。

二、真正优势在于慢性病及复杂性疾病之防控

医学最主要的意义体现在有效地解除百姓疾苦,增进民众健康,让人远离病厄,确保民族繁衍等。用社会上最通俗的方式表达:能不能看好病,能多大程度上消解疾病带来的痛苦,是决定医学生存的关键,比一百篇论文、一千次报告更能令民众信奉,从而也就有了生存、发展的社会支持土壤了。

1. 中西医学临床各有短长　30年前在《差异·困惑与选择——中西医学比较研究》的编写中,我们进行了188位临床医师调查及文献资料分析,表明中西医学在临床上各有千秋,各有利弊:"从临床和文献调查分析中,不难看出中国医学和西方医学的疗效都是确凿无疑的,从比较单纯的一般感染性疾病,到错综复杂的诸如肾功能衰竭、类风湿性关节炎、非特异性溃疡性结肠炎等都有一定的治疗效果。""细菌性感染和急性病症的控制,似乎以西方医学见长。这显然和抗生素的广泛运用及急救措施的即刻效应有关。进一步分析,这些又和对抗性的治疗原则及对这些病症的具体机制的基础研究较为深入有关。""对感染性疾病中的病毒类疾病的治疗中国医学的疗效明显要优。""慢性疾病大多系多因素作用且因果相循,病理机制错综复杂,因而注重线性因果联系的对抗性原则及措施自然功亏一篑,而哲理化治则体系指导下的注重整体多环节调控的中国医学治疗措施往往能略胜一筹。"[3]这是我们20世纪80年代分析的结论,

[1]（美）卡尔·齐默.病毒星球[M].刘旸译.桂林:广西师范大学出版社,2019.

[2] 何裕民.你真的了解中医吗[M].北京:中国协和医科大学出版社,2020:3.

[3] 何裕民.差异·困惑与选择——中西医学比较研究[M].沈阳:沈阳出版社,1990:374-384.

应该说这在当时是少有的（借调查及文献分析来得出结论），且是比较客观的。

2. 慢性病求中医，强大民意的背后　近期北京市延庆县医院内科主任医师董明强编写了《求医——中医西医的选择》[1]一书，蛮有意思地归纳了求医过程中如何选择中、西医学。如初诊时宜选西医学，复诊时可选中医学；外伤宜首选西医学，恢复期宜选中医学；传染病的诊断和预防宜选西医学，治疗宜选中西医结合；急重症以选西医为主学，慢性病兼体质虚弱者可选中医学；病因明确的宜选西医学，疑难杂症宜选中医学；功能性疾病宜选中医学，器质性疾病宜选西医学……尽管这只是一家之言，但也符合一般的民间认识。

第二军医大学附属医院的高也陶曾经专门写有《看中医还是看医学》一书，分析承认："民间有一种'急性病看西医，慢性病看中医'的说法，似对中西医有一个比较'公平'而且通俗的评判。"[2]但他强调问题并不这么简单，"中医和西医都是医学，都是治病救人，都在寻找一个宇宙之下的延年益寿的规律；在某一种层面上，他们可以被看作是同一回事，但是物化到具体的细节时，却可以区分出许多不同"。"急性病看西医，慢性病看中医"只是一种通俗简单的划分，其实在不同的疾病诊疗中，两者各有利弊短长，相互借鉴才是正确做法。[2]

三、"他者"眼中的中国医药学

为了一定程度上更好地认识自我，以免有王婆卖瓜之嫌，我们换个思路，用学术界"他者"（the other）的视野，借"他者"见解来看看中国医学的临床价值，且偏重于非感染性疾病。所谓"他者"，是指和"自我"（self）相对的概念。简单说，"他者"就是一个与主体既有区别又有联系的参照。

1. 汤钊猷：中、西医学并重，借中医智慧提升临床疗效　中国工程院院士汤钊猷接受采访被问及中西医学之争时，举了三个病例：其母亲、夫人、儿子都患有急性阑尾炎（91岁高龄母亲阑尾穿孔化脓导致弥漫性腹膜炎），汤钊猷以针灸为主配合小剂量抗生素为母亲治疗，儿子与夫人则单用针灸治疗，三人均治愈。三个病例清楚不过地表达了汤钊猷数十年临床经验得出的对中西医学治疗价值之评价，这三个阑尾炎案例在他出版的《西学中，创中国新医学——西医院士的中西医结合观》中有详尽介绍，可以参阅之[3]。

[1] 董明强.求医——中医西医的选择[M].北京：人民军医出版社，2013：90-104.

[2] 高也陶.看中医还是看医学[M].北京：中医古籍出版社，2007：94.

[3] 汤钊猷.西学中，创中国新医学——西医院士的中西医结合观[M].上海：上海科学技术出版社，2019.

汤钊猷耄耋之年编写的《消灭与改造并举——院士抗癌新视点》[1]（2011）、《中国式抗癌——孙子兵法中的智慧》[2]（2014）和《控癌战，而非抗癌战——"论持久战"与癌症防控方略》[3]（2018）三部曲中，明确主张在具备了眼花缭乱的各式各样抗癌手段（汤钊猷认为是对付癌症的"硬件"）的同时，尚需形成有效的"软件"（思维）武器，才能搞活全局，赢得治疗胜利。他比喻说看病（治癌）"如下象棋，双方都有车、马、炮、兵力（硬件）相当，胜败取决于棋手的智慧（'软件'）"，并总结说"中医的理论精髓正是中华文明精髓在医学上的反映，是我国古代高深哲学在医学上的体现。但要创建中国新医学，更需要有造诣的西医师学习和研究中医，西医学习中医是关键所在。只有更全面地了解西医和中医才能给我们在发展新医学方面提供更为广阔的新思路"[3]。也就是说，硬件再好，也需要匹配的软件支持。匹配的软件很大程度存在于中国传统智慧熏陶所成的中医理论精髓中。对此笔者感同身受，完全赞同，这一点对于复杂的慢性病及各种错综性疾病来说尤其重要。

2. 加拿大教师的收获：喝中药让她免除手术修复　笔者肿瘤门诊中海外患者不少，在此举例一个真实案例：巴巴拉在加拿大从事教育工作，2010年初左脚趾上黑痣溃烂，被确诊为恶性黑色素瘤并做了手术，后一直服用中药。2013年复诊时各方面情况都很好，排除转移可能，笔者建议停用汤剂，她却坚决要继续，而且认为中药汤剂像咖啡一样很好喝。笔者很不理解，一再追问之下，她说她患有很多种慢性病，包括右眼视网膜多次剥落，以前总是一两年要小手术修复一次，这次3年多过去了，一切很好。眼科医生定期复诊时惊讶地说："你最近眼球恢复得很好，没必要动手术。"她认为这一切归功于中国医药学，故坚决要求继续中医调整，她说她已成为中国医药学迷了[4]。从此以后，她不仅脚上恶性黑色素瘤控制得不错，也没有动过视网膜修复术。

笔者有一位德国朋友特蕾丝·巴雷斯（Terese Bareth），到中国已经近20年了。早先因一些小疾常找笔者诊疗。后她的德国好友因频繁调换工作，发出了严重的神经性皮炎，周身奇痒，寻遍欧洲医生无效，遂专程来中国找笔者诊疗。笔者先以中药汤剂为主，后以专制丸药善后治疗，前后约一年半，患者痊愈。现过去5年多了，一切皆好。

北京协和医学院袁钟不止一次与笔者提及他10多年前的感触。当时，他曾随北京协和医学院代表团去加拿大访问，走访参观了包括白求恩原先工作过的几家医院。他回来就与笔者强调，当地（加拿大）几家医院没谈其他合作问题，只希望他们能帮助组

［1］汤钊猷.消灭与改造并举——院士抗癌新视点［M］.上海：上海科学技术出版社,2011.

［2］汤钊猷.中国式抗癌——孙子兵法中的智慧［M］.上海：上海科学技术出版社,2014.

［3］汤钊猷.控癌战，而非抗癌战——"论持久战"与癌症防控方略［M］.上海：上海科学技术出版社,2018.

［4］何裕民.喜欢喝中药的老外［EB/OL］.科学网,2013-12-24. https://wap.sciencenet.cn/blog-5700-752353. html?mobile=1.

建中国医学传统方法治疗肿瘤的相关科室。对方认为，现代科学治疗肿瘤发展很快但常常捉襟见肘，顾此失彼，需要中国医学补充。

3."当代人类不能缺乏中医学"　　曼·波克特（Manfred Porkert）是一位年已耄耋的德国教授及受人尊敬的汉学家和医师，曾任德国慕尼黑大学东亚研究所所长，在欧洲汉学界曾与李约瑟齐名。笔者20世纪80年代有幸与他接触，知道他是以学习医学开始其学术生涯的且在慕尼黑大学医学系当过老师，有德国行医资历，但20世纪七八十年代后却一改初衷，对中国医药学情有独钟。

在最近接受中国《科技中国》采访时，他指出"从长远看，中国医学应当比西方医学有更广阔的前景""中国医药学不但是中国的自豪，也是全人类的共同财富"。他呼请"当代人类不能缺乏中医学"。他痛心地批评说："许多中国人对中国医学的科学原理认识不够，竟然也有很多中国人对中国医学的科学性表示怀疑，近一百年来……中国医学遭到的是教条式的歧视以及文化摧残。"他诘问："怎么会有那么多中国人跑到欧美国家做中医呢？"[1]因为那里一些病的医疗效果欠佳，需要有中国医学作为补充。他以自己亲身体验为例："1989年，我得了膝关节炎，西方医学先让服用可的松，没有效果。后来建议动手术换金属关节。一名姓周的中国医师给我按摩、针灸，配中药吃，不到6个月，完全好了。"高龄的他，眼睛有疾，也是借助中国医学成药长期调整而改善的。

他还告诉说：德国人酷爱中草药，73%的德国人使用中草药治病。在德国人的家里有两本书必不可少：一本是《圣经》，另外一本是《草药药典》。德国人说：前者用来治理国人的灵魂，后者用来维护大家的健康。据德国阿伦巴赫调查公司的调查结果，有73%的德国人使用植物类药物。人们使用中草药主要用于治疗咳嗽、感冒、胃病、晕车、血管疾病、慢性疲劳等。其中，以银杏、人参、绿茶、金丝桃叶等草药使用最为广泛。所有这些，坚定了他对中国医药学的信念。他那"当代人类不能缺乏中医学"的呼请确实振聋发聩。

4.中国工程院副院长力挺中医　　中国工程院院士樊代明临床重点在消化道疾病的西医学治疗。他多次在公开场合"力挺"中国医学。2017年《经济参考报》记者为此采访了他[2]，他说："其实，中医不用'挺'，它自己'挺'了几千年，需要我们好好去学。学中医不是否定西医，就像说西医好一定不要随便说中医不好。"他强调他"力挺"中国医学的四点充足理由：① 人类历史上，中国医药学从未像今天这样受到强调

［1］科技中国.波克特：当代人类不能缺少中医［EB/OL］.宣讲家网，2012-6-12.http://www.71.cn/2012/0612/677437.shtml.

［2］王小波，王海鹰，田楠楠."西医院士"樊代明：我为何力挺中医［N］.经济参考报，2017-11-3.

和尊重。② 在世界医学领域中,中国医药学已发展成唯一可与西方医药学比肩的第二大医学体系。③ 中国医药学解决了很多西医解决不了的问题,显示其不可替代性。④ 中国医药学必然成为未来医学发展和整合医学时代的主要贡献者。

他分析说:"在人类文明发展史上,各种医学不断产生又不断消亡,唯有中医药学有完整的理论基础与临床体系,历经风雨不倒,不断发展完善,为中华民族繁衍壮大做出巨大贡献。即使在西方医学占主导地位的当下,中医药学依然以其显著疗效和独特魅力,在越来越多国家掀起了经久不息的'中医热'"。

他进一步举例说:"甚至在有些领域,中医学远远走在了现代医学的前面。比如,对于顽固性腹泻,西方医学一直没有什么有效手段,直到近几年在国外兴起的用肠菌移植治疗法,才明显提升了疗效。而在几千年前的中医学典籍,如《肘后备急方》《黄帝内经》,甚至更早时期,即有记载'口服胎粪'等类似疗法。"为此,他告诫说:"西方医学不能也不应该看不起中医学。至于有些既不太懂科学,又不太懂医学的议论,不要太在意。有人说真理越辩越明,我看还要以实践说话、疗效说话!"

他既是从事消化肿瘤基因研究的前沿学者,也是临床治疗大师。当别人问他,为什么有些病"别人治不好他能治好,别人治效果一般但他治疗效果显著",他回答说:"我靠的只是科学么?当然有科学,但有的时候,甚至很多时候不只是靠科学。每次去查病房,我第一个进门,会和患者先聊几句。你们村在哪?今年种什么?收成怎么样……离开时我最后走,轻轻带上门,和患者微笑告别。不要小看这些细节,患者从中感受到了什么?关怀、暖意、信心!因为他对你有了信任。再加上合理治疗,效果能不更好么?这里面涉及的不只是科学,至少还有心理学、语言学等。因此,在医疗过程中,科学占多少成分,要根据不同的时间、地点、人来定。"这段话,让同为治疗肿瘤的医师的笔者感受颇深,只有具备切身临床体验者才会总结出这样的经验之谈。很多情况下,治病"功夫在药外"。

5. 中国医药学对中国人来说不可或缺　目前癌症还是最常见、最棘手之疑难病症。我们试以肿瘤临床领域院士的见解为例做些分析。

(1) 肿瘤内科治疗鼻祖:"我对中西医学结合情有独钟"　中国肿瘤内科(化疗)的开创者孙燕说:"我虽学的是西医,但我对中西医结合情有独钟……中医药是一座伟大宝藏,经受过历史的洗礼。和西医相比,中医更重视整体认识疾病发生的条件。中医认识到正气虚是疾病的重要内因要比西医早1 000年,而调控是21世纪医学的重要组成部分。"[1]他把中国医药学明确列为癌症第四大疗法,指出中国医药学可大大延长癌症患者寿命,改善症状,并亲自研发出肿瘤中药制剂,临床十分有效。他总结50年来国

[1]　何裕民.癌症只是慢性病[M].2版.上海:上海科学技术出版社,2008:124-128.

内肿瘤临床的重大贡献共12项，其中6项和中国医药学有关。媒体这样评介他："毕业于北京协和医学院，是一名西医，但他能在临床实践中融入中医的思想。"

（2）治白血病院士：自称"是个中药迷" 中国科学院院士陈竺一直从事白血病研究。他用现代方法证明中药砒霜不仅能治疗早幼粒细胞性白血病，而且有剂量依赖的双重效果，较大剂量诱导细胞凋亡，较低剂量诱导细胞分化，遂开创了国际认可的治疗新模式。他说"对白血病的研究，让我深深感到非常有必要将传统的中医学与现代西医学结合起来……要学习传统中医重视人体综合平衡的可贵思想，并不断加以提高。"并说自己"是个中药迷"[1]。

（3）肝胆外科先行者：辨证论治才能显著提高肿瘤患者的疗效 中国肝胆外科先行者吴孟超指出："既有西医，又有中医，这就是中国医学的特色……我是搞肝胆肿瘤的，搞了几十年了，虽然疗效有所提高，但是提高得还是不快，而且问题越来越多，越来越复杂，发病率也越来越高。""西医治疗肿瘤忽略全身，重视局部治疗，而中医的治疗是重视全身。两者结合起来就是完整的治病救人。结合得好，肿瘤治疗效果一定会提高。"并指出："外科医生'一把刀'可以割掉肿瘤，问题是患者生命能不能保住或怎么长期保住。这就需要靠中西医结合治疗。""我看过很多肝癌患者，从20世纪60年代开始我就主张手术以后增强患者的免疫力……这样患者就可以健康地生活了。所有这一切主要靠中医来实现。20世纪60年代初期，我治疗过一个肝癌患者，他就是手术以后靠吃中药恢复，到现在已经40年了，一直健康地生活着。""肿瘤术后恢复除了其他办法，最好是再加上中医药治疗，效果最好。把中医几千年的经验用于肿瘤的治疗，中西医结合、辨证论治才能够显著提高肿瘤患者的疗效。"他认为中西医两大学科体系有机结合，可大幅度地提高我国肝癌的治愈率，改善患者生活质量，延长生存期[1]。

（4）分子机制研究院士：也许中药会在抗肿瘤方面走在世界前列 程书钧从事肺癌分子机制研究，他认为："无论中医、西医，现在对肿瘤谁都没有一个最好的办法……从治疗的角度来讲，尤其是晚期的，我倒觉得，真要发挥中医的作用……晚期我非常主张用中医药，有些晚期高龄的人，真应该发挥中医的作用，提高他全身的抵抗力，少用点射线烤他了。从这点来讲，中医很有它的发展前途。"他认为："西医犹如单兵作战，强调的是杀灭癌细胞；但中医的组方却像联合作战，有主攻、有保护、有清障、有后援，而这是较为合理的。"他展望："中药有几千年人体毒性实验的基础，在晚期肿瘤的治疗上，适当放宽一点尺度，也许中药会在抗肿瘤方面走在世界的前列。"[1]

此外，从事放射免疫研究的军事医学院原院长吴祖泽强调应"将丰富的中药资源与现代化的中药资源库结合起来，进行有效抗肿瘤药物的筛选，同时不排除与西医西

[1] 何裕民.癌症只是慢性病[M].2版.上海：上海科学技术出版社，2008：124-128.

药的联合,相信应该有所收获"。从事老年医学且偏重于肿瘤防治的陈可冀认为:"(治疗肿瘤)中医药学是更强调宏观和整体的,西医则是强调局部和微观的,两个互相取长补短,可以更全面。"[1]这些不只是睿智之见,更是透过多少经验所获得的肺腑之言、不刊之论,值得珍视。

四、多方法、多环节治疗冠心病疗效均佳

心血管疾病是患病率及病死率均居前列的常见慢性病,其中,尤以冠心病更显突出。动脉粥样硬化是冠心病、心力衰竭、中风的核心病理要素,也是造成现代中国城市居民死亡之首因。作为一种进行性发展且涉及全身多脏器之疾,脂质代谢紊乱被认为是导致动脉粥样硬化发生发展的关键性危险因素,过程常有诸多因素促成,包括年龄、饮食、运动、心理、环境、遗传等。从现代认识看,其病理结果是脂质代谢异常、血管内皮损伤、血流动力学改变等。临床上老年患者患癌的同时,兼见冠心病者不少。治癌同时,兼顾心血管异常,适当佐用辨证论治之中国医药,常能获得不错的短期或长期效果。

动脉粥样硬化临床防治目前西医学常用的有抗氧化类、调节血脂类、抗血小板聚集等药,但都只是对症性治疗,虽能减缓病程,却会导致相应并发症。对该病中国医学界似乎已形成共识,强调要整体治疗,多靶点、多通路地加以干预,以控制病程发展,提高患者生存质量[2],多从"胸痹""真心痛""眩晕""中风""头痛"等着眼诊疗,且认为此病基本病机是本虚标实,虚实夹杂,累及心、肝、脾、肾多脏,标实则为痰浊、瘀血、毒邪所困,且贯穿于动脉粥样硬化之始终,故需标本兼顾,否则常会致使迁延难愈,反复发作,甚或不断进展,同时还需着力调整生活方式、改善饮食、控制情绪、适度活动等,否则常会功亏一篑。

20世纪70年代起,活血化瘀就被认为是治疗本病的不易之法。有学者为探索中国医学治疗动脉粥样硬化用药规律选文献109篇,发现活血化瘀药物占最多,达20.9%[3],其次是活血化瘀药配补虚药联合运用。陈丽霞等筛选出文献354篇,发现治疗聚焦于益气补血、活血化瘀、行气止痛、祛痰通络等,即常用活血化瘀、化痰调脂、痰瘀同治、扶正祛邪等治本病,临床均获满意疗效[4]。又以化痰调脂法为例,朱玉

[1] 何裕民.癌症只是慢性病[M].2版.上海:上海科学技术出版社,2008:124-128.

[2] 张艺嘉.中医药治疗动脉粥样硬化临床研究进展[J].中医学报,2020,35(9):1908-1912.

[3] 张文将.中药汤剂治疗颈动脉粥样硬化患者临床用药规律分析[J].中国医药导报,2019,16(13):128-131.

[4] 陈丽霞.基于关联规则的动脉粥样硬化性心脑血管疾病用药规律[J].现代中医临床,2018,25(6):26-29.

婕等[1]以张仲景的瓜蒌薤白半夏汤为主，合温胆汤治疗冠状动脉粥样硬化性心绞痛，对照组用常规治疗，结果显示治疗组有效率为86.7%，显著优于对照组，治疗组心电图改善率71.7%，同样显著优于对照组，表明化痰调脂等也可有效纠治该病，降低不良反应，减慢疾病进程。又如程路涵以自拟的化浊祛湿通心方治疗胸痹心痛患者，对照组则进行常规治疗，结果显示治疗组患者的心绞痛改善率显著优于对照组，心电图改善情况也优于对照组，且持续效果长久，稳定性好于对照组[2]。但诸多经验都提示，此类病症需综合兼顾，除中国医药学辨证用药外，还需控制油脂摄入、加强蔬果类饮食、优化情绪、适度活动等，以期提升疗效。

五、过敏性哮喘：改善体质，从根源上控制

要从临床角度介绍中国医学的优势，既简单又不容易。简单是说例子太多，不胜枚举；不容易是说找典型较难，且易有"王婆卖瓜，自卖自夸"之嫌。2022年3月17日国医节，笔者网上做了档节目——"中国医学再出发"，跟帖不少，有一位不相识的网友Linda，在网上发了篇文章，颇有价值，借来分享。

我们家有哮喘家族史。空气中的尘螨，对于过敏性体质的孩子是一种折磨。我女儿从一岁半开始发哮喘，到2003年已经持续了8年，频繁地去医院吊针平喘，各种西药，国产的、进口的，都用过，甚至不得不用激素控制，但依然频发不止。个中辛苦和焦躁，无以言表。

直到2003年，经一位朋友介绍，我带着女儿去华东医院，见到当时华东医院的中医科主任严清医生。那年他50来岁，见到我女儿欢喜不已，说仿佛看到自己女儿小的时候。也许是缘分，也许是我女儿的造化……第一次正式开始诊脉前，严医生很严肃地跟我说："你们到我这里，不是给你们看哮喘的。哮喘是治不好的，不可能断根。""那看什么呀？""我是要帮小家伙增强体质，提高免疫力。你想控制哮喘，首先得了解为什么会喘？大凡哮喘患者体质敏感，先天气道狭窄。一感冒，就会咳嗽，一咳嗽，气管就会痉挛，然后本来就狭窄的气道更不畅通，因为气管发炎产生的痰就会淤堵，从而引发哮喘。所以，只要小家伙不感冒，就不咳嗽；不咳嗽，就不会喘。渐渐的，等她不断长大，

[1] 朱玉婕,孙振祥.瓜蒌薤白半夏汤合温胆汤治疗冠心病心绞痛120例[J].河南中医,2015,35: 2930-2932.
[2] 程路涵.化浊祛湿通心方治疗胸痹心痛的临床研究[D].北京：北京中医药大学,2014.

体质越来越强，就不太会哮喘了。"我听了茅塞顿开……但严医生又严肃地说："哮喘是不会断根的，等她以后老了，体质下降了，很可能又会发。"

自此以后，每两周一次去华东医院找严医生……这一坚持就是三年，直到女儿小学毕业。严医生的药里全是草药，价钱还便宜，一个礼拜的药甚至还不到100块钱……自从吃了严医生的药后，女儿再没有发病，我也根据严医生关照的事项，特别注意天气变化，不让她太冷，也不让她太热；保护气管不冻着，夏天不让她吃冷饮；家里基本不吃海鲜等"发物"。女儿进中学后学业紧张，就再没去严医生那里看中医。虽偶感风寒，但始终没再发哮喘。2012年，女儿考上大学。现一切安好，不能不说，这得益于严医生的精湛医术，得益于中医的神奇功效。治病要治本，养生要从根本做起。这应该是中医给予我们最大的启迪。

中国医学对哮喘的认识已长达数千年。张仲景《伤寒杂病论》"小青龙汤"就是主治哮喘的代表方。笔者也常宗此加减，纠治哮喘。我们试举一篇文献综述，较集中地讨论哮喘的各种中医疗法。孙丽平做了"中医药防治小儿哮喘临床研究进展"综述，提及该领域概况[1]：许培柱对照后确定与西药比较，结果示小青龙汤治寒喘疗效显著[2]。周莲红观察大青龙汤治小儿哮喘，疗效优于雾化吸入西药[3]。其实，历史上这类方法疗愈无数哮喘患者。

中国医学还善于运用其他方法控制哮喘。如陈偶英用传统的足穴推拿治疗非发作期的哮喘患儿；一年内随访，患儿哮喘发作次数、肺功能指标等都明显好转[4]。王梅等对足穴推拿治小儿哮喘非发作期进行比对观察并随访，显示足穴推拿临床效果明显[5]。田福玲等用小儿推拿手法结合常规治疗，发现患儿呼吸功能改善优于西药常规治疗[6]。刘娟等将患儿随机分为两组，纯西药组及西药加穴位埋线组，选肺俞、膻中等穴位埋线，结果加埋线组疗效明显提高[7]。类似的操作有好几个临床组都试了，结果表

[1] 李玮,刘璐,孙丽平,等.中医药防治小儿哮喘临床研究进展[J].中国中西医结合儿科学,2017,9(3):191-194.

[2] 许培柱.小青龙汤治疗70例小儿哮喘效果观察[J].中医临床研究,2012,4(20):108-109.

[3] 周莲红.中药治疗小儿哮喘临床研究[J].亚太传统医药,2015,11(8):83-84.

[4] 陈偶英,李英,钟捷.足穴推拿治疗小儿哮喘非发作期的疗效观察[J].中医药导报,2013,19(1):66-67.

[5] 王梅,高改宏.足穴推拿治疗小儿哮喘非发作期24例临床观察[J].中国民族民间医药杂志,2015:47-48.

[6] 田福玲,李旗.小儿推拿治疗小儿哮喘慢性持续期的临床观察[J].中华中医药杂志,2015,30(8):3021-3023.

[7] 刘娟,武琪琳.穴位埋线治疗小儿咳嗽变异性哮喘的疗效观察[J].中国妇幼保健,2015,30(20):3494-3495.

明穴位埋线确实有辅助治疗之效[1]。

还有冬病夏治之法，王艳波令患儿每年三伏天进行穴位贴敷，3个疗程后观察哮喘前后发作频度、感冒次数等，都明显减少[2]。高维银也运用此法，患儿哮喘发作次数明显减少[3]。潘纯等则用三伏贴联合玉屏风颗粒，也有良好疗效[4]。

王绍洁等研究发现火罐辅助治疗小儿哮喘，疗效明显优于单纯的基础性治疗[5]。郭亦男等借腧穴拔罐方法治疗小儿变异性哮喘，能快速缓解症状，缩短疗程[6]。董庆霞在临床观察发现，冬病夏治穴位贴敷及拔罐疗法等都能有效降低激素使用率，改善病情，且节约了医疗成本[7]。

别传军用针刺配合中药贴敷天突穴，3个月为1个疗程，总有效率达97.4%[8]。胡泓以针灸配合中药，能有效改善肺通气功能及气道高反应[9]。罗胜运用磁珠压贴耳穴治疗哮喘疗效较好[10]。总之，治疗哮喘，中国医学方法手段众多，一般强调急性期控制哮喘发作，缓解期重在培本，增强体质，避免过敏原等刺激，提升自我抗御感冒的能力。很显然，稍有理性分析能力者不难悟出中国医学纠治过敏性哮喘所具有的综合优势及所体现出的智慧。它绝非简单的针对性控制，而是一类系统性纠治。

六、急性胰腺炎应对中的中国智慧

笔者早期接触医学（20世纪70年代）时就知道急性胰腺炎不好治，当时遵义医学

[1] 李玮，刘璐，孙丽平，等.中医药防治小儿哮喘临床研究进展[J].中国中西医结合儿科学，2017，9(3)：191-194.

[2] 王艳波.冬病夏治穴位导入敷贴疗法治疗小儿哮喘缓解期102例疗效观察[J].内蒙古中医药，2014，33(34)：84-85.

[3] 高维银，任辉杰.冬病夏治穴位敷贴疗法治疗小儿哮喘缓解期100例临床观察[J].湖南中医药大学学报，2012，32(9)：77-78.

[4] 潘纯，黎明.三伏贴联合玉屏风颗粒治疗小儿哮喘缓解期26例疗效观察[J].湖南中医杂志，2017，33(4)：59-61.

[5] 王绍洁，矫承媛.走罐疗法治疗儿童哮喘对肺功能影响研究[J].辽宁中医药大学学报，2015，17(3)：9-11.

[6] 郭亦男，周秀玲.腧穴拔罐治疗小儿哮咳（发作期）的临床疗效观察[J].中国实用医药，2016，11(5)：268-269.

[7] 董庆霞.冬病夏治穴位敷贴及拔罐治疗小儿咳嗽变异性哮喘临床疗效观察[J].四川中医，2015，33(8)：154-156.

[8] 别传军，张晓晖.针刺攒竹配合中药贴敷天突穴治疗小儿哮喘35例[J].光明中医，2015，30(5)：1029-1030.

[9] 胡泓.针灸配合药物在小儿支气管哮喘症治疗中的应用[J].中国药物经济学，2011，(5)：80-82.

[10] 罗胜，李俊雄，凌孟晖.耳穴压贴治疗哮喘慢性持续期的临床疗效观察[J].中国临床研究，2013，5(7)：43-45.

院以中西医学结合治急腹症效果不错。笔者临床关注胰腺癌30多年,前后诊疗4 000多例患者疗效相对不错,发现很多患者早期曾有急、慢性胰腺炎史,故防控急、慢性胰腺炎是防范胰腺癌(包括复发)的关键所在。因经历多了,笔者也总结了一些经验,《从"心"治癌》中专门归纳了胰腺癌的治疗,需"破解五大难题"[1]。

急性胰腺炎常被描述为"胃脘痛""真心痛""胁痛""膈痛""腹痛""腰背痛(左)"等,是多种因素激活胰酶,继而引起自我消化及相应的炎症反应。其起病急、病情重、病死率高,常和进食等有关,且易复发。本病西医学主要方法包括禁食禁饮、胃肠减压、抑酸抗菌、抑制胰腺分泌、止痛等对症性措施。中国医学应用于本病症,临床效果显著,可改善临床症状体征、减少并发症等。曾经有人做了综述,颇有意义,可参照之,一并分析。

如刘冰将80例本病患者随机分组,对照组给予西医药常规治疗,观察组在上述基础上,一部分联合大黄口服,一部分则联合芒硝口服,结果发现两组的指标下降程度均优于单纯西医学治疗组[2]。黄浩等将76例重症急性胰腺炎患者随机分为两组,实验组加用大黄、芒硝,结果实验组患者的腹痛恢复时间、血尿淀粉酶恢复时间均低于对照组[3]。可见这些结果与20世纪70年代的认识相一致,当时也是用"通里攻下"等方法控制急性胰腺炎病情的[4]。

郝海涛等将150例本病患者随机分成两组,治疗组在西医学常规治疗基础上合用大柴胡汤,结果总有效率明显提升,从65.3%上升到97.3%。如果达到这么高的有效率,应该疗效是相当可以的[5]。其他医师还试用了一些方药,效果都不错,表明本病的中国医学方药治疗途径不少,疗效满意[6]。

笔者对本病的治疗特别推崇外敷及灌肠方法。也有医生尝试了这类方法。王荣荣等将86例本病患者随机分为两组,一组加用大黄牡丹汤灌肠治疗,1周后该组患者的炎症因子等指标(提示该病病情)下降程度均优于对照组[7]。杨文聪等将80例本病患者随机分成两组,其他方法一致,一组加枳实导滞汤灌肠,1周后相关指标也均较对

[1] 何裕民.从"心"治癌[M].上海:上海科学技术出版社,2010:139-144.

[2] 刘冰.大黄、芒硝对急性胰腺炎胃肠功能障碍的疗效观察[J].中医临床研究,2020,12(4):79-82.

[3] 黄浩,朱良华.重症急性胰腺炎应用大黄、芒硝的临床研究[J].皖南医学院学报,2019,38(6):563-566.

[4] 张声生,李慧臻.急性胰腺炎中医诊疗专家共识意见(2017)[J].中华中医药杂志,2017,32(9):4085-4088.

[5] 郝海涛.大柴胡汤联合西医治疗急性胰腺炎[J].吉林中医药,2018,38(9):1061-1063.

[6] 孙银凤,杨丹.中医药治疗急性胰腺炎临床研究进展[J].实用中医内科杂志,2021,35(12):7-12.

[7] 王荣荣,曹志尉,孟静.大黄牡丹汤保留灌肠联合血液净化治疗重症急性胰腺炎的临床疗效及对患者肠黏膜屏障功能和炎症因子的影响[J].中国中医急症,2018,27(9):1618-1620.

照组明显下降[1]。这类对照研究还有很多，表明灌肠等方法可有效作用于胃肠道，促进胃肠功能恢复，减轻肠道及胰腺压力，促使胰腺损伤修复，故疗效显著。

中药外敷几乎是笔者治疗胰腺病变者的必用之法，它有三大作用：止痛、预防梗阻（包括肠胃、胰管、胆道等处）、促进肠胃蠕动。胡晓丽等将60例本病患者随机分成两组，发现加强外敷药使用后，患者的腹痛、排便缓解时间等都明显优于对照组[2]。这与我们的经验十分吻合。此外，还有用穴位贴敷、穴位艾灸、针灸等疗法，都能明显地改善患者的胃肠功能等[3]。

急性胰腺炎虽大多属急性发作，但往往有慢性病理基础，如有些人存在着胆道炎症等。中国医学疗法强调智慧应对，个性化处理，手段方法及给药途径等都多样化。这体现出中西医学之间有趣的差异，一方是强调规范，所有的按规范来（西医学），我们称之为"大工业化生产"标准；另一方（中医学）则强调智慧应对，想尽各种方法，包括内服、外敷、灌肠、穴位敷贴等，途径也有口服、外敷、灌肠等，诸多通路协同，以控制疼痛，减轻压力，改善肠道蠕动等，体现的是个性化和灵活性等。当然，多数情况下笔者更赞赏中西医学结合，双方互补——因为人命关天，没有什么比迅速缓解症状，控制发展，起死回生更重要的了。

中国医学治疗急性胰腺炎的这些疗法成本很低，方便可行，且无副作用，更无后续不良反应，人们更愿意接受，充分体现了中国人的生存智慧。对本病患者，不管中医、西医治疗，控制饮食（特别是高脂、高糖）及其总摄入量，腹部避免受凉，控制情绪，控制酒精，适度配合酶制剂等都是重要的。

七、"紧张性腹泻"，八仙过海，中国医学应对更从容

肠易激综合征是非常普遍的功能性肠道病症，每以腹痛或腹部不适、排便习惯改变为主要特征。这是世界范围内的高发病、常见病。欧美患病率在10%～20%之间，我国患病率在5.7%～17%之间，且城市人群发病率常更高。其确切发病机制及病因尚不明确，西医学治疗此病常常黔驴技穷。笔者任上海中医药研究所所长时，曾接待过两批美国专家团，都是讨论肠易激综合征治疗合作问题的。因为此病美国发病率高，虽对患者不致命却影响企业及社会，企业常因此减员（病休）。患者大都是精英分子，一般药物控制效果不佳，故寻找中国医药学帮助。

［1］杨文聪.枳实导滞汤经结肠途径治疗轻中度急性胰腺炎40例［J］.现代中医药,2019,39(3):63-65.

［2］胡晓丽,吴宇超.不同芒硝外敷法在重症急性胰腺炎治疗中的应用效果观察［J］.实用医院临床杂志,2019,16(5):40-42.

［3］孙银凤,杨丹.中医药治疗急性胰腺炎临床研究进展［J］.实用中医内科杂志,2021,35(12):7-12.

历史上中国医学对此病症有独特看法。明代名医张景岳提出"痛泻"概念,拟定"痛泻要方",专门解决以腹痛为主,一痛即泻,泻完缓解之症。仅简单四味药,疗效不错。张景岳注意到此病患者平素情绪不稳,每因抑郁恼怒,或过分紧张而诱发腹痛,痛即欲泻,水样泄泻毕腹痛缓解,归因于肝旺乘脾,脾失健运。他在《景岳全书》分析说:"凡遇怒气便作泄泻者,必先以怒时挟食,致伤脾胃。故但有所犯,即随触而发……盖以肝木克土,脾气受伤而然。"[1]

从今天看来,本病症属心身性疾病,情绪及压力常起着重要的触发作用,故民间常称其为"紧张性腹泻"。笔者主编的《中华医学百科全书·中医心理学》中,阐述了本病症的治疗,分"两大方面:一是稳定患者情绪,包括松弛其紧张心理;二是抑肝扶脾,理气止泻,常用代表方有'痛泻要方',可于此方基础上加减。稳定患者的情绪可分别选用养性疗法、畅情疗法等,或含有腹式深呼吸训练的气功疗法等。那些容易反复为情志所伤而发为泄泻之症的患者,尽管没有腹痛,也可以借鉴这些方法,有助于控制泄泻之症。对于一些泄泻或痛泻容易反复发作的患者,还需配合诸如语言疏导、合理情绪疗法、压力释放疗法等,以消除患者对本病症的恐惧和不安,并努力转移患者对便意感的过分关注。""预防则要重视生活调养,尤其是在饮食与情志方面。日常饮食不宜饮生水,忌食腐馊变质的食物,少食或者不食生冷之品。居住环境要冷暖适宜。注意保持精神愉快,避免忧思恼怒及情绪焦虑紧张,学会随时放松心绪,精神愉快,情绪稳定。"[2]本病症还涉及脑—肠轴功能紊乱,自主神经和激素不稳定等,导致了胃肠动力的改变。故发达国家人口及城市精英阶层发病居多,须心身兼顾,加以纠治。

中国医学纠治肠易激综合征的研究进展甚是丰富。如许英综述提及[3],项凤梅等运用升清降浊方治腹泻型肠易激综合征患者30例,成功率93.3%,治疗后相关指标均改善[4]。田树英等用痛泻宁颗粒能调节众多环节,改善腹泻型肠易激综合征患者的腹痛、腹胀、腹泻等不适,总有效率86.4%[5]。

此外,针刺等治疗本病症也效果不错。占道伟等通过针刺太冲、足三里、三阴交等使腹泻型肠易激综合征患者血清5-HT水平显著下降,临床不适症状明显改善,总有效

[1] (明)张介宾.景岳全书·杂症谟[M].北京:人民卫生出版社,2007:408.书中作者注明:痛泻要方引自刘草窗方.

[2] 何裕民.中华医学百科全书·中医心理学[M].北京:中国协和医科大学出版社,2021:106.

[3] 许英.中医药治疗肠易激综合征的研究进展[J].西北国防医学杂志,2017,7:489-491.

[4] 项凤梅.升清降浊法对腹泻型肠易激综合征TNF-α,IL-10表达的影响[J].中国中西医结合消化杂志,2014,22(11):638-640.

[5] 田树英,郑国启.痛泻宁颗粒对D-IBS患者外周血清IL-18/IL-10的影响[J].重庆医学,2013,42(10):1084-1085.

率达89.7%[1]。杨淑贤等用温针灸(天枢、关元、气海、足三里、上巨虚、下巨虚)等,配合神阙穴贴敷中药方法,治疗本病症总有效率98%[2]。

姚学英用针灸配合耳穴贴压治疗肠易激综合征患者30例,总有效率93.3%[3]。胡团敏用大肠水疗法,结合中药灌肠,治便秘型肠易激综合征37例,有效率97.3%,复发率12%,效果明显优于果导片组的35.3%和75%[4]。

关于肠易激综合征的中西医学疗法比较研究综述不少。张盼、李海燕等都做过较系统的总结,结论大致相仿[5,6],三份综述共涉及120余篇论文,以中国医学为主体的,有效率都在85%以上,多数超过90%;单纯西医学方法的,大致在55%～65%之间。这与我们了解的情况差不多。单纯西医方法治疗本病症,短期疗效约在2/3,且复发率明显偏高。总体上,肠易激综合征的短期和长期疗效都以中国医学为优得多,因为越是复杂之病,涉及环节越多,机制越不明确,中国医学疗效越显著,因为可"回旋"的余地越大。且两者间清晰体现这一差异,西方医学措施是对抗性的、直线条的,中国医学手段都是综合性的,体现灵活权变。

八、Meta分析示：退行性骨关节病保守治疗更可取

1. 一个患者故事引发的关注　一个印象深刻的藏族女患者的故事,引起了笔者对骨退行性关节炎的特别关注。在成都红星路源盛堂中医门诊部,有一位阿坝州的藏族女患者。她患的是左脚趾恶性黑色素瘤,局部做了手术,术后不久发现肺部有阴影,疑似为转移灶而来求治,此事发生在2014年。她每年复诊两次,2017年底起病灶一直没有变化。笔者很有信心地告诉她:"你可以放心了,不管是不是转移,反正病灶没有变化,活性不强,对你威胁不大了。"她听了很高兴。2018年底她又拿着刚刚拍的肺部CT找来,笔者认真看完后,告诉她一切皆好,尽管宽心回家,因为已经4年没变化,按照经验看来可排除有活性的转移灶了。没想到,此时她却愁容满面地说:"我已不担心肺内的恶性瘤了,只是担心自己的脚……"她跟我比划着手术过的左脚,意思是左脚活动

[1]　占道伟.针刺治疗腹泻型肠易激综合征及其对患者血清5-羟色胺的影响[J].中国针灸,2014,34(2):135-138.

[2]　杨淑贤.温针灸配合神阙穴贴敷治疗肠易激综合征疗效观察[J].上海针灸杂志,2006,25(12):15-16.

[3]　姚学英.针灸配合耳穴贴压治疗肠易激综合征30例[J].上海针灸杂志,2008,27(1):31-32.

[4]　胡团敏.大肠水疗结合中药灌肠治疗便秘型肠易激综合征疗效观察[J].中国现代医生,2009,47(25):13-14.

[5]　张盼,曾斌芳.中医药治疗肠易激综合征的研究进展[J].新疆中医药,2016,34(4):138-140.

[6]　李海燕.腹泻型肠易激综合征中医药治疗进展[J].现代中西医结合杂志,2021,30(2):221-223.

受限,动弹不得,刚刚上楼梯都十分困难。原本以为是手术关系,因为在同一侧,去医院被建议做了检查,诊断为退行性骨关节病,需要做换关节手术,费用高达30万。她喃喃自语地说:"自己只是普通藏民,哪里拿得出30万?""想想一个'要命的病'刚刚放下心来,这个'要钱的病',又要愁死了。"

笔者让她脱下鞋,局部按压检查了一下,怀疑是踝关节紊乱或退行性骨关节炎。隔壁诊室一位针灸医师擅长针灸手法治疗关节病变,给她一个明确建议:不妨先试试针灸保守治疗。结果,她就在隔壁何医生那里进行针灸治疗,约半个小时,她能下地行走了,不再一瘸一瘸了,总共治疗费30余元。后来笔者又见到她几次,每次都问及其左脚情况,她说治疗几次后,活动已基本不受影响了,偶尔爬高时及阴雨天会有点不舒服,但肯定不需要30万手术了,也不那么担心了……

笔者虽非骨科医师,但40年的临床,也差强人意地兼治过许多类似病变的患者。2007年,笔者的博士后徐丽17岁的孩子在学校打篮球时摔至腓骨骨折。本应手术治疗,但考虑到孩子还在长身体,担心影响身高、留下跛腿等后遗症,遂向笔者求助。笔者建议先以保守方法试试,同时用"小夹板"加以固定,外敷消消肿,内服配合,静养一段时间。三五天后孩子肿消了,2周后可以恢复走路了。如今身高190厘米,没有任何不适,更没有跛腿之象,避免了一次令人担忧的急诊手术。

由于上述藏族患者的故事,笔者特别留意退行性骨关节病这一治疗难题,请教了分布在全国各地的倾向于以非创伤性疗法治疗这类病变的志同道合的专家,他们大多主张这类常见的病症除手术动刀或换关节等创伤性治疗方法外,还可用安全可靠的以手法、针灸等为主的疗法,既省钱、省时,又安全、有效。

2. 非创伤性疗法治疗膝骨关节炎 膝骨关节炎(knee osteoarthritis, KOA),亦可指退行性骨关节病,或骨关节炎、退行性关节炎、老年性关节炎、肥大性关节炎等,是由劳损、创伤、增龄、肥胖、长期劳作方式不当、关节先天性异常、关节畸形等引起的关节软骨退化损伤、关节边缘和软骨下骨反应性增生等。多见于中老年男女,好发于负重的关节及活动量较多、较大的关节(如颈椎、腰椎、膝关节、髋关节、踝关节等)。临床可见反复发作的关节疼痛、压痛、僵硬、关节肿胀、活动受限和关节畸形等,严重者可以失能、废用(动弹不得),甚至瘫痪、截瘫等。该病属于中国医学"痹证""骨痹""鹤膝风"等范畴。

狭义的膝骨关节炎指以膝关节软骨退行性改变为核心,常累及骨质并包括滑膜、关节囊及关节其他结构的全方位、多层次、不同程度的无菌性、慢性、进行性侵犯关节的病变。该病变是由于关节软骨的退化磨损引起的,由于软骨在关节中起的承重、缓冲、抗磨擦等重要的作用,它的退化磨损导致了关节功能减退或丧失。患者可出现关节疼痛、肿胀、活动受限、行走能力下降,有时关节内会发出响声,严重时关节会产生变形。流行病学研究提示,此病60岁以上人群发病率高达50%,75岁以上人群则80%有骨关节病变。且女性高于男性，为（2～3）∶1，尤其是绝经后妇女更多见。该病症最终致残率为53%，严重影响中老年人生活质量，且医疗支出巨大。在美国骨关节炎是仅次于心血管疾病的高费用疾病，美国每年因骨关节炎造成的医疗开支达1 250亿美元。中国是世界上老年人口最多的国家。粗略估计，每年我国接受关节置换患者已在20万人以上，每位费用以30万元计，这是一项庞大的开销。

根据美国风湿病学会的推荐，目前膝骨关节炎的疗法包括手术、减肥、运动、口服药物、局部治疗、关节内治疗、热疗等。非甾体抗炎药和关节内透明质酸或皮质类固醇在临床中虽使用较多，但这类药物可能无效或导致严重不良事件，尤其是胃肠道不适及剂量依赖等。手术治疗有不同程度的后遗症，可见患者术后依然行走不便，甚至关节废用，遗留"天气腿"等特征。

3. 治膝骨关节炎中国医学手段多多　我们在交流中发现，借助中国医学之传统方法的综合运用，疗效不错。作为常见病、多发病，此病症古今中外都颇受医家关注。中国医学认为骨关节病变常是本虚标实，治疗应内外兼顾、标本兼治，并形成了以药物内服、外敷为主，手法、针灸、功能锻炼等多种方法组合为辅的综合治疗体系，具有方法多样、疗效可靠、价格低廉、不良反应少等独特优势。

（1）中药内服疗法　是治疗膝骨关节炎的主要方法之一，主要大法有补肝肾、调气血、通经络、祛风寒、除湿热、消痹痛等，可参照选用。

（2）中药外敷疗法　也是治疗膝骨关节炎的主要方法之一。将特定的中药配方局部敷贴，或通过刺激经络、穴位、皮肤、黏膜、肌肉、筋骨等以纠治病变关节及其周围病变组织。外敷形式包括中药热熨法、中药敷贴法、中药熏洗法、中药蜡疗法、中药离子导入法，等等。

（3）针刺疗法　是中国医学治疗膝骨关节炎的特有手段，有疏通经络，利于腧穴传导，改善局部组织结构，消解症状等功效。已广泛应用于膝骨关节炎的治疗，包括普通针刺、电针、火针、温针灸、针刀、水针（穴位注射）、刺血疗法等。

（4）灸法　也是中国医学治疗膝骨关节炎的特有手段，具有温经通络，行气活血，祛寒逐湿，消肿散结，改善局部关节僵硬等功效，对老年人膝骨关节炎及风、寒、湿所致的退行性骨病变尤为适宜。

研究表明，艾灸疗法可调节与炎性反应关系密切的细胞因子表达，起到抗炎并松弛局部关节作用的同时，还可改善基因传导通路，激活内源性阿片肽物质，调节中枢神经系统信号释放等，从而起到明显缓解膝骨关节炎症状之功效。

（5）推拿疗法　适当的手法可松解局部僵硬组织，缓解症状，恢复功能，延缓膝骨关节炎病情的发展。合理的手法推拿可促进局部组织血液循环的持续好转，增加患肢血流量，改善微循环，同时促进组织新陈代谢，利于关节腔积液吸收，促进关节腔内组织修复，协调关节腔内压力，恢复膝关节应力与张力平衡，从而使膝关节达到力学上的良好状态,令症状与体征缓解而功能恢复。

推拿按摩的可能机制是通过对软骨代谢、炎性因子、蛋白酶、局部循环、氧自由基、抗炎镇痛、修复软组织等环节的积极影响,从而对膝骨关节炎产生疗效。

(6)中国医学综合疗法　由于膝骨关节炎属于难治性疾病,其病变机制十分错综,且接受治疗时往往患者已病变日久,故单刀直入式的治疗每每会顾此失彼。综合治疗因能将各种疗法的优势互补,内外结合,标本兼顾,既可短期内(甚至刻下)改善症状,又有助于修复长期所致的病理损伤。

退行性骨病变的这些疗法,虽是传统的疗法,但疗效明显,且及时见效,几无创伤,再加上成本低廉,可重复,民众接受度很高。

4. 中国医学治膝骨关节炎效果确凿　Meta分析(Meta-analysis),又称"荟萃分析",是循证医学的主要研究方法及手段,被认为是对以往已发表的研究结果进行系统定量综合分析的一种具有权威性的统计学方法,它的结论可以说是进行科学评估的有效尺度。我们重点介绍两项有相当样本量且已发表的关于中国医学综合治疗膝骨关节炎效果的Meta分析结论。

王博等对传统疗法治疗膝骨关节炎的临床效果进行系统评价,搜集了中医学治疗膝骨关节炎的随机对照试验,由3名研究者独立筛选文献,提取资料并评价纳入研究的偏倚风险后,结果纳入31个随机对照试验,共涉及3 140例膝骨关节炎病的患者资料[1]。Meta分析显示,与西医学综合治疗比较,中医学综合治疗总有效率更佳,中医学综合治疗对比4个亚组Meta分析结果显示,软骨保护剂内外治、口服软骨保护剂、口服非甾体抗炎药[2]、外用软骨保护剂加内服非甾体抗炎药4个亚组在疗效上均以中医学综合治疗效果为最佳,且其差异具有明确的统计学意义。进一步Meta分析显示,中医学综合治疗膝骨关节炎在疼痛缓解、有效率及JOA[3]评分等方面具有优于西医学疗法的疗效,且不良反应较西医学疗法少,值得临床推广。

艾金伟等对中国医学疗法及非甾体抗炎药等治疗膝骨关节炎进行了系统评价[4],

[1] 王博,董博,袁普卫,等.中医综合治疗膝骨性关节炎效果的Meta分析[J].中国医药导报,2019,16(36):142-148.

[2] 非甾体抗炎药(NSAIDs),指一类不含有甾体结构的抗炎药,有百余种产品上市,这类药物包括阿司匹林、对乙酰氨基酚、吲哚美辛、萘普生、萘普酮、双氯芬酸、布洛芬、尼美舒利、罗非昔布、塞来昔布等,具有抗炎、抗风湿、止痛、退热和抗凝血等作用,临床上多用于骨关节炎、类风湿关节炎、多种发热和各种疼痛症状的缓解,但都有副作用。

[3] JOA评分:日本骨科协会评估治疗分数,主要用于评价人体功能性障碍。

[4] 艾金伟,李德胜,刘羽,等.中医辨证治疗膝骨性关节炎的网状Meta分析[J].中国循证医学杂志,2016,16(5):532-542.

搜集了有关中国医学疗法治疗膝骨关节炎的临床随机对照试验，由2位研究者独立筛选文献，提取数据和评价，纳入研究的方法学质量后，最终纳入56个随机对照试验，共计7 256例膝骨关节炎患者，涉及中国医学疗法及其综合疗法19种，均为短期疗效观察。

Meta分析共产生33个直接比较和138个间接比较，其中76个比较具有统计学意义。各种疗法的疗效排序，按其效果的优劣前后排，前6位依次是：针灸+推拿、推拿+熏洗、外治+推拿、内治+针灸+推拿、推拿+熏洗+热灸、内治+熏洗+热灸。西医学疗法及西药非甾体抗炎药在19种治疗措施的排序中位于第18位。 此外，中国医学疗法本病的总并发症发生率明显低于非甾体抗炎药。除热灸外，中国医学疗法的短期疗效均优于非甾体抗炎药。疗效排序前6位都是中国医学疗法，可以说传统中国医学疗法效果更显著。在中国医学疗法中，综合疗法优于单一疗法。 研究结论肯定地说，对常见的膝骨关节炎，中国医学疗法效果确凿。应遵循"不创伤为先"原则，以非创伤性中国医学综合治疗为先导，既成本可控，损伤很小，且疗效显著，患者接受度也更高。

本章我们选取五种难治性疾病，分别为过敏性、综合性、心身性、退行性及顽固性疾病，分析方法既有以综述为主，也有借助个案分析，还有利用Meta分析，结论一致，难治性慢性病借助中国医药学综合方法，效果突出，意义显著。

第 十 四 章

纠治复杂性病变：我们"管窥所得"

客观地说，慢性病找中国医学，常是人们苦涩而无奈之举，却也是有希望走向成功的选择。问题只是在于医患能否良性互动，能否综合兼顾，持之以恒。

——何裕民

中国医学只有在解决人类健康难题上发挥作用，才能证明它的现实价值，这也算是用实践标准来检验它存在的价值吧。这是起自20世纪80年代末，笔者一直信奉的底线[1]。基于上述认知，笔者临床特别关心的医学（医疗）问题，主要集中在两大方面：① 比较疑难、致命的健康难题——像癌症（尤其胰腺癌、肝癌、肉瘤、卵巢癌）等。② 广泛涉及民众健康的问题（如亚健康、系统性疲劳不耐综合征）等。一个是难度，一个是广度。笔者坚信，只有在这些领域，中国医学还顽强地体现着价值，能证明它是有现实意义的、无可替代的、亟需拓展开发的。

一、换个思路治癌，也许"柳暗花明"

2017年11月大连市举办国际医学高峰论坛，参会者有包括韩启德、樊代明等在内的专家，他们并做了报告。笔者也以《从治水之变迁，谈慢性病（含癌症）调控之变革》为题做了报告。面对慢性病井喷、癌症发病率直线上升，我们须做出重大调整，调整需有参照系。笔者提出可参考中国治水，因治水也是综合性的复杂的难题。笔者归纳，近年来中国治水从严防死守到综合管理，发生了巨大变迁。

1. 癌症也须分类管理，综合调控　治水贯穿了整个中国文明史。有史记载以降，水患危害中国几千年。1998年的大洪水泛滥危害历历在目。2016年洪水再次泛滥，中国的治水史也翻开了全新的一页。据媒体分析："2016年，长江中下游部分区域遭遇了总量、强度和范围均高于1998年的降水过程，很多数据突破历史极值纪录。

---

[1] 20世纪80年代末，笔者编写了《差异·困惑与选择——中西比较研究》，这是我们面对中国医学困惑所做出的理性沉思。通过系统反思，我们认为中国医学有价值，但必须用现实行为来回答。现实就是要解决上述两大难题，这一观点形成于1987年前后。

洪水危情再现。""肆虐的洪水因为多项数据改写了历史纪录而备受公众瞩目。"[1]截至2016年9月底汛期结束,尽管洪水较1998年更为肆虐,伤害却大为减少。据《第一财经》追踪报道："1998年是中国防洪思想变革的分际线。"[1]当时,防洪围绕"严防死守"开展。痛定思痛,其后的治水思路大有改变。政府不仅投巨资于大江大河治理,国务院还明确提出"封山育林,退耕还林,平垸行洪,退田还湖,加固堤防,疏浚河湖,以工代赈,移民建镇"32字方针[2]。进入新世纪,治水思路明确由"控制洪水"变为"管理洪水"。

中国人与洪水抗争,最早可追溯到上古时期。大禹"改堵为疏",孙叔敖"引水灌溉",西门豹"低溢流堰",李冰父子主持修建都江堰,王景"河汴分流",范仲淹"浚河、修圩、置闸",郭守敬"四海测",潘季驯"束水攻沙",历史上诸如此类成就不胜枚举[3]。《第一财经》评价说"这些治水方法,至今仍闪烁着智慧"[1]。亦如中国医学若好好加以整理,也会有不少智慧之光可以对今人管控慢性病提供参照。

就治水的理念和思路来看,在1998年特大洪水之前,治水思维基本围绕"严防死守"展开。而今更多强调的是"给洪水出路,还空间于洪水",在受淹不可避免的情况下,增强承受能力、适应能力、快速响应能力与恢复重建力。防洪专家程晓陶如此向《第一财经》记者表述[1]。

2003年有关部门就已明确提出,防洪要从控制洪水向洪水管理转变。对洪水管理,摒弃传统的围、堵、截等对抗性的、控制性的思路,倡导"有意识地适应洪水管理"或"洪水的自然管理"理念。媒体评论认为："综合管理"的现代治水理念指要充分利用工程措施、非工程措施和管理措施,将洪水灾害降低到最低。这首先要求分级管理。"对中小洪水,通过一定的辅助干预措施,可把洪水资源化,不仅可降低洪水的危害性,还能将洪水变成宝贵的淡水资源。"[1]对大洪水或特大洪水则要采取"蓄泄兼顾、以泄为主"的措施,给洪水以出路,必要时允许淹没土地,人员撤出蓄滞洪区,尽量降低洪灾损失,力求做到人不与水争地。因为事实上,要完全消除洪水灾害是不可能的。他山之石可攻玉,治水之得失值得中国医学界防控慢性病(包括癌症)借鉴参照。

2. 经典的慢性病管控模式,问题何在 当今人们对慢性病(癌症)不可谓不重视,也不可说没有对策,但似乎犯了与先前治水类似的错误。具体表现为不重防,只重治;不重综合,只重药物、手术;对策不是疏导调整,只是对抗或阻击;目标不是"满意"即

[1] 秦夕亚.治水:从严防死守到综合管理[EB/OL].第一财经,2016-9-27. https://www.yicai.com/news/5098415.html.

[2] 汪恕诚.努力推进水资源可持续利用为全面建设小康社会作出贡献——在全国水利厅局长会议上的讲话[J].中国水利,2003,(1): 8-18.

[3] 郑肇经.中国水利史[M].北京:商务印书馆,1998: 4.

可，而是求"最佳"[1]；并不注重努力调动当事人内在康复积极性，只要求患者配合治疗即可……一句话，与18年前治水类似，仍恪守对抗性治疗的"严防死守"以阻击慢性病（癌症），没有形成类似32字"治水"那样的系统方针。

基于同样机制，对于老年肿瘤患者，我们明确提出，应该摒弃攻伐为主的"战争模式"，代之以调控、纠治等较为温和之方式。[2]

治水之变迁提供的成功经验核心是：基于"人定胜天"思想形成的慢性病能控能治的对抗性措施，转变成认识到要完全消灭、控制慢性病是不可能的，应确定综合管控方针，以多环节切入、率先防范为宗旨，以激发患者内在的抗病力为首务，必要时帮助他们学会与慢性病共存的技巧，减慢其发展进程，减轻其病理伤害即可。有时检查指标或影像学虽异常却并无不适，听之任之亦未尝不可，求得基本满意结局（尤其对老年人）也许是上上策。这或许过于抽象，结合笔者临床诊疗中认识的改变说起，也许能清晰些。

3."先让他活下去"的姑息性思路，逐渐演绎成一种新模式　笔者是阴差阳错进入肿瘤临床的，早期经历的两件事促使笔者走上癌症防治之路。《爱上中医——从排斥到执着》记录了笔者的一段经历[3]：1978年夏，笔者在上海奉贤人民医院急诊值班，公社卫生院转来一位19岁小伙子，满脸通红。检查血象，考虑是白血病，嘱其入院。第二天即开始化疗，第三天他已起不来床，第四天晚上去世了。这个壮实青年化疗4天后居然就去世了，几天前还骑车来回90里地。笔者非常愧疚，觉得自己有责任，但那时的《希氏内科学》上清楚地写着这种疗法。

毕业后留校，笔者插队的地方的一位患者找笔者，希望能帮他治疗肺癌，当时几家医院都拒绝了他，因为他患晚期肺癌又伴严重冠心病。笔者当时帮他联系了名中医张伯臾，先帮他调整冠心病，肺癌则没与张伯臾说，笔者则自作聪明地在张伯臾处方上加了几味抗癌药。之后就由笔者直接改方，想不到这一改，他一直活到1989年，活了10年多。那时，正热议"实践是检验真理的惟一标准"，这件事改变了笔者的医学观。[3]

当时，谁都不敢说能治癌，因为癌是绝症的思想根深蒂固。笔者在想：既然治不好，不如不管癌（不汲汲于抗癌），先想办法解决症状，让患者少些痛苦，尽可能活得长一些。故内服、外敷、饮食、心理慰藉、隐瞒等能用的都用，若干年后不少人居然长期活着。特别是1990年初诊疗的一位胰腺癌晚期患者，已有阻塞性黄疸、疼痛、无法手术，

[1] 何裕民.医患双方"集体无意识"现象的剖析及破解对策——从追求"最优解"，到争取"满意解"[J].医学与哲学，2016，37（1）：4-8.

[2] 何裕民.治疗癌症应放弃"战争模式"[J].中国老年杂志，2007，4：56-58.

[3] 何裕民.爱上中医——从排斥到执着[M].北京：中国协和医科大学出版社，2007：3-4.

被断定最多只有3个月寿限,单纯中医配合综合方法后却"起死回生",年底恢复生龙活虎状态,以致人们坚定地认为是误诊,10多年后他自己也怀疑了。但停止治疗不到1年,左锁骨上出现转移灶,一查为腺癌(消化道来源,胰腺可能性大),这下他又开始认真配合治疗了。最后,22年后,2012年82岁时因旅游重感冒不治而亡。

就是这一姑息性态度、实用至上的应对,笔者的临床患者日渐增多,笔者逐渐摸索出一套别样的思路与模式,并于世纪之交提出"癌症是慢性病"的新观点,引起了反响。

4. 管控癌症的"八字方针" 笔者在主编国家级规划教材《现代中医肿瘤学》(2005)中,归纳该模式为"知、医、心、药、食、体"六字方针[1],后又充实了"社""环"两个字。具体言:"知",是认知、知识及态度。关于癌,人们普遍存在认识偏差,并由此引发一系列问题,特别是精神心理障碍。这是促使人们高度恐癌之根源,也是盲目错误应对,并导致病死率居高不下之祸根。认知疗法认为,只有改变认识,才能形成正确的知识和合理的应对,也才会有正确的态度和稳定积极的情绪。"医",各种医疗措施。除熟知的手术、化放疗、微创等外,我们强调各种医疗措施需择善而从,并非最新最好,更非越贵越好,越多越好,癌症的过度治疗已是一大严重社会问题(慢性病都有类似情况)。"心",就是精神心理。这不是一句空话或点缀,它客观存在,着实地发挥着效果,且充满伦理、智慧、方法与技巧。笔者在研究生规划教材《中医心理学临床研究》[2]和《从"心"治癌》[3]中讨论过这些,并总结出心理调治"十八法"。"药",就是给予的中西医药物是癌症治疗"组合拳"中的主体。这得以患者确有需求,且代价最小,长期利益最大化为旨归。"食",就是饮食问题。研究证明,饮食与癌症关系密切,须充分重视。"体",就是体能锻炼。我们组织患者进行心身锻炼活动,形成惯例和制度,患者普遍反映效果很好,但这也有个方法技巧及度的问题。"社",就是社会支持,包括家庭、单位、社团等,其中,家庭支持格外重要。笔者总结到,胰腺癌患者始终由家属陪伴就诊的,康复效果是优于单独求医的[3],参加社团(如康复俱乐部)的,也比独自待在家中的好。"环",就是环境,包括自然环境及人文环境。北方的肺癌患者,有条件的笔者一定鼓励其深秋后去南方。气候湿润,感染机会大大减少,不少人受益。不良人文环境的调整也很关键,至少可规避很多不良刺激,且在当今这并不难做到。

癌症是典型的慢性病,较难治疗,需打"组合拳",强调综合措施。笔者30多年的摸索运用,收效显著,受益者数万。对照洪水,这也可看作是"有意识地适应癌症管理",或"肿瘤自然管理"模式。但只是个人经验,尚待提炼、总结、升华。

[1] 何裕民.现代中医肿瘤学[M].北京:中国协和医科大学出版社,2005:213-220.

[2] 何裕民.中医心理学临床研究[M].北京:人民卫生出版社,2011.

[3] 何裕民.从"心"治癌[M].上海:上海科学技术出版社,2010:104-110.

5. 从洪水的三种类型,到癌症的三大趋势　前已提及,治水专家认为洪水应区别管理:中小洪水,通过辅助干预措施,把洪水资源化,既降低洪水危害,又能变灾为宝,成为可贵的淡水资源;对大或特大洪水,无法抗衡时,当"蓄泄兼顾,以泄为主",给洪水出路,尽量降低洪灾损失。这一清晰的分而治之思路,体现了辩证法,于癌症防控亦大有助益。韩启德从病理角度提出癌症的三大类型(发展趋势):一是发展极快的进展型。一旦发现,即使立刻治疗,往往也难以逆转。二是缓慢发展型。症状出现前还有相当长一段窗口时间可被检出,且病理上还属早期,通过治疗可减缓或中断其进程。三是停滞型。惰性很大,发展往往非常缓慢,患者生命终结时还不至于出现症状,或引起死亡,有些甚至自动消失。

韩启德进一步指出:"每种恶性肿瘤都包含这三种类型,只是不同肿瘤包含某一种类型的概率不同,如食管癌、胰腺癌中多数为第一种类型,结肠癌、子宫颈癌中第二种类型较多,而前列腺癌、甲状腺癌中多数为第三种类型。近些年在乳腺癌、肺癌和黑色素瘤中也发现越来越多的第三种类型患者。"[1]

笔者梳理资料后认定这契合临床实情,通过对数据库3万多例(截至2016年9月)癌症患者分析,发现快速进展型占总数的5%～15%,在胰腺癌等凶险类型癌中占20%～35%,一般常见癌症(如乳腺癌、肺癌、食管癌等)约占15%,前列腺癌、甲状腺癌等中占2%～3%。缓慢发展型的则是主体,占40%～50%,肠癌、胃癌等都在40%～50%。停滞型占35%～45%,它更多地见于老年人及情绪良好者,甲状腺癌、前列腺癌第三类型的最多,至少占60%～80%,在肠癌、宫颈癌、阴道癌、子宫内膜癌、部分肺癌(如肺泡癌)中此类型也不低,占50%～70%[2]。

值得注意的是,越是拼命而积极的创伤性治疗,往往会促使原本是停滞型、缓慢发展型的,加速"蜕变"为快速进展型的。临床化放疗次数越多,转移复发率越高,后期越难以控制的悖论,往往就可以借此来解释了。

不难看出,极快进展型的,类似于大到特大洪水,积极的抗与堵,不仅是徒劳的,且大量创伤性疗法的运用可能结果适得其反,既加重患者痛苦,又加快其走向生命终点。这在临床上屡见不鲜。对策如何? 改变期望值,以减轻痛苦,控制症状,满足人生最重要意愿为主,尽可能帮助患者减缓痛苦,努力争取舒适,延缓生命的同时,不留太大的人生遗憾。对此,我们倡导对医疗的期望目标也需适当做出调整,别追求"最佳",许多情况下,努力争取"满意"是合理的[3]。对第二、第三类癌,适应性的"癌症管理",或前

[1] 韩启德.对疾病危险因素控制和癌症筛检的考量[J].医学与哲学,2014,35(8):1-5.

[2] 何裕民.抗癌力——何裕民教授抗癌之和合观[M].上海:上海科学技术出版社,2016:158-160.

[3] 何裕民.医患双方"集体无意识"现象的剖析及破解对策——从追求"最优解",到争取"满意解"[J].医学与哲学,2016.

述的"八字"模式更值得推荐。片甲不留式地汲汲于抗击、杀死癌，也许事与愿违。近期，笔者发表了《肿瘤惰性病变与医疗干预》[1]一文，对惰性肿瘤类加以分析强调，以免患者死于误治而深留遗憾。

6. 对病理性、生理性癌症的数据库分析　有一个流行甚广的说法，70岁以下的癌症，是病理性的，需积极创伤性治疗，70岁以上则是生理性的，无须大动干戈。这虽无严肃的科学证据加以支持，但临床中我们长期获得的经验是：65岁以上老年癌症患者治疗方法需适度谨慎，70岁以上者能不用化放疗和介入的，尽可能不用，80岁以上耄耋老人甚至手术（除非无可奈何）都应慎之又慎，年龄越大，创伤性诊治手段越少用越好。

笔者有位患者93岁，因为腹痛、便血确诊为升结肠癌。其子是免疫学院士，力排众议，反对母亲开刀，中医药调整，两三年后症状消失，过了100岁连中药也不吃了。老人生性乐观，晚辈绕膝，乐呵呵的，活过了106岁。

个案不足为凭，我们就癌症数据库进行了分析，在总量30 380例患者资料中，数据完备（指出生年月、确诊时间、存活状态、病情诊断等）的有效样本量总共7 858例（截至2016年6月25日）。其中，20～65岁4 947例，66～106岁2 547例。我们对这两组数字进一步加以分析，20～65岁年龄组确诊后平均已活过4.91年，>65岁组则平均已活过5.36年。就>65岁组细加分析，他们在2010年前就已确诊的有1 127例，这部分患者的平均年龄75.4岁，他们从确诊到当下，平均已过了8.14年。考虑到中国人的期望寿命，这是令人相当满意的。

再从癌种看，肝癌、乳腺癌、肠癌、肺癌等>65岁以上这一组的患者活得更长，多达30%～150%，唯胰腺癌差异不大（属于难以控制的，病死率较高）。以肝癌为例，>70岁以上组已达8.8～9.5年；乳腺癌组达9年以上；>65岁组则大致在6～7年。因此，数据表明，老年癌症患者治疗完全应该"悠着点"。

7.《相伴九年，与癌共存》：一位善于共处者的总结　也许，千言万语不如亲历者自我总结来得深刻真切、感人肺腑，因为他们是经历过严冬的人。

患者高某66岁时（2011年底）确诊肾癌，因种种因素无法选择手术。他有充分条件试用微创、靶向药等手段，但没有使用，一则是我们建议先暂缓，作为备用；二则他本人也有顾忌，故10多年间就纯以中医药治疗，积极配合生活方式调整等，无任何不适地快乐地生活着。2021年6月，他确诊已9年半了，有感而发亲笔写了一封长信，并公开发表。信中他坦承通过中医药的综合调整，虽瘤体稍有增大，但总体效果极佳，全身状态非常棒，各方面都得到改善。下面就是他有感而发的全文[2]。

[1]　何裕民,邹晓东.肿瘤惰性病变与医疗干预[J].医学与哲学,2021,42(8):9-13.
[2]　本文是他发表的,征得他同意,转载于此,以飨各位读者。

相伴九年，与癌共存

9年多前体检，发现我左肾长了一个4厘米×5厘米的肿瘤，被多家医院确诊为恶性的肾透明细胞癌。经权衡利弊，与家人商定放弃手术，找中医师保守治疗，同时请西医定期做B超和CT监测。9年半中，我没吃一片西药，完全中医治疗，现在肿瘤长到7厘米×8厘米，中西医都认为还算稳定。这九年多，我的生活依然正常，生活质量不错，身体状态与健康人差不多。

这首先得益于我选对了医院，选对了医生。我先是在北京中医诊所看彭鑫博士1年整，2013年至今看上海何裕民教授8年，这8年我从一而医，没再换过医生。幸运的是我结识了彭鑫博士和何裕民教授，他们都给了我不少的教益。人的一生也要注意从疾病中学习。我看了彭鑫博士2本书，何裕民教授5本书，加之他们的治疗，我觉得我选择中医治我的癌症是选对了。9年多的治疗实践，我深感他们继承发扬祖国医学的大医精诚，仁医仁术。何教授治病是从身体的整体入手。他告诉我癌症并不可怕，只是慢性病，他帮我从性格上找原因，从精神上开导，从生活方式上指导。他一句"你不要怕，我有一个同样的南京肾癌患者现在已经10年了，控制得很好"，这给了我很大的信心。

何教授看病也看人，治病也治心，耐心与患者交流，圆桌看诊给患者之间相互激励创造条件，增强了患者抗病的信心。他一句暖心的话温热了多少患者冰冷的心，让多少患者从失望绝望中看到了希望。包括我在内的很多患者经他治疗病情或稳定或好转，都恢复了生机活力。从他身上我看到了高尚的医德，精湛的医术，从中感受到了温暖的医疗事业！

治病不仅要靠医生，还要靠自己。"求人不如求诸己，自己肯时无不成。"得了病必须反求诸己，从自身找原因。两位医生从如何建立良好的生活方式上和运动方式上给了我很多指导。我过去酒喝得多，肉吃得多，"口福"中生出好几种病。这9年，我戒了酒，饮食以蔬菜为主，红肉类吃得很少，坚持喝酸奶，喝绿茶，加之科学运动，体重降了20多斤，血脂、血糖、血压、肿瘤都得到了较好的控制。

靠自己，根本是要有个好心态。生命诚可贵，生命是过一分就少一分，不断在缩减当中，所谓岁月不留人呐！那就要活好每一天，跳出癌病的阴影去寻享受，去找乐子，万不可在忧伤中自暴自弃！我现在每年都会离家几次外出游玩，每周末去逛一次地摊看热闹，顺手淘件喜欢的小物件玩玩，这几年又写些小文章在报刊上发表。既然有不少癌友旅游能把肿瘤旅游没了，种地把肿瘤种没了，我们为什么不能把肿瘤玩没了？

另外，找到一个适合自己的治疗方法和好的大夫就要坚持下去。有一位一直关注我病情的泌尿外科主任，在前几年每年都提醒我手术不能再拖了，防止瘤子突然暴发。

我很感激他，但我说，癌症既然是慢性病，那我何不以慢制慢，让体内保持甚至增强免疫力，以较好的生活质量去享受人生呢？他说他还没见过像我这么大胆的，肿瘤长这么大了还不手术！我说我不是傻大胆，我的胆子来自对中医药和对何教授的相信，来自对自己抵抗力的信心，来自对健康生活的向往！现在他看到过了七八年我还挺好的，说了一句感慨的话，看来我们对中医是得重新认识了。是啊，如果中医和西医能够"各美其美，美人之美，美美与共"，这是中国医学多么巨大的力量啊！

达人知命。既然病了，就要安于命运，学会忘病。我带瘤生存已9年多了，我想如果能再带瘤生存9年，那时我就84岁了。过去说"七十三，八十四，阎王不叫自己去"，但时代不同了，我们生活在如此美好的新时代，这个说法会改变的，也可能到了84岁，甚至再多几年也不会去了！

2021年6月16日

8. 博士研究结论：复方提取物治肝癌疗效不错 笔者带的博士生、海军军医大学赵若琳，做博士课题时从笔者长期门诊所在的上海民生中医门诊部临床862例肝癌患者中，按课题研究标准纳入了符合的413例患者进行回顾性分析，运用SPSS 22.0统计软件建立数据库，统计肝癌患者的1、3、5年生存率，并采用Kaplan-Meier法计算中位生存期、平均生存期等。

413例患者都是笔者拟方以灵芝复合物（*Ganoderma lucidum* complex, GLC）+中医药为主治疗的，回顾性统计结果表明，平均生存期110.5个月，中位生存期75个月，1、3、5年生存率分别为83.8%、63.3%和50.2%。其中，手术切除治疗平均生存期为（128.02±12.76）个月，中位生存期为92.00个月，1、3、5年生存率分别为95.80%、89.00%和85.40%。显然，肝癌患者生存率能够这么高是相当不错的。包括无法手术治疗者，也都达到了十分理想的水平。在本次研究中，晚期不能接受手术、化疗或放射治疗者，则是以GLC+中医药为主。赵若琳研究的是GLC的药效情况，晚期肝癌患者平均生存期为77.56个月，1年生存率达到97.30%，应该说是相当令人满意的。

她进一步深入研究，得出具体结论，提示[1]：① GLC能提高肝癌术后患者的生存率，改善晚期肝癌患者的生存效果。② GLC主要含有12种三萜类化合物和3种多糖。③ 网络药理学数据为GLC的药理机制提供了初步的研究，它可能是一种潜在的抗肿瘤药物和化学治疗候选药物。④ GLC为灵芝提取物混合物，相当于小复方，多成分，溶解性差，需要浓度较高时才能对细胞有杀伤作用。⑤ GLC具有较显著的肝癌抑制

[1] 赵若琳.系统思维视域下基于生物网络探究灵芝复合物对肝癌的作用机制[D].上海：上海中医药大学,2018.

作用,对小鼠生理无影响,且无肝、肾毒性。同时,进行的对照实验研究发现,尽管顺铂类化疗药有较好的实验抑瘤效果,但毒副作用较大,常常得不偿失。

9. 网络药理研究:中医药抗癌多通路机制可期 笔者20世纪80年代初开始对中医药抗癌产生兴趣,尤其是灵芝萃取物,试用临床效果不错,并做过一些实验研究。约1988年前后,开始广泛用于肿瘤治疗,发现它对肝癌、肺癌、肾癌、消化道癌、乳腺癌、妇科癌等常见癌种均有较好疗效。1998年任上海中医药研究所所长时,对灵芝倾注了更多关注,意识到它的主要活性成分非常复杂,有灵芝多糖、三萜类化合物、蛋白质、多肽、核苷类、生物碱和氨基酸等[1],且不同品系含量不一,其主要抗肿瘤活性成分为三萜类化合物和灵芝多糖[2-6]。三萜类化合物通过抑制癌细胞增殖和促进其凋亡而有直接杀伤作用;灵芝多糖主要通过调节免疫功能,保护免疫器官,调节肿瘤微环境,达到间接的抗癌作用,并有显著的扶正之功。此外,三萜类化合物通过影响免疫相关信号转导途径可提高患者的免疫功能[7],灵芝多糖可显著抑制多种肿瘤的发生、侵袭和转移[8]。

我们从赤芝(*Ganoderma lucidum*)和紫芝(*Ganoderma sinense*)中提取灵芝复合物(*Ganoderma lucidum* complex, GLC),用于临床治癌30余年,可明显延长患者的存活率并有效提高患者的生活质量[9]。2010年起,我们在临床研究中积累了4万多份临床资料,建立数据库,通过观察临床疗效和整理数据库发现,GLC具有明确的抑制癌细胞生长,提高免疫力,延长患者生存率,改善生存质量等功效,且毒副作用几无[10-12]。

[1] 袁带秀,侯娟.灵芝活性成分、药理作用及其应用[J].中国民族民间医药杂志,2006,(2): 110–113.

[2] 亓子豪,杨恭.灵芝抗肿瘤作用机制的研究概述[J].中国药学杂志,2012,47(22): 1781–1784.

[3] 王喜个.灵芝多糖与灵芝三萜的抗肿瘤作用研究概况[J].医学信息(中旬刊),2011,24(9): 4969–4970.

[4] 李晓冰,赵宏艳,郭栋.灵芝多糖药理学研究进展[J].中成药,2012,34(2): 332–335.

[5] 林志彬.灵芝抗肿瘤作用的免疫学机制及其临床应用[J].中国药理学与毒理学杂志,2015,29(6): 865–882.

[6] 李钦艳,陈逸湘,钟莹莹.灵芝主要活性成分及其功能的研究进展(综述)[J].食药用菌,2015,(2): 86–91.

[7] Gill BS, Kumar S, Navgeet. Triterpenes in Cancer: Significance and Their Influence[J]. Molecular Biology Reports, 2016, 43(9): 881–896.

[8] Weng CJ, Yen GC. The in Vitro and in Vivo Experimental Evidences Disclose the Chemopreventive Effects of Ganoderma Lucidum on Cancer Invasion and Metastasis[J]. Clin Exp Metastasis, 2010, 27(5): 361–369.

[9] Zhao RL, Guo YY, YH R, et al. Efficacy Evaluation of Chinese Medicine-Based Treatment of Pancreatic Cancer[J]. China Journal of Traditional Chinese Medicine and Pharmacy, 2017, 32(3): 1313–1316.

[10] 赵若琳,郭盈盈,阮益亨,等.中医为主治疗胰腺癌的疗效评价[J].中华中医药杂志,2017,(3): 1313–1316.

[11] 曹海涛.以扶正为主的调整治疗对胰腺癌生存质量的影响及机制探讨[D].上海:上海中医药大学,2006.

[12] 朱秋媛.中医王道思想指导下的综合治疗对胰腺癌患者生存质量和生存期的影响研究[D].上海:上海中医药大学,2012.

传统药理研究，从一个单体、一个靶点、一条通路的摸索、尝试的研究方法，对于新的中药复合物而言无疑是大海捞针，效率低、周期长、失败率高。随着生物信息学、生物网络和网络药理学等作为一种系统化的新方法，将以往单一靶点、单因素观察的研究模式发展为"药物—基因—靶点—疾病"网络模式，并从多维视角来理解和阐述疾病的分子机制[1,2]。网络药理学提供了一种利用系统性思维来评估中医药在分子水平上的多药理协同作用，并评估生物系统中的复杂相互作用，已经成为揭示中药活性成分及其提取物分子机制的新方法[3,4]。

为研究探讨灵芝复合物对肝癌的作用机制，我们先从灵芝复合物中分离出主要的活性物质，对获得的主要活性化合物进行质谱和核磁共振分析，对多糖品种进行预测。然后，为预测灵芝提取物对肝癌的作用，赵若琳等采用基于网络靶点的多组分协同识别算法（NIMS），计算了不同化合物（12种）之间的协同效应，并用对接程序预测了化合物的相关目标靶点，为全面研究灵芝功能，利用HIT、TCMSP、TCM和TCM-PTD 4个公共数据库，对灵芝及其相关靶点的活性成分进行预测。然后，分别构造了鉴定的化合物——靶点网络和预测化合物——靶点网络，并将它们重叠起来，检测出两个网络的核心靶点。探究灵芝复合物抑制肝细胞癌增殖、诱导其凋亡的作用机制，并从改善和激活免疫的角度研究其抗肿瘤机制。此外，采用qRT-PCR和Western-blot方法，验证了模型组和灵芝复合物组肿瘤体中6个核心靶点的表达水平。最后，探索灵芝复合物治疗肝癌的潜在生物标志物（microRNA），从而为灵芝复合物的临床应用和发挥抗肿瘤优势提供实验基础和依据。

灵芝复合物的研究结果发现：① 灵芝复合物主要含有12种三萜类活性化合物，包括灵芝酸A、灵芝烯酸A、灵芝酸B、灵芝酸H、灵芝酸C2、灵芝烯酸D、灵芝酸D、灵芝烯酸G、灵芝酸Y、山柰酚、金雀黄素和麦角甾醇。其中，含量最高的3种多糖，分别为 β-（1→3）-葡聚糖、α-构型-葡聚糖和 β-（1→3）（1→6）-葡聚糖。② 通过使用对接程序，将12个灵芝提取物化合物映射到20个靶点。此外，使用公共数据库整体预

［1］ Li S. Network Target: A Starting Point for Traditional Chinese Medicine Network Pharmacology[J]. China Journal of Chinese Materia Medica, 2011, 36(15): 2017-2020.

［2］ Wang X, Xu X, Li Y, et al. Systems Pharmacology Uncovers Janus Functions of Botanical Drugs: Activation of Host Defense System and Inhibition of Influenza Virus Replication[J]. Integrative Biology, 2013, 5(2): 351-371.

［3］ Sheng S, Wang J, Wang L, et al. Network Pharmacology Analyses of the Antithrombotic Pharmacological Mechanism of Fufang Xueshuantong Capsule with Experimental Support Using Disseminated Intravascular Coagulation Rats[J]. Journal of Ethnopharmacology, 2014, 154(3): 735-744.

［4］ Safavi S, Hansson M, Karlsson K, et al. Novel Gene Targets Detected by Genomic Profiling in a Consecutive Series of 126 Adults with Acute Lymphoblastic Leukemia[J]. Haematologica, 2015, 100(1): 55-61.

测了灵芝复合物的122种有效化合物和116个靶点。把鉴定的化合物——靶点网络和预测化合物——靶点网络重叠覆盖，筛选出6个核心靶点，包括AR、CHRM2、ESR1、NR3C1、NR3C2和PGR。这些靶点被认为是潜在的标记，并可能在灵芝复合物的治疗过程中发挥重要作用。最后，与qRT-PCR数据结果一致，Western-blot结果显示，PGR和ESR1表达水平上调，NR3C2和AR表达水平下调，而变化的NR3C1和CHRM2则无统计学意义。③ 通过体内、外细胞实验研究发现，灵芝提取物对人肝癌SMMC 7721和HepG2细胞株具有抑制增殖作用，并均呈剂量和时间依赖性，但半数致死率相对于中药单体来说偏高，灵芝提取物对Hepa1-6荷瘤小鼠的肿瘤生长有明显的抑制作用，且无肝、肾毒性。

可见，借助网络药理学研究，为灵芝提取物的药理机制提供了初步的证据，表明它可能是一种潜在的、抗肿瘤药物和化学治疗候选药物，首次揭示10个lncRNA可能在灵芝提取物诱导的肝癌细胞死亡中起关键作用。进一步的研究证实，PI3K/Akt/mTOR、MAPK、外源性和内源性凋亡信号通路在灵芝提取物处理的肝癌中起着重要作用，首次提示灵芝提取物在肿瘤治疗中可能具有潜在的免疫调节作用。Jak-stat信号通路、T细胞受体信号通路、PI3K-Akt信号通路和细胞因子——细胞因子受体相互作用途径可能与灵芝提取物刺激的抗肿瘤免疫反应密切相关，发现4个重要的miRNA（包括mmu-mir-23a-5p、-3102-3p、-337-3p和-467a-3p）是评估灵芝提取物功效的潜在miRNA生物标志物。

这些研究结果是初步的，但意义是突出的，为临床实际效果给出了清晰的实验室结论，同时也为下一步深究（包括提升灵芝复合物效用价值）指出了可能方向。它也预示着深入研究有不少挑战需逾越[1]。

二、"癌中之王"的中国医学疗效总结

1. 病入膏肓的"癌中之王"　　笔者从事癌症治疗40余年，数据库显示（截至2021年底），已诊疗的5万余例癌症患者中，近4 000例属不同类型胰腺癌[2]。此癌被公认为是"癌中之王"，往往发现时已属晚期，其周边组织密集，结构复杂，且每每会引起剧烈疼痛、梗阻、黄疸、腹水等，治疗非常棘手[3]。

[1] 本项网络药理研究工作主要是笔者指导的赵若琳博士作为博士课题完成的，引用来以说明中草药治癌的特点，特此说明。

[2] 相关的胰腺癌康复患者故事，《科技之光》《人民日报·海外版》《健康时报》《健康报》等曾有过报道。

[3] 赵若琳，郭盈盈，阮益亨，等.中医为主治疗胰腺癌的疗效评价[J].中华中医药杂志，2017，32（3）：1313-1316.

2. 中西医学治疗胰腺癌的总体情况分析　笔者多年来共诊疗 4 000 余例胰腺癌患者，早期的许多病例因没有建库而散失在外。2009 年起建立数据库，截至 2015 年 11 月底，数据库共有 1 115 例胰腺癌病例[1]，按研究标准，对纳入资料齐全的 516 例患者资料进行回顾性分析。

运用 SPSS 22.0 统计软件，统计这些患者的 1 年、3 年、5 年生存率[2]；采用 Kaplan-Meier 法计算中位生存期、平均生存期，并对其中分期明确的患者按治疗方法分为 6 组，分别绘制生存曲线；从中随机抽取 46 例患者进行临床问卷调查，分析治疗前后的 KPS 评分、疼痛评分变化情况等，以了解治疗前后患者的生存质量变化情况。结果提示，516 例胰腺癌患者的平均生存期为 22.00 个月，中位生存期为 13.28 个月，1 年、3 年、5 年生存率分别为 57.95%、18.22%、6.98%。与国内外同类治疗相比，有显著提高。KPS 评分显效+稳定率为 86.96%，疼痛程度明显缓解，与治疗前相比均有统计学意义（$P < 0.05$）。

表 14-1 是中国抗癌协会胰腺癌专业委员会统计的 14 家三甲医院 2 340 例胰腺癌治疗情况，结果表明根治性手术效果最好，1 年、3 年、5 年生存率分别达 54.4%、13.5% 和 8.5%，中位生存期达 17.1 个月。非手术中位生存期只有 3 个月，探查性手术为 4.5 个月，姑息性手术为 9 个月，活过 5 年的是 0，非手术活过 1 年的也是 0。显然很不理想，较我们临床数据差异很大。

表 14-1　14 家三甲医院胰腺癌治疗情况[3]

分　组	中位生存期（月）	1 年生存率（%）	3 年生存率（%）	5 年生存率（%）
根治性手术	17.1	54.4	13.5	8.5
非手术	3.0	0	0	0
探查性手术	4.5	7.35	0	0
姑息性手术	9.0	17.78	0.67	0

[1] 截至 2015 年 11 月，上海民生中医肿瘤门诊部录入数据库的胰腺癌患者总共 1 463 例，因实行预约制，其中 348 例虽已预约，提供了资料，却来不及等到就诊已去世，故实为 1 115 例。这也突显了胰腺癌的凶险程度。
[2] 平均生存期指生存时间的中位数（第 50 百分位数），即有一半患者可望达到的生存时间。这是个平均数。中位生存期又称为半数生存期，指 100 个患者中按照生存长短时间排序，第 50 患者所对应的生存时间，它不完全是个平均数，因为这种计算方式消解了极端案例之偏差，故比上述平均生存期更加客观些。1 年生存率、3 年生存率、5 年生存率指某种肿瘤经过各种综合治疗后，生存 1 年、3 年、5 年以上的比例。
[3] 张群华，倪泉兴.胰腺癌 2 340 例临床病例分析[J].中华医学杂志，2004，84（3）：41-45.

与国外资料做比较,英格兰国家癌症登记中心公布了3 173例胰腺癌患者的治疗及生存情况(表14-2)。结果表明,国外手术与手术加化疗的中位生存期达11.7个月和15.8个月,和国内水平(11 ~ 17个月)差不多;但化疗及非手术化疗者,仅3.8个月和2.3个月,低于国内同等疗法水平。1年生存率英格兰仅13.7%,大大低于国内纯西医学治疗(30.1%)[1],更是低于我们以中医学为主治疗(57.95%)。我们分析,低于国内同样西医学治疗的原因,或许在于国内胰腺癌患者手术化疗后大都会寻找中医配合治疗的缘故。

表14-2 英格兰国家癌症登记中心胰腺癌治疗情况[2]

分　组	中位生存期(月)	1年生存率(%)
手术	11.7	
手术+化疗	15.8	13.7
化疗	3.8	
非手术、非化疗	2.3	

3. 按照疗法分组的胰腺癌疗效比较 为进一步弄清楚中西医学配合治疗胰腺癌的疗效差异,我们就病理分期相对比较明确的383例分组进行比较,按照所用治疗方法,共分成6组(组别情况及病案例数见表14-3),分别统计平均生存时间、中位生存时间,1年、3年、5年生存率。

表14-3 6个治疗组的生存情况分析(x±s,n=383)

分　组	例数	生存时间(月)		生存率(%)			存活(例)		死亡(例)	
		平均	中位	1年	3年	5年	例数	百分比	例数	百分比
手术+中医药	90	23.13±2.64	13.00	53.33	18.89	8.89	44	48.89	46	51.11
化疗+中医药	50	17.14±2.43	9.65	42.00	12.00	6.00	25	50.00	25	50.00
手术+化疗+中医药	77	30.04±2.88	21.50	75.32	25.97	10.39	32	41.56	45	58.44
手术+化放疗+中医药	15	31.69±5.42	25.00	73.33	46.67	13.33	7	46.67	8	53.33

[1] 戴月娣,张德祥,袁苏徐,等.胰腺癌治疗方式评价及预后分析[J].中国癌症杂志,2011,21(3): 211-215.

[2] L. Sharp AE, Carsin DP, Cronin-Fenton, et al. Is There Under-Treatment of Pancreatic Cancer? Evidence from a Population-Based Study in Ireland[J]. European Journal of Cancer, 2009, 45(8): 1450-1459.

续　表

分　组	例数	生存时间（月）		生存率（%）			存活（例）		死亡（例）	
		平均	中位	1年	3年	5年	例数	百分比	例数	百分比
中医药	100	28.04±4.42	12.47	53.00	20.00	10.00	66	66.00	34	34.00
其他+中医药	51	23.66±2.99	15.57	60.78	21.57	5.88	24	47.06	27	52.94

　　较之前面的治疗结果，这6个组的1年、3年生存率都大幅度提高，5年生存率化疗+中医药组和其他+中医药组稍微逊色于根治性手术组（6%、5.88%、8.5%）。其他均高于根治性手术组（8.5%）。从5年存活率来看，中医药学组5年存活率为10.00%，仅次于手术+化疗+放疗+中医药学组；从存活者的百分比上看，中医药学组存活率为66.00%，为存活最高的一组。基于这些客观资料可得出结论，中医药为主治疗胰腺癌疗效较好，表现在生存期延长，生存率改善，生存质量提高等方面。

　　4. 纯中医学治疗与中西医结合治疗的比照研究　为了深入进行比较，我们进一步将6组分成两组：纯中医学组和中医学+联合组（中医学配合其他疗法合并为一组）进行对照。为了增加结论的可信度，先比较这两组之间的差异性，看看有没有组间的可比性。χ^2检验表明，两组之间具有可比性（表14-4）。

表14-4　两组分期及病理类型差异（例）

分　组	合计	分　　期					病理类型		
		Ⅰ	Ⅱ	Ⅲ	Ⅳ	不详	腺癌	神经内分泌瘤	不详
中医学+联合组	283	79	47	58	88	11	108	6	169
纯中医学组	100	24	18	17	35	6	20	2	78

χ^2检验，根据分期，χ^2=2.060，P=0.725＞0.05，按α=0.05水平，不拒绝H0，说明5组间的构成具有可比性。根据病理，因χ^2=11.128，P=0.04＜0.05，按α=0.05水平，拒绝H0，病理分型不具有可比性。（因1≤T＜5格子数并未超过1/5，故直接取卡方值）

　　如表14-5所示，进一步比较单纯中医学组与中医学联合各种疗法组对胰腺癌患者存活率的影响，发现纯中医学组存活率为66.00%，中医学+联合组存活率为46.64%，单纯中医学组具有明显优势，组间存在着显著的统计学差异（$P＜0.05$）。

表14-5　纯中医学组与中医学+联合组存活情况比较（例）

分组	合计	存活	死亡	存活率（%）	Z	P
中医学+联合组	283	132	151	46.64	-3.33	0.001
纯中医学组	100	66	34	66.00		

　　笔者的临床经验也表明,对于无法手术的胰腺癌患者,相比较之下,单纯使用中医治疗,也许疗效更为显著。其原因其实不难理解,胰腺的解剖部位复杂,属于古人所说的"膏肓"之处,胰腺癌一旦确诊,大都为晚期,手术难度大,创伤严重,常常得不偿失。

　　胰腺是重要的分泌腺体,其细胞本身具有强大的分泌功能,由内而外地不断分泌大量的消化液、激素和液体。化疗中即使有少量化疗药物到达胰腺,多数也会被泌出腺体而进入其他相邻部位,伤及无辜却对癌肿本身无碍。这就是大多数分泌腺(甲状腺、前列腺)癌化疗效果不佳的解剖学因素。就放疗言,胰腺周边的重要器官(肝、胆、胃、十二指肠、胆管、主胰管、副胰管等),每每被殃及池鱼,加重伤损。因此,基于上千例的临床经验,笔者态度明确:胰腺癌患者,有手术可能的需努力争取;没有可能的不鼓励强行或勉强手术。化疗,如肝内无转移,也许得不偿失,可先观察,以时间来说话,神经内分泌类型则通常不考虑化疗。放疗,如胃脘部或后腰部无剧烈疼痛,或保守治疗能够控制的疼痛,也应该尽可能谨慎,否则后果往往更加糟糕。胰腺癌的中医学控制疗效比较理想,可先行单纯的中医保守治疗,如果情况不佳,再试行其他方法亦可。对此,笔者及助手们在其他专著和论文中多有讨论,可参考之[1-9]。

　　5. 中医学为主治疗前后患者生活质量对比　　笔者的博士阮益亨临床随机抽取46例胰腺癌患者进行追踪随访,运用KPS评分和生存质量调查问卷,分析患者治疗前后的生存质量,并辅助进行疗效评定。首次评分为初诊时,第二次评分是治疗后6个月。比较研究后发现,中医药为主治疗,患者生存质量明显提高,显效+稳定率为86.96%(表14-6),情感状况、胰腺相关症状有显著改善($P < 0.05$)。

表14-6　治疗前后生活质量KPS评分比较($x \pm s$,$n=46$)

	治疗前	治疗后	P值	显效	稳定	无效	显效+稳定率(%)
KPS	84.130 4±1.51	85.217 4±1.55	0.39	10	30	6	86.96

[1] 朱秋媛.中医药治疗胰腺癌研究述评[J].中医学报,2012,27(8):925-927.

[2] 阮益亨.胰腺癌患者生存质量及其影响因素的研究[J].数理医药学杂志,2017,30(1):75-77.

[3] 崔利宏.何裕民治疗胰腺癌经验总结[J].中华中医药杂志,2017,32(11):4964-4966.

[4] 曹海涛.以扶正为主的调整方法对胰腺癌生存质量的影响[D].上海:上海中医药大学,2006.

[5] 朱秋媛.中医王道思想治疗指导下的综合治疗,对胰腺癌患者生存质量和生存期的影响研究[D].上海:上海中医药大学,2012.

[6] 朱秋媛.何裕民教授采用中医王道调整治疗胰腺癌的体会[J].贵阳中医药学院学报,2012,34(5):35-37.

[7] 赵春妮.何裕民中医药多法联用治疗胰腺癌初探[J].陕西中医,2005,26(6):550-551.

[8] 曹海涛,张彩.何裕民中医外治法治肿瘤经验[J].中医文献杂志,2006,24(1):36-38.

[9] 曹海涛,李福军.胰腺癌的中医治疗现状[J].中医研究,2005,18(12):49-52.

6. 治疗前后的疼痛程度评分比较 众所周知,胰腺癌患者的疼痛最为剧烈,控制胰腺癌疼痛是一大世界性难题。阮益亨继续对46例胰腺癌患者的疼痛进行追踪分析,并借助评分方法量化观察,结果表明治疗后疼痛程度明显缓解（$P < 0.05$）（表14-7）。

表14-7 治疗前后疼痛程度比较（x±s, n=46）

	n	治疗前	治疗后	P值
痛值	46	1.782 6±0.34	1.065 2±0.24	0.047

人们常质疑中医药的临床疗效"不能以数据说话",不太可信。作为受现代科学思想熏陶、有着现代科学精神的学者,深知这的确是中国医学的"罩门"所在。故近几十年来,我们正逐步在这方面"补课",借助现代综合手段,努力以大样本数据"说话"。上述研究只是胰腺癌防治的初步结论,相信随着时间的推延及研究的深化,将能得出更有价值及说服力的明确结果来。

7. 胰腺癌五大难题的破解 上述研究结论说明以中医学防治胰腺癌确有显著疗效,下一步需回答疗效是怎么取得的。首先需确定其病理类型,有腺癌、神经内分泌癌等之别,发生于胰头、胰体及胰尾,其起因、症状、危险程度、对策等不尽相同。近年来,中年女性胰腺癌发病率陡升,很可能是胆道反复感染、长期慢性炎症所致,性质不完全相同,对策也不尽相似。

笔者以为,胰腺癌之所以凶险,是因为目前存在尚无制胜之法的"五大难题"。破解这些难题是能否取得疗效的关键所在：① 一旦发现多属晚期,手术不行,化放疗弊大于利,且大都无效。② 严重的腹部疼痛与腰部酸胀感。所有癌痛中,胰腺癌疼痛最为剧烈。③ 局部梗阻,甚至严重的阻塞性黄疸。④ 很容易周边转移、浸润,且周边均属重要脏器。⑤ 消化道障碍,运用止痛剂后会加重消化道障碍。

首先,破解的关键在于既能抑杀癌瘤生长、止痛、消解或防范梗阻,又不能过分伤及自身,更不能是无效的。前文已提及,胰腺本属外分泌器官,属腺类组织,自身有分泌功能,化疗药即使少量到达腺体,也很快被泌出,导致周边被滥杀无辜,而"目标"无损。这可能是常规化疗失败的原因之一。而中医提取物却不然,它主要作用于癌体周边的微生态、微环境,重在诱导癌细胞凋亡。

其次,止痛问题。胰腺癌患者的疼痛通常只有吗啡等才有一定止痛效果。而这类止痛剂有一定麻痹胃肠的作用,使本即失调的胃肠功能更见障碍加剧,表现为严重呕呃、便秘等。我们的对策是：以中医外敷药为主,严重疼痛者可以中药制剂干、湿敷交替,这种透皮给药,常可使局部水肿减轻,疼痛明显缓解,有利于胃肠蠕动,这就为棘手的胰腺癌治疗创造了条件。

再次,梗阻也是大难题。对此,主张中西医学结合,可外敷改善的,以外敷为主;外敷一时难以解决的,可内引流、外引流或胃肠吻合术等配合中医外敷药,防止新的梗阻出现,常可明显缓解梗阻。一旦缓解,同样给予正性鼓励,告诫患者在生活和饮食方面加以小心防范,避免出现新的梗阻。

最后,消化道障碍的纠治。以调整为主,护胃为先的中药汤剂十分有效。这方面症状往往是最早改善的,同样也需要借此给予积极的鼓动。

胰腺癌的转移或浸润问题可分别论治。对肝内转移灶,属局部尚有可能以介入等方法解决,对身体尚能承受的,也可适当配合全身化疗。有时,以中医为主也可解决诸如转移到肝、胃的小病灶问题。我们有几位患者就是例证。与此同时,还需注意细节的纠治,生活方式的针对性指导,饮食减负,胃脘部保暖,少生气,少发火,并加强社会及家庭配合等。对此,已有专文涉及[1-3],可以参考。

可以明确地说,"功夫在诗外"。数十年的观察表明,胰腺癌患者欲取得长期康复疗效,中西医学及药物等治疗仅仅是一部分,综合纠治且持之以恒更为重要。这就像我国治贫、治沙、治污一样,针对性措施往往短期有效,如何从根本上解决问题,从源头上加以阻击,是另一个大问题。从胰腺癌的长期防治康复观察中,我们坚信这一点。这也是传统的中国思路、中国智慧给予我们处理复杂问题时的、不过时的、有价值的"中国模式"。

三、瘤净片: 可让诸多育龄妇女免遭手术切除

1. 一个令人不解的临床现象　20世纪90年代中期,笔者去菲律宾马尼拉参观访问,当地笔者的肝癌患者知道后,通知当地患者前来看诊,60余人大半是妇女,笔者猛然发现该地区40岁左右的妇女很多子宫都切除了……笔者在当地有几个医生朋友,遂请教他们,原来,在当地,一发现肌瘤就切除,这很正常,这是国际(其实是美国)规范治疗。但在我们看来手术切除脏器可不是小事,只是无奈之举,毕竟子宫是女性的重要性器官。而她们中间还有不少把卵巢及附件都拿掉了,那可更是大问题啊,对健康是有伤害的啊!

2. 好动手术,美国人的通病　笔者将此困惑带回国内,查找了不少资料,始知的确这就是美国做法。如一位美国女记者里恩·贝厄(L. Payer)写了一本书《医学与文化: 美国、英国、联邦德国和法国的不同医疗》,四个国家在医疗诊断及治疗方法上大

[1]　何裕民.从"心"治癌[M].上海:上海科学技术出版社,2010:139-144.

[2]　孙丽红.生了胰腺癌,怎么吃[M].长沙:湖南科学技术出版社,2021.

[3]　何裕民.智慧治癌[M].长沙:湖南科学技术出版社,2022.

相径庭，差异悬殊。对同一种病，这四个国家医生处方药会有10～20倍的剂量差异，人均外科手术比，美国是英国的2倍，乳房切除术美国人是英国人的3倍，冠状动脉搭桥术美国人则是英国人的6倍。三个欧洲国家的妇女都不愿意做子宫手术，有时宁可有功能性子宫出血甚至患癌，也都想保住子宫，但美国每年却至少有2%的35～40岁女性做子宫切除术。请注意，每年2%，累加起来是多么高的手术切除率！

3. 另辟蹊径，我们的探索　鉴于此，笔者在思考，这些年来因饮食改善、生育减少，女性患肌瘤非常普遍。肌瘤总体上是良性肿瘤，能不能在这方面做些探究，免得妇女姐妹动不动开刀。为此，笔者当时争取了上海市课题，带着博士李冬华进行研究。经过探索，发现临床肌瘤患者的确太多，但是绝大多数可用保守方法处理。我们研究明确，肌瘤大小在5厘米以下，可先借助中医学保守方法，既可保住器官，患者又感觉良好；超过6厘米，有腰酸等临床症状，年龄小于45岁，则应考虑手术。当然，也可先保守疗法控制看看，以观后效。

子宫肌瘤是子宫肌层细胞单克隆性良性肿瘤，生育期发病率为20%～25%，呈逐年上升趋势。由于发病率高，且多数患者切除子宫后会产生心身负面影响，因此人们在肌瘤保守治疗方面进行了大量探索和研究。我们既进行了流行病学研究，也做出机制浅探，并拟定专方"瘤净片"，通过对78例肌瘤患者服用前后的多组数据之比较分析，总结并肯定了"瘤净片"治疗子宫肌瘤的临床疗效[1]。

病例选择78例1999年2月至1999年11月在笔者处妇科门诊就诊，均经过妇科检查和B超检查确诊者，服用"瘤净片"，至少3个月以上者。发病年龄35～50岁70例，占90%，31～34岁4例，30岁以下2例，50岁以上2例。其中，有6例是年龄在35～45岁的未婚者，提示高龄未婚未育与子宫肌瘤的发病有一定关系。多发性肌瘤35例，占45%；浆膜下肌瘤10例，占13%；黏膜下肌瘤4例，占5%；肌壁间肌瘤29例，占37%。另外，合并肌腺瘤15例，占19%；合并卵巢囊肿5例，占6%；合并乳腺小叶增生10例，占13%。口服"瘤净片"，每次5～7片，每日3次，经期不停药，3个月为1个疗程。"瘤净片"系笔者治疗肿瘤基础方参佐他人部分经验而制，主要包含黄芪、当归、莪术、水蛭、灵芝提取物等，每片含生药0.3克。服药前后分别进行妇检和B超检查，计算用药前后子宫及肌瘤大小（按不规则椭球体公式计算），前后数据用配对比较 t 检验处理，均数以标准差表示。按照卫生部《中药新药临床研究指导原则》，痊愈：肌瘤消失，临床症状消失；显效：临床症状减轻，肌瘤缩小1/2以上；有效：症状减轻，肌瘤缩小1/3以上；无效：症状没有改善，肌瘤没有变化。1个疗程（3个月）后，痊愈4例，显效34例，

[1]　李玲，何裕民，李冬华.中药"瘤净片"治疗子宫肌瘤78例疗效观察[J].上海中医药杂志，2000，34（11）：23-25.

有效32例,无效8例,总有效率达90%。

子宫体变化是直接指标,非常有说服力,子宫体变化(厘米^3),治疗前389.69±288.86,治疗后284.38±198.50($P<0.01$);平均缩小率27%。肌瘤变化(厘米^3),治疗前138.03±137.05,治疗后91.86±114.74($P<0.05$),平均缩小率33%,治疗前后比较,均有显著性差异。78例患者中,月经量多者有34例,服药1个月后,主诉月经量明显减少者30例,好转率88%;经行腹痛25例,服药1～2个月后,腹痛消失或明显减轻者19例,好转率75%;经前乳胀40例,其中有明确诊断的乳腺小叶增生者10例,服药1个月后乳胀消失或明显减轻者26例,好转率65%。结果表明,瘤净片对肌瘤伴发的月经过多和痛经等都有明显的改善作用。

4. 改用中药,可免手术:利国利民　与此同时,我们还研究了"瘤净片"的作用机制,发现其有明显诱导子宫平滑肌细胞凋亡作用,细胞周期直方图上见明显的凋亡峰,凋亡指数为35.51±5.81。实验研究得出明确结论,"瘤净片"能诱导肌瘤细胞凋亡,对子宫肌瘤有抑制错误生长的作用[1]。此外,研究提示,"瘤净片"组大鼠血清雌激素与模型组相比显著降低,IL-2水平较模型组明显升高,考虑是子宫肌瘤的发生发展与内分泌紊乱、免疫功能低下等有关[2]。"瘤净片"通过提高免疫功能,改善内分泌等,可抑制肌瘤的生长[3]。需要强调的是:要很好地控制肌瘤,饮食调整也十分关键,高脂肪、高蛋白、高糖类饮食不利于肌瘤的控制。

四、从过敏到变应性体质纠治:前瞻性的新领域

20世纪八九十年代,笔者的研究重点在体质分析,当时认定改善体质有助于根本上提升民众健康水准。我们观察到,随着生活方式的快速改变及城市里到处大兴土木,过敏性体质者直线上升,该病在日本当时发病率特别高。20世纪90年代中后期,笔者与日本医学界有合作项目,遂他们委托我们从事过敏性鼻炎(花粉症)研究,后来我们因此获得国家自然科学基金项目支持。通过探索,对改善变应性体质取得了一些成就,认为在提升体质、改善过敏性体质问题上,中国医学大有作为。

1. 潜在的巨大健康威胁:变应性鼻炎　变态反应性鼻炎(allergic rhinitis, AR),俗称过敏性鼻炎,是一种临床常见病。据研究,目前国内变态反应性鼻炎患病率为

[1] 李冬华,何裕民,叶伟成."瘤净片"对子宫肌瘤大鼠细胞超微结构和细胞凋亡的影响[J].中国中西医结合杂志,2002,6:231-233.

[2] 李冬华,何裕民.瘤净片对子宫肌瘤模型大鼠性激素及细胞因子水平的影响[J].北京中医药大学学报,2004,27(6):41-44.

[3] 何裕民,李冬华,叶伟成.瘤净片治疗子宫肌瘤的实验研究[J].中国医药学报,2002,17(5):283-286.

3.4%～6.7%，在大中城市的中小学生人群中患病率达11%～20%，而且我们发现越是优秀听话的学生，变态反应性鼻炎发病率越高。

我们首先对上海4所中学近5 000名学生进行调查，初步了解了变态反应性鼻炎在13～14岁青少年中发病的流行病学情况。在此基础上，对配合良好、数据完整的4所学校进行进一步分析（1999年11—12月），4所学校共有13～14岁学生2 198名，过敏发生率在8.9%～16.4%之间，就其中明显属变态反应性体质的200多名学生做了深入的血液学检查及过敏原分析等，大都属于IgE表达异常（升高），过敏原则多样化，在上海，尘螨倒不是最主要的过敏原。结合临床分析，发现他们最主要的不适：① 喷嚏（70%以上频繁发作）。② 常流清涕（80%以上）。③ 鼻塞严重（84%）。④ 眼鼻奇痒（50%）。⑤ 哮喘（约41%会发作）[1]。显然，这些症状明显影响了他们的生存质量，并对其今后发展及健康存在潜在的巨大威胁。

2. 中国医学干预，效果显著 为此，我们进行了系统观察。考虑到13～14岁学生学业很重，依从性不佳，故与上海市中医院胡开敏合作，在该院门诊系统追踪干预了一批过敏性鼻炎患者，而且年龄放宽[2]。观察入选对象均据中华医学会耳鼻喉科学分会1997年修订的诊断标准，将234例过敏性鼻炎患者随机分为治疗组和对照组，治疗组159例，其中男性87例，女性72例，季节性发病患者68例，常年发病者91例，年龄9～53岁，平均年龄（19.3±11.5）岁，平均病程2.7年。对照组75例，男性44例，女性31例，季节性发病患者28例，常年发病者47例，年龄在11～58岁，平均年龄（24.5±9.8）岁，平均病程3.1年。两组间比较无显著性差异（$P > 0.05$），两组具有可比性。

治疗用药1.5克灵芝萃取物，加虫草菌丝体0.3克；对照组用外观相同的安慰剂。主要观察指标包括喷嚏、流涕、鼻塞、鼻堵。同时进行血液检查，用ELISA法和伊红酚法测定患者血液中白细胞介素4（IL-4）和嗜酸粒细胞（EOS）等。参照中华医学会耳鼻喉科学分会1997年修订的诊断标准，显效：治疗后症状消失，IL-4、EOS指标明显好转，停药后观察半年以上未复发，特应性体质已经改善或调整。有效：治疗期间症状消失或偶有发作，但症状较用药前明显减轻，IL-4、EOS指标有好转，半年后发作次数减少，患者的局部炎症减轻或消失。无效：治疗后症状与治疗前对比无变化，发作次数无变化。经过治疗，治疗组主要症状有明显改善，其中显效49例，有效75例，无效35例，总有效率78.0%。对照组显效3例，有效23例，无效49例，总有效率34.7%，两组比较，有显著差异（$P < 0.05$）。在两组患者中，随机抽取46例患者，检测IL-4和EOS，其

［1］ 姚忆，崔学军，徐燎宇，等.青少年变应性鼻炎患者证型初步研究［J］.中国中医药信息杂志，2003，10（5）：80–82.

［2］ 胡开敏，何裕民.中药灵芝复方治疗变应性鼻炎及相关体质的研究［J］.上海中医药杂志，2000，34（8）：39–42.

中治疗组32人,对照组14人。治疗组两项指标治疗后较治疗前降低,且有统计学意义($P < 0.05$),对照组则没有变化。

3. 综合措施改善变应性体质,刻不容缓 近年来,鼻炎和变应性哮喘的密切关系已被清晰认识到了,变应性哮喘的病理基础是气道的慢性变应性炎症,鼻炎是鼻黏膜的慢性变应性炎症,两者之间只存在着量的差异,并无质的不同。鼻炎常常是变应性哮喘发作的诱因,常年性变应性鼻炎则是变应性哮喘的早期表现,变应性体质是这类病症的共同根源。

进入人世纪后,人们离自然越来越远,工作居住环境潜移默化地变迁着,因此,变应性体质者只会越来越多,终将成为人类健康之大敌。今天的学生,不管是小学生、中学生,还是大学生,身体素质已大不如前,包括心身诸多方面。如何未雨绸缪,做好应对,这是一个关系到人类命运的大问题。这需要采取综合性措施,就像前面严清所说的那样[1],从改善体质着手,增强机体适应性,多接触自然,加强运动,远离过敏原,适度运用中医药学等,都是重要措施。

顺便提一下,几年前笔者团队在这方面也做了一些基础性工作,如贯剑的《扶正治标法对青少年花粉症患者相关基因表达的影响》[2],郑湘瑞的《敏康片对变应性鼻炎大鼠一般情况及血浆组胺的影响》[3],贯剑、郑湘瑞的《扶正固本法对青少年哮喘患者基因表达的影响》[4],郑湘瑞、姚忆的《敏康片抗炎消肿抗过敏实验研究》[5]等,都颇具意义,揭秘了不少有趣的生理奥秘及变应性体质的特点。总之,这方面空白点很多,机会也多,可深入进行基础性研究,结合临床实践努力有所作为,争取更大的主动。

五、难治性疾病:"魔方"应对,略胜"魔弹"

1. "患者之病,病疾多;医生之病,病方少" 这句话的意思是患者痛苦的是各种各样的病太多,医师的为难之处是能够解决疾病的良方不多。还有古谚:"学医三年,自谓天下无不治之症;行医三年,始信世间无可用之方。"真正到了临床后,方知手头对策太少。

[1] 参见第十三章中"过敏性哮喘:改善体质,从根源上控制"相关内容。

[2] 贯剑.扶正治标法对青少年花粉症患者相关基因表达的影响[J].江苏大学学报,2008,18(2):135-138.

[3] 郑湘瑞.敏康片对变应性鼻炎大鼠一般情况及血浆组胺的影响[J].上海中医药大学学报,2005,19(2):45-47.

[4] 贯剑,郑湘瑞.扶正固本法对青少年哮喘患者基因表达的影响[J].复旦大学学报,2006,6:834-836.

[5] 郑湘瑞,姚忆.敏康片抗炎消肿抗过敏实验研究[J].中医药通报,2005,6:55-57.

2. 临床指南：想法很丰满，现实很骨感　按西方生物医学模式发展之趋势，疾病分科将越来越细。一位医师在亚分科领域能基本了解进展，已属相当不错。现医学有大学科五六十之多（中华医学会有80余个分会，除去少量管理类的，有五六十个分会）。大学科还须细分，如肿瘤分会再细分30～50亚分科（学组），遂临床医学有近千个亚分科。细分可深化认知，加强应对；但过分庞杂，"只见树梢不见根"，诚如古人所云"不知其要者，流散无穷"（《黄帝内经》）。分科太细，隔科如隔山，每科医师关注自己的"一亩三分地"，难免头痛医头，脚痛医脚，分科越细，整体疗效却越差。

西方医学20世纪80年代末发展出循证医学基础上的各种"指南"，临床搜集证据，排列组合，达成一种相对最佳的指导，用以规范临床诊疗。出发点很丰满，临证时可依样画瓢，很是准确。但人们批评声不断[1,2]，因为病情太错综复杂了。很多人看来，临床指南只能确保不犯大错，但很难引导出理想的临床疗效，因为疗效大都是在知常达变的基础上不断优化调整而获得的。特别是疑难杂症，根本达不成"指南"，而且就现有情况言，它已明显导致了临床诊疗过度[1,2]。

3. 可供选择的疗法多，才能确保疗效　这时候，需要强调医疗适用范围及治疗能力研究。国外医学哲学界有个评价医生标准，不是看医学伦理水平，也不完全看诊疗水平，而是要看该医师对同一种病的诊疗方法有多少。治同类病，方法越多者，相对来说诊疗水平越高。因为医疗的有效性大多数情况下是"或然"的，只是概率高低问题而已，如这种办法解决不了，还可用其他方法试试，成功概率就增加了。故诊疗手段越多，证明经验越丰富，解决实际难题的能力越强。这体现了实用性学科（临床医疗）典型的实用主义评价标准。

笔者临床是看肿瘤的，因疗效不错，常有各种怪病找上来，有些的确让人很头疼。但笔者也愿意接受这些怪病挑战，因为它令人绞尽脑汁，不断思考的同时，也常有所长进。在笔者看来，很多难治性疾病，不妨先努力解决主要矛盾。此时，可先中西医学结合，甚至以中医学为主，借多种方法手段，一步步走，微调中不断探索，或许能柳暗花明，得到某种破解。因为中国医学应对疾病的模式是魔方式的，它是根据具体个体当下疾病与患者自身反应综合状态随时做出调整的。

4. "魔方"对"魔弹"，异趣的风格　20世纪80年代末，我们在进行中西医学比较

［1］ 游苏宁.循证医学是过度诊疗的源头之一［EB/OL］.健康界，2015-2-27. https://www.cn-healthcare.com/article/20150227/content-470610.html.

［2］ 如中华医学会杂志社前总编游苏宁就多次在公开学术会议上批评循证医学，认为是过度诊疗的源头之一。他强调说："近几十年来，循证医学体系正在走向崩溃，它常常迫使医生做未必正确的事情。如今的循证医学就像一把已经上膛的枪威胁着临床医生——你最好乖乖按照最佳证据（指南）做。过度诊疗之风愈演愈烈，循证医学在其中起到推波助澜作用。"

研究时,针对临床的不同风格,总结归纳中西医临床差异用两个词来概括——魔方和魔弹。中国医药学是"魔方"类型,借各种不同方药的有序排列组合,来应对千变万化的临床病症,"魔方"善于变幻、适应、调整,起效不一定很快,但可应对无穷;西方医药学则欣赏"魔弹"模式,精准打击,就像精准制导攻击一样,常短期效果很好,但往往伤及无辜,且容易"按下葫芦浮起瓢"。对复杂难治性病症来看,"魔方"似乎要略胜一筹[1]。

中国医学强调的是"知其要者,一言而终"。但多数情况下,临床应对时中国医师或许不知道患者病症之全面细节,因为疾病机制涉及诸多,有时太复杂。此时,中国医学强调的是抓住"证",所谓"证",即病因作用于机体,机体做出相应反应之过程的总概括(总提炼出的一类状态),它反映出当下"敌"(致病方)"我"(自身抗病反应)抗争之综合状态。中国医学的辨证论治实际上就是对疾病过程中各种要素总体之综合,包括病因、病位、病理过程、反应过亢或不及、病理发展趋势等。总体状态既是多样化的,相对稳定的;又是发展多变的,因人而异的。中国医学应对"魔方",需针对总体"证"的不断变化,做出微调及适应,抓住要点(证),借助多种方法,调整优化。这就是中国医学应对疑难性杂症的处理,因证而变,游刃有余,曲径通幽之微妙机制所在。下文简单介绍三个疑难案例,以为说明。

5. 神经科主任的克罗恩病,绝望时试中医,临床疗愈 周医生和笔者年龄相仿,是上海某市级医院资深的神经科主任医生。2000年前后,她"闹了一场肚子",怀疑是肠炎,后三天两头肚子疼一阵子,有时疼痛后伴发烧,体温时高时低,用消炎药可缓解,但肚痛的频率越来越高。作为资深医师,她意识到不对劲,不是普通肠炎,反复检查,最后确诊为克罗恩病(Crohn's disease),那年她51岁(2003),然后就走上了漫长而没有止境的治疗之路。所有疗法都用了,还做了2次手术,后只能靠大剂量激素维持着,其后又出现便血、黏冻样便。她慌神了,因为资深医生都知道,这是激素引起的危险信号。此时不用激素,疼痛控制不住,病情定会进展;继续用激素,没准哪天出现肠穿孔,有生命危险。走投无路之际,她想找笔者试试,但当时她并不相信中国医学能疗愈其疾(因为毕竟是十分错综之病)。这是她事后告诉笔者的。

她来找笔者的时候是2006年夏季,初诊时她的话不多,也没告知笔者她也是医生,寡言却很拎得清,自我病情条分缕析,但又纠结,既不敢停激素,又怕用激素。笔者辨她是邪客少阳,胆络阻滞,肝旺脾虚,需缓图,给了四个建议:① 中药汤方辨证论治。② 加强外敷控制阵发性腹痛症状。③ 保留灌肠,1天1次。④ 激素适当减量(原来每天6片),第2天先减到5片,第4天减到4片。⑤ 大剂量加灵芝提取物。笔者经验:

---

[1] 何裕民.差异·困惑与选择——中西医学比较研究[M].沈阳:沈阳出版社,1990:395-401.

严重的功能紊乱背后，总是存在着严重的免疫失调。调整免疫，是求本之治（灵芝提取物调整免疫，相当不错），但只能缓缓图之，欲速则不达。2周后再来复诊，她允诺了。

2周后复诊，她肚痛没发作，仍有黏冻样便，便血情况好多了，因为激素减量了。症状没加重，她话开始多起来了，看出来颇为高兴。改方后，笔者让她激素继续减量，每天3粒。约半年后，她激素仅每天半粒维持着。约1年多后，激素全停了。中医药汤剂吃了4年多，她做了个系统检查，2010年国庆节前后兴奋地告诉笔者说，达到"临床痊愈"，创造奇迹了。她又断断续续坚持了多年的中药汤剂，但灵芝提取物当成保健品则长期服用，现在整16年了，偶尔来看看笔者，一切都很好。

笔者主编的《中华医学百科全书·医学心理学与心身医学》卷"克罗恩病"词条下，清楚写着本病"尚无根治方法"。"此病预后总体欠佳，若能综合多种方法，包括结合中医药，并辅助心理疗法、患者教育等措施，且持之以恒，良好疗效还是可以期待的。"[1]

因治疗时间长，又是同行，我们后来的交流很多。笔者明确告知，此病是心身性的。她完全赞同，认为就是很长时间管科室工作特别累，患者、课题、论文等叠加在一起，再加上恰逢更年期，被压垮了，遂发展出一连串症状，最后进展到如此地步。无可奈何用了激素后，剂量越来越大，导致视网膜剥离，眼底出血，眼睛斜视，脸部变形等。她知道笔者是搞心身医学的，作为神经科医师的她，很容易接受心身医学理念。因此，她自我检讨，自我减压，主动调整心身行为，后来觉得药物加自我调整，效果还真的很好！作为多余的话，她把手头的好几例疑难病症患者也介绍到笔者处接受中医药治疗，包括一位年轻的克罗恩病患者、几位结缔组织病患者等，效果都差强人意，有所改善。

在我们看来，很多难治性疾病背后核心问题都是免疫失调，都是自身内在协调机制紊乱。因此，平衡内在机制很重要，这需多环节缓缓图之。

6. 诡秘的肺疾越治越重，改用中医药而愈，诊断仍不明确 2016年盛夏，患者陈某从广州赶来找笔者，当时他58岁，有嗜烟史，年初出现咳嗽、痰多，当地省城大医院怀疑是炎症，治疗数月罔效，转到广州求治。症状只见加重，诊断无法明确，治疗无从下手。2016年7月PET-CT示：① 左肺下叶后基底段及左肺下叶结节，糖代谢增高，需感染性病变与肺癌鉴别，建议活检。② 两肺肺气肿并多发肺气泡形成，两肺间质性炎症并间质纤维化。③ 两侧胸膜增厚，有积液，经多次穿刺难以明确。因气急越来越甚，且背痛厉害，予以曲马多等止疼，服后引起胃痛，考虑原因不明性占位，止痛药不耐受，加上气急较甚，呼吸困难，只能用激素，且剂量越来越大……患者知笔者在这方面有所长，故专程来到上海。笔者的门诊在二楼，楼梯稍高一点，他上楼时都气喘吁吁。

［1］ 何裕民，吴爱勤.中华医学百科全书·医学心理学与心身医学［M］.北京：中国协和医科大学出版社，2021：261-262.

笔者认真读了CT等检查后，考虑癌症可能性不大，可能是某种非特异性刺激物所致的非特异性炎症，嘱以中医学为主，西医方案继续，但激素一点点减量，服用笔者的处方后，1周先减1/8剂量，半个月后再减量1/8。至于背部剧痛以外敷药为主，内服也有兼顾。患者原有糖尿病及乙肝史，综合治疗中均做出兼顾。嘱其3个月后复诊，不久电话反馈气急好转，疼痛已无需用止痛剂，原本典型的满月脸、身上大肉尽脱的表现，已经改善很多（图14-1）。

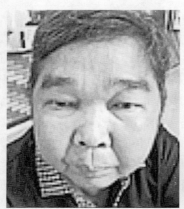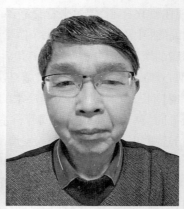

图14-1 治疗前后对比图

陈某恢复得很好，几次来电话感谢。2016年11月2日复诊，呼吸不畅、背痛等均消失。此时，激素仅以原剂量的1/16维持，嘱其继续用中医方药，撤去激素。前后复诊了7次，现在中医汤剂也减至每周2～3次。2021年底复诊时，完全换了个人似的，除偶尔走快有点气急，无任何不适。前后6年，用他自己话说去鬼门关走了一遭，大梦初醒。现一切正常，最近的CT片示，肺内病变基本吸收。到现在为止，谁都没有说清楚他最后生的是什么病，不过用他自己的话："这已不重要了，好好活着就可以了。"

陈某的案例说明，即使是难治性的诊断不明确的肺部严重疾患，巧妙借助中国医学时常也可起死回生！当然，作为医师，最后诊断依然不明确是种遗憾，因为无法逆向进行推演、总结。但对患者来说，已无所谓了，没有不适，舒舒服服活着，就是成功。

7. 子时之怪症，交通心肾而痊愈 合肥的丁老师，2003年刚退休不久患上肺癌，手术后做了2次化疗，受不了，做不下去了，当时还没有靶向药，故来上海找笔者，用中医控制。开始她有咳嗽，时有喘息，血象不佳等。三五年调整后，大多数症状都改善，肺癌控制良好。唯独留下一些老问题，如失眠，舌尖红，时常口舌生疮，偶有心慌，心悸，大便不好，舌脉提示心肝火旺，肾阴不足，但无大碍。因为这些症状许多中老年女性都有，毕竟不会影响生存。因为康复六七年了，她进行中国医学治疗也不再像以前那样认真了，断断续续，偶尔找笔者调整调整。

大概2012年前后，她又来找笔者，是先生与几位学生一起陪着来的，笔者一看这阵势，知道又有麻烦了。原来丁老师重感冒后发热、咳嗽，住院治疗后咳嗽、发热好了，但心慌、心悸、失眠加重，且时不时地口舌生疮……这些都不怕，最让她害怕的是感冒后得了怪病，每天晚上过了12点半，心悸加剧，心慌，潮热，胸闷，出冷汗，有濒死感，之后几天每每是在这时候因噩梦醒来，有时会惊叫不已，把老伴吓坏了……当地医生认为是焦虑反应，伴惊恐发作，住院治疗半个月余，用西药后无效且病情加重，遂赶来上海。笔者听完述说，明确说："不是什么怪病大病，就是心肾不交，子夜前后，阴阳相交，阴气最甚，但你最近可能特别烦躁，心肝火旺，肾阴虚不足以制约心肝之火，浮越于外，引发心悸、恐惧等，症状虽可怕，但没有生命之虞，需综合调整。以天王补心丹合交泰丸为主，多吃麦片粥加大枣、百合（宗甘麦大枣汤意）。每天早点睡，但让老伴11点半左右叫醒，一起看一会儿电视，等有睡意了，可再次入睡。至于抗焦虑的西药暂先不吃，没关系。"临走前特别关照，当地医生的处理意见是对的，短期会有效的，只不过他们不做解释，让患者没有完全接受，所以效果欠佳。

1个月余丁老师又来找笔者，此次临床症状明显减轻，但仍有心悸、心慌、虚汗、恐惧感偶发。继续巩固，白天加强户外活动。约半年后，除偶尔睡眠差一些，时有口舌溃疡外，余均恢复。这次她没敢轻易停药，1年总要来看笔者一两次。笔者建议六味地黄丸与天王补心丹可以长期交替服用，以从根本上改善肾阴不足之症。

临床上难治性疾病是很常见的，医学能力是有欠缺的，常常力不能及。相对说来，中国医学的"魔方"应对方式，长期疗效略胜于"指南"性规范及"魔弹"之精准模式。但我们仍强调需多种方法、途径组合，包括中西医有序结合，各取所长。毕竟解决患者病痛才是主要目的。

六、防范阿尔茨海默病，中国医学疗效可期

很多癌症康复者逃脱了癌魔，却先后困于其他慢性病（特别是阿尔茨海默病），有的甚至因此逐渐走向不治，特别是世纪之交后，一些癌症患友，康复多年后陆续出现认知问题，一次次强化了笔者对这一问题的关注及探究。这是新时代老年人难以对付的世界性新的大难题。2014年前后笔者部分精力转向这一新的领域，带领一些年轻研究生们同时兼顾阿尔茨海默病的中国医学防治探索，证明阿尔茨海默病早中期一定程度是可逆的。

2018年笔者提请引进并主审出版了近期为世人所看好的《终结阿尔茨海默病》一书。在该书序言中笔者提出：在中国，下一波接替癌症大潮而严重危及人类健康的

"将是更为凶猛的认知症",并预测在这一领域中国医学可发挥重要作用,但需好好谋划,发扬优势,取长补短[1]。最新消息,该书在中国销售已达20万册。可见民众企盼之甚,问题之大。

1. 防治阿尔茨海默病,中国医学前景良好 经多年努力,笔者团队在防治阿尔茨海默病过程中略有所获。坚信中国医学与现代科技结合可有所作为。历史上,中国医学涉及本病的文献不少,《景岳全书》明确提出"痴呆"症名——"痴呆症,或以郁结或以不遂或以惊恐而渐致"。此病症之机制较为复杂,一般认为其发病与脑、心、肝、胆、脾、肾等多脏器功能退化或失调有关[2]。

本病的发病机制并未完全清晰,目前主要有Aβ毒性假说、Tau蛋白假说、神经炎症假说和自由基损伤假说等。西医学对认知症的治疗手段主要从各种假说着手,使用相应的抑制剂或激动剂等,但疗效不理想。总体上,因对此病的机制人们并不明确,处于"瞎子摸象"状态,国际阿尔茨海默病协会(Alzheimer's Association, AA)在报告中阐述本病防治的严峻现实:"自从2003年起,得到批准上市的治疗阿尔茨海默病的新药中,没有任何一种是真正有效的。现在的药物对阻止此病的发生或缓解症状毫无效果。"[1]因此,此病是目前公认的全球十大常见的致死性疾病中唯一无药可治之病。

笔者团队先后治疗阿尔茨海默病患者364例,其中男163例,女201例,年龄40～92岁,平均年龄(73.53±9.48)岁。参照临床研究要求,显效:精神症状基本消失,神志清醒,反应灵敏,生活可自理,能够进行一般的社会活动;有效:主要精神症状减轻或部分消失,生活能够基本自理,但反应不灵敏,智力与人格存在障碍;无效:主要精神症状无改善或加重,生活不能自理,甚至不清醒。认知功能采用简易智能状态量表(MMSE)评定,总分为30分,27分表示存在认知功能障碍,≥21分为轻度,10～20分为中度,≤9分为重度。结果共收治364例患者,经治疗后,显效31例(8.52%),有效247例(67.86%),无效86例(23.63%),总有效率76.37%。

2. 典型案例:令家属看到了希望的曙光 俞某,女,81岁,2014年6月30日钼靶检查示右乳乳腺癌,BI-RADS-5,右腋下淋巴结转移,质硬。因有严重心脏病等基础病存在,未行西医学方法处理,2014年起因乳腺癌就治于笔者处,仅仅用中医学方法处置。2018年8月复诊时,家属代述,其记忆力逐年下降,遗忘明显,尤以近期遗忘为著,同时出现轻度智力障碍,方向感丢失,回家困难,反应迟钝,语言表达欠清,时词不达意。外院查CT示脑萎缩,专科医院确诊为轻度认知障碍,脑萎缩。刻下:患者形体偏胖,口多涎沫,语言表达词不达意,颜面及双手有较多老年斑,夜寐差,常迷失回家之路;舌质紫

[1] (美)戴尔·布来得森.终结阿尔茨海默病[M].何琼尔译.长沙:湖南科学技术出版社,2018:1.
[2] 何裕民.中华医学百科全书·中医心理学[M].北京:中国协和医科大学出版社,2021:140.

暗，舌苔白，微厚腻，脉沉迟。 测简易智能状态量表（MMSE）19分（属中度认知障碍）。辨为痰湿与瘀血混合型。予中成药二陈汤加银杏叶提取物，同时给予脑部营养剂，配合使用桑葛降脂丸，嘱家属助其改善饮食及生活习惯。2018年10月复诊自诉饮食睡眠好转，口多涎沫基本消失，家属诉其反应能力明显改善，甚至能够从养老院自行回家。MMSE已升至28分。继续原方法治疗。11月复诊，MMSE 29分，已恢复正常。精神状态如常人，面色红润，双手及颜面老年斑明显变淡，家属诉患者已可自行往来于亲朋之间，家人大喜，随访至今，状态稳定，乳腺癌及认知症均好转，无复发。

李某，女，76岁，其家人诉患者2010年11月因记忆力减退3年，近1年走路和生活自理能力下降并伴有抑郁，于精神卫生中心就诊，查MR示双侧额顶叶及脑干多腔性梗死灶，后予美金刚治疗。已服用5年多，现已基本无效，认知障碍仍在进展中。MMSE＜10分，接近重度认知障碍。2018年10月来诊，刻下：患者嗜睡，呼叫无反应，双下肢无力，纳呆食少，夜间睡眠期间时有躁动不安，言语謇涩，肢端不温。诊见精神萎靡，神情呆滞，张口困难，未见舌苔，脉弦滑细。 中医证属肝郁型，以加味逍遥丸为基础，配合脑部营养素。1个月后家属代诊诉：患者嗜睡状况明显改善，家人呼叫有所反应，睡眠平稳无躁动。原方法基础上再加银杏叶提取物，余治疗不变。2个月后家属代诊诉：患者日间精神渐见好转，已基本有正常应答，但晚间症状改善不明显。 治法同前，继续随访。当下多方面情况进一步好转。

3. 理论总结与分析　虽阿尔茨海默病中医药学的防治疗效结论是3/4患者有效，8.52%显效，看似并不高，但此病是难治性顽症，有效已是患者及家属的福音了，因此上述结果还是可接受的，并值得充分肯定。

不久前，笔者所在医疗机构召开了两次座谈会，由患者本人及家属一起参与交流。交流期间，气氛热烈，特别是家属。有的家属甚至痛哭流涕，感激不尽。因为此症完全不同于一般疾病，患者或许感受不深（因为认知功能丧失了），而家属则天天痛苦相伴，不仅要照顾好患者，又要忍受其失常行为（包括打骂等）折磨，更不知何时有指盼。现在的改善，令他们感到了希望的曙光。

笔者团队何以独辟蹊径，在公认的不治之症阿尔茨海默病的诊治中逆流挽舟，有所收获。并不是我们的水准超群，而是因为知己知彼，借助中医药学的智慧，多环节切入，综合取胜。40多年的临床经验提示，许多难治性疾病并不存在一剑封喉之举（不管是癌症，还是阿尔茨海默病等）。在癌的防治中我们强调八字方针"医、药、知、心、食、体、环、社"，倡导多环节切入，以多补拙。对于阿尔茨海默病，我们分析认为是同样情况，它不是一种病，而是多种病变的共同症状表现（或曰结果）。现代科学希望抓住一点，加以突破，无论是Tau蛋白，还是Aβ蛋白，都只是仅顾其一，不及其余，认知障碍都只是结果，是错综因素导致的不同脑组织衰败之进程，故希望以一两招解决问题，无疑是不得要领，甚至有可能南辕北辙，难以起效。

在对前期流行病学结果的分析中我们发现，本病可分成五大类型，可分别论治。同时，考虑其起因复杂，影响因素众多，故强调多环节着眼（一共分成可操作的12环节，包括手指操、陪同聊天等，以多补拙）。治疗时考虑到此类病症患者大都自理困难，病之形成非一日之功，病之控制也非一剂之效，故主张以成熟的丸药徐徐图之，既方便，又经济，患者接受度也高，可以持久。

临床所分的五种证型有痰湿型、精血不足型、肝郁型、瘀血型、外伤型。各自有不同起因、表现等，病理特征并不一样，需要不同的针对性对策。辨证分型论治可在一定程度改善不同患者的认知功能。其中，前三种类型者效果更好，瘀血型、外伤型的效果稍差些，可能与病理上更为顽固有关。

此病并非单一性疾病，需要综合性措施加以纠治，对有一定自我料理能力者鼓励其经常练练手指操。我们专门开发了相应的手指操APP程序，供患者自行训练或家属配合训练，以改善临床症状，促进恢复，提升疗效。总结而言，对阿尔茨海默病治疗的初步疗效，体现了中国医学的一贯思路：① 复杂问题，需分门别类处理。② 不是依赖一方一药，一剑封喉；而是讲究辨证论治，强调综合措施。③ 处理难题的不同模式，各具不同优势，需要互补。这就再次回到了出发点——中西医学是各自具有不同认知思维模式的，在各自优势领域效果明显，故中西医学双方取长补短、相互学习也许是最正确的。我们十分倡导医疗模式的优势互补，认为这才是人类健康事业之幸事！

七、从亚健康到系统性不耐症的前瞻性防治

20世纪90年代末，"亚健康"在中国可谓是人人皆知的健康问题，似乎谁都知道。究其实质，应该说"慢性疲劳综合征"更合适，也称"系统性（疲劳）不耐症（综合征）（systemic exertion intolerance disease, SEID）"。

1. 一个穿上"新衣"的常见健康难题　所谓"系统性不耐症"，虽是一个新病症名，却历史悠久，早在20世纪50年代就广受重视。它曾有过很多称谓，如肌痛性脑脊髓炎（myalgia encephalomyelitis）、流行性神经肌无力（epidemic neuromyasthenia）、冰岛病（Iceland disease，因冰岛首次报道）等20余种，随后此症不断引发关注。因其症状弥散，少有特异性，故命名混乱复杂，折射出人们对此症认识之混乱。从20世纪50—70年代，有记载的此症之流行或"暴发"达30余次，涉及美国、欧洲部分国家、澳大利亚、南非等。在中国，始自20世纪80年代中后期，先出现"第三状态"称谓（指健康与疾病之间非疾病、非健康状态），后又有中国式的命名"亚健康"（sub-healthy）。笔者也投入了这场研究，获得国家重大科研课题支撑。

1985年美国学者以慢性疲劳综合征（chronic fatigue syndrome, CFS）为名，报告了相关的研究病案。1988年美国疾病控制与预防中心正式接受这一命名，并制定相应的

诊断标准。1994年美国疾病控制与预防中心修订了慢性疲劳综合征的诊断标准，基本内容变化不大，但更强调是持续或反复出现的、原因不明的严重疲劳，且时间超过6个月，充分休息后疲劳无法缓解，自我感觉精力下降50%以上。并主张这些只是排他性诊断，要排除精神情绪（如抑郁等）、生活方式不良（如嗜烟、酗酒、严重肥胖）等所致疲劳。英国、日本等也都制定了相应的诊断标准，情况与之基本类似。这时候，也是慢性疲劳综合征在中国被国内学者正式接受，并与"亚健康"挂起钩来之际。至此，慢性疲劳综合征在国内外学界正式登台。由于前述缘由，它有时与肌痛性脑脊髓炎（ME）混淆，混称为"CFS/ME"。

2. 主流医师轻视，却一再引发关注的难治之症　有一点是确定无疑的，国内一些医界大咖早先对此类病症嗤之以鼻，认为慢性疲劳综合征根本不是"病"。实际上，此类综合征不仅普遍存在，而且严重威胁人类健康，甚至国外有学者称此为"现代城市里的'新瘟疫'"。由于错误认知的普遍存在，影响了医师对此症的研究及防治。2015年2月美国国家科学院下属的美国医学研究中心（Institute of Medicine, IOM）发布研究报告，提议重新命名该症，定名为"系统性（疲劳）不耐症"（SEID），并强调系统性（疲劳）不耐症患者必须同时满足以下3种症状：①（排除其他疾病或损伤后的）重度持续、深度的疲劳感，且维持6个月以上，休息后不能缓解。② 劳作运动后，不适感明显加重（post-exertional malaise, PEM）。③ 醒后疲劳无法消除（unrefreshing sleep）。上述为基本条件，在此基础上，并至少伴有下列两种表现之一：① 认知损伤（cognitive impairment）。② 不能久站久立（立位不耐受）（orthostatic intolerance）。就是说，在给出了明确命名、明确诊断标准后，系统性（疲劳）不耐症作为学术权威机构认可的常见病症在全球范围正式启动研究及防范了。

3. 何以反复重新命名，说明"新瘟疫"之错综　笔者关注这类问题不算少，似乎没有一个病症的命名如此反复，不断被提及需引起重视，却又每每易被忽略。以专业眼光审视，不难发现此类病症防范的最大障碍，在于其界定或概念不清，以至于形成了20余种类似的诊断标准。故美国医学研究中心专家通过对9 000余份与此病症相关的资料分析论证后，提交了长达235页的报告——《超越ME/CFS：一种疾病的重新定义》。虽专家组并"不认为系统性（疲劳）不耐症是一个完美的名字"，更不认为这个名字会一直沿用，"但这至少是向前迈出了一步"。因为它"能使临床医生相信这是真实存在的病症，且是能够被医师诊断出来的，希望以后没有医生会怀疑这种病的存在。至少让医生们明白，不相信这种疾病的存在是一种不称职的表现，甚至可以认为是医疗过失"。这一新定义很快被美国国家卫生研究院（NIH）所采纳，且受到美国公众的欢迎。美国国立卫生研究院宣布将加强对相关研究的支持，以找出引起这一恼人病症的病因及其治疗方案。

　　其实，不管是慢性疲劳综合征，还是系统性（疲劳）不耐症，这类健康难题临床上一直客观地存在着，而且颇为严重。早在2009年世界卫生组织就将慢性疲劳综合征列入世界十大难治疾病之列。美国疾病控制与预防中心也预测其将成为21世纪影响人类健康的主要问题之一。《自然》2018年末公布了当年最受关注的十大科学专题，其中之一是《重启慢性疲劳综合征研究》。换句话说，这个重启研究，激起了全球强烈关注。何也？因为系统性（疲劳）不耐症的危害的确令人生畏。据美国国家科学院医学研究所（IOM）2015年发布的报告称，此病症可严重损害当事人生活自理能力，许多患者在确诊前已与此症抗争多年，且很多因素都有可能加重相应症状。《自然》在上述文章中列举艾伦（E. Allen）病案，这位34岁的律师原本是某大学的游泳健儿，14年前患上此症，其间已尝试过20余种治疗方法，均罔效。患者说："去年我去看了117个医生，花了1.8万美元的自付费用，这种难以捉摸的病比普通的精疲力竭要严重得多。"

长期的折磨使许多患者选择了自杀，患此病症者的自杀率增加了7倍多，更多的人则因此而失能。本病症既可呈暴发流行状态，也可以散发零星而现。参照英国牛津大学的诊断标准，英国的发病率在0.6%左右，日本的发病率则为1.5%。按美国国家科学院医学研究所统计，美国有83.6万～250万的患者，且美国国家科学院医学研究所提示，84%～91%的患者尚未被确诊，这意味着大量的潜在患者没有被发现，其真正的流行程度尚不清晰。至少有1/4的患者长期因病卧休在家，美国每年因此症造成了170亿～240亿美元的直接经济负担。

从这个角度，有学者称其为21世纪城市里的现代"瘟疫"，不难理解。更为要命的是，社会的普遍认知与该病流行病学所揭示的严重性是不相称的。美国国家科学院医学研究所指出，2015年在美国，虽许多医药卫生从业者知道此病症，但缺乏诊断和治疗的基本知识，只有不到1/3的医学院课程和不到一半的医学教科书包含关于此病症的零星信息。为什么会如此混乱，因为此病不同于一般生物学意义之病，如由细菌、病毒所致的感染性疾病，病理上可见的诸如高血压、冠心病之类。此病一时可能很难找到确凿的病变生物学证据，更多的只是患者自我主诉种种不适，够不上定义为"病"的标准。

这里折射出看待问题的认知及思维模式之差异了。很显然，此病的类似遭遇在中国也存在。说句题外话，20多年前对第三状态、亚健康、慢性疲劳综合征等最关注的是中医学界人士。做研究、进行宣传、主动倡导干预、临床加以整理的，几乎都是中医学界专业人士。因为中医学框架中隐含着对这类病症的高度重视，虚弱、疲劳等都部分对应了其主要特征。着力解决临床不适及痛苦，本身就是中医学的社会责任所在。我们认为，此病是现代和未来健康的一大威胁，它的存在形式多种多样，如亚健康、职业倦怠、慢性疲劳等。追踪研究确定，其之发展结局很可能是各种慢性病（包括癌症、阿尔茨海默病）等严重病变的前驱征兆。

4. 我们的前期研究结论 2006—2010年期间，我们承担了国家重大科技支撑项目"亚健康"和"治未病"之研究，调查了14 026例受访者，涉及全国8个省市。其中，"疲劳"是最重要的子项，研究结果显示，疲劳者占总的非疾病人群的81.36%，近六成为轻度疲劳（59.65%），20.25%为中度疲劳，1.46%为重度疲劳。从肌痛性脑脊髓炎，到慢性疲劳综合征，再到系统性（疲劳）不耐症，万变不离其宗，核心症状就是难以解释的系统性深度持续疲劳。依据全国14 026例对象的第一手调查资料，我们测算剔除其他因素导致的疲劳，深度持久疲劳者应该在1%上下。这与日、英、美等流行病学的数据基本契合。

我们的研究在国内有一定的影响，故《自然》2018年底的《重启慢性疲劳综合征研究》一发表，笔者就收到国内《科学通报》的约稿，希望能写一篇慢性疲劳综合征方面的代表中国研究进展之论文。文章发表在《科学通报》2019年23期[1]。我们认为，应对这个现实及未来的健康威胁，中国医学的确能够做出不少贡献。

5. 对SEID/CFS，征服性的生物医学疗法黔驴技穷 事实上，现在国外单纯借西医学方法应对系统性疲劳不耐症（SEID），也包括应对慢性疲劳综合征（CFS），可谓是黔驴技穷，束手无策。梳理表明，西方医学治疗SEID/CFS主要依赖药物。主要药物有：① 抗抑郁药：虽可短期改善部分症状，却并没有持久效果。② 类固醇药物：无临床证据表明其有效，且属于激素，饮鸩止渴不可取。③ 去氢表雄酮：也是激素，可改善疲劳及情绪状态，但治标不治本。④ 硫酸镁：实验结果显示可减轻部分慢性疲劳综合征患者的疼痛，但治标不治本。⑤ 免疫疗法：效果有限。⑥ 营养支持：非针对性的疗法，研究结果表明并无统计学意义。⑦ 抗病毒药物：可用于感染引起的病症，但多数患者非感染所致。⑧ 抗氧化剂：氧化应激可能是发病机制之一，但其临床效果不明确。

6. 着重于"调整"的传统疗法，常可从容应对 首先需明确，所谓的系统性疲劳不耐症，或慢性疲劳综合征，结合临床，不见得只是一种或一类病。按照生物医学观点，有些患者很难明确其性质。但此时可以其核心症状为主——核心症状就是难以解释的系统性、持续性，且深度之疲劳——抓住核心症状进行纠治，不失为好方法。

笔者诊疗过颇多持续且深度之疲劳，通常会根据辨证论治，借综合方法取得部分疗效，同时配合心理、行为、饮食等疗法，加以巩固；一旦有所缓解，可借助适身定制之丸药，令其长期服用，"丸"则缓也，缓慢图之，以求巩固。近年来笔者诊疗了多例典型的系统性疲劳不耐症（按照新诊断标准），中长期效果都不错，但起效比较缓慢。

我们还是以Meta分析说明，彭伟等对中国医学治疗慢性疲劳综合征临床文献报道

[1] 孙增坤,蒙玲莲,何裕民.从"重启慢性疲劳综合征研究"受关注谈起[J].科学通报,2019,64(23):2379-2385.

进行Meta分析,结果显示中国医学纠治慢性疲劳综合征,较西方医学干预更为有效[1]。他们研究发现,中国医学治疗慢性疲劳综合征主要从肝、脾、肾等脏功能调整入手,采用补益气血、疏肝解郁等治法进行纠治,均取得较为满意的疗效,可对人类改善因压力骤增、环境剧变等引发的适应不良之SEID/CFS提供有益的方法、思路和经验。

7. 系统总结提升,可奉献应对系统性疲劳不耐症的"中国方案" 应对系统性疲劳不耐症内服、外用、针灸、推拿、理疗、药膳等都可以起效,有学者总结认为,治本病症内治法包括汤剂、中成药、膏方,外治法包括针灸、耳针、穴位注射、穴位敷贴、脐疗、刮痧、拔罐以及推拿等。总之,中国医学领域发表的几百篇关于慢性疲劳综合征及系统性疲劳不耐症的论文中,方法手段不一而足,疗效大都不错。在《你真的了解中医吗》一书中,我们以醒目的标题写到"借助中医智慧,可对系统性疲劳不耐症的防范提出'中国方案'"[2]。今天,笔者依然坚信这一点。

八、优势在于中国医学的慢性病纠治模式

1. 多个领域,中国医学都有现实疗愈价值 前述的几大病症,笔者是有所选择的——不是临床治疗难度很大的,就是常常治疗效果不太好的,或成本很高的,且都是十分常见的,可看作是常见、复杂、难治性疾病之代表。作为以应用为主要特征的临床医疗,必须能切实解决人们的疾苦问题,且最好能够以简、便、廉的方式,且几无后续及毒副作用地加以解决。这成为评价应用学科(医疗)实际价值的过硬的"金标准"。

通过上述分析,包括借助Meta等循证医学手段分析,相信我们已较好地阐明了在常见的慢性、难治性及复杂性病症防控过程中,中国医学是具有坚实潜在优势的。这些优势与西方借助生物医学科技以征服、替代为宗旨的做法完全不同,类似于一个是"水",一个是"火"。这些潜在优势借助今天科技手段加以提升的话,有可能发展成为未来很好发挥作用的、意义巨大的"真正优势"。暂先不谈借助现代科技提升之难题,即便是"水""火"并存时代,我们至少做到尽可能"水火交融",相得益彰,就像是中国古贤特别强调的"阴阳互补"一样。这也是笔者临床诊疗时,对待中西医学的选择标准,各自用到最适合的地方,而不是意识形态领先,水火不容,势不两立。

2. 何以对难啃的硬骨头感兴趣 早在20多年前,常有人问笔者,临床这么多癌种,你为什么会对胰腺癌这类"硬骨头"如此感兴趣,为什么会以胰腺癌作为"突破口",为什么会汲汲于胰腺癌的中医药学治疗?包括后来兼顾阿尔茨海默病的防控,也

[1] 彭伟,苏静.中医药干预慢性疲劳综合征临床疗效的Meta分析[J].光明中医,2013,28(7):1345-1349.
[2] 何裕民.你真的了解中医吗[M].北京:中国协和医科大学出版社,2020:159-162.

有人问同样的问题。笔者自己也在思忖，理出一些思绪。其实，想来想去，更乐于这样做，既偶然，又必然。原因并不复杂，大致有三：

（1）强烈的社会需求 笔者临床的确对胰腺癌、卵巢癌、脑瘤、肉瘤等比较"青睐"，特别是胰腺癌，它是公认的最难治疗之病，又因为这些年胰腺癌发病率直线飙升，临床这类患者日渐增多。每天门诊都有多例胰腺癌患者求助，且求治心切，让笔者特别揪心，也每每倍加在意，格外悉心观察、思考、对照、比较。至于兼顾阿尔茨海默病的治疗，实在是对许多康复了的老患者已视同知己，看着他们一天天被疾病吞噬，想想自己也会衰老，也可能陷入这种状态，未雨绸缪吧！

（2）中国医学要敢于解决难题 笔者时常在思考，中国医学要证明它的临床价值，仅仅治愈感冒、关节疼痛、胃口不好、月经失调，显然是没有说服力、影响力的，无法在科技快速发展的今天取得有力的话语权。中国医学需要沿最崎岖之路，攀登最难的山峰，以证明它的现实价值。

（3）秉性使然 也许还有一层因素，就是秉性使然。"偏向虎山行"是笔者骨子里深刻着的浙中、浙南人的遗传基因。浙中、浙南人正是靠这种"基因"闯遍天下的。20世纪80年代笔者立志在中国医学领域耕耘后，临床特别有志于两大方面：最棘手之疾的中国医学治疗，如恶性肿瘤（尤其是难治性癌症）；涉及面广泛的健康难题和疾病防控。后者包括体质研究、心身关系探讨、亚健康（慢性疲劳综合征）纠治、健康管理及"治未病"等。初步探讨摸索的结论是，在这些领域中国医学都有突出意义。但如何转化为现实的、容易被民众普遍接受的医疗或健康资源，或转化为公众知晓的社会促进因素，其间的距离还是挺遥远的，吾等还需加紧努力，不断上下求索。

3. 水滴石穿：厚实的历史经验支撑 纵观临床，几十年的学术交流经历告诉我们，包括吾辈在内的诸多中国医学界同行专业领域都各有千秋，均有很深的临床造诣：有的专注于消化系统疾病，有的擅长于心血管疾病，有的在呼吸系统疾病方面颇有建树，有的对棘手的内分泌疾病擒拿有招，有的潜心于皮肤顽疾，有的对肾病有一技之长……也许，人们的处方原则不尽相同，甚至会有所抵牾，但大致效果都不错。按照西方"排他律"思维，这是不可理喻、肯定不科学的。而事实表明，临床疗效摆在那里，患者的切身体验不会造假，即便有个人感觉等因素参与其内，这也很正常，说明问题正在解决之中。

层出不穷的这类事实促使笔者坚信一点，不仅是这些医生的智力过人、聪明勤奋决定了他们临床有一技之长，更本质的因素在于中国医学治病模式之优势，再加上几千年积累起来的纠治临床难题方面的丰富经验及方法手段等。水滴石穿，力量更大，让医师们有了解开难题的钥匙与窍门，更深层次的背景性因素则在于中国传统的思维模式及临床应对方式。习近平总书记曾强调说：凡是要看大局，"正所谓'得其大者可以兼其小'"（2015年9月13日）。这正是中国医学辨证论治的"大局观"，也是中国医学处理复杂事物背后的智慧及技巧所在。所谓辨证，就是"总体把握""得其大者"，然后可从不同角度逐步切入，小者自可微调而可兼得之。

4. 基辛格：中国人"围棋思维"的优势 基辛格（H. A. Kissinger）是国际政坛耆老，公认的高智商者，前后来中国80余次，对中国文化非常了解，对中国、美国等世界主要文化发源地也都有着深刻的洞察。他88岁高龄时写下了《论中国》《世界秩序》等巨著，被广为传看。

他把东西方的很多深层次差异，看作是"围棋"与"国际象棋"造成的思维之别。强调"中西方的这一对比反映在两种文明中流行的棋类上""中国流传最久的是围棋，它含有战略包围的意思"，重在确定总目标后一步步调整（落子），最后稳妥缓慢地取胜。西方"国际象棋的目标是全胜"，简单、直接、明了，"目的是把对手将死，把对方逼入绝境，令其走投无路"。"下国际象棋练就目标专一，下围棋则培养战略灵活性"，随时"讲究实力对比的略有消长"。"中国人向来不追求一时的决胜，中国人喜欢'论持久战'，喜欢比拼历史的耐心"。"西方传统推崇决战决胜，强调英雄壮举，中国的理念强调巧用计谋迂回策略，耐心累积优势"[1]。西方的战略，追求结果；中国的战略，追求蓄"势"，一步一步积累优势，最终"攻守之势异也"。在《世界秩序》中他指出：美国认为每个问题都应有解决办法，中国人则认为每个老问题的解决都是新问题的开始。美国人追求对于当前环境的直接反应和结果，中国人则集中关注于渐进式变革……[2]

中国医学看来，关键是先确定大局（辨证），逐步积累优势（蓄势），同时不断微调优化方案，可谓是"得其大者""兼其小"，稳步地取胜。辨证加减的辨证，就是"得其大者"，随症加减则是"兼其小"也，遂可一步步地获得改善，争取最后取胜。这些也可视为从战略角度阐释的中国医学应对慢性病控制过程的深层次之智慧。一个知己知彼的国际战略大师，尽管他不一定懂得中国医学的辨证论治，却从战略高度及思维层面，把深层次机制洞察得十分透彻，值得敬佩。

5. 兵法策略支撑的"解难题"体系——治则 严格地说，中西医学的临床治疗都带有经验探索、不断微调之性质，都是临床"解难题"之过程，故两者之同大于两者之异。我们所关注的更多的是其异趣之处[3]。正因为这些"异"，才有互补或借鉴之可能及必要。

治疗可看作是人类对病症采取的有目的、主动的应对性纠治措施。其主动性和目的性便体现在"选择"上。一俟做出诊断，紧接着人们便须做出决策，选择有利于疾病痊愈、机体康复的方法或措施，选择时人们必定依据一定的观念及标准。这些可以在

[1]（美）亨利·基辛格.论中国[M].北京：中信出版集团,2015.

[2]（美）亨利·基辛格.世界秩序[M].北京：中信出版集团,2015.

[3] 何裕民.中医治则学纲要[J].中医研究,1988,9: 5-7.

中国医学所说的"治则"中加以体现。"治则"是中国医学的一大要点，是联结理论认识、实践技能及选择操作，并借疗效进行评估的纽带。它在中国医学中有着相对独特的地位，《黄帝内经》中就大谈治则。治则是中国传统军事（兵法）思想在医学领域的衍射，体现了目标确定后选择的智慧及重要性。对一般简单病症，讲不讲治则不重要；但对疑难病症及大病重症，非重视治则不可。它首先强调须确立"将军思维"[1]，以全局为重，不汲汲于一时一地起伏得失，注重蓄势及长期目标之追求及接近。

治则可进一步分解成三大层次的体系。其中，最高层次的是指导观念，或称治疗观。它是抽象的，但又极为重要，对医者的治疗决策和具体方药选择常起主导作用。这部分内容与其说是中国医学特有的，不如说是中国医学结合了其他学科知识，特别是哲学及兵法的产物，故其适用范围很广。中间层次称治疗大法，既是抽象的、原则性的治疗观之具体化，又对种种治法起着指导作用，故它在治疗观和具体疗法间起"中介"作用。最低层次的是各种治疗手段和具体措施（图14-2）。

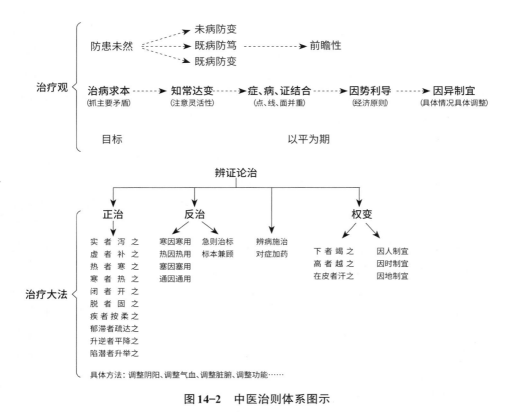

图14-2 中医治则体系图示

[1] 何裕民.癌症防治中的"将军思维"及"士兵情结"[J].医学与哲学,2014,35(8):11-13.

（1）治疗观 作为指导治疗的基本观念，大致可概括为几大方面。贵乎防变：善早期诊治，前瞻性地加以防范，以防疾病进一步发展恶化；治病求本：需抓住基本矛盾或根本原因（可通过"审症求因"而得出）；知常达变：含"急则治其标""缓则治其本"等，有时还可应用"反治法"；因异制宜：根据个体禀赋、时空差异和季节气候等多重因素适做调整；因势利导：以最方便途径、最小代价，获得最佳疗效的基本思想，如《黄帝内经》指出"病之始起也，可刺而已；其盛，可待衰而已。故因其轻而扬之，因其重而减之，因其衰而彰之……其高者，因而越之；其下者，引而竭之；中满者，泻之于内；其有邪者，渍形以为汗；其在皮者，汗而发之；其剽悍者，按而收之"。总之，要求医家治疗时注意就近驱邪的"经济原则"。症+病+证三位一体：强调治疗时综合考虑三大环节，疗效每可更卓著；以平为期："谨察阴阳所在而调之，以平为期"，通过各种疗法，调整功能，祛除邪气，使机体恢复动态平衡。这是治疗追求的最高目标和疗效判断最佳标准。

（2）治疗大法 指带有原则性的一些治疗方法，在众多具体治法中常起核心作用，其本身又是在治疗观的影响下产生的。治疗观是有限的、稳定的，它常常不知不觉地左右着治疗决策，具体的治疗措施与方法则是丰富而庞杂的、可变的，有较大的选择余地。对于同一患者，医生既可在具体措施上各显所长，针药、推拿自择己能，又可在具体方法上自出机杼，有所偏重，但在治疗大法上却不能含糊混淆。要取得佳效，对于某一具体病症只能确定或合用某些大法。因此，治疗大法在中国医学庞杂的治则体系中地位举足轻重。

中国医学的治则是庞大而丰富的、明显哲理化了的体系。这一体系赋予中国医学有原则、有步骤、有方法、可选择性且实效地应对复杂疾病"解难题"之功效，并使之与众多学科（尤其是兵法）相互贯通。《黄帝内经》多次以兵法来释治法，张景岳则以新方八阵、古方八阵来统摄他的方剂学体系。这一庞杂体系的得心应手娴熟运用，需以个人丰富阅历和极强思辨能力为根基。诸如对标本缓急、正治反治等的把握，带有很大的悟性，只能凭借个人内省体验，故阅历丰富者更容易领悟其中旨趣。

由于治则体系的庞杂丰富，所提供的决策指南常是多向和多重的，故人们在具体措施和方法的选择上，往往体现出明显的个体化倾向；正是这一庞杂的治则体系及与之相匹配的丰富的治疗手段，使得中国医学对复杂及难治性病症每每有较多的选择方案和回旋余地，尝试后常能获得佳效。挖掘得深一点，上述治则体系可谓深含着道家思想，融贯了儒、释精华。

6. 临床慢性病应对模式，值得深入挖掘 中国医学辨证论治的治病模式，尤其是慢性病的纠治防控模式，的确有助于解决临床疑难杂病等防治难题——它那套复杂且辩证性的思维方式及丝丝入扣的应对举措，明显胜于简单地强调临床路径（指南）式的应对举措。简言之，潜心中国医学临床，只要持之以恒，认真探索，不断总结，假以时日，几乎所有临床中国医师对许多慢性病都会信手拈来，药到病除。

西方医学对一般病症通常情况下对策就那么几招，清清楚楚写在了厚厚的《临床指南》中，只需要按图索骥，依样画葫芦就可以了；按图索骥即使错了，或者病情加重了，也没有医师的责任，因为这是按照"国际规范"操作的。我们把这类临床思维称为大烟囱时代大工业化的"大一统"之产物。尽管循证研究要求证据不断细化、精准，但本质上只追求一个模式——见是证，用是药（或者见是基因，就用该药），无论男女老少、东南西北、强壮羸弱、高瘦矮胖……因为"基因"（或证据）决定一切。中国医学则认为，千人千面。人人之间既有共性存在，更有特殊性显现；既要重视共性，更需兼顾特殊性。很多情况下，优势（或有效性）就在于适度的"权变"之中，辨证兼顾特殊性，加减调整，甚至反其道而行之。因此，中国医学关于治则的讨论丰富、深刻、活泼，况且还要追求"正治"与"反治"、"逆治"与"从治"等，讲究疏方用药的技艺、技巧等。

众所周知，辩证法的精髓是"具体问题具体分析"。中国医学正本色地体现出这一精髓。因此，临床做出了回应——至少，有经验的中国医师合理运用中国医学每每可以有效缓解症状，控制很多难治性疾病的发展，延长民众寿命，提高个体的生存质量。

医学，本质上是致用技术，能够解决问题才是关键。中国医学的这些特点佐证了德国曼·波克特"当代人类不能缺乏中医药学"这一见解的先见性和睿智性。基于此，相信我们既已很好地回答了"中国医学究竟还有没有存在价值"，又提出了新的话题——深挖中国医学应对慢性病模式之特点，并加以提升及完善。

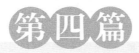

第四篇

当下与未来

追求真理当然很重要，但更重要的是去把握智慧；认识事物的是与非固然也重要，但更重要的是去认识"是中有非""非中有是""是非可消长""是非可转化"……

——袁钟（《你真的了解中医吗》序）

第十五章

远眺康寿之未来，筹划当下

欲穷千里目，更上一层楼。

——（唐）王之涣（《登鹳雀楼》）

战国时代的传奇人物，著名谋略家、纵横家、兵法集大成者"鬼谷子"王诩强调"知大势，才能伐谋"。此乃中国谋略之高度浓缩，鬼谷子也因其智慧而广为后人称颂。生、老、病、死关乎人人，受制因素庞杂，涉及方方面面，谁都企盼无疾天寿，如秦始皇青年起就探寻炼制不老长生药，甚至派大队人马去东瀛采集，结果不到50而命终；康熙是位贤君，自律勤勉，在位61年，活到68岁。在康寿领域，企盼与现实往往落差巨大，谁都没有把握，所以尤其需借"知大势"而谋划之，谨慎采取应对措施。

一、唯有站在山顶，才能看清现代医学全貌

放眼世界，虽然这百余年间西方医疗科技成就斐然，人均寿命上升较快，但进入20世纪80年代后，出现了僵持现象：一方面，发达国家人均寿命已接近80岁，虽离康寿极限还很远，但增速明显趋缓且日趋困难；另一方面，能够控制的、相对单纯的营养不良症及传染性疾病等疗效尚可，但其余临床疾病困境依旧，且医疗费用直线攀升，破解无门。更为苦恼的是，对于这些困境，人们丧失了早先将其"征服"的勃勃雄心，只是盼望奇迹的出现。整个社会开始对医学日渐不满。

1. 现代制药专家如是说　西方治疗疾病依赖合成药物，这是其之主体。不知何时起，现代合成药物成为支柱性产业。反观各地发展经济都要以现代药物研发为重。中美贸易战中，生物医药领域竞争亦日趋白热化，只不过行业外人士不为察觉而已。我们先来看看现代药学专家怎么说。著名的斯克里普斯神经研究所所长塔马斯·巴特菲（T. Bartfai）"是名扬世界制药业的'新药猎手'"，也是华尔街炙手可热的新药专家，其所编写的《药物发现——从病床到华尔街》一书颇受行业内人士重视。在该书序言中，他就以媒体报道为例，坦率地写道："制药工业每天都在吸引着众人的关注。"下面是"2005年1月和2月里的一些新闻标题"——在此，复录其中前面的五条："镇痛药罗非昔布（Vioxx）导致140 000人心脏病发病，其中44%的患者死亡。"（默沙东）"面对遭受治疗关节炎药物罗非昔布副作用的患者的诉讼，默克（Merck）公司决定花费6.75

亿美元的诉讼费来捍卫自己。""辉瑞（Pfizer）公司为自己辩护并进一步推广塞来昔布（Celebrex）。""由于多发性硬化症药物那他珠单抗（Natalizumab）导致一患者在美国死亡（随后共3人死亡）而停止销售。礼来（EIan）公司及美国生物基因公司的股票狂跌。""阿斯利康（AstraZeneca）公司在2004年末遭遇不幸，一位服用其降胆固醇药物瑞舒伐他汀（Crestor）的患者死亡，其股票在恢复之前跌落了2.5%。另外两种药物——希美加群（Exanta）和易瑞沙（kessa）也遇到一些问题。"默沙东、默克、辉瑞、礼来、阿斯利康都是美欧的超级大型药企[1]。

在2022年3至4月举办的全球瞩目的迈阿密网球公开赛期间，先后有15名球员因身体原因退赛。从新冠肺炎疫情蔓延，注射辉瑞等的新冠mRNA疫苗开始，截至2022年3月18日全球已有833例运动员因接种疫苗而致心脏骤停，其中540例不治身亡[2]。美国每年死于药物服用过量及药物误治的，更是一个庞大而可怕的基数。其中，仅仅已明确因药物服用过量死亡的每年即达10万例[3]。对于12个月10万人死于药物过量，美国总统拜登也感叹地说"美国达到一个悲惨里程碑"[4]。

2. 绝大多数病，药企不愿意研发治疗药物　就在上述因合成药物而引起大量社会问题的同时，还有更为严重的一面。

世界卫生组织罗列出489种疾病需要给予关注、加强研究、开发新药，但药物公司只对其中的29种疾病感兴趣，因为这29种病症具有成药潜质和商业诱惑力。也就是说，投入与产出之间效果可期、有利可图[1]。所谓临床上太多的疾病无药可治，其深层次原因或许就在于斯。"非不能也，实不为也。"

需客观评价合成药物的疗效。其实，除控制感染外，合成药物"不能真正意义上治愈其他任何疾病"，现代药物只提供了针对少数疾病的治疗，且只是针对症状，而非疾病本身。通过药物可治愈的不超过疾病总数的8%[1]。

目前临床上大多数普遍使用的药物都是20世纪60年代以前被批准的，放在今天，或许连最初的美国食品药品监督管理局（FDA）审核都无法通过[1]。

手段单一，靶点有限，合成药业的近期、远期愿景并不乐观。开发新药关键是要找

[1]　（美）塔马斯·巴特菲，（英）格·李.药物发现——从病床到华尔街[M].王明伟译.北京：科学出版社，2010：12-13，45，58，59..

[2]　肚肚.史无前例：数十名网球赛手退出迈阿密公开赛.迄今833名运动员心脏骤停，540人不治[EB/OL].2022-4-11. https://mp.weixin.qq.com/s/hDKHyQ0jDFkDuZ_77giyiQ.

[3]　据美国全国公共广播电台2021年12月30日电，美疾控中心下属机构当日发布的一项研究确认，从1999年到2020年，美国有932 364人死于药物服用过量。该机构的年度初步数据显示，预计2021年将有10万人死于服用过量。

[4]　12个月10万人死于药物过量，拜登：美国达到一个悲惨里程碑[N].环球时报，2021-11-19.

到针对性靶点。FDA名录中列有一万多种市售药物，化学结构不同的只有2 000种，进一步追查可知，2002年在售所有药物中，仅有433种不同结构，剩余1 500多种都是这433种基本分子结构的不同排列组合而已，如醋氨酚就存在于337种药物之中。120年来的药学进展，仅找到了非常少的新化学骨架，只是发现200种有一定潜在可能性的药物验证靶点[1]——面对的却是400种不同的病——可谓"巧妇难为无米之炊"。

以前医药公司将营业收入的18% ~ 20%用于研发，但随着收入增加，这一比例下降到10% ~ 14%。原因之一是，20世纪80年代以前，社会的救世愿望及研究者的公益善心是驱动药物开发的重要动力，现在则由药物经济学发挥主导性作用。现在的制药大公司都被有经济背景的人掌控着，没有一家大药企是由科学家主管的，以前则有不少是科学家管理的。[1]

3. 需要寻求一种新方式 作为该行业的资深权威、跨界的三栖型教授塔马斯·巴特菲在《药物发现——从病床到华尔街》一书的分析总结，都是在证据及数据翔实的基础上做出的。结论触目惊心，令人深思。

有几点可以明确，百余年来正是由于现代制药界的不懈努力，为人类提供了大量合成药物，明显改善了人类生存状态。只是近40 ~ 50年来，情况有所改变，现状似乎令人有所不安，且今后发展前景并不乐观。因为仍沿着原有险途攀登，其路漫漫，荆棘丛生，险象不断，因为研发已进入了尴尬境地。此时，亟须新的方向及新的思路。

塔马斯·巴特菲指出："在人们已知的400多种疾病中，只有50种具有投资回报性[2]。如果我们希望有人投资到其他350种影响成千上万人健康的疾病之药物研发中，我们就需要寻求一种方式，使其具有商业诱惑性。"[1]他仍偏重于从商业回报角度找寻出路。因为没有经济动力，没有持续不断的回报，研究就不可能深入，也不可能取得成果。但是否可以换一个思路来思考呢？

2009年，在笔者主持的中国科学技术协会香山科学会议上，有专家问道：中药有效成分有多少？ 长期从事中西结合药理研究的教授韩晶岩打趣说："天上星星有多少，有效成分差不多就有多少。"[3]此说虽有点夸张，却也是实情。至少远超120年药学探索所积累的200种。对这个聚宝盆进行探险，不也是一条思路吗？ 对此进一步深究，并

[1] （美）塔马斯·巴特菲，（英）格·李.药物发现——从病床到华尔街[M].王明伟译.北京：科学出版社,2010: 12-13,45,58,59.

[2] 前述的29种疾病药商们特别感兴趣的，是指大家高度集中在29种回报丰厚的病症之中，在此所说的50种，含其余近20余种还是有利可图的，只是略逊色于29种而已。

[3] 中国科学技术协会学会学术部.中医药发展的若干关键问题与思考[M].北京：中国科学技术出版社,2010: 3-4.

不是盲目地筛选，而应与临床所积累、所观察的密切结合。这些成分并不是西方早期所认识的那样，某种成分独当一面、单刀直入解决问题，而往往是以网络状互动形式存在，在互动中发挥效用。我们通过对灵芝复合提取物（GLC）的网络药理学研究，获得了许多从单纯动物实验中无法发现的事实，"它为临床实际效果给出了清晰的实验室结论，同时也为下一步的深究（包括提升GLC的效用价值）指出了可能方向。"[1]因此，强调需要借助网络药理学等新手段进行研究。

塔马斯·巴特菲在该书中还提出了一些值得深思的见解，与各位共享：① 防范远比依赖药物开发重要，自我伤残（如抽烟、不控制饮食）等不良行为造成的医疗问题，绝不是药物研发所能弥补的。即使有效，也将是个天价。② 目前每天服用大量药片，甚至服药多于餐饮的现象是不合理的，这将迫使人们改变制药工业现状。③ "历史是最好的老师"，以经典药物发现过程为例，强调需向历史学习。④ 药物开发，一半是火焰（科学），一半是海水（艺术及经验），推崇"水火交融"，即艺术及经验与科学的有机结合。

4. 标配的"三素一汤" "三素一汤"是抗生素、维生素、激素加输液的简称，在中国这已成为西医医生治疗疾病的标配。大小各级医院门诊乃至病房，都是如此。不管什么病，似乎用上就能包治[2]。

2011年2月《国外医药》曾登载：唐山某医院一年半时间（2009年1月—2010年5月）内611例围手术期患者，仅5例未用抗生素，使用率达99.2%，其中仅8例是需要使用的；不合理用药598例，占97.9%[3]。此比例令人错愕。

数据显示，2009年我国医疗输液104亿瓶，每人年均8瓶，是世界均量的2.5～3倍。以抗生素为例，根据世界卫生组织发布的数据，2015年日本用于人的抗生素为525吨，平均千人每天使用量是14.19个计量，2013年中国消费9.27万吨抗生素，其中48%用于人，计4.45万吨，同期美国为1.79万吨，用于人的329吨。2013年我国住院患者抗生素使用率超过50%，而高收入国家仅为10%。

另据中商情报网资料显示，2013年中国的抗生素千人每天使用量是157个计量，同期美国为28.8个计量，英国是27.4个计量。2011年加拿大是20.4个计量，2003年的欧洲是20.1个计量，日本是14.19个计量。差异悬殊。事实上，输液不亚于一场"小手术"，但在中国几乎所有病都要输液，甚至先输液再看病。久而久之，民间形成了"病

［1］见本书第十四章中"博士研究结论：复方提取物治肝癌疗效不错"相关内容。

［2］本报讯.各级医疗机构三素一汤"包治百病"，根源何在？［N］.经济晚报，2020-5-13.

［3］李桂枝，王琴芳，林玉龙.我院围手术期预防使用抗菌药物现状调查报告［J］.国外医药（抗生素分册），
　　2011，32（4）：188-192.

要好得快就必须输液"之误导[1]。

北京协和医院药剂科原主任张继春指出，住院患者抗生素使用率达80%，其中不必要的输液超过70%。须知，质量再好的注射剂也达不到"零微粒"标准。1毫升20%甘露醇中，查出4～30微米微粒598个，1毫升加入青霉素的50%葡萄糖中，检出2～16微米微粒542个，500毫升药液中则有20多万个，人体最小的毛细血管直径仅4～7微米。若经常输液，超过4微米的微粒就会大量蓄积在心、肺等脏器及肌肉、皮肤的毛细血管中，造成微血管血栓，局部供血不足，组织缺血缺氧、水肿和炎症过敏等。随输液进入人体的大量微粒被巨噬细胞吞噬后，还会形成肉芽肿。有学者对某位一生输过40升"吊瓶"的尸体解剖，发现仅肺部就有500多个肉芽肿及大量微血管塞堵[2]。至于维生素，被媒体广告宣传后，甚至被认为是补药，可随意吃、长期吃，张继春批评此为绝对错误。大剂量的各种维生素进入人体后，会抑制正常汲取营养的渠道，增加肝、肾负担，还可能出现中毒或有害反应等[2]。

民间对使用激素的风险，认识相对较为充分，长期过量使用激素可引起严重感染、骨质疏松、癌及结核播散、股骨头坏死和消化道出血等。庆幸的是，通过使用中医药，数以百计的患者逐渐减少了激素的使用[3]。

5. 滥用抗生素，是造就难治性疾病的"祸首" 从生态医学角度看，人由10%的人体细胞和90%的细菌细胞组成，人体内有1～2千克细菌，90%在肠道内。2.5万个人基因加上300多万个微生物基因形成了丰富而活跃的生命代谢活动，故人又可被称作是"超级生物体"[4]。

人体内的微生物如同热带雨林一样，"抱团"形成了生态系统。人们已确定161种细菌的基因组，可分成18个功能集团。同一功能集团的细菌会抱成一团，人为地调高某类"菌群"含量，同时会造成其他几类"菌群"的显著下降，这就是菌群紊乱。研究显示，正是滥用抗生素导致了肠道菌群紊乱，诱发出现众多疾病，包括各种怪病等。已有证据表明肠道菌群失衡与几十种慢性病相关。

美国总统医学顾问委员会主席马丁·布莱泽（M. J. Blasea）对此做了深入研究，认为美国一系列颇为费解的"现代疾病"——肥胖、儿童糖尿病、哮喘、花粉症、食物

［1］ 本报讯.各级医疗机构三素一汤"包治百病"，根源何在？［N］.经济晚报，2020-5-13.

［2］ 潘波.医院药学专家张继春：切勿滥用"三素一汤"［N］.新京报，2013-7-4.

［3］ 何裕民.你真的了解中医吗［M］.北京：中国协和医科大学出版社，2020：163-174.

［4］ 莱德伯格（J. Lederberg），美国遗传学家，细菌遗传学创始人之一，诺贝尔奖获得者，被誉为"细菌遗传学之父"。他于2000年4月在《科学》杂志上撰文倡导要关注"肠道菌群"，认为这是被遗忘的器官，呼吁摒弃以往动不动对微生物"开战"的做法，强调："应该把每个宿主和其寄生者当作一个超级生物体，这个超级生物体是由各个基因组结合成的某种嵌合体。"

过敏、食道反流、血管性痴呆、部分癌症等的飙升，其背后都有乱用抗生素在推波助澜。"1990年，12%的美国人患有肥胖症；2010年，这个数值超过了30%。真正可怕的是，这种普遍变胖的现象并非在过去几个世纪里缓慢发生，而是在最近20多年里骤然出现的。""人们常常归咎于高脂肪、高糖分的食物，但没法解释近期内突然升高。这些食物在发达国家早已司空见惯。"研究进一步证明："肠道菌群与肥胖、糖尿病等一系列慢性病息息相关。'小胖墩'体内大肠杆菌表面有100多万个血清脂肪酶(LPS)分子，它们进入血液后会持续刺激白细胞，引发人体'炎症'。"[1]体内的微生物菌群遭到破坏，导致了各种怪病及慢性病的发生及发展，是很多难治性疾病的缘由所在，滥用抗生素是造就这一内在"恶魔"的罪魁祸首。

使用抗生素在中国已被泛化为控制疾病手段，至少这是医生"懒政"的体现。笔者常被请去会诊一些难治性发烧，用尽各种抗生素仍难控制，辨证论治调整一番后，常曲径通幽，峰回路转。如某医院近期有两例高热不退之患者，都先后被疑似为嗜血细胞综合征，伴严重肝损伤，无奈之下准备化疗。笔者诊疗后，令其停用抗生素，仅借助中医药，逆流挽舟，很快转危为安。两剂后烧退，几天后肝功能恢复正常。[2]又如另一位张姓肠癌患者，无名高热10余天，怀疑癌肿恶性发热后也被诊断为嗜血细胞综合征，已准备大剂量激素治疗及化疗，笔者建议先果断停用一切药物，仅以支持疗法，配合服用中药汤剂，以"白虎加参汤"加减，重用青蒿。二三剂后烧退，无特殊不适。[2]

临床医生一见发热就好用抗生素，不管应验不应验，已异化为一种习惯性反应，甚为可悲。

6. "魔弹"精确制导，短期佳效，长期后果难料　20世纪80年代，我们把理想的西药称为"魔弹"，认为其精确制导，针对靶点，往往有较好的短期疗效[3]。但问题随之而生：短期疗效佳并不等于综合的长期效应好。故"魔弹"确有优势，但须兼顾其综合的后续反应，需长期思考，加以微调。我们在诸多使用靶向药及免疫药物(如PD-1等)的癌症患者的治疗中，就特别注意这一点，防患于未然，明显地补上了这一短板[4]。

病症的反应是机体内外多重因素综合作用之结果。治疗中药物只是外因，机体自身因素往往更为重要。药物须通过影响机体众多环节，调整一些相关功能后，方能发挥良好疗效。若只似"魔弹"一般，仅单纯作用于一二环节，尽管可迅速奏效，难免顾此失彼，疗效往往是短暂的，稍纵即逝的。况且这类"魔弹"都有毒副作用，仅"针对性"地攻其某一环节，可引起负性的连锁反应，包括抑制机体本身正常的免疫监视功

[1]（美）马丁·布莱泽.消失的微生物[M].傅贺译.长沙：湖南科学技术出版社，2016.

[2] 何裕民.你真的了解中医吗[M].北京：中国协和医科大学出版社，2020：93.

[3] 何裕民.差异·困惑与选择——中西医比较研究[M].沈阳：沈阳出版社，1990：394-400.

[4] 何裕民.智慧治癌[M].长沙：湖南科学技术出版社，2022.

能等。故"魔弹"的长期效果需客观评估,综合兼顾。在癌症防治中,我们强调应该是"魔弹"与"魔方"的结合[1]。

微观层次清晰地彰明药物的体内"轨迹",固属认识上的一大进步,却也常有着缺憾。诚如贝塔朗菲所言:"孤立的各组成部分的活动的性质和方式加起来,不能说明高一级水平的活动性质和方式。"[2]药物在体内的代谢及作用,是一个非线性的复杂过程,是众多因素综合的结果。在弄清微观"轨迹"的基础上进行整合,在系统观念指导下做出分析,也许是现代药学在科学方法上的最佳选择。这正应合了一个世纪前恩格斯所说的:"自然科学现在已发展到了如此程度,以致它再不能逃避辩证的综合了。"[3]要真正地做到这一点,并非易事。中西方智慧、理路及战略方针等的互鉴,此时就特别具有意义。

7. 中西方医学的"尴尬",都是结构性的　中西医学都存在某些明显的"结构性"偏差。第一,西方医学的底层逻辑是"一神论",把正常和异常、健康和疾病划出截然界线,相应地演绎出了一整套标准,以区分正常及异常;中国医学认为病变是阴阳演变趋势或过程,偏差大了呈现病态,就努力协调,让其复归于常态,并不存在截然的对和错、健康及病态;有时指标偏差一些,自我感受没大问题,有时症状改善了,指标却还未达到正常。这些,就是认知领域及判断方面双方的结构性差异。第二,西方偏重于征服、替代,如抗感染、抗癌、抗高血糖、抗高血脂、抗血栓、抗抑郁以及手术切除、器官移植、激素替代等。中医则是偏差调整,可以"齐物"[4]共赢一天下,共同友好相处。借助协调,虚则补之,实则泻之;寒者热之,热者寒之。以重新恢复动态阴阳平衡,偏差则在协调中逐渐消解。第三,在上述基础上,演绎出了具体策略之不同。西方医学汲汲于手术是否彻底,化放疗是否足量,抗生素是否饱和等,力争简单、直接、明了。中国医学信奉的则是多途径、渐进式地步步积累优势,最终"攻守之势异也",且并不认为会一劳永逸。食疗、药物、针灸、导引、祝由、移精变气、改善行为等皆在备选之例,遵循较为严密的"治则"体系。

很显然,中西方医学都存在结构性"尴尬",即使再进步,都不能"包打天下",满意地解决健康难题。而社会对健康的追求又是如此地迫切和强烈,故中西方医学都需要提升自身"解难题"的能力。理性者自然不会排斥。相互借鉴,双方扬长避短将是中国医学"再出发"的一大核心诉求。也许,在第一点上双方难以通融默契,但可退而

[1] 何裕民.智慧治癌[M].长沙:湖南科学技术出版社,2022.

[2] 何裕民.中医学方法论——兼作中西医学比较研究[M].北京:中国协和医科大学出版社,2004:210.

[3] 恩格斯.反杜林论[M].北京:人民出版社,1970:12.

[4] 此"齐物"是借助庄周的"齐物论","天地与我共生,万物与我为一",强调大生态观点,万物关联,相互纠缠。参见第九章中"中国医学核心价值体系分层次研究——生态哲学层面"相关内容。

求其次，可在第二、第三点上相互借鉴。可在目标一致前提下，方法、手段、技巧求同存异，取长补短。

二、形成最低共识，做出高层建构

中国医学的现状并不令人满意。既有社会快速发展，造成了传统学科共同体思想认识之混乱，跟不上大势等因素，也有因迅速迭代更新中，利益冲突、立场角度等的背离，产生了诸多的新问题，颇有点类似20世纪30～40年代的中国之迷茫及困顿。2009年中国科学技术协会召开的香山科学会议[1]，由笔者与陈珞珈、刘力红共同主持，会议主题是"中医药发展的若干关键问题与思考"，有一定的收获[2]。

1. 困境中的中国医学，尴尬何在 职业习惯促使我们先做出诊断再予以治疗，中国医学的困顿同样也要给予"诊断"。会议中，笔者做了主旨发言，题目是《中国医药发展的几个关键问题》。发言中笔者提出中国医学本身存在三大急迫问题[2]：① 中国医学界本身对许多重大问题的看法并不一致，没法统一，内耗严重。我们可否求同存异，取得最低共识——底线思维，先求出最低公约数。这是个大问题。② 缺乏高层建构。可否在取得最低共识（底线思维）基础上，争取顶层设计，达成"高层建构"。作为一大学科，有别于西方主流医学的体系，若自身主体建构缺失，其之良好存在将是不可想象的。"我们总是耿耿于怀，反感用西方医药学框架标准来评判中国医药学……这就是结构性冲突之故。就像要求美国人、英国人认可中国人的生活方式与文化一样，当然会有冲突与不和谐。"[2]只有建立起自身主体性建构，"高屋建瓴"才能笑傲江湖，任凭飞翔，"万类霜天竞自由"，充分发展中国医学事业。③ 应直面当今医学健康之难点，努力"解难题"，配合社会破解医疗困境。笔者在会上指出"中国医学界一方面欠缺对时代重大医学问题的敏感性，缺乏对前沿重大难题的深度关心；另一方面，缺乏对过去中国医学的精髓和精华有深度的理解与提炼，一些整理继承工作只停留在对过去内容的'留声机''复印机'水平，或者只是一种对照性说明（参照西方医学的主体性框架做出印证性说明）。如此当然更谈不上对未来医学发展的想象力、洞察力与远见卓识，以及基于这些的远期筹划与实施。这样的中国医药学不自我淘汰，才是咄咄怪事"[2]。

[1] 中国科学技术协会的"香山科学会议"是国内科学界、思想界重大问题的务虚会，常就不同领域的某些观点或进展，召集不同专家坐在一起讨论评议，不一定形成具体决议或结论，但可以沟通思想，汇聚共识，故又称"神仙"会。

[2] 中国科学技术协会学会学术部.中医药发展的若干关键问题与思考[M].北京：中国科学技术出版社，2010：6-9。

2. 最低共识：守住底线而善于包容　达成学科共同体的"最低共识"是第一步，且是最重要的。但目前存在着"非不能也，而不为也"的状况。

可以换种思路，不强求取得共识，只寻求共同基点。如热爱医学，愿在当今主流医学外再作探寻，有基本的医学人文素养与相应的科学精神，愿意探索与献身，且遵纪守法，不恶意"消费"中国医学存量（指假借中医谋利）者，都可引为同道，相互包容。应学会理解，学会多包容、少指责，多理解、少批判，多协助、少拆台。艰难时期，更讲究同舟共济，共创未来。包容应是理性的、有底线的，而不是情绪化的、以势压人的。认识上存在适度混乱、有异议及竞争等并非坏事，但需以理服人。

在《枪炮、病菌与钢铁：人类社会的命运》《剧变：人类社会与国家危机的转折点》中，戴蒙德通过对世界历史分析，总结了一个重要结论：欧洲板块的适度分裂，致使文艺复兴后科技的进步，"大一统反而抑制了创新"。他以IBM和微软的竞争为例，强调"适度的分裂，有助于创新"，人们可在竞争中不断优化自己的见解及成就。因此他强调无须困惑于"异见"。此说法颇是在理，君不见，东汉末年的严重战乱，才有了张仲景与华佗时期医学之鼎盛；魏晋时期的混乱及分治，造就了当时医药颇是璀璨；民国期间民不聊生，中国医药学界也诞生了不少大医家。

今天，我们更需要做些基础性工作。如不自我梳理，只是祈求他人（西方医学）的认可，既不可能，也不现实。就像"中国发展道路"一样，西方承认不承认并不重要，重要的是结果与事实。重要的是怎么不断地做出更优化的结论，不断地加以推进[1]。当务之急是我们要"清理家当""排查库存"，好好梳理存量，深刻认识中国医学自身，在这基础上逐渐达成最低共识。在业内形成基本共识，这一点我们还做得很不够。中国医学还要强调设置最低底线——不是任何人都可以打着中国医学的旗号，招摇过市，谋取利益。容忍这些必定会不断消费、透支中国医学的社会资源，终致失去社会支持。

3. 积极进行主体性建构　雅斯贝尔斯（K. T. Jaspers）提出了"轴心时代"的历史新概念，汤恩比（A. J. Toynbee）强调要"把历史放到文明史当中思考"。这些都属主体性建构。正是这类主体性建构，促使他们成为世界性大师。主体，就是其独有的、区别于他人的、标识性的，从而有可能统摄其他方面而把知识及技术操作等融为一体，并独立存在于世。《黄帝内经》《伤寒杂病论》等也可视为一种主体性建构。中国医学是另类于西方医学的，核心观念不一样，主体性框架就不一样。中国医学的系统发展，应从高层次系统建构方面多做些工作。

我们应该做而没有做好的事，却埋怨别人不通情达理。要"接轨"（走向世界），首先要"铺轨"（让世人理解中国医学），不是用我们的语言强迫他人接受，而是应该用他

---

[1] 何裕民.迎接中医药新时代,大力发掘和弘扬中医药真正优势[J].医学与哲学,2019,3:1-4.

人能接受的语境和话语平台与之对话，中国医学走向世界才能指日可待，一步步坚实地向前推进。

三、主体性建构的三个层次特点

我们认为，中国医学的主体性建构是多层次的[1]。

1. 最高层次：让生命康宁　首先在医学观方面，中国医学与西方医学不一样。西方医学是治病的医学。新版《剑桥医学史》开宗明义，其论述医学就是治疗疾病的学科，医学史就是研究疾病与治疗疾病的历史。中国医学则是"守住健康"的医学，后者才是真正的医学，理想的医学。主体性建构可从医学观角度考虑，明确做出界定。医学的真正旨趣及合理价值所在，应该是追求健康，包括帮助人们守住并增进健康（尽管这不是医学的全部，但这是主体），治病则是其部分功能。生病之后无可奈何花落去时的对策，是修补性措施，则不是主体。对此，本末不能颠倒。主体性建构应有不同层次。最高层次即：追求健康，而不仅仅是治病。

2. 中层：合适的健康生活方式　中层建构是承上启下的重要内容。中国医学强调健康是种生活方式。历代医家都重视饮食、心理、居住等养生保健内容，都会告诫患者努力注重这些方面的调摄。

现代的中国医学面对的是发展中社会（后工业化社会）的种种健康问题（包括偏离了健康的疾病问题），应该且完全可以在健康生活方式建构方面有所作为，提出中国风格的生活方式。要做到这一点，首先要建构一种更为合理的医学观——"医学，满足人们追求健康的需求"，并对此进行广泛的传播宣讲。应该用更多的、通俗的语言，并且应该从娃娃抓起，重视中国文化和健康思想教育及社会良好适应等问题。

3. 下层：独特有效的治病体系　下层则需要发展中国医学的治疗优势与特点，并继续努力开发、整理、提升符合当今中国医学的治疗观、治疗思想与优势等各种方法与手段，着力使其体系化、系统化、便捷化，且其表达需与现代语境相契合，治疗措施的具体操作要尽可能带有现代气息，积极揉入现代科学技术成分。

尤其须重点发展癌症、心脑血管疾病、代谢性疾病、老年性疾病、难治性疾病等的治疗及调整，包括少（无）创伤性的有效治疗方法。且应深入社区，普惠百姓。老百姓只有了解了、受惠了，才会追从、拥戴、支持，中国医学才有动摇不了的"根"。因为他们的需求，才是中国医学赖以生存的真正肥沃土壤。

---

[1]　中国科学技术协会学会学术部.中医药发展的若干关键问题与思考[M].北京：中国科学技术出版社，2010：6-9.

4. 主动地适应及引领 注重中国医学的主体性建构问题，并基于此制定发展纲要。高层应强调医学观的构建，以"守住健康"为宜。中层可倡导和营造健康的生活环境与方式，并结合现代生活特点，总结出适合当今中国人和谐、合理、健康的生活环境与方式，积极加以倡导和营造。努力就相关的健康问题进行前瞻性研究（如体质、未病、亚健康的研究与干预等），重点落实在通过生活方式的优化，有效防范心脑血管病、癌症、代谢性疾病、老年性疾病等当今常见病。在中国医学的"治未病"（病前防范）上，配合"和谐"理念的世界性宣传推广，做出普世性解释与推广[1]。

学科共同体，需要有一个可以共同对话的语境与平台。随着中华民族的全面崛起，随着我国国际地位的提高，世界医学的反思性趋势，包括中国学术界也在建构中国理想的图像及风范，讲究中国学术范式的重构。这些也为中国医学做出主体性建构提供了很好的契机。

四、"长尾理论"：简、便、廉的可靠支撑

各国各地有不同的喜好，有些涉及健康及养生，无所谓对错，只是民俗及习惯而已。但既然认定健康是种生活方式，对此也值得分析。

1. 异趣习俗背后的利弊剖析 前面提到的美国是全球维生素消费的主体，大店小铺常都有卖维生素的销售点。数据表明，全球维生素（含膳食补充剂）销售总额为1 153.91亿美元，其中美国销售额为334.77亿美元，占29.01%。美国单品维生素E的销售则占全球销售总额的39.05%。日本的资料提示，2019年日本维生素（含膳食补充剂）市场销售710亿日元（6亿～7亿美元）。2020年中国的维生素销售总额约37亿美元。至于维生素的利弊，颇有争议[2]。我们强调若是从天然食物（如新鲜果蔬）中摄取维生素，多多益善。至于产业化、合成了的维生素，小剂量无效，过量都有负面效应，故需谨慎。美国人之所以迷恋维生素，另有他因——与成功的商业化推广密不可分。日本人均维生素消费量只是美国的几十分之一（基线不一，无法换算），日本的抗生素用量也仅为中国人均的9%，而其人均期望寿命却远高于中、美。原因是多方面的，不一而足。至少日本国民有个喜用汉方制剂的习惯，不少医师（不仅仅是汉方医师）也愿意推荐汉方制剂，而不是动辄使用抗生素。日本大小超市及药房里都有汉方制剂销售，就像是中国的油盐酱醋等生活必需品。这或许可以部分地解释上述之惑。这些事实也值得

---

［1］ 中国科学技术协会学会学术部.中医药发展的若干关键问题与思考［M］.北京：中国科学技术出版社，2010：6-9.

［2］ 丁腾.日本汉方药产业发展现状分析及思考［J］.中国现代中药，2018：7-12.

中国国民深思。

2. 从日本汉方制剂，看宋代的"太平惠民局"　20世纪60年代后，由于社会老龄化加剧，也因为常规西方医学之局限，汉方医学在日本有所复兴，典型的就是汉方制剂之勃兴。1987年日本官方认定准许市场销售的品种已达147种，一度销售巅峰为1 848.79亿日元（1992）。但因某些药物（1993，小柴胡颗粒）事件[1]极大的负面影响，导致有所下滑。2015年，日本汉方药物销售为1 670亿日元（约百亿人民币），虽没有达到原来水平，但相比较维生素也占有不可小觑的市场份额。数据显示，2015年单品销售额居首的"补中益气汤"为85亿日元（约5亿人民币），排在第10位的"五苓散"也有35亿日元（约2亿人民币）。日本官方颁布的《一般用汉方制剂承认基准》中，批准的汉方处方达294个，有近百个单品销售额上数亿日元。此类现象值得重视及分析。

日本的这一现象，不禁使人想起了中国宋代的"太平惠民局"。1076年，宋政府以官方名义在汴梁（开封）开了药局——"太医局熟药所"，俗称"卖药所"。这是王安石变法中的举措，由国家实行对医药购销专卖，以打击医药界的非法作为，以利于平民百姓，且对"特困"及穷人等有优惠，体现了大宋政府的救助政策，并能确保药品的质量。"卖药所"至1103年时已有7所，后改名为"太平惠民局"。后世对这一做法评价颇高，体现出中国仁政的一贯特点：太平、惠民、简、便、廉，让医药能够惠及芸芸众生。在今天的中国医学"再出发"过程中，完全应该承启"卖药所"精神，让其发扬光大。

3. 几个案例引发的思考　类似"卖药所"之便利，笔者有太多案例可以举证。笔者所诊治的主要为肿瘤患者，肿瘤患者即使走出了癌复发转移的恐惧，还是会心情忐忑不安，也确有不少中老年患者存在着这样那样的生理偏差，需长期调整。此时，笔者就是借用历史上"太平惠民局"的方法，简、便、廉地加以解决。简述3个案例。

20世纪80年代，笔者的一位邻居常年慢性咳嗽，痰多气喘，到冬季即加重。笔者制定了调理方案，感染发作时以中药汤剂重点控制痰喘咳嗽，春、夏两季则以丸药为主，一半剂量的二陈丸，配合苓桂术甘丸或参苓白术散，交替服用。用药2个月后，其主诉痰喘明显减少。患者当年夏季的急性感染明显减轻，冬季基本无须住院。治疗根本即为中国医学的两套措施："培土生金"（通过补益脾胃来改善慢性肺疾）、"冬病夏治"（急则治其标，缓则治其本）。冬季易感染，到夏季借丸药逐步改善体质，增强抗御感染能力，可大幅度减少冬季感染的概率。

第二位患者有长期吸烟史，患慢性阻塞性肺疾病多年，72岁时患晚期肺癌，手术后

---

[1]　一家日本药企对我国小柴胡汤研究后制成小柴胡颗粒，由于效果显著，很多人出现肝炎等都会选择使用该颗粒，有位患者甚至在3年期间服用了1 500包小柴胡。由于滥用，患者出现毒副作用，一些患者出现肺炎，甚至死亡。遂该药被查处而遭到抵制，生产该药物的公司也破产了，一度引发了对中医药的信任危机。是药三分毒，故强调需专家指导。

无法化疗,痰多咳嗽,全身症状明显。笔者初期予中药汤剂调理,其一直坚持服用了10年,许多症状得到缓解。故同意其暂停服用汤剂,以丸药控制。并建议其冬季到南方居住,夏季回北方居住,以防范因气候诱发感染。其怕冷明显,夜尿频频,属阴阳两虚、脾肾不足之证,此时完全借助丸药得到改善。笔者建议其酌加半量的六味地黄丸,晚上服;半量的金匮肾气丸,白天服;痰多时加小青龙冲剂等。患者精神抖擞,体质明显改善,无特别异常。

第三位患者为一位中年女性,患乳腺癌、宫颈癌,顽固性失眠。个性焦躁,更年期症状明显,虚汗频频。服用抗焦虑药已多年,仍睡眠不好、烦躁。治疗初期,笔者建议她待情况稳定后再慢慢停用抗焦虑药。笔者在控制其癌症症状的同时,加入几味中成药,慢慢培本。一是天王补心丹,可长期服用,半量即可;二是若烦躁易发火,则配合加味逍遥丸,剂量可根据自身感受调整;如果自觉"火气大",再加服知柏地黄丸。且告知其不求速效,但求培本,巩固根基。患者半年余似乎有所改善,一年后症状明显改善,情绪判若两人,体质也大有增强。

中医经典方剂中,有很多历经千年临证考验、疗效确凿的中成药。不仅可以治病,还可改善体质。培本壮体,稳定根基,因人而异,服用方便,真正是简、便、廉。在今天的生产管控条件下,其质量也完全可以得到保证。

4. 互联网 + 长尾理论:新平台、新契机 笔者的上述见解,一般民众定会举双手赞同,但商家们可能兴趣有限。因为传统中成药的确"利"非常薄,按传统方式零售,无法维系,而一些昂贵的中成药,不管有效无效,商家拼命炒作。这是竭泽而渔,透支未来,等同于饮鸩止渴,是不可能久远的。

据米内网提供的数据显示,2021年中国实体药店终端销售中成药超过千亿元,近200个品种销售过亿元,3个单品销售过了10亿,可喜可贺。其中,有58个产品年增速超过了10%。其中27个为独家开发的新产品,值得肯定。但如果兼顾一下从汉代张仲景的经方到清代的名方良药,进行二次开发及推广,结果会怎样呢?我们需要的是全新的商业思路、气度及眼光。

网络兴起后,美国商家提出了"长尾理论"[1],认为只要广为传播,小众产品也会有巨大市场。以前看似需求较低的产品,只要有卖,就会有人买。研究提示,这些需求和销量不高的药品所占据的共同市场份额,可以和主流产品的市场份额相当,甚至更大。因此,完全可以在这一方面做出尝试。既然是药物,就必须配合一定的专业指导。

---

[1] 长尾理论是网络时代的新理论,指只要产品的存储和流通渠道足够大,需求不旺或销量不佳的产品所共同占据的市场份额可以和那些少数热销产品所占据的市场份额相匹敌,甚至更大,即众多小市场汇聚成可产生与主流相匹敌的市场能量。

借助互联网，依托长尾理论，在专家指导下，把数以千计的良方好药适身定制推荐给国民，起到纠治某些体质偏差，改善某类症状，防范某些病症，优化体质作用，这才是对国民健康的培本托底、保驾护航之举。巨大的商业利益也定会随之而来。

"非不能也，而不为也"，我们需做的是摒弃短期暴利思想，精耕细作，严格管理，细水长流，服务为先，随时跟进，配合线上线下的专家指导。也许多数国民将中国医药视作可在专家指导下适身定制的呵护健康之品，这一天实现之日，也就是中国医药学五大优势充分兑现之际[1]。

让良方好药成为个性化呵护中国国民的"维生素"，我们将为此而努力。

---

[1] 中国医药学的五大资源，是国家层面归纳出的结论性意见。它涉及独特的卫生资源、潜力巨大的经济资源、原创性的科技资源、优秀的文化资源和重要的生态资源。

第 十 六 章

疑难病症：需要全新的对策及思路

让医生做出正确诊断的不是检测报告，而是敏锐的直觉！

——（美）悉达多（《医学的真相》）

作为一门应用性科技，中国医学只有在解决一些世界性难题中发挥一定作用，才能勇立潮头，披荆斩棘，继续前行。中国医学不仅蕴含着"解难题"的某些方法措施，也是认知世界的一种视野、一个角度、一类方法。只有认知了世界，加以分析判断，才有助于"解难题"。认知与应用密不可分，"解题"首先需"识题"。解医学领域的各种疑难病症，首先需对疑难病症有所了解，才会有新的对策和思路。

一、另类眼光审视疑难病症

1. 疑难病症：慢性病＋多环节＋难控制　所谓疑难病症，首先要有所界定，是指经长期且常规治疗，效果不好的慢性疾病。其次强调涉及多个环节或功能，常不局限于单一领域。单一系统的病症，每称"顽固性病症"，如血压控制不好称"顽固性高血压"，血糖控制不佳称"顽固性高血糖"。但此时纳入"疑难"也未尝不可，因为控制不住，就是"疑难"。这只是个认识的尺度把握问题。再次，还须排除下列情况：① 如已明确了的基因性遗传病变，不属此范畴。② 急性多脏器损伤后，经外科或急诊抢救后病情平稳，也不属此范畴。

2. 疑难病症与"个体性疾病"　中国早在秦汉之际（2 000多年前）的《黄帝内经》中，就明确把疾病分成两大类：内伤（"生于阴"）、外感（"生于阳"）之别。稍后的《伤寒杂病论》又增加"不内外因"，计三类，成为经典的不刊之论，至今仍熠熠生辉。

20世纪70年代，琼斯（T. Jones）认为常见疾病可分两类：一类是非特异性的、植动物均可发生，如感染、寄生虫病、中毒、营养不良、新生物形成、发育缺陷等，另一类则仅见于人类之病，如与大脑相关疾病、一些代谢性疾病等。非特异性疾病中，有很多疾病，人类的发病率远高于哺乳动物。特异性疾病中，更是有些以前发病率不高，甚至罕见，而近来显著增高的疾病。特别是各种慢性疾病，涉及遗传性疾病、生活方式病、心身疾病及伴随着衰老而出现的退化等[1]。

上述的疑难病症界定，似乎与近年来兴起的"系统医学"中的"个体性疾病"（personalized disease）有所吻合。系统医学（systems medicine）认为，各种疾病可分两类：一类是标准疾病，即可普遍化的疾病，如任何人所患的冠心病，都可用统一尺度及方药来解决；另一类则是个体性疾病，只对该患者个体有意义，不可泛化。前一类患者充其量不到60%～70%，且往往只见于早期患者，临床上大量的个体性疾病比比皆是，往往反复求治而不愈，并且经常多种病症夹杂在一起，故更应该称其为"疑难病症"。这类疾病是临床难题，也是严重威胁人类健康，并大量消耗社会医疗资源的顽疾。中国医学应更多地发挥破解难题之功效。

3. 慢性病"现象学"的十大特点 鉴于慢性病已构成当今临床的最大危害，但中国主流医界仍以应对急性病方式处置（对此《柳叶刀》2011年曾婉转地批评中国，在认知及措施上都显被动，捉襟见肘）[2]，故亟需理性上提升认识。笔者基于中国医学精华，结合多学科见解，对慢性病率先做些理论分析阐述[3]，以此作为疑难病症认知之铺垫。

通常，慢性病都属于中国医学所说的内伤杂病范畴，其现象学层面的主要特点似可归纳为如下十点[4]：① 病程早期常发展缓慢，不知不觉。② 初期可无任何典型症状，或者症状不典型。③ 发病及恶化大都与生活方式（含情绪及心理）密切相关——如劳累后，或情绪激动后，病情明显加剧。④ 病理进程难以预计，有时甚至会停滞在某阶段。⑤ 有时虽然内在病理在急剧恶化，但无明显症状。⑥ 如果存在疼痛或功能障碍，可能是持续性的，但常常明显受情绪影响。⑦ 生物学检查结果常与并发症或疾病进程关系不大，指标不一定反映病情。⑧ 自我感知的症状严重程度常与实际病理损伤不成正比。⑨ 病情轻重程度或进展快慢常受制于自我情绪及环境等因素。⑩ 慢性病多数不可治愈，但可控制。上述十点，再加上常规的中西医治疗方法不容易控制，且涉及多脏器伤损、多环节病变等，中国医学认为的疑难病症之现象学画像，雏形已具。

4. 应对总原则：求之以缓，不讲治愈，只讲控制 疑难杂病的上述特点，决定了其防控思路及纠治措施与一般病症明显不同，其总原则似可确定为[5]：① 大多数不强

［1］何裕民.从"心"治癌［M］.上海：上海科学技术出版社,2010：6-7.

［2］China's Major Health Challenge: Control of Chronic Diseases[J]. Lancet, 2011, 378(9790): 457.

［3］何裕民.慢性病：需要新的理论解释模型［J］.医学与哲学,2018,39（10B）：1-5.

［4］何裕民.慢性病的临床特点及其合理对策：以癌症治疗康复实践为例［J］.医学与哲学,2012,33（10B）：1-4.

［5］何裕民.慢性病防控措施需要全面评估［J］.医学与哲学,2015,36（11A）：96.

调痊愈,但可努力加以控制,防止其发展及恶化。② 强调多种治法合理配合。如短期内使用小剂量激素以控制症状,未尝不可,但需考虑好激素撤退措施。③ 疑难病症随时可能发生变化,不可掉以轻心。需强调随时监控,须让患者做好思想准备,进行长期综合纠治。④ 疑难病症不能忽略轻微征兆,以及与时令节气等变化相关的病情起伏,但也不宜过分渲染某些症状。⑤ 患者必须要有心理准备,疑难病症之控制或改善是一个漫长的过程,绝非一朝一夕所能成。⑥ 症状严重时,宜更多地强调姑息性的调整。⑦ 对患者进行治疗性教育十分重要,需提高其健康意识、自我保护及防范举措,还可提供类似病情康复者的案例,以为示范。⑧ 帮助患者确定合理的治疗康复方案并指导其认真实行,比只是给予药物或手术治疗更为重要。⑨ 疑难病症的防治需从多环节切入,整合多种疗法或措施,包括生活方式改善等,不能仅依赖特效药。⑩ 需确保给予患者心身同治和社会支持等。需特别强调的是,对疑难病症疗效的评估,不应该以生物学指标为主体,而应该以患者的主观症状和自我感觉为主,参照生物学指标。

二、铺垫：慢性病及疑难病症的另类认知

借助其他一些学科的知识或成就,对错综的慢性病及疑难病症进行理性解读及深刻认识,是必不可少的。

1. 慢性病"成因"的演化医学观点　按照当今西方医学的主流看法,疾病体现出明确的线性因果律——常是由某种或几种病因导致的结果,这种思路在诊疗系统医学所谓的"典型疾病"时,常游刃有余。但在诊疗大多数慢性病及疑难病症时却此路不通、时时受阻。大多数慢性病(尤其是疑难病症),都不是简单的线性关系。故需做出全新思考,深化对慢性病及疑难病症的认识。

中国医学认为"天人合一",人是天地演化的结果,人类之病也一样。"运气学说"[1]就有部分涉及这些机制的内容。演化(曾称"进化")医学(evolutionary medicine)认为,今天主流医学对病因大都囿于"近因解释"(proximate explanation),只是看到眼前及近期的一些事实,如因为吃了这个,接触了那个,所以病了。这构成了当今病因学主体,能解释部分现象,却不能解释大多数事实。从"演化"角度,似应放在

---

[1] 运气学说,是中国古代研究气候变化规律,以及气候变化对自然界的动植物生长发育,人体的生理病理、疾病种类,甚至人类社会的吉凶悔吝等方面影响的学说。运气指木、火、土、金、水五行和厥阴风木、少阴君火、少阳相火、太阴湿土、阳明燥金、太阳寒水六气,故又称五运六气。运气学说认为,根据天文历法可推算出一个具体年度和季度的气候、物候、人体生理反应及疾病流行的情况,并据以决定防治方针。

更为宽广的背景下思考此类问题，以期揭示得更为深刻全面。例如，为什么近代人或某类群体的人会更易罹患某些疾病？为什么此类病的发病率会突然明显升高？可以说几乎所有的慢性病及疑难病症，都存在着演化意义上的深层次原理，都需结合演化的视野，进行新的思考与解释[1]。

如以乳腺癌、卵巢癌为例，尽管癌组织病变中确有基因突变存在，近几十年来在富裕国家（包括中国）此类病症骤然剧增，似乎还应考虑其他一些因素。例如妇女的生育模式发生了剧变。几十年前，妇女初潮晚，绝经早，且易频繁受孕。平均一生养育4～6胎不稀奇，10胎以上也很平常。因此，女性一生月经周期一般不会超过150次。现在生活条件优渥，女性初潮提早，绝经变晚，一生中月经周期达300～400次之多。月经周期倍增同时，却是生育胎次的骤减。其代价就是生殖器官一次次受到刺激，却得不到彻底释放（怀孕及哺乳被认为有释放之作用），遂癌变的概率陡增。又如，150年前呼吸道过敏只困扰全球千分之几的人群，但现在却有超过10%的人群大受其害。而且涌现出许多怪异的、症状少见的过敏性疾病。外周中异物刺激倍增是近因之一，而人类普遍少动，体质及脏腑弱化，与自然相处的机会骤减等，则是促其演化的潜在动因[2]。对策若仍旧拘泥于常规的医学措施，必将南辕北辙。

2. 钟摆样效应：摇摆时有所偏差　以癌症为例，英国医学科学院院士、白血病专家格里夫斯（M. Greaves）强调，癌本质上是生命演化产物。自然选择、适应等促使细胞不断演化与适应，故只要有进化，就会有癌。生存条件的骤变导致偏向不利方向的演化（摇摆）概率大增，遂使癌发病率直线飙升。[3]

还有一些医学家，如尼斯（R. Nesse）、威廉姆斯（G. Williams）、伊顿（B. Eaton）等认为："可以用一种全新的有价值的观点来了解复杂多样的医学问题，如肥胖、糖尿病、心脏病、骨关节退行性病变、妊娠综合征、近视和老龄化问题。"[3]核心是不仅根据近期或直接之因，而看作是生物学原有特征与生态改变及人们快速习得的新生活方式、饮食结构间不相适应所导致的后果，也就是适应不良之恶果。

生命是演化之果，但演化绝非完美。自然选择塑造了强壮之体，似乎尽善尽美，但也留下不少瑕疵，存在"一大堆低级的设计缺陷"。很多慢性病就是这类缺陷之恶果[3]。有医学专家甚至认为，人体本身就是一场"精心安排的妥协"。机体为了其他收益（早期的或短期的）"做出一种无可奈何的让步""凡有收益，必有代价"，某些方面变得强大，只能使其他方面变得脆弱。一则原本机体有"设计缺陷"，二则常需"妥协""让

［1］（美）伦道夫·尼斯，乔治·威廉斯.我们为什么会生病［M］.易凡,禹宽平译.长沙：湖南科学技术出版社,2018.

［2］何裕民.慢性病：需要新的理论解释模型［J］.医学与哲学,2018,39（10B）：1-5.

［3］（英）麦尔·格里夫斯.癌症：进化的遗产［M］.闻朝君译.上海：上海科学技术出版社,2010：34.

步"，三则演化适应需假以时日（进化太快，演化不及，导致现代慢性病高发），因为"适应机制只在孕育它们的条件下才体现得最充分"[1]。这些就是某些慢性病的基本病因。

人类无法干预或阻断演化进程。故对这类已知有演化机制参与其间的慢性病，对策不是去干预或改变演化进程或方向，而是应借助生态学视野，做出更为有效、更加综合的医疗应对措施。

3. 熵增原理，互动中尽可能争取负熵 慢性病的一大特点是"慢"，病理损伤的过程缓慢，且一般不呈匀速发展，有时加速，有时停滞，甚至有时逆转，全看宿主的综合状态。

对此可借热力学"熵增"理论来认识。"熵"是热力学表征物质性状的参量，以度量体系混乱程度，某系统的混乱程度越高，熵值就越高。所有自然现象都是熵增过程，最终都将走向沉寂。热力学第二定律认为，生命现象是例外，生命一直维持着低熵奇迹。生命活着时，总试图保持高度有序状态，各器官和系统之间协调运作而井然有序。以热力学术语，熵代表着无序，负熵代表着有序，生命在与外界进行交换时，可从环境中不断吸入"负熵"，故生命以负熵为生。慢性病可借"熵增"理论解释，可逆的康复过程就是吸纳"负熵"[2]。凡影响生命之要素都属熵的范畴，如"信息熵"之类。后者可解释心理、认知等的作用。

熵只是抽象的指代。许多因素都可纳入"熵"视野。我们提出慢性病的"同花顺"原理[3]，其之发生发展，往往是基因变异、持续压力、免疫偏差、饮食不当、代谢失衡、环境污染、不良嗜好（如抽烟、酗酒）等诸多因素之叠加，就像是抓了一手连号黑桃，最终酿成"蝴蝶效应"。一系列因素是积累到一定程度后才触发的，也称此为"沙堆效应"，海边玩堆沙子时，开始沙子可一直往上堆，形成小沙丘，直到最后一粒沙子（看似偶然小事件）放上后，诱发整个沙堆"崩溃"，成为"压死骆驼的最后一根稻草"[3]。许多慢性病的病理过程都是如此，偶然中有必然。突破阈值后就触发了慢性病的加速度过程。

4. "分形理论"：疑难病症背后有共同规律 早年笔者曾对《中医内科学》耿耿于怀，看到诸多内科杂病及疑难病症的病因不外乎内伤七情、饮食劳逸、房事不节、操持过度等，曾认为这是中国医学没升华为科学的"短板"所在。随着临诊增多，不再这么简单地看问题。

希波克拉底曾认定"阳光、空气、水和运动是生命和健康源泉"。此认知与中国医

[1]（英）麦尔·格里夫斯.癌症：进化的遗产[M].闻朝君译.上海：上海科学技术出版社,2010.

[2] 何裕民.慢性病：需要新的理论解释模型[J].医学与哲学,2018,39(10B)：1-5.

[3] 何裕民.何裕民话肿瘤[M].北京：人民卫生出版社,2015：33-36.

学思想同趣，都从特定层面揭示了生命、健康、慢性病、疑难病症的统一图景之要素。它们是相互关联的，各自间起着协同作用，只是程度与意义略有差异而已。这为人们认识并防范纠治这些千变万化的复杂问题，提供了基本思路及抓手。"万物之始，大道至简，衍化至繁"（《道德经》）。今天常见的慢性病，包括疑难病症，尽管症情错综异常，但其核心要素不外乎就是这些。如这些疾病发病过程中，常存在着代谢异常（饮食结构不合理），起着40%～60%的作用，且往往是饮食过甚，代谢不及所致。因此回归正常饮食就是控制此类慢性病的重要一环。基因研究提示人类51种常见癌症——包括70%结肠癌、50%肺癌、40%乳腺癌等的患者中，都存在着异常的p53基因。虽然各种慢性病临床表现及机制千奇百怪，但万变不离其宗，还是有基本规律或特点可循的。《黄帝内经》曰："知其要者，一言而终；不知其要，流散无穷。"对于深入揭秘慢性病及疑难病症之机制，并做出有效应对提供了方法论上的契机。

自然界普遍存在这类现象。科学家曼德尔布罗特（B. Mandelbrot）据此提出了"分形（Fractal）理论"，揭秘这类规律，并将其发展成科学理论。他发现自然界各种混沌错综现象背后，如海岸线、山形、河川、岩石、树木（叶）、森林、云团、闪电等都隐藏着某种秩序和规律。如极其蜿蜒复杂的海岸曲线就存在着局部形态和整体态之间的相似性。借助"分形理论"，再来看看慢性病成因之中的"规律"，及其应对措施之中的几大块要旨，是否可以有所"顿悟"？[1]

5. 从有机论、结构论，到可塑论　表层解释背后自有深层次的哲理。西方讲究"结构论"和还原方法，认定身体及其疾病均是有某种结构特点所决定的，且结构一旦固定下来便很少改变。中国医学则强调"有机论"，万物都是在演化适应中形成的，其结构瞬息可变。这也成为中西医学的一大分野，各有短长。结合临床，太多患者运用综合性（非征服性、创伤性）措施后，居然几近完全恢复。笔者反复遇见多位患者，遂特别关注脑的病变（如血管性痴呆）。学界认为大脑有一定可逆性，2016年全国学术会议上提出了"可逆论"，此论对慢性病防治来说意义突出。

可逆论介乎有机论、结构论之间，更有助于解释一些生命现象。结构本身是演化而成的，演化过程体现着有机趋势，因为自然本身是一个整体，而结构一旦相对固化，常较稳定地体现出一系列特征。演化有"钟摆样"效应（在趋向于"好"与"差"之间摇摆），有"长时效"和"短时效"之别。也许，以往的医学界只是关注短时效的，且趋向于差的病理演化（如脂肪堆积严重最终可致脏器不可逆损伤），却忽略了同时可能存在着长、短时效交替摇摆，且有可能趋向于复原的康复过程。为什么不创造条件，促使其某种程度之"可逆"呢？当然，"可逆"是有条件的。临床上，想趋向好转性的康复与

---

[1] 何裕民. 慢性病：需要新的理论解释模型［J］. 医学与哲学，2018，39（10B）：1-5.

回归,都是需要创造条件的[1,2]。

我们之所以从演化学说、钟摆说、熵增说、多形理论等展开论述,是因为用以前科学所强调的简单性原则,希望用简单还原论及线性因果联系来解释一切的方法,是有弊端的。慢性病及疑难病症的发生发展,需全新的解释,从多个角度做出思考。这些解释虽只是某方面的,但足以丰富我们对慢性病和疑难病症的认识,有助于"解难题"和"破难题"。中国医学的现代"再出发",首先需开放胸襟,吸收新知,融会贯通,深化认识。

三、疑难病症的"五行调控"理论

中国医学对生命调控机制有着"中国式"的解释,并且有几套解释理论。在此仅就五行学说调控机制做一些阐发。

1. 五行学说,一套解释工具　全国几个版本的统编教材《中医学导论》中都明确提出,阴阳、五行学说是中国医学的"方法论",是一套集说理、归类及解释为一体的认识工具[3]。在一本笔者主编的统编教材中,其小标题为"五行生克——系统方法之蓝本"[4]。

基于殷商时期的"五方"概念,《尚书·洪范》发展成"五行"观,后经学者们推衍发挥,在秦汉期间演变成影响久远的"五行"学说。所谓"五",指木、火、土、金、水五种事物。所谓"行",有两层含义:一指"行列"、次序,二指运动变化。故可以归纳性地说"五行",指的是木、火、土、金、水五类事物的相互联系及其运动变化[3],本质上是一套解释工具。

其基本假设是:世界是由五种基本物质组成的,故最后也可集合成五大类。每一大类物体之间有着某种互渗性,如春天、绿色、肝脏、风都有木的属性,这四者间就存在着某种互渗性。五大类事物两两之间则有着不同方向及类型的互动关系,从而整个世界(天下万物)组合成一个密切关联的整体,你影响我,我制约你,相互纠缠,在整体的互动与关联,以及各种各样的反馈调节机制中,维持着动态起伏及自我趋于稳定。打个不是很确切的隐喻,自然界也好,生命也好,就像航行在大海中的巨型大船,海浪、飓风及船体内多种因素都诱使船体发生剧烈颠簸,左右晃动,前悬后坠。但船有多重协

[1]　何裕民.慢性病:需要新的理论解释模型[J].医学与哲学,2018,39(10B):1-5.

[2]　何裕民.慢性病的临床特点及其合理对策:以癌症治疗康复实践为例[J].医学与哲学,2012,33(10B):1-4.

[3]　何裕民.中医学导论[M].北京:中国协和医科大学出版社,2004:23.

[4]　何裕民.中医学导论[M].北京:人民卫生出版社,2012:74-75.

调平衡机制，可在相互反馈中加以消解，使船能将颠簸晃动控制在一定限度内，依旧能够破浪前行。若是太大的风浪或协调机制失灵，船就倾覆了。故在此意义上强调"自然有智慧""生命有智慧"，在漫长的自我演进过程中，它们自身逐渐发展成熟了这套机制，本身是一类通过协调而趋稳的机制。故20世纪80年代末，我们就强调借助五行生克，中医学家每可更多地致力于不同事物之间相互关系的研讨。这一点对于复杂的医学研究来说，至关重要。[1,2]

正是由于五行学说的五大系统整合观念，与气一元论（"通天下一气耳"）及阴阳学说（天地阴阳交感等）一起，共同锻造出了中国人早熟而坚不可摧且自洽的整体观，万物相通、命运与共的"齐物"思想才会根深蒂固。

2. 五行：表征动态关系的"符号" 几乎所有人刚刚接触到五行学说时，都会滋生出鄙视感，认为太落后，会排斥之。笔者好友袁钟也曾谈起过这种感受，课堂上听着听着，没法接受阴阳、五行说法。但随着认识的深入，了解了其旨趣后，常会有豁然醒悟之感。

五行"应该理解为代表相生相克动态关系的符号。所表明的是事物之间的互相作用和循环作用的关系，而且永远是动态的"。[3]"假如能够忘记金、木、水、火、土这些真实的物质，而只看作是一个符号体系，就有可能经过改革而发展成有助于分析复杂综合的医学问题的解释系统。"[4]

"五行"只是个解释模型。五个、六个，还是十个系统并不太重要。重要的是大自然本就存在着多重、大小套叠的自我调控系统，大系统里套有小系统，小系统里还有小小系统，相互间盘根错节，演绎成庞大而自控的系统（"生态"），认识到这一点并善加顺应及调节，才是最重要的。

3. "反馈–调控"之最佳模型 古代中国学者（包括中医学家）凭借五行学说，试图说明世界的物质属性及其特点，希望对各种事物现象，包括人体脏腑组织的特性及表象做出分类、归纳和解释，并以此探讨各不同事物之间，包括脏腑器官间的相互关系，追索事物运动变化的机制及规律。

例如，中国医学借助五行，将复杂的人体组织结构归为以五脏为中心的"五大系

[1] 何裕民.差异·困惑与选择——中西医学比较研究[M].沈阳：沈阳出版社,1990：183.

[2] 我们研究表明,五行学说萌芽于西周,有些思想形成于春秋战国,战国出现的相克、常胜、无常胜理论是其顶峰,西汉的董仲舒完成了五行相生概念。因此,该学说趋于成熟。它有个漫长的完善过程,大概经历了七八百年时间,先前只是单纯的数字归纳模型,后演变成探讨复杂关系的解释模型。参见：何裕民,张晔.走出巫术丛林的中医[M].上海：文汇出版社,1994.

[3] 何裕民.五行源流考[J].中医研究,1992,4：7-10.

[4] 赵汀阳.中医问题的要害[N].新京报,2006-11-18.

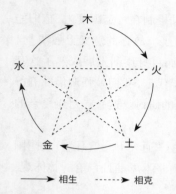

图16-1　五行相生、相克示意图

注：所谓相生，指一事物对另一事物有促进作用，顺序：木→火→土→金→水→木→；所谓相克，指一事物对另一事物有制约作用，顺序：木→土→水→火→金→木。这样一来，五行中所有一方与其他各方都有四层关系：我生的，生我的；我克的，克我的；相互间成为一个循环、互动、渗透牵制的环，一个系统反馈之模型。

统"，并以五行属性来阐发它们的生理、病理特点；进一步以五行的"相生""相克"，生克的"常胜"与"无常胜"等来说明五大系统间在生理上相互协调、病理上互相影响和转变的规律，从而形成了中国医学特有的以五脏为中心的"藏象学说"。

该学说认为，体内有五个脏器最为重要。一般脏器围绕着这五个脏器，众星拱月般地形成"五大系统"（心、肝、脾、肺、肾），这五大系统又分别提携着相关器官。五大系统相互之间存在着密切的关联性，表现为"相生""相克"两大类型："相生"指"你促进我""我推动你"，套用系统论观点，则是系统的"正反馈"机制；"相克"则是"你抑制我""我约束你"，类似于系统的"负反馈"机制。通过体内大大小小"正、负反馈"机制（且通常以"负反馈"为主），加上人体五大系统又与外界自然的大系统互渗互联，遂整个世界一体，相互影响，相互关联，且不断动态调整，这就是五行学说的核心（图16-1）。

这里，先插一段趣闻。改革开放初期，同济大学请来了一位德国系统论专家讲课。专家讲到了正反馈、负反馈等概念。课后提问时有学生举手，说其讲的与中医五行很相像。那位专家很是好奇，遂提出要来笔者所在的学校交流。当听到对"五行学说"（特别是"相生""相克"机制及其关系等）的解释后，该专家赞叹不已，认为"五行"才是真正的系统调控模型，且是最佳的调控模型。

20世纪80年代中期，中医学界有一股思潮，多学科研究中医学。有不少数理专业的学者，花了很大精力，试图用更好的模式来替代五行，结果都失败了。结论是除"五"之外，还没有一个自然数能建构出如此自洽且自我多向调控之模型。那时期，此类偏重于数理研究五行的论文很多，很有趣味。

在上述的"五行"调控模型中，系统论的整体性、连续性、有序性、反馈性和动态性等都已雏形显现，其精神实质与现代系统论有着惊人的相似性。故有充分理由认为，五行学说是现代系统论之原始形态，是中国古代的普通系统论。

4. 靠多重生克机制，生命在微调中维持康宁　中国形成了自己独到的生命科学之理性认识。认为"动而不息"是生命的基本规律，生命靠多种生克（"反馈"）机制维持着。生命和外界又有着密切的关联性，"非出入，则无以生长壮老已，非升降，则无以生长化收藏。是以升降出入，无器不有"（《素问·六微旨大论篇》）。生命内在又是个大系统，内含许多子系统，牵涉很广。五脏六腑间借助五行生克等机制，大小系统相互协调、相互制约、相互反馈，维持着动态平衡。生命体保持着稳定及康宁状态，但绝不是没有波动及起伏，只是这类起伏波动常局限在一定范围之内。一旦"气有余（某环节偏离过甚），则制己所胜而侮所不胜"，"其不及（某环节偏弱），则己所不胜，侮而乘之，己所胜，轻而侮之"，故强调："五运（行）阴阳者，天地之道也，万物之纲纪，变化之父母，生杀之本始。"（《素问·天元纪大论篇》）这是大自然（含生命）的基本规律，也是其智慧所在。

中国医学借助五行等解释工具，用生克反馈等机制和互渗关联等思想，解释了生命在适应外界及调节内在变化过程中的常与异。或可把生命隐喻为"大陀螺"，内在套有诸多小陀螺。大陀螺重心很低，转速很快，加上小陀螺同向旋转，则大陀螺很稳健，此时生命体稳健而康宁，如大陀螺重心很高（暗喻衰老趋势等），诸多小陀螺又非同一方向旋转（自我协调机制失灵），或外界遇阻力（病理刺激），陀螺就跌跌撞撞，跟跟跄跄，甚至慢慢地停了下来，停息则意味着生命终止。可借此隐喻、深化对五行生克调控反馈机制在疑难病症发生发展等过程中的作用之认识，并指导完善理性的纠治对策。

5. 疑难病症的纠治：抓住四大环节 慢性病之所以陷入"疑难"之列，有多重原因，主次不一，其之纠治，似可从四个环节切入。

第一，培基，促使根基壮实。比诸大陀螺，就是降低重心，增加旋速，调整体质，加强自身总体协调力。前文提及的严清治疗原本棘手的哮喘患者，就用的是这一招[1]，通过增加体力，减少感冒，改善体质后，很好地控制住了哮喘。这是普遍适用的，借助的是诸如加强锻炼，改善饮食，配合辨证论治调理的和剂局方类适宜成药[2]等综合措施。

第二，借助五行生克之理，利用反馈机制，加以改善。如前述的笔者诊治邻居痰多气喘，动辄感染。发作期中西医结合，控制感染，平素"虚则补其母"，培土生金，健脾化痰，患者感染次数明显减少，效果理想[3]。

第三，吸纳"负熵"，配合治疗。如前述的肾癌保守治疗患者，10余年来接受中医药治疗，通过建立良好的生活方式（负熵化），控制体重，减少酒肉，体重下降10多千克，不仅肿瘤控制稳定，且生龙活虎，比同龄人更壮实，原来的代谢综合征得到了全面控制[4]。其各种代谢指标的控制，不是靠药物的"硬性"征服，而是自我启动了生命功能的"钟摆效应"，使其向利于健康的方向摆动。重视优化调整生活方式，持之以恒，能获佳效。

[1] 参见第十三章中"过敏性哮喘：改善体质，从根源上控制"相关内容。

[2] "和剂局方类适宜成药"是借辨证论治之中成药，长期纠治患者身体状态而起效的一类疗法，见第十五章相关内容。

[3] 参见第十五章中"几个案例引发的思考"相关内容。

[4] 参见第十四章中《相伴九年，与癌共存》：一位善于共处者的总结"相关内容。

第四，综合为主，见是证，用是药，微调之，慢慢图之。就像第十五章提及的那位中年女性患者，身患两种癌症，焦躁加虚弱，且个性有偏差，症状众多。此种情况无法速效，可培本而微量调之，并让其提高认识，自主参与纠治过程，通过多个环节，逐步调整，一两年后，终获良效，体质情况也大有增强[1]。

疑难病症纠治过程中，要意识到生命体本身有着多重自我协调机制，有着微妙的重重反馈，在这些过程中，不是制服一病一症，而是小步慢走，微量调整，并兼顾多个方面。

四、系统医学："负反馈"及"不倒翁"理论

著名学者金观涛，三四十年前因引进并倡导新观念、新知识而为世人所熟悉，著名脑外科专家凌锋也因引领新观念，强调人文医学，且救治了很多看似不治之症者而为世人所推崇。两位学者几年前在《文化纵横》上创导"系统医学"新观念，发表《破解现代医学的观念困境》[2]，又一次引领了社会新思潮，在本身就不平静的医学领域扔进了一枚震撼弹，反响颇巨，也再次引发了笔者对类似问题的关注。

1. 系统医学：破解现代医学的观念困境　20世纪90年代，系统医学起源于中国的中西医学比较研究。在中西医学比较研究中，人们借助老三论（系统论、控制论、信息论）、新三论（散结构论、协同论、突变论）及人工智能等，倡导要以系统思想及反馈机制等来解释生命现象，并指导临床疑难病症的诊疗，逐渐发展成一门新兴学科。

至于系统医学思想源泉，可从19世纪中叶克·贝纳尔（C. Bernard, 1813—1878）《实验医学研究导论》中提出的"内环境"说起，这一概念在转变传统医学思想中起到了启蒙作用。其后美国生理心理学家沃·坎农（W. B. Cannon, 1871—1945）在著作《躯体的智慧》中提出生物体"自稳态"理论，也被誉为是20世纪贡献最大的生理学家。美国学者诺·维纳（N. Wiener, 1894—1964），提出了"控制论"观点，成为该理论创始人。法国学者勒·托姆（Rene Thom, 1923—2002）著有《结构稳定性与形态发生学》，并于1968年创立了突变论等。系统医学思想汇聚成江河，成为一股不可忽视的医学改变力量。凌锋在《医学必须是科学与人文的结合》[3]中对上述源头做出了阐述。

两位学者认为，近几十年来"现代医学'革命性进展'的背后，存在诸多隐忧——复杂性疾病的防治、医患矛盾、医疗伦理危机"等，例如，由于医学基础研究的巨大进

---

[1]　参见第十五章中"几个案例引发的思考"相关内容。

[2]　金观涛，凌锋. 破解现代医学的观念困境[J]. 文化纵横，2018.

[3]　CC讲坛、医管. 凌锋教授：医学必须是科学与人文的结合（视频）[EB/OL]. 2021-2-25. https://mp. weixin.qq.com/s/oq54XEelPChVRLSvjT5tlw.

步，"人们逐渐形成一种信念：只要在基因层次确立各种疾病的原因，就能找到彻底治疗疾病的方法，随着终极病因和相应治疗手段的发现，现代医学必将如历史上有过的革命那样再一次大飞跃"[1]。作为一位行医50余年且十分受患者欢迎的临床医生，凌锋却对此发出了近属灵魂之问：临床常见的"有些，算不算病？该不该治？"哪些病该治，哪些病不该治？连她这位已经行医几十年的老医生都产生了严重的困惑与不解。她强调说，这"不是技术的困惑，而是思想的困惑"[1]。这些警示着人们需破解现代医学在观念上的诸多尴尬及困境。

今天人们常挂在嘴上的说法是："体内的多重病变最好能用一个病因来解释。""这些病包括红斑狼疮、多发性硬化、风湿热和幼年型糖尿病等。"好像从基因水平找到了病因，对这些疾病的治疗就真的发生了革命。其实却并非如此。很多医生甚至感到：近年来，临床治疗的总体水平可能是在退步[2]。临床有太多的慢性病、疑难病症"发病不是由单一因素导致，致病因素往往多到难以用线性因果分析"，而基此所做出的积极介入和干预，反而导致了治疗过程中引起的疾病——医源性和药源性疾病越来越普遍[3]。

两位学者继续指出："除了疾病防治效果的倒退，医学的意义世界也出现了断裂、失落和冲突。""尽管现代医疗技术和设备越来越先进，医患矛盾却愈演愈烈。"如基因水平的发现："很难与临床防治挂钩。"他们引用《自然》杂志2008年得出的结论——"由一种基因导致一类疾病的时代已经一去不复返了。"[4]遂郑重地指出："我们有理由怀疑当下医学的基本框架存在重大问题。""如果不从根本上解决医学理论的问题，医学将无处安身立命。""而这一切的根源是缺乏对关键哲学问题的认识。"[2]

在他们看来，首先要倡导用复杂性观点看待医学问题，"过去被经典科学的简化理性所排除的多样性、无序性、个体性因素重新进入了科学研究的视野"，并认同霍金的见解，"21世纪将是复杂性科学的世纪"[2]。有资借鉴的，是系统医学的思路。系统医学认为"任何疾病都是内稳态的偏离"。内稳态思路可帮助人们"即使不知偏离的原因，控制者并非束手无策，很多时候仍可制订出有效的治疗方案"。

对此笔者深表赞同。以内稳态、负反馈等为核心的系统医学体系，确能帮助临床破解一些难题。凌锋在《CC讲坛》视频中[1]，通过三个案例的解剖，既很好阐述了她

[1] CC讲坛、医管.凌锋教授：医学必须是科学与人文的结合（视频）[EB/OL].2021-2-25. https://mp.weixin.qq.com/s/oq54XEelPChVRLSvjT5tlw.

[2] 金观涛，凌锋.破解现代医学的观念困境[J].文化纵横，2018：2.

[3] 张大庆，程之范，彭瑞骢.20世纪医学：回顾与思考[J].医学与哲学，2001，22（6）：24-28.

[4] Erika Check Hayden. Human Genome at Ten: Life is Complicated[J]. Nature, 2010, 464(7289): 664-667.

的医学思想及系统医学核心概念，又以生动的案例给予大众启示：如何尊重自然规律、尊重生命智慧，来应对难治性疾病。对我们阐发"五行调控"理论来解答疑难病症难题，亦具有很好的支持性说明意义。

2. 正反案例：尊重生命智慧才是最关键的　第一个案例很著名，造成了国际性影响。2002年凌锋治疗了一位刘姓的年轻主播，该患者因海外重大的火车车祸，颅脑外伤，做了3次颅脑手术，一度心跳停止、呼吸暂停，生命指征危急，英国医生已放弃抢救。经凌锋治疗患者渐渐地恢复了正常，自己走出了病房，重新走向了直播舞台。当人们请教凌锋是用什么法宝使之"起死回生"的？她谦虚地说，就是顺势而为，让其一项项生命指征逐渐趋向正常。因为生命是有自我疗愈能力的，每个人都有自我康复之潜能。"但却只有少数医生愿意承认这一点。重症患者的康复往往靠他自身，医生则是起到帮助作用"。凌锋反复强调，用的只是"顺势疗法"，让患者自我更平和地逐步恢复，而不是强烈地去改造它，克服它。此案例使她赢得了很大声誉，也让人们对生命的本质有了全新之理解。

第二个案例也很典型，她会诊了一位食管癌患者。患者住在最好的医院，有很杰出的医师诊治，治疗方案严谨，先是化疗，再是放疗，然后大手术，手术是在颈部、胸部、腹部三个地方同时开刀，完全切除了肿瘤，手术取得成功，但人却没能活过来。用凌锋的话来说："所有方案都是对的。"却根本没有考虑身体是否能够承受，打击后自我的愈病能力如何重建。尽管征服疾病的环节考虑得很缜密，但只是考虑"病"的这一方面，却没有考虑生病的"人"，没有考虑到更为重要的一方面，即机体承受力及自我疗愈潜力等。

显然，这不是技术的困境，而是思维的困境，是认知偏差导致的困境。

3. 百岁老人的康复：负反馈，逐步微调　凌锋的第三个案例更为震撼，她以对其父亲的纠治为例，践行新医学观。其父为101岁高龄的抗美援朝老兵，身患十几种慢性病，因吞咽困难，上了无创呼吸机，血氧仍维持不好，二氧化碳分压低，接近浅昏迷，插了胃管，大、小便失禁。最后医院下病危通知，要求做气管切开。凌锋以系统医学思想为主导，在父亲身上做试验，严密观察各种生理参数，随时微调，并用各种康复手段，帮助其父改善营养，促进体力恢复。在整个康复过程中，始终从维持稳态原则出发，借助负反馈机制，对生理系统（如呼吸、消化、睡眠、精神、运动等）严密追踪、监控、微调，对出现的新问题随时预判，加以纠治，也就是一步步地微调。所采取的措施，尽量不用医疗措施去剥夺本身功能，而是用康复方法。经4个多月的调理，老人终于恢复了，站了起来，走出病房，并唱起了军歌。

凌锋总结说，好的治疗应是个体化治疗，康复是个过程，是不可能一步到位的。强调要微调，要尊重人体的自愈能力，避免过度干预。凌锋借不倒翁之隐喻，来阐发人体的调控机制：可把人看成大的不倒翁，不倒翁里又层层叠叠有很多小不倒翁，一个个小不倒翁，都是调控系统，都有自己的反馈机制。如血压就有上百种机制参与调控，可看成是一个整体，其核心就是借自耦合系统，利用负反馈机制等，趋向于平稳及平衡[1,2]。

五、新思路＋多环节＋多方法：解题疑难病症

1."识难题"：需复杂性思维　前面林林总总就慢性病及疑难病症之解难题罗列了各种思想学说，其起源及历史发展等不尽相同，但有几点一致的看法值得重视。

第一，面对复杂事物，需要复杂性思考，不能简单还原为线性的因果关系链。简单还原为线性方程的，只适合于破解简单的物理（如力学）现象，对复杂世界（如生命）则黔驴技穷。自然界是错综的、盘根错节的，理应用复杂性思维来解答。在中国传统文化中蕴含着不少复杂性思维，阴阳的对立制约及互根互用是其一，五行的生克乘侮是其一，气论的交感相错也是其一[3]，还有易经的八卦图等，它们都以不同形式存在着，我们需要重视它，重新理解它，充分吸取它的养分。须知，对自然界细节的探索，后人借助科学，取得了长足的进步，但对自然界的哲理性总体把握，今人不见得强于古贤，甚至迟钝于老、庄、孔、孟等先贤圣人。

第二，后世的演绎往往带上了科学色彩，这是值得欢迎的，体现着进步及发展。如金观涛和凌锋阐发系统医学时，就借助数学公式来表达，他们为系统医学建立了一个基本公式，推导并不复杂，简述如下：对于生命系统的任何一个稳态，定义输入为x，输出为y，调节功能为k，数学上，我们可以简单地将系统表达为$y=kx$，此时系统稳态值为0。系统受到的扰动分两种：直接扰动和功能扰动，分别记为b和a，经过推导，得到此时的系统稳态值$s=b/[1-(k+a)]$[2]。

第三，中国医学认为生命在五脏调控过程中，体现着五行的生克机制，相生确实是正反馈，相克确实是负反馈。中国医学认为正、负反馈（生克）同时存在[4]，相互佐

---

[1] CC讲坛、医管.凌锋教授：医学必须是科学与人文的结合（视频）[EB/OL].2021-2-25.https://mp.weixin.qq.com/s/oq54XEelPChVRLSvjT5tlw.

[2] 金观涛,凌锋.破解现代医学的观念困境[J].文化纵横,2018：2.

[3] 关于阴阳学说及气论中的复杂性思维，前面已有散在的讨论，在此不再展开。古人看世界都是复杂的、神秘莫测的，故借阴阳、五行、周易等复杂模型示图破解它。是现代科学把整个自然简约化，简约成逻辑、数学及原子构成，这样才能一步步深入。这是一种进步，但从简单到复杂又是另一种进步，表明认识正在螺旋式上升，不断深化。

[4] 就学术思想的形成过程而言，先产生五行的相克思想，约在公元前3世纪，后产生五行的相生思想，成于西汉中期。在产生相克思想的同时，又有着相克的"常胜"和"无常胜"之争。所谓"常胜"，指五行相克是刻板的，"无常胜"则认为不是刻板的，还取决于数量多少等。

益,共同维系着脏腑及整体功能之协调稳定。但系统医学更看重负反馈,因为正反馈会把偏差放大。临床上正反馈是客观存在的,也有一定价值,比如心与身之间,时刻发生着正反馈,良性心境可促进躯体状态趋佳,躯体不适也可诱使情绪恶化,对前者应积极争取,对后者应努力避免。总体上,负反馈则起着复原样作用,它在协调生理稳态中有着主导性。在我们看来,怎么巧妙协调正、负反馈关系,绝对是技巧,而不是科学。

第四,中国医学讲的"生克"模式,正反馈也好,负反馈也好,都不是单向的,是多向的。生命过程中不同器官、脏腑及其功能之间的互动,本身就是双向,甚至多向的,这在被揭秘出的激素调控中,反映得最典型。"生克"关系体现出四重:既有"我克"的,又有"克我"的,既有"我生"的,又有"生我"的。这就是正、负反馈交融中的多重机制,这类机制要数理化表达难度很大;但带着这类思维模式去看待现实问题,对破解各类难题大有益处。

第五,随着人类面临的复杂问题越来越多,解决这类难题的新进展、新理论也会有所迭代及突破,这对于医学破解疑难病症及难治性慢性病会有帮助。我们期待着新的进展,并张开双臂,拥抱各类新进展为解决医学难题所用。即使如此,我们仍认为,历史上存在着的一些核心要素,可能会顽强地延续着。因此,尊重历史传统是有价值的。

2. 破解疑难病症,须确定基本原则 疑难病症的纠治,同样需确定一些基本原则。前面探讨中形成的几点意见都有价值,仍需注意:

第一,尽可能遵循希波克拉底所说的医学"以不加重损害为原则",尊重生命本身的智慧,以改良及改善为主,不要动辄"重建"。这对于疑难病症的纠治特别重要,是第一性原则。也许是由于笔者长期从事肿瘤(特别是晚期)的诊治,对这一点的认识非常深刻。须知,外因只有通过内因才能发挥作用。即使重建了一个再好的生命程序,但还是要有一个自我慢慢适应原本状态之过程。这一过程往往相当漫长。以改良为主,以适应原样为妥,也许是纠治疑难病症的第一要义。

第二,对于所有创伤性措施,包括大手术、化放疗,甚至靶向药、免疫药、激素等都要想好对策,评估其利弊。靶向药、免疫药及激素等的使用,要想好"退路",什么时候可撤出,并严密观察,随时评估,看看效果与副作用等。只有想好了"对策",知道了"进退",才能借助此方法,帮助纠治难题,否则,很可能是饮鸩止渴,带来新的难题,应未雨绸缪,事先防范,以免被动。

第三,强调以负反馈机制为主,以小剂量微调为宜,每天稍有进步,并随时根据情况进行微调。凌锋在救治其父亲时的许多做法具有示范效应,微调为主,不求速效,但求趋于稳定及逐步有所改善。

第四,对疑难病症的纠治往往是个持久的慢性过程,应贯彻中国医学的"治则"体系[1]。它体现出了中国传统的围棋思路。应确立"将军思路"，学会谋大局，争取赢得整个战局主动，而不只是"士兵情节"，纠结于某个指标或症状的好转。需贯彻"急者治其标""缓则治其本"原则，对症状严重的，可先考虑解决症状，包括用些激素、止痛剂等，一旦有所稳定，还是以抓住病本，稳步纠治为要。

3. 多管齐下："勿以善小而不为" 2022年初笔者发表了一篇学术论文，介绍了一例疑难案例[2]：晚期肝癌患者，有多年慢性肝炎病史，2008年因肝癌手术，术后接受了介入疗法，2009年7月病情复发。因为肝损，无法继续接受介入疗法，只能改用靶向药（索拉非尼，Sorafenib）治疗，副作用巨大。当时患者虚弱至极，无法行走，夫人搀扶着才能坐在诊桌前，恶心、呕吐、脸虚肿，灰暗中夹带黧黑，折射出严重肝损伤。笔者通过辨证论治，减少靶向药用量，患者症状几个月内即稳定，便逐步抽减靶向药，加强中医药的调整。长期接触中，得知其素有肝疾，嗜烟，常生闷气，对许多事耿耿于怀，常年肝区胀满不适……遂帮助他找寻了病根：心身皆病，行为不当，多重因素叠加，遂40多岁染上肝癌。要走出阴影，须诸多方面有所改变，中医药治疗只是一方面。还须个性调整优化，回归自然，自我松弛，学学静坐，练练正念等，加强饮食管控。患者配合良好，从一件件小事做起，三四年后逐步停用所有靶向药，六七年后中医药也开始减少使用，只在秋、冬两季服用中药。检查提示一切良好，肝功能正常，肝质地也得到了修复。

长期临床诊疗中我们发现，慢性病大都是原本没有的，是因各种因素伤损发展而成的，都有内在之因，并且大都处在静悄悄的病理进展过程中。如何寻求此因此理，并努力令其逐步消解，非常重要。前述的抓住四大环节：培基，促使根基壮实；借助五行生克之理，利用反馈机制，加以改善；吸纳"负熵"，以配合治疗；综合为主，"见是证，用是药"，微调之，慢慢改善，都是有效措施。凌锋倡导的以负反馈机制为主，严密监控各项生理参数，以小剂量微调为宜的方法，也是值得赞赏的。食疗、药疗、针灸、推拿、导引吐纳，以及行为纠治，都有价值，可有序组合，并加以提升，使之带有现代气息，可丰富纠治疑难病症的手段。

有一个案例不能算痊愈，只能算病情得到控制，是真正的疑难病，值得一提：某女性患者，20世纪50年代初出生，30多岁时被诊断为系统性红斑狼疮，用激素控制10余年后，肝、肾功能受损。50多岁患乳腺癌，是双侧独立发展，手术切除后经过1次化疗，皮损改善，肝、肾功能急剧恶化，无法再用化疗，遂求治于笔者。患者因长期用激素，心、肺功能不好，神经系统受损、肝、肾功能不全，饮食、睡眠差，脾气暴躁、虚汗、烦躁、下肢水肿、皮损、交替的便秘、泄泻等症状复杂。可以说体内生理功能严重失衡，完全

[1] 何裕民.癌症防治中的"将军思维"及"士兵情结"[J].医学与哲学,2014：11-13.

[2] 何裕民.应对癌：需要的不仅仅是科技，更是智慧[J].医学与哲学,2022：18-23.

不同步、不协调，可选择的应对措施十分有限，只能以中医药辨证调理为主，先维持原来激素剂量（7～8粒泼尼松龙），对症辨证用药，争取改善情绪、睡眠、饮食、皮损等，一旦症状有所稳定，激素酌情减量，1个月左右减半粒，但秋冬及节气交汇时不减，甚至加量。患者在焦躁、失眠、劳累、饮食失宜时症状加重，中医药慢慢调治的同时，笔者让其加大服用多种菌群的益生菌，重点指导其优化情性、改善睡眠等，摸索适合的膳食结构，鼓励她多听"治疗性教育"等网络课程。三四年后，服用激素维持在2粒左右，后又发作胆囊炎，遂予对症治疗，六七年后激素减至1粒，前两三年自行减至2天1粒，持续至今。患者病情十分稳定，皮损基本消失，肝功能基本达标，肾功能轻度不全，吃饭、睡眠、情绪及诸多症状都已明显改善或已消失，其对现状非常满意。医患检讨后共同认为，注重生活小节，逐步摸索出适合患者自身的生活方式很重要。

　　从这类病症的反馈中，我们意识到注重"治疗性教育"的重要性。基于此可构筑有效防控、纠治慢性病及疑难病症之完整体系。若医界人士能够摒弃中、西医门户之见，求同存异，取长补短，可臻于"述先志以奉成，兴微学而永正，则和气可召，灾害不生，陶一世之民，同跻于寿域"[1]之境界。

---

[1]（宋）林亿.疏注黄帝内经素问［M］.北京：人民卫生出版社，1963.

第 十 七 章

融会时空：与生存相关的学科之重塑

医学越是高科技，越需要人文精神指引。

——（美）约翰·奈斯比特（《高科技·高思维》）

一、人文引领健康，中国引领全球

生命与健康是由多重要素维系着的。泱泱中华，上下五千年，在漫长适应及调整过程中，这些维系要素既体现了东亚的人文、地理等诸多特征，又在与当今世界交汇中迸发出了新的亮点，进行着超越时空的碰撞、激荡及融合。这些，维系着我们的生存、健康及发展，对我们重塑当下的、与生存相关的知识及生活方式体系至关重要。

1. 世界健康新趋势　第二次世界大战后，经历了半个多世纪相对平稳的发展，进入世纪之交时全球多数国家民众的健康状态都有所改变，表现为人均寿命延长，一些急性传染病基本得以控制，世界健康及卫生事业进入新的阶段：第一阶段是改善营养卫生条件，解决基本生存问题，防范各种烈性传染病；第二阶段是控制慢性病，虽有所成就，但是长期任务；第三阶段则是健康行为干预，前已述及，仍在持续之中。在我们看来，下一波引领世界健康趋势的应该是"人文引领健康"，且这股潮流已势不可抵挡地来到了。这次新冠肺炎疫情防范之效率及成败，就鲜明地体现了这一特点，与其说是医学科技及救治能力之大比拼，不如说是全民健康意识、保健行为及社会管理、社会动员能力之比拼。从某种意义上说，更是健康人文领域之博弈。东亚文化圈的诸多国家明显略胜一筹，就是例证[1,2]。

世界卫生组织在1996年的《迎接21世纪挑战》报告中明确指明，21世纪的医学不应该继续以疾病为主要研究对象，而应以人类的健康为主要研究中心。医疗及健康工作的重心，应该从千百年来的以治疗"疾病为中心"，着眼于生了病的患者，转向"以健康为中心"，以防范为要务。这是一个带有根本性、革命性的演变，可以说是世界性大趋势。

[1]　有太多的文章讨论了这些观点。香港大学前校长张信刚2021年12月25日在接受凤凰卫视采访时，被问及如何看待儒家文化圈的国家抗疫成效普遍优于欧美国家时，特别强调与中国传统文化方面的优势有关。

[2]　郭小香.从抗疫精神中透视儒家文化的时代价值[J].天津师范大学学报（社会科学版）,2021,(3): 53-58.

现今的"健康"不再是狭义的定义,而是多维的概念。世界卫生组织在1989年曾优化了的健康新内涵:躯体健康(physical health)、心理健康(psychological health)、社会适应良好(good social adaptation)、道德健康(ethical health)。既考虑到了人的自然属性,又考虑到了人的心理、社会、道德属性等。这些就是世界健康事业发展新趋势,以更为全面的健康概念引领,把重心提前到呵护健康。

2. 这一波,中国可以引领世界　近代以来,几乎所有的世界性新潮流,都是国外引领。但时势变迁,东升西降,中国当仁不让地引领了这一波的健康新思潮。

2016年8月19日全国卫生与健康大会上,习近平主席提出要把人民健康放在优先发展的国家战略地位,以普及健康生活、优化健康服务、完善健康保障、建设健康环境、发展健康产业为重点,加快推进健康中国建设,全方位、全周期地保障人民健康,并提出一系列具体主张及措施。北京大学医学部王一方做了深入浅出的解读:"一个'优先',两个'全域',空间轴上提出'五个'健康面向,时间轴上提出生命全流程覆盖。这个健康认知的新表述将全要素(身—心—社—灵),全方位(国家治理思路,政治—经济—社会—文化,卫生—计生—社保),全生命流程(生—长—壮—老—已,生命周期曲线,青壮年上坡,中老年下坡)有机统一起来。""世界卫生组织定义的健康要素充实到全国卫生与健康大会(2016)健康定义的立体拓展,引入群体动态的认知维度,必然带来健康观念、行动(动员、传播)的更新。"[1]既有明确纲领,又有中心任务,且有具体落实措施,是一个系统的健康推进方案。这一引领将是全方位的、立体拓展的,假以时日,必将会结出累累硕果。

中共中央政治局2016年8月26日召开会议,审议通过《"健康中国2030"规划纲要》,并由中共中央、国务院于2016年10月发布,核心要旨是应对人口老龄化、疾病谱、生态环境、生活方式变迁等带来的健康新挑战,以统筹解决关乎人民健康的重大和长远问题。《"健康中国2030"规划纲要》引起了全球医学领域的强烈反响,笔者也提出:"以什么来引领《'健康中国2030'纲要》? 走美国之路,大力发展医疗硬技术,还是另辟蹊径,走一条契合中国国情之路? 显然,美国之路走不通,也承担不起。"我们强调:"承启传统,建构贴近中国文化的'健康人文学'也许是实现'健康中国2030'的重要一环。"[1]

其实,医学界的专家学者们早已行动起来。多年前,已在为创建中国的健康人文学积极努力。如山西医科大学与山西中医药大学在段志光引领下,2010年开创了相应课程,2018年出版了《健康人文》系列丛书[2],并举办了多次相当规模的全国学术会

[1] 段志光.健康人文——基本理念篇[M].北京:人民卫生出版社,2018:21,76.

[2] 段志光.健康人文丛书[M].北京:人民卫生出版社,2018.

议,走在了全国前列,起到了引领风气之先的示范效应。

3. 健康人文学科定义之刍议　健康人文,或健康人文学作为一门学科,其定义目前是有争议的。与之相关的有医学人文学、人文医学等学科。

笼统地说,健康人文就是希望通过提升人类自身各方面能力,以保护自身健康的一种有效知识及行为,它是和医疗科技相对而言的一类软文化力量。可将其隐喻为支撑医疗及健康科技行为的支持软件程序。它比医学人文学、人文医学等的外延要宽广得多。

一些学者对其定义做了研究,如北京大学医学部张大庆分析后提出:"健康人文在理论上基于建构主义和其他非实证主义的原则,而不是科学的实证主义的原则,主张通过对话、协商的方式,承认对健康认知的'多重真相',而不是基于权威的单一'真相'的观点。健康人文学科依据的证据通常是价值论的(基于意义、价值观和美学的),而非认识论的(基于事实与知识)。健康人文学(health humanities)并不是健康科学(health sciences)的替代品,而是在健康及其健康促进方面提供一个替代范式和多元选择,与健康科学是相辅相成的。"他进一步指出:"'健康人文学'作为一个'更具包容性、更加开放和更面向应用'的学科概念的提出⋯⋯唤起更多的医疗保健和健康从业人员来关注健康事业中的社会人文问题。"[1]

段志光作为健康人文的积极倡导者,将其阐释为:"对人的健康境域和生命过程优化中的影响因素,给予个体或群体全方位、全流程、全要素的健康促进和凸显人性的关怀。""大健康人文的'大'",至少需要从以下三个角度解读:"一是从'全人'的角度来看,它指健康的全要素,包括人的身体、心理、行为和道德等,包括人的生活方式,健康危险因素的预警与控制,常见病的预防与治疗,大病及疑难疾病的防控与康复,生命两极的关怀与照顾等,包括人的生、老、病、死等整个生命历程。""二是从全社会的角度来看,医学发展到现在已不再是一门复杂的科学技术体系,同时它也成了一个庞大的社会服务体系。""三是从全球的角度来看,全球化的发展不可逆转地改变了健康的决定因素,催生了全球健康(global health)的诞生。"[1]

笔者沉浸于传统文化核心价值的现代转型研究日久,深感关注人群整体的健康人文素养至关重要。更愿意把它定位为"是建构'健康中国2030'系统工程的支持'软件'。'软件'不匹配,硬件再好,医疗投入再多,也是低效率甚至劳而无功的"[1]。

4. 大小传统塑造的健康人文之厚重　新儒学之代表人物、著名哲学家牟宗三曾指出:"中国文化的核心是生命的学问。"[1]探讨生命、关注健康、追求康寿是中国传统文化一以贯之的重点。"仁者寿""智者康"可以看作是传统健康人文素养的核心观念。

[1]　段志光.健康人文——基本理念篇[M].北京:人民卫生出版社,2018:46,56-65,73,76.

基于此,后世逐步形成了以"养生"为主要载体的健康人文学术体系之雏形。说此学科"古已有之",并不为过。

我们一直认为,中国医学本质上是中国文化之产物。文化与医学之间存在着大传统与小传统、上一级编码与下一级编码类的孕育与催生、原生与派生等关系,大传统文化是医学知识(含医学人文)发生的"母胎"[1]。李约瑟在《中国科学技术史》第44章《医学》中,开宗明义地写道:"有必要来思考人类重要的医学体系与孕育它们的文化或者文明之间的关系。""中国医学(中医)对中国文化的附着是如此牢固,以至于它无法完全脱离出来。"[2]

翻开《素问》,第一篇到第四篇都是讨论人文健康的:"恬淡虚无,真气从之,精神内守,病安从来。""志闲而少欲,心安而不惧,形劳而不倦,气从以顺,各从其欲,皆得所愿。故美其食,任其服,乐其俗,高下不相慕……是以嗜欲不能劳其目,淫邪不能惑其心,愚智贤不肖,不惧于物,故合于道。所以能年皆度百岁而动作不衰者,以其德全不危也。"这些脍炙人口的格言,都不涉及具体医学知识,却因其关乎健康的社会人文素养,而被历代医学家认定为是最重要的。可以说,《素问》开卷先讨论养生以延年益寿之道,四篇大论中无一个"医"字,却是医学之上上策。遵之者受益无穷,违之者贻害终生,且全靠自身人文修为。可见,启动提升自身人文之修养,是决定人们健康和寿夭之根本。

儒家除确立"仁者寿""智者康"外,还主张全德养生,提倡"五福"说。核心是"康宁"(身康、心宁),制约因素是"德",评价尺度是"考终命"。这些不仅构成传统文化完整的生活价值链,也凸显了人文健康的独到思想[3]。道家涉及人文健康的内容更多,倡导"乐生""卫生""达生""享生"等基本理路。

"元话语"的"康宁"可视为健康文化之"母题",而"养生""卫生"为次级"母题"[1]。养生、卫生都围绕康宁。养生主要针对无病健康者,卫生相对被动及具体些,主要针对可能有疾患者。医学人文学只针对后者,称其为"卫生人文学"未尝不可。健康人文学可定义为建构与时代相适应的健康意识、健康认知和健康文化,及与温饱相吻合的生活方式、行为品德和应对模式。这些,都需既上承传统,又下接地气,紧贴现实,才有生命力。建构健康人文学,应以此为宗旨[1]。

5. 康商:健康人文素养的评估　　健康人文是维护健康及疗愈疾病"硬件"的支持"软件",涉及面很广。牵涉段志光所言"全人""全程"等,其具体细节有待深化细化。

[1] 何裕民.从"人文引领健康"到健康人文学——"大/小传统"视域下的健康人文学之建构[J].医学与哲学,2017,(38)6A:14-17.

[2] (英)李约瑟.中国科学技术史·生物学及相关技术[M].刘巍译.北京:科学出版社,2013:44.

[3] 参见第十章中"让生命康宁:中国医学核心价值之主旨"相关内容。

对此可参考其主编的《健康人文》系列丛书，涉及很多方面[1]。

曾有加拿大华裔学者谢华真提出"健商"概念，认为可代表个人健康智慧及对健康的态度，将"健商"细化为"体商""心灵商""人缘商"和"性商"等，具体体现为五方面能力：① 自我保健。② 健康知识。③ 生活方式。④ 精神健康。⑤ 生活技能。我们赞同其所做出的努力，认为在这点上中国传统文化更强调"康"。"康""健"是有所区别的。"健"，源自《周易·乾》"天行健，君子以自强不息"，意指君子处事，应像天那样高大、刚毅，并力求超越、强中更强。在生存中中国人则更多秉承道家思想，倾向于贵柔守雌，相对低调、保守、守成，不求健壮，但求平和，《黄帝内经》语汇中没有"健"字，只有"平人"概念。因为健是亢奋，是超越，是巅峰状态，与传统文化主体不合。对应平人的则是"康"（康宁），《尚书》的五福是："寿、富、康宁、攸好德、考终命。"《黄帝内经》认为"阴平阳秘"是理想生命状态，精气神和顺、畅达、宁静、不亢奋，康的本意就是温和、安宁、平顺。因此，传统语词中，就有了康乐、康平、康宁、康泰等，从病态恢复正常，则称"康复"。故以"康商"来表征健康人文素养，更为贴切。

（1）"情商"重于"智商"，"康商"重于"情商"　现代人都重视智商，智商概念发源于美国，指一个人的知识和智力水平。20世纪80年代开始，情商概念走红，成为评价现代人的又一重要尺度。当今，健康发展新趋势促使人们开始注重"康商"。如果说智商考虑的是人的知识水平和智力，情商评估其能否很好地适应社会生活、胜任工作等，康商则是评估其健康生存前景，能为社会增添财富，而不只是消耗资源、拖累他人的能力。因此从更深层次来说，"康商"重于"情商"，若能"三商"有机协调更好。

所谓"康商"，可简单概括为：良好的道德品质，清晰的健康意识，正确的健康知识和自我贯彻健康生活方式的主动性及持续的执行能力等。"康商"像智商、情商一样，也可以评估。我们创立了健康指数体系及评估方法，可以用来动态地深入分析每一个人的"康商"问题。

（2）"康商"与健康指数体系　我们在进行国家科技部"十一五"亚健康课题研究时，通过对全国8个地区，15 000多例对象的调查分析，形成了关于健康、亚健康相对清晰的概念范畴，梳理了其复杂表现，在海量第一手资料中提炼出了一个重要的评估概念——健康指数（index），并总结出了相应的评估方法。这是首次出现的相关概念及方法体系。为此《健康报》等曾做过多次专访。《健康报》介绍了健康指数评价体系的具体操作方法，认为："健康指数的提出及相应评价体系的草创，为我国健康教育、健康管理、亚健康干预与治未病等提供了一个切实可操作的评估方法。"[2]

[1]　段志光.健康人文丛书［M］.北京：人民卫生出版社,2018.

[2]　何裕民,倪红梅.你会管理自己健康吗［M］.上海：上海科学技术出版社,2014：64-79.

（3）构成"康商"的五个维度 "康商"是一个完整体系,共由五个维度组成,分别是健康文化、健康意识、健康行为、健康感受、健康参数。这五个领域构成了"康商"的具体内容,或者说是评估康商的具体指标[1]。

健康文化主要是社会领域与健康相关的氛围、价值观、重视程度及传播效果等,健康意识指个人对健康的认识和理解,健康行为指个体主动参与健康呵护的量化程度及正确与否,健康感受即以量表方式对自我身体状态的全面评估,或者说感知自我的健康状态,健康参数指能客观反映身体状态的一些生理指标,如血脂、血压、血糖及心肺功能、血管状态、骨质情况等。

五者在整个评估中所占权重不一,分别约为8%、12%、15%、35%与30%,均可以条目形式体现,每个人借此可评估自己的"康商",找到需要改进或纠正之处。① 健康文化:共有6个问题,主要涉及社会领域与健康相关的氛围、价值观、重视程度及传播效果等。满分18分,分值越高越好。② 健康意识:共有10个问题,满分30分,调查结果表明,剔除年龄、疾病等因素,当事人的健康意识在15～25的分值区域里呈现出明显的正相关,提示健康意识强的人往往身体状态维护得好。高于25分的,表现出健康状态反而略有下降,可能是太过于在意自己的身体。如果这项分值低于15,则表明对自身健康不够重视。③ 健康行为:共有15个问题,可基本反映在自我保健行为方面的对与错,总分45分,得分越高越好。④ 健康状态:共有34个问题,包括对健康完整而正确的认识,涉及自我感受到的健康状态及通过专门的检查所获得的一些重要生理参数。在亚健康研究中,我们成功地以量表方式对此做出了全面评估。但该量表问题比较繁琐,简化后也可用以简约地评估每个人的健康感受。此分值越高越好。调查表明,没有人达到满分,60岁人群的平均分是70分,还应该根据年龄做出一定调整。⑤ 健康参数:共有14个问题,指能客观反映身体状态的一些生理指标。这方面的参数很多,一般只需了解最典型、最重要的,且自己能够记住或了解的。此项总分45分,分值越高越好。调查表明,22%的人可以获满分,60岁以上人群满分的约12%,高于38分者健康情况总体良好,低于30分的健康问题已比较严重。此时很多被调查者自我并无任何不适,容易麻痹,应该提醒其引起充分重视,积极主动参与保健。

6."生活意义"的测评 人们常说,没有健康就没有小康,"健康"应该指"康宁",涉及生活的意义和价值评估。我们在对癌症生存者的追踪观察中发现,对生活意义的认识,既影响着健康状态和疾病康复,也折射出健康人文素养,对此做出评估,指导人们加以改善,颇有价值。

所谓"生活意义",涉及对生活方式及意义等的思考。通俗地说,就是"会不会

[1] 何裕民,倪红梅.你会管理自己健康吗[M].上海:上海科学技术出版社,2014:64-79.

活""怎么活"。笔者诊疗了5万多例癌症患者，深感这影响着他们的康健，故编写了《大病之后才明白——透过癌症悟人生》[1]。"学会活"是所有人重要的一门基础人生课。它对生活及生存质量的维持、身体健康的促进、家庭社会的稳定等，都很有价值。

社会学有个"恩格尔系数"[2]，通过分析居民家庭中食物支出所占消费总支出的比重来评估贫富状态。一个家庭收入越少，用来购买食物的支出所占的比例就越大。随着收入增加，用来购买食物的支出也将下降。笼统地说，一个国家家庭平均恩格尔系数大于60%为贫穷，50%～60%为温饱，40%～50%为小康，30%～40%属于相对富裕，20%～30%为富足，20%以下为极其富裕。通过对临床患者的深入了解，结合健康人文的一些思考，我们认为也可参照恩格尔系数创造一套评估体系，来测评个体的生活意义及感受，姑且曰"生活意义指数"。生活意义指数评价体系可分成两大块[1]。

第一大块是人们获取生活资料和满足生活所需（如吃、睡、行等所需要）的时间所占的百分比。这个百分比越高，证明人们是为了维持基本生计而忙碌。这个比例越低，说明可自由支配的时间越多。闲暇时间越多，怎么活的问题就越是突出。

例如，每天需花7小时睡觉、4小时吃饭、洗澡等，与生活直接相关的时间就需要11小时，每周工作5天、每天8小时，加上路上2.5小时，平摊到每天，就是7.5小时[（8+2.5）×5/7]。11+7.5=18.5，每天可自我支配的时间平均仅23%（约5.5小时），显然较低，这却是一般上班族的概况。也有人除了11小时外，都可自我支配，那就是54%，时间非常富裕。过去，人们每周工作6天，回家还要多忙1个小时，每天可自我支配时间不足3小时，只占12.5%。因此，那时汲汲于生存，没时间叹息，更没时间抑郁焦虑，而那时则有太多的人处于神经衰弱状态。

第二大块是在这一基础上，怎么安排自我支配时间，给出加权系数。主动安排的时间，可乘上系数1.5，有计划性，又可乘上系数1.5，以自己喜欢的方式安排的，可以再乘1.5，有积极自我反馈的（如充实感、快乐感、成就感），还可以再乘1.5，有正性的社会回报，又乘1.5，根据最后数值来评判生活意义，数值越高越好。

第一大块只是单纯按照时间多少来考评的，因此，只是个量的概念，第二大块则重点兼顾了生活意义的质的方面，涉及生活的主动性、计划性、喜悦性、正性反馈及社会意义等，可更多地提示生活质量。换句话说，即使很忙，却是为琐事所困，自我支配时间只有区区的20%。但即使是这20%，如果主动性、计划性、喜悦性、正性反馈、社会意义等都取得高值，仍旧能够得到151分之高分，证明虽忙碌，却高效且高质量（生活充

［1］　何裕民.大病之后才明白——透过癌症悟人生[M].武汉：湖北科学技术出版社,2015：402-405.
［2］　恩格尔系数（Engel's coefficient）指19世纪德国统计学家恩格尔提出的用来衡量家庭富足程度的重要指标.

实且有意义得很）。而即使有很多空闲时间，基本生存所需的11小时外（13小时），都可以自主安排，但在其他方面，却没有加权系数（缺乏主动、没计划、没兴趣、负性反馈、缺乏社会意义），那么充其量只有54分。与前者相比，差异巨大。说明是无聊至极、无精打采，缺乏意义地活着的。

当然，生命的意义是多元的，且总是变化的。上述评估只是粗略地讨论了生活意义的大线条问题，没有涉及意义本身的界定。对此，我们可以借鉴一下心理学的意义疗法，该学科主张用三种不同的方式来发现生命之意义：① 通过创立某项工作或从事某种事业，获得成就或成功，其意义显而易见。② 通过体验某种事情或面对某个人，例如通过体验自然和文化，或体验另一个人的独特性，如去爱某个人来彰显生活的意义。③ 个体处于某种状态或忍受不可避免的苦难时采取某种应对态度，也体现出生活的意义。很明显，其中的爱，被认为是生活中最有意义的。且这个"爱"是广义的，或说就是中国倡导的"博爱"，涵盖爱生活、爱家庭、爱事业、爱自然、爱国家等。

二、饮食营养："四合一"的提升与迭代

中国是原住民最多的国度，长期依赖这块土地的水文及土壤存活，在生命延续过程中，躯体与水土达成了和谐及默契，适应了本土相应的食材及饮食结构，后者也在悄无声息中，长期潜移默化地改变了我们的基因或表型。"一方水土养一方人"，对中国人来说，意义尤其特殊。笔者诊疗过不少因水土不服所导致的健康问题，包括从南方到西北，也包括定居海外后所引起的种种不适，学术界就第二代、第三代移民的躯体变化进行研究的也不少。总之，饮食适应及优化等问题值得高度重视。

1. 优化营养以增进健康，已上升为国家战略　1997年12月国务院颁布《中国营养改善行动计划》，2014年2月再次颁布《中国食物与营养发展纲要》，第一份文件主要针对营养不良之改善，后一份文件则多重挑战兼顾，目标是消除营养不良现象，同时遏制营养性疾病的蔓延态势。通过改善饮食营养，增进健康，防范或减少疾病，已上升为国家层面的战略。

应指出的是，如何根据中国特点细化具体方案措施，是一个十分现实的问题。在21世纪之初，有关方面推出了中医营养师培养计划，"十一五"期间笔者主编《现代中国营养学》，也是为此而配套出版的。适合于现代生活的饮食营养升级版方案，正在有序地推进。

2. 知己知彼，融合古今，才能应因未来　笔者在有限的海外交流中，意识到一大差异，在中国人看来一日三餐非常重要，"人是铁，饭是钢"，吃是生活的重要组成部分。而在欧美人看来，吃就是充饥，填饱肚子，维系生机。因此，他们不把吃什么看得很重，却看重在吃的过程中的交流。并且，中国人赋予饮食以颇多特殊含义，如医食互助，借

助饮食以保健，是疗愈的重要措施之一。

老子云"治大国若烹小鲜"，在饮食烹饪过程中可令人多方面受益。按照文化学的"大小传统 N 级编码理论"，生活方式是一级编码，渗透力最大。"烹小鲜"中包含的中国治理思想，努力加以提炼的话，既有助于借助饮食烹饪来加强健康管控，又可以帮助提升中国传统文化的世界辐射力和软实力。

中国人讲究辨证及辨体质饮食，讲究食物的四气五味、升降浮沉、归经性味、补泻功效与调整作用等。这些前面都有所涉及，有待于更加深入细究，做出深入阐发，彰明其理，古为今用。

3. 饮食营养发展的三阶段说　饮食营养，说到底是人类摄取食物以满足自身需求的一种生物学过程。回顾人类发展史，饮食行为大致经历了三个阶段。

第一阶段，以果腹充饥为目的，又可具体区分成几类亚型：① 中国以农耕为主（依赖种植）。② 欧洲多数地区以采摘为主。③ 高纬度地区以游牧为主。④ 部分沿海地区以渔猎为主。相对来说，以种植为主较稳定，却常常热量摄入不足，缺乏蛋白质等营养。以游牧为主则食物供应不稳定，常以掠夺性战争做补充，欧洲是中世纪后才兼有农耕等生产方式的。食物来源明显有异，日积月累地影响着人群的消化功能及体质特点，并造就了截然不同的饮食方式。

第二阶段，以追求满足口腹欲望为主。早在《黄帝内经》时代，中国部分特殊人群已不存在饥荒问题，常食不厌精，追求膏粱美味、山珍海味，以酒为浆，讲究加工、精于烹饪。他们虽也开始注意食物营养价值，却常常让位于口腹之欲，可称"口福型"或"遂欲型"。目前这在世界范围内普遍存在，它以营养失衡或营养过剩的方式造成对健康新的伤害。

第三阶段，表现为满足需求后的额外追加。这一阶段中、西方表现截然不同：在传统中国，该阶段饮食营养可归纳为"补益型"特征，可以说有了"遂欲型"便有了"补益型"。在《庄子》讨论"卫生"时就有所涉及。更早可追溯到周公以商汤因嗜酒乱性而亡国，故汤液醪醴，戒之有时。《黄帝内经》时代，"补益型"特征已具雏形。特点可概括为反对纵肆口腹，反对只顾满足欲望，讲究以饮食补益身体，需有所控制，并借饮食调整以适当纠正个体阴阳偏差。前面介绍的源自食疗的疗愈方法[1]也是"补益型"的一种表现。

在西方，第三阶段营养学是萌生于近代营养学诞生后，强调须分析人体对不同营养成分的需求，逐一制定各种营养成分"每日（最佳）推荐摄入量"，并要求按此摄入，这可称为"营养型"或"标准量型"营养学。无疑是营养学的一次革命，但烙有"机械

---

[1]　参见第九章中"饮食营养，与医疗体系比翼齐飞"相关内容。

论"和讲究共性的"工业化大生产"之印证。

4. 中西方饮食营养之异同　我们仅就中西方饮食营养做一比较。这里的"西方"，姑且定位以古希腊文化为源头，经文艺复兴所催生演变而成的，如今在欧美发达国家占主流的文化母体。

（1）早中期的"异曲同工"　第一、第二阶段或许只是饮食物来源及摄取方法等的枝节差异，第三阶段双方就表现出截然不同之趣。尽管不同中还保持着某种相似之处，如双方目的相似且都反对纵肆口腹等，但"营养"与"补益"虽均以补充有益成分为主，而性质不一，可谓异曲同工。

（2）精致的营养素与注重整体状态　中国传统营养学注重整体营养状态，认为饮食营养是协调整体，促使机体与自然保持和谐的重要环节，汲汲于脾胃在其中突出的运化作用。西方营养学则醉心于分析具体营养素的意义，细究"营养素"多少的问题。因此，演绎出双方的差异。

（3）"实验"与"实用"　中国传统营养学的诞生更多依赖于食用后的效果反馈，属于典型的经验累积，是反复食用后效果的归纳、总结与调整，注重实用，对机制解释等的探索停留在自然哲学层面。西方则诞生于实验室，详于机制分析，弱于实际应用。由于营养素在体内的作用过程及机制十分复杂，使不少科学解释停留在碎片化阶段，常有理论与实用"两张皮"现象。维生素滥用就是典型例子。因诺贝尔奖得主莱纳斯·鲍林（L. Pauling）根据实验室结论曾力主大剂量使用维生素，一些厂商看到商机欣喜若狂，努力放大以至成为一大产业。但严肃的科学追踪研究并不完全支持，发现滥用导致的危害更大。鲍林死后也被称为是"本世纪最受尊敬和最受嘲弄的科学家之一"。

（4）"微量"与"常量"　中国传统营养学可称为"常观营养学"，注重"常量"营养成分，停留在介乎"宏观"与"微观"间的"常观"层次，注重日常饮食疗法及食物调整，这些营养物可视为"常量"营养成分。西方营养学则着眼于微观机制，汲汲于细节研究，其补充手段特别强调"微量"营养素，从微量维生素到矿物质，可称作"微观营养学"。

（5）"标准化"与"个体化"　中国传统营养学不认为存在千篇一律的标准膳食结构和营养要求，主张辨质、辨证施食，强调个体存在诸多差异，须因人制宜。数千年的实践促使营养学延伸出与饮食、食疗密切相关的丰富的方法和内容，其核心为针对对象的特点施于补益，故可称"个体营养学"。西方认为已寻找到共性规律，从实验室中提取出每人每日营养素的标准摄入量，无论男女老少都以此为准绳。这与19—20世纪工业化标准型大生产特征吻合，可视为标准营养学、共性营养学。

（6）"服药"与生活情趣化　中国传统营养学源自饮食实践，根于百姓日常生活，且反哺其日常生活。就摄食方式而言，传统营养学形成了极为丰富的手段与内容。如食疗、药膳就有数不尽的类型，如汤、粥、羹、糕、煲等，中国烹饪又特别发达，营养过程每与烹饪美味相结合，不仅寓营养于日常生活中，而且饮食营养调整本身成为一种有快感的享受过程，讲究摄入过程的情趣化及美味特点，这又有利于日常普及。西方营养学在这方面则显得单调多了，就主流而言，只有简单的方式，大多以药剂形式摄入，每天须按时按量服"药"，过程并无快感和情趣可言，反而常是种负担。这些，影响了它的广为普及和生活化。

（7）"本然"的与"科技制造"的 中国营养学提供的全都是本然（自然界本身存在）之物，最多做一般性加工而已，如研磨、煎煮、提取、配伍等，很少借助人工合成。西方营养学则依赖科技生产而成，严格按科学技术程序生产，科技制造烙印深刻，食物与药物的分界明显。

上述这些差异最核心的是其基石——标准的营养素"每日推荐摄入量"（RDA）。对此，只能说受到大工业标准化批量生产影响的理论模式，与事实常存在着较大差异。西方不少著名营养学专家已对此做出猛烈抨击。如英国著名营养学与健康学专家P. Holford在《营养学圣经》（*The Optimum Nutrition Bible*）一书中批评说："推荐（营养素的）日摄食量……是营养学领域最大的偏差。"信奉每日推荐摄入量的人"无不信誓旦旦地保证：合理、均衡的饮食可以为我们提供所需要的一切营养，这却是当今卫生保健领域最大的谎言，这个观念存在的基础本身就是错误的信息和对人体性质完全错误的理解。"因此P. Holford倡导"最佳营养学"，主张根据个人自身特点"发现你的最佳营养方案"。其思想颇似中国传统营养学所主张的"辨质""辨证"调整营养，强调营养的个性化。

又如著名的营养生物化学家兼医生J. Bland批评说："推荐日摄食量与每个人营养需求的确定是毫不相关的。它们只是恒定的标准，虽然这些标准理论上可以满足所有健康人群抵御已知的营养紊乱病症的需要，如脚气病、糙皮病、坏血病、恶性营养不良、软骨病和消瘦症，但是它们与西方社会常见的营养紊乱现象没有任何关系。"最致命的抨击来源于对其的基本假设：原本认为营养素进入体内所起的作用就是线性方程，事实上大错特错。所有药食进入体内后，触发的是综合的网络状效应，而不是简单的线性反应。应从总体反应去评估，比线性方程去解读更为客观。

5. "四合一"的中国新营养学 我们认为，可以建构的新型营养学，兼顾了中西方不同优势与特点，兼具实用性与前瞻性之现时代的营养学："功能＋个体＋标准＋美味"四合一营养学，不妨称之为中国新营养学。

（1）功能因子：充分合理运用 功能因子，指从食品或某些天然产物中提取的，具有一定保健，甚至祛疾功效的成分或营养素。近半个世纪以来，这方面的研究蓬勃发展，发现了许多有较好的保健祛疾或增进健康功效的因子，故健康食品、保健食品产业迅速发展。研究表明，不少适度提纯的功能因子，不仅可增强体质、调节免疫、延缓衰老,有的还有助于抑制肿瘤、控制血糖、纠正虚弱状态等。许多中药之所以有效,本质就在于所含的某些特殊的植化成分起着"功能因子"作用。如黄芪的功效就和它所含的多糖类功能因子可调节免疫、增强体质有关,灵芝的功效与其所含的灵芝酸、三萜酸等有关。功能因子的出现与发展,是营养学发展的一件大事,也是兑现"让食物成为你的药物"(希波克拉底)和"凡病可先以食疗之,食疗不愈方可用药"(孙思邈)理想的重要一环。现代中国营养学新体系,应注重对功能因子的充分应用。这些功能因子大多源自植物,许多本身就有药用价值,人们对其的运用可谓得心应手、十分娴熟。

(2) 铺垫:基本营养素　基本营养素的发现可以说是近代营养学确立的标志性事件,它始于1810年的亮氨酸被确认,19—20世纪上半叶是其发展之鼎盛时期,20世纪末期,研究转向从植物中确认生物活性物质,如多糖、多酚、皂甙、植物雌激素等,其中部分就属于前面讨论的功能因子,对保护机体和防治慢性病等有补益作用,也表明近现代营养学体系趋于成熟。尽管各种营养素的每日标准摄入量存在缺憾与争议,但可作为现代中国营养学应用之参考。但对此要有所微调:① 应在每日标准摄入量基础上,追求个体的最佳摄入量,即 P. Holford 强调的个体"最佳营养学"与"发现自身最佳营养方案"。这可结合中国医学对体质、症状、生活方式、饮食习惯等的综合分析。如常年喜爱户外活动者,就无须另外补充维生素 D 和钙;喜食水果蔬菜者,摄入额外的复合维生素(包括维生素 C)就显得多余了。② 讲究各种营养素的最佳来源,源自天然的营养素及功能因子,与饮食或摄食过程结合摄入的,最宜推荐。

(3) 个性化调整:优势与重点　新营养学体系中,个性化调整是最为关键的一环,是其重点和优势所在,辨质、辨证施食等都是其具体实施。事实证明,这也是其顽强生命力之所在。

实施个性化调整需要技术支持,且很有必要。几点建议:① 每个人应懂点营养学,懂点医学。② 可与有医学,特别是有中医学背景和营养学常识的医生经常进行沟通交流。③ 按上述原则摄入,不断自我调整,可根据自我近期情况(包括检查结果等)进行微调。④ 不能盲从。该领域商业化很厉害,宣传广告太多了。盲从所造成的危害,远比听之任之更严重。

(4) 美味　这体现了中国传统文化讲究"乐生""享生"之特点。中国医学很讲究药膳疗法,讲究烹饪。烹饪既是一门学科,又是一类技巧。中国国民已经将其融入日常生活中。如中国人夏天喜欢喝绿豆百合汤,既美味可口,又利于时令,且可摄入很多营养素及功能因子。又如秋冬天常喝银耳红枣羹之类,都有类同旨趣。可以将其变为一个带有情趣的创意过程,现代中国营养学应有所兼顾。

6. 值得重视的几大趋势　随着社会进步,饮食营养出现了几大趋势,值得重视。近年来,随着各地交往的剧增,中国各地美食也在趋同过程中,越来越趋于健康化、保健化。如很多地方原先的重油重味,明显有所减弱,很多地方重用糖类,也潜移默化地消减了，烹饪方法越来越讲究。尽管各地美味都能吃到，但大都是稍加改造的，整体趋势是味美同时，越来越讲究营养健康。这是好事，值得充分肯定。

世界有推荐的饮食模式，如地中海饮食、日本饮食等，这是由居住条件所决定的。地中海饮食就是食用鱼类与采摘文化结合。随着时代进步，中国人总体的饮食模式提升，只要渗入新观念，中国饮食对健康的促进作用会越来越大。中国人现在的期望寿命已接近80岁，也许，通过饮食的优化可进一步提升，位居世界前列，大量减少与代谢紊乱及营养不良相关的疾病，并非不可能。这是我们所期待及努力争取的。

笔者曾与营养学专家做过交流沟通，认为现在的营养标准存在几个问题：① 整个摄入量偏大。② 动物蛋白及奶类摄入量过多。他解释说该标准是按欧美标准推演的。笔者提出：① 欧美人种和我们不一样，我们是农耕原住民，以谷物为主体，欧美祖上是游牧民族，食肉偏多，胃肠等消化结构不一样。② 即便如此，欧美人并不健康，特别是美国人，肥胖问题近30～40年来飙升，已成为严重威胁其国家安全的大问题。③ 按上述方案推荐给肿瘤康复患者，几乎个个都难以全盘接受，建议以60%～70%标准量食用，倡导"少吃一口，多活一天"，患者均感觉不错。当然，这是一家之言，仅供参考。④ 从发展趋势看，中国城市已基本脱离了营养不良阶段，汹涌而来的将是营养过剩，这个问题对中国的危害会越来越严重。

三、吸取历史养分，营造现代生活多重意义

20世纪中叶正是美国快速发展的鼎盛时期，心理学家马斯洛（A. Maslow）发现，当时完全能自我实现的美国人只有1%，按照马斯洛的"自我实现"理论，多数民众都存在心身健康问题[1]。无独有偶，法国社会学家杜尔凯姆（É. Durkheim）提出了"社会紊乱"说，认为因过于快速发展，原有的社会架构遭到破坏，本来真诚而随时的生活链接瞬间变得支离破碎，人们都生活在"无序的尘埃"中，导致心理、躯体的失衡，甚至病态，精神异常及自杀剧增，亟需拯救[2]。

1. 进步悖论：越富有，越不快乐，心身有恙 2018年世界经济论坛（达沃斯论坛）上，美国发布了一份报告，认为美国因"社会结构日益弱化"，预期寿命不断下降，部分民众"绝望而死"，死于自杀和药物滥用者急增。因此，美国经济学教授卡·格雷厄姆（K. Graham）总结出一个新名词"进步悖论"来描述这类尴尬，即前所未有的经济增长与糟糕的情况并存，气候变化、长期贫困、贫富不均加剧、人们内心感受不快乐等。事

[1] （美）马斯洛.动机与人格[M].许金声译.北京：中国人民大学出版社，2007：141-158.

[2] （法）埃·杜尔凯姆.迪尔凯姆论社会分工与团结[M].石磊译.北京：中国商业出版社，2016：122.

后格雷厄姆又以论文形式,将"进步悖论"概念于2018年10月18日发表在《科学》杂志上,可谓"一石激起千层浪"。

20世纪初,美国正经历着工业化的巨大冲击,整个社会出现了一种怪病——"神经衰弱"。著名的现代心理史学家舒尔茨(D. Schultz)说:"神经衰弱当初在美国之流行,以至于有一本通俗读物,叫《没有人没有神经衰弱》。"[1]当今中国的情况十分类似,城市里抑郁症、焦虑症患者直线上升,甚至蔓延到了初中生、高中生、大学生等人群中。临床调查表明,抑郁的发病率已达到了惊人的水平,并越来越年轻化,患者大都有学历背景。用前面杜尔凯姆的"社会紊乱"说,似乎能够解释部分成因,但还是显得苍白无力。

前述的我们关注的系统性疲劳不耐综合征患者中[2],"意义缺失"也是发病的缘由之一。只不过大多数当事人不愿意承认,有些医者没有考虑到这一方面而已。重新确立生活意义,对纠治系统性疲劳不耐综合征不可或缺。笔者关注癌症患者,发现一个有趣的现象,相较于女性,男性患者中潜在有抑郁倾向者不多,占12%～18%(与社会患者比例接近)。女性尤其是青中年女性患者中,有潜在抑郁倾向者高达30%以上。而且纠正她们的抑郁,往往十分棘手,常常成为纠治其癌症成败的关键。

2. 病痛普遍泛滥,病因之一是"意义缺失"　法国曾做过一项心理学的民意测验,结果显示89%的被访者承认人需要某种有"意义"之事才能活下去,另有61%的人承认自己生活中确有某种东西或某个人是自己愿意为之献身的[3]。有心理学家重复了这项实验,误差仅2%[3]。结论非常明确,知道为什么而活着的人,便能生存且长寿。可以说,"意义"是人类,特别是愿意思考的人,活着的真正动力所在。诚如尼采所说的:"知道为什么而活的人,便能生存。"知温饱后,需探求生存的意义及价值。今天讨论健康事业,同样需关注生存"意义"问题。

20世纪40年代,希特勒将大量犹太人关进集中营。一位奥地利犹太人、医学和哲学博士维·弗兰克尔(E. Frankl)回忆道:"奥斯维辛的经历不啻于一场噩梦,但这段不堪回首的往事反而强化了其核心理念,生活并非弗洛伊德所宣扬的,只是简单地祈求快乐,也并非阿德勒所教导的,只是为了争名夺利。人们活着是为了寻找生命的意义,这也是人们一生中被赋予的最艰巨的使命。"此后他创立了"意义治疗"学派,并发展成著名的第三治疗学派[4],广受后人推崇。弗兰克尔发现,人们应尽可能找寻生命的

---

[1]（美）杜·舒尔茨.现代心理学史[M].叶浩生,杨文登译.北京:中国轻工业出版社,2015:181-182.

[2] 见第十四章中"从亚健康到系统性不耐症的前瞻性防治"相关内容。

[3]（奥）维·弗兰克尔.活出生命的意义[M].吕娜译.北京:华夏出版社,2010:118.

[4] 指当时流行的精神分析学派及行为主义学派外的另一学派,当时马斯洛理论尚未流行,故意疗法添列第三学派。

意义，可借助三个途径：工作（做有意义的事）、爱（关爱他人）、拥有克服困难的勇气。他说：人们应该"拥有一个活下去的'理由'，让这些身患重病者能够承受这样活着的'方式'"，应充分相信"生活是充满意义的""要摈弃环境的侵扰，学会追寻生活的意义"。

3. 儒—释—道—医掺合，适时寻求新的"意义" 在日新月异的当下寻求生活价值，仍可从中国文化中吸取很多营养。因为中国传统文化是一种包容互动、自我迭代更新的文化，是世界上唯一没有宗教却延续了几千年的传统文化，靠一些基本理念支撑至今，这在世界上，绝无仅有，很可能与它起源中的商业文明有关。早在殷商时期，其包容兼蓄、各取所长就一直顽强地存在着。

儒、释、道是很多派别的融合。儒家孟荀不一，儒之门户分于宋，道家派别杂乱而繁多，释家则分性、相、台、贤、禅、净、律、密八大派，相互间有冲突，但基本上是文功，较少武斗，往往采取包容兼蓄的态度。其中合理思想有所更新，但不是通过冲撞及否定，而是通过自然淘汰等方式，就像中药方剂，通过自然筛选机制，保留了一大批良方，汰去了少被问及的部分，因此，融合成了一个庞大而基本自洽的体系。

宋以后的读书人，基本上儒、释、道都懂一点，三者相互包容，在妥协中携手发展。大众则采取更现实的实用态度，三者不排斥，用到该用之处。因此，三教合一的寺庙并不少见，叹为世界奇观。至于医学，不少学者都兼通儒、释、道，儒医、道医、佛医后世比比皆是。这些，为今人寻求生活意义提供了厚实的资源库。

三家中儒家势力为大，一贯强调入世有为，提倡拯救生民。中国医师主体应是亦儒亦医者为多。范仲淹有"不为良相，便为良医"之说，更是奉为圭臬。道家本即医学主要源头，《黄帝内经》等被视为道家著作，葛洪、陶弘景、孙思邈等道医被尊为医之楷模。佛医也代有人才，孙思邈出释入道，对佛、道、医都精通，东渡日本的鉴真和尚就是杰出的佛医，朱丹溪师傅罗知悌也曾入佛。因此，儒—释—道—医本即相通，首先三家都力主"善"为先，核心都强调"诸恶莫作，众善奉行"，且不是泛泛而论的"善"，而是建立在严格实施基础上。既可给自身及他人带来康乐，还可促进社稷安宁，又能使得三教得以普及。

当然，儒、释、道三家行事重点截然不同。差异在于儒家力主"入世"，入世从政，积极有为，以改善世道，推崇"天行健，君子以自强不息"；佛、道两家则偏于"出世"隐退，讲究自我修养，但释、道又各有异趣之处，释家重于"思维"分析，道家立足"物质"探讨。有人隐喻道、释两者之异，道之高明是站在门槛上，出入世只在转身之际。

按中国人的认识，人生之意义，儒、释、道可以统括，无非是"出世""入世"两大方面。儒、释、道形成了一个进出自如的稳态结构，此稳态结构的最大优势在于指导人们"进则经世济民""退则独善其身"，进退都有价值。即便是"退"，也有多种方式（道家、释家），也都有其意义。这样就不至于使人在挫折时，迷茫而失去了生活的意义。

传统文化提供的这个文化调控"稳态结构"最大意义在于，条条选择都可以，走下去都会有亮丽的明天。现实生活中为什么人们的意义感会丧失，常常是因为仅认准一条道。中国文化有"塞翁失马，焉知非福""失之桑榆，收之东隅"，完全可在儒—释—道之间"变道""换挡"，不拘泥其一，这是中国文化最大优势所在，也是最重要的遗产。很多人就是因为拘泥于原有信念而不做调整，以至于进退失序。应倡导儒—释—道—医掺合，取四者之长而奉行之，学会适时调整，与时俱进。世道无常，随时变化是常态，需学会寻求新的生活"意义"。在这方面，苏东坡是进退典范，进则参政利民，退则诗歌美食，留下丰盛遗产。

由于长期与癌症患者打交道，笔者尤其看重癌症患者寻求生活意义之行为，吸纳儒、释、道等家之说，编写了《大病之后才明白——透过癌症悟人生》，希望对患者有所帮助。书中引日本著名企业家松下幸之助之言："生活如山路，向前跨一步，便可发现一条更好的路，它使生活更充实，更有乐趣。"

4.《黄帝内经》托底，中医心理学支撑 有学者认为中国有三本"经"影响世界：《易经》《道德经》《黄帝内经》。此话不假。《黄帝内经》既是一部医学经典，又是一本讲究养生之指南，还是探讨生命奥秘、给出生命系统解释的理论书籍。《黄帝内经》涉及面很广，包括天人关系、生命奥秘、疾病原理、医学理论、疾病防治等。对生理、心理、饮食、起居、疾病诊疗等都有深入探讨。遗憾的是，这本书的通俗版本做得不好，原文又过于隐晦深拗。完全有必要做一本通俗版本，让每一位中华子女都对其有所了解，奉为指南，很有意义。《黄帝内经》完全可为中国人的健康托底，成为人们的健康生活指南，指导如何顺应自然，自我调整，安排有意义的生活，从而提升体力，防范疾病，享受健康，延年益寿。

中国是世界心理学的第一故乡。中国心理学历史悠久，故中医心理学值得深挖、提炼、升华。不久前，笔者担当《中华医学百科全书·中医心理学》主编，总结了中医心理疗法近30余种，许多疗法都是中国医学所独创的，历史上大都曾发挥过独特作用[1]。

四、慢性病的中国对策：自我管理为主，非药物为宜

2022年中国60岁以上人口已达2.67亿，患有慢性病者超过4.4亿人次（含一人多病）。对此如何有效加以应对，已升级为国家发展战略，牵涉到中国能不能进一步发展，能不能全民健康幸福，能不能全面复兴等重大问题。

[1] 何裕民.中华医学百科全书·中医心理学[M].北京：中国协和医科大学出版社，2021.

1. 中国医疗：亟需重大战略改变　10年前，世界银行发布中国健康指导报告——《创建健康和谐生活：遏制中国慢性病流行》，肯定了过去几十年里中国经济增长和发展的出色成果，同时客观地指出：中国"在人类发展方面，却长期落后于世界上经济最发达的一些国家""联合国开发计划署公布的中国的人类发展指数位列世界第89位"[1]。中国人健康期望寿命"比20国集团中的主要发达成员国少10年"。但若"采取适当的干预措施，中国完全能够缩小与发达国家在人类发展方面的差距"。尽管"近几十年来，中国在传染病控制方面成绩斐然，这也为尽早、有效地着手应对慢性非传染性疾病营造了机遇""当今以及未来，影响中国人健康，导致其过早死亡和残疾的首因是慢性病"。报告建议"中国应当抓住时机，改善全体公民的健康，增进其福祉"[2]。几乎与此同时，2011年11月《柳叶刀》（Lancet）发表了一篇社评，委婉地批评了中国仍沿用对付急性病的方式诊疗慢性病，同时预测，如果中国行动起来，发挥优势，改变战略，完全可在慢性病领域创造奇迹，甚至引领世界。[3]

这些见解中肯而具有前瞻性。医学的重大战略转折，不只涉及方向、方法、技术等，还涉及更为本质的问题。首先需明确，大多数慢性病无法治愈，靠治疗劳民伤财，肥了利益集团，损了全民。美国就是前车之鉴。美国有权威机构做过调查，20多年前肠癌患者化疗，费用500美元，平均术后生存期8个月，现在同样用靶向药治疗肠癌，一个疗程30万美金，平均生存期延长不到1年，费用却飙升了600倍。

世界银行的分析认为，中国政府如果能有效防控常见的慢性病，带来的收益将是巨大的。包括微观经济层面，如成人健康状况改善，会使人均工作效率提升16%，个人收入提高20%；在宏观经济层，若未来30年内，每年能使心血管病死亡率降低1%，其总体净经济效益相当于2010年中国实际GDP的68%，类似于每年多创造2.34万亿美元经济收益，若心血管病死率每年下降3%，则每年经济收益将增加5.4万亿美元。

鉴于此，改变慢性病的防控战略，首先需改变医疗导向，是以治病为主，还是以防控为要？其次，医疗事业的评价尺度需重新确定，是以营收为要，还是以减少疾病发生为好？在前两者基础上，提倡关口提前[3]。有研究表明，人群中最不健康的1%和患慢性病的19%的群体占用了70%的医疗费用，健康的70%的人口仅占用了10%的医疗费用。显示人们只是等到有了病，且病得不轻时，才想到医疗。"斗而铸锥，不亦晚乎？"适度防范关口提前，其意义重大。

2. 慢性病："不可治愈性"＆"某种可逆性"　各种慢性病，任何药物都无法治愈，

---

［1］据最新数据，2020年中国提升4位，为全球第85位（2020年12月15日联合国开发计划署发布）。

［2］何裕民，倪红梅.你会管理自己的健康吗：何裕民教授健康新宣言［M］.上海：上海科学技术出版社，2014：56-57.

［3］China's Major Health Challenge: Control of Chronic Diseases[J]. Lancet, 2011, 378(9790): 457.

但可以控制症状。这一点医学界、药学界早已形成共识。

就慢性病形成之因而言，无论是经典的现代医学解释，还是系统医学见解，抑或演化医学角度，或"钟摆样"效应，及我们的"大小陀螺"旋转隐喻[1]，它都是个慢性的迂回的过程。民间有一种通俗的说法，"吃出来的病，吃回去"，不无道理。慢性病"不可治愈"，但一定程度上却是"可逆的"，这也是定论。"可逆"需要适宜的氛围及条件[1]。

类似案例太多了。一位来自沿海城市的患者72岁时患前列腺癌骨转移，伴严重痛风、萎缩性胃炎，还有其余多种疾病，每天一大把药，深受困扰。因为前列腺癌控制不佳，3年前找到笔者诊治。笔者疏以针对性中医药，并指导其改变生活方式，逐渐停用所有非必须药物。几年下来，前列腺癌与骨转移都控制得很好，现除了保骨针1个季度1次外，停用了所有化学合成药物，几乎所有情况都大有改善。近期胃镜检查显示严重的萎缩性胃炎明显得到改善。患者来问笔者："萎缩性胃炎是不是真的不可逆？但这些年我胃部的症状的确消失了。你究竟给我用了什么新药？"笔者笑了笑，直言相告，没有任何新药，只是遵循生态医学思路，减去了所有对症之药。改善饮食习惯，让胃在没有干扰及伤损情况下、自然状态下复原……笔者40年间看了几千例肝癌患者，活过10余年的不下千例。肝癌患者大多伴有肝硬化等情况。患者经多年调整，一大半肝质地及功能明显改善。因为伤损因子递减，修复要素增加，加上兼顾调控情绪等，故可自信地说，医患配合，综合调治，假以时日，慢性肝损伤是可逆转的。

笔者20世纪90年代初体检时发现血脂、血压、血糖、尿酸均高，且高血压似乎有遗传性。当时40岁，有症状加上工作压力大，无奈之下开始服用降压药。没想到剂量越用越大，珍菊降压片用到极量仍控制不住，再加服络活喜（苯磺酸氨氯地平）才算控制住。但静下来细想，如此下去，何以了得？痛定思痛，决意改变生活方式……坚持至今。现在除不时一天吃半粒络活喜外，一切西药皆停，症状消除，上述指标均转为正常。因此，笔者自己就是上述理论的受益者。

生命像钟摆左右"摇摆"着，若持续向某方向偏移，久而久之，酿成病态。若创造条件，尽可能让其复原，则有可能趋向康复，至少不至于恶化发展。仅靠药物作用靶点，尽管可以很快抑制症状，但难免按下葫芦浮起瓢，出现这样那样的偏差，故其病理有时是"可逆"的，却不可"治愈"。

3. 分类管理，多环节切入 思路明确了，方法也就有了。中国慢性病的管控有良好的民众基础，大多数民众对慢性病的防控意识及保持健康的意愿比较强烈。若能借现代网络手段将大众组织起来，分类管理，进行针对性指导及引导，并借助多个环节切入，积极进行干预，应能取得不错的效果。

[1] 参见第十六章中"铺垫：慢性病及疑难病症的另类认知""疑难病症的'五行调控'理论"相关内容。

何谓分类管理？其实，每种慢性病，个体表现并不完全一样。应糅合西医学和中医学思路，梳理出其大致演变过程及可能进展趋势，加以分类，针对性管理，效果可以更好。七八年前，笔者与助手倪红梅专门编著《你会管理自己的健康吗：何裕民教授健康新宣言》，一时间销售火爆，《新民晚报》曾连载70余天，该书对多数慢性病变进行过分析阐述，希望给人们防控慢性病做出某些指导。该书虽已出版多年，但仍有一定参考意义，可给予某些具体指导。

4. 治疗性教育为主，非药物为先　2014年笔者曾发出过这样的质问"2020年的医学，我们能承受吗？"[1]今天我们仍然要发出这一质疑：10年后、15年后，如按照目前以治病为主体的医疗，有14亿人口的中国能承受吗？慢性病防控的中国模式，应摒弃以药物为唯一手段之模式，改之以"治疗性教育为主"，控制也以"非药物为先导"的崭新模式。上述模式建立在三个论据基础之上：① 药物治疗不可能真正治愈慢性病。② 药物治疗的成本将越来越高。③ 借助"治疗性教育""非药物疗法"等，有可能促使不少慢性病患者形成自我管理模式，开启慢性病"可逆"通路，从而达到"自愈"境地。

（1）何谓"治疗性教育"　与急性病及传染性疾病相比，慢性病的治疗目的及重点截然不同。前者常需第一时间控制，以尽可能争取治愈为目的，而对慢性病无法做到这一点，故治疗目的、重点、对策等均须做重大调整。

治疗性教育是个持续过程，可与其他治疗及针对性健康教育相结合。应以患者为中心，有组织地帮助其了解疾病相关信息，包括所患之病的诸多应对策略及各自利弊，学习自我照料知识及自我心理疏导、支持或释放方法，并对患者解释医生推荐的治疗建议之利弊。总之，要让慢性病当事人逐步知晓如何看待自己之病及治疗过程，学会对该病的日常管控，以提高生活质量，守住健康，阻断或减慢该病病理发展进程。

（2）纠治方法不同　纠治慢性病的许多措施通常不是在医院里完成，甚至主要不是依赖医生进行的，而是取决于患者及其家属的态度、认识及方法。对慢性病患者来说，除一般健康普及教育、健康知识宣传外，还需有针对性的有治疗意义的辅导，帮助他们主动、积极、合理地配合实施相应的非医院内的纠治措施。由于其有明确治疗作用，故被称为"治疗性教育"（therapeutic education）。世界卫生组织专家认为"这是一种用教育学、心理学和社会学方面的知识拓展延伸的疾病管理系统来应对（对疾病治疗）传统的反应"，并指出："内科医师与医疗团队也应该拓展他们除了建立生物医学以外的作用。"

[1]　孙增坤.召回医学之魂——何裕民教授医学人文杂谈［M］.上海：上海科学技术出版社，2014：33-37，138-142.

在非传染性慢性病控制中,治疗性教育的意义突出:① 可帮助患者确定合理的治疗方案,并指导其认真实行。② 让患者分享医师的医疗信息与经验,提高自我健康意识,增强对所患之病的认识及自我保护能力。③ 慢性病治疗或控制方法不都装在药瓶里,或只是依赖手术刀等。有时,非医学措施(如控制情绪、管控欲望、注重饮食等)更为有效。这只能通过治疗性教育加以辅导,令其自我认真实施。④ 能让患者获得并保持最佳的自我疾病管理和生活自理能力。⑤ 慢性病需随时监控,以减少疾病的发作或进展概率。这只能由患者本人来实施或家属加以监督。实施前提是自我及家属需清晰地了解相关知识,并能够建立与医师及时沟通的通畅管道。⑥ 某些轻微征兆对慢性病患者来说很重要,须警惕但又不可草木皆兵。患者也需要清晰地了解相关的知识。⑦ 有助于对患者的长期随访。这种随访不只是着眼于生物学的,而且应关涉自我感受、精神心理、态度认知、生活方式、社会回归等诸多方面。⑧ 帮助患者更好地调整自己的慢性病患者角色。

慢性病比急性病更需贯彻社会—心理—生物新医学模式,更需糅合中国传统文化的健康人文知识体系之支持。持之以恒,往往效果更好。在笔者助手孙增坤编著的《召回医学之魂——何裕民教授医学人文杂谈》一书中,详细介绍了"治疗性教育"国外之现状及成功案例,可资参考。

(3)操作要点 尽管不同的慢性病治疗性教育重点不一,但要点有四:① 针对该病具体治疗意见,借教育方式,传授针对该患者所患疾病的防范知识与康复技巧,帮助患者有效控制疾病,从而达到康复效果。这种教育除了针对所患疾病外,还应兼顾具体对象的具体特点,中西医结合,而不是泛泛空谈。② 帮助患者理清思路,知晓康复之路在何方,清晰地知晓下一步该怎么走,包括怎么治,怎么吃喝拉撒睡,出现哪种情况该怎么办,有了另外一些情况又该如何,等等。这对于癌症及心脏病患者来说,至关重要。对于脑血管疾病、代谢性疾病等患者也会很有意义。③ 帮助患者做好"角色"调整与适应,也是治疗性教育的一大重点。因为患了慢性病,患者将进入持久的与病抗争过程。与以往相比,他们的生活将会有较大改变。他们能否尽快调整,适应"角色",直接影响到其病能否被有效控制,能否尽可能地提高生存质量,甚至于能否长久地活下去。④ 辅助进行慢性病患者的心理纠治。这可能是最重要的。

(4)慢性病纠治中的心理问题 治疗性教育(treatment of psychological correction),意即心理纠治性治疗。慢性病患者的心理纠治是其重点之一。慢性病的心理纠治包括以下几点[1]。

[1] 孙增坤.召回医学之魂——何裕民教授医学人文杂谈[M].上海:上海科学技术出版社,2014:138–142,326–335.

第一，调整期望目标。慢性病之所以引起心理危机，往往是与过高的期望值直接关联的。许多患者一心想彻底治愈，这不现实，不现实的期盼与失败（或不够理想）的治疗结果，导致滋生出失望与焦虑，可诱发慢性心理危机。对此，应以充分的事实告之患者，现慢性病（包括癌）治疗目的与标准，已从过去的"治愈"，转向有效控制或基本控制其发展。病情稳定或基本稳定亦属成功。须知，目标的适当调整对慢性病患者走出慢性心理危机，极其关键。

第二，帮助设定近期最低目标。研究表明，希望是生存动力之源，也是促使人们走出心理危机的根本所在。临床上，应善于帮助慢性病（特别是重症）患者设定近期最低目标，这个"近期最低目标"是努力一下可实现的。如对有骨转移剧痛的患者，先承诺帮助解决剧痛问题；糖尿病并发感染者，承诺先控制感染；然后再努力实施中西医结合治疗。有可实现的短期目标，患者就会激发出生存下去的内源性动力，有助于创造奇迹。

第三，学会帮助患者"悠着点"，有助于病情稳定。慢性病通常难以痊愈。若当事人要求太高，或操之过急，一心想尽快痊愈，可能因焦虑而长久处于慢性应激状态，反而使疾病难以控制。笔者曾提出癌症康复有"斯托克代尔悖论"[1]。罹患癌症等慢性病，既要坚信能够活下去，又不可操之过急、力求速效，或苛求痊愈。操之过急，往往欲速则不达。苛求痊愈，失望更甚，反易致失控。

第四，牵线榜样，以为示范。慢性病患者往往较长期地陷于因病引起的困惑苦恼中。如在肿瘤患者中，我们很注重为患者树立病情类似、走向康复者为榜样，牵线搭桥，促成交流，让患者通过向已走出困境的同病种康复者学习，来激励自己克服心理危机，走出阴影。这含有"示范疗法"之意。如此还可大大减少临床工作量，巧妙地请老患者支持，做些工作，就是寻求了"同盟军"。

第五，综合贯彻《灵枢·师传》中的原则。《灵枢·师传》提出"告之以其败，语之以其善，导之以其所便，开之以其所苦"之古训。我们认为这是心身综合治疗原则的最佳体现。对慢性病患者，尤其需全面、综合贯彻。对此，应整合各种有益的康复手段，缓解症状、消除痛苦，帮助其提高生存质量。

第六，指点层次较高者修养情性。好观念、好情性也能养心治病。对慢性病患者

---

[1] "斯托克代尔悖论"，1965年美国海军上将斯托克代尔在越战期间被俘，关押在战俘营，他先后遭受了20多次严刑拷打，直到8年后获释回国。而关在同一战俘营里的其他美国战俘，大都比斯托克代尔身体状态好得多，却很快就死了。美国学者吉姆前去采访他问道："8年时间你有很多同伴不幸遇难，为何你能熬过来？"斯托克代尔说："我之所以能活下来，是因为我对未来没有太高的期待，他们之所以会死去，是因为他们对未来过分期待，他们总盼望圣诞节就可以被特赦，可是圣诞节过后没能如愿，于是又想复活节可以，结果还是没被释放……这样失望接着失望，不久后便郁郁而终。""斯托克代尔悖论"告诉我们一个简单道理：期待越大，失望就会越大。一旦期待落空，巨大的落差感，会造成极大的心理伤害。

中文化层次较高的,笔者常会建议他们看看诸如《相约星期二》(莫里)、《把心安顿好》(周国平)、《热爱生命》(蒙田)等人文书籍,或者看星云大师等所著的佛教类书籍。开卷有益,至少可帮助患者理解生命的真正含义。生死乃自然规律,谁都不能避免终点到来,却可以追求有尊严、体面的生命结局。悟透了这一点,心中宁静,情性稳定,慢性病常见的心身痛苦可大为减轻。

对于慢性病患者来说,常"哀莫大于心死"。若只知治其病,不纠治其心理问题,将陷入"因病而郁""因郁而病甚"的恶性循环,治疗很难起效。此时,治疗性的心理纠治意义突出,可视为治疗性教育的主要组成部分。

5. 需综合措施及保障配套 慢性病是当代中国所面临的巨大挑战,其挑战来源于几方面:① 慢性病井喷,这是不争的事实。② 快速老龄化社会,还会源源不断地有后续患者。③ 指挥棒失误,把重点放在治疗上,而预防只是其次。治疗毕竟有巨大利益,医疗的"虚火"旺盛,检查过频,诊断过宽,治疗过度,比比皆是。这些都是需要着力改善的。

为此笔者专门提出了"医改的'中国方案'",兼顾几大环节[1]。特别提请要对医疗指挥棒、医疗费用分配、利益调整等做出根本性纠正,不是刺激医者去多治病(甚至挖坑,创造治疗机会),而是奖励医者能把慢性病控制到什么程度。激励整个社会(特别是医疗机构)有兴趣、有意愿来降低发病率,减少药物盲目使用情况。通过提高综合效益,来提高经济利益。这就像房地产"祛虚火"、去金融化一样,是个系统工程。对此,可参考《医改的中国方案》[2]。

慢性病的对策,若能很好地调整,充分吸纳传统文化营养,创造中国模式,即通过生活方式调整,以适应为主,尽可能少用合成药物,促进其病理可逆,并与生态和谐且持续地发展,将会是实施"人类命运共同体"的最佳典范。

五、癌症生存者,全新领域可探索

进入21世纪第2个10年,国外学术界提出了"癌症生存者"概念。其潜台词是癌

[1] 我们认为合理高效的保健医疗系统涉及三大方面:积极的保健防病系统、合理适度的医疗体系、向善的指挥导向及费用支付系统。现这三方面都有问题:① 未建立积极高效的防病体系,医院对防病不感兴趣。② 医疗系统"虚火旺盛",过度诊断、过度治疗普遍,有时是挖坑式的。③ 导致支付系统不堪重负。根源上是导向出了问题,以至于失控。故需先堵住漏洞,建立全新的评价体系等,可参见参考文献[2]。

[2] 孙增坤.召回医学之魂——何裕民教授医学人文杂谈[M].上海:上海科学技术出版社,2014:138-142,326-335.

症患者"生存着,依然需要守住健康,努力防范复发转移"[1]。传递出癌症患者需终身守住健康、加以防范的正确理念。

1. 从癌症康复者,到癌症生存者　其实,癌症生存者的雏形最早出现于中国。20世纪80年代诞生在上海的癌症康复俱乐部已有近40年历史,该组织一度达到万人规模,癌症患友在其中唱唱跳跳,相互支持,娱乐抗癌,共度艰难时光,形成了颇有声势的癌症生存者管理模式,如提出癌的"第二治疗"概念(手术、化放疗属"第一治疗",中医学是"第二治疗"),正式出版《上海群体抗癌模式的报告和思考》专集,倡导"第三人生"(认为老年人是第二人生,癌症生存者是第三人生)。[2]不仅形成了概念体系,而且初具操作系列。

2013年美国首次发布癌症生存者临床指南[3],2015年更新版本,涉及认知功能、睡眠障碍、疼痛、疲乏、性功能障碍、心脏毒性及焦虑抑郁等[4,5]。这些问题早已引起中国医师的重视,中国医药学介入癌症防治,更多地就涉及这些领域。可以说在中国,癌症生存者的参与主力是中国医学。

首先,中国癌症生存者基数庞大,粗略估算在3 000万上下[6]。对如此庞大的人群,中国医学"再出发"过程中必须重点加以关注。国外新概念倡导者提倡癌症患者"平衡生活"。笼统地说,中外癌症疾病谱构成、成因、特征、人群认知、社会支撑体系等都有所差异。40年来中国人在这一领域带有原创意蕴的创举不少。这是建构"中国化"癌症生存者管理模式的活水源头,也是令癌症生存者得以在本土更好地生根发芽,苗壮成长,更有效地服务于本土患者的关键所在。就"癌症生存者"的"管理"言,笔者更倾向于以紧密团体为核心,广泛吸纳社会参与的大协作形式。

其次,要做好这项工作,始于良好的顶层设计。国内各地癌症俱乐部不少,有些颇有价值与特色。但总体上各自为政,深度欠缺,难成体系。与美国相比,该领域中国"起了个大早,赶了个晚集",只会埋头苦干,没有事先思考,更没有考虑在科学思想指导下的系统性探索活动。亟需有专业精神的医师参与其间,形成有前瞻性的指南类的

[1] 何裕民.癌症生存者"中国化"管理模式刍议[J].医学与哲学(B),2017,(8):9-11,34.

[2] 袁正平.第三人生:上海群体抗癌模式的报告和思考[M].上海:上海中医药大学出版社,2000.

[3] Ligibel JA，Denlinger CS. New NCCN Guidelines for Survivorship Care[J]. Journal of the National Comprehensive Cancer Network: JNCCN, 2013, 11(5 Suppl): 640-644.

[4] Travisl LB. Cancer Survivorship-Genetic Susceptibility and Second Primary Cancers: Research Strategies and Recommendations[J]. JNCI: Journal of the National Cancer Institute, 2006, 98(1): 15.

[5] Ekwueme DU, Yabroff KR, Jr G, et al. Medical Costs and Productivity Losses of Cancer Survivors: United States, 2008-2011[J]. MMWR Morb Mortal Wkly Rep, 2014, 63(23): 505-510.

[6] 何裕民.癌症生存者"中国化"管理模式刍议[J].医学与哲学(B),2017,(8):9-11,34.

指导文本,就此形成共识,整合力量,全国层面做好顶层设计,协同推进。由于癌症生存者涉及领域众多,我国癌症生存者基数庞大,完全可在这方面做出填补空白之举。

再次,从认知切入,遵循"知行合一"是关键。这项工作的目的是指导癌症患者长期更好地生存,与患者自身行为休戚相关,需患者本人"自讼自克,自悟自解,然后医者得以尽其长"(明代绮石,《理虚元鉴》)。癌症生存者的管理,须从认知环节切入,借各种认知疗法,先纠正其错误或不当认知,打开心结,提高认识水平,再推进其他各项管理工作。随之需制度化地敦嘱患者执行上述方针,告诫其恪守"知行合一",力戒不良习俗,逐步形成良好的生活习惯,习以成性,持之以恒。

最后,需善借社会力量,组成同盟军。癌症生存者管理是项涉及广泛的社会系统工程[1],远非医疗机构独家所堪承担。今天中国几百万癌症患者"失治"或"失照顾"之尴尬现状有意无意地把防控癌症之重任压在了医疗一端,以至于黔驴技穷。社会支持理论(theory of social support)认为一个人所拥有的社会支持网络越强大,就越能从容地应对各种心身及意外事件的挑战。2013年美国心理学家报告了有趣的研究结果:"对女性癌症患者康复贡献最大的竟然是小姐妹们经常聚在一起,逛街、聊天、购物、喝咖啡。"[2,3]他们研究认为:"闺蜜之间的亲密关系,常可决定患者的康复状态。这其实就是获得了最有效的社会支持。"我们几十年的探索表明:"社会交往比较广泛的,其疗效明显较佳,康复可能性大增。"强调:"对癌症患者提供有效的社会支持,是影响疗效及康复进程的一个大问题。"[4]社会支持形式多种多样,一切有关或有志于此事宜者,都是同盟军。最重要的莫过于生存者自我组织成的团队,其中的核心人物必须是心态积极而阳光的。

癌症生存者管理是个全新挑战,成功与否不仅将影响数千万患者的生命乃至近亿中国人的生活,而且也是颠覆陈旧而固化的医疗体系,拓展大健康新概念、新模式的有益尝试,并在"中国化"过程中可以彰显中国医学所具有的潜在优势。

2. 癌症生存者的GI4P模式 在长期临床探索中,我们总结出癌症生存者的GI4P模式[5],借此以防治结合,确保生存者长期的较佳康复效果。

(1)预测(predictive) 今天的肿瘤诊治,人们并不缺乏药物、方法和手段,缺的是明确的思路及一步步如何走下去的路径,需要的是医生理出清晰的总体思路。这套思

[1] 何裕民.现代中医肿瘤学[M].北京:中国协和医科大学出版社,2005:14.

[2] 何裕民.癌症生存者"中国化"管理模式刍议[J].医学与哲学(B),2017,(8):9-11,34.

[3] Travisl LB. Cancer Survivorship-Genetic Susceptibility and Second Primary Cancers: Research Strategies and Recommendations[J]. JNCI: Journal of the National Cancer Institute, 2006, 98(1): 15.

[4] 何裕民,宋婷.何裕民话肿瘤[M].北京:人民卫生出版社,2015:149.

[5] 孙增坤.召回医学之魂——何裕民教授医学人文杂谈[M].上海:上海科学技术出版社,2014:168-172.

路建立在对患者病情的准确判断的基础之上，医生需对患者心中有底，用中西医学的不同眼光去审视。不同类型的患者，医生能给予的帮助是不一样的。需要有所预测：① 对病情本身的预测。② 对患者个性的初步判断。③ 预测治疗过程中可能出现的问题。

（2）指导（guide）　癌症生存者最大的困惑是迷茫，不知下一步路在何方。临床癌症治疗信息严重不对称，医生应尽己所能，帮患者理清思路，该不该用这个或那个新方法？这需要医生站在患者利益角度，破除中西医门户之见，具有相当专业素养和人文涵养地做出相对客观、公允的指点。

（3）整合（integrate）　整合各种有效的措施与方法。笔者提出肿瘤治疗的"六字方针"，后来又发展为"八字方针"[1]。原则是患者长期利益第一，疗效为先，同时参佐实用主义、拿来主义，兼顾费用的经济原则等。

（4）预防（preventive）　中国癌症患者70% ～ 80%死于转移复发，生存者担忧的也是这些，预防在先很重要。预防只凭高科技，往往是高成本、低成效，可依赖中国医学加强调整，防范可能出现的各种意外情况。

（5）个性化（personalized）　临床上每个患者都是单独个案，预测时要分析患者个性及体质特征，体现个性化。个性化不仅涉及药物及手段的运用，也体现在饮食、心理辅导、辨证论治及预防复发转移的全过程之中。

（6）参与性（participatory）　癌症生存者管理是一个医患互动过程，医患有良性互动，效果就更好。参与，包括让患者及家属参与治疗讨论，参与康复实践、社会活动等，努力回归社会。患者参与康复的全过程很重要，治病康复都是医生指导下的患者的主动行为，不重视患者参与，往往事倍功半。

3. 癌症患者的个性化精准饮食　癌症和饮食有关，这是老生常谈的话题。按照世界卫生组织前任总干事陈冯富珍的说法，在中国40%的癌和饮食有关，学会怎么合理饮食，就是防范癌症、促进康复的大问题。近年来，西方提出了精准饮食，偏重于营养素角度的精准化。在长期临床中，我们早已注意了这一点，不同个体患不同癌症，康复过程必须考虑不同的饮食，须兼顾个体体质、证型等特点。这些都是重要而空白的领域。

中国人讲究辨体、辨病饮食。这方面我们做了些探索。早年笔者的博士孙丽红长期从事这方面研究，推出了《生了癌，怎么吃》系列丛书，分别从乳腺癌、肠癌、胃癌、肺癌、胰腺癌、肝癌等着手，目前推出了9本，很受欢迎[2]，还将陆续推出其他几种癌的饮

[1] 参见第十四章中"管控癌症的'八字方针'"相关内容。
[2] 参见第九章中"个体饮食营养，每个人的必修课程"相关内容。

食指南。

4. 肿瘤学叙事：既关注基因，更注重患者个性 每个人，包括患病，都是有故事的。当中国《叙事医学》创刊号要笔者写点东西时，笔者认为自己理解的叙事，与一般叙事医学有所不同。其之本意，不仅是增添人文旨趣，更是帮助人们"复原真相"，涉及疾病、患者个性、经历等的真相。是与其病相关的真相。

西方医学关注的焦点是基因、蛋白片段等，中国医学关注的是个体性格、行为特征、处事方法等。这些无法借助实验室获得，却可通过叙事，听患者叙述故事，部分地"复原"，从而可从叙事者透露出的信息中，了解个体多方面的特征。两者（基因与整体）结合，可帮助更全面地认识其人、其病、其行及心理等[1]。

近七八年来，我们把临床关注的焦点同时放在了叙事肿瘤学中。5万多例患者，每个人都有故事，生病前后、治疗前后等。中医对肿瘤的诊疗，包括要听患者讲述个人故事，疾病的来龙去脉，应对疾病的方式方法，过去的经历等。几方面结合，我们可以对患者有更全面的认识。因此，下一步我们重点将会推出一批叙事肿瘤学册子，涉及常见癌种的不同故事——如"肺癌故事""胰腺癌故事""肠癌故事"等，不仅可以深化对具体患者之病的认识，而且集腋成裘，对整个癌症认识也是有意义的。

5. 一位肝癌患者的正念康复之路 最后，介绍一个意味深长的案例。一位晚期肝癌患者，当时36～37岁，福建人，2006年因病从海外回国。他在海外从事的是正念疗法，是位有心理治疗师证照的专业人士。他患的是晚期弥漫性肝癌，对碘油过敏。每做完一次介入后，反应都很大。当时除中医药外，其他治疗方法都无法做（那时候还未普及靶向药）。他自己就用正念疗法，加上大剂量中药控制，取得了较好效果，现在已整整过去了16年，患者还处在工作状态[2]。在我们看来，只要有效，不论东、西方，不论中、西医学，都可以选择运用。在操作过程中，目的必须很明确，疗愈疾苦，减轻患者病痛，增添其快乐或舒适感，且必须适度。

此案例显示，医学领域、生命领域的空白点太多太多了，有很多探索都可以进行。切忌以固化的模式看待事物，或硬去套用。在探索过程中，运用中国人的智慧，不断优化及深化，可能收获更多。

[1] 何裕民.叙事医学"要旨"之追问,努力"复原真相?"[J].医学与哲学(A),2018,39(9):10-14.

[2] 何裕民.正念育心.参见:朱惠蓉,成琳.育心:中医心理八法[M].上海:上海交通大学出版社,2021:21-36.

第 十 八 章

生命与健康：人们"知道很多，懂得很少"

最熟视无睹的现象，往往是盲点及误区最多的领域！

——无名氏

尤瓦尔·赫拉利《人类简史》中，有一句名言："今天，（人们）知道很多，懂得很少。"的确如此，尤其在生命、健康及疾病领域，人们自以为知道了，生物科学给出了回答，但其实都只是一知半解。

一、需摘下"滤镜"看生命

《一想到还有95%的问题留给人类，我就放心了》[1]，作者豪·陈（J. Cham），斯坦福大学机械工程博士，曾任加州理工学院研究员，研究用机器人修复患者神经，另一位作者丹·怀特森（D. Whiteson），加利福尼亚大学尔湾分校教授、粒子物理学家，使用大型对撞机研究物理的顶尖科学家。书中是关于暗物质、暗能量、外星人、多维空间、量子力学、平行宇宙等内容，简言之，人们尚不知晓的另外95%。此书被译成23种语言，全球热售，在中国获得了"文津图书奖"，世界级著名杂志如《自然》《夜空》《物理世界》《对称》等均对其好评如潮。该书的核心观点为，人们看到的世界只占全宇宙的5%，还有95%的世界充满谜团。因此，人类认识世界，包括了解自身，都只是"永远在路上"。在"已知"世界之外，有更广袤的未知领域等着人们去探索。

1. "对一棵草，人类都尚未认识清晰"　20世纪70年代，笔者刚接触中医药时，主管全国中医工作的是吕炳奎，他是老革命[2]，懂医学，当时常因中医药"科学不科学"而被攻讦，但他有句名言广为流传：西医学自认为已了解了生命。他常诘问道："一根草，你了解多少？"每每弄得对方哑口无言，当然这句是"气话"，但不无道理。花园中随便一根草，我们知晓了多少？你看到它是绿色的，细长的，可能还叫得出它的"称谓"，但其他呢？它的特征、属性，它与周边关系，它的生命细节呢？只有小学生会说：

---

[1] 豪·陈，丹·怀特森.一想到还有95%的问题留给人类，我就放心了[M].苟利军，张晓佳，郝小楠，等译.北京：北京联合出版公司，2018.

[2] 吕炳奎是电影《51号兵站》中"小老大"梁洪的原型。

"老师,我认识这草。"在这点上,人类远不比万千年前的先祖更聪明。文艺复兴以来近500年快速发展,滋生了人类的狂妄和傲慢,认为一切都在掌控中,基因都破译了,就等着征服整个宇宙了。人类将成为呼风唤雨的"神"[1],可能吗?一次次地,人类碰得头破血流。人类真正懂得的并不多。谦卑、悉心地观察、学习,放下成见、接受新知,都是正途。

毕竟不乏理性者,中国科学院院士施一公,几年前在"未来论坛"做了一场《生命科学认知的极限》的公开演讲[2],提出"认知生命有极限",指出世界是"超微观"决定"微观","微观"又决定宏观[3]。人"是一个薛定谔方程、一个生命形式、一个能量形式,但不知道怎么解这个方程"。答案"一定得超出前两个层次,到量子力学层面去考察"。量子纠缠"在远古的时候就存在了,在进化过程中被保存了下来"。他指出:科学发展到今天,看到的世界还完全像盲人摸象一样,"我们自己认为它是客观的""其实我们已知的物质的质量在宇宙中只占4%,其余96%的物质的存在形式是我们根本不知道的,我们叫它暗物质和暗能量""每个人摸的(象)都是真实存在,而且都是客观存在的,都是看得见摸得着的""处在宏观世界,但希望隔着两个世界去看超微观世界"[2]。这就是人类认知之极限。

2. 人们看世界还常带着"滤镜" 问题还在于,人们往往像幼儿园孩子玩乐高游戏那样,会用"积木"搭出汽车来、搭出大厦来,就以为"汽车""大厦"就是这样的。显微镜下看到了细胞、器官组织,生命就是细胞、器官组合起来的,如同乐高游戏搭出万物一样。这一模式潜移默化,导致了一种思维定势,世界很简单,结构清晰了,就知晓了。看得见的我承认,看不见的不存在;看得见的需重视,看不见的知而不见。遂凌锋才会发问:血管有斑块,没有症状,究竟要不要治疗?作为资深的医生,她困惑了[4]。经络、循经感传现象客观存在,针灸经络治疗明确有效,但至今难以在组织形态上找到确凿依据。故太多人嗤之以鼻,不予认可。这些年在针灸经络方面的投入,一半是在证

---

[1] 这里是借用了《人类简史》作者尤瓦尔·赫拉利的观点,他预测人类进一步发展将汲汲追求三件事,其中先是人成为神(人神),可以达到掌控世界,呼风唤雨的"自主"境地。其实,这是影射人类过分狂妄自大了。

[2] 赛先生.施一公:生命科学认知的极限[EB/OL].2016-1-18. https://mp.weixin.qq.com/s?src=3&timestamp=1652880808&ver=1&signature=8LqnnZIt8R3uBO48vfzIo7sY7dnz0PAMHZWx6c3lHmxTDg8ZrnUuZ5yCPd3T88VMkWVkHWSl35qGq-KsDSeUzCh81JYhQJDoRu9SIgvwqi6UgsyhEfpEvZDrbr63j3nMc*kGH-37vb2QXQ0WF1Gxtw==.

[3] "超微观"决定"微观"及宏观,此论似可成立,但宇观另当别论,宇观世界其背后机制,(如天体膨胀等)尚待探索,复杂的常观(如生态变迁等)也非微观所决定的,机制尚待探究。总之,暗物质、暗能量、暗秩序等是人们尚未知晓的。

[4] 参见第十六章中"系统医学:破解现代医学的观念困境"相关内容。

明其存在是否客观，做的都是无效功，可悲不可悲？

　　一方面，人类天生"色盲"再加部分"弱视"，另一方面还带上了厚厚的"滤镜"，有意遮蔽。这就导致了在认知世界，特别生命方面的诸多尴尬。故对自然现象（包括生命），睿智者首先需有一份谦和态度，愿意接受新事实，不以滤镜、色镜过滤事实。一旦确认某事实后，愿意改变原有认知及理论解释。哲学强调，客观存在是第一性的。如现象及事实被确认了，需改变或否定的不是现象本身，而是理论解释，甚至是导出理论的学科"范式"。这一点非常明确。

　　3. 三个案例：启发新的思考　　长期临床中，有些案例会给医师留下深刻印象，有些案例促使我们认真反思，探寻新的解释。

　　案例1　徐某，女，时年45岁。2000年1月初确诊胰腺癌，破腹探查，胰腺头见5厘米×5.5厘米灰白色硬块，包裹住大血管，发硬，无法切除。主刀医生建议她改用中医治疗。当时她有严重胆石症、胆囊炎，但不知胰腺癌实情。患者经笔者中医药治疗后，症状全部消除。当年10月恢复上班，之后才知道自己患的是胰腺癌，且无法切除。既然已无症状，患者也就大大咧咧

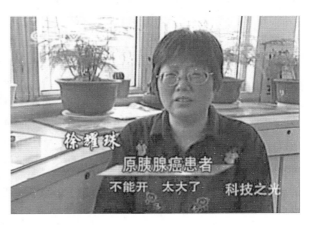

图18-1　中央电视台2004年7月17日《科技之光》报道

地活着。2003年秋，患者心窝下疼痛发作，诊断为胆囊炎、胆石症。此时查体CT示其胰腺头部形态已趋正常，胆囊里有数枚结石。笔者建议其做切除术。反复CT检查后，原主刀医师愿意一试。打开腹腔后，肉眼所见之胰腺，与2年多前完全不一样，当时胰头呈灰白色，凹凸不平，现已完全光洁、质地柔软，呈现正常暗红色，遂切除胆囊。遗憾的是，当时摄像不方便，没有留下术中照片。此事震动颇大，有媒体专门做了采访报道（2004年7月17日中央电视台《科技之光》，图18-1）。22年过去了，该患者现退休多年，一切很好，无任何不适，常来看望笔者。

　　此案例让笔者意识到，以前的解释似乎有所不妥。癌是活着的生物细胞，是在变异中"摇摆样"发展的，既可往前走，也可往后退——回缩、自愈。诸多不利因素消解后，部分人好像能"退回来"，甚至回到原本状态。该患者最大特点是这些年没有服用过任何西药，但我们对她的生活方式及行为处事等要求颇高，反复叮咛。她自己也知道病属难治之症，要遵从医嘱。遂发生了逆转性变化。癌细胞是有智慧的，有一定的"可逆"性，需充分调动智慧以应对。

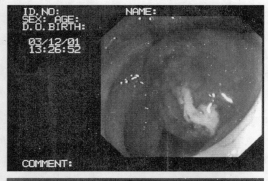

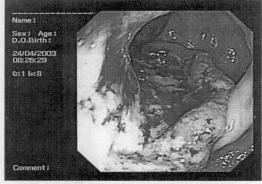

图18-2 患者肠镜照片

案例2 张某,男,77岁。2001年发现便血,严重贫血,诊断为肠癌。张某年轻时患有皮肌炎、顽固性牛皮癣,长期用激素及中药,导致了再生障碍性贫血、肾功能衰竭等,在纠治中又发现便血,确定为晚期乙状结肠癌,隆起性腺癌,大小4厘米×4.5厘米×2.5厘米,无法手术,肾衰竭也不能承受化放疗,只能寻求中医药纠治。2001年3月肠镜显示一椭圆形隆起肿块,通过中医药治疗,兼顾便血、贫血和肾功能不全等,3个月后便血减少,半年后贫血改善。2003年4月再做肠镜检查,隆起的肿块消失,变成稍厚的类似脂肪垫样的组织,全身情况尚可,总体疗效相当不错。图18-2为肠镜照片,前后可以对照。

案例3 鲍某,男,1933年出生。2021年5月因尿闭发现膀胱癌,病理呈非浸润性乳头状尿路上皮癌伴腺样分化,5月26日行经尿道膀胱肿瘤电切术,经历4次丝裂霉素次灌注,11月又见小便困难,淋漓不尽,十分痛苦。2021年12月1日再次MR示膀胱左右侧壁和前上壁不均匀增厚,呈分割状,明确膀胱癌复发。老人已90岁了,一辈子从事外科工作,不想再用创伤性治疗,12月21日从珠海赶来上海,找笔者诊治。刻下时有血尿、淋漓而痛,夜尿无数次,苦不堪言。中医药以内服为主:北沙参、炒车前子、白扁豆、太子参、荜茇、冬凌草、白花蛇舌草、六月雪、凌霄花、蒲公英、白茯苓、半枝莲、半边莲、炒决明子、瞿麦、萹蓄、灯心草、川牛膝、肉桂等,佐以中医药抑瘤口服制剂(GLC),配合外敷消瘤粉、消瘤散等干粉于下腹部关元穴位置。2022年2月19日第三次复诊时,症状大为改善,已无血尿、尿频痛、淋漓不尽之感,2022年6月16日第五次复诊,已无不适,夜尿3～4次。再次行MR检查示整个膀胱壁明显变薄,十分均匀,效果相当不错。患者既是老患者,又是老专家,自己看了结果,十分满意。

这些事实,促使我们清晰地意识到生命本质是个自组织结构,始终在演化变迁之中。创造条件,令其向适合方向演化,很可能促成其"复原"("可逆"),因为它是个活着的生命体。若只改造它,化学药物纠治它、抑杀它,尽管短期内症状可能消失,但内环境及周遭关系发生改变，后续效应难以判断。这些事实让笔者提出了"可逆"论，坚定地信奉"生态医学"思路，认为这才是医学发展的康庄大道。

退下"滤镜"后，抛弃陈旧观念，重新进行深入探究，也许能增添许多新见解、新内容、新认识，增进人们对生命奥秘的窥透与洞察。借助新视野，也许关乎循经感传现象及经络愈病机制等问题都能得到解释。

二、回到原点：中国生态医学思想，可引领世界

中国医学发展方向何在，世界医学发展趋势如何？人们曾为此争执不休。早先笔者也曾积极参与争鸣，后来醒悟，空谈误国，应该回到原点：作为生命的呵护者，医学的发展方向应与生态保持和谐，要可持续发展。因为生命是生态的一部分，只有回到这个原点，才能统筹及规划医学的下一步。

1. 被遗忘的"小池塘"，给现代人上了"一课" 我们一直强调中国医学有丰富的生态医学思想，要借助生态医学思想来引领发展[1,2]。一个不起眼的事件，给我们上了一课。

2010年上海世博会前后，上海科技馆旁的小池塘"火"了。故事要从20世纪末说起，原来上海科技馆坐落在浦东，周边都是农田，一条灌溉水渠川流而过，将附近张家浜里的河水引入灌溉。科技馆建好后，正赶上2001年要开APEK会议，需要建大型停车场。时间匆忙，施工方从灌渠驳岸边挖来大量土方填埋。于是水沟变成了池塘，后来在周边又栽上了树木，目的只是别让人看见这不雅观的大水坑。APEK会议之后，因为外围有临时树林"遮羞"，大水坑被遗忘了。未料，正是人们的"遗忘"，给大自然以"休养"生息，当年的水坑逐渐演变成了栖息着诸多野生物种的、有"自我调节""自我更新"能力的活池塘，形成了上海城区里唯一一块"本然"形成的"小湿地"。据生态专家调查，在这片三四千平方米的湿地里，可以看到乌桕、旱柳、香樟等许多野生树种，已成气候。树林丛里盛开着各种色系的野花，小池塘里更是生机盎然，池塘边芦苇丛生，悠游着黑水鸡、蹦跳着小青蛙。池塘里有食蚊鱼、鲫鱼等多种水生物种，包括一些原以为早已在上海灭绝了的野生物系。粗略统计，其中计有野生植物55种，昆虫不下70种，鸟类20余种，有人还曾看到少见的蛙类3种、鱼类4种和兽类2种，被确认是上海中心城区唯一一处有两种以上野生水鸟繁殖的开放式湿地。由于经济发展，周边盖起了高楼大厦，引来学校进驻。某所学校生物学老师想带学生们野外采风，踩点时阴差

［1］ 何裕民.医学应该走向生态：关于医学模式的再思考［J］.医学与哲学，2011，32（9A）：11-14.

［2］ 孙增坤.召回医学之魂——何裕民教授医学人文杂谈［M］.上海：上海科学技术出版社，2014：64-76.

阳错地发现了这个奇迹[1]。

专家研究后，得出一致性结论：要恢复"生物多样性"，最好的措施就是"人类少干预"。自然界充满智慧，有强大的自我复原能力。笔者曾就此与华东师范大学国家重点学科"河口海岸"的专家们进行闲聊，得知类似情景十分常见，越是人造景观，其生态恢复效应越差，这似乎是规律。小池塘的奇迹，正是市民"没干扰"和专家"遗忘"造就的。反观医学，是不是也应该反思一下，人类在修复伤损方面，究竟有多大能耐，真的无所不能吗？也许，有时学会放放手，效果会更好。笔者经历过太多案例提示这一点，并不时自我警示，学会谦卑，尊重自然智慧，万事讲究适度，减少伤损，这才是最合适的。

2. 医学的健康发展，需要新的生态观支撑　马伯英早年撰文指出：中医学是优质的生态医学[2]。此话不假。战国时期庄周《齐物论》中就强调"天地与我共生，万物与我为一"，指出人与万物看"齐"，认其"同"与"共"的思想，并延伸出"人顺天道""天人合一""道法自然"等，这些，就是早期形成的生态医学原则，其精神至今熠熠生辉。何以医学与生态休戚相关？说到底，人是进化的产物，人类赖生态以生存。疾病与健康同样与生态及演化休戚相关。只有借助生态学眼光，依托生态学手段，医学才有可持续发展之可能。

现已非常明确，许多疾病是生态恶化之结局。如某地区肺癌发病率与该地区阴霾天的增多呈正相关[3]。钟南山曾指出："阴霾天甚至比香烟更容易诱发肺癌。"呼吸困难则与沙尘暴密切相关。煤的大量使用也与许多疾病(包括癌症)呈因果联系[4]。这只是生态与健康关系的冰山一角。事实上几乎所有疾病，特别是各种慢性病，都有生态及演化因素参与其间，包括这次新冠肺炎疫情。医学的健康发展，都需要正确生态观的"加持"及支撑。

人们常说中国医学就是生态医学。对此笔者既认同，又有所保留。今天所需要的生态观，不只是强调"天人合一"等思想片段便可自我聊慰的，而是需要与时俱进，赋予实实在在的可操作内容，能够帮助切实解决疾病防治等问题的。迫切需要"能像生态学家那样思考的健康学者"[4]。他们认真考虑医学如何更好地适应、融入社会发展和相应生态系统，而不是凌驾其上。

3. 与医学命题相关的生态学定律　1869年德国博物学家海克尔(A. Haeckel)提

[1] 2015年5月22日《新民晚报》以《上海科技馆池塘听取蛙声一片》为题，报道了"市区公园湿地近年来出现丰富多样野生动植物"的重要趣闻。

[2] 马伯英.中医学是优质的生态医学[J].发明与创新(综合版),2007,(1):45.

[3] 何裕民.医学应该走向生态:关于医学模式的再思考[J].医学与哲学,2011,32(9A):11-14.

[4] 孙增坤.召回医学之魂——何裕民教授医学人文杂谈[M].上海:上海科学技术出版社,2014:64-76.

出了生态学（ecology）概念。此后，生态学得以快速发展，形成了很多分支。我们关注的是与生理学、生物学相呼应，能加深对生命、健康及疾病等的全面理解的生态学内容。人们总结出了与医学命题相关的生态学内容，包括诸多有参考价值的定律。其中，部分内容须切实遵循。[1]

（1）须知晓的生态学定律

多效应定律：人类的任何行动都不是孤立的，对自然界的任何侵犯都将引发后继效应，其中有许多是不可预料的。一些医疗措施需要谨慎。

相互联系定律：每一事物无不与其他事物相互联系，盘根错节。

勿干扰定律：人类所产生的任何结果都不应对自然的生物地球化学循环产生任何干扰，"没有免费的午餐"。生态系统（包括人的健康）均"赖补偿机制而稳定……超过负荷，可能导致系统的急剧崩溃"，引发恶果。

自然智慧定律：自然界所奉行的，往往是最好的，包括现存的生态结构。

（2）需遵循的生态学原则 人类的各种（特别是医疗干预）行为，都应遵循下列生态学原则：① 不宜破坏人与自然关系的和谐、完整及关联性，否则将自招其害。② 应在保持自然系统稳定基础上再获取人类利益，否则无法长期发展。③ 利用各种措施及纠治行为时应充分发挥自然智慧，保持自然之美，需兼顾巧妙与低成本。这些对今天的保健与医疗措施都极具参考价值，要加以遵循，首先需要的是观念的破旧立新。

4. 走向科技赋能的生态医学，中国可率先垂范 医学不仅迫切需要高科技，而且必须与生态保持和谐及必要张力。我们倡导的是现代科技"赋能"下的生态医学。这方面中国医学可起到引领作用。首先应明确的是，医学向生态靠拢，不是时髦，而是拯救；对医学来说，想不偏离航道，亟需这类拯救，其恰与人类发展大势相呼应。其次，医学如何走向生态，绝对是个大命题。我们强调的是在医疗科技"赋能"同时，与生态保持和谐及必要张力。在此，略做勾勒性枚举[1]。

1）生态学的上述定律，对今天的医学都有指导意义。合理地加以接受，才能谈及"可持续发展"，也才能让医学变得可爱起来。不得不说，由于今天的医学不可爱、不可亲近，人们才滋生出那么多怨气及悖论。

2）生态学可资借鉴之处有很多，如应把生物体看作是有选择、有智慧的，应尊重它的智慧与能力（包括重视致病菌和癌细胞的抗打击能力等），才能在应对中游刃有余。一味地滥用抗生素或滥行"杀戮"，结果只能是超级细菌肆虐泛滥、癌灶疯狂转移……正因如此，睿智的医学大师强调应重视生命的"自愈力"，认为对它的充分开发，才是维护及守住健康的正道。

[1] 孙增坤.召回医学之魂——何裕民教授医学人文杂谈[M].上海：上海科学技术出版社,2014：64-76.

3）要限制人类自身作为。王冰注释《素问》指出，许多病"非天降之，人自为之"，癌症、冠心病、糖尿病、高血压不都是如此吗？须对人类自身行为做出限制，遵循生态规律，而不是依赖人类开发药物的同时肆意妄为。

4）在健康的认识及疾病诊断上，过分完美主义显然不妥。有些生理性偏离也许是常态的；有些情况下"被吃药"，同样是有违生态学原则的。当然，合理而非消费为主的保健措施是可取的。

5）要学会充分利用自然方法，包括饮食疗法、运动疗法等，都值得推崇。

6）充分利用非消费性保健手段，包括传统的非药物手段，既有价值又很"生态"。诸如推拿、足疗、按摩、指压等对小病的控制及亚健康的改善，功效有目共睹，所需要的仅是提升层次。

7）被剥夺与大自然接触机会的人会蒙受心理上的创伤，可导致心身健康水平的下降。观察表明，常感冒的孩子，白血病发病率低，农村孩子，抵抗力较佳。即便是癌症，只要是早期，生命体也往往有相当的自控及自愈能力。

8）陈竺曾针对肿瘤治疗说："非自然进程的干预，常常会帮倒忙。"[1]如用基因分子探针发现"大多数30～50岁的女性（乳腺）具有微型癌"，其中多数后来自我终止发展，自我控制了。这与生态的自然修复能力类似。借此，人们提出生物自卫本能假说（biophilia hypothesis）。充分利用这种本能显然是保健的聪明之举。别动不动大动干戈，做出干预，其实很可能是帮倒忙。

9）即使患了病，治法选择上也应慎重。过去人们太依赖征服性、对抗性措施。这确有一定价值，但许多情况下可能适得其反。如手术切除原发癌常是治癌的第一法宝，有时却会加速远处转移。美国医学专家历时20年的追踪观察，发现767名55～74岁局限性前列腺癌的患者不做创伤性治疗却仍能长期存活，提示观察未尝不是好办法[2]，不宜一概强求治愈。

10）研究显示，人类的情感需求和健康维护不可能仅通过人类自身行为来完成，动物以及其他生物也会对人类的健康和福祉产生复杂影响。新近发展的"星球健康"理念中提出了人类健康、动物健康和生态健康三者的包容、共存之构型。这就回到了庄周《齐物论》的"天地与我共生，万物与我为一"之基点。

11）有研究显示，慢性病的难以治愈与缺乏关爱有关[3]。对此，我们高度认可，组建康复乐园就是这方面的努力，的确有效，值得重视。

［1］（英）麦尔·格里夫斯.癌症：进化的遗产［M］.闻朝君译.上海：上海科学技术出版社,2010.

［2］Donald Abrams, Andrew Weil. Integrative Oncology[M]. England: Oxford University Press, 2009.

［3］转见：段志光.健康人文——基本理念篇［M］.北京：人民卫生出版社,2018：46.

12）周遭环境的改善不仅仅是村镇小康建设，也涉及健康2030规划及慢性病防控等系统工程，如五水共治、村村通公交、文化礼堂建设、公园绿道健身场所修建、公厕改造等，都具有生态医学之意蕴。

笔者很欣赏生态学的一句格言，切记一个真理："没有人类，其他生命体照样生存，但没有植物或微生物，人类只能活几个月。"[1]

5. 与生态融合的过程中，努力追求"好医学"　2009年，我们检讨现代中西医学之现状，于国内倡导展开"好医学"之讨论研究[2]，得到了积极呼应。

（1）医学的评价尺度　医学本质上都是一类社会公共产品。社会公共产品的好坏目前似无铁定的"金标准"，但下列几点是须考虑的：①　使用（享用）者（不管国家、社会及个人）经济上能否承受，能否可持续发展。②　具体享用者（患者及家属）对它的满意程度。③　具体实施者（医护人员）的自我感受。④　实际的使用（医疗）效果。⑤　该公共产品的社会美誉度及对求业者的吸引力。

从这些方面综合地看，除第四点应该基本予以肯定（但仍存在不少问题）外，其余一些都是问题大于成绩。从这一点来看，今天的医学的确不是太好的医学，存在着很大的问题，自身"病"了，而且病得不轻。

（2）找寻问题的基本点　提出问题是为了加以解答，怎么解决？以下一些原则需引起重视[2]：①　医疗保健及其覆盖面、受益面应该足够宽广。②　强调防范在先，且有确实的方法措施。③　尊重患者基本权益。④　医生客观观察（检查及诊疗发现）与患者体验（症状、主诉）并重。⑤　有效整合或综合各种（包括传统的、民间的）治疗、保健与康复方法，且无伤害或伤害不大。⑥　诊疗方法手段多样化，不是单一科技方法而排斥其他方法。⑦　保健及治疗后综合利益最大化（以患者自我评估为主的），而不是某一个病、某一项指标（局限于经济利益）最大化。⑧　以人为本，而不是唯病是求。⑨　疗法尽可能与自然和谐，与日常生活方式休戚相关，既重视身心治疗，又充分体现帮助、安慰和终极关怀。⑩　疗法以低成本、费用可控、可承受（简、便、廉）、可持续发展、生态性为重，同时也是广为大众接受的、可亲近的、可爱的医学。最后这些也将是社会欢迎的、从业者引以为荣的、使医师真正成为"白衣天使"的原则。

三、注重生命的"唯象"深究，提炼规律性知识

1. 从"共性"到"个性"：认知深化一大步　近150年来，现代医学取得了长足进

---

［1］　孙增坤.召回医学之魂——何裕民教授医学人文杂谈［M］.上海：上海科学技术出版社,2014：73.

［2］　何裕民.关于"好"的医学之思考［J］.医学与哲学（A）,2010,31（7）：1-3.

步,发展飞快,归纳出了生命的一些规律,形成了今天熟识的正常人体学、正常生理学、正常参数等。这是现代医学大厦的奠基。从杂乱、茫然、无序,到有所归纳,是种进步,从共性细化、具化到个性,也是一种进步,且后一个进步之意义,一点都不亚于前一个进步。

中国医学本质上是农耕医学,发轫于散在且个体化的农耕观察者之记录。现代生物医学则是大工业化模式,强调的是标准化了的包括生理生化指标等,都标准化了的、在95%可信限度内的。这是重要的,却又是远远不够的。正是这些差异性造就了大千世界的真实性、客观性、本质性。临床医生的经验和诊疗水平,往往就体现在他对细化的个性差异的把握之中。目前,这种把握大都还只能是“唯象”层次的。

笔者对张孝骞诊治2 000多例肠伤寒患者的事例特别感慨,同是传染性肠道病变,大多数医师看上去会认为都一样,或者大同小异。唯有悉心观察,认真仔细检查,才能发现其间蛛丝马迹之不同。可能就是这些差异,蕴含着新知,影响着用药及疗效。笔者不知道对这么多患者的分析得出了哪些深化了的认识,但相信一定对更好地应对肠伤寒患者的诊断及治疗用药大有帮助。重视临床共性背后这类细微差异,往往是获得新知的关键。

2.“唯象”也是探索未知的方法之一 “唯象”(phenomenology)理论,因钱学森倡导而为人们熟悉。他建议人们借助“唯象”方法,进行人体科学研究。“唯象”也是物理学研究的一类方法,本意是指解释物理现象时无法深究内在之因,只从现象出发而得到的某种解释。“唯象”就是依据现象层面的分析,知其然不完全知其所以然的理性认识。不是因为我们偏爱“唯象”,而是由于对象属性特点决定的,生命及医学“有诸内必形之外”,外在通常只是“表象”,但人们又无法剔去其外而直接窥其内,“司外揣内”未尝不是一种过渡性质的认知方法。

中国医学就是一种“唯象”思维的产物。它已被几千年的生活实践所证明,但仍暂时无法从数理公式等角度进行推算。无须讳言,生命科学与医学的很多理论解释也都是“唯象”的。甚至诸如牛顿的万有引力,早先也是唯象的。只是到近期,才有可能用量子引力等公式去推导。杨振宁把物理学分为实验、“唯象”和理论架构三个路径,“唯象”是对实验现象的概括、总结和提炼,但尚无法用已有科学理论做出解释[1]。故“唯象”解释在物理学中又被称作前科学。

“唯象”思维一直为中国医学所重视。2010年10月中国科学技术协会召开全国“象思维与经络实质”的专题香山科学会议。笔者主持了这场为期两天的讨论会,与会专家(包括一大批非医学专家)深入探讨了这一话题。“唯象”思维现阶段对生命及医疗领域深化认识,有着不可或缺之功,千万别以为“唯象”而弃之不用。

---

[1] 李政道,杨振宁.学术报告厅——科学之美[M].北京:中国青年出版社,2002:45.

3. 借助"唯象"，可深究部分疾病机制　按杨振宁的三条路径，涉及生命及健康之认知大都只是"唯象"层面的，无法跃升到实验及理论架构层面。20世纪八九十年代，北京大学医学部教授阮方赋曾着力构建数理医学。即使实验，其在医学及生命科学中的意义，大都也不是判决性的，只是发现性、验证性的。因此，或许很长一段时间内"唯象"仍将是生命及医学领域更新认识、获得新知的主要方法。

临床工作者一直有意无意地运用"唯象"方法。病例总结就常常运用"唯象"思维。从临床现象出发，一层层深入分析，某病一二例特殊，常是简单记录；注意到三五例，可深入追踪，加以留意及描述；更多类似案例则可做出归纳，甚至可分辨一下，是否存在某一亚型，或径直区分出来。与此同时，若能再结合其他要素综合分析，则很可能在厘清因果关系基础上，深化认识，甚至上升为理性解释。类似情况（案例）越多，越能说明问题。达到多例时，还可做出数据分析，如此之结论，便可使认识得以提升。若把相关联的前因后果进行理性分析、疏理，还很可能上升为一类系统性知识。试以三个例子说明之。

20世纪90年代末，笔者1周内连续诊治了七八例女性肺癌患者。那时，肺癌患者不多，女性更少见。笔者喜欢寻根刨底，询问病史，其家属和办公场地没人吸烟，几次复诊，反复询问，得知几位女性喜欢烹饪，且十分节俭，一般情况下不开油烟机，那时居住条件不好，油烟排放效果不佳。笔者提醒她们注意烹饪方式，她们被"点醒"了，好像是这么回事。有位信息灵通的记者了解后，要了所有资料，并增加了部分案例，逐一走访调查，发现高温油烟排放不佳，的确可能是女性肺癌的高危因素。

笔者诊治乳腺癌患者不少，各年龄段都有。那时上海的发病高峰段集中在45岁上下，深圳却有一个30岁的小高峰，占总乳腺癌患者的1/3，且都是内地去打拼的。为此我们做了个小规模流行病学调查，发现这些患者有几大特点：① 好胜心特别强。② 生存压力重。③ 成绩优秀，不服输。④ 长期有内分泌失调，不太注意。⑤ 前期在深圳吃了不少苦，但现已有起色。其实都是A型行为[1]而不服输者，其乳腺癌属压力纾解不良所致。以这一视野来观察，还真的很有收获，我们系统分析了各年龄段上千例乳腺癌患者，发现中国乳腺癌患者有三大特点：① 比欧美及世界平均水平的发病中位年龄提前10岁左右（中国是48～49岁，国际是58岁）。② 中国大城市有个30岁年龄段小高峰，仅限于发达的大城市。③ 总体可分三类：除30岁年龄段外，主体是中间年龄段（40～60岁），大多属情绪易起伏者；老年型在60岁以上，大都是劳碌型，爱

---

[1] A型行为，也称A型性格，是20世纪后半叶心身医学研究提炼出的一类性格特点。这类性格特点表现为性子急躁、效率高、时间紧迫感强、竞争意识浓烈，这种性格特点使人常处于压力生存状态。因此，更容易罹患冠心病、高血压、糖尿病及部分肿瘤等。A型行为的对立面是B型行为，即表现为得过且过，作一天和尚撞一天钟等。

管事，不放心他人者。诊疗乳腺癌患者时，若能兼顾患者的背景、年龄及个性特征等，颇有意义，既能提升疗效，又可根据不同类型施以饮食、心理、行为纠治等有针对性的治疗。

进入21世纪，我们临床中发现胰腺癌患者明显增多，尤其女性胰腺癌患者飙升，她们大多体型不胖，一看便知不是喝酒吃肉导致的（胰腺癌快速增多很大程度是与胡吃海喝风气有关）。而这些女性患者中，患胰头癌的不多，大都是胰尾、胰体癌，仔细打听，她们素有胃病史，胆囊（胆道）长期不好，连续追查中对10多例女性患者分析后发现，她们属焦躁性急者[1]，长期有胆囊、胆道炎症（所谓胃痛，也可能是胆道炎症）史。影像学显示，她们的胆道与胰管常共一个开口（壶腹部），术后病理显示，往往是腺癌或胆囊、胆管癌类别的。显然和一般男性胰腺癌的性质完全不一样。疏肝利胆，确保胆道、胰管通畅，消解局部炎症等中医药措施对她们非常关键。其中，还可进一步细分出不同亚型，针对性处置。笔者之所以治疗胰腺癌临床疗效尚佳，自我总结关键在于善对4 000多例患者加以细分。这类细分不是基因及分子层面的，而是临床"唯象"意义上的，是从现象分析出发的。这些对深化认识，更有针对性地做出处置，却是必不可少的。

在此强调的是，生命及医疗领域的探索，目前还主要靠"唯象"思维，从现象层面展开。在此领域，中国医学有厚重的博物学传统。文献中有大量的现象学（唯象）内容，从体质、气质、临床症状，到脉象、面色等，"唯象"探索之意义很大程度取决于数量之积累。这方面的历史财富，厚重而值得珍视，亟需挖掘提升。

四、关于健康相关概念的研究

我们前期承担了两个国家级课题：一个是"亚健康"及"治未病"，属于国家自然科学基金的重大课题[2]，一个是中国医学核心价值观之研究，属国家社会科学类重点项目[3]，都涉及健康概念问题。

---

[1] 我们研究发现，女性胰腺癌患者大都前期有胆道疾病史，表现出焦躁、性急、缺乏安全感却又追求完美，后者是胆囊炎好发的性格特点。这一点临床流行病学已很明确了。因此，胰腺癌发生在男女身上的前驱病因完全不同：男性多以应酬、酗酒、饮食过度、代谢失常、压力大为主，女性则多以焦躁、性急、有慢性（主要是胆道）炎症等多见。病变部位也不同，女性多发于胰体、胰尾，男性则胰头居多。这些表层差异很值得深究，为临床的应对处理带来了全新的挑战。（参见孙丽红《生了胰腺癌，怎么吃》序）

[2] "十一五"科技支撑计划中医"治未病"及亚健康中医干预研究："亚健康范畴及测量标准研究"，编号2006BAI13B01.

[3] 2012年度国家社会科学基金重点项目"中医文化核心价值体系及其现代转型研究"，编号12AZD094.

1. "未病—欲病—已病"的历史积淀 恩格斯的《过程论》(*Theory of Process*)有很大的认识论价值和方法论意义。在这一视域下考察生老病死、考察健康与疾病，常可豁然清晰。在国家课题研究中，我们借助"过程论"视野，健康状态的发生、发展和消亡有始有终，有原因、有阶段、有结果，过程范畴与系统范畴常常统一，条件适合，有时还会有所逆转。需兼顾原因结果来考察相关的健康状态变迁。借助现代视野，对生命曲线的认识可以简单概括为：健康—亚健康—疾病。相对应的中国医学理论，其生命曲线是：未病—欲病—已病—病重—死亡。

"未病"一词在中国医学中由来已久，源于《素问·四气调神大论篇》。所谓未病，即健康状态。此状态中国医学称为"阴阳平和"。"欲病"，源于唐代孙思邈《千金要方·论诊候第四》："古人善为医者，上医医未病之病，中医医欲病之病，下医医已病之病，若不加心用意，于事混淆，即病者难以救矣。"意即最好的医生应善于在人们健康之时助其养生防范，保持健康，中等水平医生善于抓住将要生病而还未生病之时，及早调理，避免病之发生，次等医生只会治已病之人。孙思邈进一步分析了"欲病之病"，"凡人有不少苦似不如平常，即须早道，若隐忍不治，希望自差，须臾之间，以成痼疾"(《千金要方》)。意思是说，很多人早期仅有身体不适，精神和体力今不如昔，此时定要及早了解调养方法，尽快调理，避免病症加剧。如果拖之忍之，自认为可自愈，过不了很久，常会发展成顽固之疾。此时实质是已处于未病与已病之间的一种状态，即亚健康状态[1]。需要特别指出的是，孙思邈的"未病"，还包含"未病之病"概念。它类似于现代理解的游离于健康与亚健康之间的心身轻度失调。

2. "健康—亚健康—疾病"及其属性特点 今人所说的"亚健康"，本质上是一类心身失调或失常，是主要由社会、心理等非生物因素引起的，由神经—内分泌—免疫网络系统中介的，常以疲劳、虚弱等非特异性症状为主要表现的，或兼及循环、消化系统等部分功能失调或功能下降，并可累及内分泌、代谢与免疫等功能异常的一大类心身失调[1]。

亚健康状态是介于健康与疾病之间的一种中间状态，其上游与健康（平人）相连，下游与疾病有重叠与交叉。亚健康不是有病没病的问题，亚健康是以病前为主体，它是一种状态，是一个过程，是一个区间，要以过程论、动态论来把握[2]。处于下游的疾病，更多可看成是一种结果。

我们就亚健康区分出前后几个相互衔接的区间（或过程）以图18-3表示。

[1] 何裕民,沈红艺,倪红梅,等.亚健康范畴研究[J].医学与哲学,2008,29(1):2-4.
[2] 何裕民,沈红艺,倪红梅,等.从ICD-10分析"亚健康"[J].医学与哲学,2008,29(4):41-43.

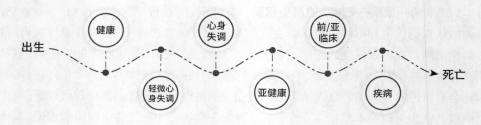

图18-3 未病与亚健康的关系示意图

健康就是世界卫生组织定义的状态。偶尔疲劳或心身不适，稍做休息调整后恢复如初，可定义为"轻微心身失调"，属亚健康状态中与健康紧密相邻的小区间，若轻微心身失调长时间未得到修复，或心身失调已非轻微，且持续了一段时间，或是无不适或失调征兆可言，却多次出现某些指标持续的偏差，即为"心身失调"，属于亚健康之主体。这种状态持续日久，或"隐忍不治"，发展下去可经历前（亚）临床阶段，或径直发展成多种疾病。前临床也可称作亚临床，指"病而未发"或"病发未觉"状态。亚健康纠治的重点在于"心身失调"的亚健康主体阶段。前（亚）临床向前若仅涉及"心身轻微失调"则更好，前（亚）临床应该是临床诊断与治疗学的问题，不能将其包容在亚健康之列。不过限于目前诊疗水平，这部分的重叠和误诊、漏治还难以避免。

从过程论来言，健康、亚健康与疾病可做上述区分与界定，就亚健康本身来言，作为一大类心身失调，它涉及一系列不同性质的失调。这大致可以细分为三类[1, 2]：① 包括以"疲劳"为主的，兼可见到虚弱、免疫失调、消化不良、性功能低下等不同的综合状态。这些称之为"亚健康状态"。当然，这些综合状态之间常可有相互包容或重叠的情况，这是难以避免的。好在这几类综合状态各自大多有相对明确的特点，可相对清晰地将它们区分出来，故它们是分别反映不同亚健康特点的独立因子。② 主要表现仅为诸如睡眠困难、便秘、健忘、非特指的疼痛等单一症状，其他方面并无异常。这些单一症状影响了个体生存质量，也是偏离健康的征兆，长期持续有可能导致病变。亦是反映不同亚健康的独立因子，可称作"单一症状亚健康"。③ 仅表现为某项生物学指标有所偏离，既无主观体验和不适感，又不足以确定为某种疾病，但却反映了躯体偏差的情况，称之为"无症状亚健康"。

平人对应于健康，未病之病对应于亚健康主体——心身失调，两者之间的过渡带亦属于未病，未病与已病之间有一个"欲病之病"的过渡带，或"病而未发"阶段，可对

［1］ 沈红艺,倪红梅,赵春妮,等.亚健康相关概念比较［J］.医学与哲学,2008,29(1): 8-10.
［2］ 倪红梅,何裕民,沈红艺,等.亚健康状态评价构想［J］.医学与哲学,2008,29(1): 5-7.

应于现代所说的亚临床、前临床。至于"未病"中所涉及已病防复、防发展问题，则非亚健康所应涉及。否则，这个亚健康的概念将不堪"重负"，甚至会引起临床混乱或贻误病情。衰老、更年期、围产期、围经期等生理过程中所出现的一些偏离正常的症状或体征，既非健康状态，又非病态，也可泛泛理解为亚健康。我们命之为生理性亚健康。但应明确指出的是，它们不属于通常理解的亚健康范畴（图18-4）。

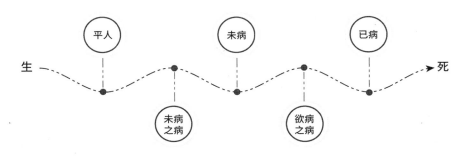

图18-4　未病与亚健康的关系示意图

由此看来，亚健康涵盖的内容是多维的、多层次的，有鉴于此，在亚健康状态的评价方面，应考虑到亚健康状态多维、多层次的特点，采用综合评价、系统评价、分层评价的原则。同时，亚健康是一大类的心身失调，因此除借助生物学指标检测外，可参照精神心理学评价原则和方法，定量和定性相结合[1,2]。

3. 健康管理新模式：多环节切入＋状态调整＋线性干预　在多个国家级课题支撑下，结合几十年的临床探索和数万例的第一手调研资料，我们提出了中国特色的健康管理新模式，可概括为东西方合璧的"三合一"，具体可以表征为"多环节切入＋状态调整＋线性干预"[3]，三者有机组合，更有助于维持健康和延年益寿。

为了便于理解，举个典型案例：2年前，在某地电视台健康讲座现场，一位刚过60岁的肥胖男性气喘吁吁地提问：他一直不注意健康管理，胡吃海喝，抽烟喝酒，从不锻炼，且脾气暴躁，虽然早就偏肥胖了，但总认为自己身体不错。近年来明显气喘吁吁，身高170厘米，体重98千克，血脂、血糖、血压、尿酸均偏高，心前区自觉憋闷感，已明确诊断为冠状动脉有严重阻塞，虽已戒烟，但酒还是少不了……锻炼动一动就喘得厉害，

［1］沈红艺，倪红梅，赵春妮，等.亚健康相关概念比较［J］.医学与哲学，2008，29（1）：8-10.

［2］倪红梅，何裕民，沈红艺，等.亚健康状态评价构想［J］.医学与哲学，2008，29（1）：5-7.

［3］何裕民，倪红梅.你会管理自己的健康吗：何裕民教授健康新宣言［M］.上海：上海科学技术出版社，2014：282-283.

心脏科医师禁止他活动,但不运动,体重仍在一个劲地增长。不吃饿得慌,吃了只是长肉,现在已经无法上楼了,平地走路都觉十分困难。当时我们给了几个建议:① 尽快找个有经验的中医师,全身调整,特别是控制心脏问题。② 一旦可能,尽快心脏装支架,防范"堰塞湖"溃堤(心脏猝死)。③ 支架装完后,尽可能遵循健康生活方式,控制体重,力戒各种坏习惯,改善代谢,提高全身功能状态。然后,他请我们帮他以中医药进行调整("真武汤"加味,定期调整换方),并第一时间配合做了支架。因为生死攸关,又主动优化了生活方式,特别是饮食控制,且基本能够坚持。2年后,他的全身状态明显好转,体重控制在85千克上下,能够步行3~4千米。他自己感到今非昔比,情况好多了。

此案例充分体现出了"多环节切入+状态调整+线性干预"[1]的健康管理模式。此人当时心脏问题很严重,随时有可能心肌梗死发作,属于"堰塞湖"溃堤,如此后果严重,故建议其尽快安装支架,以避免此类恶果,此属线性干预。光安装支架并不解决问题,改善心功能亦是重点,全身羸弱状态的调整也很重要,中医辨证其归为脾肾阳虚,水气凌心之证,故以真武汤加味,综合纠治,由于服用感觉不错,故其坚持服药多日,此为状态调整。患者素来不注重生活方式,如果不从源头上控制体重及血脂等,即便是装了支架,很快便又阻塞,身体其他方面的功能同样岌岌可危。因此,建议从多个环节着手,包括一步步地进行力所能及的活动,控制饮食、调控情绪等,体重逐步下降,情况逐步改善,此乃"多环节切入"。此案例颇具说服力,此类思路可推而广之,广泛实施。

4. 中国医学,应争取引领全球健康管理新潮流 进入21世纪20年代,世界大潮汹涌澎湃,势不可挡,也涉及医学健康领域。有美国资深医学专家检讨后认定,美国对医学与健康的投资占全国GDP的17%,维持着世界上最昂贵却最低效的医疗卫生体系。一个四口之家年均医疗开支3.3万美元,投入与医疗效果之间形成了明显的剪刀差[2]。从疾病谱来看,慢性病占美国人死亡原因的70%,消耗了3/4的医疗卫生开支,1/4的美国人患心脏病,1/7的美国人患阿尔茨海默病,1/12的美国人患哮喘,1/14的美国人患糖尿病……按照此趋势,几年后美国人均医疗保健费用还将翻1倍[2]。美国目前只存在一个疾病处置系统(Disease Management System),而没有建立一个真正的健康与卫生服务系统(Health & Healing Care System)[2],这才是美国目前医疗卫生体系诸多

[1] 何裕民,倪红梅.你会管理自己的健康吗:何裕民教授健康新宣言[M].上海:上海科学技术出版社,2014:282-283.

[2] 王一飞.在美国世界一流医学强国"神话"的背后——Andrew Weil教授访谈和反思[J].上海交通大学学报(医学版),2012,32(5):533-535.

弊病的症结所在。我们前面的讨论也得出同样的结论[1,2]。

因此，全球健康大势，非变革无以为继，非变革无以支撑。目前公认这一波健康趋势大变革，可能会体现在下列几个方面：① 从以疾病为主导的医学，转向以健康为主导的医学。② 从以疾病为着眼点，转向以人为关注焦点。③ 从现有的疾病处置（即诊断治疗）系统，转向健康与卫生服务系统。④ 从以医院为主的医疗服务为基地，转向以社区及家庭为基础的健康与医疗卫生服务。⑤ 从依赖高科技的昂贵诊疗技术，转向依靠适宜技术、强调人性化整合性健康干预措施为主。⑥ 从单纯的疾病诊断及治疗，转向疾病预防、健康促进、健康管理及公众的主动参与为主[3]。⑦ 从主要依赖医疗方法、措施为主，转向以合理生活方式等均有疗愈作用，让慢性病疗愈渗透进入日常生活起居之中。⑧ 我们前面介绍了中国医学疗愈体系有四大块：食疗与药物疗愈、针灸经络疗愈、导引功法疗愈、心理行为疗愈，其与现代医学科技等的有机组合，手段的多样性，常可大大提升疗效。这些与生活方式密切融合的手段方法，既时刻存在于日常生活中，又并非十分昂贵，通常唾手可得[4]。上述八条对策中，前述六点国外专家也有类似呼吁，后两条是我们根据中国医学国情而特别强调的，也是中国的独特优势所在。

最后，我们强调就像管理洪水一样，健康也需要管理，而不只是干预。干预是单方面的、带有强制性质的；管理则是多环节的、需要互动的，在互动中才能发挥高效。中国医学在这一波世界健康管理变迁中，既积累了先发优势，又有诸多手段优势，且理论概念清晰，加上疗愈方法的系统性及多样性，完全可以引领这一波世界性健康发展之大潮。

［1］ 王宁，何裕民.人道与科技失范的实例剖析——兼评《全球视野下美国健康情况：寿命更短，健康状况更差》[J].医学与哲学，2014，35（1）：26-30.

［2］ 何裕民.修复人道与科技的边界[J].医学与哲学，2014，35（1）：21-25.

［3］ 王一飞.在美国世界一流医学强国"神话"的背后——Andrew Weil教授访谈和反思[J].上海交通大学学报（医学版），2012，32（5）：533-535.

［4］ 参见第九章中"万川汇江海：中国医学疗愈系统俯瞰"相关内容。

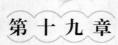

第 十 九 章

洞悉奥秘破难题：智慧体系"其命维新"

中国本身是某种世界秩序，或者是更大的世界秩序的一部分。

——（美）基辛格（《世界秩序》）

行文至此，我们似乎可对中国传统文化下个另类的定义：是中国古贤在长期适应生存中所形成的、带有理性旨趣的看法，并逐步积累起了一些应对难题之措施。其中，涉及生命、健康的，那就是中国医学。这些认识及措施每每是在艰辛探索中，反复试错及失误后的反思中所收获的。本质上可以说是一套认识世界并试图解答诸多难题的认识论及方法论体系。或者说是一套洞悉诸事奥秘，试图破解难题的智慧体系。

一、一个善解难题的智慧体系

文化人类学研究表明，各地上古先民都有过上述经历，都积累了丰富的经验和知识。就历史演变长河而言，各地上古先民不约而同地都曾经历过漫长的巫术、图腾、数及性崇拜等充斥着愚昧认知的时期[1]。

1. 一统而"超稳定"：智慧的"水滴石穿" 约在殷商时期，东亚大地人们的认知及应对等跃迁到崭新的"轴心时代"。我们曾在《走出巫术丛林的中医》做过深入分析。此后中国先民与其他各地区先民进入了各不相同的发展路径，也就是这些不同，塑造出中国文化异趣于其他早期文化之处。

这些不同主要表现在四个方面：① 由于东亚独特的人文、地理，主要是四周有着天然的地理屏障[2]，因此在东亚这块大地上，数以千万计的古贤们，得以在基本不受域外战争骚扰的情形下，在 4 000 ～ 5 000 年期间，日出而作，日入而息，安养生息，长期积

<hr>

[1] 何裕民，张晔.走出巫术丛林的中医[M].上海：文汇出版社，1994.

[2] 中国的地理条件比较特殊，中国东南面是一望无际的大海，西南边是崇山峻岭，正西边是戈壁，北边是西伯利亚，这被文化人类学者们称为天然的"文化隔绝屏障"。不能像南亚、中东、近东及欧洲等地那样，频繁而极其容易地发生大规模的人员流动、战争及文化交流与渗透。

累，文化没有断裂[1]。这在世界大版块中是唯一的。② 在这块土地上没有"一神教"的羁绊及约束。③ 这里很早就形成了统一的文字和度量衡等，并早早诞生了玉石崇拜及其他一些思想体系，大都延续至今。④ 这块土地上"化干戈为玉帛"观念深厚，商贸互通意识强烈，广袤的腹地，统一的语言，密集的交流，加上局势之相对平静，延绵连续，酿造出了一坛浓厚香醇的智慧"老酒"。这体系本身并不封闭，与境域内外有着适度（非大型战事之类）的散在的民间商贸交往，且时时发生着，这又促使该体系有一定开放性，对外并不闭塞，却较少有剧烈动荡、破坏。

20世纪80年代有学者总结说中国历史具有超稳定结构[2]，对此笔者表示赞同。正是这些特性，加上后续的古贤理性特点，"水滴石穿"，塑造了中国文化成为试图察事理、明思路、破难题的带有认识论、方法论旨趣的庞杂智慧体系。

2. 历史上，智慧体系厚重而醇美 软实力虽是现代用词，但这种现象历史上早就存在。正是上述庞杂的智慧体系，促使历史上东亚大地形成了以中国文化（儒家文化）为中心，软实力辐射四方，"智"镇夷狄，无意中造就了文化及智慧中心。周边国家及地区都视中国为中心，折服于其较超前的、厚重的、有凝聚力、震撼力的文化智慧。中国不是靠强力征服，而是靠文化涵化及智慧魔力支撑，潜移默化影响了他们，这正是自身软实力所在。

近日，俄乌冲突中记者拍摄的一张照片在全球火了。经过长达几个月的鏖战，当地时间2022年5月18日，俄罗斯军队攻占了对方固守的地下堡垒，在清理阵地及战场残留物时，俄罗斯"红星"电视台发布了一段视频，展示了曾长期被乌军牢牢控制的

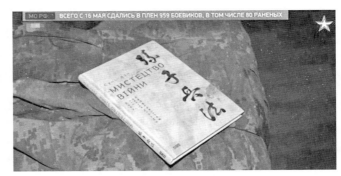

图19-1　俄乌战场发现的《孙子兵法》

伊里奇冶金厂基地之内貌，居然发现一本中国兵书《孙子兵法》[3]（图19-1）。

---

[1] 仅以欧洲为例，在过去的4 000年间（不包括俄罗斯），有历史记载的战争发生了3 864次，而面积差不多大的中国大陆地区，只发生了244次。参见：一壁残阳.让历史告诉你：中国道路为什么要坚持共产党领导？［EB/OL］. 2019-8-19. https://www.sohu.com/a/334725413_819792.

[2] 金观涛在20世纪80年代提出，中国的社会结构有着"超稳定"结构，这个论断对学术界的影响很大。

[3] 乌军撤走之后，俄记者发现了一本《孙子兵法》［EB/OL］. 2022-5-20. https://export.shobserver.com/baijiahao/html/488758.html.

2012年5月12日，时任中国国防部部长的梁光烈将军，赠给美国西点军校一套《孙子兵法》。军事教授金一南在其军事课程中反复提及《孙子兵法》已成为西点军校的重要参考教材（2020年1月7日的视频中，他再次提及）。美国打伊拉克时的参联会主席是鲍威尔（C. L. Powell），他在回忆录中多次提及《孙子兵法》。约有2 500年历史的《孙子兵法》，作为中国古代军事文化智慧的璀璨结晶，博大精深，思想精邃富赡，谋略严谨，逻辑缜密，是古代军事思想精华之集中折射，被奉为世界兵家之经典。唐代李世民说"观诸兵书，无出孙武"。众所周知，兵法是谋略，不是小技巧、小花招，体现着大战略、大智慧。《孙子兵法》是公认的世界最早、最富战略及大智慧之典籍，泽被后世，惠及全球。

中国医学认为治病（医学）如同打仗（军事），故中国医学有专门的治则学体系（前面已介绍过）。整个治则学体系，就是战略智慧之具体落实。即使对于现代临床医学来说，意欲有效地诊疗疑难病症，也是必不可少的参照系。

特别值得一提的是，汤钊猷耄耋之年写了一本非常有意思的书《中国式抗癌》，副标题是《孙子兵法中的智慧》。全书围绕着孙子兵法中的军事战略、策略和谋略，逐字逐条进行深究、对照及阐发[1]。这既是他行医65年经验之体现，也是留给后世宝贵的临床智慧之结晶，对后人努力践行"中国式"诊疗癌症，补益甚多。前已述及，中国有三部《经》值得重视：《易经》《道德经》《黄帝内经》。其实远远不止，还有更多像《孙子兵法》之类的典籍，也是彪炳千古，广泽后世的。智慧对国人来说，如细水润无声，渗透进方方面面，影响深远。

3. 中国智慧：浸透于大小道理之中　2022年1月为纪念尼克松访华50周年，英国牛津大学辩论社主办了一场名为《与龙共舞——中国是敌是友？》的辩论会，由美国的中国问题专家白邦瑞（M. Pillsbury）和英国前商务大臣兼贸易委员会主席文斯·凯布尔（V. Cable）就中国与西方关系展开了辩论。讨论中有一个插曲，凯布尔曾参与撒切尔夫人与邓小平关于香港回归问题的会谈，他回忆说："邓小平当时说：中国本可以像印度或印尼对待殖民地那样处理香港问题——派军队过去，24小时内搞定一切。但中国人没这么干，他们看到了保持香港一定独立性的好处，处理得更巧妙。"[2]细细品味，其中蕴含着太多的大智慧。

中国古代这些智慧，不仅有助于解决一般性的难题，也反映在处理矛盾关系，包括国与国之间的争战冲突。春秋战国天下有诸多国家，"连横""合纵"就是这一时期的伟大谋略。当时，甚至出现了专门以此谋生之士"纵横家"。对于这些谋略家，《孟子》

[1] 汤钊猷.中国式抗癌：孙子兵法中的智慧[M].上海：上海科学技术出版社,2014.
[2] 梁竑,杜毓斌.欧洲头条｜"中国，是敌是友？"一道西方应该扪心自问的辩题[EB/OL].央视新闻客户端,2022-2-21. https://content-static.cctvnews.cctv.com/snow-book/index.html?item_id=13155191616657592514.

有曰"一怒而诸侯惧，安居而天下息"。某些思路于当下世界难题之破解，仍有意义，可改变天下战略大势。

历史上中国有著名的纳土归疆、免于兵燹事件，吴越国王钱弘俶遵循祖训"善事中原，维护一统"，做出了了不起的决定。自我消王，尊宋为帝，将所部官民郡县悉数献给宋，再次促成了中华统一。此举充满大智慧与胸襟气度，利国利民，泽被后世，为千世所传颂，体现出古老的《孙子兵法》之进退自如的智慧及高尚的人格。泱泱大国，56个民族长期来相安无事，良治善交，少于兵燹和生灵涂炭，正是这些厚重智慧之浸润及体现。

4. 中国治理"最古老、最成功"背后：历史积淀　近20年来，国际政治学界出现了一种全新的声音，以前认为政治体制、政治制度是决定性的，现在则是强调善治（政府良好的治理能力）才是决定性的。有许多国际政治权威都这样认为。例如国际关系学者、新加坡外交官、驻联合国大使马凯硕就指出："美国为什么输给中国？输赢的关键就在于国内治理能力。"[1]

的确，几十年来中国在治理难题中交出了一份又一份的出色答卷。首先，在经济及社会发展上，给出了国民经济快速腾飞的一份空前绝后的成绩单，以加入世界贸易组织为界，据官方统计，2001—2020年中国产业稳步快速增长，经济总量从11.1万亿元增至101.6万亿元，增长8倍余，占世界的比重从4%到17.4%，高新技术产品出口从2001年的463.31亿美元增长到2020年的7 562.69亿美元，年均增速15.83%。自2002年以来，中国对世界经济增长的平均贡献率接近30%。2016年以来，中国对世界经济增长的贡献率稳居第一位，成为世界经济增长的主要稳定器和动力来源。这20多年来，中国货物出口跨越式发展，出口额增长7倍，占世界比重从4.3%增加至14.7%，2009年起货物出口额跃居世界第一[2]，至今一直遥遥领先，且很长一段时间不太可能被超越。

由于经济的发展，科技及生产力的提速，贸易的快速增长，因此有了足够的实力转向其他难题之治理。要涉及的就太多了：前面谈到水患的治理，中国人在世纪之交提出了治水的32字方针（封山植树、退耕还林、平垸行洪、退田还湖、以工代赈、移民建镇、加固干堤、疏浚河道），从控制和战胜洪水，变成"管理"洪水。分成三级管理，以智慧管理为主，情况大有改善，变得比较主动了[3]。此外，诸如污染的治理，国人都已感受

［1］美国输给中国？"目前，中国遥遥领先"［EB/OL］.参考消息，2021-7-10. https://news.sina.com.cn/o/2021-07-10/doc-ikqciyzk4607372.shtml.

［2］崔卫杰.入世二十年，中国产业发展成就辉煌［EB/OL］.第一财经，2021-12-12. https://www.yicai.com/news/101255876.html.

［3］计亚.治水：从严防死守到综合管理［EB/OL］.第一财经，2016-9-11. https://www.yicai.com/news/5098415.html.

到"蓝天白云"明显增多；沙漠的治理(库布其模式、塞罕坝精神、阿拉善模式成为典范)，北方的沙尘暴已经隐匿；绿化的治理，各地绿水青山，景色明显秀丽；贪腐的治理，正在进行时，收获不少。至于世界公认最难的"治贫"，"我们如期完成了新时代脱贫攻坚目标任务，现行标准下农村贫困人口全部脱贫，贫困县全部摘帽，消除了绝对贫困和区域性整体贫困，近1亿贫困人口实现脱贫，取得了令全世界刮目相看的重大胜利"(习近平，2020年12月)。可见多方面的治理都取得了长足进步，甚或是根本性扭转，其背后都有中国传统智慧及谋略支撑着。现在又明确提出要打造充满活力、和谐有序的"善治"乡村，形成共建共治共享的乡村治理新格局。很明显这是对传统乡村治理模式的承启及借鉴，也是充满智慧的。这些，对中国社会的持续良性发展意义突出。

英国著名学者马丁·雅克(M. Jacques)近些年特别关注中国治理，认为"中西方之间的差异，最明显莫过于治理体系"。西方原先认为他们的治理是典型的规范，是"普世主义"的，"每个国家都应该采用西方的体系，中国亦不例外"，而且西方已达到了"最高的治理形式，改进余地不大"[1]。但"西方民主具有普适性"观念一旦搬到中国，便显得荒诞无比。马丁明确强调，"中国的治理是世界上最古老、最成功的"[1]。因倡导世界终结论而走红的日裔美国教授弗朗西斯·福山也认为："两千多年的进程中，中国治理体系更具有延续性。中国的历史和文化与西方有着深刻差异。中国的治理体系一直是，并且仍然是这种差异的最重要体现。"[1]

马丁进一步指出："中国治理体系的有效性一直非常明显。远见和务实的结合促成了人类历史上非凡的经济转型。""对治理体系的真正考验，不是看它们在像过去70多年那样短时间内的表现，而是在一个更长历史时期内的表现。"[1]马丁研究后认为："过去两千多年里，中国经历了五个不同的时期，其间中国在世界上拥有卓越的地位。"[1]在很长一段历史时期，中国展示了非凡的自我改造能力。"历史证明，中国具有非凡的自我改造能力，这是其他任何国家或文明都难以做到的，这体现了中华文明及其治理能力的强大、韧性与活力。"[1]

在这强有力成功的治理能力背后，是深厚的"水滴石穿"的中国历史智慧之支撑，它给中国文明和强大治理能力以韧性、灵活性及勃勃的发展生机。2021年3月22日习近平主席在考察朱熹园建设谈文化自信时说，"没有中华五千年文明，哪有我们今天的成功道路"。

5. 医学之善治，亟需中国智慧　大到国家、行业，中及企业、单位，小到家庭、班

---

[1]　马丁·雅克.中国治理体系强大在哪[EB/OL].环球时报，2021-5-13. https://baijiahao.baidu.com/s?id=1699609249738933588&wfr=spider&for=pc

组，任何对象都是需要治理的，善治则永远需要智慧。在中国情况下，善治就需要中国智慧之滋养。

华为是中国高科技企业典范，精神领袖任正非到访都江堰，见景区入口有六个大字"深淘滩，低作堰"，是当年李冰父子治理之格言，任正非沉思良久，从中悟出了华为的生存之道，遂撰《深淘滩，低作堰》一文，明确提出"深淘滩，低作堰"是都江堰长盛不衰的"诀窍"，也应该成为华为公司的生存之道。"深淘滩"就是内部挖潜，降低成本，为客户提供更佳服务，"低作堰"就是抑制贪欲，多让利给客户，这就是华为生存之本。我国台湾学者曾仕强是讲授"中国式管理"的佼佼者，他精于传统文化，结合治理事业，认为治理背后是一门大学问。如何"修身治国平天下"，是中国治理学的重要内容，需吸取大量传统精华及智慧。

我们转身来看看医学之治理。治理的要害是先找到病因所在。

（1）今天的医学"病"了　表面上看，今天医学突飞猛进——心肺复苏、心脏支架、脏器移植、肿瘤攻克、靶向新药不断涌现。没深入了解者，一定以为医疗领域正迎来巨大成果，明天人们将破解多数治疗难题。现实的窘迫是医学远未令人满意。只要到大医院门口看看，人们排着长队，焦躁不安，喧闹得不亚于农贸市场，且医患双方之间常常充满戾气。欧美的情况也好不了多少。

今天的医学本身"病"得不轻[1]。问题不仅出在科学技术、管理、态度（医患关系）、制度、经济等局部，也不只是某一国，而是全球性、系统性治理难题。既是发展中国家的大难题，也是发达国家的头号困境。第二次世界大战后经济一度快速发展，发达国家医疗矛盾并不突出，并有效控制了一批曾严重威胁健康的传染性及营养不良性疾病之危害，短期内提升了人均期望寿命。但就在人们还来不及额手相庆之际，一大堆原本并不突出的疾病（大都是慢性病、错综性疾病）跃居前台，成了新的严重危及健康之难题。再加上今天公平性不及、医学导向等的偏颇，可以说医学存在着"20世纪困惑"[2]。

我们曾分析过当今医学"病因"何在[1]：① 目标及目的迷茫。② 人道与科技边界失范。③ 汲汲于高科技，面对医疗科技人们只会伴舞，人—机（科技）对话中，人只是附庸。④ 整体完整的人，在医学视界中消失了[3]。结论是若干年后，人们将无法承受医学。前面《全球视野下的美国健康情况：寿命更短，健康状态更差》中揭示了悖论：投入与效果[3]，科技与寿命，正体现出明显剪刀差。

［1］孙增坤.召回医学之魂——何裕民教授医学人文杂谈［M］.上海：上海科学技术出版社,2014：1-14.

［2］（美）罗伊·波特.剑桥医学史［M］.长春：吉林人民出版社,2000.

［3］何裕民.修复人道与科技的边界［J］.医学与哲学,2014,35（1）：21-25.

医学问题不是局部问题,而是系统性塌陷,需要系统解决方案。前一章最后部分引述的中国与美国医学教授Andrew Weil关乎"在美国世界一流医学强国'神话'的背后"的对话及反思中,就鲜明体现出这一点——亟需"系统性解决方案"[1]。需要同时加强治理难题的解决,特别是医学不能纯粹为资本所捆绑。但医学之"病"的治疗却并非易事。

(2)中国自身前后对照启示录 高科技带来的不一定都是美酒佳肴(特别是被资本裹挟后),盲目迷信有时也会带来问题。我们先来看看近40年的变化。

20世纪80年代前,中国医疗在某些方面领先,备受国际组织赞扬。虽然那时中国很穷,医学科技不发达,只占世界1%的卫生费用,却较好地解决了世界上22%人口的医疗保健问题。人均期望寿命与发达国家快速拉近,已相差不大。中国1951年平均期望寿命42岁,1981年则达67.8岁,与欧洲人均期望寿命差距从1951年的27岁,缩小到1981年的6.2岁[2]。世界银行、世界卫生组织把中国列为"发展中国家解决卫生经费的唯一典范"[2]。前卫生部部长钱信忠回忆说:"世界卫生组织前任总干事马勒博士,曾积极向发展中国家推荐中国农村卫生工作经验。"(《中国卫生事业发展与决策》)[2]而20年后,世界卫生组织发表《2000年世界卫生报告》,中国在"财务负担公平性"等方面排在了所有被评估的191个国家的第188位[2]。这20多年正是中国快马加鞭,只求经济发展,忽略其他的时代。前后差距,相形见绌。

(3)尴尬的医学,需借智慧给出中国方案 医学治理是个世界性难题,需高屋建瓴,通盘考虑,借助中国传统智慧,起到统领作用。2011年11月,《柳叶刀》针对当时公布的中国慢性病面临"井喷"之危,配发了社评,探讨慢性病井喷巨大危害的同时,提出中国在这一领域是有潜在优势的。如能前瞻性思维,完全可创造新模式,引领世界慢性病防控之大局[3]。

《论语·卫灵公》曰:"人无远虑,必有近忧。"据粗略研究,中国每年新增1 600万慢性病患者,现中国慢性病患者保有量近4亿例(含一人多病),其中很多人没有接受全盘医疗。如果都接受医疗,这将是多重的负担。如果走美国的路,中国经济根本不可能承受。因此这是个大问题,需全盘考虑、综合改革、系统治理。医改也不应仅仅是区分医疗费用谁承担,各自承担多少等枝节问题。需放在全球性综合治理大背景下,借中国智慧的穿透未来之眼光,提供中国方法,一如20世纪六七十年代,给出中国式解决之道。

(4)医学需"明者因时而变,知者随事而制" 汉桓宽在《盐铁论》指出:"明者因

[1] 王一飞.在美国世界一流医学强国"神话"的背后——Andrew Weil教授访谈和反思[J].上海交通大学学报(医学版),2012,32(5):533-535.

[2] 何裕民.爱上中医——从排斥到执着[M].北京:中国协和医科大学出版社,2007:89-91.

[3] China's Major Health Challenge: Control of Chronic Diseases[J]. Lancet, 2011, 378(9790): 457.

时而变，知者随事而制。"身处大发展、大变革、大调整时代，中国已进入民族全面复兴关键期，但也面临诸多挑战，如慢性病防范、快乐生活、老年化问题等。如何促使医学更有效地发挥应有的呵护健康、防范疾病、延缓衰老等功能，使之更可亲、更可爱、更可贴近，这既是巨大挑战，又是良好契机。医学界应尽快明时势之变，谋定而动，做出更有效的应对。

（5）贯彻"健康中国2030"，"软件"匹配更重要　有效实施《"健康中国2030"规划纲要》，主要不是靠造医院、引进医疗设施、开发新药等硬件，而是靠扎实提升国民的健康素养，也就是提升国民健康生活软实力。它是建构未来健康系统工程，从而有效防范、舒缓慢性病危害的支持"软件"。"软件"不匹配，硬件再好，医疗投入再多，也是低效率，甚至是劳而无功的。

《荀子·大略》曰："善学者尽其理，善行者究其难。"《论语·里仁》云："见贤思齐焉，见不贤而内自省也。""温故而知新，可以为师矣。"中西医学互为"他者"，做些比照研究，互知短长，令双方都可发挥更大作用。

（6）医学"经世致用"的四大要点　儒家强调学问需"经世致用"。医学也一样。首先须通盘合理考量，健康及卫生事业绝不是医学一家之事，而是全局性大事，关涉你我每一位。《人类简史》作者尤瓦尔·赫拉利认为，未来世界人类只关心三件大事，其中生命与快乐两件大事与上述命题休戚相关。因此首先应倡导生命、快乐领域的"大同世界"理念，强调在这些问题上"你我'命运共同体'的意识"。

其次生命（健康、无疾、长寿）与快乐更多地取决于自身，而不是医疗等外加因素。同在蓝天下，同食一江水，何以你病他不病，只有人人"自克自讼"，从日常行为和生活方式做起，守住健康，自足快乐（乐生、达生、享生），医学才能助你一臂之力，帮你尽可能康复。平素"以酒为浆，以妄为常"，生了病才想起，并苛求医学，不亦晚乎？

再次"知天命"，认识到人类能力局限。须知"有生就有死"，生一定伴随着死。生老病死，天之常理，无法违背。只能在"顺天理"前提下尽人事。今天人们被误导了，医疗应能不断创造不死奇迹，那是无知者的梦呓，须适度界定医疗的边界与能力。

第四倡导"好医学"理念。好医学前面已有所涉及，不再展开，在此重提一些核心观点：①"我们把医学这个概念异化了，把医学看成就是治病，治病就是高科技，最后成本越来越高，手段越来越先进，但是失去了人性。"②"很多健康问题和生活方式有关。换一种活法，善待环境，善待周边的人，优化个性，调整心态，不仅可以减少疾病，医疗成本也会大大降低。"③"医学的真谛是人道主义。'有时去治愈，常常去帮助，总是去安慰。'作为医生，应该充分利用除药物手段以外的一切方法来安慰患者。"[1] ④ 应经常

---

[1]　何裕民.关于"好"的医学之思考[J].医学与哲学,2010,31（7）: 1-4.

反身自问：医学究竟是干什么的？并不仅仅是治病的？很多慢性病治不好，充其量只是改善症状，阻断其恶化。医学首先应在目标设置上有所调整。简单说，卫生就是"守住健康，捍卫生命"。治病只是健康出问题后采取的补救措施。重要的是守住健康，目的和手段不能颠倒。治病是达到"捍卫生命，守住健康"之目的的手段之一。既然重在守住健康，就要换一种活法，包括善待环境、善待周边的人、优化个性、调整心态、管控欲望等。今天很多健康问题和生活方式有关，尤其是慢性病，60%～70%的致病原因和日常生活方式紧密相关。换一种活法，不只可以少生病，也会大大降低医疗成本。⑤ 注重"防"病。高科技、高投入的"治"，抵不上平时的"防"。⑥ 即使生病了，治疗手段也要调整。科技确实可解决很多问题，但解决不了所有问题。有很多传统方法是管用的。医疗本质上是一种实用技术，能达到目的就行。中华民族几千年文明积淀的大量防病、保健、治病的手段，只要对健康有利的，都应该提升后包容到医疗体系之内。⑦ 应加强人性化呵护。未来学家约翰·奈斯比特说："医学越是高科技，越需要人性关爱。"[1]有研究揭示，慢性病久治不愈，很可能是缺乏爱[2]。语言劝导、情感慰藉、社会支持等都不需要大成本投入的手段却有很好的效果。这些都大量体现了中国的传统智慧。

《论语·泰伯章》曰："士不可以不弘毅，任重而道远。"中国医学"再出发"过程中，也应关注医学治理问题，借助传统智慧，以促进医学优化。

二、意趣的理性结构：识世界，解难题

我们定义说中国文化是一套试图洞悉世界、破解难题之智慧体系。接踵而至的问题就是，该智慧体系是如何形成的，或曰靠什么机制支撑的？如果不尝试对此做出分析探讨，前述定义毫无意义。对此我们试进行粗浅研讨。

1. 元气论——原子论之另类——构成基调　早先，轴心时代之际，古希腊对世界本源有着多种解释及学说。是古希腊的留基伯和他那位能说会道的杰出学生德谟克利特，提出并粗略地建构了原子论，取得了一定影响。稍后，伊壁鸠鲁与卢克莱修充实并发展了原子论，成为古罗马时期的重要思想。文艺复兴后，一大批智者接受了古希腊的原子论，并加以光大，以至于成为西方主流性自然观、近现代科学的基调，还原方法及结构论等是其基本信条，决定着人们的科学探索活动。

在东方，西周早期出现了"气论"，影响一般。与此同时，关于自然本源的解说，共

［1］ 奈斯比特.高科技·高思维［M］.北京：新华出版社，2000.

［2］ 转见：段志光.健康人文——基本理念篇［M］.北京：人民卫生出版社，2018：46.

有七八种之多，如"水地说""太虚说""毕同说""小一说""阴阳说""五行说"等，不分上下，争相斗艳。到了战国末年的《鹖冠子》中，提出了"元气"一词，并逐步统一了上述诸说，成为秦汉之后中国的主流性的自然观。似乎在此之后，对元气论，人们只是充实它、发挥它、颂扬它及赞美它，不再有质疑和反对之声。甚至20世纪后叶（1975），仍有物理学院士赞美"元气论"是现代场论之滥觞，不吝溢美之词[1]。

关于元气论与原子论之异同，国内已有大量文献进行了研究[2]，我们也做出了分析比较[3]（在本书中也有部分体现）。在我们看来，元气论与原子论都是东西方早期形成的关于世界本源的认识，各自形成了东方及西方认识世界之基本底色，并为人们进一步探索及认识世界，提供了不同的基调。

元气论信奉"通天下一气"，认为天下都由气组成，气无形无踪，无嗅无色，没有特定性状，弥散于虚空及万物之间，气之聚合，成有形世界，气之弥散，便是无形虚空，虚空非无也，其中也弥漫着气，聚合与弥散，有形与无形，不断轮换着，永无休止，遂表现为大千世界物转星移、生老病死。故研讨气的性状及结构并无多大意义，而洞悉其运动变化及与周边事物关联性才是本质性的。世界皆赖气而相互感应，互相贯通，"天地之间，只有一个感应而已，更有甚事"（南宋朱熹），关键是背后的气维系牵应着，故曰"一气牵系"。这些，构成了中国观察世界之浓烈的与西方迥异的"本底"色彩。

几乎同时而分别诞生于东西方的两种学说，是有些相似之趣的，如：① 强调世界本源的物质性。② 强调物质本源的动态性。③ 确认这类本源的奠基性。但也有很多意趣之处。有一点需特别强调，原子论自然观对当今科学世界之发展意义巨大。今天所有微观研究取得的成就，都和原子论自然观有某种内在关联性。微观之极的超微观探讨，包括宇观分析等，原先的基本假设（物质实体），却碰到了天花板，被消解了，或曰不存在了。用物理学院士朱清时的话来说，物质深究下去，"不再是孤立的、由固有质构成的实体，而是多种潜在因素缘起、显现的结果（即'关系'的整合）。每一存有者都以他物为根据，是一系列潜在因素结合生成的"。

很显然，似乎人们回到了原点，元气论自然观强调无形之气"感应"及"一气牵系"，即万物万事的关联性，遂与这些研究新进展，包括量子物理的量子纠缠等，更为相近。元气论中的确包含着古贤对"场论"的某种洞悉，说元气论是现代场论之滥觞也并不为过。我们有理由企盼，元气论与原子论在人类认知未来世界之顶峰上再次相聚，呈现出"某种汇流趋向"[3]。

[1] 何祚庥.我国法家的光辉哲学思想——唯物主义的"元气"学说[J].中国科学,1975,(5):445-455.

[2] 何裕民.中医学方法论——兼作中西医学比较研究[M].北京:中国协和医科大学出版社,2005:70.

[3] 何裕民.中西医学的自然观差异及其汇通趋势[J].医学与哲学,1987,6:16-20.

2. 阴阳五行学说，构成了认知的底层逻辑　如果说元气论和原子论分别是东西方看待世界的基本色调或曰"底色"的话，那么阴阳与五行学说，则可以说是构成中国知识体系（包括医学智慧）的底层逻辑。

所谓"逻辑"，最一般的含义是指按照某种规律行事。底层逻辑，是指从事物的最基本、最本质出发，以寻找解决问题路径之方法，也可以说是解决各种问题的基本路径、通途及方法。底层逻辑越扎实，解决问题的能力就越强。阴阳学说及五行学说可以说是中国文化及中国医学的底层逻辑，而且是非常坚实且实用的底层逻辑。笔者在主编《中医学导论》（1986）时明确提出，阴阳、五行学说是中国医学的方法论，它是帮助整理各种素材，加以分析，进行深入研讨，形成判断及决策，然后指导处理对策的一套逻辑方法体系。

这里需强调的是，正如赵汀阳所指出的样，东西方思维的基本要素并不一样。西方的形式逻辑，强调以概念为基本要素，东方则以意象为基本要素。概念为基本要素，可建构一个清晰的（如三段式的）逻辑关系，剩下的就可逻辑推理，数学演算，形成公式，结论水到渠成。东方的意象思维却不然，没给出清晰定义，是开放的，有多种"网络式链接"（links）可能。赵汀阳称"意象"只是"思想的中转站"，具有思维的"游牧性"，可由你无限推衍[1]。这就体现着东方的底层逻辑和西方的形式逻辑之间的可以玩味之处。

阴阳学说就是如此。何谓"阴""阳"，并未清晰定义，只是给出了双方相互对应的属性特点。简单说，该理论把世界分成阴、阳两类属性（或曰"任何事物都有阴、阳两方面"），用它来搜集、整理、归类、解释、分析所有素材，进一步认为阴、阳两者间存在着下列逻辑关系：既是对立制约的，又是互根互用的（"相反相成"），且是盘根错节，相互影响的（"交感相错"），两者间始终存在着你消我长，你强我弱之变迁（"阴阳消长"），消长导致互有胜负，更新及替换（"阴阳胜复"）。大千世界各种变化之根源皆在于此。自然界的确存在着类似阴阳变迁的逻辑关系，本质上，阴阳学说本身包含有从自然现象中提炼出来的一些基本规律[2]，故反过来用诸于认识世界（包括错综复杂现象），破

---

[1] 赵汀阳进一步分析说："意象思维的优势是更接近真实生活，因为真实生活里的事物都具有难以规范化的'链接性'，我们很难以确定概念或不变的定理来制服如洪水猛兽一样不讲理的生活。反过来说，意象思维也因为与真实生活一样无序而缺乏为存在立法的能力。"参见对赵汀阳的采访：世界图景中的当代中国思想［EB/OL］.中国社会科学网，2021-4-15. https://baijiahao.baidu.com/s?id=169706932933532 5797&wfr=spider&for=pc.

[2] 我们的研究表明，阴阳之起源并不只是起源于对自然现象（如山之向南、山之向北）的简单观察，而是长期观察北辰星运行的规律所得出来的结论。因此，提炼出来的两分法以解释许多错综的自然现象，常会游刃有余。

解难题,常常绰绰有余。

对掌握了阴阳方法者来说,阴阳学说可帮助提升智慧,提高应对难题之能力,帮助使用者更好地解决错综复杂的问题。只要对阴阳学说有所了解者,运用起来应是信手拈来——凭借着两分法,大到天体问题,小到细小现象,都可助层层深入剖析、不断深化认知。

从某种意义上说,"阴阳"就是辩证法的原始版本,是中国版本的辩证法。且明显地比西方辩证法高明,高明之处在于:① 它对相互对立的双方属性做出了某种规定:阴有阴特点,阳有阳属性,不能互换。② 对双方的逻辑关系总结了几个规律:对立的、互根的、相互变化的、可转化(更替)的,且整理出十几条定律。对此我们不过多展开。需强调的是,正是有了这一套底层逻辑,破解难题,层层深入,如鱼得水,势如破竹。正是阴阳这种底层逻辑,提升了中国人的智慧及认知能力,也使得智慧体系得以丰满和厚实。

五行学说也是中国人的底层逻辑,只不过另有旨趣。它和西方的四元素说有相通之处,也有高明之地。相通之处在于都用简单要素来概括指代世界之不同,无非是四个,还是五个要素之异。不同在于,中国人强调这五者之间形成了规律性的互动关系:生我、我生、克我、我克,而且系统内形成了某种循环关系,表现为复杂且相互制约的互动关联性。从理论上和历史上实际使用情况看,五行学说更适用于复杂现象的研究,包括多个脏腑关系的互动。

它对复杂对象之间错综的关系,也归纳出了四层逻辑关系。作用于我,我作用于对方,促进我,我促进对方。如果换上"控制论"术语,就是两个方向的"正反馈"(生我、我生),和两个方向的"负反馈"(克我、我克)。现实世界中,再复杂的关系,逻辑上都逃脱不了这四点。因此,它也是一类底层逻辑。中国人高明之处还在于,五行学说刻画的是一个相互循环的圈,既有外周圆形的循环,又有内在五星之循环[1]。也就表达出:克中有生,生中有克(外周圆圈表达),正反馈之中有负反馈,负反馈之中有正反馈等(内在五星循环表达)。正因为存在着盘根错节的制衡关系,德国控制论专家会认定这是最佳的五行控制模式[1]。也正因为这一点,五行学说对于复杂事物的解读和难题的深入剖析,大大便利起来,可显著地增加人们的智慧及分析理路,以帮助更顺利地破解难题。

历史上,五行学说辅翼了阴阳学说,帮助中国医学大大提升智慧,提高了解决临床难题之能力。也因为如此,哲学家赵汀阳建议:"忘记金、木、水、火、土这些真实的物质,而只看作是一个符号体系,就有可能经过改革而发展成有助于分析复杂综合的医学问题的解释系统。"[2]

---

[1] 参见第十六章中"疑难病症的'五行调控'理论"相关内容。

[2] 赵汀阳.中医问题的要害[N].新京报,2006-11-23.

3. "关系理性"正成为关注的焦点

理性,在中国是个用得很广的词,但使用上有点混乱。严格意义上,理性是个褒义词,却很少有人深究其清晰定义和内涵。我们暂且以通俗的理解,来表达"理性":它一般是相对于感性而言的,指形成概念、进行判断、分析、综合、比较、推理、计算等。其深层次则是强调处理问题时需按照事物原本规律和原则,力戒冲动、不冷静、凭感觉做事等。

西方中心主义者认为,只有西方人才讲究理性。这是荒谬的,是西方中心论之流毒。"理性的爆发是轴心时代中西文明的共同特点。"[1]理性与哲学某种意义上是同名词。从18世纪末开始,西方某些人士一直贬低中国人的理性思维。[2]此实为当时综合实力之东降西升,中国人逐渐被挤出主赛道,并日趋被视为"东亚病夫"的"连蒂"之物。

从严谨角度而言,理性是有不同的内容和类别的,不同的类别组成不同的理性结构[1]。西方偏重的理性结构包括逻辑理性、自然理性、价值理性、工具理性、实践理性、道德理性、审美理性等,近期又开始谈关系理性,但相对淡化或缺少历史理性等。西方尤以逻辑理性(又称"纯粹理性",为了理性而理性,没功利性[3])占优。中国则在关系理性、历史理性等领域见长,却在纯粹理性方面偏弱,在纯粹理性对应面——实用理性领域则毫不逊色。这与农耕文化传统有着关联性。

围绕着中国智慧,我们还是要深入就理性结构做些分析。所谓理性,可简单理解为按照客观事实原来面貌来处理知识及资料等,做出应对。前已述及,现代物理学深入探究,正在消解"物质实体"(原子)的存在,强调"关系实体"的重要性。朱清时指出"现象、实在和存有被限定在一组本质上不可分离的关系结构中"。人们不再孜孜以求微小"实体",而是洞察某种关系结构。"如电子、光子、中微子和夸克等,看起来像粒子,实际上都是很小很小的一维弦的不同振动模式。"大千世界,"事物间的关系就是实在的"[4]。

[1] 刘家和.理性的结构——比较中西思维的根本异同[J].北京师范大学学报(社会科学版),2020,(3):72—83.

[2] 一般认为,理性是哲学与科学的核心。有大量研究涉及此问题。18世纪后叶始,西方不少学者否定中国存在理性、哲学及科学等。刨根寻缘,根本在于东降西升,西方中心论膨胀。这也导致很长一段时间中国人羞于承认自己有理性思维及科学、哲学等的存在。

[3] 纯粹理性,是一个哲学名称,属于理性中的一种,原本由德国哲学家康德所提出,指没有功利性、实用性的思考,或者为了想明白而努力思考。很长一段时间,西方学者没法否定中国人也有理性,遂认为中国人的理性多数是实用理性,目的性很强,为了思考而思考的精神不足,遂层次不高。这一半是对的,中国农耕文化,的确疏于纯粹理性。但不能说中国没有纯粹理性精神,如屈原的《天问》、陶渊明、伯夷、叔齐等的思想行为都有着浓烈的纯粹理性精神。但总体上,纯粹理性精神中国弱于西方也是事实。这可能还与中国宗教精神淡化有关。

[4] 朱清时.物理学步入禅境:科学家千辛万苦爬到山顶时,佛学大师已经在此等候多时[EB/OL].2017-2-2. https://mp.weixin.qq.com/s/CuLC6p5U4dgnAuFl7WPmDQ.

由于"关系实体"凸显出其重要性，研究"关系实体"的"关系理性"，开始格外受重视。前面述及阴阳之间的相互关系，不管是一分为二，还是一分为三，阴阳的"互根互用"，以及五行的抛弃具体物体，看成是五个符号，分析探讨它们之间的"克中有生""生中有克"之类相互制衡关系，实际上都是"关系理性"深究后所阐述的一类结论性意见。

医学家、物理学家只看到现象，哲学家喜欢打破砂锅问到底，探究变化背后可能的思想脉络。我们需要看看哲学家是怎么来探讨"关系理性"变迁的。大家知道，中国哲学分成三大块：马克思主义哲学（马哲）、西方哲学（西哲）和中国古代哲学（中哲）。哲学家贺来，现任吉林大学哲学学院院长，在涉及关系理性的国家社会科学研究项目中颇有研究。我们根据他的研究进行一些分析。他的论文综合了马哲、西哲、中哲研究之进展及最新见解[1]。由于哲学家的论证过程往往比较严谨、冗长，我们在此只精选其结论性的内容，有兴趣研究全文者可参阅原稿。

首先，贺来认为从历史上看，"理性"在西方最早表现为"客观理性"，"现代性最根本的特质就是以个人'主观理性'取代了传统社会的'客观理性'"。这意味着从"古代"向"现代"的历史转折，标志着"理性"原则的重大变换，即从"客观理性"向"主观理性"的变换。现代社会的成就与危机，均在这种"理性"原则的转换中有着深层的根源。"关系理性"要求从"关系"而不是从"实体"出发，对人的现实存在进行规定，现实的人，是与自我发生关系同时也与他人发生关系的"关系中的个体"，并实现从"实体思维"向"关系思维"的转换[1]。

"关系理性"的确立，是人的自我理解的一次重大深化，它代表着一种新的人的"主体性"观念的确立。每个人应"自觉地意识到，每一个生命个体的存在和成长，都离不开与他人的'共在'关系。与上述内在相关，每一生命个体的存在意义和价值的实现、幸福的获得和实现，都离不开与他人的'共在'并以'他人'为条件"。贺来举例说，"中国传统哲学总是要求从自身与他人的关系中把握和规定人的存在。以儒家哲学为例，其核心概念如仁、义、忠、恕、诚等，所体现的都是从'关系理性'的角度对人的存在论理解"。"夫仁者，己欲立而立人，己欲达而达人。"（《论语·雍也》）"己所不欲，勿施于人。"（《论语·卫灵公》）"只有在个人与他人的相互对待、相互构成、相互造就的关系中才能生成人自身的存在。"因此"中国传统哲学所蕴含的'关系理性'向度表明，它对于人的存在的'他者'维度与'共同体'维度有着自觉的认识。这为克服现代性所造成的个人自由与共同体的分裂提供了深刻的思想智慧"[1]。

最后，贺来总结说："以'关系理性'为切入点和结合点，马克思主义哲学、西方当代哲学与中国传统哲学将实现内在的汇通，并在思想原则和价值观念上充分关切现

[1]　贺来."关系理性"与真实的"共同体"[J].中国社会科学,2015,(6):22-44.

实,立足当下,使自身真正成为创造性的思想力量。"[1]

我们之所以会这么大段地引用他人的论述,是想说明几点:① "关系理性"不仅客观存在,而且在中国传统文化及医学中十分深厚,值得重视。② 西方的"关系理性"经历了从"客观理性"到"主观理性",再到"关系理性"之演变,这一演变过程体现出一种进步,但中国原本就对"关系理性"比较注重。③ 从贺来的总结来看,马克思主义哲学、西方哲学和中国哲学有着内在汇通趋势,这一汇通趋势对中国医学"再出发",既有着示范效应,也可共同汇聚成文化洪流,相互促进。④ 既然涉及"关系理性",人与人之间、人与他物间的良性关系,也常是决定性的,庄周《齐物论》中的"天地与我共生,万物与我为一"更可引为圭臬。这当然是题外话。

4. 历史理性,引领着中国思维　对中西文化或医学的比较,让人们清晰地意识到是理性类别及偏重的不同,造就了其中的诸多差异和特别之处。

(1) 东西方异趣之根源　从事世界史及哲学研究70余年,94岁的资深教授刘家和最近写了新的长篇论文《理性的结构——比较中西思维的根本异同》[2],明确指出"中西文明之别,关键也就在于理性结构的不同"。是逻辑理性主宰着西方的思维,而引领中国思维的则是"历史理性"。他认为:"在本体论方面,西方关注形而上学的存在,中国重视形而下的实在;宇宙论方面,西方追求万物的本原,中国强调天人合一的整体世界观;认识论方面,西方依靠思辨去掌握知识,中国依靠经验性的体悟和直觉;逻辑方面,西方发展出逻辑学体系,中国则不重视;伦理学方面,西方强调自由意志的重要性,中国专注于道德的实践和人伦关系。"

刘家和指出"纯粹理性完全与人们的生活无关,是纯粹的逻辑推理,概念的运用,其基础就是数学、几何学。逻辑理性的特点是可以进行逻辑演绎",这等于间接回答了李约瑟之问,科学何以在西方诞生,这至少是重要缘由之一。

同时也认为"一旦到了逻辑演绎,就脱离了时间,超出历史理性范围了"。故西方没有发展出历史理性。这是一个铜板的两个面。就古希腊认识而言,他们认为"历史没有理性"。因为历史是变化的,昨天是,今天也许就不是了。要想把握真理,"对象必须超越时间,就变成永恒的"。因此,希腊只有历史真实性记录,却没有去寻找历史之规律。英文"history"(历史)一词,兼有发生之义,也有记录的意思。他引用英国哲学家柯林武德(R. G. Collingwood)之言,指出"希腊的历史著作只关心什么是真实的"。从而古希腊的历史记录是断断续续,也无文化传统可以继承和思考,如"城邦时代之前

[1] 贺来."关系理性"与真实的"共同体"[J].中国社会科学,2015,(6): 22-44.

[2] 刘家和.理性的结构——比较中西思维的根本异同[J].北京师范大学学报(社会科学版),2020,(3): 72-83.

的文明,没有给希腊人留下什么历史传统"。

（2）从历史延续中吸纳的文化　中国传统文化却截然不同。一方面"中国的历史记载非常丰富,而且古今是连在一起讲的。《左传》中的人物讲当代,离不开古代,拿古代的事情验证当代"。另一方面"克商之前,周人已经继承了殷文化的很多东西。这表明中国人在文化文明上是有根底的,一脉相承的。有因循,有损益,也就是有继承,也有改变。这就是中国历史理性得以建立的直接的经验基础"。

中国古贤清晰地意识到,"历史理性是人们对历史进程的所以然和一定规则的探讨和探寻,认识到历史是常与变的统一:从变中把握常,从常中把握变"[1]。借助历史,足以帮助把握现代,预测未来。"周人取代殷商时,不是将商人完全歼灭,彻底去除,而是进行了很好的继承。""殷因于夏礼,所损益,可知也,周因于殷礼,所损益,可知也。其或继周者,虽百世可知也。"(《论语·为政》)

刘家和总结认为:"逻辑理性与历史理性,前者以推理为主,后者以感性为主。单靠逻辑,没有经验,是不行的;单靠经验,没有逻辑,也不行。英国从培根开始,二者结合,出现了工业革命。""逻辑理性在永恒中求真理,历史理性在运动中求真理。""因为运动是常与变的统一,常中有变,变中有常,无常就无理性可言,真正的历史就是常与变的统一。这是逻辑理性和历史理性概念上的根本区别。"此外,"西方依靠思辨去掌握知识,中国依靠经验性的体悟和直觉"[1],故有神农尝百草之说,药学知识中来源于博物学的内容十分丰富。

刘家和推测:"中国历史理性占主导地位的原因是,哲学家们离不开传统。中国最初的历史理性是与道德理性结合在一起的。"[1]

（3）生命领域,历史叙述比定律更重要　前面介绍的是哲学家、历史学家的观点。其实科学家也持有相同认识,特别是涉及生命科学。生物学(生命科学)有两大论——分支论、自主论。前者认为生命科学就是物理学分支,随着物理学进展,可用物理学定律来阐述所有生命现象,故被命名为"分支论"。后者则对此持保留态度,认为生命(生物)有其一定的自主性、特殊性,故称为"自主论"。美国著名生物学家、生命科学哲学家、被誉为20世纪达尔文的百岁老人迈尔(E. Mayr),就是自主论的代表。他归纳出生命的一些特殊性,称其为基本定律[2],包括:① 物理科学不是科学的标准范式。② 生命领域历史叙述比定律更重要。③ 重要的不是本质而是个体。④ 观察、比较与实验具有同等的重要价值等。 其中第二条就体现了历史理性的重要性。我们引用

[1] 刘家和.理性的结构——比较中西思维的根本异同[J].北京师范大学学报(社会科学版),2020,(3): 72-83.

[2] 何裕民.中医学方法论——兼作中西医学比较研究[M].北京:中国协和医科大学出版社,2005:213.

他的观点进一步展开，他说："生物学中只有一条定律，那就是所有的概括都有例外。"生物学概括之所以充满或然性，因为生物学描述的事件都是历史的、特异的。任何生命都是与历史有关的，都有独特性。故对生命现象的解释就不能像物理科学那样，是由定律提供的。他主张"历史叙述是有解释价值，是因为在历史序列中，早先的事件通常对于后来的事件起到一定的作用"[1]。生命问题及健康、疾病现象的把握处置中，历史叙述是极其重要的，其目的之一就是发现后继事件的前因[2]。

（4）诊疗疾病，经验比实验更重要　临床医学中历史理性和逻辑理性的关系还与其他学科领域有所不同。我们先谈一个真实的案例：一位胰腺癌患者到处求治，得知某医生专门研究此癌，风尘仆仆上门求治。只见诊室墙壁上一圈挂满了中英文发表的上百篇论文，成为独特一景。因来者颇有身份，医生自我介绍，他本人都是这些论文的第一作者，有20余篇发表在核心期刊，并指着其中的几篇说这些发表在国外核心期刊……患者心想：他真有研究，这次找对医师了。然后坐下来讨论他的病情，这时医生傻眼了，说你这类型我没有研究过，情况不一样，一脸十分为难之态。患者只能悻悻退出，后来找我们来处理。他的病是少见但不难处理的亚型，经中医治疗患者现在状况良好。医学研究和临床治病不是一回事，有经验的老医生诊疗，经验占了相当的比重，俗语说"熟读王叔和，不如临证多"。医学研究和临床经验两者都需要，但性质截然不同。研究是探索，鼓励创新，可大胆尝试；用诸于人，则需伦理讨论，严格限定；临床诊治依赖经验，历史的、他人的，多多益善，鼓励有所权变微调，但全新尝试需慎之又慎。无论求治于中医还是西医，民众都拼命想找老医生，无他，诊疗经验丰富。

中国医学对历史理性尤其重视，原因在于：① 它本身"水滴石穿"，是历史理性吸纳而成的。② 人类身体及疾病演化，是个连续的漫长过程，可能需以千万年计，只是触发（诱因）因素变了，以前营养不良，现膏粱厚味增多；以前简单劳作，现用脑用心思，诱惑多多。消解诱因是一回事情，改善病症还是需历史理性及经验积累之方法手段。③ 由于历史理性对中国医学特别重要，当今学习研讨中国医学依旧突出历史经验。学理论要从《黄帝内经》开始，有些句段最好能熟颂。涉及临床，《伤寒杂病论》能倒背如流定有帮助，即使2 000年后，人们还信守着伤寒经方，笃信其药味加减的要点。笔者研究生攻读"各家学说"（医学流派），从历史上的各医学大家的思想中获益良多。曾治某女患者，支气管扩张、咯血不止，反复求治不愈，辗转求助于笔者。先前尝试的其他方法都罔效，遂笔者宗明代医学大家缪希雍的经验，其《先醒斋医学广笔记》中总

[1] 何裕民.中医学方法论——兼作中西医学比较研究[M].北京：中国协和医科大学出版社,2005：213.

[2] 李建会.与科学为友——现代科学的哲学追思[M].上海：上海科技教育出版社,2002：7-11.

结"治吐血"三要法："宜行血不宜止血""宜补肝不宜伐肝""宜降气不宜降火"，同时笔者告诫患者力戒肝火旺，1周后咯血消失，两三年内都稳定，后断断续续有反复，用明代医家之经验，大都效果甚佳。

最后，之所以会有逻辑理性与历史理性之主导性差别，刘家和认为原因"在于二分法的不同"和语言学异趣所在。我们补充两点：① 农耕稼穑，更依赖上一辈积累的各方面历史经验。如早年笔者在农村插队，耕种时老农是宝，地位极高。② 历史上中国史家力量强大，早在巫术晚期，即有"左史右史"官制。"一支笔"很大程度可左右舆情（包括后世舆情等），让帝王也常忌惮，可能是因素之一。

5. 内景返观：东方的独特感悟方法　东方农耕文明还创造了一种独特的感悟及认知世界之方法，中国医学中称其为"内景返观"，又叫内视法、内照法。指在某种特殊状态下（一般在导引之激发状态），人可一定程度内向地体察机体的内在感受（景观），并进行一定程度的自我调控的一种特殊方法。

历史记载，华佗（伪托）写有《内照法》一书。晋代医家兼道家葛洪在代表作《抱朴子·内篇》中也提及内视，曰："反听而后所闻彻，内视而后见无朕。"《黄庭内景经》《黄庭外景经》都有记述。《圣济总录》云："闭目内视，五脏历历分明，知其所处，然后五脏可安……视表如里，亦能驱五脏之神，为人治病。"李时珍明确提出"内景返观"一词，他在《奇经八脉考》中云："内景隧道，惟返观者能照察之。"意思是说，脏腑内景和经络隧道，只有某些通过特殊锻炼和修养的人，才能借助内视（返观）而体察认识。

关于"内景返观"或"内视"实例，历代记载较多。一些气功导引的书籍中记录了修炼者在导引时能体察到自己"内气"的运行情况，沿任、督两条经脉循行便成"小周天"，沿十二经络环行便成"大周天"。有时还能借助导引加以调控，起到某种治疗功效。有学者认为，大、小周天实际上是一种内景图像，气功等修炼方法则是一种内景调控方式。

内景返观一法，其实质是向内"格物"，自身内在变化的自我体察，且走向了极端的产物。对此法是否真的有认知意义与价值，学术界尚有争议。一派认为，主客体混同，人是不可能"内视"自我生理、病理变化的，它违背了物理学常识。另一派认为，人向内体验自我的感受，同样是一种认知方法，同样可以揭示自然奥秘，且此物理学常识属经典物理学，本身正经历着重大挑战，持此观点者往往从心理学研究中寻求依据。我们认为，两种观点的差异，本质上是以哪一种指导思想看待生命问题。前者往往是纯物理主义者，在他们眼里，生命现象就是物理现象，只不过有些特例人们尚未认清而已。后者则更多地强调了生命过程的特殊性。在量子纠缠视野下，或许自我体察躯体内在变化并不离奇。

基于历史上诸多记载，以及临床类似现象的存在（如常有患者在某些特异性指标变化出现前，能敏锐地感受到内在些许不适，甚至某些多次化疗后的患者，白细胞升降多少都能自我感受到），内视一法是有其可信度和意义的，它也是中国智慧的助燃器之一，值得进行阐发、研究、总结与提升。

三、利用历史智慧，破解当下发展难题

爱因斯坦曾睿智地指出："科学的启发只有一种方法——学习历史。"[1]其实，这也彰显了科学大师的历史理性之光辉。今天的医学陷入了尴尬境地，这时尤其需要哲学及历史智慧，借历史理性反思的同时，找出困顿所在，寻觅对策，逐一破解。

1. 认识论上的"慧然心悟"　我们还是需借基本哲学理路进行分析。哲学通常可分成三大块：本体论、认识论和方法论。中国的本体论，似乎元气论权可充当之。前面涉及阴阳、五行学说的底层逻辑、历史理性、关系理性及内景返观等，都有认识论之旨趣。但我们还需就中国医学认识论进行简略却更系统之扫描，以便有相对全面了解，利于深入探究。

中西方医学的迥然不同，很大程度上是认识论之差异造成的。因此在《中医学导论》中，我们较为系统、明确地分析了中国医学的认知方法，归纳出10余种，并就其认识论特点，用四字概括——"慧然心悟"。

我们自认为归纳得比较全面的认知方法及其特点可以从10个方面来简述[2]：① 万物的关联性及整体性思维。② 格物致知，促使主客体在交融中感悟外界。③ 内景反观，悉心自我体察自身内在变化。④ 内省与心悟，一套非逻辑的创造性思维方法。⑤ 司外揣内，一类"黑箱"方法之雏形。⑥ 援物比类，中国式的"类比"方法。⑦ 阴阳学说，一分为二，辩证法的原型，中国传统思维的底层逻辑。⑧ 五行生克，适合于复杂对象的分析，中国传统思维的又一底层逻辑。⑨ 与还原论异趣的"形而下，谓之器"倾向，"重道轻器"认知取向，推崇"有生于无"，轻视解剖等具象研究等，醉心于讨论"大道"，这也一直影响着中国人的认知过程。⑩ 形式逻辑，先天不足，这不是中国医学认知方法之特点，而是其弱项。

先民们面对强大的自然界，基于不同生存方式，有不同的应答。威胁农耕民族的干旱和洪水等往往无法避开，改进生产工具等也收效仍微，使得农耕民族深感自然威力强大及自身微弱无能。只有三种选择：一是顺从对手（自然），免遭更大伤害。二是进行"内罚"，以求得强大对手同情，祈求自然赐福。三是想办法抱团，借助集体力量。其一体现出顺应自然的根深蒂固传统，其二导致轻视向外探索、注重向内心求学问，其

［1］ 潘文良.科学史在跨学科研究中的方法论意义［J］.自然辩证法通讯,2010,32(4): 30-34.
［2］ 何裕民.中医学导论［M］.北京: 人民卫生出版社,2012: 68-82.

三则塑造了讲究服从，倾向集体的性格特点。这些促成了"内省"的文化品格与思维特点，成为古代认识论"言不尽意的心悟诸法"的根源。故我们在教材中把它的特点表征为"慧然心悟"，以自悟为主[1]。

2. 现代"再出发"，不能满足于"曲径通幽" 上述认知方法中的诸多类型可分成两大环节。第一环节是获取素材及资料环节，前面六点都有这个特点，后两点则是就这些资料做出加工整理，包括前面讨论的关系理性、历史理性，都可归入素材加工整理环节。西方传统中，获取素材主要（甚至唯一）依赖还原方法（还原论），打开仔细看——因为万物是原子堆积而成的。第二环节西方则主要依赖逻辑（形式）思维。正好在这两点上，东西方完全异趣：上述的第⑨点，折射出中国轻视"还原"之倾向，第⑩点则体现出中国分析素材过程中的"非形式逻辑"之特征。这些是较为明显的差异所在。

中国传统的借助"非还原"思路获悉素材，并同样借助"非逻辑思维"等方法来处理素材，不仅异趣，而且居然也获得了有价值的结论。科学大师爱因斯坦曾在1952年写给斯威莱的信中谈到："西方科学的发展是以两个伟大的成就为基础，那就是希腊哲学家发明的形式逻辑思维体系（在欧里德几何中），以及通过系统的实验发现有可能找出因果关系（在文艺复兴时期）。在我看来，中国的贤哲没有走上这两步，那是用不着惊奇的。令人惊奇的倒是这些发现（在中国）全都做出来了。"[2]中国确实缺乏通过还原实验发现实体及借助逻辑思维明确因果关系这两个基本环节，但中国获得了类似的成果。我们暂先以"条条大道通罗马"解释之。进一步反思，今天依旧满足于原有的途径，带有相当偶然性地获取认知，显然不行。再恪守"曲径通幽""条条大道通罗马"式广络原野之探究，常会不得要领，至少是"事倍功半"、很不经济的。在当今社会，如何再进一步深化认知，破解难题，亟需针对这些短长，纠治其弊，吸纳其长，弘扬其利，加以提升。

3. "重实际，黜玄想"，需升级迭代 认识论是讲怎么认识世界，方法论则是认识后如何应对之原则，回答"怎么办"问题，也就是该怎么解决的策略问题。

中国是农耕文明，祖先们世世代代辛勤耕作着，一分耕耘，一分收获，塑造了民族务实和踏实之风尚。鲁迅在讨论中国早期神话故事时，归纳说"华土之民，先居渭河流域，颇乏天惠，其生也勤，重实际而黜玄想"[3]。"勤"而"重实际黜玄想"，被认为是民族方法论特质之总结。早在汉代，王符《潜夫论·叙录》中指出："大人不华，君子务实。"不少文献都认证了这一方法论特征。

［1］何裕民.中医学导论［M］.北京：人民卫生出版社，2012：68-82.

［2］潘文良.科学史在跨学科研究中的方法论意义［J］.自然辩证法通讯，2010，32（4）：30-34.

［3］鲁迅.中国小说史略［M］.北京：人民文学出版社，1973：12.

我们在国家级规划教材《中医学方法论——兼作中西医学比较研究》中讨论历史上之方法论时，也明确强调这一点[1]，并在教材《中医学导论》中分析指出"务实""实用""实效"，讲求经世致用，是先秦诸子共同志趣，并进一步将其细化为：① 讲究"守道与顺应"，推出"无为而无不为"。② 看重"效果与实用"，遂促使"猫论"广泛的流行。③ 随时善于试探与反证，信奉"摸着石头过河"的技术性策略。④ 追求和谐与平衡，不走过激路线。⑤ 偏重与"整体方法与多通路调节"，以取得最佳效果。⑥ 擅长于"另辟蹊径"，从不同侧面对状态做出调整。⑦ 不会固守一点，推崇"持经达变"，既守原则，亦重权变，所以中国医学治则有"因时""因地""因人"制宜等权变性、技巧性策略[2]。

这充分勾勒出传统中国人的特点：讲究实际，实用至上。并演绎出一系列基本操作特点，如尽可能"无为而无不为"，善等待，弱于争取机会及大胆创新。讲究结果，或曰结果导向，理想色彩偏淡，不敢冒天下之先，不敢多闯，冒险驱动明显偏弱，宁保险而落伍，不愿冒进而领先。验证他人想法较多，自己提出创见较少。对远景筹划及高度俯瞰，重视均不足不够，偏于眼下及眼前的，且是看得见的。比较注重技术性改进及微调，讲究平衡，注重整体协调及稳定。方法上会多种多样，但大的变革和革命性的少，不成熟时宁可进一步退二步，绝不激进……[2]显然，这些在农耕社会中可称其为优点的，却不符合工业化社会，故无可奈何花落去，严重落伍了。更毋庸说当今信息化、网络化社会，如不励志革新，这些特征简直将被时代革了命，没法适应生存了。

在我们看来，中国医学的困境，既是时空特征差异导致的，又与陷入困境的中国医学共同体之精神状态及认识论、方法论方面的困顿有密切关联。意欲走出困境，再出发而走向未来，亟需整个中国医学共同体精神状态鼎新革旧，认识论、方法论吐故纳新。如方法论上"重实际"需张扬，"黜玄想"大不可取，需更替；面对世界健康大潮，中国医学共同体应敢于构思宏大理想，高屋建瓴，着眼未来，辅之以脚踏实地之努力，交出令世人满意之答案。

四、学科共同体精神状态扫视及更新

意欲学科共同体精神状态上的鼎新革旧，认识论、方法论上的吐故纳新，先要有一个比较深刻的反思及检讨，认识并找到问题症结之所在，才能有所动作，加以变革与改

---

[1] 何裕民.中医学方法论——兼作中西医学比较研究[M].北京：中国协和医科大学出版社，2005：266-278.

[2] 何裕民.中医学导论[M].北京：人民卫生出版社，2012：68-82.

进。限于篇幅，不能面面俱到泛谈，只能择要而简略谈之。仅仅是围绕着研究现状展开，因为中国医学涉及领域太多。

对一门学科而言，研究领域的改进，往往是至关重要的。这类反思与检讨，往往是带有批评性的，批评总令人不快，但只有批评性检讨，找出问题所在，良药苦口，才能疗愈不适，利于轻装再出发。

1. 需确立学科自信　首先要确立自信。近百余年来，东方人普遍缺乏自信，这是非常明确的弱点。鲁迅当时就猛烈地批评国人的自卑（包括检讨他自己）。近期情况有所好转。习近平主席不久前说的年轻人开始平视了，可以为证[1]。但总体上这些年来，国人（包括中国医学界人士）自信不足十分明显，很多态度及作为的底层情绪是缺乏自信。笔者曾专门撰文讨论中国医学的自信心问题[2]，洋洋洒洒万余字，可以参阅之。

自信心不足，时常夹杂着深深的自卑，这是一类普遍现象。新加坡著名学者马凯硕指出，它不是中国一国国民弱点，而是整个亚洲人的通病[3]。可能主要与近200～300年来综合力量的西升东降有关。这可以理解。毕竟，我们正在翻过历史的这一页。本书前面做出的不少客观分析阐述，就是为翻过这一页做准备的。我们既不能狂妄自大，也不应自卑。厚实的历史理性、浓纯的智慧原浆，加上丰富的诊疗经验，足以让我们找回自信，勇往直前[4]。

因为学科共同体自卑倾向，故学科研究及交往中往往表现出许多不太积极的趋向或反应。如不敢直面重大医学难题，不愿理直气壮地提出新见解，时常心态起伏很大，十分敏感，难以接受不同见解及看法，学科共同体内相互包容性、互鉴性颇差，唯我"正统"，唯我之途通向罗马，相互间"美美与共"之精神欠缺，有时甚至表现出鲜明的原教旨主义倾向，这些，都是弱者的病态折射。

2. 学会包容，接受不同见解　缺乏自信，容易自卑后就常常内斗，学科共同体内比比皆是，十分严重。一个不善于包容，形成合力的团队，是不可能接连取得佳绩的，学科也一样。相信学科内部相互间多多包容、支撑，减少摩擦，齐心协力，定会有助于

［1］　本报讯.习近平：中国已经可以平视这个世界了［N］.环球时报,2021-3-7.

［2］　何裕民.中医学的自信从何而来？［J］.医学与哲学,2018,39（3）：3-9.

［3］　被英国学者罗思义誉为"亚洲最敏锐的观察家之一"新加坡外交官马凯硕，曾广泛比较了亚洲各国现状后，直白地认为："亚洲人的不自信，这种情况非常重要、非常普遍，而这个趋势在中国尤其明显。""当我们（亚洲人）年轻的时候，总认为西方有一本'真经'，当我们长大以后，我们意识到西方根本不存在这样的'真经'。"转见:（英）罗思义.一盘大棋？中国新命运解析［M］.南京：江苏凤凰文艺出版社,2016：321.

［4］　何裕民.迎接中医药新时代,大力发掘和弘扬中医药真正优势［J］.医学与哲学,2019,40（3）：1-4.

结出丰硕成果。

学科共同体最重要的职能是借共同平台，相互支持、认证、修改、完善。现代化发展至今，城市化已到了这一步，中国医学内部不愿意（或不能够）相互沟通、验证、切磋、提升，共同推进更新，其实是"非不能也，乃不为也"。学科共同体没法走出小农意识，固守一亩三分地，整个学科是不可能跨进新时代的，精神意识决定生存特征。

3. 确立学科的主体性、开放性　通过前面较为系统的分析论证，中国医学的独特性、系统性及本身的自洽性可清晰呈现在人们的面前。若要进一步发展（再出发），既主张需有包容性，作为学科核心，又需有主体性。所谓的"主体性"，就是能够成为独特的"它"的那些核心部分。最低限度的，就是要求学科共同体恪守其主要核心价值。至少在这些方面能够达成最低公约数，形成最低共识。在这个共识（公约数）基础上，再强调"八仙过海，各显神通""条条大道通罗马"。因此，对中国医学核心价值观再度进行商榷、论证、完善是很重要的（尽管这个课题是我们做的，参照了中国传统文化核心价值研究之成果）[1]，但因为是核心内容，故有必要精加锤炼，反复锻造，逐步成为共识[2]。

在确立学科主体性基础上，还应力主学科的开放性，强调多学科渗透，不同学科相互合作，以增强各自活力及发散辐射能力。历史上中国医学并不是封闭的，而是在相互渗透中发展的，在多个学科的互生互动，盘根错节的联动中发展的。历史发展说明了这一点。这也是医学总体特征决定的。医学关涉人，活生生的人，关系到方方面面，需要各方面的知识、技巧、方法加以推进。现代医学的快速发展也是借助了诸多学科的知识、技术、手段、方法等。故力主在主体性确立基础上，开放、互渗、互动、相互参插，应欢迎更多的不同学科人士以各种方式参与进来，共同推进人类重要的健康事业之发展。

毋庸讳言，20世纪80年代后有过一段时期大张旗鼓地鼓励多学科研究中国医学，着实热闹过好一阵子，获得了一些成绩，后渐趋冷寂了。社会上对中国医学感兴趣者比比皆是。当今社会不少人已意识到，健康是共同事业，没有多学科人士共同参与，中国医学要具有鲜明的现代性，存在困难。中国医学的现代性，是中国医学"再出发"的基础条件。中国医学只有着力解决现代人的健康及疾病防治问题，才能真正生存壮大，面对现代人的诸多现实问题，需在同一语境下沟通，才能直面并加以解决。应创造条件，鼓励各方人士大胆加盟，从不同方面，共同振兴涉及人类自身的伟大事业。

4. 讲究全方位推进，关注全人全程康健　《黄帝内经》开篇中谈到的中国医学核

---

[1]　参见第十章中"中国医学核心价值体系分层次研究"相关内容。

[2]　何裕民.迎接中医药新时代,大力发掘和弘扬中医药真正优势[J].医学与哲学,2019,40(3):1-4.

心思想，涉及生活的方方面面。确实如此，医学影响人类活着的几乎所有层面及环节。现代中国医学"再出发"，也应尽可能关注多方面，不仅关注疾病防治——特别是难治性疾病诊疗，还应关注人的全程。从儿童到老年，从心到身，从行为优化到大脑健康，包括特定状态的纠治调整，如虚弱、焦躁、抑郁、无助、缺爱等，要倡导健康命运共同体，宜宗庄周《齐物论》之意，秉持大生态健康理念。没有生态和谐、环境健康、动植物安宁，就没有你我真正的康宁及持久健康。享乐主义、竭泽而渔、图一时之快、不顾长期效应，都是短视的，是会遭到惩罚的，绝对不可取。应以认知改善、思想观念提升为先导，以相对稳妥的方式方法为主，不是动辄就手术。外科泰斗黄家驷主张，外科医生的最高境界是丢弃手术刀！不可像科技狂人马斯克所倡导的，芯片植入大脑……时至今日，完全可借助从传统中发掘出有价值的线索，结合当今科技加以提升，古为今用。我们前面的铺垫性介绍中，有太多的这类内容线索，值得好好梳理。

《人类简史》作者尤瓦尔·赫拉利在人类三部曲中预测，人类进一步发展将汲汲追求三件事：人成为神（人神）、快乐、健康及长寿。尤瓦尔是位睿智的历史学家，其认识有超前性。他所说的"人神"，就是人可达到"自主"境地，快乐、健康及长寿，的确是人类长期（包括今后）孜孜以求的目的，这些都与医学有关。对此中国医学本身有着厚重的积淀，值得加以重视。

"乐生"是庄周所倡导的成为中国医学核心观的部分，"康宁"中也包含着宁谧、快乐成分。1986年笔者主编的《中医学导论》教材中，明确提出中国医学是一门"去除病痛，增加快感"的技术。此后在诸版教材中，凝练出医学具有"增悦"功效。如卫生部"十二五"规划教材《中医学导论》（2012）中，明确界定中国医学第二个特征是"医乃意也，艺也——祛除疾病，增添快乐的技艺"[1]。不仅这样认识，也是这样践行的。我们倡导"快乐门诊"，求治者中很多都是癌症患者，新来时每每愁眉苦脸，通过各种方法（医疗、开导、教育、交友等），大都高兴而去，而且很愿意来门诊部听听、坐坐，形成了颇大的社会影响。《人民日报·华东版》专门刊文说，这是个快乐门诊。这一传统延续了30年，影响了太多的患者及家属。我们倡导的核心价值"康宁"，也包含这层要素在内。

健康与长寿，这几乎是所有人都追寻的目标及方向。在这方面中国医学历史积淀更多，颇成体系，部分前面已罗列。现今除了纠治疾病、痛苦及虚弱等不适状态外，还应关注人的多方面感受，如生活质量、情绪体验、快乐感、幸福感、自我效用感等[2]。对于这些，当务之急是怎么清理家当，理清存量，找出亮点及可开发提升之处，从而系统

---

[1] 何裕民.中医学导论[M].北京：人民卫生出版社，2012：8.

[2] 何裕民.中医心理学临床研究[M].北京：人民卫生出版社，2010：288-303.

疏理、打磨、提升，并结合眼下现实，融入现代要素，使之具有现代性，从而古为今用，为今天民众的现实需求服务。

当然，这些目标的实现，应尽可能奉行生态学原则，以调动内在机制的、与自然和谐的、低成本的、可持续发展的方式加以实现，而不是借助外力的、创伤性的、费用高昂的方法手段。只有关注了全人全程，效用不错，费用又能够承受的医学，才是受欢迎的、有不断发展前景的医学。

5. 直面医学难题，做出不懈探索　作为一个有生命力的实用医学体系，必须直面健康难题，做出应对，加以解决，才有生存下去的真正价值。中国医学之所以被老百姓认可，就是因为它能解决很多现代医学一时难以解决的疑难病症问题。当然，是以它特有的方式解决的。而且，这种疑难病症问题将永远存在。故我们一直热衷于直面医疗及临床难题，进行探索实践，寻求解决（哪怕是部分解决）之道。

就笔者肤浅地了解，中国各地（特别是基层）有很多临床医师对不同的疑难病症，不敢说药到病除，但确有突出疗效，只是不善于提升、总结、改进，并适度宣传而已。将这部分优势有序地整合起来，既能传承延续下去，不至于到了下代即失传，又能确保各自利益，成为中国医学百花园里灿烂的一朵，更能助其提升，广传福祉，为百姓祛除疾苦，既给整个中国医学百花园增色，又能生生不息，不断提升色彩，让其具有勃勃生机，这才是中国医学真正的春天。

沉潜下去就能发现各地都有一些高招，对纠治很多慢性病、疑难病症都有很好的疗效。我们在《你真的了解中医吗》就枚举了大量的例证[1]。这些经验与方法，以及在百姓之中造成的影响力，才是中国医学真正的活力及生命力所在，但需要加以培育，促使其更好地发挥作用。

对此，一方面中国医学共同体应该要有情怀，学会包容，接受不同见解，携手同进，特别是大城市、大医院的中国医学工作者，更应该做出表率。另一方面，政府主管部门要担负起相应的责任，发现、提升、管理、培育这些医师及有一技之长者，在必要的管理制度规范下，促进百花齐放，百家争鸣。对于业内同仁来说，要敢于尝试，敢于探索，特别是在少见病、疑难病症方面，要潜下去，深入探究，不断摸索[2]。这些领域谁都没有优势。临床上有太多的病症是没有对症药物及方法的，很少被关注的病症（领域）太多太多。社会被药商及资本所裹挟，为利益所驱使，千军万马拥挤在几种利益丰厚的常见病诊疗中，拼得头破血流，却很少有人考虑改改"车道"，进入人少之"蓝海"[3]，须知

---

［1］　何裕民.你真的了解中医吗［M］.北京：中国协和医科大学出版社,2020：333-344.

［2］　何裕民.中医学导论［M］.北京：人民卫生出版社,2012：8.

［3］　蓝海、红海是商业管理常用词,红海比喻竞争很厉害的领域,蓝海则是比喻竞争比较少的、也许小众的、也许新兴的领域,这时商业管理中,常建议尽可能远离红海、进入蓝海.

"人之所病病疾多,而医之所病病道少"(《史记·扁鹊仓公传》)。

对西方医学来说,没有相应的药物就没有治疗招数。即使要治疗,只能借助激素等应付一下。但中国医学奉行"有是证,用是药",讲究辨证论治,不存在没有药物可用之窘迫,只是在于辨证论治水平的高与低,微调效果好与差的问题。

世界卫生组织明确指出,化学合成药物除控制感染外,"不能真正意义上治愈其他任何疾病","现代药物只提供了针对少数疾病的治疗(且只是针对症状,而非疾病本身)手段","通过药物可以治愈的疾病不超过疾病总数的8%"[1]。因此,很长一段时间,临床上有的是探索的机会,全凭自己的努力。现今是互联网时代,有了确凿疗效,就不怕"巷子深",自会有人来帮你"吆喝",疗效是关键,操作技巧等则是看家本领。

6. 他山之石可攻玉：认识论、方法论需取长补短　前面介绍的中国医学认识论、方法论,体现出中国传统文化的深厚根基及优势。认识论突显的是以描述、记录、体验(包括自我感知体验)、分析、悟性等来认识自然,基本上是与西方异趣的。不能说没有优势和价值,但缺失了两个基本环节：① 还原论理路,结构分析。② 逻辑思维,探讨因果关联性。这些缺失在传统的农耕时代,显现不出短板,但进入工业化社会和互联网时代,则劣势明显。因此,既然已经接受电脑及手机的普及使用,就应该同时补上这两方面的短板。须知手机与电脑是与这两个认识论环节相扣的。至于方法论,前已述及,"重实际"需张扬,"黜玄想"不再可取,中国医学共同体应敢于构思宏大叙事,着眼未来,畅想愿景,高屋建瓴,努力探索。

通过百年来现代教育的普及,中国人接受西方的认识论来充实自己已不是难事。中小学数学几何等一整套课程设置,训练的就是逻辑思维。人们对还原论及逻辑思维已不陌生,只要不有意排斥,就容易接受。以笔者的经历看,笔者早先接受教育和各位都一样,且喜好数学,尤其是几何,故一开始接受中国医学这套思维方式时,还是本能性地有所抵触。因此,从逻辑思维与还原论,到再接受中国医学传统认识论,比反向地从先以中国医学为基,再接受西方那一套,前者更为困难些,后者相对简单些。

笔者现在善于同时借助两种方法,用在该用之处。就像是每个人都有左右大脑,如把逻辑思维放在左脑,传统及意象思维放在右脑,两者随时切换,该怎么思考,便怎么思考,不要去刻意排斥。如此看许多问题,可以不断切换,换位思考,驾轻就熟,便利灵敏许多。

笔者从20世纪80年代开始带教学生,三批学生都是试点班学生,头脑灵活。仔细观察,学生中有两种亚型,一种类型是现代思维比较明确,逻辑思维清晰,有时会排斥

---

[1]（美）塔·巴特菲,（英）格·李.药物发现——从病床到华尔街[M].北京：科学出版社,2010：12-14.

中国医学的意象思维,但加以训练,一段时间后,经常切换不同思考方式,完全可以接受中国传统意象思维那一套,而且他们成长(毕业)后,似乎处理问题的能力更强。另一种是已接受传统意象思维,再去接受逻辑思维,不是很难,似乎更方便些,但需引导,往往会有人为的心理抵制因素。他们往往不太愿意接受现代思维的那一套。对此,百岁智慧老人查理·芒格(C.T.Munger)的人生告诫值得重视,他投资非常成功,被世人仰慕。他自己特别强调要学会随时变换思维模式,总结归纳了百种思维模式[1],成为世界智者学习奉行的典范。

整合两种(甚至多种)思维方法大有益处,就像有了行走能力,还具备飞的技能一样。东西方认识论方面的互补,可以说如虎添翼。在我们看来,很多情况下这只是自我认识及磨合问题。没人排斥提升自己的思维能力。要善于主动取长补短,训练自己随时学会切换。但人是习惯性动物,大多数情况下,不自觉地穿旧鞋、走老路。试试换一种方法看问题,也许大有收获。

作为题外话,最后谈几点体会:笔者自我的思维训练很大程度和插队落户时做几何习题有关。因为当时在农村无事可干,休息时除了看哲学书,就是做几何习题。这可能对思维能力训练有好处。美学修养也有一定关系,让我们学会洞察美、体验美,潜移默化中提升了自己的思维能力。

总之,认识论、方法论的磨合与提升,取长补短,十分有益,有助于提升整个中国医学共同体思维水准及认识能力。吸纳、融合逻辑思维及结构主义某些合理要素,是现代人应该着力提升的一部分。

五、中国医学研究之鸟瞰及检讨

现今条件下,中国医学"再出发"实际上就是中国医学研究的系统深化,重整旗鼓往前走。对中国医学研究进行鸟瞰、反思和检讨,十分必要。各种研究——不管是从中国医学出发进行的研究,还是对中国医学本身的研究——都是有价值的,值得欢迎。当然也有基本底线,需遵循科学研究原则,不以"消费"中国医学为宗旨。

1. 文献研究先"正名":迭代以"历史理性" 首先说明,文献学研究一直是中医

---

[1] 查理·芒格(C.T.Munger),著名投资人及律师,股神沃伦·巴菲特的黄金搭档,已98岁高寿,被尊为世界著名智者,他认为人们欲解决现实中的各种难题,应该糅合来自各传统学科的思维模式、分析工具及方法等,这些学科包括历史、心理、生理、数学、工程、生物、物理、化学、统计、经济等。其理论基础是:几乎每个系统都受到多种因素的影响,若要理解这样的系统,就必须熟练地运用来自不同学科的多元思维方式。参见:(美)考夫曼.穷查理宝典:查理·芒格的智慧箴言录[M].李继宏译.上海:上海人民出版社,2010.

研究的重中之重，但却是个不伦不类之词，且为本学科所独有。其实，科学研究大都始自文献，并不是中医的专属名词。中医特别强调文献学研究，60多年来成为重头戏，这是有缘由的。20世纪五六十年代各地大张旗鼓开始研究中医，却不知从何下手，最便捷的就是在历史资料中查找。工具就是历史资料（文献），方法主要有找寻、分析、核对、推敲、思忖、比较等，故形成了文献研究之说。可见，这是当时中医研究的无可奈何之策。反观其他学科，如历史学、哲学、数学、逻辑学、生态学，甚至理论物理学等，不也是借助这些（至少是部分）方法研究的吗？中国医学文献研究首先应"正名"，它主要是借助"历史理性"方法进行的理性研究，或许更贴切些。历史理性是相对于逻辑理性、实验理性、临床理性（实践理性）等而言的，故研究方法上具有独特性。

将文献学研究迭代为"历史理性"研究，也许多数从事者会欢迎。但问题也随之而来：下一步怎么办？《论语·七则》曰："工欲善其事，必先利其器。"下一步首先需明确"历史理性"之思维工具特点，有哪些需要遵循的基本原则，通俗说，就是历史理性需要工具化、规范化。

（1）历史理性"工具化"　历史理性是中国人重要的理性方法。对此，学界已展开了讨论。中国医学界更应义不容辞，积极作为，争取有所奉献。历史理性大量积淀于中国医学中，但作为理性"工具"，首先须自身"锋利"。依赖西方研究提供不现实，依赖其他学科可能需要等待时机。中国医学界完全可以与哲学界、思维科学界等多学科联手，就"历史理性"抒出要素，以便人们在实施中完善、提升，从而成为实施之基本准则。中国医学对历史文献之研究，也会大有裨益及促进。前期研究中人们已积累不少经验。中国人不善于理性总结，用哲学及思维概念（术语）加以提升。基于此，中国医学的历史理性研究有可能成为普遍性知识体系而广受重视。

（2）研究目的明确化、层次化　借助历史理性对中国医学文献记载进行分析整理，是一类博物学研究，广义上也是一种科学现象的找寻与分析。它的主要目的非常明确，是找寻、发现有价值的现象或线索，为进一步深究提供历史依据。与此同时，传统文献研究中证明某事"古已有之"，属认证性的，是需要的，但只是低层次的、次要的、辅翼性的；考证某人某事，或某个历史事实，也是可以的，可明确历史，增进知识；但作为核心宗旨，历史理性主要应该为深入探究提供线索。因为科学研究的主要目的是指向明天的，为了下一步研究的，这才是第一目的。至于其余探索研究都应包容，但毕竟不是现时代中国医学历史理性研究之主旨，不宜喧宾夺主。

（3）理性类型上讲究综合　在中国医学历史理性研究中，其结果常常是找寻到或者发现了某些有价值的现象或线索。但须知，得出的这些往往并不是最后的结果及结论，只是阶段性收获而已。许多人就此停滞，遂错失了机缘。此时，须讲究多种理性思维类型之整合，进一步加以探究。

屠呦呦找寻到葛洪《肘后备急方》中有青蒿截疟记载："青蒿一握，以水二升渍，绞取汁,尽服之。"那只是一条线索,可以写论文阐述之。再进一步就是结合实践理性,临床论证,也算是一大进步。再深一层次,进行实验检验(实验理性),深入探究。屠呦呦之不同,是在反复失败基础上,借助实验理性,一次次追寻,"精耕最后一亩地",最后才收获巨大成功。其中借助逻辑理性,从"以水二升渍,绞取汁,尽服之"记载中,推出低温要素。可见,她整个践行过程中,充分运用各种理性类型,体现出教科书类的实施范本。因此,以文献为主的历史理性研究中,必需包容其他多种理性类型,尤其是参佐、结合、包容关系理性等的研究。因为生命现象既是历史性的,又是相互关联着的,和周边诸多要素等都有着关联性,需对关联性做出深究。历史理性和关系理性都是中国文化偏重的方法,使用时须加以整合、兼顾。不可浅尝即止,需要多种方法参佐,这也许可以看做是历史理性中的一二点要素。

(4)让现代手段渗入历史理性研究 面对浩瀚的历史资料、丰富的博物学素材,今天中国医学的历史理性研究完全应借助现代方法,进行更新、迭代,再上一个新台阶。笔者一直有个不成熟的想法:可就某症状、某些现象的历史记载,借助大数据手段系统地进行研究,把历史理性与数理理性结合起来,从中找出规律性内容。我们不是常说大数据里隐藏着真相、隐藏着财富吗?我们何不脚踏实地,先从一个个症状做起,输入各时、各地、各位医师的见解及经验,扎扎实实、一点一滴地获得大数据逻辑分析的结论呢?这也是种历史理性,但加上了数理理性、逻辑理性等,完全有可能发现新的有趣结论,且其成本并不高。如果积累得多,可进一步系统分析不同结论(即不同症状)之间的关系,如咳嗽与咯血、咳嗽与痰、咳嗽与某些药物,诸如此类,借以洞察这些之间的关联性……或许,还可建构高层次的理论架构,不断刷新原有刻板而片面的认识,并为临床诊疗提供某种参照。

2. 临床研究:可分三大类型,智慧处置 临床研究应该是中国医学"再出发"的最核心部分,也是最主要的组成。依赖于广泛而扎实的临床研究,中国医学再出发才"为有源头活水来",具有坚实的社会根基。临床研究虽历史悠久,却问题多多。

理论上,临床研究属广义的"实践理性"范畴,实践理性也是德国哲学家康德(I. Kant)提出来的,他著有《纯粹理性批判》《实践理性批判》等。但这个概念本身有很多争议。按照哲学家定义,要真正践行"实践理性"是很难的,甚至说是做不到的。60多年前,美国科学哲学家库恩(T. S. Kuhn)在全美医师大会上,就依据这一点,认定临床医学够不上科学最低标准,遂引发轩然大波。这么多年过去了,情况并无根本改变。

(1)实践理性:思维的"大拼盘" 折中而言,作为实践理性的临床研究,人们只能讲究大拼盘:大致是1/3纯粹理性、1/3纯粹感性,加1/3随机应变,混合而成的临床理性,称其为"实践理性"。中西医学的临床研究情况,皆是如此。既需要理性,又需要感性及敏锐的观察,更依赖于随机应变、善变。当然1/3只是相对而言的。

在我们看来,中国医学的临床研究(实践理性)十分关键,需大大加强。临床实践理性又可区分出三类情况,可分别对应之:① 是各位医师所专长的领域,所擅长的能解决多数患者病痛及疾苦问题(如在难治性肿瘤,特别是改善症状,消解痛苦方面),这一领域需提升的是理性比重,把原来混杂的、无规律可言的,更可能地向纯粹理性方向靠拢,提升其比重,以便可总结出更为规律性的知识。倚重的是历史理性,曾获得的经验教训等,是在过去理性基础上继续往前走。② 是新研究领域的探索。如我们在实践中注意到,癌症患者中很多晚期患者会走向阿尔茨海默病,出现认知障碍。这也是世界性难题,我们没有经验,但社会需求急迫,有很多空白点。我们正在这个领域探索,更多需要的是随机应变,更多的感性思维之追踪。应积极鼓励这方面的探索,因为是前瞻性的,谁也没有经验,"纯粹理性"用不上,感性加随机应变,不断探索调整,才是正途。③ 正准备总结性论文的,希望通过理性归纳,提炼出一些结论性知识。这应尽可能以纯粹理性为主,且应尽可能减少干扰。临床论文自有诸多规定与要求。实际上有些只是论文数据漂亮而已,现实中并不是这么一回事。但不管怎样,应强调纯粹理性态度要浓烈一点,随机应变和感性成分,越少越好,干扰因素最好消失(其实是不可能的),干扰越少,结论越逼近事实。

(2)临床思维:实践理性的特例 临床思维是实践理性的特例。笔者一直关注临床思维研究,进行过不少研究[1-3],意识到纯粹按照书本方式的临床思维,绝对成不了好的临床医生,充其量只是一位背书匠。现代西方医学同样存在此问题。临床思维方面中国医学本身具有不少优势,需要再努力加以提升。

印度裔美国医生、教授悉达多·穆克吉(S. Mukherjee)是一位国际医界新锐,他所著的《众病之王·癌症传》曾获普利策奖。笔者深感穆克吉是医学界中思想很有穿透力的医生,看问题深刻、敏锐、独到。2016年他推出《医学的真相》[4],副标题是《如何在不确定信息下做出正确决策》。该书以"医学有规律可循吗?"作为开篇及核心宗旨,认为错综复杂的医学临床,并不像人们想象的那样,其并没有清晰的"规律可循",明确指出"拥有学识,不代表拥有临床智慧",书中以一连串的疑问,作为篇章题目。如他一反常规地总结出临床三大"法则":① "为什么敏锐的直觉比单一的检查更有效?"② "为什么不同的人对相同的药物反应不同?"③ "为什么看似有益的医疗方案却是有害的?"在其书封面上强调"让医生做出正确诊断的不是检测报告,而是敏锐的直觉。"最后告诫人们:对于什么是"医学的本质",还有待于重新深入理解[4]。

[1] 何裕民."证伪"在临床诊断思维中的作用[J].医学与哲学,1985,(10):25-27.

[2] 何裕民.需要新的思维——关于新世纪中医学发展的思考[J].医学与哲学,2000,21(11):8-12.

[3] 何裕民.重要的是"土壤",而不是"雨水"——关于整合思维与象思维[J].医学与哲学,2010,31(12):8-10.

[4] (美)悉达多·穆克吉.医学的真相[M].潘澜兮译.北京:中信出版集团,2016.

何以在此引用美国医生的认识？就诊疗而言，中西医学临床是类似的，资深的中西医临床大师很容易相互沟通，惺惺相惜。中国医师应理直气壮地弘扬自身的思维特点及优势。笔者认同穆克吉的见解，敏锐的直觉常比单一检查、分析指标更有效！因为它来自医生的历史理性，并不单纯是主观判断；对患者整体的感知与把握同样十分重要，临床要特别注重小概率事件的可能意义；临床医生很难在理想状态下（全面获悉信息后）再做出判断及诊疗，多数情况下，只能根据有限信息进行分析，故临床经验及阅历是医师的重要财富；但又不可陷入经验主义泥潭。再者，不应过度依赖医学指南和医学综述等，应同时关注个案和特例。

无论中、外，无论内科、外科，医学诊疗实践都是一门风险很大、或然性极高的探索实践。医师需对生命及自然抱有敬畏和遵从之心，对每个临床决策判断都应有畏惧谨慎之意。总之临床思维是实践理性的特例，需深入研究，加以弘扬[1]。

（3）一些基本的思维原则 尽管临床研究可分出三种类型，但在我们来看，前两种类型更为重要，是研究的真正意义所在，应大大加以鼓励。在贯彻前两种类型临床研究中，有几点需要特别强调：① 多学科渗透，多种方法介入。就像在处理癌症患者疼痛而常规药物罔效时，我们借助外敷之法，常可解决难题。又如有些患者化疗后肠胃功能严重失调，中药有效，但很慢，一旦加用益生菌后，效果明显改善。因为化疗导致有益的肠菌消失了。又如，很多肺癌患者秋冬天易干咳，反复感染，此时建议使用加湿器，改变环境湿度，效果明显。临床探索中，实践理性是原则，方法多多益善，各种有益方法整合才是最聪明的。当然，这是针对前两种研究而言的，对第三类研究，越少干扰，结论越准确，那是另一个问题。② 应大胆介入难治性病症处理。面对临床患者的苦痛，中医医生应勇于挑战自我、挑战疑难，但具体实施时要小心翼翼，步步为营，不断微调，不断总结，借助历史理性，获取思路，获得经验。笔者就曾接诊过多位十分疑难的罕见病，包括先天性疾病，借助历史医案经验提供的思路，慢慢调整，有的也获得了不错的疗效，至少给了患者以希望，且症状改善了。对于他们来说，症状有所改善也是成功之一。

3. 实验研究：希望及困惑交集之处 实验研究体现了实验理性精神，这既是现代中国医学发展希望所在，又是其短板、困惑和矛盾集中地。

希望体现在几方面：① 实验的确是补中国医学之短板的方法，中国医学原本欠缺还原（实验研究）和逻辑思维两大环节，能补上这块，绝对具有价值。② 在今天看重论文的氛围下，实验研究结果更易发表和得到高评分。③ 容易获得科研经费。④ 实验研究的成果有可能会引起突破性进展。然而，理想是丰满的，现实是骨感的。由于诸多因素，实验研究也带来了很多困惑。

[1] 何裕民.你真的了解中医吗[M].北京：中国协和医科大学出版社,2020：240-242.

笔者相交了40余年的学界老友，黑龙江中医药大学教授常存库2010年写了一篇论文，尖锐地批评了中国医学的研究现状。他以国家自然科学基金课题中比较典型的40多项中国医药研究（都是实验研究）项目为例进行分析，认为存在三类情况，第一类是对中国医药的学术认识不清，第二类是学术判断不准，第三类是学术设计不通，最后得出结论，第一类研究将会被送入"学术的垃圾堆"，第二类研究是"学术杂耍"，第三类研究是"漏洞百出"[1]。他的批评似乎有点过激。但中国医学实验研究困惑之存在，却是毋庸置疑的。对此，我们要做出理性分析。

逻辑分析表明，上述尴尬之因有四：① 实验研究针对的是实体概念。中国医学中几乎没有实体性概念，都是意象性术语，如气、血、经络、脏腑等。因此，两张皮没法黏成一体，油水不和。② 意象性术语本身内涵外延都欠确定、不清晰，实验中逻辑上不匹配，有拉郎配之嫌。③ 实验构思草率，本身不成熟，再加上实验方法学受限等。④ 人们高估了实验在医学及生物学研究中的意义。记得在读研究生时期，笔者也曾醉心于实验，受贝弗里奇（W. Beveridge）[2]思想的影响。他本人是动物实验学家，有句话说得很有哲理：除实验者本人外，所有人都相信实验结论；除理论提出者外，所有人都不相信理论。这段话的含义是深刻的。

当然，我们绝不主张把实验一棍子打死，而是要探讨现今情况下，既要做好中国医学研究实验的突破问题，又需避免逻辑上和方法学上的明显罅隙。这是个重大的实践难题，需要认真加以探讨。首先要鼓励大胆进行实验研究，但实验设计必须严谨，着力解决逻辑问题；其次，要清晰知晓关乎中国医学的实验研究，都仅仅是验证性实验，实验结论仅是提供了一种可能性，并不是判决性实验[3]。无须把实验的意义及可能的突破看得太重。

很长一段时间，在现有的中国医学基本架构内，是不太可能通过判决性实验来得到某种一锤定音证明的。因为中国医学基本架构本身需"解构与重建"。对这一问题，我们在30多年前出版的《差异·困惑与选择——中西医学比较研究》中讨论过，现在我们依然认为上述分析有意义。但不便在此展开，有兴趣者可参阅该书[4]。

---

[1] 常存库.中医药科研问题的学术透视[J].中医药学报,2010,38(2): 151-152.

[2] 贝弗里奇（W. B. Beveridge）出生于澳大利亚,1947年起任英国剑桥大学动物病理学教授,是卓越的科学家,著有论科研实践与科学技巧的书《科学研究的艺术》。该书理论鲜明,语言风趣,1979年传入我国,由科学出版社出版(1979)。

[3] 判决性实验,指能决定性地判决相互对立的两个假说中一个为"真"另一个为"假"的实验。它在一定历史条件下对相互竞争的理论有相对、暂时、局部的判决作用,但最终一劳永逸地宣布证实一个理论而否认另一个理论的判决性实验,并不存在。

[4] 何裕民.差异·困惑与选择——中西医学比较研究[M].沈阳:沈阳出版社,1990: 506-541.

4. 流行病学研究，亟需补上的一课　　在实验等实证性方法还不太成熟的情况下，我们认识到亟需补上流行病学方法这一短板。西方医学19世纪发展，有一个重要环节，即借助了流行病学方法，明确了很多假说的价值。这也是中国医学应该补上的环节。从个人认识，到公认"共识"，有时，流行病学方法是关键。笔者团队近40年来十分看重群体方法（即流行病学研究），认定中国医学术语的内涵和外延，首先应加以明确（哪怕是相对明确的），这只能通过流行病学研究方法，先从现象层面加以明确，然后再深入进行研讨。对此我们专门讨论过群体方法在中国医学研究中的意义[1,2]。我们研究团队也借助此方法长期从事体质、心身关系、亚健康等的研究，得出了不少有意义的结论。不少已体现在《中华医学百科全书·中医心理学》及研究生规划教材《中医心理学临床研究》等中。我们大量的关于体质特点、心身互动关系、健康（亚健康）撬动因子、心身纠缠现象的结论，都是借助群体方法（流行病学）获得的。我们认定，借助这类方法深入进行研究，能在中国医学大量的意象性术语与实证性研究所追求的概念实体之间起到某种桥梁性过渡作用，这一过渡是必不可少的，很有价值的。且实际操作并不十分困难，只要做好顶层设计，协调力量，努力推进，便能有所斩获。

5. 理论性探讨，重在前瞻性及"接着讲"　　理论探讨可以说是历来中国医学研究的重要组成部分。很多学者毕生贡献于此，做出了成就。它依然是中国医学"再出发"的重要一轴，相信仍会有学者继续努力做出奉献。我们特别想强调的是，今天的理论探究应在以前"照着讲""顺着讲"基础上，倡导新时代"接着讲"。所谓"接着讲"，指原先基础上继续往前探索，注重前瞻性，结合当今进展及可能趋势，发展性地阐述。如《黄帝内经》有丰富的生态医学思想，但若仅仅阐述原有的《黄帝内经》生态医学思想，显然意义不大，属于炒冷饭之举。应进一步结合发展态势，继续阐发，"让传统精华在现代阐述中"得以发展，为今天社会所用。受上述精神启示，我们针对性地总结出了"生态原则，对现代医学的拯救""生态医学宣言"等，原先的精华可以得到进一步张扬。这就是"接着讲"，就是"再出发"的一种形式。我们在完成国家社会科学重点课题后，接受了上海重要哲学刊物《探索与争鸣》记者的长篇专访，主题是《中医药学如何"接着讲"》[3]，颇受关注，可以参阅之。

随着东升西降之势的延续，东方大国的复兴之势正在全面展现中。早在半个多世纪前，哲学家冯友兰就倡导中国哲学不仅要顺着讲，还要"接着讲"。10多年前，现代

［1］　贺明（何裕民）.群体方法在现代研究中的作用和意义[J].医学与哲学，1985，12：7-10.

［2］　何裕民.中医学方法论——兼作中西医学比较研究[M].北京：中国协和医科大学出版社，2005：266-278.

［3］　李梅.中医药学如何"接着讲"——何裕民教授访谈录[J].探索与争鸣，2017，（8）：56-61.

哲学家李泽厚著有《该中国哲学登场了？》[1]。他最后一次国内讲课后，临走前我们共进午餐，笔者请教他"情本体"问题。他说他理解西方的哲学探讨已江郎才尽，关注完虚空、时间有无等哲学命题后，茫然了。哲学还是最终应该回归人。他认为他提出的"情本体"，就是回归人之中国化努力。这是中国哲学的重大命题。这趋势是普遍性的，经济学界也正在"建立经济学的中国学派或中国经济学派"的过程之中[2]。心理学也在本土化重建的努力实施中，中国法学等也都有着同样的呼声。可以说，"接着讲"是现今中国学界的大趋势，是"再出发"的另一种形式。中国医学也应拿出气魄，特别在理论研究方面，应延续原来经典，进一步结合今天实情，大踏步地往前"接着讲"，有所发挥、创新性地讲，这才是今天理论研讨的重点所在。

6. 医学是"枢轴"，向心性及发散性研究都应鼓励　人是医学的中心，人又牵扯方方面面，既可发散性地波及外域；外在诸多因素又可能影响着人，左右着人的康健与否。套用一个词：人是中心（不管承认与否，事实上是这样），关乎人体的学问——医学，就是"枢轴"，沿着它（医学）可进行各种探究。包括以医学为中心的向外辐射性研究，以及其他学科对它进行聚焦性探讨，这两个方向的各种研究都应予以鼓励。在我们看来，医学这个"枢轴"，有助于展开各种探索性研讨，且空白点多多，亟待有志者前来垦荒。

40多年间，常被问及专业选择问题，是不是后悔选择了中国医学？笔者常自信回答，一点不后悔！医学确是一个很好的事业，有着太多的空间待探索，且可伸展出很多新兴学科。不论文理，渗入医学几乎都有价值，都有空白及施展才华处，故视其为"枢轴"，以其为中心发散而出及聚焦于其的研讨等，只要有根有据，都应鼓励。百花齐放对医学体系的完善和大踏步走向明天，大有襄助之力。

六、锻造促成良性互动之研发动力机制

历史上，中国医学之发展表现为自然态的，既非顺畅，也不是很慢，农耕社会中呈现出"老牛拖破车"式的常态发展。鸦片战争后其发展明显趋缓，这不难理解。反观西方医学，百多年前还爬行迟缓，通过《剑桥医学史》便能管窥一二，但近百年来却折射出加速度发展，遂拉开了巨大的剪刀差。

1. 百年来医学加速发展的四重机制　西方医学近百年来呈现明显的加速度态，特别近六七十年来，飞速迭代，真可谓日新月异。透过表层，可寻觅出其获得了一套良

[1] 李泽厚,刘绪源.该中国哲学登场了？——李泽厚2010年谈话录[M].上海：上海译文出版社,2011.
[2] 程霖,陈旭东.在中国传统经济思想中寻找现代价值[N].文汇报,2019-6-30.

性互动的触发机制。资本的强有力拉动、科技的"酶促反应"、学科内在的融洽咬合、相应领域的快速渗入等，都是有益的加速度机制，让其呈现出加速度之迭代。相反，原本应起到重要吸引作用的社会需求，既是促进因素，又有抑制效应。需求是客观的，社会有企盼，但高额费用及种种弊端，则起着抵消及迟缓之效。这次疫情应对中，就能清晰地觉察到一些蛛丝马迹。

简略分析中，我们似乎可以辨析出四重促进机制：一是资本，二是科技，三是学科间的咬合互动机制，四是社会需求。从中国医学现实分析，资本会介入，但它是极度逐利的，一旦过度资本化了，后果就很可怕。因此，过分依赖资本不仅不现实，而且会后患无穷。科技短期内不可能有突破性发展，但作为推动的润滑剂，则绰绰有余。故这两个机制都不够强大，甚至会有所缺失。社会需求是客观而巨大的，随着国内市场的开发拓展，也伴随着"一带一路"的深化，社会需求前途无量，中国医药产品好好打造，有着天然的市场保护屏障（中国所独有）。怎么将学科内不同领域和环节关系磨合得最佳、最顺畅，使综合优势得以充分发挥，效率最佳化，这是我们需要认真思考的。

2. 磨合各环节：综合取胜是大道　我们关注过不少案例，发现综合取胜是大道：中国医学有必要把诸多优势整合起来。理论研究、临床观察、实验探索等各有特点，且运用了不同的理性模式，相互间可检验，加强这些环节间的有序整合十分重要。包括难治性癌症之纠治，无法确定究竟哪一环节是决定性的，但知、心、医、药、食、运及环境改善、社会支持等综合因素作用下，常可收获良好效果。阿尔茨海默病的纠治也类似。从哲学角度分析，我们做不到"一剑封喉"，精准控制，但可以勤补拙，以多补短，整合取胜。

中国对疑难病症、重大难题等的治理，很多情况下就涉及多个环节，综合取胜。包括治沙、治水、治污、治贫、治理环境等中国式治理，都是借助综合措施，多方面切入，多管齐下而收效的，这应该是中国传统的历史优势。但这个过程中，多个环节及领域如何加强磨合，让其叠加后发挥最佳的乘积效应，而不是相互抵消，这就是前面强调的令不同领域和环节磨合得最佳、最顺畅的含义所在。对此只能提出原则，无法具体一一探究。

好在中国文化中各领域、各环节往往有着内在的相容性，因此操作通常没有太大难度。西方各学科之间，可能罅隙大得多，不太容易整合。就个体而言，情况也类似，也应该强调自我整合，可以某一方面比较突出，但整体上都有所涉略，处理起许多疑难问题，可能优势会大一些。

3. 精耕最后一亩地　长期关注传统文化，笔者深切领悟到中国医学共同体（包括中国人）似乎有一个通病，虽目前正在改变中，但病根深，一时半会儿祛除不了。那就是"差不多"病：讲究速度，在乎多少，但不太讲究精耕细作。百年前学者胡适从美国回国后曾写过一篇流传甚广的文章《差不多先生》，讽刺当时的国人，笔触十分辛辣到位。也许是农耕文化的烙印太深，很多情况下国人容易满足于差不多，缺乏精耕细作精神。这是弊端，须加重视。日本出版人松浦弥太郎曾批评说"如果做任何事情都抱着'差不多就这样吧'的心态，你便不会用尽全力[1]。这相当于亲手丢掉寻找自身长处的机会，实在可惜"。笔者比较过一些中成药，不得不承认，日本制作的汉方药（中成药）其口感、疗效、精致度胜于国内同类产品。我们是原研发地，但由于差那么一点精神，故会在最终产品上表现出某种差异来。笔者得知某位日本人，米饭煮到精致极点，众口称赞。我们在富士山脚下造访一家有100多年历史的小店，小店每天供应豆腐脑，就一种产品，但众口相传，几代人都做到极致，这就是专业精神。

研究表明，18世纪前中国瓷器（特别是青花瓷）风靡欧洲，垄断了市场，带回不少硬通币。但中国人没再"精耕"，止步不前。结果炼金术出身的伯特格尔（J. F. Bottger）花4年时间，做了近3万次实验，记录下每次实验结果，终于烧制成了类似瓷器，结束了中国青花瓷在世界的垄断[2]，可不鉴乎？又回到屠呦呦发现青蒿素，如后面没有跟进反复实践，反复打磨，也许青蒿素会成为一类药物，但不可能改写人类抗疟史，也一定与诺贝尔奖失之交臂。

笔者是多份专业杂志的编委，经常审阅各种稿件。有些稿件真的很可惜，点子很好，内容也不错，但就是行文粗糙，有的只是追求数量，没追求精品，不善于精打细磨。因此，我们必须清晰意识到这一习弊，努力加以改正。不管从事哪一行业，都必须强调专业精神，善于"精耕最后一亩地"。在中国医学"再出发"过程中，不管是从事历史理性研究为主的，还是临床探索的、实验探究的、理论分析的，都要强调精益求精，只有这样，才可能事半功倍，收获更多硕果。

4. 塑造互动式加速的发展新模式　前述分析中比较明确，靠资本驱动和靠科技触发，对推动中国医学下一步快速发展，不是很现实。但需求驱动和加强内在自我互动及循环，却可能是重要的动力机制。

历史上，大宋王朝重视便民医药服务，由政府出面颁布了中成药制造规范法定文集《太平惠民和剂局方》（这也成为世界第一部），又在太府寺下专设"和剂局"，官方参与掌配药品制作及售卖等。这不是为了与民争利，而是给民便利，压抑市场药价波动。当时，这是一大制度创新，今天看来仍有可取之处。《太平惠民和剂局方》中有大量有价值的历史名方，是一笔巨大的健康财富，蕴藏着商业契机。

现在问题很清晰，一方面，有数以亿计的患者需要得到照顾，而且是长期温和而有效的专业纠治，其中慢性病约4亿例（有重合，如一人多病），癌症生存者约3 000万，系

[1]（日）松浦弥太郎著.超越期待：松浦弥太郎的人生经营原则[M].北京：人民邮电出版社,2022.
[2] 吴军.文明之光（第一册）[M].北京：人民邮电出版社,2014: 199-210.

统性疲劳不耐综合征患者（亚健康）千万计，抑郁焦虑患者千万计，自认为需要调养者无以计数……也许有诸多重合，但社会需求是个天文数字，不下数亿计潜在客户，应该是没有争议的。众多的患者被忽略了、遗忘了，挣扎在痛苦边缘。另一方面，历史遗留了大量珍贵有效且价格可以被承受的中成药，如能好好匹配，做些微调及具体的专业性指导，很大部分能够起效，至少能够改善症状，提升患者生活质量。再一方面，我们粗略估算，各大药企握有大量的正规药品批文，问题只在于销售渠道不畅，或者存在明显的供需脱节，药剂也有必要进一步提升品质。

这中间还少了一个重要"黏合体"，就是由中国医学共同体参与组建，对接两头，提升需求及品质，追踪服务的核心，该共同体有三大核心功能：① 帮助提升药物品质。至少向日本学习，提升层次，相信百姓接受度会更高。② 梳理人群证型特点。在涉及数万人的体质研究、心身干预、癌症生存者服务、亚健康状态纠治、系统性疲劳不耐综合征的观察中，我们发现，这些对象若针对性地接受相应中成药，可取得满意的长期效果，且这些药成本低廉，服用方便，多方得益（患者、药商、医师）。但需做许多细化工作，每个个体不一样，体质又不相同，须针对性指导呵护。这需要建立专门的互联网平台，靠传统的地面销售很难兑现或盈利。简单说，就是针对性指导用药（或者说帮助找对精准用户）。③ 针对服用者的不同情况，随时追踪服务，随时变换，调整用药。

中成药中的丸药，"丸者，缓也"。数亿慢性病患者更适合中国医学新模式，接受以丸药为主，精心且针对性地纠治、调整。在对接两头过程中，中国医学共同体意义突出，责任重大，既服务了双方，又可提升自身，还可在大数据支持下不断提升老产品，研发新剂型。整个有序互动过程中，可磨合出一个低成本、优质量、高人文、可持续的崭新医疗健康服务模式。

举个例子，癌症患者中抑郁者很多，有的很严重。我们的纠治是，急性发作、症状严重者，暂先不停用抗焦虑、抗抑郁西药，同时辨证论治，加入中国医药成方（如丹栀逍遥丸、柴胡疏肝饮、逍遥丸、归脾丸、天王补心丹等），一旦症状有缓解，便渐渐减用西药，继续中医汤方及中成药调整。一年半载后，多数患者可仅依赖中成药而控制病情。有很多严重抑郁患者，最后，无需服用西药，就以中成药为主治疗，生存质量大为提高。

我们前面已经枚举了多个案例，借助上述中成药方法纠治难治性疾病或状态，长期效果甚佳。因此，这是中国人现在应该充分加以利用的发展模式之一[1]。最后，需要强调，机制的建立是一个相对漫长的过程，需多方磨合，整合诸多因素，盘活大量存量，

[1] 参见第十五章 "'长尾理论'：简便廉的可靠支撑" 中的 "几个案例引发的思考"。

加以提升、迭代的过程。我们认为如果改变一下思路，努力塑造互动式加速的发展新模式，重点打通社会需求、服务（专业医疗指导）、生产（精益求精）、网络销售、研发等各环节，则全盘皆活——中国医药学的五大资源（科技的、医疗的、生态的、文化的、产业的）皆能满血复活，获得勃勃生机，从而能够担当起整个社会的健康保障。这就是中国医学"再出发"的意义与宗旨所在。

　　我们期待着这一天，也坚信能够践行这一切。

第 二 十 章

注重传播，联袂齐进：中国医学"再出发"

可以毫不夸张地说，现代社会的未来及精神生活是否安定，在很大程度上取决于在传播技术和个人的回应能力之间是否能维持平衡。

——（加）麦克卢汉（《理解媒介》）

"凡历史，皆为序章。"我们需要的是中国医学"再出发"，让正剧继续隆重地上演。

前已述及，传承数千年而不衰，中国医学确有特定的核心价值和解决许多问题的奇招妙法，合理运用，常能破解诸多健康难题。只有真正接触、了解中国医学者，才会发现其魅力，恍悟原来其确有神奇之处；而那些未接触者，或对中国医学了解仅限于"听说"层面者，有需要的可慢慢了解，大批质疑者可转为中国医学的"铁粉"，特别是经历了大病磨难后，笔者朋友中就有不少属于此类。但中国医学也需主动讲，而且要"接着讲""讲好它"，让中国医学这盏"灯"能在黑夜中点亮更多错愕、困惑或迷途者，找寻健康之路。本章将重点讨论中国医学传播及如何"接着讲""再出发"等问题。

一、茫然于现代传播：中国医学的一大困境

1. 危机前的漠然，才是最大危机　早在20世纪80年代末，当时上海高校年轻学者们聚会，有人冲着笔者说：你们中医学界不会传播，捧着金饭碗讨饭吃，也不知道做好传播工作！当时，笔者听了有些愕然，似懂非懂。但开始关注此问题，发现传播的确是个大问题。百多年来，中国医学遭遇欧风美雨，传播困境从来没被真正意识到过，更没很好地解决。对此，整个中国医学界充满茫然。近代以来，一波波反中国医学浊浪何以兴起？中国医学界本身难道没有责任吗？新媒体时代还恪守"之乎者也"，阴阳五行，多少人能够理解，愿意倾听？不理解就抽身便去，或简单否定，能怪别人吗？

中西医学论战中，太多的中国医学捍卫者振振有词地指责对方：你根本不懂中国医学！……对，他承认是不懂中国医学，他为什么要懂中国医学，你凭什么让他懂中国医学，或让他听从你的建议喜欢中国医学？现代人的选项太多了。近几年，在笔者主持的两次全国科学技术协会香山科学会议上，与北京中医药大学教授图雅、《北京晨报》首席记者佟彤等一再提出：亟需加强对中国医学现代传播问题的重视。"酒香不怕巷子深"已成历史，这关乎中国医学的生死存亡。惜未引起应有的关注、重视及相应地

解决。

没意识到巨大危机的存在，麻木不仁，这才是最最危险的。我们熟识的旧岁月的确一去不复返了。只是人们如同温水中煮的青蛙，麻木了，感觉它还在延续中。新生代已不再醉心于传统氛围及语境。新媒介革命夹带而来的是摧枯拉朽的全新一切。文化界已在呼吁"如何引渡传统精华到现代文明中"，是"引渡传统到现代文明中"，而不是强求受众接受或回归传统。作为传统科学体系的中国医学，形势更为严峻。

面对今天中国医学院校莘莘学子对传统语境及内容的茫然、隔阂和蔑视，批评、指责、教化（如加强专业思想教育）等都无济于事。为了不使中国医学真的沦为博物馆展品、历史遗产，需要做出根本性变革。整个中国医学界须积极应对，进行全方位努力，以适应新媒介革命时代。须知，酒再香，也要学会吆喝！

2. 呼啸已临的世界新趋势　近年来，有几个十分热门的词，一是互联网时代。二是"二次元世界"及"二次元审美"——指90后、00后受网络世界影响，其行为及审美让其他年代人不甚理解。三是数不清的媒体新名词——融媒体、自媒体、新媒体、流媒体、微媒体、全媒体、超媒体等。四是先后曾在世界范围内火红过三次的加拿大学者麦克卢汉（M. Mcluhan，1911—1980）。这些都透视出传播领域一个重要新趋势——世界目前正面临着媒介及传播革命。北京大学教授邵燕君认为，新的媒介革命将"摧枯拉朽势如破竹"地改写"人类文明整体发展的大局"，导致新旧"两种文明的更迭"[1]。

互联网对我们生活的改变无需赘述，生活的方方面面已经或正在发生巨大跃迁，摧枯拉朽并非虚语。互联网氛围中成长的新生代，常让人难以理解。他们看重虚拟的网络世界，常沉溺于斯，并认为那是"真实"的，网络里没有权威，每个人都是独自的，他们个性张扬，大胆出位，在乎自身感受，讨厌盛气凌人的说教，漠视传统。分析这些现象，有学者提出"二次元审美"概念。"审美"实质就是世界观（只是充满着情绪色彩）。"二次元"源自日语，原意是二维（平面），现专指ACG文化（ACG为英文动画、漫画、游戏的缩写，指其所构筑的虚拟世界），它与现实世界（被称为"三次元"，指三维立体）是对立的。有专家定义说"二次元审美的核心是互联网虚拟属性和青春的特质共谋的一种世界观"[2]。这种世界观误认为网络中存在和现实世界完全不同的一个"异世界"，且这个"异世界"和现实一样，是真实存在的。"二次元审美"概念流行，是试图解开新生代世界观谜底之努力。前面的种种现象（包括对话剧《雷雨》的茫然与哄笑等[3]），都只是不同

[1]　邵燕君."二次元审美"背后：一场呼啸而来的媒介革命[N].文汇报，2014-11-21.

[2]　葛颖.面对审美的冲突和隔阂——对"二次元审美"现象的思考[N].文汇报，2014-11-11.

[3]　见第一章"遭受冷遇的不仅仅是古乐"中的相关内容。指年轻学子们聆听话剧《雷雨》或大师讲课时的种种反常现象。

代际之间审美观、世界观冲突的浅层典型表现而已。

至于数不清的媒体新名词，只说明传播方法、工具、手段彻底大变，随身化、即时即刻、无处不是传播，发布主体及受众瞬息万变，随时转化，甚可瞬间诱发"蝴蝶效应"——新近发生的"唐山火锅店"事件就是典型[1]。

3. 麦克卢汉与"媒介革命" 我们还是需要做些深层次的理性思考分析。谈到传播变迁，不得不提及加拿大著名学者麦克卢汉，他是现代媒介学说创立者，于1964推出代表作《理解媒介：论人的延伸》（*Understanding Media: The Extensions of Man*）后，迅速引起强烈震撼。当时《纽约先驱论坛报》宣称他是"继牛顿、达尔文、弗洛伊德、爱因斯坦和巴甫洛夫之后的最重要的思想家"。互联网兴起的20世纪90年代，全球范围又出现了第二波"麦克卢汉热"。近几年，因"新新媒介"崛起，恰逢麦氏的百年诞辰，第三波热浪的势头更猛。信息高速公路普及，知识经济降临，虚拟现实涌现，人们恍然大悟，原来他在20世纪60年代的预测全是对的。那时多数人看不懂的天书[2]，如今看来太明白不过了。有人用亚马逊网上书店的热销书为证，有关他的著作有28种。与此相反，托夫勒、奈斯比特、亨廷顿、福柯、赛义德等在中国大红大紫的同类人物的书，不是寥寥几种，就是缺如。这一切皆因为他预测的虚拟（网络）世界已然降临。包括令人费解的"二次元审美"等，有分析认为，其背后实际上是"一场呼啸而来的媒介革命"，并预言"整个世界即将进入一个新媒介革命后的时代"[3]。在当下，从事任何需努力推进之事业，不关注媒介革命、不了解麦克卢汉及其理论，那将是劳而无功之举，或事倍功半、低效能的。

4. 是断裂缺损，还是获得重生：传统文化正面临挑战 作为世界传播学巨匠，半个多世纪前，麦克卢汉就全新地阐释了媒介的性质及其真实意义。他广受重视的核心观点是"媒介即讯息"[4]。

人与动物的根本差异，在于人具有超越自然的文化。人不但生活在现实世界中，也生存于符号世界中。亚里士多德的名言"人是逻各斯的动物"，也可说成"人是符号和文化的动物"。本质上，文化创造就是符号的创造。其基本功能在于表征（representation），向人们传达某种意义。表征，既涉及符号本身及其意图，符号与被表征物之间的关系等，也关涉特定语境问题，是在特定语境中进行着交流、传播、理解和解释的。后者就是传播（媒介）问题。我们今天还能够理解2 000年前古人的思想认

---

[1] 2022年6月10日发生的恶劣的"唐山火锅店"暴力事件，迅速演变成全国性巨大舆论风暴。

[2] 20世纪60年代，多数读者看不太懂麦克卢汉写的书，认为是本天书，其实他只是超前预测，现证明他当时的预测是对的。

[3] 葛颖.面对审美的冲突和隔阂——对"二次元审美"现象的思考[N].文汇报,2014-11-11.

[4] （加）马歇尔·麦克卢汉.理解媒介——论人的延伸[M].何道宽译.南京：译林出版社,2011:1-18.

识，就是借助了传播媒介。

从媒介角度，文化史学家习惯于把人类文化粗略分为三个阶段：口传阶段、印刷阶段和电子阶段。口传阶段，主要形式是"在场"交流，双向互动的交流，就像儒家讲学、中国医学的师徒授受等，不经意中"在场"交流也维护着传统的权威。印刷（也称古登堡，Gutenberg）时代，信息贮存在可移动的媒介中，交流不再完全依赖"在场"，如此，既跨越了时空限制，也动摇了传统的权威。由于授受者常不在同一时空，较诸面对面"在场"交流，接受者常更容易持批判、怀疑等倾向。电子媒介则是人类文化传播史上空前的革命——也就是目前正在经历着的这场革命，它将根本性地改变传播方式，也改变了文化自身的形态，包括颠覆了其赖以生存的人类生活。如电子媒介重新使人的眼、耳、口、鼻等心身功能均衡地使用，且能在更高层次上进行系统整合，人们也较印刷时代更多地使用形象思维，表现出彻底的媒介大革命，并将深刻地影响整个社会。

麦克卢汉认为，古登堡时代是两大文明之间的插曲，称之为"文明陷落时代"。因为印刷术导致了早先部落（在场、口传）文化的失落，且保证了视觉的核心地位（只需倚重视觉），加剧了感官使用的失衡（在场交流需要各种感官并重，除视听外，还有现场感受等）。麦克卢汉举例说，16世纪古登堡印刷技术的兴起，注重口授的经院哲学家们就因为没有很快适应新媒介，被扫出了历史舞台，并令其后的一些传统文化限于断裂或贫乏。结论是：媒介变革可能带来文明的中断[1]。

邵燕君分析指出，每次媒介革命都会遇到一个悖论，深谙传统文明，对传统媒介文化最有传承职责者，常因陌生而排斥新媒介（如老中医一代），而伴随新媒介成长的新生代，则因为不了解"旧文明"，又对传承缺乏兴趣（如中国医学新生代），遂可导致文明的断裂和损失。鉴于此，她针对文学教育者强调，他们是社会挑选出来研习、传承文化传统的，传统成了他们安身立命之本。媒介革命自然也成了对他们的最大冒犯，他们往往习惯于传统文化捍卫者的角色。而新生代们却根本不在乎能不能得到传统的吸纳，年轻人为什么一定要进入你的视野，为什么一定要得到你的认同？你说他浅薄也好，不懂也好，他并不在乎。新媒介的无穷魅力，令他们漠视传统，也来不及接受旧有的东西。因此，很可能出现传统文化的严重断裂或缺损。就像前述的各种传统文化项目面临后继乏人一样。故她吁请：媒介革命来临之际，要使人类文明得到良性承启，促使传统文化"重生"，需要从事传统文化的精英主动去了解新媒介"新语法"，获得引渡文明的能力[2]。这是时代的迫切挑战和要求。

[1]（加）马歇尔·麦克卢汉.理解媒介——论人的延伸[M].何道宽译.南京：译林出版社，2011：1-18.
[2] 邵燕君."二次元审美"背后：一场呼啸而来的媒介革命[N].文汇报，2014-11-21.

如果说一般大众文化尚且需要如此,那传统中国医学又该如何应对呢?显然,人们必须认真思考这类问题,谋定而动,做出卓有成效的应对。

二、知不足而奋进:改变传播窘境之对策

前面阐述这些,只是想突出强调对传播危机之漠然,是中国医学的最大危机。

人们总以为"医不叩门",作为医生,总会有患者来求我,酒香不怕巷子深。其实,当今完全不然。即使真的很有水平,也需别人了解接受。今天的选择很多,语境截然不同,不了解你,不接受你,你再有水平,也不会选择你的服务。麦克卢汉之所以60年内全球范围大红大紫三次,就是揭秘了媒介革命的当下意义,强调需要意识到传播窘境的危害。故我们需知不足而奋进,努力改变传播尴尬。

1. 从学术精英放下身段开始 中国医学作为传统文化科技代表,处在传统与现代文明的过渡阶段,应如何接招,做好自我及学科传播弘扬工作呢?

笔者认为,对策首先要从主动适应新媒介开始。具体而言,可以从改变传统中国医学"旧文体"、充分学会运用媒介新"载体"两大环节做起。这涉及现代中国医学传播窘境的两大核心难题:传播文体陈旧、传播载体和方法落伍。前者是历史与时空差异带来的,后者则是漠视快速发展的新媒介革命造成的。

要卓效地做好"引渡"工作,笔者赞同这一观点:象牙塔里学院派的研究精英及大医院的名医们要放低身段,调整好自己的位置,最好能以学者型"粉丝"身份"入场",并将一些约定俗成的网络概念和话语引入专业传播行文中,同时逐渐建立适合网络传播的专业话语及评价体系,这套专业话语体系应该是既能在专业范围内与前沿学者"对接"的,也能在互联网里与受众及粉丝互动及对话。

对此,笔者是尝到甜头的。放下精英身段适合各种传播语境,对学科和对个人的发展都是有价值的,且这种影响也会带动整个社会对中国医学认识的提升。

2. 更善于运用白话文新文体 法国著名学者帕斯卡曾说:与他人交流时,一定要让他们自己能够找到相信你的缘由,而非滔滔不绝强行灌输"你应该相信"的证据,或居高临下地训示以强求信服。这体现了传播学"受众原则"。学习理论强调,兴趣培养是第一位的,兴趣是学习之母。适应新媒介革命,有效传播中国医学精华,关键也是先让人们对你产生信任及兴趣。

笔者一直从事中国医学基础教学,面对过数千学生(含社会办学),有深切体会,初次接触,最难接受中国医学的是那些外国人(含长期在海外的"海归"),其次是刚出校门的中学生,最容易接受的是本土生长、有点文化的中年以上者。为什么?因为后者在同一语境中生存日久,受熏陶多了,相对习惯了。

笔者接受中国医学的曲折过程,也颇能说明问题。20世纪70年代开始听中医课

时，真像听天书一样，曾多次试图"逃离"中医[1]，只是后来亲身经历多了，悟出其中奥妙，才选择了坚守。如果当时成功逃离，个人经历一定改写。有同样感觉的绝不是笔者一个。与那时相比，今天的落差更大，语境截然不同。千万别以为爱听不听只是学生及受众（包括患者）个人的事，如果不尽快加以改善，今后还有多少人会主动地痴迷上中国医药学，愿意为其倾注毕生？对你没有兴趣，就不会有了解及深究你的可能，或者一如笔者，至少要走过许多弯路。

清华大学教授彭凯平是知名海归。他回忆说当他在美国加利福尼亚大学伯克利分校讲授《文化心理学》时，曾问过美国学生"想起中国文化的第一反应是什么？"学生给出了四个形容词：玄妙——"道可道，非常道"，到底可道不可道？说不清。不时尚——诸如跪拜一类的仪式，伤害了中国文化的形象。不民主——中国政府好灌输、自上而下。没用——翻来覆去都是些毫无新意的东西。这确实是对中国文化的巨大误解[2]。但你问问今天国内中医院校的大学生及普通青年人，相信有类似成见的绝非少数。千万别小觑这些问题，它是非常现实的拦路虎。

这些都涉及语境问题。而新旧语境差异的核心，首先是文体问题。

中国医学是本土知识，其用语与现代国人常用的科学语（基本译自舶来语）既存在着语系上的截然不同，也有着语境的古今变迁。故中国医学的现代授受（传播）总存在着语域转化问题。百年前的白话文运动对近代中国文化发展推动巨大。但可以说对中国医学传播文体问题基本没涉及，我们一直被要求花大量时间在医古文的学习上。所有习业者，必须先过这一关。很多人就此被挡在学科门外，进入者又都须花费大量精力。再试想一下，如果中国今天还是文言文当道，大众文化将会是怎么样？扫除社会文盲还会这么顺利吗？公民文化素质提升还会这么快吗？当然，见仁见智。但试问中医院校毕业、临床工作多年后，有多少人还在工作中必须借助医古文？相信答案是明确的，结论也是清晰的。

特别是"科学好声音"运动的世界范围广为流行，更是鲜明对照。

恪守"之乎者也""阴阳五行"旧文体也是人为障碍。笔者32年前主编《差异·困惑与选择——中西医学比较研究》时，叫好声一片，评价颇高。就是有人对其中提出要保留阴阳、五行的思想精髓，改变其表达方式，大为不满，强烈反对。认为没了阴阳、五行，就没了中国医学的灵魂。真的吗？党中央提出"和谐观"，传遍世界，体现着阴阳说的主要思想核心。如果我们仍说"阴平阳秘"，旁人能听懂吗？能有这么大的世界影响吗？文体只是表达的载体，思想才是实质。不考虑时代变迁，受众变化，恪守旧文

［1］何裕民.爱上中医——从排斥到执着［M］.北京：中国协和医科大学出版社，2007：2-7.

［2］彭凯平.让他人找到信你的理由［N］.文汇报，2014-12-3.

体,正严重自我限制着中国医学传播,更阻碍了其发展。

前文已提及,1999年笔者去法国巴黎参加"中国文化周"。当时笔者就意识到阴阳、五行、气论等思想必须涉及,但传统术语太深奥,他们不可能听懂,也不会驻足细听。需用受众能接受的语境,以他们喜闻乐见的形式来传播。故诸如阴阳关系,我们用两种势力(two forces)的共生、共荣(symbiotic、coprosperity)解释阴阳的互根、互用关系,把五行比喻为"模拟"的"控制系统",用正反馈(positive feedback)、负反馈(negative feedback)来解释五行之间的生克关系(这些词不见得十分贴切,因为任何对译都有偏失,却是西方科学语境中熟识的常用词),并配合针灸小铜人等一些实物。结果很成功,一下子拉近了授受者之间的距离,我们的展厅天天门庭若市。为此,回国后中国医学展台受到国务院新闻办通报嘉奖。此后,笔者有感写下了《知识社会中的中医学》[1],认为中国医学当下窘境,一半是客观存在的(新旧之间隔阂及对现代社会适应不良),一半是自身不擅长传播导致的。

近年来,笔者在各地有过几百场中国医学讲座。有人听了多场,发现一个秘密,说笔者讲课时从不提阴阳、五行,很少讲气血、脏腑,故不是中国医学。但往往听众爆场,却是事实。一些陈旧而拗口的具体术语真的这么重要吗?笔者提出癌症只是慢性病,这已成为癌症新共识,且获得科技进步奖。同名书既是畅销书,又是长销书,销量已经几十万册。因为是慢性病,故中国医药学调整很有意义,并总结出"调整为先,零毒(针对化疗毒杀)为佳,护胃为要"等治则。其中没有一句拗口的中国医学传统术语,却充分体现了中国医学原则及精髓,传播颇广,被认为代表着另一类合理的治癌思想。不好吗?不穿传统长袍及对襟衣服,穿西装或T恤的,说一口汉语的,仍然是中国人,只要能体现中国思想,就不一定要死死恪守长袍及对襟衣服。

3. 学会"新语法",充分利用新媒介 前已述及,就传播媒介(载体)言,正面临着巨大革命。他山之石,可以借鉴。试先举例说明。

10多年前,国际科学界盛行一种比赛,让青年科学家3分钟内用最通俗易懂的语言,向观众讲解自己的研究,且特别强调要用"零专业术语描述",涉及几乎所有学科,主旨是"科学好声音"——让科学流行起来。因为他们同样面临二次元等新媒介对年轻受众的冲击。如今已有几十个国家、上千所大学举办或参与了这类比赛,热衷者甚众,影响巨大。权威人士认为,通过这类科学讲演,既传递了自己研究领域的知识,普及了本学科,又"超越象牙塔",赢得了更多人对科学的尊重,并能吸引其他领域专家注意,以期建立合作,促进本学科发展。

又如,中国古籍里有太多的"为什么"。国内图书馆业已开始有所动作,如通过

[1] 何裕民.知识社会中的中医学[J].医学与哲学,2000,21(4):27-29.

"二维码"等新媒介技术，为读者一一做出解答。据报载，国家图书馆的典籍博物馆已正式开馆，虚拟碑文、甲骨写字、保卫善本、舆图拼图等数字化体验模式成为亮点。这一新的展示方式让观众充满好奇，激起了兴趣[1]。

《大数据时代》的作者，被誉为大数据时代预言家的牛津大学教授维克托·舍恩伯格（V. M. Schönberger）不久前在上海讲了一堂公开课，强调大数据将在多方面彻底改变我们的传统学习方式，包括重塑我们的学习流程，改变教学之间的反馈通路等。他语重心长地强调，Mooc（慕课）及网上公开课等的盛行，只是大变革的预兆，并非其中最重要的，呼吁中国学术界应尽快行动起来[2]。对此，中国医学界应积极行动起来，充分加以运用。

今天互联网上充斥着中医养生内容，不少似是而非、相互抵牾，甚至是圈外人士（就像张悟本之流）在"消费"中国医学，利用他们渲染性方式传播中医同时，贩卖私货，谋取利益。学界精英和医师们往往对此深感不满。那么，为什么学界精英和医学大师自己不出来讲呢？精英们完全应放下身段，努力去讲，用正确的声音盖住那些杂音，换得正本清源的社会正确舆论及良好传播效果。

4. 需要传播新内容　改变中国医学传播窘境的对策之一是要善于传播新内容，而不是老围绕《黄帝内经》的经文，以经解经，要不断传播新内容。

中国医学的勃勃生机在于能够为解决很多现实健康困境和难题提供智慧、角度及方法。有很多内容带有元理论属性[3]，具有一定的超越性，值得深思后举一反三，加以传递。比如说如何追求快乐，是现代人的兴趣所在，中国人素来讲究乐生、达生，在给定条件下追求快乐，同时强调知足则乐，就是重要的新内容。又如心身灵，除情绪、心理、精神外，人们现在还关注灵性，这是个前沿性话题，中国医学有很多深邃而有价值的内容。《黄帝内经》开篇传递的真人、至人、圣人等，就含有相关思想。探索性地在互动中传播，定会引起广泛的兴趣。

再如，中国人讲究无疾而长寿，现代人对此特别渴望。现在是老年社会，如何认识并追求这个境界，也是重要话题。近几年来，人们又开始关注心智领域，不仅要呵护躯体健康、心理健康、精神健康，而且要维护认知良好，活得明明白白，优雅而有尊严，强调需讲究"认知健康"这些内容都可以展开探讨。还有涉及健康亚学科，例如如何纠治亚健康，防范诸如系统性疲劳不耐综合征，杜绝心灵感冒（抑郁），远离焦躁不安，减

---

[1] 本报讯.二维码解答古籍里的"为什么"[N].文汇报,2014-12-4.

[2] 维克托·舍恩伯格.大数据将如何改变我们的学习[N].解放日报,2014-12-6.

[3] "元"的英文为"meta"，意即"……之后""超越"。指的是该学科的最基本假设，也可称为底层逻辑、元概念等，它是对该学科核心的高度概括，是该学科研究探讨的指导思想和原则等。任何一门学科都具有元理论部分，否则是个缺乏核心的松散联盟，只是一类拼盘，不称其为自治的科学。

少增龄出现的退行性骨病变,尽可能保护好自己的血管等,都是中国医学具有潜在价值、稍加深究后可创新性地讲解的新内容,且定会引起大众的广泛兴趣。

传播时一定要贴近日常生活,少说"之乎者也",少罗列一二三四,多用通俗的大众语言,甚至网络语言。这对整个社会健康水准之提升、中国医学的大众接受程度、个人学术影响力发展及整个中国医学"再出发"等,都大有益处。

总之,可仿效"科学好声音"运动,善用非专业术语,普及中国健康好声音,让中国医学逐渐渗入各阶层人士心中,让相关知识、操作在整个社会流行起来。这才是践行"健康中国2030"的关键性求本举措。

我们的体会是,如能践行上述对策(精英放下身段、善用白话文新文体、学会"新语法"、充分利用新媒介等),中国医学传播的内容往往可效果更好,因为它本土味更浓,更贴近事实,也容易理解接受,而西方医学知识总有点冷冰冰的机械味,深奥莫测,枯燥乏味,且时不时有隔靴搔痒之感。

5. 从娃娃抓起,让本土深厚文化融入底层生活 毋庸讳言,中国文化和发源于两希(古希腊、古希伯来)的西方文化是异质的文化。两种文化对人的不同塑造功能是明确的。只有少数人若干年后才能将两种文化较好地融合起来。多数人存在着文化隔阂现象。文化又有先入为主之特征。故从娃娃抓起,让本土文化之根早期就能融汇到国人的幼年意识中,非常重要。这对完善民众智慧,促使其形成超越地域及文化,全面看问题之能力,大有裨益。对此,国内已开始行动。如2016年国务院转发的科技部、中宣部等关于《中国公民科学素质基准》第9条,清晰地强调"知道阴阳五行、天人合一、格物致知等中国传统哲学思想观念,是中国古代朴素的唯物论和整体系统的方法论,并具有现实意义"[1],就很有意义。尽管有些学者公开反对此《素质基准》,但这更彰显出《素质基准》制定的必要性及紧迫性。客观上说,有知识却反对这类《素质基准》者,正是早年文化融合没做好之遗毒。这些人只有西方文化"一根筋"。颇像当年因为西方是拼音,中国是方块字,故"一根筋"者竭力地意欲废除"方块字"一样。

近几年,有些地方中国医学知识渗透进了中小学课堂,也很有意义。从小培养用不同视角看待问题、解释现象、解决问题的能力,为什么要排斥呢?近日,一则中国小女孩用英语借《三国演义》中"曹操与孙权争荆州"的故事类比,谈俄乌局势的视频在互联网上燃爆,不少网友称赞她年纪虽小,但思路清晰,颇有个人见地。这也引发了海外网友的关注,尤其是"惊艳"了菲律宾外长特奥多罗·洛钦(T. Locsin)。他在个人推特上多次转发,连连称赞视频内容,甚至说"想送孙女去中国学习"[2]。这就是从娃娃

[1]《中国公民科学素质基准》,见中华人民共和国中央人民政府国务院公报,2016年第24号。
[2] 中国小女孩用"三国"浅谈俄乌冲突,获菲外长称赞:想送孙女去中国学习[N].环球时报,2022-5-12.

抓起，让本土文化融入其思维的重要性所在，让他们从小具备历史理性、关系理性等看问题思路及能力。相信定能整体性地提升下一代的智慧及认识、处理问题之能力。当然，这种融入过程，应当与日常生活相结合，潜移默化，细水长流，且注重具体操作中的细节等技术问题。

三、中国医学的当下传播，需重视"接着讲"

2015年5月，笔者应邀在南京中医药大学做了一场主题报告，题目是《中国医学怎么"接着讲"》，何以有此命题，源自两个因素。

其一，近几年学界经常讨论"接着讲"问题。其中有一个插曲：邻国一位领导人，年轻时曾受过很多磨难，在非常艰难的困境中曾想到自杀。凭着一股强大的力量，支撑他活了下来，最后成就为该国最高领导人。在回忆录中，该领导人提到支撑他的是中国人写的一本哲学书。困逆境中年轻的他，看了冯友兰的《中国哲学史》。事后回忆说："在我最困难的时期，使我重新找回内心平静的生命灯塔的是中国著名学者冯友兰的著作《中国哲学史》。"的确，冯友兰的《中国哲学史》近些年来很受关注。他的书被认为确实对中国传统文化，尤其是对中国哲学的"接着讲"，起到了重要作用。

其二，现代著名学者、哲学家李泽厚2010年与刘绪源对话，共同推出了《该中国哲学登场了？》《中国哲学如何登场？》等影响颇显之著作，谈的也是怎么"接着讲"问题。这些促使笔者深思，联想到中国医学面临同样窘境、同样困惑、同样的发展需要，故我们也需要讨论中国医学怎么"接着讲"问题。

1. 不能满足于"照着讲""顺着讲" 近百年来，一大批中国学者试图对接西方文化讲好中国思想或哲学，学者们纷纷出版著作，发表观点，阐述己见，但真正在世界思想或哲学史中留下印记的却不多。哲学大师冯友兰的《中国哲学史》《中国哲学简史》是其中比较优秀的。按照今天学界的评价，冯友兰的《中国哲学史》等著作的可贵之处不仅在于"照着讲""顺着讲"，更在于"接着讲"。冯友兰开了风气之先，现代中国学术思想需要大胆地"接着讲"。

先贤们讲了很多，我们今天该怎么办，每个学科共同体学子都需要扪心自问。冯友兰的哲学阐述，就是承启先贤的思想而接着发展的。不管是儒家思想也好，老庄哲学也好，还是古代其他思想家认识也好，"他（冯友兰）创作自己的哲学，创建'新理学'体系，推动20世纪中国哲学的发展"[1]，并让中国哲学走向了世界。在我们看来，

---

[1] 郁有学.21世纪中国哲学的发展方向——由冯友兰的哲学道路谈起[J].中国文化研究,2001,夏之卷：
1-4.

"接着讲"的含义就是对传统学术不仅要"顺着讲""照着讲",还要赋予其以新的现代意义[1]。

2. 接着讲:当今语境下的发展与传播 回头看近几十年,以往的中国医学研究,更多的也只是"顺着讲""照着讲",这的确需要。但中国医学也需要,甚至更需要"接着讲"。同样有一个"接着讲"的重大历史使命。那么,该怎样理解中国医学的"接着讲"呢?

首先,这个"接着讲",不仅是讲给中国医学的学术圈内人士听,更多的要讲给圈外人士、境外人士听。前段时间,习近平总书记带着北京中医药大学校长到了澳大利亚,亲自为澳大利亚的中医分支机构开张做宣传,传统文化受到高度重视。种种利好表明,中国医学发展正处于千载难逢的好时机,问题在于中国医学界能不能抓住这个历史机遇,"接着"努力把中国医学讲好、讲透,讲到全世界。在此意义上,"接着讲"就是在当今条件下,中国医学如何更好地发展与传播,以及更好地服务人类的问题。

因此,讲给学术圈外人士听,就必须善于运用白话文新文体,学会"新语法",充分利用新媒介,多用"零专业术语描述",就显得十分重要。这些才是真正的关键所在,也是中国医学的生存大道之所在。

其次,除涉及传播对象外,还需强调内容。这也是关键性的。过去几十年,对中国医药学的研究不能说不重视,但通常都只是按照原文本强行解释,或曰继承、阐发,又或套用西方医学思路,努力地"讲"给他人听,美其名曰"现代"机制研究。或囿于"继承"为主,还是发展为要等无谓之争论。单纯地围绕继承发展等内容,根本没法做好,原因之一在于"今非昔比"。中国医学的原"文本"只是对古代当时情形的描述、记载和阐发、认识。时过境迁,语境截然不同,有些情况已面目全非,甚至很多健康问题的本质特点古今都不尽一致。

例如虚弱、疲劳,古今都十分常见,尽管症状表现有所类似,但性质古今大不相同,古之虚弱疲劳,绝大多数是因于营养不良,体力劳作消耗过度,今则多数缘于脑力紧张,营养过剩,体力活动太少。又如古今失眠都十分常见,但古代临床失眠绝大多数因于病理性的,今天的失眠(睡眠不足)大多数是压力性、精神性的。本质特点变了,其应对措施自然也截然不同。不同性质的健康及疾病问题,显然需要不同的"讲法",不同的应对措施。[1]

再者"他非你比"。中西医学的语境截然不同。如果不考虑语境的诸多差异,只是套用西方医学手段,对中国医学的一些内容做出解释性的论证,甚至强行生搬硬套,有多少人会在意,或欣然地接受?中国医学现代研究40多年,结果依然十分尴尬,自

[1] 李梅.中医药学如何"接着讲"——何裕民教授访谈录[J].探索与争鸣,2017,(8):56-61.

说自话，就是明证。但"接着讲"，又是如此之重要，因为任何学科知识体系只有在"开放"和"流动"（包括与"他者"不断沟通、交换）中，才能得到"增值"和进步，也才能生存下去，并得到发展。否则，封闭中的知识体系必然自我走向消亡。

3. 中国医学"接着讲"的内生性动力机制何在　　也许，不少人会质问：中国医学有能力"接着讲"吗，讲得好吗？有人还会进一步质询，埃及也曾有过传统医学，包括墨西哥等都曾有过，但早都消失了。印度虽还有草药医，以及传统的阿育吠陀医学、尤那尼医学、悉达医学、瑜伽功、自然医学、佛教医学等，但他们没有强调要发展或"接着讲"啊？那凭什么中国医学特别需要"接着讲"？方舟子等否定中国医学的人士们，通常也都振振有词地这么质询的。

一个学科能不能发展，或需不需要发展，涉及学科自身内生性动力机制问题，而不是单纯的情感问题，或（对待传统的）民族主义立场及态度问题。这需要从学理上做出严肃分析。它可转化为从科学及系统论角度，或科学哲学视域下，剖析中国医学的生存及发展等问题。对此，试做分析解读。

（1）文化子系统：生存发展三要素　　在文化（含科技）大系统中，中国医学是个小系统，或者说是个文化子系统。从系统论或科学哲学视域下，它的生存和发展至少取决于三个要素。

第一要素是受众。即有多少受众，也就是"粉丝"，被接受程度，受众面大小和多少决定了该子系统（也就是中国医学）的生存基础。就受众的规模而言，中国医学虽与历史上相比较不可同日而语，明显萎缩，这既是历史之必然（现代医学强势进入，分流了很大一部分患者），但依然相当可观，因为需求（潜在受众）是巨大的。太多的患者苦于求治无良医，问题只是在于中国医师主体能够提供什么服务（医疗水平高低，能否解决疑难病症），我们门诊的肿瘤新患者都要提前预约，至少预约几周。笔者的同道，高年资的临床中国医师，有一技之长者门诊都门庭如市，且不太可能会萎缩。除非你技不如人，有所逊色。这其实转化为另一个问题——怎样造就受欢迎的临床好医生，因为真正受欢迎的临床中国医师正在递减。对此，无须讳言。

第二个要素是文化子系统的生产力，也可称为科技"成果"。中国医学作为一个以解决病痛及疾苦问题为宗旨的应用性学科，它能不能持续产生优质成果，解决临床难题，这是十分重要的。"问渠哪得清如许，为有源头活水来。"它深厚的历史积淀，是那个源源不断的活水源泉，问题只在于如何令其老树吐新枝，更好的焕发活力。屠呦呦发现青蒿素、陈竺用砒霜（三氧化二砷）治疗白血病，以及笔者与同事在肝硬化、脂肪肝、胆石症、癌症、白血病等领域获得的成果（包括产品，也包括治疗技术等），这些能解决不少临床难题，创造一些新方法，产生一些新产品，提供一些新思路，尽管与社会需求及中国医学本身内在潜力相比，不够理想（甚或说差距颇大），但至少明证中国医学的现实生产力还是可以的。它的潜在生产力无法预估，全凭人们如何善待它，学会开发它、提升它、完善它、发展它。近一二十年，在这一领域中国医学很可能会涌现一大批能解决临床难题的优质成果。对此，我们翘首以待，并正在积极努力促进。

第三个要素是学科的存在方式。中国医学这个子系统以什么方式存在着，决定其能不能继续走下去（存在、发展），能走多远？这是一个核心问题。耗散结构理论认为，文化子系统有三种存在形式：① 孤立子系统，与外界既没有信息交流，也没有能量交换，这种系统终将自我走向消亡。② 封闭子系统，只能吸收物质或能量，但不能交换，不能进行信息和能量等的交换，这种系统是逐渐退化的，最终将被淘汰出局。③ 开放子系统，对外界始终有着密切的能量、信息、物质之交换，且往往在"自组织"机制作用下可不断适应与进化，不断发展成为更高层级的子系统，具有勃勃生机。不难理解，文化子系统（包括学科）也是个生命体，该生命体只有在"流动"（包括与他者的沟通、交换）中才能得到"增值"，也才能生存下去，并得到发展。否则，孤立的、封闭中的知识体系必然自我走向消亡。

（2）历史上，强大要素赋予中国医学勃勃生机 历史上的中国医学，这三要素都是十分突出且强势的。就体系开放而言，作为古代中国文化和传统科学的一个子系统，它本身是充分开放的，是多学科交互渗透而成的知识体系。

2004年在主编普通高等教育"十五"国家级规划教材《中医学导论》时，笔者开宗明义地指出："一部中医药学发展史，从某种意义上讲，同时也是一部多学科知识在医学上的应用史。""除了中国古代的哲学思想曾对中医药学的形成和发展起过重要作用外，我国古代天文学、气象学、地理学、物候学、农学、生物学、植物学、矿物学、军事学、数学及冶金、酿造等知识、技术、成就，都曾对中医药学的形成和发展起过促进作用。如气象学知识是促进中医外感六淫病因学说产生的重要因素，通过与四季物候变化的类比，中医学认识并论述了四时气象差异，借助地理学知识，古代医学家提出并详细讨论了因地制宜治疗原则，受启于兵法常识，古代医学家又制订了许多治疗方法，组合了一些方剂，《黄帝内经》还述及象、数之学的内容，其中含有丰富而深奥的数学知识，即使古代的音乐知识在医学书籍，如《黄帝内经》《类经》等中也有反映。""由于医学具有应用学科性质，古代医学家只要发现某些知识、某项技艺能为医学所用，便不管来自何种学科，都一概加以吸取，融合进中医学庞大知识、技能体系之中。"[1]其实，本书也花了较大篇幅讨论了博物学与中国医学的内在关联性。

就生产力而言，历史上中国医学究竟创造了多少有价值的成果，人们无法估算。仅经典方剂，前已罗列，就数以万计，无须赘述[2]，且大都价值犹存。张仲景的经方，在

［1］ 李梅.中医药学如何"接着讲"——何裕民教授访谈录［J］.探索与争鸣,2017,（8）: 56-61.

［2］ 参见第八章中"仲景确立的'范式'天下行,经验滚滚而来"相关内容.

严格的日本国药品申报中一路绿灯，通行无阻，就是很好的例证[1]。

4. 当下，最关键是系统的开放性和生产力之提升 的确，历史上的中国医学是个完全开放的系统。看看《黄帝内经》中接受了多少的外界知识、信息，有多强的吸收、消化、包容及涵化能力，它本身又作为一本哲学著作或自然史记载，反过来影响和抚育了多少其他学科？这些可说是一目了然，无需赘述。

到了现代，中国医学的存在方式有所变化。因为近两三百年来，由于外部环境的压力和内在人员骤变等关系，中国医学的开放特征有所弱化。今天的中国医学并不是孤立的，也不是封闭的，但也绝不是像当初那样敞开胸怀、完全开放，充其量只是半开放的。原因有多方面，中国医学共同体在强烈的大军压境状态下，集体失势、失语、失态、失自信，无意识中匆忙陷入无序的防范抵御之中。因此，孱弱导致了不自信，导致了心态的偏颇，出现行为举措趋于内敛、保守，生怕再丢失什么。近一个多世纪以来，中国医学共同体的开放性是存在较大问题的。但时过境迁，三十年河东，三十年河西。伴随着中国综合国力的全面提升和中国文化的全面复兴，是到了中国医学共同体找回自信与自觉，敞开心胸，广纳各种资讯、知识、信息、能量和各学科之渗透及交互作用之际了。中国医学首先需要恢复往昔的系统开放性特征[2]。

归纳而言：① 中国医学的受众（粉丝）规模体量较以前有所缩小，但总体体量尚可，潜在的受众巨大。② 中国医学出成果的可能性（或说生产力）虽有弱化，但潜在能量是巨大的。然我们强调这只是潜在的生产力，并非就是"现实"的，需中国医学共同体不懈努力，不断提升，才能转化成现实。③ 就系统的存在形式而言，现今的中国医学只是半开放的。因此，我们可以说，中国医学处于"亚健康"状态。这三者关系中，最为关键的是保持系统的开放性，同时提升自我生产力。保持系统的开放性，涉及心平气和地接受其他学科的渗透、研究、吸纳，包括建设性批判等。在今天，知识与信息爆炸，新学科不断涌现，学科内部边界渐趋淡化，中国医学更多地需要其他学科的渗透和支撑，多学科对生命科学的渗透，中国医学相关认识也可以被吸纳到其他学科领域中去。这些对于中国医学的发展和人类的卫生事业来说，绝对都是有益的。

对学科的开放性，首先包括对相邻学科，特别是西方医学、现代康复医学、功能医学、自然医学等的开放、包容与合作。中国医学的开放则牵涉几乎所有学科，特别是关系到人的学科知识，诸如营养学、心理学、社会学、生态学、行为学、信息学、脑科学、语言学、意识学，等等。对此无需赘述。

5. 中国医学"接着讲"，重点"讲什么" 这是个庞大的话题，2017年笔者接受记

---

[1] 参见第三章中"永无休止的流感抗争，中国医学可助一臂之力"相关内容。

[2] 何裕民.迎接中医药新时代，大力发掘和弘扬中医药真正优势[J].医学与哲学，2019，3：1-4.

者李梅采访，专门谈了中国医学如何"接着讲"，洋洋洒洒万余字阐述此话题，可以参阅之[1]。在该篇长文中，笔者提出首先需对中西医学有系统认识。中西医学都不只是单纯技术，都是文化系统中的子系统，都至少涉及三大层面（或现或隐）：指导观念、生活方式与疾病认识及防治体系。这三大层面，中国医学都有可"接着讲"的丰富内涵，且都可转化为现实的生产力。至于"思想观念""生活方式"及"疾病防治"各层面具体内容，不做展开，可参阅该文。

　　借助比较眼光，可对医学主体进行审视。当今西方主流医学的主体架构并不理想，有些甚至是结构性、本质性之尴尬。故20世纪后叶，美国医学界贤哲率先倡导摒弃现行医学模式，将仅注重生物异常的纯生物模式，迭代为社会—心理—生物并重的综合新模式。20世纪90年代美国医学界睿智之士又发起了全球性的医学目标讨论，并得出结论，当下医学目标定位于高不可攀的"cure"（治愈、根治），严重偏离了现实，故强调应更准确地把医学目的定位为"care"（呵护、照顾），而不只是汲汲于治愈。因为很多常见病是不可能治愈的[2]。严格意义上，医疗是一门缺憾技术，对一些重大问题总是苍白无力的。在可预见的未来，医疗也不可能完美。总体上，中国医学对医学架构之认知，比西方医学更加宽泛。这个"他者"对西方医学来说，也有相当的参照价值。

　　中西医学是在不同视野下对类同的生命、健康和疾病问题进行认识、理解及应对的。在走向世界大同的历史背景下，面对世界诸多新挑战，中西哲学有可能逐渐在一种较为普遍共识（类同价值观）的前提下，提供关于世界的新说明，以有效地应对新难题。而在医学领域更容易做到这一点。中西医学之间某种形式的交融、参照、互为补充等，不仅可能，而且意义突出。比如对生命的认识，西方更多着眼于生物构造，汲汲于从细胞到基因，却"卡壳"于微观细节，而现在主流观点认为可能"超微观"层面，借助纠缠、盘根错节等才能认识生命现象。中国医学关注内外关联性，天地自然变化对生命的影响，讲究气的感应及互动等，似乎与"超微观"认知，更容易沟通及互渗。

　　中国医学"接着讲"更需冷静反思检讨自身目前存在的与时代欠合拍之处，如对当代诸多重大医学问题缺乏敏感性，对前沿医疗难题关注不够，对自身精髓梳理欠缺深广度。现有的中国医学研究工作大都停留在"留声机""复印机"水平，充其量只是"翻译机"，热衷于对照性地"讲"。在此等制约下，中国医学谈不上想象力、洞察力、创造力与远见卓识，也无法好好地在原先"元理论"基础上进一步展开"接着讲"。这就需要这代中国医学学者有胸襟、远见和抱负，静下心来，相互协同，清理家当，携手排查

［1］李梅.中医药学如何"接着讲"——何裕民教授访谈录［J］.探索与争鸣，2017，（8）：56-61.

［2］吕维柏.医学目的将要解决的问题——美国底特律医学的目的会议综述［J］.医学与哲学，1996，17（9）：1-5.

中国医学之库存，就诸多问题达成基本共识，进一步做出发展。中国医学欲走向世界，先要"铺轨"，然后"接着"好好讲。中西医学之争，本质是学科多层次的框架结构之异。中西医学双方均应秉持宽容的科学态度，互视为"他者"，营造相互对话和交流的良好语境和平台。唯有如此，中国医学才能很好地"接着讲"。也只有这样，中国医学整体的"再出发"，才可能扎实而有根砥。

前已述及，世界范围的医疗正面临着诸多难题。中国医学对破解这类难题，至少有大量可资借鉴的经验、措施、思路及对策等。但当今振兴中国医药，仅靠各自零敲碎打，以兴趣主导，各自为政，游兵散勇，绝难担当此任。毕竟此类任务艰巨，涉及广泛，工程浩繁。我们甚至认为可借鉴军工研制模式，对健康及慢性病领域涉及中国医学重大项目，举全国之力，有计划、分步骤地一一推进。但今非昔比，今天社会利益及诱惑太多，诉求多元化……如何加强顶层设计，高层强化协调管控等很关键。顶层设计可在上述三大层次（思想观念、生活方式、疾病防控）的深入分析基础上，逐步展开，分别精心设计，区别实施。同时抓大放小，针对一些事关全局的大项目，诸如经络针灸、治未病、形神关系、老年病防范、癌症的中国医学干预、慢性病的中成药调控、体质的中成药改善等，借助大数据，合作攻关，启动互动式加速发展新模式[1]。与此同时，必须努力进行科研体制创新，并尽可能把各方利益切割清晰，从而有效调动社会及多学科力量，在责权利明确的前提下，协同合作，继承与创新，"接着"系统地讲好中国医学。至于一般项目，放手社会力量自行攻关。中国医学"接着讲"，既是一大全新挑战，又是一门系统工程，应借助当今系统思维，在大数据、现代科学技术及多学科支持下，提升到国家战略层面来努力推进。

四、诸多学科齐头并进，百舸争流，联袂出海

变革大时代，随着综合国力提升，东方大国正整体性地出现复苏和振兴之势，许多学科及领域都有强势崛起苗头。在此大势下，倡导诸多学科齐头并进，百舸争流，联袂出海，特别有意义。只有形成合力，才可能撼动世界板结之势，影响全球大局，才有可能争得中国文化应有的话语权。

1. 该中国哲学登场了　有一句俗语众人皆知，即"弱国无外交"，何尝是弱国无外交，弱国同样没有学术思想。这是至理名言。近代中国哲学与思想世界地位之跌宕起伏，剧烈波动，就折射出这一点。

（1）哲学近代跌宕起伏的醒世意义　研究提示，300年间中国哲学（有一说法认为

---

[1]　参见第十九章中"锻造促成良性互动之研发动力机制"相关内容。

中国没有哲学,故以笼统中国思想指代之)在世界中之地位像过山车一样,或是峰顶,旋即谷底,剧烈跌宕。早先,17—18世纪的中国哲学、思想被西方许多学者认为非常了不起,很多西方著名学者都参照中国哲学(思想)展开自身研究。因为当时的西方太希望从中世纪的宗教桎梏中挣脱而出。一个没有宗教枷锁的中国,对他们来说是个很好的参照。如法兰西学院讲席教授程艾兰(Anne Cheng)分析后指出:"对于18世纪欧洲启蒙运动来说,中国是一个能够不借助宗教而成功地建立起一个道德文明社会的极为古老的文明典范。"[1]其核心就是以儒道为主的中国传统哲学思想。又如汉堡大学汉学系教授劳悟达(Uta Lauer)认为:"17世纪末和18世纪的启蒙时代,正是中国风在欧洲流行的时代。刚刚经历过战争的欧洲国家,其君主、哲学家和学者都认真地寻求能带来和平与秩序的政治解决方案。"[2]莱布尼茨、伏尔泰等则是仰慕中国文化思想的代表人物。

(2)贬抑中自尊、自信尽失:中国哲学不存在? 但"在19世纪初,欧洲人把一切都完全颠倒了:中国被贬低为'宗教'(甚至是'原始宗教')国家,与此相对立的是建立起了独特(并很快成为独一无二)的欧洲'哲学'范畴"[1]。19世纪中后叶,黑格尔的弟子、哲学家维克多·库赞甚至诘问道:"在东方(中国)果真有过哲学这样的东西吗?"其他一些哲学家也质疑:"能够使用汉语进行哲学研究吗?"很显然,随着西方工业文明的快速发展和科学技术的巨大进步,学术上开始腾飞,西方中心论自然而然地滋生着,且明显地膨胀起来了,使得西方人士对中国文化及哲学根本看不上眼,出现竭力贬抑中国思想文化及哲学等的态势。这一贬抑就是百余年,一直到20世纪中后期。这一情况,不正是和中国医学的近现代遭遇十分类似吗?

这种贬抑趋势也明显打压了当时严重缺乏自信和自尊的中国学者。"五四运动"后国内许多学者认定中国根本没有本土哲学。体现在儒、道、释等传统学说,算不算是哲学都成了大问题,人们为这个伪命题长期争论着。妥协的结果,最多只能说是中国有"思想",故姑且称之为"中国思想"吧!所以,很长一段时间,谨慎的学者通常不说中国哲学,而是说"中国思想",哲学史研究也就成了思想史研究。其实,这不仅仅是个学术问题,更多的是自我认知问题。而其背后,又是学术及文化自信、文化自觉等意识问题。

(3)不同侧重点的哲学追问,可相互映辉 这种背景下,冯友兰等学者的中国哲学研究能够"接着讲",且竟然讲到能强烈震撼异域人士,成为他们的精神支撑力量,难

[1]（法）程艾蓝.法国汉学与哲学[EB/OL].文汇学人,2015-3-27.http://www.whb.cn/zhuzhan/xueren/20190531/267165.html.

[2]（德）劳悟达.17世纪末和18世纪的德国为何会刮起中国风[N].文汇报,2015-6-5.

能可贵，可为表率。其背后彰显的则是文化自信及文化自觉等意识问题。这些，是作为本土学者最重要、最难能可贵的品质之一。

随着中国的和平崛起和学者心态的日趋平和，哲学的风向大变。李泽厚与笔者的朋友及患者刘绪源接连出版两本著作，以《该中国哲学登场了？》《中国哲学如何登场？》[1,2] 为题，本身就意蕴十分深刻。李泽厚最后一次回到国内讲学时，我们就此问题请教他，他的解读令笔者回味无穷[3]。不少哲学家或学者也都开始认定，是时候该中国学术思想发出声音了！因为中国的智慧和思想，的确有助于解决一些世界性的现实难题。

中国学术思想的“接着讲”意义何在？能够催生新的有世界价值的新思想吗？很显然，“接着讲”必然会碰到这一类意义之追问。在这个问题上，借鉴一下国际形而上学学会主席杨国荣的观点也许是很有益的。作为世界哲学专业学会的首位华人主席，他认为：“中国哲学与西方哲学在侧重之点上的不同特点，同时也表现为多样文化背景和历史空间中对世界的理解。”“中西哲学彼此相遇的背景下，中国哲学与西方哲学本身都已开始获得实质意义上的世界性维度，哲学的进一步发展，则意味着走向世界哲学。”[4] 世界范围内新的难题之不断涌现，又凸显了这一交融的必要性和紧迫性。早先，“中国哲学、西方哲学都是在各自的传统下相对独立地发展的，在历史成为世界历史的背景下，哲学第一次可以在实质的意义上超越单一的理论资源和传统，真正运用人类的多元智慧来认识世界和认识人自身，并在成就世界与成就人自身的过程中，不断实现自由的理想。”[4]

很显然，在这个过程中，中国哲学如何发好声，接着讲好它，很有挑战性。

（4）从赵汀阳的“天下体系”说起　赵汀阳自2005年出版《天下体系：世界制度哲学导论》后，接连推出了《天下的当代性：世界秩序的实践与想象》(2016)、《惠此中国：作为一个神性概念的中国》(2016)等著作，构建了他的“天下体系”系列。“天下体系”一经提出，便引起了国际学界的普遍关注，有着较为广泛的学术影响力。

赵汀阳认为，这个世界仍然是个“非世界”(non-world)状态。他从管子“以天下为天下”和老子“以天下观天下”等中受到启发，提出“天下体系”概念。“天下”意味着物理世界、心理世界和政治世界三位一体之重合，它包含着与“坏世界”（冲突越来越频繁，合作却越来越少的“乱世”）相对应的“好世界”（合作越来越占主导而冲突越来越少的“治世”）。在天下语境内，赵汀阳构造了自己的大历史观。他将中国历史划

[1]　李泽厚,刘绪源.该中国哲学登场了——李泽厚2010谈话录[M].上海:上海译文出版社,2011.

[2]　李泽厚,刘绪源.中国哲学如何登场——李泽厚2011年谈话录[M].上海:上海译文出版社,2012.

[3]　参见第十九章中“理论性探讨,重在前瞻性及‘接着讲’”相关内容。

[4]　杨国荣:从世界视域看中国哲学发展[N].人民日报,2015-1-5.

分为三期：① 周代建立了天下体系。② 秦汉建立了行政一统制度。③ 清代崩溃后，仁人志士们至今仍试图参照民族国家概念，建立了现代主权国家。

赵汀阳试图通过重新分析周代的"天下概念"及制度安排等以重新思考中国和世界，并意欲建构一个作为未来世界理想政治制度的"天下体系"。这是当今新的世界和平理论。依他的哲学构想，天下体系能够解决早先其他理论无法解决的频繁存在的冲突及矛盾问题。此学说的影响力超越了哲学领域而波及政治学、国际政治和国际关系等诸多领域。在国内外学术界产生了广泛而持久之影响，被认为是近年来最具有创意的政治哲学。

本书前面曾多次引用赵汀阳的观点，笔者十分关注赵汀阳的见解及研究进展，有两大原因：一是赵汀阳与袁钟两位先生是邻居，两人交往颇频，袁钟与笔者通话，经常聊起赵汀阳。二是近20年前，笔者就开始关注赵汀阳的研究。他的"天下体系""坏世界研究""旋涡"理论等，笔者都比较关注，且认真拜读过。笔者不从事哲学探讨，本书也不涉及哲学问题，但作为中国现代哲学家赵汀阳提出的一些哲学新的概念及其所造成的世界性影响，可以借来印证中国学术"接着说"且走向世界舞台中心的示范意义。

2. 治理制度的中国研究结论 前已述及，国内外学者纷纷指出，中国近来的成功很大程度源自"良治"[1]。英国48家集团俱乐部主席斯蒂芬·佩里（S. Perry）强调，中国在改革开放以来能够取得伟大成就，无不得益于其独特的制度基础及治理模式[2]。知名国际学者郑永年也认为，中国能创造这样的奇迹，源于背后的制度机制支撑着，制度基础奠定了长治久安之现实[3]。

国内学者也纷纷就制度基础展开了研究探讨。很多声音对中国医学之"再出发"具有参照价值。如姜辉探讨了"'中国之治'的制度基础与文化奥秘"[4]，清华大学教授方朝晖进行了"礼治与法治：中西方制度的基础研究"[5]的探讨等。方朝晖指出：一个多世纪以来因盲从西方，中国人抛弃礼教，笃信法治，一切诉诸于制度、政策及法律等，一切寄望于竞争、利益和奖惩。无视中国人心理及精神需求，"导致人心狡诈、风气败坏、道德沦丧"。须从整体上重审中国文化制度建设。"数千年来中国人以礼治为制度建设的基础，其内在精神在于对人的信任和尊重。通过尊贤使能、敦风俗、明人伦，让人心得到温暖，让人性得以复苏，所以能建立行为的准则，塑造集体的风尚，铸就行

［1］参见第十九章中"中国治理'最古老、最成功'背后：历史积淀"相关内容。

［2］周琳.传承"破冰精神"，推进中英合作——专访英国48家集团俱乐部主席斯蒂芬佩里［EB/OL］.今日中国，2022-6-29. http://www.chinatoday.com.cn/zw2018/ss/202206/t20220629_800299102.html

［3］郑永年.中国崛起的核心是制度［N］.环球时报，2022-6-22.

［4］姜辉."中国之治"的制度基础与文化奥秘［J］.江淮论坛，2020.

［5］方朝晖.礼治与法治：中西方制度的基础研究［J］.邯郸学院学报，2015，25（1）：48-58.

业的传统。""礼是中国文化中衡量文明与野蛮、进步与落后的主要标准。""没有礼，中国社会就会像一架没有灵魂的机器，失去生气与活力。""须重新认识礼作为中国社会制度之本的问题，惟此方能走上中华文明的康庄大道。""法治（rule of law）在西方文化中有深厚土壤，但是在中国文化中则不然，中国文化需要法治，但迄今为止最有效的制度基础仍然是礼治。"[1]

早年，笔者意识到"礼"源于祭祀，逐步延伸为制度体系（礼制）[2]，最后从人间秩序，发展成整个天地间（含自然、宇宙及人文等）一切秩序代表，"礼"成为"天之经，地之义""上下之纪，天地之经纬"，无比神圣[2]。方朝晖指出：礼对古人来说，"主要功能在于塑造行为规范，确立生活秩序"，其实质"是实现人与人相互尊重、彼此恭敬、和谐相处"。"正因为礼的本质功能在于创造理想、充满活力的生活共同体，才被称为'国之干'。"（《左传·僖公十一年》）"国之纪。"[1]（《国语·晋语》）（表20-1）

表20-1 礼之义的延伸图[3]

	礼之义	示例
4	宇宙万物的规范	如天地、阴阳、五行
3	政治体制的规范	如礼制
2	人物交往的规范	如典礼（或曲礼）
1	个人最恰当的行为方式	如曲礼（或典礼）

礼的一大重点是"分"，"礼莫大于分"（《资治通鉴·卷第一》）。根据每个人不同等分，以实现各司其职、各安其分、各尽其能。"无别无义，禽兽之道也。"（《礼记·郊特牲》）其二是主"敬"，标志着对生命的敬畏。古人认为人类一切行为都要主敬，才能体现礼的精神。其三称"情"。荀子曰礼为"称情而立文"，既要让人们真情实感得以发泄，又要使情感发泄合乎分寸尺度，此即"称情立文"[1,4]。再者是养性。"礼者，养也""以养人之欲，给人之求。"当人的情感、欲望、需求得到恰当满足、未逾越分寸时，就能滋养人的生命[1]。

被称为中国最后一位大儒的梁漱溟曾这样区分礼与法："凡一事之从违，行之于团体生活中，人情以为安，此即谓之礼……大家相喻而共守，养成这么一种习惯，成为习

[1] 方朝晖.礼治与法治：中西方制度的基础研究[J].邯郸学院学报,2015,25（1）：48-58.

[2] 何裕民，张晔.走出巫术丛林的中医[M].上海：文汇出版社,1994：66-90.

[3] 梁漱溟.梁漱溟全集[M].济南：山东人民出版社,1990：175,251,382-383,388.

[4] 这里荀子强调礼"称情而立文"，与李泽厚的情本体有异曲同工之妙。

惯即叫礼。所谓'礼'这个东西,除了道德上的义务或舆论上的制裁之外,它没有其它最后制裁(如法一样惩罚)。""凡一事之从违,行之于团体生活中,借外面有形的,可凭的标准以为决定,可行者行,不可行者止,取决于外面,于事方便,此即所谓法。在法表面上的标准很清楚、很明白、很确定,然与内里人情不一定相恰。在法上来解决一切问题,凡不合法者,他都有一个解决或制裁。"[1]哲学家李泽厚对礼法做过总结性区分[2],如表20-2。

表20-2 礼法区分

礼	法
1 非成文的习惯原则("经")	1 成文的规范形式
2 重情境和条件(如"礼尚往来"),有更多灵活性、特殊性和差异性("权")	2 重普遍和确定,追求一定的平等和一致
3 个体的自觉和主动	3 个体的被动与服从
4 公德(公共行为)与私德(内心修养)合而为一	4 只求行为表现公德,不问内在私德如何
5 更多社会舆论的制裁和谴责	5 主要由政府部门制裁处理
6 目的性(本身即目的)	6 工具性(本身乃手段)
7 情感性(归结于"仁")……	7 非情感性(与"仁"无关)……

笔者认为,"礼"是源自于内在的、自我认知的、社会舆论的、强调行为的自我约束,"法"是外在的、源自强力机构的、强迫性的,对人们的约束方法也全然不同。方朝晖指出"礼虽没有法那样大的强制性,却不能随时制定或废除""它一旦形成,往往就已具有巨大的惯性,在人心中形成强大的力量,比法律的影响力要更加根深蒂固",故"礼与法作为对人的约束,各有特点,各有优劣",不能简单说"法治一定比礼治更高级"[3]。

方朝晖认为:"西方的法治源远流长,古希腊罗马以来未曾中断。""它很大程度上来自社会基层,是自下而上、自发形成的事物。""从某种意义上说,反映了的正是西方人对于任何社会秩序的基本认识。"[3]中国的礼治传统源远流长,诚如德国学者何意志(Robert Heuser)所分析的"西方的法在中国古代的对应物,并不是《书经》称之为'法'的事物,而是'礼'这个概念"[4]。

[1] 梁漱溟.梁漱溟全集[M].济南:山东人民出版社,1990:175,251,382-383,388.
[2] 李泽厚.己卯五说[M].北京:生活·读书·新知三联书店,2003:192,201-210.
[3] 方朝晖.礼治与法治:中西方制度的基础研究[J].邯郸学院学报,2015,25(1):48-58.
[4] (德)何意志.法律的东方经验——中国法律文化导论[M].李中华译.北京:北京大学出版社,2010:45.

在我们看来，西方源自游牧及商业，散漫、自由且自我，需规范约束，才会有文明社会，故早期滋生了法律法规等外源性强制性约束。东方源自农耕，活下去依赖耕种，耕种少不了相互协调，更讲究自我调控，诞生了礼制等自我约束。

梁漱溟认为，法治之所以难以完全适应中国文化，根本原因在于它以个人权利为核心，个人权利导致争斗，争斗破坏关系，导致无法合作。他指出中国文化是"伦理本位的"，重视人情人心，适合于礼制。西洋文化是"个人本位的"，重视个人权利，适合于法制（法治）。礼治特点是"伦理情谊、人生向上"，中国人"本乎伦理以为秩序"[1]，难适应以个人权利为核心的法治。"礼防于内心，法防于外表，礼诉诸自律，法诉诸他律"，故"礼比法意义更大"[1]。

方朝晖在另一篇文章中指出，"中国文化中，当制度没有礼的精神，就成为机械死板的框框，当社会没有了礼的统治，就变成没有灵魂的机器""若衡诸中国文化，因为文化的逻辑不同，制度至上、规则主义在中国文化中是行不通的"[2]。最后他总结说，一种制度（无论国家、学校、公司）"只有当不是压人、约束人的法则，而是养人、敬重人的规矩时，才是活泼的，才能转化为礼制""强调它们是法则，乃是法家的态度——不遵守就会有惩罚。于是人们绞尽脑汁、争相规避，人心日益狡诈，世风日益败坏。""追求成为礼制，才是儒家的态度——遵守是出于自重。于是人们学会自尊、懂得自重，人性得以复苏，人心得以向上。"[3]故"今天的主要任务未必是彻底重建新制度，而是赋予旧制度以新意义，为之输入精神、找回灵魂""必须彻底改变一种思路，即靠法律、制度和政策来治国，这是西方法治的影响，在中国只能流变成压抑人性、摧残活力的法家式管理""要实现一种转变：从主要依靠法律、政策、制度治理，转变主要依靠礼俗、礼制和礼乐治理（不是不要前者）""如果一套体制把人当作高贵的生命，处处引导，时时激励，它就体现了礼制的特征。这时人们相互尊敬、彼此礼让，感受到集体的神圣与和职业的自豪，这就是礼治"[3]。

讨论此问题，笔者有一联想：礼治与法治，就像中国医学和西方医学。西方医学解决一些急性病、创伤性重症，短期效果不错，但有很多短板，中国医学对防范疾病、养生、慢性病纠治与康复，有独特之点。两者各有短长，合理的做法应相互兼顾。中国医学和西方医学完全可很好交流，互相补益，互相映辉，那才是理想的医疗体系。如同礼治与法治相互兼容、取长补短，创建更好的社会治理制度一样。这是我们不厌其烦讨论此话题的初衷所在。

［1］梁漱溟.梁漱溟全集［M］.济南：山东人民出版社，1990：175，251，382-383，388.

［2］方朝晖.中国文化的模式与儒学：以礼为例［J］.复旦学报（社会科学版），2010，1：83-91.

［3］方朝晖.礼治与法治：中西方制度的基础研究［J］.邯郸学院学报，2015，25（1）：48-58.

3. 建立"中国经济学派"启示录　2018年11月，美国知名媒体《纽约时报》（*The New York Times*）发文称"中国发展模式'推翻'了经济学定律"，形成了"新型生产模式"，"这不仅关乎为增长提供动力，也关乎国家安全和自给自足的能力"[1]。该文章指出，原本西方为中国发展设计了一个成熟模式，这是美国、日本和韩国曾经走过的路径。但中国发展模式正"推翻"原有的经济学定律，形成自己独到的模式，且2016年后已明显见到了综合效益。现在中国已将生产转移到了更昂贵、更尖端的商品上，走上了尖端领域，并在电动汽车、半导体和移动技术方面成为世界的引领者之一[1]。

几乎与此同时，本书前面多次引用的英国著名经济学者罗思义（John Ross）也认为，是七国集团（G7）[2]的"新平庸，让经济学中心转向中国"。"七国集团的经济增长整体而言依旧乏力，IMF总裁拉加德（C. Lagarde）[3]将其称为'新平庸'。所有数据都表明，七国集团的年均增长率在进入21世纪以后一直处于严重下滑状态，在未来5年，这一数字预计也仅仅维持在1.5% ~ 1.7%之间。"[4]罗思义认为，个中原因许多，"西方主导经济理论——新自由主义的错误"是关键因素之一，导致了"七国集团甚至在经济危机10年之后仍处于新平庸状态"。与此同时，"中国经济的成功不仅在实践方面，而且在经济理论方面体现出巨大的重要性，中国所推行的经济政策和理念显然走了一条不同于西方正统经济理论的道路"。当"七国集团长期处于新平庸状态也表明，世界经济的理论研究中心正转向中国"。中国的快速增长"得益于其新的经济理论，即'社会主义市场经济'，这一理论此前并未在任何国家得以实践，而是在中国前所未有的经济增长过程中证明了自身的正确性"。罗思义指出："这一经济理论的正确性也在西方经济理论的失败中得到证明，如西方国家向广大发展中国家推行的'华盛顿共识'的失败，以及俄罗斯和苏联'休克疗法'的破产。""由于采用西方主导经济理论而处于新平庸时代，这也再次显示出中国经济理论的正确性。"[5]

正因为这一显著的世界性大趋势，谨慎而有远见的经济学界著名学者开始呼吁重视其发展大势，积极做出应对，如北京大学著名经济学家厉以宁强调，"今后的几十年

［1］李赛.美媒称中国发展模式"推翻"经济学定律：拿出新型生产模式［EB/OL］.参考消息网，2018-11-23.http://www.cankaoxiaoxi.com/china/20181123/2357208.shtml.

［2］G7指的是七个发达的工业化国家（美、英、法、德、日、意、加，Group of Seven, G7），他们形成利益集团，以更好地垄断世界。

［3］IMF指国际货币基金组织（International Monetary Fund），与世界银行并列为世界两大金融机构，目前总裁为法国人拉加德（Christine Lagarde）。

［4］拉加德.世界经济或进入"新平庸时代"［J］.领导决策信息，2014，（42）：17.

［5］（英）罗思义.G7"新平庸"让经济学中心转向中国［N］.环球时报，2017-12-26（15）.

内整个经济学可能会改写"[1]。曾任世界银行副行长的北京大学新结构经济学研究院院长林毅夫明确地认为："2049年前后，中国将成为世界经济学研究的中心。"[2]

更多的学者在讨论建立"中国经济学派"之意义及其可行性。如经济学家程霖、陈旭东等就主张需建立"中国经济学派"，认为"中国传统经济思想不仅对中国，而且对世界依然具有十分重要的现代价值"。这意义体现在：① 中国传统经济思想可为解决现实问题提供历史借鉴。② 中国传统经济思想可为建立中国经济学派提供思想牵引。③ 中国传统经济思想可为中国式管理提供哲学基础[3,4]。

他们指出"中国2 000多年历史上有数次变法、变革，其中的改革思想有许多值得引以为鉴之处"，包括管仲改革、商鞅变法、王莽改制、北魏孝文帝改革、刘晏变法、后周世宗改革、范仲淹庆历新政、王安石变法、张居正改革、戊戌变法、清末新政等。"这些变革都是社会经济发展到了一定时期对既有体制机制桎梏的突破，史家对于其利害得失均有研判，如能善加辨析、记取，对全面深化改革大有裨益。"[3]他们倡导应"建立经济学的中国学派或中国经济学派"，并举例说"世界经济学说史上已有法国重农学派、英国剑桥学派、瑞士洛桑学派、奥地利学派、德国历史学派、美国制度学派等众多带有国别色彩的经济学派，其起伏演变大致也反映了全球经济学研究中心从欧洲逐渐移往美国的变迁轨迹，这也是与全球经济重心的迁移相适应的"[3]。

经济学派的创建至少需要两大条件："一是此前社会历史上有过充分的理论探索，提供了许多先行理论元素。""二是经济发展实践的检验和经验的积累。现代成熟的市场经济国家也是经过原始资本积累、商品输出、资本输出、工业革命这么一个长期的发展过程，它们在实践中不断进行探索、试错，为理论创新提供了源头活水。"[3]这些，在现代中国都已具备。遂他们主张建立中国经济学派应"在遵循一般性和普世性的基础上彰显中国特色、中国风格、中国气派"[5]。

他们分析认为"发展和创新中国经济学派，同样需要对传统的尊重与传承。传统经济思想中一些被长期保留下来的基本要素，其历史积淀愈深，持久影响力也将愈大。比如，在现代经济学的伦理和生态关怀复归趋势下，中国传统经济思想中义利合一的伦理养分和天人合一的生态内涵，尤其值得充分汲取"。他们很主张从个人的修身做起的"中国特色管理模式"中吸取精华，常可做得更好。

［1］ 王俊.厉以宁：今后的几十年内整个经济学可能会改写［N］.新京报，2018-5-4.

［2］ 林毅夫：2049年前后中国将成为世界经济学研究的中心［EB/OL］.中国新闻网，2022-6-25. https://baijiahao.baidu.com/s?id=1736583504505374360&wfr=spider&for=pc.

［3］ 程霖，陈旭东.中国传统经济思想的现代价值［N］.文汇报，2016-2-26.

［4］ 强调中国传统经济学思想有现实意义，也就是历史理性的体现。

［5］ 程霖，陈旭东.在中国传统经济思想中寻找现代价值［N］.文汇报，2019-6-30.

他们最后指出："人类社会的经济活动和经济行为具有较强的可通约性。中国经济学派应是建基于一个可通约的研究分析框架和规范的学术话语系统之上的。这就需要推动传统范式的转换。"[1]否则，穿新鞋走老路，难以有大的创新。

其实，与治理制度研究情况类似，笔者之所以大篇幅引证经济学家建立"中国经济学派"的论述，是试图进行大胆假设，现代医学与医疗同样面临着西方经济学类似的困境，逻辑上完全可以在中国医学传统智慧中获得诸多教益与启迪，创立医学的中国现代学派，不仅条件比较成熟，意义特殊，发展前景良好，而且稍加努力，即可促使"瓜熟蒂落"，从而对解决世界性的许多医学难题大有补益。

4. "他者"理论参照下，诸多学科互鉴之意义 国际学界有个"他者"理论。所谓"他者"，西方学者认为唯我（他自己）是"主体"，其余都是"他者"，个中流露出西方中心论及殖民主义残留之痕迹。近年来源自"他者"的崛起，"他者"理论又开始受到重视。从他者角度看，中国医学相对于西方医学来说是"他者"，且是一个很有价值的参照系。双方研究的对象相同、目的类似，但视野、目标、手段等又大有区别，这样的"他者"，很有参照意义。

哲学中的东西方不同声音、经济学中东西方各种思想、治理制度中中西方"礼"与"法"互补，以及前面反复述及的中国本土饮食营养学、心理学和管理思想等都一样[2]，都互为"他者"，这些"他者"齐发声，共成协奏曲，这些"他者"间本身又有着自洽性——东方的哲学、经济学、心理学、营养学、管理学和治理制度等都有着内在严密的逻辑自洽、兼容、互补性，自成体系，再加上中国医学与它们的兼容互补，这就很有意义。提示这是一个相对独特、完整的文明体系，在西方主流体系外，有可能提供一整套补充性的"他者"思想体系。这套思想体系并非完全替代主流体系，而是提供非常重要的辅翼，让现代思想文化及科学技术更加理想的补充，就像东方"礼治"对西方"法治"的互补、东方人性化管理对西方制度化管理的互补一样。在这过程中，中国医学对西方医学的互补，尤其显得重要和"突前"，因为这毕竟涉及每个人关注的生老病死、无疾长寿。

打个不太确切的比喻，中国最早合成了胰岛素，20世纪60年代成功爆炸了氢弹（早于法国），但这些并没让西方国家感到恐惧，因为孤掌难鸣，说明不了什么问题。但近年来，我们在高铁、太阳能、5G、特高压输变电、盾构机、量子通讯、3D打印、超级水稻、无人机、核电、北斗卫星、新能源汽车、光伏发电等诸多领域相续都有突破和领先，中国科技整体发力。中国人不断勇于突破，善于出奇制胜，让欧美原先自恃有综合优势，高人一等，盛气凌人者，开始感到恐惧，想尽办法进行遏制。因为这体现出了中国

---

[1] 程霖,陈旭东.在中国传统经济思想中寻找现代价值[N].文汇报,2019-6-30.

[2] 参见第九章中"庞杂疗愈系统：四套主体系,加辅佐疗愈方法"相关内容。

的整体崛起及中国文化的综合实力。科学文化领域的性质也类同，诸多学科齐头并进，百舸争流，联袂出海，既可相互协作，共同进步，更可形成集团化优势，有助于各自发挥更大现实效用，让中国学术共同体充满信心，不断迎接更新的挑战。

前已述及，长期以来，由于弱者心态作祟，中国学者很长一段时间内往往缺乏自信，容易仰视他人，同时看低、看轻自己，似乎长期所做的就是拼命讲给他人听，希望他人能听懂、理解，然后认可、支持，或者融入他人体系之中。这种心态之发酵主导了学术界（包括中国医学界）数十年。包括中国医学界经常拼命证明的"古已有之"倾向，其实都是缺乏自信、自尊及主体性之折射。现在是到了改变这种贬压且看轻自己的时候了。

诸多学科齐头并进，百舸争流之际，更能提振文化自信，文化自觉，摒弃文化自卑，学会从仰视他人，改为从容平视他人，互相视为"他者"，有主体性地深入研究探讨。中国医学这个西方医学的"他者"，具有很强的参照及互补价值。关键还需要双方消解戾气，心平气和，相互尊重，取长补短，各美其美，美人之美，美美与共，共襄医学之盛举。

五、中国医学：新的地平线

行文到最后，我们要回归主题，眼下中国医学该怎么走。

江晓原是上海交通大学从事天文学研究的科技史专家。他早就注意到，在中国被打压的最厉害的就是中国医学。受科学主义思潮影响，近百年来，人们以中国医学"不是科学"为由，对其进行打压。他强调，其实早先人类技术发展并不是靠科学支撑的，只是近二三百年来，科学才对技术有所渗透。早期技术（包括医学的）发展，走的是独立路线。他以历史经验为证据，展开讨论，特别强调"技术的进步同样推动着人类的进步"[1]。

1. 科技史专家：珍视中国风格、中国气派的中医理论　江晓原在《中国古代技术文化》一书中指出："事实上，在西医大举进入中国之前，几千年来中华民族的健康都是由中医呵护的。中医需不需要废除？对于这个问题，我们只需注意一个简单的事实：晚清的中国人口已达4亿，这就是中医的巨大成效。放眼当时的世界，这个成效足以傲视群伦。""中医作为一种呵护中华民族健康的技术，至今仍是行之有效的。如同都江堰至今仍然在灌溉滋养着成都平原一样。""事实上，西方人并不将医学视为科学的一部分，而通常将科学、数学、医学三者并列。""在中医和西医眼中，人体是两个完全不同的'故事'：一个有经络和穴位，一个只看到肌肉、骨骼、血管、神经等。著名物理学家史蒂芬·霍金指出，从古至今，人类一直在使用不同的图像描绘外部世界，而且这些不

---

[1]　江晓原.百年后重新审视：技术与科学是两个平行系统[N].文汇报,2021-8-5.

同的图像在哲学上具有同等的合理性。我们完全可以认为，支撑中医的理论就是人类用来描述外部世界的图像之一。虽然这个图像完全不同于西方人描绘的图像，但它同样有着哲学上的合理性。我们应珍视具有中国风格、中国气派的中医理论，并在新的时代条件下加以传承和弘扬。"[1]

江晓原从科技史专家角度，强调应传承和弘扬中国风格、中国气派的中国医学，进一步认为，如果按照：① 对中国文明或中国人生活有着广泛影响，② 尽量保证在世界上有着尽可能大的发明优先权（不一定是"世界最早"），③ 有足够的科学技术含量这三个原则衡量，那么比较可取的"新四大发明"选项为：丝绸、中医药、雕版印刷、十进制计数。还可以有一个"新四大发明B组"备选方案：陶瓷、珠算、交子（纸币）、农历阴阳合历[2]。这些见解，是值得充分重视的。

2. 当年医学"新秀"的见解：新地平线上"再出发"　40多年前，我们一批刚从中医院校研究生毕业的年轻中医师们因热爱哲学（当时比较流行的是自然辩证法）走在了一起，常常深入切磋交流，发现中西之间存在着巨大差异，按常规的西方主流看法，或拘泥于科学主义观点，中国医学够不上科学，充其量只是"他者"，甚至中国医学只能看作是封建糟粕。而这就是"他者"理论界定的。我们都是善于理性思维者，在现实践行中，我们发现问题并不这么简单。面对中西医学表层"差异"产生了很多深层"困惑"，遂20～30位年轻中医学者集体思忖商讨，编写了《差异·困惑与选择》[2]一书，副标题是《中西医学比较研究》，对现实差异进行分析，对背后困惑加以解读，而后提出深思熟虑后的"选择"。该书1990年出版后引起颇大反响。因为书的封皮是蓝色的，故有人谐称"蓝皮书"。该书的核心观点是传统学术意义依旧突出，但需在现代语境下"重建"，用今天的话来说，融入现代要素，接着继续讲，在新地平线上接着"再出发"。

时间已过去33年，这些当年的医界"新秀"都成为了学界有影响的人物，如王旭东、聂精保、聂广、邱鸿钟、袁钟、图雅、程伟、徐晓玉、柴可夫等，现大都已临近退休，但都初衷不改，奋勇在医学领域第一线，恪守中国医学应该从"新的地平线上'再出发'"，尽管细节上还有不少需待完善之处。

3. 西方医学元老：促进中西医软硬件交融，创中国新医学　汤钊猷是著名肿瘤专家，他88岁高龄时感言："从事临床与研究60余年，深感发展中国新医学，已成为实现'中国梦'的重要内涵。它关系到我国十几亿人口的健康，也涉及中华民族能否在医学上对世界做出贡献。"故他耄耋之年著成《西学中，创中国新医学——西医院士的中西

[1]　江晓原.中国古代技术文化[M].北京：中华书局，2017：2-4，54.

[2]　何裕民.差异·困惑与选择——中西医学比较研究[M].沈阳：沈阳出版社，1990：506-541.

医结合观》一书[1]，鲜明倡导需时不我待地"创中国新医学"，且此新医学应当始自"西学中"。所谓"西学中"的"中"，用汤钊猷的话来说：一语双关，既指学习"中华文明精髓"（古代和近代的），也指学习"中医药"，"因为中医药正是中华文明精髓在我国医学上的体现"[1]。

他客观地分析认为："现代医学有些短板值得思考：从宏观而言，'重硬件，轻软件''重局部，轻整体''重被动，轻主动'，从防治而言，'重消灭，轻改造''重单一，轻综合''重速效，轻持久'。这些短板，在中华文明精髓中，确有可借鉴之处。"他以癌症为例，指出"西方医学比较重视'抗癌利器'，而对战略战术研究较少。还是如同下棋，双方兵力相同，而取胜决定于棋手的'棋艺'（战略战术、思维）。如果比喻为计算机，西医较重'硬件'，而中医则偏重'软件'"。他谦逊地指出："随着年龄的增长，越来越感到医学的发展，除必需的'硬件'（诊疗利器）外，'软件'（医学思维）也不能或缺。"[1]

汤钊猷的创造中国新医学，本质上是强调古为今用，借东方智慧，弥补西方相对单线条的临床决策短板，力主中西医"软硬件交融"。所以，全书花很大篇幅，分析中西医学在"'局部'与'整体'互补，'微观'与'宏观'互补，'辨病'与'辨证'互补，'攻邪'与'扶正'互补，'堵杀'与'疏导'互补，'单一'与'综合'互补，'精准'与'模糊'互补，'多益'与'复衡'互补，'外治'与'内调'互补，'速效'与'缓效'互补，'短效'与'长效'互补，'侵入'与'非侵'互补，'治病'与'治人'互补，'重刚'与'重柔'互补，等等，都可能对临床医学有重要理论和实践意义"[1]。书中列举具体临床事例来阐述这些互补关系，强调东西方软硬件之间的协同与互补，意义非凡。这些互补，不仅仅涉及医学及临床，更是东西方处事方式、主体精神及行为模式之相映生辉、互益互补。它的意义超出了一般的医学领域，体现出了不同文明之间的通融交流、互鉴互渗、共同提升，这的确是一大创见。汤钊猷最后分析说"形成中国新医学需分两步走，笔者相信，中西医团结，通过几代人的共同努力，一定能够达到'创中国新医学以贡献于世界'的目标"[1]。

互联网顶级玩家都知道，人工智能时代，软硬件紧密结合将是整个社会及行业的大趋势，有可能带来翻天覆地之变迁[2]。这在世界医学领域也将会产生颠覆性效应。随着中国软实力之提升及医学界人士文化自觉、文化自信之复苏，也因为中国医学"接着讲"等的深入展开，相信这一期盼终会姗姗而至。那时候整个医界的面貌将大有改观，医疗效用、功能及医学与社会的关系等也将发生根本性改变。

[1]　汤钊猷.西学中,创中国新医学——西医院士的中西医结合观[M].上海：上海科学技术出版社,2019.
[2]　杨燕青.对话地平线余凯：软硬件结合在边缘计算领域机会最大[N].第一财经日报,2019-2-18.

4. 北京大学学者：中国范式医学，调适与干预体系　　王一方，北京大学医学部资深教授，知名的医学哲学及医学人文学者，与笔者深交40年。他在认真回顾中西医学、东西方文化碰撞所经历的三个历史阶段后，指出："如今，中西文化双峰并峙，二水分流，互鉴互学，对话交流，步入'古为今用，古慧今悟'的第三期，中西学术由融汇逐渐到贯通，通过部分融通过渡到深度融合。总的趋势是倡导对话，而不是对抗。新传统观秉持两点论，既尊重传统、发掘传统，又质疑传统、批判传统。当下的中国文化的使命是返本开新，既要返本，重振民族文化自信，又要开新，开启文化创新的航程，二者保持必要的张力。"[1]

他认为："中医一直秉持实学（格致）立场，反对空谈性理，实学恰恰是最早与西学携手的本土知识与方法体系。"因此，他主张原本习称的"传统中医学"（TCM）不太恰当，"应正名为中国范式（类型）的生命、健康、疾病调适与干预体系（Chinese Style Medicine, CSM）（中国范式医学）"。以"强调其类型意义，一方水土养一方人，凸显中国意识、中国范式的健康观、生命观、身体观（别样的经络体验）、疾苦观、救疗（救渡）观、中国路径的临床思维，剿抚并用，三分治，七分养，内病外治，外并内治，上病下治，下病上治，同病异治，异病同治，经络护理，等等"[1]。他所提出的"中国范式（类型）的生命、健康、疾病调适与干预体系"，与本书前几章讨论的四套疗愈体系（药物的、针灸的、导引的、行为纠治的）[2]适相呼应，前者提出需求，后者提供方法及手段，丝丝入扣。

他指出："强调类型意义的另一重意思是在某种程度上坚持类型路径的独立发展。"他以中西绘画为例，指出："在中西绘画交集与对话语境中，国画巨擘潘天寿有'中西绘画要拉开距离'的睿思，这一论点对中医未来发展也富有启迪。""20世纪的中国艺术与中国医学都有两条道路的选择，一条道路是中西融合论（徐悲鸿、林风眠），另一条道路是中西距离论（潘天寿）……两者并不矛盾，因为中西要融合，必须认清拿什么（优势）去融会，继而融合，融会—融合点在哪里？必须在两者相离的状态下才能仔细甄别出来。没有距离，就没有主体性，也就没有主体间性，草率融合，莽撞和粗泛，庸俗融合，被技术主义、消费主义劫持。不如保持距离，各自沉淀精华，累积特质，相互欣赏，分享优长，撞击火花，方能融会融合。"他欣赏潘天寿提出的"拉开距离＋两端深入"观点，认为同样适用于医学界[1]。

他认为21世纪中国医学的命运"大致有三途：一是甘居二流，继续成为补充（替代）医学；二是为源自西方的科学化、技术化的医学奉献生命体验、临床早期经验、研

［1］王一方.中医：超越"五四"再出发［J］.医学与哲学，2019，40（3A）：5-7.
［2］参见第九章中"庞杂疗愈系统：四套主体系，加辅佐疗愈方法"相关内容。

究灵感与素材，成为待验证的假说库；三是学术主体性的充分张扬，成为中国类型的医学，在某些领域（亚健康调养、老年疾病、慢性病、失能诊疗）赶超西方类型医学，创造新的诊疗特色和市场格局"。学术主体性充分张扬后的中国类型医学，就是中国医学"接着讲"的硕果。第三点也正是我们所力主的。

为此，他倡导中医学的"四个回归：其一是回归门诊（场所精神），其二是回归辨证论治，其三是回归经方，其四是回归手法。唯有回归传统诊疗模式，中医传统才能得以在学术与职业信念纯粹的境遇中从容地坚持与保存，才有中西医互通、融会与融合过程中的主体性，才有中医现代化的基石"，并分析了当务之急有四个主题："一是攀高枝，增自信，弘扬中国医学的文化与道德优势，树立德艺双馨的医德医风，融入国家价值观体系。""二是培土固本，将中医知识纳入民族优秀文化普及活动之中，推动公众理解中医。""三是自己出题自己做……发挥中医整体调治优势，研习一批疑难病症中医综合（针—药并用）治疗（辨体—辨病—辨证）的新路径。""四是打造诊疗特色与特区，顺应慢性病取代传染病的疾病谱变化及社会老龄化趋势，开展慢性病、老年疾病疗效、老年生存质量提升的临床攻关，开辟'疗—养结合''身—心—社—灵结合'的慢性病、老年病防治新模式。"所有这一切，需要："我们置身于新的历史地平线上……转换认知原点……超越激愤、偏狭的情绪，不再拘泥于新—旧，古—今，高—下，科—玄之间非此即彼的认知范畴……重新审视传统，为民族复兴积聚根植于主体性的文化自信。"[1]

很显然，王一方这番宏论，较之江晓原的观点，既异曲同工，又有所深化细化，且具有现实可操作性。其实，不少思路及想法与本书第九至十九章阐述的内容，有许多暗含之处，可以相互参照。在我们看来，把中西医学分别视为不同类型、范式之医学，主张以我为主，稳扎稳打，步步推进，着力"接着讲"中国医学，且努力尽可能"讲好它"，这并非不可能兑现。如果我们能够站在新的历史角度和"新的地平线上"，根植于主体性文化自信，从容大气，超越偏激、狭隘之冲动，深耕细作，假以时日，完全可能一步步地让这些成为现实，从而更好地造福于世界。

[1] 王一方.中医：超越"五四"再出发[J].医学与哲学,2019,40(3A): 5-7.

跋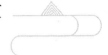

一

终于到了要写结束语的时候了!

本书是笔者耕耘了30多年的收获,也可以说是大半辈子研讨之果实。

20世纪70年代中叶,特殊年代中,阴差阳错笔者被点配学习中医,与中医学就有了奇特的因缘际会——先是极力"排斥",甚至几度滋生逃离意愿;实践后又不得不承认它有现实效果与价值;浅尝研究后觉得回味不错,值得深入探究;故研究生毕业不久,便组织全国各地十几位志同道合者进行深究。当时,这些人可都是意气风发,刚从各地中医药大学研究生毕业的二三十岁年轻人,我们推出了《差异·困惑与选择——中西医学比较研究》(1990,沈阳出版社)。一时间,该书掀起了不小波澜。因为正好是中国改革进入攻坚期,医学界也学术气氛活跃,各种思潮涌现。当然,对该书的某些结论(如中医理论体系解析与重建)存在着不同意见,但总体上颇受学界欢迎。直到20年、30年后(2009、2019年)还不断有学者提出,能不能召开个学术研讨会,纪念及研讨一下……

令人印象深刻的批评,来自笔者的好朋友王一方先生。一方先生既肯定该书不错,但又尖锐指出该书"呐喊味重了一点,沉思味不够!"他是无意中说的,却触动了笔者。故笔者坐了3年冷板凳,推出了《走出巫术丛林的中医》(1994,文汇出版社),希望沉下去思考一些问题,包括对中医的源头的探索。中医学术中的很多内容,看似是自然形成的,其实不然,这些内容是如何形成的,何以发展成当今的模样?需做些历史之追寻,至少梳理一下历史大叙事。虽追寻梳理历史很苦,笔者却自我心满意足,至少对很多问题有了深入洞悉,或许部分知其所以然了,然这只是一家之言。

二

当时(20世纪八九十年代),笔者朦胧中有个"三部曲"计划:第一部,就中西医学的表层差异及其特点等做出分析研讨。这体现在20世纪80年代末完成的《差异·困惑与选择——中西医学比较研究》之中。第二部,就中医学术之源头做些探讨,这是个非常有趣却比较艰难的探索,部分成果体现在《走出巫术丛林的中医》之中。这只是初步探究,如有可能笔者还想继续探究,因为对历史问题的洞悉,有助于对未来趋势预测及把握。第三部,想在自我学术生涯成熟后来个总结。对此,笔者酝酿多年。其间,2012年笔者承担了国家社会科学基金重点项目"中医传统文化核心价值体系及其现代转型研究",这个课题似乎是量身为笔者打造的;加上前面陆续接受了国家自然科学基金重大项目及其他大大小小多项课题研究,储备了不少第一手研究资料,遂在近七八年间,笔者一直琢磨怎么进行总结,怎么分析中国医学现状和下一步走势等,以兑现第三部计划。其结果就是现在的这本《中国医学再出发——复兴时代与中医药学》。

本书稿启动很早,已七八年了,国家层面立项也5年多了。几易其稿,写了、删了多次,整个稿子文字有二三百万字,但总不满意,因为许多问题需反复深思。再加上疫情暴发,彻底冲击了看似艳阳高照、一路凯歌的世界医疗科技,不断对医疗提出新挑战,更新旧认知。直到2022年初,由于疫情管控、安居在家,可"安心"放下所有琐碎事宜,专心致志于"再出发"。故某种意义上,笔者很感激被管控的这段时期,可心无旁骛,一心思考相关难题,无需被诊疗及其他杂事所牵绊,每天除了吃饭、睡觉,就是思考本书中涉及的相关问题。上海疫情后的解封日,也正是此书稿基本完成交付时,遂有了今天的最终稿。

三

在此,需先对本书书名作一解读,关键在于"中国医学",有人建议不用"中国医学",而改成中医药学。但笔者思索良久,还是坚持中国医学。何也? ① 本书探讨的不完全是传统所说的中医药学,更是中国整个医学体系问题,涉及医药学的多个方面。② 中医药学有5 000年历史,而西医传入中国是在明末清初。可以说在中国医药学的历史发展长河中,绝大多数时期中国医学指的就是中医药学,后来兼收并蓄了西医药学,从这个角度来说,以"中国医学"指"中医药学"并不为过。③ 笔者以为刻意割裂医学,分成东方、西方、现代、传统,意义不大;那只是特殊时代的产物。那时,东方中国十分屡弱,西方强势崛起,东西方极不对等的状态下导致中医学严重脱嵌,甚至被摒弃;但两者毕竟探讨的是类同问题,就像今天中国的经济学、营养学、管理学、法学等一样,与西方的相关认识可以互鉴互补之处甚多;刻意割裂两者,缺乏建设性。④ 尽管创造"中国新医学"一说曾火爆一时,现有所沉寂,但并非绝无可能。⑤ 诸多现代学者(本书中就罗列多位),正在倡导包括中国医学的中国学术全面崛起,提倡学术领域的中国气派、中国风格、中国学派、中国特征等,医学领域很可能在中国的全面崛起中,起到某种示范性作用。

四

整个写作过程中，要感谢的人太多太多。首先需感谢笔者的合作者们，包括笔者的六七十名研究生，尽管他们是笔者参与指导的硕博士、博士后及访问学者等，但数十年来我们一起做了很多基础性及实证性研究，坎坎坷坷走过来，集腋成裘，很多东西是我们共同研究之果，只不过由笔者集合总结。

其次，要感谢40多年来学界同仁，包括多个学科的、书中提及名字的，也包括未提及名字的，笔者与不下百余位学者结下了深厚的情谊。是在我们之间无数次的当面、线上、电话等的交往切磋（有时甚至是激烈交锋）中，催生、诱发、锻造、修正、锤炼了一些想法、思路及观点。笔者非常珍惜这类学术情谊。尽管限于篇幅，不能一一罗列大名，但感激永存心中，也祝我们心有灵犀，学谊长存。

笔者的学术助手金泉克博士、张燕洁医师、孙娜娜医师等帮助查找审核了大量的资料及原文。尤其是金泉克博士，有段时间几乎时时被笔者问题所困，他都星夜兼程，努力相助，交出圆满答案。还有黄明莉女士绘制了相应图表等。他们对本书之问世，功不可没。在此，一并致以谢意！

尤其要感谢一些媒体朋友，他们也给出了诸多重要建设性意见。如青岛的张彤先生、刘延军先生，北京的阮红老师、佟彤老师及庄丽女士等。媒体人见多识广，信息丰富，没有专业禁锢，故对本书颇有帮助。在此，表达由衷的跪谢之情。

本书内容涉及广泛，探讨问题大而广，而笔者才疏学浅，只是有所涉猎而已，因此错误难以避免，且一定不少。对此，文责自负，并恳请各位给予批评郢政！

何裕民

2022年9月4日